国家科学技术学术著作出版基金资助出版

衰老进程识别与干预

Identification and Intervention of Senescence

郭媛 李剑 主编

化学工业出版社
·北京·

内容简介

《衰老进程识别与干预》是一部系统阐述衰老生物学机制、识别方法与干预策略的综合性著作。全书从宏观生理特征与微观分子机制两个维度，深入剖析了衰老的多层次表现，包括基因组不稳定、端粒磨损、表观遗传改变、细胞衰老等标志性特征；详细介绍了从分子、生理到影像学水平的衰老标志物检测技术；系统梳理了药学、生物及生活方式等多维干预策略，涵盖心脏、肺、肾、肝、生殖系统及皮肤等多个器官与系统的衰老相关疾病的发病特征及防治技术；最后总结了衰老可视化识别与靶向治疗的前沿进展。总体而言，该书构建了“本质探究—进程识别—干预策略—融合创新”的系统性框架，为促进健康老龄化和延长健康寿命提供了科学依据与实践指导。

本书适合从事衰老相关研究的科研人员、抗衰老临床转化的专业人员以及关注健康衰老的广大读者阅读，也可作为相关专业教材。

图书在版编目（CIP）数据

衰老进程识别与干预 / 郭媛，李剑主编. -- 北京 : 化学工业出版社，2025. 12. -- ISBN 978-7-122-49203-6

Ⅰ. R339.3

中国国家版本馆CIP数据核字第20253CM693号

责任编辑：李晓红
责任校对：王鹏飞
装帧设计：王晓宇

出版发行：化学工业出版社
（北京市东城区青年湖南街 13 号　邮政编码 100011）
印　　装：中煤（北京）印务有限公司
710mm×1000mm　1/16　印张 33¾　字数 670 千字
2025 年 12 月北京第 1 版第 1 次印刷

购书咨询：010-64518888　　售后服务：010-64518899
网　　址：http://www.cip.com.cn
凡购买本书，如有缺损质量问题，本社销售中心负责调换。

定　　价：328.00元

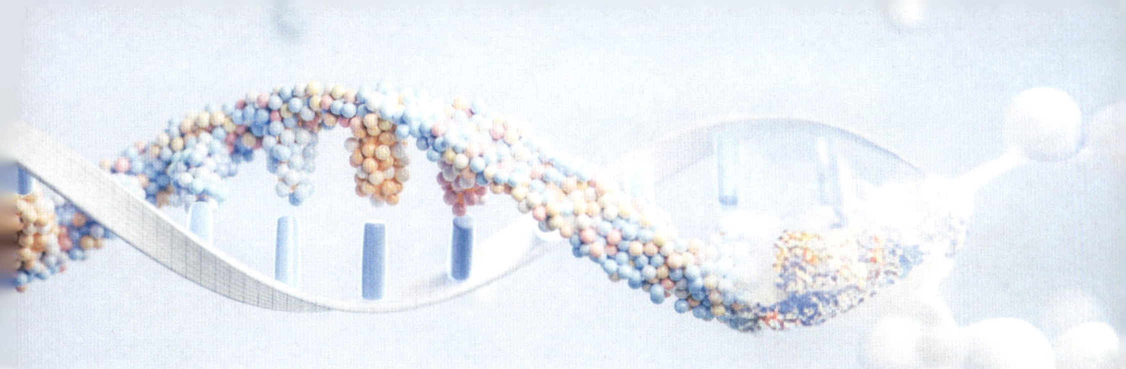

编写人员名单

主　编：郭　媛　李　剑

副主编：胡泽岚　刘文文

编　委（按姓氏笔画排序）：

毛之凡（第 2、4、10 章）

石东磊（第 4、15、17 章）

刘文文（第 7、8、10、16 章）

李　剑（第 1 ～ 17 章）

李宝力（第 2、14 章）

李晓康（第 5、12 章）

胡泽岚（第 1、3、13 章）

徐以香（第 9 章）

郭　媛（第 1 ～ 17 章）

黄运远（第 6、11 章）

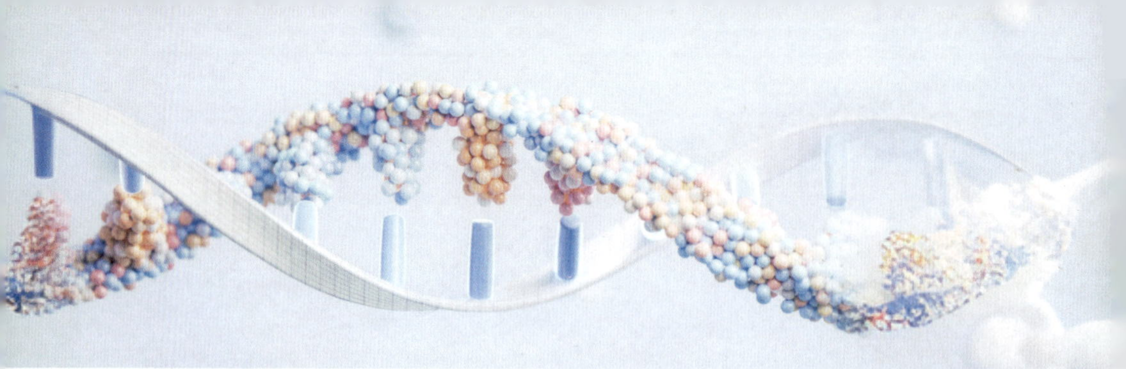

序

衰老是生命演化历程中永恒的命题，亦是人类不懈探索的科学前沿。随着全球人口结构深刻变革，我国已进入中度老龄化社会，衰老相关疾病带来的健康挑战与社会负担日益凸显。破解衰老密码、延缓衰老进程、改善衰老相关疾病预后，成为关乎国计民生的重大科学议题。《衰老进程识别与干预》这部专著，恰逢其时地为这一领域献上了一部集大成之作。

此专著以“生物学衰老”为核心锚点，突破传统研究的单一视角，构建了“本质探究—进程识别—干预策略—融合创新”的系统性框架。从解析衰老十四大特征的分子机制，到阐述多组学与影像技术在衰老评估中的应用，再到分器官详述干预策略，乃至引入荧光分子可视化等前沿交叉技术，内容宏微并蓄、深浅兼顾。尤为难得的是，这部专著首次系统梳理了不同器官衰老的“因 - 果”关联与干预途径，将基础理论与临床实践紧密衔接，展现了作者团队深厚的学术积淀与前瞻视野。

作为长期深耕生物医药领域的研究者，我欣喜地看到这部专著在整合国际前沿进展的同时，融入了中国学者的原创贡献，其跨学科的思维碰撞与严谨的科学论证，不仅为科研工作者提供了重要的参考坐标，更为临床转化与健康科普搭建了桥梁。相信这部著作的出版，必将推动我国衰老研究迈向新高度，为全球应对老龄化挑战贡献中国智慧，亦为每一位追求健康的读者点亮科学认知的明灯。

（李校堃　中国工程院院士）

2025 年 10 月

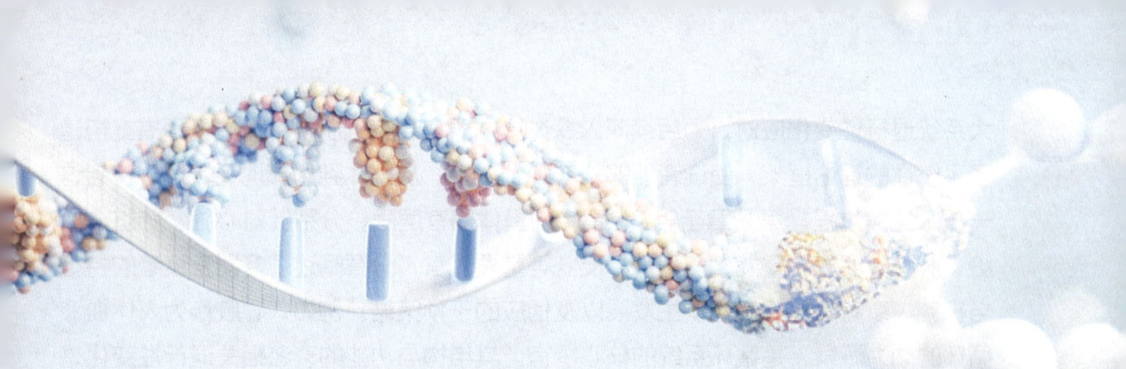

前言

衰老是生命进程中不可逆的自然规律，不仅表现为个体外在特征的渐进性改变，还对代谢稳态、疾病易感性以及器官功能产生深刻影响。随着全球人口老龄化趋势的持续加剧，衰老相关疾病的发病率不断攀升。我国疾病谱亦从以传染性疾病为主，逐步转变为以衰老相关慢性疾病为主，这给医疗卫生体系和社会发展带来了严峻挑战。如何科学认知衰老本质、精准识别衰老进程、有效干预衰老及相关疾病，已成为多学科、跨领域的新课题，既涉及分子生物学、生物化学、化学生物学等基础研究，又与临床医学、药学实践密切相关。正是在这一背景下，《衰老进程识别与干预》应运而生。与既往单纯从生物学视角撰写的衰老相关著作不同，本书以前所未有的系统性，对衰老机制、识别技术、干预策略的研究进展进行了梳理，并首次分章阐释不同器官的衰老特征及干预方式，旨在为读者展现一幅全面且深入的衰老研究画卷。

生物学衰老是一个多维度的复杂生物学过程，涉及细胞、组织、器官及系统层面的动态变化。本书所探讨的衰老，特指生物学衰老，其范畴不仅包括年龄依赖性衰老，亦包括与功能衰退及疾病相关的衰老过程；不仅涉及宏观层面的机体衰老，亦涵盖细胞、组织等微观层面的衰老现象。全书共 17 章，聚焦“生物学衰老进程识别与干预”这一核心主题，内容涵盖了从基础理论到临床应用的多个维度，依照“本质探究—进程识别—干预策略—融合创新”的逻辑架构铺陈。第 1 章至第 3 章属于“生物学衰老的本质”板块，阐述了新近提出的衰老十四大特征，深入探究了衰老的分子机制、遗传调控以及代谢重塑等基础科学议题，为后续章节的论述筑牢了坚实的理论根基。第 4 章至第 6 章着重聚焦于“生物学衰老进程识别”，系统阐释了衰老标志物的筛选与验证、多组学技术和影像学技术在衰老评估中的应用，以及衰老时钟的构建与优化，突出精准识别在衰老研究中的关键地位。第 7 章至第 16 章构成了本书的核心部分——“生物学衰老进程干预”。其中，第 7 章和第 8 章从宏观层面论述了衰老的干预策略，涵盖全身性衰老的整体调控，以及人体各大系统退行性变化应对，为后续深入探讨具体器官衰老机制及针对性干预措施搭建了系统性的理论框架，使读者能够从宏观到微观、从整体到局部地逐步理解衰老这一复杂生命过程。第 9 章至第 16 章转向具体器官层面，分别针对心脏、肺脏、肾脏、肝脏、卵巢、睾丸、前列腺和皮肤等重要器官，分章阐述了各器官衰老的特征与机制、衰老相关疾病的发生发展以及相应的干预策略。例如，心脏作为人体血液循环的动力源泉，是循环系统的核心器官。其结构与功能的衰老相关退行性变化是诱发心血管疾病的主要风险因素（在此，衰老为致病之“因”）；而相关疾病的发生与发展又会反向作用于心脏，加剧其衰老程度（此时，衰老又成为“果”）；衰老的加剧又会通过衰老相关的分泌表型因子等介导疾病进一步恶化（这里，衰老又成为致病之“因”）。这些器官特异性衰老的机制与相关疾病的“因”“果”关联，为理解器官衰老的复杂性以及制定针对性的干预方案提供了重要的理论依据。本书在结尾（第 17 章）引入了“衰老进程可视化识别与干预”，着重探讨了荧光活性分子等前沿技术在衰老细胞靶向识别与精准干预方面的应用，为衰老研究提供了全新的技术视角与方法指引。

全书以多学科交叉融合为显著特色，对药学、生命科学、临床医学、化学等领域的相关研究成果进行了梳理。在内容编排上，本书不仅深入剖析了衰老机制，还系统阐述了衰老识别及干预策略的实践探索；既对经典研究进行了回顾总结，也不乏对前沿进展的独到见解，力求为读者呈现一部兼具理论创新性与临床实用性的专业论著。

探寻衰老规律、守护生命健康，是撰写本书的初心。本书的出版旨在为从事衰老基础研究的科研人员提供基础理论框架与前沿研究视角，为致力于抗衰老临床转化的专业人员提供实践指导，为关注健康衰老的广大读者给予科学认知和有益启发，同时也为科学应对全球人口老龄化挑战贡献力量。

本书的两位主编负责全文结构框架的构思、撰写和修订工作，其他编委亦为不同章节的编写付出了艰辛努力。在此，谨向本书全体编者致以诚挚的感谢。同时，感谢国家科学技术学术著作出版基金（优先资助）对本专著的资助；感谢以下科学基金的支持：国家自然科学基金重点项目（22037002、22437002）、面上项目（21977082、22277028、22477101、22477020、22577028）、地区项目（22467010）、青年项目（22207026、22407038）；陕西省杰出青年科学基金项目（2020JC-38）。

鉴于衰老研究领域发展迅速，书中难免存在疏漏与不足，特此恳请读者批评指正。

郭 媛 李 剑
2025 年 10 月

目录

第 17 章

衰老进程可视化识别与干预

附录

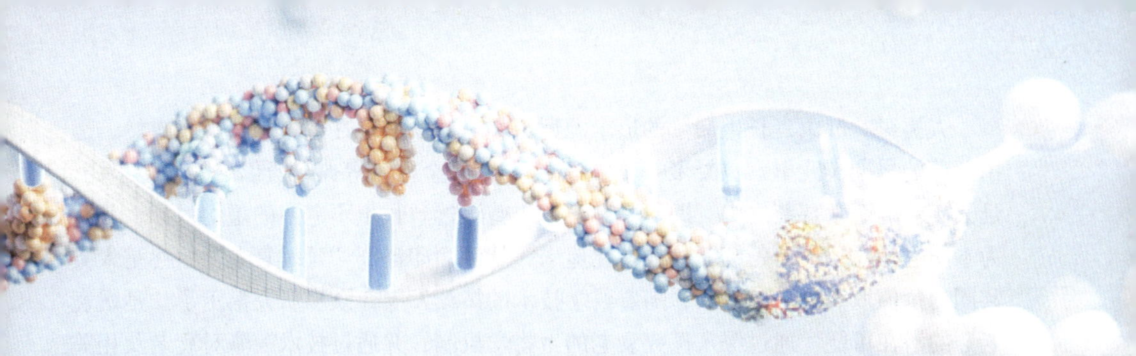

第1章 生物学衰老

人类对“健康延长生命”的追求源远流长。这既体现在远古先民观察自然、运用草药的早期实践里，也凝聚于《黄帝内经》《千金方》等典籍所倡导的“治未病、延天年”的医学智慧之中。即便是部分帝王曾沉迷“长生不老”的虚幻目标，其行为本质也是对“生命延续”的极端化追求，从侧面印证了“延缓衰老”始终是人类共同的价值取向之一。然而，随着科学技术的持续发展，众多研究揭示了“延缓衰老”的潜在可能。通过深入探究衰老的生物学机制，并通过技术策略对衰老及相关疾病进行干预、防治已成为可能。在此过程中，人类对衰老的理解也随着生物学机制的逐步明晰而不断深化。本章作为开篇章节，将首先介绍生物学衰老的概念及其研究内容。

1.1 生物学衰老的概念

在早期生物学研究中，衰老通常被定义为个体随年龄增长而死亡风险增加的过程。这一定义主要基于群体水平的死亡率数据，在分析群体层面的衰老规律时颇具价值。然而，当研究转向个体水平，探讨生物事件与个体衰老差异之间的内在联系时，该定义的局限性便凸显出来，无法有效区分个体间异质性的衰老轨迹。随后，研究者开始尝试将衰老速率与特定的生物学事件相联系，从而提出了基于功能的衰老定义。例如，Masoro 在 1995 年出版的《衰老生物学手册》中提出，衰老是成熟机体随时间推移而发生的退行性变化，这一过程导致机体应对各种挑战的能力逐渐减弱，进而逐步降低生物体的生存能力。然而，该定义仍存在局限性，主要体现在其仅关注生物整体层面基于寿命表型的衰老现象，而未涉及分子、细胞、组织等微观层面的衰老机制。随着分子生物学技术的不断进步，衰老机制的研究已逐步深入至微观层面。1988 年，研究者们揭示了单个 *age-1* 基因在生物寿命决定中的关键作用，发现 *age-1* 基因突变的线虫平均寿命可延长 40%～60%[1]，开启了对衰老现象在基因层面研究的新纪元。随后，在秀丽隐杆线虫、果蝇、小鼠等模式生物中进行的大量研究揭示，衰老并非一个不可调控的被动过程，相反，它与其他的生命过程一样，是由众多保守的信号转导通路精细调控的。

大约六十年前，研究者们首次提出人类细胞在体外培养条件下具有有限分裂潜能，这一发现催生了细胞衰老理论，并将其与生物体整体衰老的概念区分开来。细胞衰老通常被定义为一种由应激或损伤触发的稳定的细胞周期“阻滞”现象，其特点包括细胞增殖能力的丧失、抗凋亡途径的激活以及衰老相关分泌表型（SASP）的上调。此外，衰老细胞还表现出染色质结构的改变、代谢适应性变化以及受损生物大分子的累积等多方面的变化。这些衰老细胞不仅在组织修复、伤口愈合和胚胎发育等生理过程中扮演角色，还在慢性炎症等病理过程中发挥作用。随着个体年龄的增长，衰老细胞的累积逐渐增多，进而导致组织和器官的衰老以及功能的减退，直至整个机体的衰老。

基于对死亡率概念的界定，学者们从功能视角出发，深入到分子、细胞以及机体结构层面，对“生物学衰老”这一概念的理解持续深化。通常而言，生物学衰老被定义为：随时间推移及其与环境相互作用所引发的分子、细胞、机体结构发生的渐进性、有害性改变，并导致机体功能逐渐衰退的过程。本书所探讨的衰老，特指生物学衰老，其范畴不仅包括年龄依赖性衰老，亦包括与功能衰退及疾病相关的衰老过程；不仅涉及宏观层面的机体衰老，亦涵盖微观层面的细胞、组织等衰老现象。该多维度的定义不仅有助于揭示衰老的多重机制，而且能为抗衰老策略的发现提供更为全面的理论基础。

1.2 生物学衰老的研究内容

衰老是一个逐步积累变化的过程，此过程逐渐损害生物体功能，削弱细胞或生物体对体内外环境压力的抵御能力，并增加衰老相关疾病（如糖尿病、心血管疾病、神经系统疾病和肿瘤）的发病风险，诱发老年综合征（如跌倒、行动受限、虚弱和失禁），进而缩短健康寿命，给社会养老、医疗和保健带来了巨大财政压力。因此，生物学衰老研究之终极目标在于促进健康老龄化，减轻社会养老负担。基于此，将生物学衰老的研究内容概述为以下三个方面：揭示生物学衰老的发生机制；构建识别和评估生物学衰老进程的方法；探寻安全有效的衰老及衰老相关疾病干预策略。

1.2.1 生物学衰老的发生机制

在审视生物学领域关于衰老研究的发展历程中，一个核心的起点在于观察到限制实验小鼠的热量摄入能够有效延长其寿命。这一发现激发了研究人员从功能、分子以及细胞层面探索衰老机制的兴趣。追溯至 20 世纪 30 年代，美国康奈尔大学的 McCay 教授受到 1929～1933 年全球经济大萧条期间饥荒现象的启发，对实验小鼠的饮食配方进行改良，其目标在于在确保营养均衡的前提下，减少小鼠的总热量摄入，即实现一种“限制性喂养”模式。结果发现，在对实验小鼠实施饮食限制（dietary restriction, DR）后，尽管观察到其生长发育的延缓现象，但其展现出更为年轻的表型特征，并且其寿命得到了显著的延长。McCay 教授于 1939 年将该研究发现发表于《营养学杂志》上[2]，并提出热量限制（caloric restriction, CR）的概念，即在确保营养摄入全面的前提下对膳食热量进行适量削减，以期达到延缓衰老、延长寿命的目的。该策略揭示了代谢功能在衰老机制中的关键作用。继而，众多研究证实，热量限制可显著延长多种生物的平均寿命及最长寿命，研究对象涵盖酵母、果蝇、线虫、鱼类、啮齿动物和恒河猴等多种模型。不仅如此，在啮齿动物、非人类灵长类动物以及人类中热量限制也显示出对衰老相关疾病的改善效果[3]，包括预防衰老相关的肥胖和糖尿病、心血管疾病、肾脏疾病、自身免疫性疾病和炎症以及肿瘤。然而，热量限制促进健康和长寿的机制一直不为人知，直到20世纪80年代，研究人员发现了第一个与营养感应途径相关的关键基因*daf-2*，其突变可显著延长线虫寿命，这标志着衰老机制研究迈入分子层面[4]。在近四十年的科学研究中，衰老机制被揭示为与众多生物过程相似，受经典信号通路和转录因子的调节。这些通路中的众多成分最初是在如酵母、线虫和果蝇等生命周期较短的模式生物中被发现的。然而，大量证据表明，这些成分在哺乳动物中同样能够发挥延寿的作用。那些已被证实能够影响生物体寿命的基因通路，被统称为长寿信号通路。迄今为止研究较多的长寿信号通路有IIS[5]、mTOR[6,7]、Sirtuins[8]、AMPK[9,10]等（详见第8章）。

在衰老生物学领域，研究人员已经揭示了与衰老相关的多种细胞内信号通路及其相互作用机制。这些研究成果深化了人们对衰老过程的理解，并为开发针对性的干预策略以及制定延长健康寿命的方案提供了新的科学依据。自20世纪30年代起，研究人员逐渐揭示了生物学衰老的本质，即为一种进行性的退行状态，其由多种生物过程相互作用所导致，这些过程可能涉及生理层面，亦可能涉及病理层面。生理性衰老可以由微观层面的许多关键因素引发，包括端粒磨损[11]、DNA损伤[12]、线粒体功能障碍[13,14]、自噬失能[15]、干细胞耗竭[16]、炎症[17,18]、蛋白质平衡丧失[19]、营养感应失调[3]、细胞间通信改变[20]、微生态失调[21]等。病理性衰老是由多种外部因素引起的病理性衰老变化，如心血管疾病[22]、脑血管疾病[23]、退行性关节疾病[24]、糖尿病[25]、帕金森病[26]、阿尔茨海默病[27]、肿瘤[28]、多器官功能退行性病变[29]等。这些衰老过程所引发的细胞生理及病理改变，能够映射出潜在的营养感知机制、细胞间通信网络、蛋白质稳定性、表观遗传调控以及DNA损伤修复途径中的分子异常。这些异常会损害基因组稳定性，导致DNA损伤累积，最终在多个生物学尺度上以多样化的方式影响机体功能、健康状态及寿命。

1.2.2 识别和评估生物学衰老进程的方法

长久以来，学术界普遍认同衰老所引发的负面效应源于生物、化学或物理反应的次级影响，比如生物大分子损伤的积累。这些事件的积累导致生理系统的崩溃、系统恢复能力的衰退以及对疾病的易感性增加，最终引发死亡。因此，建立有效的生物学衰老进程识别和评估方法，以更精准地判断衰老过程，已成为衰老研究领域的重要目标之一。为达成此目标，识别出能明确反映衰老程度且对干预措施具有敏感性的生物标志物，已成为当前研究的迫切需求。人类衰老是一个历史漫长且具有显著个体差异的过程。在这一过程中，有80岁以上的高龄老人仍能参与体育竞技活动，同时也有70岁的老年人依赖医疗仪器以维持生命功能。为了量化人类衰老，衰老“测试系列（Test-Battery）”的概念于1969年被提出[30]。该测试系列包括人体测量、临床和化学检查、感觉测试和心理测试，为衰老过程的描述提供了更为精准的量化工具，并为后续衰老评估标准的精细化奠定了基础。1981年，美国国家老龄研究所（National Institute on Aging, NIA）在生物标志物项目框架下举办了首届衰老生物标志物专题会议。在随后的几年里，NIA 汇聚了来自不同学科的专家学者，共同推进了衰老生物标志物标准的进一步完善 [31]。例如，白细胞介素 -6（IL-6）是一种多功能细胞因子，研究发现与年龄相关的 IL-6 升高与老年的某些表型变化（肌力降低、骨质减少、低度贫血、血清白蛋白和胆固醇降低、炎症蛋白如 C 反应蛋白增加等）相关 [32]；在发生抑郁和阿尔茨海默病的老年人外周血中 IL-6 水平也显著升高 [33]。IL-6 由此成为一种经典的衰老生物标志物。另一种典型的衰老生物标志物是与衰老相关的 β-半乳糖苷酶（SA-β-gal），由衰老细胞溶酶体过度活化产生，与衰老细胞的代谢重塑相关。SA-β-gal 虽然并非衰老的直接驱动因子，但作为稳定的表型标志物被广泛应用 [34]。正是基于这些特定的衰老生物标志物的发现，研究人员才得以更加准确地评估和监测特定组织的衰老过程。

近年来，组学技术（如表观基因组学、蛋白质组学、代谢组学等）的迅猛发展，使得基于组学的生物标志物研究受到广泛关注。2011 年，研究人员通过对血液中 DNA 甲基化（DNAm）水平与表型年龄的相关性分析，揭示了 DNAm 在基因组多个区域引起的特定低甲基化和高甲基化变化。因此，基于 DNAm 的表观遗传生物标志物被提出，成为用来预测个体年龄的有效工具 [35]。2012 年，代谢组学研究进一步揭示了血浆代谢产物水平与年龄之间的相关性，其中特定代谢产物的浓度变化可作为预测死亡率的指标，例如 N^2,N^2- 二甲基鸟苷水平与死亡率呈正相关性 [36]。同样，基于对 DNA 甲基化的年龄预测因子的深入研究，2013 年适用于多种人类组织的表观遗传生物标志物被发现。2015 年，通过对皮肤细胞的 RNA 测序数据进行分析，研究人员揭示了多数主要类型的重复元素转录水平在年长受试者中呈现上升趋势 [37]，为转录层面的生物标志物与生物衰老之间的相关性提供了证据，并促进了生物标志物在微观化和精细化方面的研究。随后，2017 年，研究显示小鼠中类似的表观遗传生物标志物也可通过衰老干预措施得到缓解 [38]。至 2018 年，基于与实际年龄高度相关的 76 种蛋白质浓度，研究人员提出了年龄相关的蛋白质组特征，并构建了基于血浆蛋白质组的年龄预测模型 [39]。2020 年，研究人员提出了与实际年龄相关的个人蛋白质组学预测因子，并针对衰老速率提出了表观遗传生物标志物。2021 年，研究人员将研究范围进一步扩大，发展了跨物种的表观遗传生物标志物 [31]。

相较于国际研究，中国在衰老生物学领域的探索起步较晚，然而其发展速度迅猛。2022 年 11 月 27 日，首届中国衰老标志物大会在北京举行，该会议由中国细胞生物学学会衰老细胞生物学分会主办，以“衰老评估及预警”为主题，涵盖了包括神经衰老标志物、心血管衰老标志物在内的 17 个专题，旨在深化对人类器官衰老及退化规律的认识，并共同探讨衰老标志物研究的未来发展方向。2023 年，中国衰老标志物研究联合体（ABC）正式成立。该联合体针对脑衰老领域，发布了关于脑衰老评估的专家共识和初步标准，形成共识的脑衰老的标志物，主要涵盖行为与功能标志物、影像标志物以及体液标志物三大类，为构建人群队列研究以及脑衰老评估提供了关键性的理论支撑[40]。同时，由ABC六十余个研究团队共同撰写的综述文章“Biomarkers of aging”于2023年在《中国科学：生命科学》期刊上发表。该文在国际上率先提出了衰老标志物的基本属性、维度以及三大核心特征——系统性、特异性和实用性，明确了衰老标志物的六大基础要素：生理学特征、影像学特征、组织学特征、细胞变化、分子变化和体液分泌因子。该文对于指导衰老评估和预警技术的发展具有重要意义，也将有助于推动“健康老龄化”方案的制定[41]。

综上所述，衰老生物标志物的研究已经深刻地改变了临床前生物学衰老的研究范式，并将对临床试验产生重大影响。

1.2.3　干预衰老及衰老相关疾病的方法

衰老生物学研究的终极目标在于探究干预衰老及其相关疾病的策略。在过去的数十年间，衰老研究领域在分子与细胞层面归纳出了衰老的共性特征，并且针对每一项特征的干预策略目前均在被开发之中，其中，关于以下若干关键特征的研究报道尤为丰富。

营养感知失调被认为是衰老过程中的关键生物学特征。针对这一特征的干预策略包括饮食限制（DR）或热量限制（CR），是目前被广泛认为最有效的非遗传性衰老干预方法[42]。然而，对于人类而言，CR作为一种长期且严格的干预措施，需要很大的决心和自我控制能力。初步的人体试验也揭示CR可能带来的负面效应，包括骨质疏松症、性欲减退、体温调节障碍、肌肉力量和耐力衰退等。研究指出，CR可能通过AMPK[43]、IGF-1[44]、mTOR[45]和Sirtuin[46]这四种信号通路，在细胞水平将营养感知和长寿促进相关联。因此，AMPK激活剂[47]、IGF抑制剂[48]、mTOR抑制剂[49]和Sirtuin激活剂[50]等化合物能够模拟CR的代谢、激素和生理效应，通过延迟衰老相关病理过程的发生来达到延长寿命的目的。

细胞衰老作为衰老过程的核心特征之一，表现为细胞处于一种不可逆的细胞周期阻滞状态。通常，衰老细胞会及时被免疫系统清除出去，但随着个体衰老进程，机体的免疫清除能力下降，使衰老细胞过度累积，形成抗凋亡通路上调的“僵尸”衰老细胞。这些难以再分裂但却代谢适应的衰老细胞大量分泌SASP，进而驱动了衰老表型及相关疾病。对细胞衰老分子机制的深入研究揭示了其本质：应激源激活了DNA损伤反应信号通路，进而触发了p53-p21$^{CIP1/WAF1}$、p16^{INK4a}-pRb等途径，导致细胞周期阻滞和SASP的形成[51,52]。SASP能够上调促生存和抗凋亡通路（如SRC激酶、PI3K-Akt信号通路、热激蛋白通路等），从而避免衰老细胞的凋亡[53,54]。基于清除衰老细胞可以延缓衰老进程的理论基础，研究人员开发了选择性清除衰老细胞的抗衰老疗法“Senolytics”；此外，还提出了另一种抗衰老策略“Senomorphics”，其通过抑制SASP产生和分泌来改善细胞衰老表型，而非直接导致衰老细胞死亡。Senolytics的提出源于Kirkland实验室2015年的一项科学发现：

达沙替尼（D）和槲皮素（Q）联用可以显著清除衰老细胞，并且在老年小鼠模型中显示出延缓衰老进程和提高寿命的效果[53]，引起了衰老研究领域的广泛关注[55]。2018 年，首个 Senolytics 药物的人体试验启动，目前多项临床试验正在进行中[56]。

此外，端粒磨损（染色体末端端粒保护序列的累积损失）、自噬失能（蛋白质、非蛋白质大分子如异位胞质 DNA、脂质囊泡和糖原以及整个细胞器的降解失能）、线粒体功能失调（导致线粒体退化和整体细胞损伤的线粒体呼吸链效能降低）、微生态失调（正常的微生物群之间和正常微生物群与宿主之间的微生态平衡紊乱）和表观遗传改变（DNA 甲基化模式的改变、组蛋白的翻译后修饰和染色质重塑）都是衰老较为重要的特征。端粒酶激活剂[57,58]、自噬诱导剂[59]、抗氧化剂[60,61]、益生菌[62]和表观遗传调控剂［如调控 DNA 甲基转移酶[63]、组蛋白脱乙酰酶（HDAC）[64]和组蛋白乙酰转移酶（HAT）[65,66]的小分子和非编码 miRNA[67]等］均已成为干预衰老及其相关疾病的潜在药物[68]。

值得一提的是，在众多衰老干预活性分子中，目前有 8 种因满足以下标准而被广泛关注[69]：①正在进行或已完成了人体试验；②在包括啮齿类动物在内的模式生物的临床前研究中，有显著的延缓衰老的证据；③在人体中具有足够的安全性，作为长期干预措施是可行的；④与真正的老年治疗药物类似，可以减弱衰老的多个主要特征。这 8 种活性分子包括：二甲双胍[70,71]，NAD^+ 补充剂 /Sirtuins 激活剂[72,73]，胰高血糖素样肽-1（glp-1）[74]，雷帕霉素/TORC1 抑制剂[49,75]，亚精胺/自噬激动剂[76,77]，Senolytics[53,78]，益生菌 / 肠道微生物群[62]和抗炎药[79,80]（比如皮质类固醇、阿司匹林和布洛芬等）。

在近十年期间，针对人类衰老相关疾病的临床试验数量经历了显著的增长（见表 1.1）。然而，迄今为止，这些临床试验主要评估的是干预措施对衰老相关疾病的影响；一旦获得批准，它们可能被应用于更广泛的适应证。目前，尚未有临床试验以衰老本身作为适应证。随着对生物学衰老标志物的认同度逐渐提高，未来或将会有直接针对衰老本身的临床药物试验被批准。

表1.1 衰老相关疾病的临床试验实例汇总表[69]

类别	分子	适应证	阶段	临床试验编号
二甲双胍	二甲双胍	糖尿病前期动脉粥样硬化	Ⅳ	02915198
		非糖尿病的心脏衰竭	Ⅱ	03331861
		心房颤动	Ⅳ	03603912
		心房颤动	Ⅳ	05878535
		非糖尿病肥胖症患者的 HFpEF（射血分数保留性心衰）	Ⅱ	05847244
		60 岁以上的 HFpEF 患者	Ⅱ	05093959
		非糖尿病患者的急性冠脉综合征	Ⅲ	05305898
		经皮冠状动脉介入治疗期间的心脏保护	Ⅲ	05708053

续表

类别	分子	适应证	阶段	临床试验编号
二甲双胍	二甲双胍	预防急性心肌梗死后心血管事件	Ⅲ	05182970
		ABCA4突变导致的遗传性黄斑营养不良	Ⅰ/Ⅱ	04545736
		C9orf72肌萎缩侧索硬化/额颞叶痴呆	Ⅱ	04220021
		轻度认知障碍	Ⅱ/Ⅲ	04098666
		预防认知能力下降	Ⅲ	04511416
		60岁以上非糖尿病超重或肥胖的轻度认知障碍	Ⅱ	05109169
		亨廷顿病	Ⅲ	04826692
		帕金森病	Ⅱ	05781711
		60岁以上健康成人的肌肉健康	Ⅰ	03107884
		预防65岁以上肥胖退伍军人虚弱	Ⅲ	04221750
		膝骨关节炎	Ⅰ/Ⅱ	04767841
		骨关节炎	N/A	05034029
		预防65岁以上老年人虚弱	Ⅱ	02570672
NAD⁺前体	烟酸	帕金森病	N/A	03808961
		线粒体肌病	Ⅱ	05590468
	烟酰胺单核苷酸	20～49岁成人的肌肉恢复与身体功能	N/A	04664361
		20～40岁女性卵巢储备功能减退	N/A	05485610
	烟酰胺核苷	50岁以上成人收缩压和动脉硬化水平升高	Ⅱ	03821623
		收缩期心力衰竭	Ⅰ	04528004
		乳腺癌治疗引起的心力衰竭	Ⅱ	05732051
		65岁以上老年人脑血管衰老	Ⅳ	05483465
		60岁以上老年人轻度认知障碍	Ⅰ/Ⅱ	03482167
		55岁以上轻度认知障碍和轻度阿尔茨海默病患者	Ⅰ	04430517
		认知障碍	N/A	05500170
		早期帕金森病	N/A	03568968
		Friedreich共济失调	Ⅱ	03761511
		毛细血管扩张性共济失调的神经系统表现	Ⅱ	04870866
		65岁以上女性的骨骼、肌肉和代谢功能	N/A	03818802
		65岁以上退伍军人的肌肉功能	N/A	04691986
GLP-1R受体激动剂	杜拉鲁肽，利拉鲁肽或索马鲁肽	50岁以上2型糖尿病患者心脏脂肪变性	Ⅳ	03498001

续表

类别	分子	适应证	阶段	临床试验编号
GLP-1R受体激动剂	艾塞那肽	缺血性脑卒中	Ⅱ	02829502
		缺血性脑卒中	Ⅱ	03287076
		脑血管病	Ⅱ	05356104
		帕金森病	Ⅱ	04305002
		帕金森病	Ⅲ	04232969
		早期帕金森病	Ⅱ	04154072
	利拉鲁肽	轻度缺血性脑卒中	N/A	03948347
		冠状动脉疾病	Ⅳ	03260881
		心房纤颤	Ⅳ	03856632
		轻度认知障碍	N/A	05313529
	索马鲁肽	T2DM（2型糖尿病）外周动脉病变	Ⅲ	04560998
		肥胖引起的心血管疾病	Ⅲ	05669755
		糖尿病或肥胖引起的心血管疾病	Ⅳ	05870462
		超重患者心房颤动	Ⅲ	04885634
		HfpEF（射血分数保留性心衰）	Ⅲ	04916470
		HFpEF	Ⅱ	05371496
		冠状动脉粥样斑块	Ⅲ	05071417
		T2DM急性冠脉综合征	Ⅳ	05322200
		预防T2DM患者的心血管疾病和肾脏疾病	Ⅳ	05390892
		肥胖引起的脑卒中或短暂性脑缺血发作	Ⅳ	05441267
		T2DM的颅内血流及血脑屏障功能	Ⅳ	05780905
		急性缺血性脑卒中	Ⅱ	05630586
		缺血性脑卒中的再灌注治疗	Ⅱ	05920889
		帕金森病	Ⅱ	03659682
		阿尔茨海默病	Ⅲ	05891496
		早期阿尔茨海默病	Ⅲ	04777396；04777409
		T2DM的慢性肾脏疾病	Ⅲ	04865770
		肥胖受试者的膝骨关节炎	Ⅲ	05064735
TORC1抑制剂	依维莫司	55岁以上成人	Ⅱ	05835999
	雷帕霉素	体弱老年人的心力衰竭	Ⅰ	04996719
		70岁以上老年人心血管功能	Ⅱ	04742777
		轻度认知障碍	Ⅰ	04200911
		38～45岁女性卵巢老化	Ⅱ	05836025
		50岁以上成人	Ⅱ	04488601

续表

类别	分子	适应证	阶段	临床试验编号
亚精胺	亚精胺	高血压	Ⅲ	04405388
		HfpEF（射血分数保留性心衰）	Ⅱ	05128331
		疫苗接种（65～90岁）	N/A	05421546
衰老细胞清除剂	达沙替尼和槲皮素	有患阿尔茨海默病风险的成年人	Ⅰ/Ⅱ	05422885
		阿尔茨海默病	Ⅱ	04685590
		重度抑郁症和精神分裂症加速衰老	Ⅱ	05838560
		久坐的健康成年人	Ⅰ	05653258
		成人纤维化NAFLD	Ⅰ/Ⅱ	05506488
		造血干细胞移植的幸存者	N/A	02652052
		儿童癌症的脆弱成年幸存者	Ⅱ	04733534
		60岁以上妇女的骨骼健康	Ⅱ	04313634
	非瑟酮	70岁以上体弱老年人	Ⅱ	03675724
		70岁以上体弱妇女	Ⅱ	03430037
		65岁以上体弱乳腺癌幸存者	Ⅱ	05595499
益生菌	双歧杆菌和乳酸杆菌	阿尔茨海默病	N/A	05145881
	青春双歧杆菌Bif-038	60岁以上老年人炎症	N/A	05529693
	双歧杆菌三联活菌	65岁以上骨科术后认知功能障碍老年人	N/A	04017403
		轻度或中度帕金森病	Ⅳ	04871464
	肠道菌群移植	70～85岁老年人	Ⅰ	05598112
	肠道微生物群落#7	60岁以上老年人	N/A	05735418
	副干酪乳酪杆菌代田株	60岁以上老年人轻度认知障碍	N/A	05859230
	副干酪乳杆菌PS23	40岁以上成年人轻度认知障碍	N/A	04971096
非固醇类抗炎药	卡那奴单抗（人抗IL-1β）	预防急性心肌梗死后心力衰竭	Ⅱ	05177822
		轻度阿尔茨海默病	Ⅱ	04795466

参考文献

[1] Friedman D B, Johnson T E. A mutation in the *age-1* gene in Caenorhabditis elegans lengthens life and reduces hermaphrodite fertility[J]. Genetics, 1988, 118: 75-86.

[2] McCay C M M L A, Sperling G, Barnes L L. Retarded growth, life span, ultimate body size and age changes in the albino rat after feeding diets restricted in calories.[J]. J. Nutr., 1939, 18: 13.

[3] Fontana L, Partridge L, Longo V D. Extending healthy life span—from yeast to humans[J].

Science, 2010, 328: 321-326.
[4] Kenyon C J. The genetics of ageing[J]. Nature, 2010, 464: 504-512.
[5] van Heemst D. Insulin, IGF-1 and longevity[J]. Aging. Dis., 2010, 1: 147-157.
[6] Papadopoli D, Boulay K, Kazak L, et al. mTOR as a central regulator of lifespan and aging[J]. F1000Res, 2019, 8.
[7] Fu W, Wu G. Targeting mTOR for anti-aging and anti-cancer therapy[J]. Molecules, 2023, 28.
[8] Haigis M C, Guarente L P. Mammalian sirtuins: Emerging roles in physiology, aging, and calorie restriction[J]. Genes. Dev., 2006, 20: 2913-2921.
[9] Hardie D G. AMP-activated protein kinase: an energy sensor that regulates all aspects of cell function[J]. Genes. Dev., 2011, 25: 1895-1908.
[10] Dai G, Li Y, Zhang M, et al. The regulation of the AMPK/mTOR axis mitigates tendon stem/progenitor cell senescence and delays tendon aging[J]. Stem. Cell. Rev. Rep., 2023, 19: 1492-1506.
[11] Blackburn E H, Greider C W, Szostak J W. Telomeres and telomerase: The path from maize, Tetrahymena and yeast to human cancer and aging[J]. Nat. Med., 2006, 12: 1133-1138.
[12] Hoeijmakers J H. DNA damage, aging, and cancer[J]. N. Engl. J. Med., 2009, 361: 1475-1485.
[13] Wallace D C. A mitochondrial paradigm of metabolic and degenerative diseases, aging, and cancer: A dawn for evolutionary medicine[J]. Annu. Rev. Genet., 2005, 39: 359-407.
[14] Miwa S, Kashyap S, Chini E, et al. Mitochondrial dysfunction in cell senescence and aging[J]. J. Clin, Invest., 2022, 132.
[15] Rubinsztein D C, Mariño G, Kroemer G. Autophagy and aging[J]. Cell, 2011, 146: 682-695.
[16] Beerman I, Maloney WJ, Weissmann IL, et al. Stem cells and the aging hematopoietic system[J]. Curr. Opin. Immunol., 2010, 22: 500-506.
[17] Franceschi C, Campisi J. Chronic inflammation (inflammaging) and its potential contribution to age-associated diseases[J]. J. Gerontol. A. Biol. Sci. Med. Sci., 2014, 69 Suppl 1: S4-9.
[18] Li X, Li C, Zhang W, et al. Inflammation and aging: signaling pathways and intervention therapies[J]. Signal. Transduct. Target. Ther., 2023, 8: 239.
[19] Morimoto R I, Cuervo A M. Protein homeostasis and aging: taking care of proteins from the cradle to the grave[J]. J. Gerontol. A. Biol. Sci. Med. Sci., 2009, 64: 167-170.
[20] Xu M, Palmer A K, Ding H, et al. Targeting senescent cells enhances adipogenesis and metabolic function in old age[J]. Elife, 2015, 4: e12997.
[21] O'Toole P W, Jeffery I B. Gut microbiota and aging[J]. Science, 2015, 350: 1214-1215.
[22] López-Otín C, Blasco M A, Partridge L, et al. The hallmarks of aging[J]. Cell, 2013, 153: 1194-1217.
[23] Iadecola C, Anrather J. The immunology of stroke: from mechanisms to translation[J]. Nat. Med., 2011, 17: 796-808.
[24] Goldring M B, Goldring S R. Osteoarthritis[J]. J. Cell. Physiol., 2007, 213: 626-634.
[25] Brownlee M. The pathobiology of diabetic complications: a unifying mechanism[J]. Diabetes, 2005, 54: 1615-1625.

[26] Lees A J, Hardy J, Revesz T. Parkinson's disease[J]. Lancet (London, England), 2009, 373: 2055-2066.

[27] Querfurth H W, LaFerla F M. Alzheimer's disease[J]. N. Engl. J. Med., 2010, 362: 329-344.

[28] Hanahan D, Weinberg R A. Hallmarks of cancer: the next generation[J]. Cell, 2011, 144: 646-674.

[29] Kennedy B K, Berger S L, Brunet A, et al. Geroscience: linking aging to chronic disease[J]. Cell, 2014, 159: 709-713.

[30] Comfort A. Test-battery to measure ageing-rate in man[J]. Lancet (London, England), 1969, 2: 1411-1414.

[31] Moqri M, Herzog C, Poganik J R, et al. Biomarkers of aging for the identification and evaluation of longevity interventions[J]. Cell, 2023, 186: 3758-3775.

[32] Ershler W B, Keller E T. Age-associated increased interleukin-6 gene expression, late-life diseases, and frailty[J]. Annu. Rev. Med., 2000, 51: 245-270.

[33] Ng A, Tam W W, Zhang M W, et al. IL-1beta, IL-6, TNF-alpha and CRP in elderly patients with depression or Alzheimer's disease: systematic review and meta-analysis[J]. Sci. Rep., 2018, 8: 12050.

[34] Lucas V, Cavadas C, Aveleira C A. Cellular senescence: from mechanisms to current biomarkers and senotherapies[J]. Pharmacol. Rev., 2023, 75: 675-713.

[35] Levine M E, Lu A T, Quach A, et al. An epigenetic biomarker of aging for lifespan and healthspan[J]. Aging (Albany NY), 2018, 10: 573-591.

[36] Wang F, Tessier A J, Liang L, et al. Plasma metabolomic profiles associated with mortality and longevity in a prospective analysis of 13512 individuals[J]. Nat. Commun., 2023, 14: 5744.

[37] LaRocca T J, Cavalier A N, Wahl D. Repetitive elements as a transcriptomic marker of aging: Evidence in multiple datasets and models[J]. Aging Cell, 2020, 19: e13167.

[38] Thompson M J, Chwiałkowska K, Rubbi L, et al. A multi-tissue full lifespan epigenetic clock for mice[J]. Aging (Albany NY), 2018, 10: 2832-2854.

[39] Tanaka T, Biancotto A, Moaddel R, et al. Plasma proteomic signature of age in healthy humans[J]. Aging Cell, 2018, 17: e12799.

[40] Ren J, Song M, Zhang W, et al. The Aging Biomarker Consortium represents a new era for aging research in China[J]. Nat. Med., 2023, 29: 2162-2165.

[41] Aging Biomarker C, Bao H, Cao J, et al. Biomarkers of aging[J]. Sci. China. Life. Sci., 2023, 66: 893-1066.

[42] Green C L, Lamming D W, Fontana L. Molecular mechanisms of dietary restriction promoting health and longevity[J]. Nat. Rev. Mol. Cell. Biol., 2022, 23: 56-73.

[43] Kim J, Cha Y N, Surh Y J. A protective role of nuclear factor-erythroid 2-related factor-2 (Nrf2) in inflammatory disorders[J]. Mutat. Res., 2010, 690: 12-23.

[44] Baker R G, Hayden M S, Ghosh S. NF-κB, inflammation, and metabolic disease[J]. Cell. Metab., 2011, 13: 11-22.

[45] Chi Y, Li K, Yan Q, et al. Nonsteroidal anti-inflammatory drug flufenamic acid is a potent activator of AMP-activated protein kinase[J]. J. Pharmacol. Exp. Ther., 2011, 339: 257-266.

[46] Guarente L, Picard F. Calorie restriction—the SIR2 connection[J]. Cell, 2005, 120: 473-482.

[47] Cantó C, Auwerx J. AMP-activated protein kinase and its downstream transcriptional pathways[J]. Cell. Mol. Life. Sci., 2010, 67: 3407-3423.

[48] Bartke A. Growth hormone and aging: a challenging controversy[J]. Clin. Interv. Aging., 2008, 3: 659-665.

[49] Harrison D E, Strong R, Sharp Z D, et al. Rapamycin fed late in life extends lifespan in genetically heterogeneous mice[J]. Nature, 2009, 460: 392-395.

[50] Baur J A, Sinclair D A. Therapeutic potential of resveratrol: the in vivo evidence[J]. Nat. Rev. Drug. Discov., 2006, 5: 493-506.

[51] Xu M, Pirtskhalava T, Farr J N, et al. Senolytics improve physical function and increase lifespan in old age[J]. Nat. Med., 2018, 24: 1246-1256.

[52] Rodier F, Coppe J P, Patil C K, et al. Persistent DNA damage signalling triggers senescence-associated inflammatory cytokine secretion[J]. Nat. Cell. Biol., 2009, 11: 973-979.

[53] Zhu Y, Tchkonia T, Pirtskhalava T, et al. The Achilles' heel of senescent cells: from transcriptome to senolytic drugs[J]. Aging Cell, 2015, 14: 644-658.

[54] Kirkland J L, Tchkonia T. Senolytic drugs: from discovery to translation[J]. J. Intern. Med., 2020, 288: 518-536.

[55] Palmer A K, Xu M, Zhu Y I, et al. Targeting senescent cells alleviates obesity-induced metabolic dysfunction[J]. Aging cell, 2019, 18: e12950.

[56] Gonzales M M, Garbarino V R, Kautz T F, et al. Senolytic therapy in mild Alzheimer's disease: a phase 1 feasibility trial[J]. Nat. Med., 2023, 29: 2481-2488.

[57] Bernardes de Jesus B, Schneeberger K, Vera E, et al. The telomerase activator TA-65 elongates short telomeres and increases health span of adult/old mice without increasing cancer incidence[J]. Aging Cell, 2011, 10: 604-621.

[58] Le Saux C J, Davy P, Brampton C, et al. A novel telomerase activator suppresses lung damage in a murine model of idiopathic pulmonary fibrosis[J]. PLoS One, 2013, 8: e58423.

[59] Alvers A L, Wood M S, Hu D, et al. Autophagy is required for extension of yeast chronological life span by rapamycin[J]. Autophagy, 2009, 5: 847-849.

[60] Rizvi S I, Jha R, Pandey K B. Activation of erythrocyte plasma membrane redox system provides a useful method to evaluate antioxidant potential of plant polyphenols[J]. Methods. Mol. Biol., 2010, 594: 341-348.

[61] Pandey K B, Rizvi S I. Resveratrol up-regulates the erythrocyte plasma membrane redox system and mitigates oxidation-induced alterations in erythrocytes during aging in humans[J]. Rejuvenation. Res., 2013, 16: 232-240.

[62] Bárcena C, Valdés-Mas R, Mayoral P, et al. Healthspan and lifespan extension by fecal microbiota transplantation into progeroid mice[J]. Nat. Med., 2019, 25: 1234-1242.

[63] Gao Q, Chen F, Zhang L, et al. Inhibition of DNA methyltransferase aberrations reinstates antioxidant aging suppressors and ameliorates renal aging[J]. Aging Cell, 2022, 21: e13526.

[64] Lee S, Jung J W, Park S B, et al. Histone deacetylase regulates high mobility group A2-

targeting microRNAs in human cord blood-derived multipotent stem cell aging[J]. Cell. Mol. Life. Sci., 2011, 68: 325-336.

[65] Sen P, Lan Y, Li CY, et al. Histone acetyltransferase p300 induces De Novo super-enhancers to drive cellular senescence[J]. Mol. Cell., 2019, 73: 684-698.e688.

[66] Nagarajan P, Agudelo Garcia P A, Iyer C C, et al. Early-onset aging and mitochondrial defects associated with loss of histone acetyltransferase 1 (Hat1)[J]. Aging Cell, 2019, 18: e12992.

[67] Hackl M, Brunner S, Fortschegger K, et al. miR-17, miR-19b, miR-20a, and miR-106a are down-regulated in human aging[J]. Aging Cell, 2010, 9: 291-296.

[68] Saraswat K, Rizvi S I. Novel strategies for anti-aging drug discovery[J]. Expert. Opin. Drug. Discov., 2017, 12: 955-966.

[69] Guarente L, Sinclair D A, Kroemer G. Human trials exploring anti-aging medicines[J]. Cell. Metab., 2024, 36: 354-376.

[70] Onken B, Driscoll M. Metformin induces a dietary restriction-like state and the oxidative stress response to extend *C. elegans* healthspan via AMPK, LKB1, and SKN-1[J]. PLoS One, 2010, 5: e8758.

[71] Martin-Montalvo A, Mercken E M, Mitchell S J, et al. Metformin improves healthspan and lifespan in mice[J]. Nat. Commun., 2013, 4: 2192.

[72] Zhang H, Ryu D, Wu Y, et al. NAD^+ repletion improves mitochondrial and stem cell function and enhances life span in mice[J]. Science, 2016, 352: 1436-1443.

[73] Fang E F, Kassahun H, Croteau D L, et al. NAD(+) replenishment improves lifespan and healthspan in ataxia telangiectasia models via mitophagy and DNA repair[J]. Cell. Metab., 2016, 24: 566-581.

[74] Li Z, Chen X, Vong J S L, et al. Systemic GLP-1R agonist treatment reverses mouse glial and neurovascular cell transcriptomic aging signatures in a genome-wide manner[J]. Commun. Biol., 2021, 4: 656.

[75] Singh M, Jensen M D, Lerman A, et al. Effect of low-dose rapamycin on senescence markers and physical functioning in older adults with coronary artery disease: results of a pilot study[J]. J. Frailty. Aging., 2016, 5: 204-207.

[76] Zhang H, Alsaleh G, Feltham J, et al. Polyamines control eIF5A hypusination, TFEB translation, and autophagy to reverse B cell senescence[J]. Mol. Cell., 2019, 76: 110-125.

[77] Alsaleh G, Panse I, Swadling L, et al. Autophagy in T cells from aged donors is maintained by spermidine and correlates with function and vaccine responses[J]. Elife, 2020: 9.

[78] Zhu Y, Doornebal E J, Pirtskhalava T, et al. New agents that target senescent cells: the flavone, fisetin, and the Bcl-x(L) inhibitors, A1331852 and A1155463[J]. Aging (Albany NY), 2017, 9: 955-963.

[79] Yousefzadeh M J, Flores R R, Zhu Y, et al. An aged immune system drives senescence and ageing of solid organs[J]. Nature, 2021, 594: 100-105.

[80] Desdín-Micó G, Soto-Heredero G, Aranda J F, et al. T cells with dysfunctional mitochondria induce multimorbidity and premature senescence[J]. Science, 2020, 368: 1371-1376.

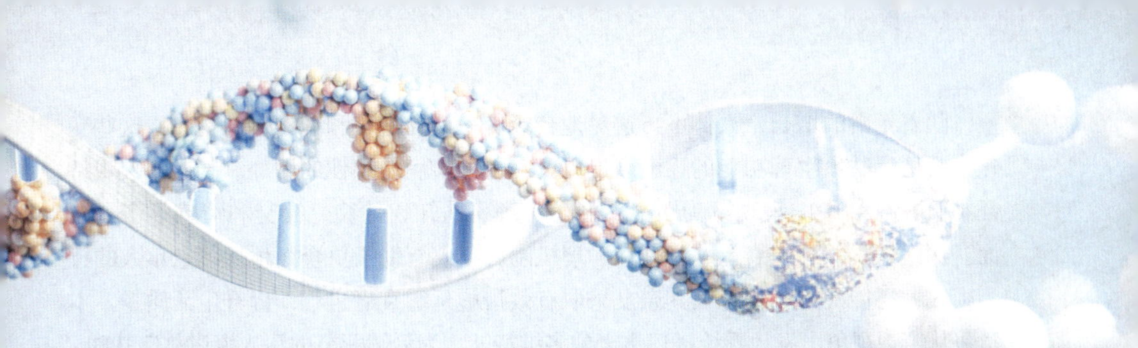

第 2 章

衰老的宏观特征

随着年龄的增长，人体不可避免地会经历一系列生理和结构上的变化，这些变化直观地反映出生理功能的逐渐衰退以及对各种疾病易感性的增加。衰老的宏观特征在日常生活中的表现尤为明显，涵盖生理、认知、外貌、社交和情感等多个层面。深入认识并理解衰老的生理和病理机制，不仅有助于更全面地理解老年人的行为模式，还能提醒老年人及其亲友采取有效措施延缓衰老进程，提升生活质量。本章将从宏观视角出发，系统描述衰老的多维特征，为后续章节的深入探讨奠定基础。

2.1 生理特征

2.1.1 运动系统结构和功能变化

随着人体逐渐衰老，运动系统会经历显著的结构和功能变化，其中肌肉和骨骼的老化尤为突出。这些变化严重影响老年人的运动能力、平衡、柔韧性和力量，从而对其日常活动和生活质量造成重大影响。运动能力的衰退不仅使老年人难以独立完成日常活动，降低生活质量，还可能导致长期卧床或居家，进而增加压疮、静脉栓塞等并发症的风险。这不仅增加了个人的护理需求，也对社会医疗资源带来了沉重压力。运动系统的增龄性变化主要体现在以下两个方面。

（1）骨骼肌质量减少和力量损失

骨骼肌是运动系统的核心，通过与骨骼连接，完成身体的各种动作。骨骼肌富含肌肉纤维细胞，每个肌肉纤维细胞都是一种长而细的细胞，内部密集分布着线粒体和收缩蛋白，负责提供能量并执行肌肉收缩。收缩蛋白的含量决定了骨骼肌的大小和力量，而肌肉纤维细胞的协同工作则使骨骼肌能够有效地控制骨骼运动，并通过响应神经系统的指令完成各种复杂动作。根据收缩特性，骨骼肌的肌肉纤维细胞可分为两类：Ⅰ型慢收缩型和Ⅱ型快收缩型。Ⅰ型肌肉纤维富含线粒体，因而主要通过有氧呼吸供能。尽管其收缩速度相对较慢，但具备维持长时间收缩的能力，因此在耐力型运动中发挥关键作用。相比之下，Ⅱ型肌肉纤维中线粒体数量较少，主要依赖糖原的无氧酵解过程供能，收缩速度快但容易疲劳，因此在爆发力型运动中扮演重要角色。

在营养充足或进行体育锻炼的情况下，骨骼肌内的蛋白质合成速率提升，导致肌肉体积增大、力量增强；反之，在饥饿、疾病或衰老状态下，骨骼肌内的蛋白质分解速度加快，导致骨骼肌萎缩、力量衰退。50 岁以上人群的骨骼肌质量以每年 1%～2% 的速度持续下降。衰老过程中的肌肉萎缩主要表现在Ⅱ型快收缩型肌肉纤维体积变小（图 2.1），而Ⅰ型肌肉纤维变化则不显著。因此，老年人运动能力降低的特征主要体现在与Ⅱ型肌肉纤维相关的活动能力减弱：在进行需要快速力量输出的活动（如跳跃、短跑等）时，其加速度和力量明显不足；在快速反应动作中，如突然改变方向或应对突发情况，反应时间延长；短时间高强度活动后的恢复时间也显著延长，容易感到疲劳；最大肌力和爆发力下降。

上述变化主要归因于老年人Ⅱ型肌肉纤维数量和功能的衰退，进而增加了跌倒引起的损伤和受伤后并发症的风险，构成了老年人生命安全的重要风险因素。尤为关键的是，骨骼肌的萎缩在缺乏体力活动（例如因受伤住院或卧床休息）期间加剧，形成“恶性循环”，显著增加了老年人晚年失能的风险。因此，规律性适度运动和饮食中蛋白质的充足摄入对于维持老年人的肌肉质量和活动能力至关重要。

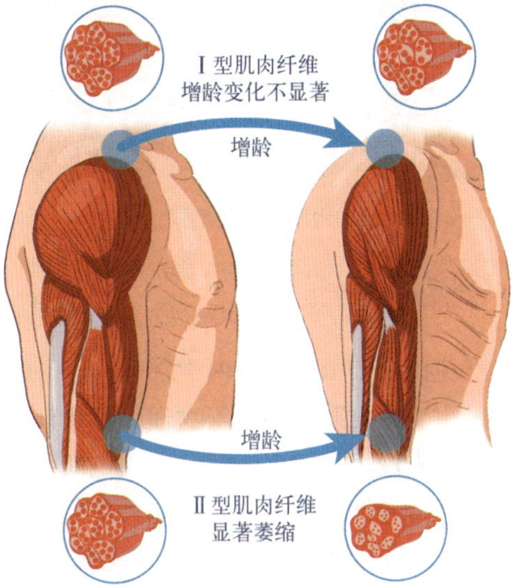

图 2.1　骨骼肌增龄性变化

（2）骨质流失和骨折风险增加

骨骼不仅提供形体支撑和促进身体运动，还参与血细胞生成、钙储存和内分泌调节等多种生理功能。骨骼并非静止不变，而是通过成骨细胞与破骨细胞的协同作用，持续进行骨重塑。在正常的骨骼更新过程中，破骨细胞分泌的蛋白酶将骨骼中沉积的晶体状钙盐（如羟基磷灰石）分解为非晶体状的钙盐（如磷酸钙），形成骨骼空洞并减少骨量，这一过程称为“骨吸收”。随后，磷酸钙在成骨细胞分泌的碱性磷酸酶的作用下，沉积在新生成的骨骼基质上，这一过程称为“骨沉积”。经过2～3 个月的转化，基质上的非晶体钙盐转变为新的晶体钙盐，填满因骨吸收而产生的组织空洞，从而完成整个骨骼重塑周期。

随着年龄的增长，骨骼重塑过程中的骨吸收与骨沉积逐渐失衡，骨吸收速度超过骨沉积速度，导致骨质流失，骨质疏松风险增大（图 2.2）。成骨细胞的活性降低和破骨细胞活性增强是骨质流失的主要原因。激素水平的变化也对骨质流失有重要影响。例如，女性体内的雌激素和男性体内的睾酮在维持骨密度中发挥着重要作用，但这些激素水平在老年时显著下降，加速骨质流失。此外，衰老相关的慢性炎症会引发包括白细胞介素-1（IL-1）、白细胞介素-6（IL-6）和肿瘤坏死因子-α（TNF-α）在内的炎症介质释放，这些介质直接或间接地影响骨骼代谢，进一步加剧骨质流失。适当的营养摄入，尤其是钙和维生素 D，有助于维护骨骼健康；必要时，可使用双膦酸盐类药物抑制骨吸收或采用激素替代疗法调节激素水平，以减缓骨质流失。

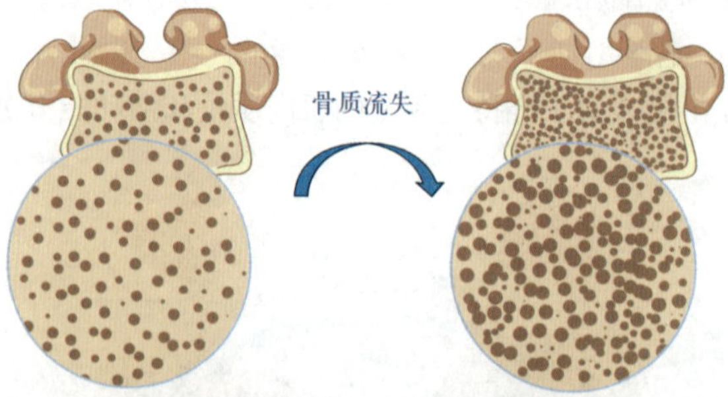

图 2.2　骨骼结构及增龄性变化

2.1.2　免疫系统结构和功能变化

人体免疫系统由天然免疫和获得性免疫两大部分构成（图 2.3）。天然免疫系统作为身体的第一道防线，主要由皮肤、黏膜等物理屏障和具备吞噬功能的免疫细胞组成，其职责是阻止病原体入侵。相比之下，获得性免疫系统通过 T 淋巴细胞和 B 淋巴细胞对特定病原体进行特异性识别和清除，并具备免疫记忆功能。当树突状细胞捕获并提呈外来抗原时，初始 T 细胞被激活并分化成辅助性 T 细胞和细胞毒性 T 细胞（CTL）。辅助性 T 细胞通过分泌淋巴因子激活 B 细胞，促使后者产生针对特定抗原的抗体。这些抗体能够标记入侵者，协助自然杀伤细胞（NK 细胞）和细胞毒 T 细胞识别并杀死被感染的细胞。此外，B 细胞的活化还可产生大量抗体，这些抗体不仅标记外来物，还能促进其他免疫细胞更有效地识别和清除这些被标记的异物。通过这种协同作用，免疫系统能够高效应对复杂的外界威胁，保护机体免受感染和疾病侵害，并提供针对特定病原体的长期保护和记忆功能，从而在再次遭遇相同威胁时能够迅速且高效地做出反应。

随着年龄的增长，机体免疫系统逐渐衰退，表现为免疫细胞功能的减弱及其在不同组织器官中分布格局的显著改变（图 2.3）。在天然免疫系统中，不同细胞类型的动态变化呈现出多样性：粒细胞在肺和肝中浸润程度上升，尽管其吞噬功能随年龄减弱；肥大细胞在皮肤中则出现数量下降；巨噬细胞在肺和腹膜中减少，但在消化道、肝、肾和乳腺等组织中则相对增加，提示其在局部免疫调节中的适应性补偿；NK 细胞在肝、脾、肺和腹膜中显著上升，反映其在衰老相关免疫监视中的增强趋势。获得性免疫系统同样受到衰老显著影响：辅助性 T 细胞（$CD4^{+}$）在脾和脂肪组织中数量增加；细胞毒性 T 细胞（$CD8^{+}$）则在脾、肝、肺、脂肪、神经系统、脑膜、腹膜及血液中普遍升高，显示出 T 细胞亚群在多组织中对免疫老化的应答变化；B 细胞起源于骨髓，其在脾、肾、脂肪、脑膜、腹膜和骨髓中的积累也随年龄而增强，可能与体液免疫状态的代偿性调整有关。

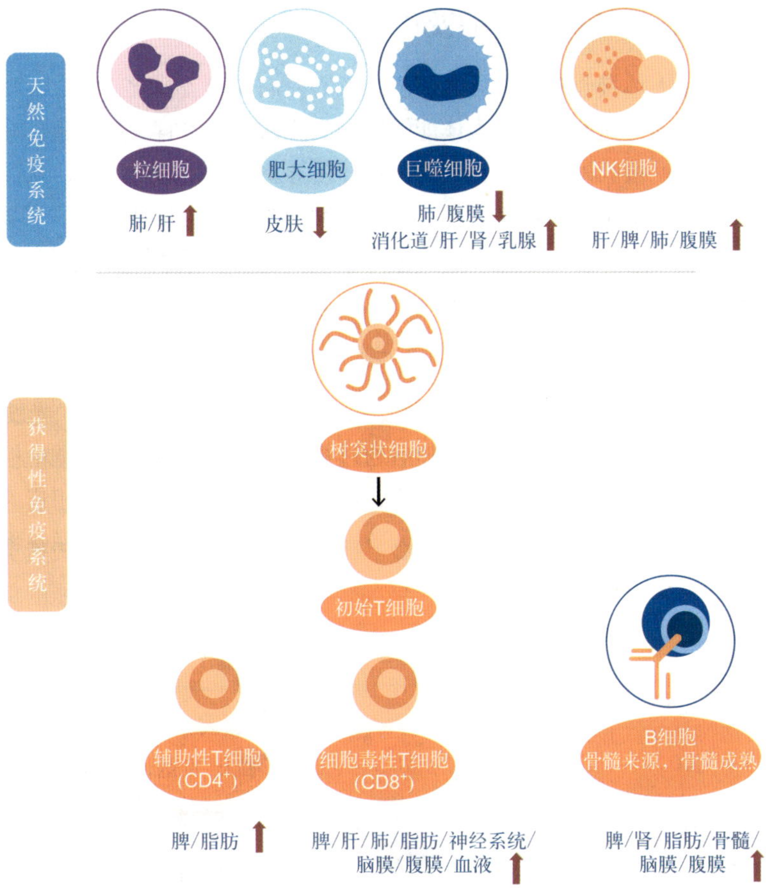

图 2.3　免疫系统的组成及增龄性变化

在功能层面，衰老伴随着免疫细胞自身老化及其炎症表型的形成，尤其是髓系细胞的变化更加显著。衰老的巨噬细胞表现出促炎因子表达增强，参与衰老相关分泌表型（SASP）的释放，而粒细胞则吞噬能力下降，免疫清除功能受限。这些细胞在 SASP 因子的驱动下迁移并积聚于多个组织，加剧了局部慢性炎症。此外，T 细胞发育依赖的胸腺结构和功能随着年龄增长而退化，导致初始 T 细胞数量下降，限制了获得性免疫的更新能力，最终削弱了对衰老细胞的免疫清除。免疫功能的全面下滑，促使分泌 SASP 的衰老细胞在组织中持续累积，并形成难以逆转的低度慢性炎症状态（inflammaging），这不仅是衰老的重要特征之一，也在多种老年性疾病和器官功能衰退中发挥关键作用[1]。

为了减缓免疫系统功能的衰退，采取合理的生活方式至关重要。均衡的饮食、规律的运动和充足的睡眠不仅有助于保护免疫细胞免受自由基的损伤，还能促进免疫系统的自我更新，维持其正常功能，并减少促炎因子的表达，从而有效降低因免疫功能衰退带来的健康风险[2]。

2.1.3 感知系统结构和功能变化

感知系统是人体接收和处理外界信息的核心机制，涵盖视觉、听觉、嗅觉、味觉和触觉系统。通过这些系统，人体能够借助相应的感官器官（如眼睛、耳朵、鼻子、舌头和皮肤）接收外部刺激，并通过神经传导将信息传递至大脑，从而识别和响应外界环境。感知系统不仅是我们与外界互动的基础，也是日常生活中学习、交流和决策的重要支撑。在衰老过程中，感知系统的部分功能会发生显著变化，尤其是视觉和听觉的变化最为明显，而嗅觉、味觉和触觉的变化相对较小。

（1）视力下降

视力是眼睛接收和处理物体反射光波并将其转换为图像的能力。光波通过角膜、水晶体和玻璃体聚焦于视网膜，随后通过视神经传递至大脑的视觉中枢，实现图像的识别。水晶体是一种透明组织结构，通过悬韧带与睫状体肌肉相连。水晶体的形状通过睫状体肌肉的收缩与松弛来调节，从而改变光线的折射，确保不同距离的物体均能清晰地聚焦于视网膜（图 2.4）。

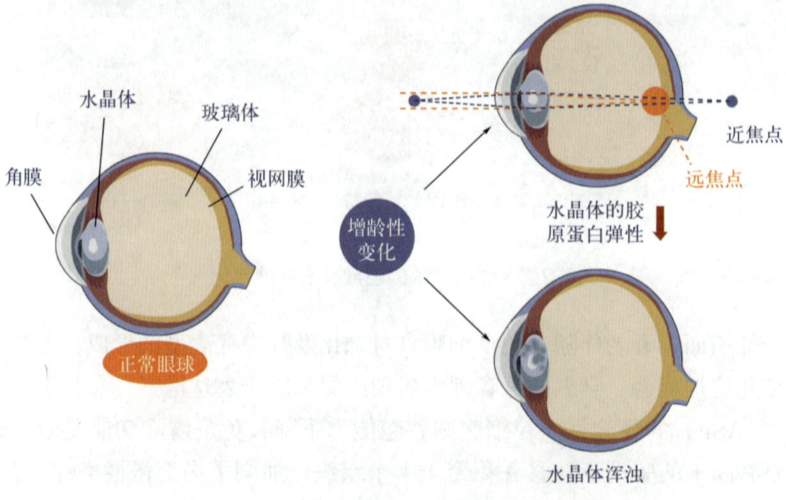

图 2.4 视觉系统的组成及增龄性变化

随着年龄增长，构成水晶体的胶原蛋白弹性逐渐降低，这使得老年人的视觉调节能力减弱，从而出现难以看清近处物体的现象[3]，这种症状被称为老花眼，是视力衰退中最常见的特征。此外，水晶体由不含细胞器的终末分化细胞构成，这导致其内部的错误折叠蛋白无法通过自噬或细胞凋亡机制清除。随着时间推移，这些错误折叠蛋白逐渐积累，导致水晶体逐渐浑浊，最终形成老年性白内障，严重影响老年人的视力（图 2.4）[4]。

佩戴合适的眼镜，避免眼疲劳与紫外线暴露，有助于减缓视力下降和白内障发展。此外，糖尿病、高血压等引起全身性组织损伤和炎症的疾病也会加速视网膜损伤和视力衰退[5]。因此，有效干预这些慢性病对延缓视力衰退具有重要作用。

（2）听力下降

听觉是耳朵感知声音振动的能力，听觉系统由外耳、中耳和内耳组成，它们协同工作，将声音从外部环境传导到大脑。外耳通过耳廓和外耳道收集声波，并将其传导至中耳；中耳内的听小骨将声波放大，随后传导至内耳的耳蜗（图 2.5）。耳蜗内的柯蒂氏器包含感知液体振动的毛细胞，这些毛细胞的纤毛结构将振动转换为神经电信号，最终通过听神经传递至大脑。然而，随着年龄增长，听力逐渐减弱，主要原因包括：

❶ 毛细胞老化。毛细胞是内耳中感受声波并将其转化为神经信号的关键结构。随着年龄增长，其功能逐渐减弱，纤毛数量减少，敏感性降低，导致对声波振动的感知能力下降。同时，纤毛结构的破坏和功能损伤进一步影响声音信号的转换效率，使得声音感知的清晰度和辨识度显著下降。

❷ 耳蜗血管老化。耳蜗的生理功能高度依赖于稳定且充分的血液供应。增龄过程中，耳蜗微血管常因动脉硬化及血管弹性下降而导致灌注减少。这种血流不足不仅限制了毛细胞获取营养与氧气，加速其功能退化和细胞凋亡，还会引起代谢废物的蓄积，进一步破坏耳蜗的内环境稳态，形成恶性循环。

❸ 听神经退化。听神经作为连接内耳与大脑的桥梁，负责将毛细胞生成的电

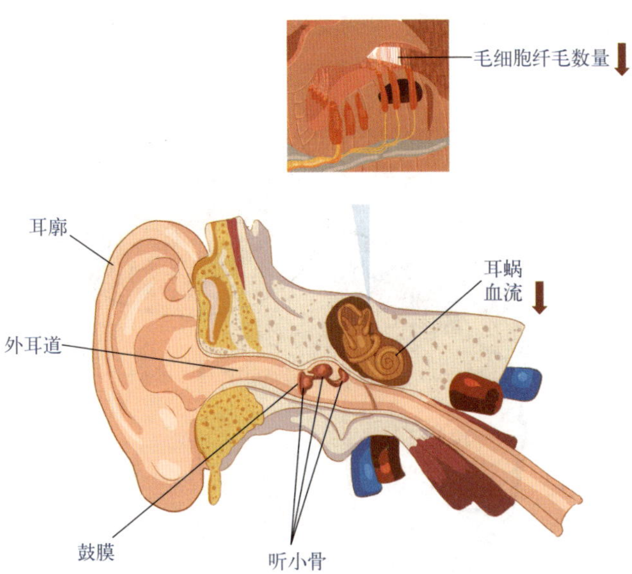

图 2.5　听觉系统的组成及增龄性变化

信号高效传输至听觉中枢。随着衰老进程，神经纤维逐渐减少，传导速度与精准度显著下降[6]。此外，神经纤维的保护鞘（髓鞘）也可能发生退化，进一步加剧声音传递过程中的干扰和失真现象。这些变化不仅削弱了声音的传递能力，还可能影响老年人在复杂的听觉环境中的声音辨识能力。

随着衰老，老年人对高频声波的感知逐渐减弱，最初可能表现为在嘈杂环境中难以清晰听懂对话，随着听力下降的加重，这种困难可能影响日常语言交流，进而增加社交孤立和心理困扰的风险。此外，听力下降已被证实与阿尔茨海默病等认知障碍的发生密切相关[7]。为延缓听力功能退化，建议老年人避免长期处于高强度噪声环境，同时，及时治疗由感染、炎症或血管性病变引起的听力障碍，有助于维护听觉系统的健康状态。

2.1.4　心血管系统结构和功能变化

心血管系统（亦称循环系统）是由心脏、血管和血液组成的复杂网络（图 2.6），负责运输氧气、营养物质和代谢废物，并调节体温和酸碱平衡。心脏位于胸腔，是一个中空的肌肉器官，主要由左右心房和左右心室构成：右心房接收来自体循环的静脉血，并将其传送至右心室，右心室通过肺动脉将血液输送至肺部进行气体交换，释放二氧化碳并吸收氧气；富氧血液随后经肺静脉流入左心房，最终由左心室泵送至全身各组织。动脉负责将富氧血液输送到身体各部位，而静脉则将缺氧血液回输至心脏。毛细血管位于动脉和静脉之间，其主要功能是促进血液与组织间的物质交换，包括营养物质、氧气和代谢废物。血液由血浆和血细胞组成，血浆是一种含有激素、营养物质和废物的淡黄色透明液体，而血细胞则包括红细胞、白细胞和血小板，它们分别负责运输氧气、参与免疫防御和止血。这些成分协同作用，确保

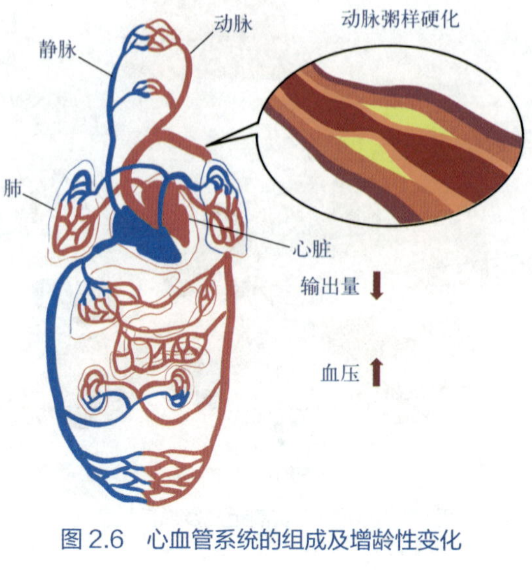

图 2.6　心血管系统的组成及增龄性变化

身体各系统的正常运作和健康维持。

随着年龄的增长，心血管系统会经历一定的退行性变化，主要表现在以下几个方面：

❶ 心输出量减少。随着年龄的增长，心肌细胞的数量逐渐减少，心肌组织质量下降，导致心脏的收缩能力减弱，泵血效率降低。此外，心脏瓣膜中的纤维组织逐渐失去弹性和柔韧性，进一步削弱了瓣膜的功能。同时，心脏的电传导系统也可能受到影响，出现异常，进而引发心律不齐，影响血液的正常输出。

❷ 血压升高。血压升高是老年人心血管系统功能衰退的重要指标，也是引起老年人诸多并发症和高死亡率的重要原因，已成为当前公共健康领域的一大挑战[8]。随着年龄增长，血管内皮功能逐渐衰退，影响血管对血流的响应能力，导致血压难以保持稳定。此外，肾脏在调节体内液体和钠平衡方面起着关键作用，随着年龄的增长，肾功能下降可能削弱其调节血压的能力，从而引发血压升高。生活方式也是影响高血压的重要因素，缺乏运动、不健康的饮食习惯、吸烟和饮酒等不良生活方式都可能加剧高血压的发生。

❸ 动脉粥样硬化。动脉粥样硬化是指动脉的硬化和增厚，主要由于脂质、胆固醇等物质在动脉壁内的沉积所致。随着年龄增长，这些沉积物可能形成斑块，导致动脉狭窄，进而降低重要器官的血流量（图 2.6）。动脉粥样硬化的发生与多种因素相关：首先，血管内皮细胞功能的衰退使得低密度脂蛋白和炎症细胞更易透过血管壁；其次，伴随老化的慢性炎症状态促使炎症细胞在血管壁聚集，加速病变进程。此外，血管壁结构改变，如胶原蛋白和弹性蛋白的变性，导致血管壁增厚、弹性降低，从而加剧动脉硬化。脂质代谢异常同样不容忽视，胆固醇水平的升高是促进斑块形成的关键因素。因此，动脉粥样硬化是多种因素共同作用的结果，严重影响心血管的健康[9]。

保持健康的生活方式是缓解心血管系统增龄性变化的最有效方法。对于已经发生高血压、心脏病、动脉粥样硬化的老年人，需要遵循医嘱，使用血管紧张素转换酶（ACE）抑制剂、β受体阻滞剂（拮抗肾上腺素和去甲肾上腺素在心脏的 β-肾上腺受体上的作用）、利尿剂、他汀类药物等，以有效控制心血管疾病的发展[10]。

2.1.5 生殖系统结构和功能变化

生殖系统在物种繁衍中扮演着至关重要的角色。女性生殖系统由卵巢、输卵管、子宫、宫颈和阴道组成（图 2.7 左）。卵巢不仅负责产生成熟的卵子，还分泌雌激素和孕激素。每个月，一个成熟的卵子从卵巢释放，通过输卵管到达子宫。如果在此过程中卵子与精子结合受精，受精卵将植入子宫内膜，启动妊娠过程。如果未受精，子宫内膜将脱落，形成月经。男性生殖系统则包括睾丸、附睾、输精管、储精囊、前列腺和阴茎（图 2.7 右）。睾丸负责产生精子和雄性激素（睾酮），精子在附睾中成熟并通过输精管传输，途中与来自精囊和前列腺的液体混合，形成精液。在性交过程中，精液通过阴茎注入女性生殖系统，其中的精子与卵子结合，形成受精卵。前列腺是男性生殖系统中最大的辅助腺体，分泌约占精液总体积1/5～1/3的前列腺液，并参与排尿、控尿和射精等多项生理功能。在本书的后续章节中，我们将深入探讨卵巢、睾丸和前列腺的衰老相关特征、机制及干预方法。

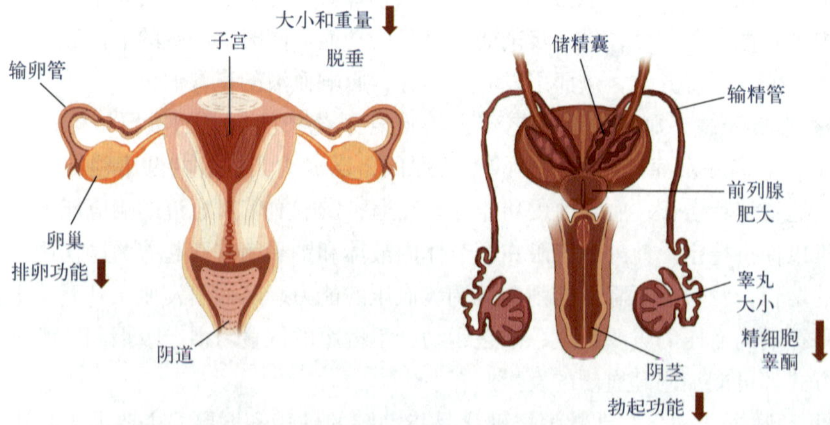

图 2.7　生殖系统的组成及增龄性变化

（1）女性生殖系统的变化

随着年龄的增长，女性生殖系统的结构和功能会经历显著变化，主要表现如下（卵巢相关变化详见第 13 章）：

❶ 排卵功能逐渐降低至丧失。女性在出生时拥有 100 万～200 万个卵子，但这些卵子并不会全部成熟或参与生育。随着年龄增长，卵子数量逐渐减少。青春期时，卵巢中剩余约 30 万～50 万个卵子，而在整个生育期内，只有约 300～400 个卵子通过排卵成熟并有机会受精，其他的卵子则自然退化，这一过程被称为卵泡减少或卵泡闭锁。每个月不仅有一个成熟的卵子被排出，许多未成熟的卵泡也会自然消失[11]。随着年龄增长，可用于生育的卵子数量不断减少，直至更年期时，卵巢的功能性卵子基本耗尽，不再产生卵子，生育功能完全丧失。这是女性生殖系统衰老的显著特征，与男性生殖功能逐渐减退的过程有所不同。

❷ 生殖激素水平下降。雌激素和孕激素是由卵巢分泌的关键激素，共同调节下丘脑 - 垂体 - 卵巢轴，维持女性的生理功能和健康。随着卵泡数量减少和卵巢功能衰退，雌激素和孕激素的分泌量显著下降。这一变化导致月经周期不规律，最终进入绝经期，伴随潮热、夜汗、情绪波动、抑郁、阴道干涩、性交疼痛、骨量流失、皮肤弹性下降等多种症状[12]。

❸ 子宫和子宫颈结构变化。随着年龄增长，子宫的肌肉组织逐渐萎缩，子宫的大小和重量随之减少；子宫内膜因雌激素水平下降而变薄，导致月经量减少；骨盆底肌肉和支持结构的弱化可能引起子宫下垂或位置变化，即子宫脱垂。此外，

子宫颈的上皮细胞变薄，组织萎缩，增加感染风险，子宫颈黏液的减少会导致阴道干涩。

（2）男性生殖系统变化

虽然男性的生殖系统相较女性衰老得更为缓慢，但随着年龄增长，男性生殖系统同样会经历一系列改变，如勃起功能障碍、睾丸（详见第 14 章）和前列腺（详见第 15 章）的结构及功能变化：

❶ 勃起功能障碍（ED）。ED 是指阴茎无法实现或维持足够的勃起状态，随着年龄的增长，ED 的发生率显著上升。其主要原因涵盖睾酮水平下降、血管内皮功能衰退及海绵体纤维化。睾酮是由睾丸分泌的主要雄性激素，负责调节男性的性功能和生殖功能，然而随着年龄增长睾酮分泌量逐渐下降，这一变化可能引发 ED。血管内皮细胞分泌的一氧化氮（NO）是引起海绵体平滑肌扩张的关键分子。当内皮细胞衰老时，NO 分泌减少，这导致海绵体平滑肌内的 cGMP 信号无法被有效激活，进而诱发 ED。此外，海绵体中渗入的纤维组织使得阴茎虽能勃起，但硬度降低，同样会造成 ED。ED 不仅影响性生活，还可能对患者的心理健康及整体生活质量产生负面影响。

❷ 睾丸结构变化和功能衰退。随着年龄增长，睾丸的体积、重量和密度逐渐减少，胶原蛋白沉积增加，脂肪和纤维组织比例上升。生精小管内的精细胞数量减少，导致精子产量和质量下降。老年男性精子中的 DNA 碎片增多，受孕成功率随之降低，后代健康风险增加。此外，睾丸功能衰退还会引起睾酮分泌减少，性欲减退，并且睾酮的昼夜节律也可能消失[13]，进而影响睡眠质量、情绪稳定和性功能。

❸ 良性前列腺肥大（BPH）和前列腺液分泌减少。BPH 作为一种常见的老年疾病，在 60 岁以上的男性群体中普遍存在。随着年龄增长，雄激素代谢发生改变，特别是二氢睾酮（DHT）的作用，以及激素水平整体变化，这些因素共同促进了前列腺细胞的增殖，最终导致前列腺肥大。前列腺增生可能引发一系列泌尿系统症状，如尿频、尿急、排尿困难、夜尿增多和尿路感染等。不仅如此，前列腺增生还可能导致完全尿潴留，此时需紧急医疗干预。随着年龄增长，前列腺液的分泌量也会减少，这一变化会直接影响精子的质量和受精能力。此外，家族病史在 BPH 的发展中也是一个重要因素，具有家族 BPH 病史的男性患病风险显著增加。除了遗传因素，高脂肪饮食、缺乏运动等不良生活方式同样与 BPH 风险增加密切相关[14]。

2.1.6 呼吸系统结构和功能变化

人类呼吸系统由多个器官和组织构成，包括鼻腔、咽喉、气管、支气管和肺（图 2.8）。这些器官和组织相互协作，确保正常的气体交换，吸入氧气并排出二氧化碳，从而维持身体的氧气供应和代谢平衡。鼻腔负责过滤、加温和湿化空气；咽喉作为空气和食物的共同通道；气管将空气输送到肺部；支气管则将空气进一步细分至更小的管道，最终抵达肺泡，完成气体交换。

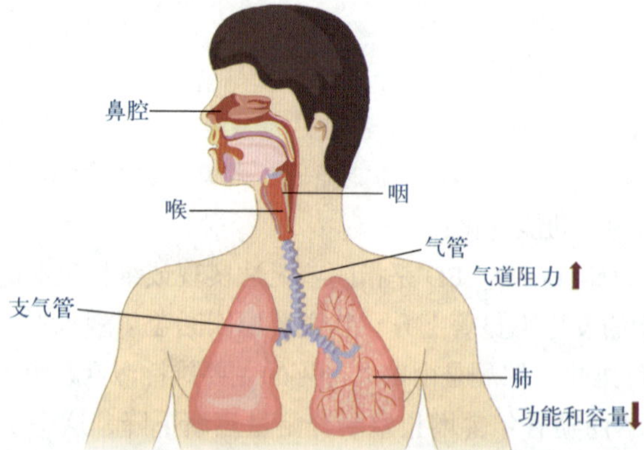

图 2.8　呼吸系统的组成及增龄性变化

随着年龄增长，呼吸系统的结构和功能发生显著变化，主要表现在以下三个方面：

❶ 肺功能和容量下降。肺在人体 20～25 岁时达到成熟状态，但随后其功能和容量会随着年龄的增长逐渐下降。肺泡壁的弹性纤维断裂增加，弹性降低，导致肺泡弹性受损。肺活量是评估肺功能的关键指标，随着年龄增长，肺活量每 10 年下降 9%～27%。此外，肺部的静态弹性回缩压力每年减少 0.1～0.2 cmH_2O，导致老年人在呼吸过程中肺部更难膨胀和收缩，从而降低了氧气交换效率 [15]。肺功能下降可能导致呼吸急促、气短，限制剧烈或持续的有氧运动能力。

❷ 呼吸肌肉力量下降。老年人呼吸肌肉的快速收缩肌纤维数量减少，导致膈肌和肋间肌力量减弱，影响呼吸能力，运动时可能会导致浅呼吸或呼吸困难。神经传导速度减慢、神经肌肉接头传递效率下降也会影响肌肉收缩的协调性和力量。此外，慢性阻塞性肺疾病（COPD）和全身性疾病（如心血管疾病、糖尿病）可能进一步削弱呼吸肌肉力量。

❸ 气道阻力增加。随着年龄增长，气道弹性逐渐减退，气道壁可能变薄且失去必要的支撑结构，导致在呼吸过程中气道容易发生塌陷。老年人肋骨出现硬化和骨质疏松现象，胸廓机械功能随之减弱，这直接影响了肺部的扩张能力，进而间接增加了气道阻力。此外，免疫功能的下降显著提升了感染呼吸道疾病的风险，如流感和肺炎。这些疾病不仅可能暂时性或永久性地增加气道阻力，还会引发呼吸急促、活动耐力下降、慢性咳嗽以及夜间呼吸困难等症状，严重威胁健康并降低生活质量 [16]。

2.1.7　能量代谢系统功能变化

能量代谢系统涵盖了一系列错综复杂的生理过程与机制，涉及消化系统、循环系统、肝脏、肌肉的糖原储存，以及细胞内代谢途径（如糖酵解、三羧酸循环、氧化磷酸化、脂肪酸氧化、氨基酸降解）以及激素调控等。能量代谢系统通过协调这些生物化学途径，将食物高效转化为细胞所需的能量形式，其主要功能是生成三磷酸腺苷（ATP），这是细胞赖以生存的主要能量来源。随着年龄的增长，能量代谢系统的功能逐渐衰退，具体表现为：

❶ 能量摄入调节受损。成年人的体重通常维持在相对稳定的范围内，这是因为机体能够感知能量摄入，并通过及时调节食欲来保持能量平衡。然而，老年人更容易受到暴饮暴食或营养不良的影响，导致体重波动。这一现象与衰老相关的葡萄糖稳态改变密切相关[17]。与年轻人相比，老年人的血糖波动范围更广，对胰岛素和葡萄糖的反应也更差。胰高血糖素、瘦素、饱腹激素和交感神经系统的变化，共同导致了老年人能量摄入调节功能受损。

❷ 能量消耗水平降低。老年人的总能量消耗水平通常低于年轻人，这主要由多种因素共同作用所致。首先，老年人参与剧烈体育活动的频率降低，部分原因是身体活力和耐力的衰退，导致他们更倾向于进行轻度或中度活动。其次，随着年龄增长，肌肉质量和强度减少（详见 2.1.1 节），限制了高强度和长时间活动的能力，进一步降低了能量消耗。此外，肌肉质量的减少和细胞活动效率的下降导致基础代谢率（BMR）降低，这是老年人能量需求减少的关键因素[18]。慢性疾病（如心血管疾病、糖尿病和关节炎）也可能限制活动水平，进而减少能量消耗。

❸ 能量代谢功能紊乱。肌肉组织不仅影响基础代谢率，还参与血糖调节。肌肉质量的降低会导致胰岛素调控下的糖原合成减少，进而引发能量代谢功能紊乱。脂肪组织同样是能量储存的重要部分，随着年龄增长，内脏脂肪的比例增加[19]，而皮下脂肪的减少可能导致过多的脂肪酸流入肌肉组织，产生“脂毒性”，抑制肌肉组织中的葡萄糖代谢。此外，激素水平的变化（如生长激素减少和皮质醇增加）以及线粒体功能的衰退也会导致能量代谢功能紊乱[20]。

随着年龄增长，身体的总能量需求可能会逐渐减少，因此有必要适当调整饮食量，以避免过量摄入。同时，增加日常活动量，如散步和做家务，有助于维持甚至提高代谢率。对于因激素失衡引发的代谢系统问题，应在医生全面评估基础上，谨慎考虑是否采用激素替代疗法，仔细权衡其潜在的益处和风险。

2.1.8 内分泌系统功能变化

内分泌系统由多个腺体组成，这些腺体分泌的激素在维持体内稳态和调节各种生理过程方面起着至关重要的作用。主要的内分泌腺包括下丘脑、垂体、甲状腺、甲状旁腺、肾上腺、胰腺，以及女性的卵巢和男性的睾丸。下丘脑和垂体被视为内分泌系统的调控中枢，负责调节体内其他腺体的激素分泌；甲状腺调控新陈代谢、体温和神经系统的兴奋性；甲状旁腺调节钙磷平衡；肾上腺分泌调节应激反应的激素；胰腺调节血糖水平；卵巢和睾丸分别分泌女性和男性的生殖激素。这些激素作为化学信使，在细胞、组织和器官之间传递信息，确保各系统协调运作。

随着年龄的增长，内分泌系统的功能逐渐衰退，这些变化对整体健康和生活质量产生深远影响，主要体现在以下几个方面（卵巢和睾丸变化详见 2.1.5 节）：

❶ 下丘脑和垂体功能下降。下丘脑和垂体是内分泌系统的核心，负责调节体内其他腺体的激素分泌，包括促甲状腺激素（TSH）、促肾上腺皮质激素（ACTH）、促性腺激素（LH 和 FSH）、生长激素（GH）、催乳素（PRL）、抗利尿激素（ADH）等。随着年龄的增长，下丘脑和垂体的功能逐渐衰退，导致激素分泌的控制和调节能力下降。在衰老过程中，下丘脑的促性腺激素释放激素和促肾上腺皮质激素释放激素等激素的水平降低，神经元功能退化，炎症因子增加，进一步破坏其功能，从而影响体温调节、食欲控制和昼夜节律等生理功能。垂体的老化主要表现为生长激素分泌显著减少，导致肌肉质量减少、疲劳感增加和伤口愈合速度变慢等老年人常见症状[21]。此外，ADH 调节失衡可能引发水和电解质平衡问题，表现为脱水或水潴留，进而影响心血管和肾功能。这些变化综合影响代谢和免疫功能，使老年人更易患代谢性疾病和感染。

❷ 甲状腺和甲状旁腺功能下降。甲状腺通过分泌甲状腺激素调控身体的代谢速率和能量生产。随着年龄增长，甲状腺功能减退，常表现为甲状腺结节的形成和组织硬化。甲状腺功能减退会导致新陈代谢放缓，引发体重增加、持续疲劳以及对寒冷环境的敏感性增加等问题。此外，甲状旁腺功能的衰退可能导致钙代谢异常，进而影响骨密度和整体骨骼健康，增加老年人患骨质疏松症和其他代谢疾病的风险[22]。

❸ 肾上腺功能下降。肾上腺分泌的皮质醇等激素在应激反应、血糖调节和血压控制中发挥关键作用。随着年龄增长，肾上腺的体积和功能可能逐渐减退，导致皮质醇调节失衡。皮质醇作为应激反应中的核心激素，负责提升血糖水平和抑制免疫反应。随着皮质醇水平的改变，老年人的应激能力减弱，易感疲劳和压力增加，免疫反应效率降低，感染风险也随之升高。此外，肾上腺素调节功能的改变可能导致肌肉反应速度和力量下降，尤其在需要快速反应的紧急情况下，这一现象尤为显著，例如在防止跌倒或处理物理任务时，反应会显得迟钝[23]。

❹ 胰腺功能下降。胰腺在血糖调节中起关键作用，主要通过分泌胰岛素来实现。随着年龄的增长，胰腺的结构可能发生一系列变化，例如纤维化程度增加和胰岛 β 细胞功能衰退，胰岛素分泌量减少，从而显著增加老年人患 2 型糖尿病的风险。胰岛素作为调节血糖的关键激素，其分泌不足会导致血糖水平升高，从而增加心血管疾病、视网膜病变和肾脏疾病等多种并发症的风险[24]。此外，胰岛素抵抗在老年人中更为普遍，这进一步加剧了血糖控制的难度。

❺ 松果体功能下降。松果体分泌的褪黑激素在调节睡眠 - 觉醒周期中起关键作用。随着年龄的增长，褪黑激素的分泌逐渐减少，这会导致老年人常见的睡眠障碍，如入睡困难和早醒。褪黑激素水平的降低不仅影响睡眠质量，还可能进一步影响老年人的整体健康和生活质量。

为应对内分泌系统的衰退，维持营养均衡和适当的体重管理至关重要。必要时可以采取激素替代疗法或其他医疗干预措施，以维持内分泌功能的正常运作。

2.2 认知特征

2.2.1 短期记忆力减退

短期记忆（亦称工作记忆）是指存储和处理短时间内获取信息的能力。随着年龄的增长，短期记忆减退在老年人群体中普遍存在。其主要原因包括脑细胞损伤、神经递质减少和不良生活方式。随着时间的推移，氧化应激、炎症以及脑内β-淀粉样蛋白斑块和神经纤维缠结的累积，干扰了脑细胞的正常功能和信号传递，进而导致记忆和认知能力的下降。乙酰胆碱、多巴胺、血清素等神经递质的减少也会进一步影响记忆功能[25]。此外，缺乏智力刺激、不健康饮食、久坐的生活习惯和慢性压力都是导致短期记忆力减退的重要因素。短期记忆力减弱的具体表现包括：

❶ 日常事务记忆问题加剧。老年人常常难以回忆起近期发生的事件或新获取的信息。例如，他们可能忘记自己是否已经吃过饭，或者记不清放置物品的位置，如钥匙或眼镜。此外，他们还可能遗忘约定的时间、日期或即将参加的活动。

❷ 对话内容遗忘。老年人在与人交谈后不久可能会忘记对话的内容——包括他人说的话或自己所说的内容。因此，他们可能在日常交流中重复提出相同的问题或讲述相同的故事，因为他们对之前的对话内容没有印象。

❸ 难以处理复杂任务。由于短期记忆力减退，老年人面对多步骤或涉及多方面信息的复杂任务时，往往感到力不从心。例如，在烹饪复杂菜肴时，他们可能忘记已经完成的步骤，导致烹饪过程出现混乱。

❹ 空间和时间定位困难。记忆力的减退会影响老年人对时间和空间的感知能力。他们可能难以准确记住当前的日期，混淆星期甚至年份。即便在熟悉的环境中，他们也容易迷失方向，比如在家中找不到常用物品的位置。这种时间和空间感知能力的衰退不仅带来了生活上的不便，更增加了安全隐患，如忘记关掉炉火或电器，或者错误服用药物。

❺ 重复行为。短期记忆减退的老年人可能表现出反复检查门窗是否锁好、电器是否关闭等行为。这种重复行为通常源于他们对任务是否完成没有明确记忆。此外，他们可能会在一天内多次重复相同的活动，如反复准备饭菜，这种行为通常是由于对自身记忆能力的不自信和对可能出现的失误的担忧，进而可能导致显著的焦虑。

2.2.2 注意力不稳定

注意力下降是衰老人群中的常见现象，具体表现为容易分心、难以同时处理多个任务以及难以长时间保持专注。注意力的减退与多个因素密切相关，包括大脑神经元的减少（尤其是在前额叶和顶叶区域）、神经递质（如多巴胺和乙酰胆碱）的减少，以及高血压和动脉硬化导致的大脑血流减少。此外，常见的睡眠问题（如睡眠呼吸暂停或睡眠质量下降）也可能影响次日的注意力和清醒度，而老年人常服用的药物也可能对认知功能产生负面影响。

为了改善这些认知问题，老年人可以通过记忆训练和大脑锻炼来刺激脑部活动，增强记忆和学习能力。同时，定期进行医学检查有助于及时发现和治疗可能影响认知功能的健康问题，如甲状腺功能异常或维生素 D 缺乏等。

2.3 外貌特征

2.3.1 皮肤老化

皮肤老化是人体衰老过程中最早显现、最易观察的表征之一，其发生受多种内因与外因的协同作用。其中，紫外线（UV）辐射是最主要的外源性诱因。紫外线可穿透表皮，深入真皮层，损伤胶原蛋白与弹性蛋白纤维，进而导致皮肤松弛、皱纹加深以及弹性下降。长期日晒显著加速皮肤老化过程，因而在户外活动中使用防护服、防晒霜等物理或化学性防护措施，是延缓光老化的重要手段。除紫外线外，环境污染亦是加剧皮肤老化的重要因素。空气中的颗粒物、多环芳烃、重金属等污染物可通过诱导氧化应激，破坏皮肤细胞的结构与功能，干扰其更新与修复能力。吸烟也是一项高危行为，烟草中的有害化学成分不仅直接损害皮肤组织，还会导致局部微循环障碍，减少供氧与营养供应，进一步促进皮肤老化进程。在多种不良因素的长期作用下，皮肤细胞持续受损，细胞外基质（如胶原和透明质酸）合成减少，结构排列紊乱，屏障功能下降[26,27]，具体表现为：

❶ 皮肤变薄。随着年龄增长，表皮和真皮细胞的更新速度逐渐减慢，皮肤变薄。这一变化使得皮肤的保护层弱化，更易受到伤害和感染。同时，真皮中纤维细胞数量减少，胶原蛋白和弹性蛋白的合成也随之降低，进一步削弱了皮肤的结构强度和弹性，使其更容易出现撕裂和瘀伤。

❷ 皮肤干燥和粗糙。老化过程中，皮肤的油脂腺和汗腺功能逐渐减退，皮脂分泌量减少，导致皮肤保持湿润和柔软的能力下降，从而变得更加干燥和粗糙。皮脂分泌的减少不仅影响皮肤的柔软度和光滑度，还会使触感变差。

❸ 皱纹和细纹的形成。随着年龄增长，皮肤中的胶原蛋白和弹性蛋白逐渐分解，而其新生速度却逐渐减慢。胶原蛋白的减少导致皮肤失去支撑和紧致度，弹性蛋白的减少则使皮肤缺乏弹性。这两者的变化共同导致皮肤松弛，皱纹和细纹也随之出现，尤其在面部、颈部和手部等活动频繁的部位更为明显。此外，紫外线的暴露也会加速这些蛋白质的降解，进一步促进皱纹的形成。

❹ 色素沉着增加。老年斑（亦称年龄斑）是老化皮肤中常见的现象，主要由长期阳光暴露引起的色素沉积增加所致，表现为深色斑点的形成。这些斑点通常出

现在手部、面部和其他暴露在阳光下的皮肤区域。

❺ 愈合能力减慢。衰老的皮肤自我修复和再生能力显著下降，导致伤口愈合速度明显减慢。这一现象源于皮肤细胞分裂和迁移速度的降低，以及血液供应的减少，使得愈合过程变得更为缓慢且复杂。此外，老年人伤口愈合过程中可能伴随更多并发症，如感染和瘢痕形成。

❻ 触觉敏感度降低。随着年龄增长，皮肤中的神经末梢逐渐退化，导致触觉敏感度下降。老年人对温度、压力或疼痛的感应变得迟钝，这不仅增加了受伤的风险，还可能影响日常生活的舒适度。例如，他们对温度变化反应不敏感，容易发生烫伤或冻伤。

采取适当的防护措施，如涂抹防晒霜、避免接触污染源、保持健康饮食及选择合适的护肤品，可以有效减缓皮肤老化的进程。此外，定期进行皮肤检查和护理，有助于及时发现并应对皮肤问题，从而保持皮肤的健康和年轻状态。

2.3.2 头发数量减少和变灰白

随着年龄的增长，头发数量减少和变灰白是常见的生理现象。这些变化主要由遗传因素、激素波动和环境因素共同作用所致。随着年龄的增长，毛囊活力逐渐衰退，新发的生长速度减缓，新生头发的质量和数量亦随之下降。同时，毛囊中黑色素细胞的数量和活性减少，黑色素产量下降，导致头发逐渐变灰或变白。激素水平的变化，尤其是雄激素和雌激素的失衡，也会影响头发的生长周期和质量。此外，环境因素如日晒、化学物质（如染发剂和烫发剂）的使用，以及营养不良和压力等都会加速头发变白和脱落。需要注意的是，头发数量减少和变灰白的速度和程度因人而异，遗传因素、生活方式和整体健康状况在决定这些变化的程度方面起着重要作用。适当的营养补充与科学的头皮护理有助于延缓年龄相关的头发变化。

2.3.3 面部轮廓变化和肌肉下垂

面部轮廓的变化和肌肉下垂同样是衰老过程中的常见特征，由多种因素共同引起。首先，随着年龄的增长，面部肌肉逐渐萎缩，失去其原有的紧致和支撑力，导致面部松弛下垂。其次，皮肤中的胶原蛋白（维持皮肤弹性和紧致的关键成分）的分解速度超过了生成速度，进一步加剧了皮肤的松弛和皱纹的形成。与此同时，面部脂肪分布发生变化，尤其是在颧骨、下颌和颈部区域，脂肪下垂使得脸部显得更加平坦或下垂。此外，面部脂肪总量减少，特别是在颊部和眼周，导致脸颊凹陷和眼袋的出现，使面部轮廓失去原有的饱满感。

除了软组织的变化，如 2.1.1 节所述，骨质密度的减少也是影响面部轮廓的重要因素。随着年龄的增长，下颌骨的密度逐渐降低，导致下巴线条变得不再清晰；颧骨和眉骨的骨质流失使得眼窝区域更加凹陷，眼周皮肤也随之松弛；鼻骨变得更薄，鼻梁逐渐下沉，这些变化共同影响了整体面部比例和轮廓。此外，体重的极端波动，无论是过度肥胖还是过度消瘦，均会导致面部皮肤的松弛和下垂。

为了延缓这些面部老化现象，日常使用护肤品、进行面部肌肉锻炼，以及适度的医美干预（如注射填充物或激光治疗）可改善面部轮廓的老化迹象，在一定程度上帮助保持年轻和健康的外貌。

2.3.4 身体姿势改变

随着年龄的增长，肌肉力量的下降、关节僵硬和骨密度减少会导致身体姿势的显著变化。这些变化不仅会降低老年人的活动能力，还可能增加跌倒和受伤的风险，从而严重影响其生活质量，具体表现为：

❶ 驼背。驼背在老年人中尤为常见，特别是在胸椎区域。脊柱的弯曲加剧可能是由于骨质疏松导致的脊椎压缩骨折，也可能是长期姿势不良和肌肉力量减弱所致。驼背的老年人通常表现为上背部明显弯曲，头部向前倾斜，肩膀圆润且前倾。这种姿势不仅影响美观，还可能导致背部和颈部疼痛，严重时甚至会限制头部和颈部的活动范围，影响日常视野和运动能力。

❷ 身高缩短。随着年龄的增长，身高逐渐缩短，这主要是由于椎间盘脱水变薄及可能的脊椎压缩骨折引起的。此外，骨质疏松也会加剧这一现象。

❸ 步态改变。关节炎、关节僵硬、肌肉力量和灵活性减退，以及平衡能力下降，均会导致步态的改变。老年人可能表现出步伐缓慢、短促，且常伴有摇摆或不稳定的现象。这不仅限制了他们的行动能力，还显著增加了摔倒的风险。

❹ 关节和肢体活动受限。随着年龄的增长，关节疾病如骨关节炎导致关节退化、关节液减少和软骨磨损。这使老年人难以完成一些过去轻松做到的动作，如弯腰、扭转或伸展手臂。关节活动范围的限制严重影响了他们日常生活质量和独立性。

❺ 颈部前倾。由于颈部和肩部肌肉力量的减退，以及潜在的椎间盘问题，老年人的头部常向前倾斜，仿佛在努力保持头部抬起的姿势。这种姿态不仅影响外观，还可能导致颈部和肩部的疼痛和僵硬。

为缓解上述姿态和活动能力的变化，老年人应注意调整生活与工作环境中的桌椅高度，选择具有更好支撑性的家具，以减轻因不良姿势导致的肌肉紧张与酸痛，并预防意外摔倒风险。此外，适度参加适合老年人身体状况的体育运动，如步行、游泳、瑜伽、太极、负重或弹力带力量练习，可以有效增加肌肉力量，缓解姿态变化。

2.4 社交和情感特征

2.4.1 社交隔离和孤独感增加

老年人面临独居、家庭成员流失等因素时，往往容易感受到社交隔离和孤独。

这种社交隔离不仅对老年人的情绪产生负面影响，还可能加速其认知功能的衰退，增加慢性疾病的风险，甚至缩短预期寿命[28]。研究表明，社交隔离与心脏病、高血压等多种生理和心理疾病的风险增加密切相关[29]。此外，孤独感还可能使老年人更容易罹患阿尔茨海默病等认知障碍[30]。

为了缓解老年人的孤独感，家庭和社会需要共同努力。家庭成员应定期探访或保持联络，通过共享家庭活动、共进晚餐或简单的电话问候，传递关心和爱护，提供情感支持和安全感。同时，为老年人提供社交技能培训，例如，可教授他们使用智能手机、平板电脑和电脑等现代科技工具，以便其与家人和朋友保持联系，减少孤独感。社区可以组织多种兴趣小组或课程，如读书会、园艺俱乐部，帮助老年人基于共同兴趣建立新友谊，增强社交网络和社区归属感。此外，定期开展老年人健康义诊，提供健康检查和心理咨询，既能帮助管理孤独感引发的负面情绪，又能及早发现健康问题，提供必要的医疗支持。

2.4.2 情绪波动和自我价值感减弱

随着年龄的增长，老年人常常面临一系列情感上的波动，包括悲伤、焦虑、孤独感增强以及自我价值感的下降。这些情绪变化多源于多方面的生活转变，例如退休、社会角色的重构、人际关系的疏离，以及身体功能的逐渐退化。其中，退休是影响老年人情绪状态的重要节点。它不仅代表着工作节奏的终结，更意味着社会角色的转移和原有社交网络的解构。对于长期投身职业生涯的个体而言，突然面临大量空闲时间，往往缺乏相应的心理适应和生活重建准备，容易引发内心的失落感、孤独感乃至焦虑和抑郁等负性情绪，从而加剧心理波动[31]。以下是可能出现的情感变化：

❶ 情绪不稳定。部分老年人可能表现出情绪的快速波动，如突然从平静变得易怒或悲伤。这种情绪不稳定可能源于大脑神经递质水平的变化，也可能是对生活变化的心理反应。

❷ 情绪易感与频繁哭泣。在面对日常生活中的细微刺激时，一些老年人可能出现情绪调节困难，如频繁落泪或难以自控的情绪表达。这种情绪易感性常与孤独感增强、社会交往减少及大脑情绪调控功能减弱有关，使老年人更容易陷入情绪低落状态。

❸ 易怒或焦虑。老年人可能对小事感到不满或焦虑，尤其是在面对日常生活中的挑战时更为明显。这种现象主要源于生活节奏的改变、健康问题的增加，或对丧失独立性和自主性的担忧。此外，社会融入度的降低和社会支持网络的缩减也可能加剧他们的焦虑和易怒情绪。

❹ 自信心下降与自我价值感削弱。随着退休和身体功能的衰退，老年人可能觉得自己“不再被需要”，对家庭或社会的贡献感逐渐消失。年龄的增长和身体形象的变化可能进一步削弱他们的自尊和自信，加剧孤立感和自我价值感的减退。

面对上述情绪和心理挑战，积极的社会干预和个体应对策略显得尤为重要。社区可为老年人提供系统的心理健康支持服务，如定期心理咨询、情绪调节训练等，帮助其理解并应对衰老过程中的情感变化。同时，引导老年人发展新的兴趣爱好，如园艺、书法、烹饪或手工艺，不仅有助于提升生活满意度和心理韧性，还能重建自我价值感，从而有效缓解负面情绪，增强适应能力。

2.5 健康管理特征

2.5.1 特定营养需求增加

随着年龄增长，身体所经历的生理和代谢变化会影响到营养物质的吸收、利用和需求。以下是老年人增加营养需求的主要原因及其具体需求：

❶ 需增加蛋白质的摄入。随着年龄增长，肌肉质量逐渐下降，这直接影响老年人的日常活动和整体健康。富含蛋白质的食物是合成肌肉、弥补肌肉流失的重要来源，因此，老年人需要摄入更多的蛋白质来维持肌肉质量和支持日常活动。

❷ 需增加钙和维生素 D 的摄入。随着年龄的增长，骨密度逐渐降低，这增加了骨折和其他骨骼健康问题的风险。老年人需要摄入更多的钙和维生素 D 来维持骨骼健康。牛奶、酸奶、豆类和豆制品是优质的钙来源。此外，坚果和种子、某些小鱼如沙丁鱼也富含钙、优质蛋白质和 ω-3 脂肪酸。

❸ 需摄取充足的抗氧化剂和微量元素。随着年龄的增长，免疫系统的部分功能逐渐衰退，导致老年人更易受到感染和疾病侵袭。维生素 C、维生素 E、锌和硒等抗氧化剂和微量元素对于维持免疫系统健康至关重要。老年人应重视多样化膳食结构，增加新鲜水果、深色蔬菜、全谷物、鱼类、瘦肉和坚果的摄入，以确保上述营养素的摄取。同时，维持充足的水分摄入对于支持代谢功能与免疫系统的正常运行亦至关重要。

2.5.2 常规医疗检查增加

随着年龄的增长，身体会经历多方面的退行性变化。定期的医疗检查，包括血压、血脂、血糖、视力、听力、骨密度、癌症筛查等项目，有助于早期发现潜在的健康问题，并及时提供干预和治疗，从而维护健康并提高生活质量。

2.6 总结

通过深入探究衰老的生理和心理变化，我们能够更精准地识别和阐释老年人在日常生活中所面临的困境，并据此制定更具针对性的健康促进与疾病预防策略。深入理解衰老所带来的各种身心转变，有助于个体在早期阶段就作好全面规划，包括健康管理、经济安排与社会参与，从而更积极、主动地应对老龄化过程，维持身心独立与自尊，实现富有意义的晚年生活。

因此，推动衰老相关知识的普及与健康教育，提供适宜的社会支持与资源保障，是构建老龄友好型社会的重要基础。全面认识衰老的整体特征不仅有助于提升个体和家庭层面的照护能力，也为社会层面制定更科学的老龄应对策略提供了理论依据与实践导向。通过增强公众对衰老的理解与接纳，有助于提升老年人的社会融合度，使其在获得健康保障的同时，享有尊严与幸福。在后续章节中，我们将详细探讨重要器官的衰老相关疾病和干预方法，帮助读者对衰老及相关疾病形成更深入的理解。

参考文献

[1] Clegg A, Young J, Iliffe S, et al. Frailty in elderly people[J]. Lancet, 2013, 381: 752-762.

[2] Shephard R J, Shek P N. Exercise, aging and immune function[J]. Int. J. Sports. Med., 1995, 16: 1-6.

[3] Strenk S A, Strenk L M, Koretz J F. The mechanism of presbyopia[J]. Prog. Retin. Eye Res., 2005, 24: 379-393.

[4] Neuhann I, Neuhann L, Neuhann T. Age-related cataract. Klin. Monbl[J]. Augenheilkd, 2022, 239: 615-633.

[5] Mishra D, Kashyap A, Srivastav T, et al. Enzymatic and biochemical properties of lens in age-related cataract versus diabetic cataract: a narrative review[J]. Indian J. Ophthalmol., 2023, 71: 2379-2384.

[6] Bowl M R, Dawson S J. Age-related hearing loss[J]. Cold Spring Harb. Perspect. Med., 2019, 9: a033217

[7] Nieman C L, Oh E S. Hearing loss[J]. Ann. Intern. Med., 2020, 173: ITC81-ITC96.

[8] 张义敏，王芳，张英．老年高血压患者的社区护理与健康教育 [J]. 临床合理用药杂志，2013, 6: 140-141.

[9] Tyrrell D J, Goldstein D R. Ageing and atherosclerosis: vascular intrinsic and extrinsic factors and potential role of IL-6[J]. Nat. Rev. Cardiol., 2021, 18: 58-68.

[10] 唐彩莲，李桂琼．老年患者血脂代谢与降脂药物的选择研究进展 [J]. 现代医药卫生，2020, 36: 2391-2394.

[11] Mara J N, Zhou L T, Larmore M, et al. Ovulation and ovarian wound healing are impaired with advanced reproductive age[J]. Aging (Albany NY), 2020, 12: 9686-9713.

[12] Borrás C, Ferrando M, Inglés M, et al. Estrogen replacement therapy induces antioxidant and longevity-related genes in women after medically induced menopause[J]. Oxid. Med. Cell. Longev., 2021, 2021: 8101615.

[13] Santiago J, Silva J V, Alves M G, et al. Testicular aging: an overview of ultrastructural, cellular, and molecular alterations[J]. J. Gerontol. A: Biol. Sci. Med. Sci., 2019, 74: 860-871.

[14] Cannarella R, Condorelli R A, Barbagallo F, et al. Endocrinology of the aging prostate: current concepts[J]. Front. Endocrinol., 2021, 12: 554078.

[15] Skloot G S. The effects of aging on lung structure and function[J]. Clin. Geriatr. Med., 2017, 33: 447-457.

[16] Zhou-Suckow Z, Duerr J, Hagner M, et al. Airway mucus, inflammation and remodeling: emerging links in the pathogenesis of chronic lung diseases[J]. Cell. Tissue Res., 2017, 367: 537-550.

[17] Roberts S B, Rosenberg I. Nutrition and aging: changes in the regulation of energy metabolism with aging[J]. Physiol. Rev., 2006, 86: 651-667.

[18] Ng J C, Schooling C M. Effect of basal metabolic rate on lifespan: a sex-specific Mendelian randomization study[J]. Sci. Rep., 2023, 13: 7761.

[19] Lee J H, Song C H, Yum K S, et al. Age associated changes in body mass index and body fat distribution[J]. Korean. J. Fam. Med., 2003, 24: 1010-1016.

[20] Natarajan V, Chawla R, Mah T, et al. Mitochondrial dysfunction in age-related metabolic disorders[J]. Proteomics, 2020, 20: e1800404.

[21] Aguiar-Oliveira M H, Bartke A. Growth hormone deficiency: health and longevity[J]. Endocr. Rev., 2019, 40: 575-601.

[22] Franceschi C, Ostan R, Mariotti S, et al. The aging thyroid: a reappraisal within the geroscience integrated perspective[J]. Endocr. Rev., 2019, 40: 1250-1270.

[23] Yiallouris A, Tsioutis C, Agapidaki E, et al. O. Adrenal aging and its implications on stress responsiveness in humans[J]. Front. Endocrinol., 2019, 10: 54.

[24] Matsuda Y. Age-related pathological changes in the pancreas[J]. Front. Biosci. (Elite Ed.)., 2018, 10: 137-142.

[25] Juan S M A, Adlard P A. Biochemistry and cell biology of ageing: part Ⅱ clinical science[M]. Singapore: Springer, 2019: 107-122.

[26] 胡双海，雷铁池．衰老相关色素性皮肤病机制研究进展 [J]. 中国医药导报，2022, 19: 36-39.

[27] 杜克斯，李泽巧，张宝江，等．面部皮肤衰老的外观变化及形成因素 [J]. 日用化学工业，2022, 52: 199-206.

[28] National Academies of Sciences, Engineering, and Medicine. Social isolation and loneliness in older adults: opportunities for the health care system[M]. Washington, DC: The National Academies Press, 2020.

[29] Valtorta N K, Kanaan M, Gilbody S, et al. Loneliness and social isolation as risk factors for coronary heart disease and stroke: systematic review and meta-analysis of longitudinal observational studies[J]. Heart, 2016, 102: 1009-1016.

[30] Cardona M, Andrés P. Are social isolation and loneliness associated with cognitive decline in ageing[J]? Front. Aging Neurosci., 2023, 15: 1075563.

[31] Wang M, Henkens K, Van Solinge H. Retirement adjustment: a review of theoretical and empirical advancements[J]. Am. Psychol., 2011, 66: 204-213.

第 3 章

衰老的微观特征

3.1 基因组不稳定
3.2 端粒磨损
3.3 表观遗传改变
3.4 蛋白质稳态失调
3.5 自噬失能
3.6 线粒体功能障碍
3.7 营养感应失调
3.8 细胞衰老
3.9 慢性炎症
3.10 细胞间通信异常
3.11 干细胞耗竭
3.12 微生态失调
3.13 细胞外基质改变
3.14 总结

早在 2013 年，衰老研究领域的科学家们就总结出衰老的 9 个特征，分别为：DNA 不稳定、端粒损耗、表观遗传改变、蛋白质稳态丧失、营养感应失调、线粒体功能障碍、细胞衰老、干细胞耗竭和细胞间通信改变[1]。近年来，除了已知的这 9 个特征外，科学家们还新增了以下 5 个重要的衰老特征：自噬失能、慢性炎症、微生态失调、细胞外基质变化和社会心理隔离[2,3]。这些新增特征对于深入理解衰老的发生、发展过程，以及如何干预衰老过程具有极其重要的意义。衰老的特征需要满足以下三个关键要求：①它们应是与年龄相关的表现；②有实验证据表明，诱导这些特征可以加速衰老进程；③通过干预这些特征，可以减缓、停止甚至逆转衰老。在这 14 个特征中，涉及微观的细胞和分子变化的有 13 个，可以被分为三类（图 3.1）：原发性特征（基因组不稳定、端粒磨损、表观遗传改变、蛋白质稳态失调和自噬失能），拮抗性特征（线粒体功能障碍、营养感应失调和细胞衰老），以及综合性特征（慢性炎症、细胞间通信改变、干细胞耗竭、微生态失调和细胞外基质改变）。具体而言，原发性特征是指分子水平造成衰老的直接原因；拮抗性特征是指在低应激条件下介导抗衰老作用，但当应激被过度激活时则会使机体遭受损伤，而当损伤累积到机体无法通过稳态机制恢复时则表现为综合性特征，从而加速整体系统的衰老进程。

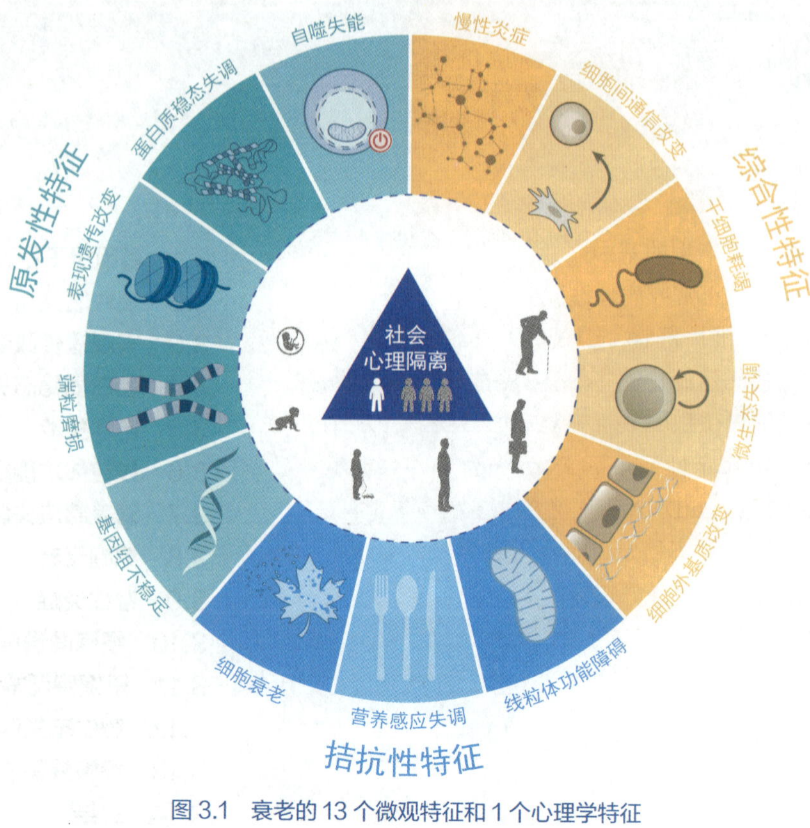

图 3.1　衰老的 13 个微观特征和 1 个心理学特征

另外，除了细胞和分子特征，“社会心理隔离”这一心理学指标首次被纳入衰老的特征[4]。老年人群在社会活动中展现的退行性行为和边缘化倾向并非单纯的社交现象，而是与运动功能下降、认知减退等多种生理功能衰退形成双向恶性循环[5]。这种与社会联结的断裂会持续诱发神经内分泌系统的应激反应，从而导致焦虑、抑郁、慢性孤独感及昼夜节律紊乱等病理状态。临床研究表明，社会支持水平作为预测健康结局的关键指标，其缺失与死亡率升高、免疫功能下降显著相关[6]。多代同堂的家庭结构或紧密的社区支持被证实能显著改善老年人的生理指标（如降低炎症因子水平）和心理状态[7]。动物实验进一步验证：老年小鼠与成年同类的社会互动可延长其健康寿命，这一发现与人类研究结果高度一致[8]。这些证据共同表明，社会心理干预可能成为延缓衰老的新型策略。

与上一章衰老的宏观特征相对应，我们将 13 个细胞和分子水平的衰老特征归类为衰老的微观特征。这些特征虽然各自代表着相对独立的生物学过程，但是由于衰老是各种因素相互关联的复杂过程，这些特征之间实则相互依赖，彼此影响，因此，每个特征都可以被视为未来探索衰老机制、评估衰老程度以及开发新的抗衰老药物的关键切入点。接下来，我们将逐一阐述这些特征。

3.1 基因组不稳定

基因组的完整性和稳定性普遍受到外源性化学、物理和生物因素，以及内源性挑战（如 DNA 复制错误、染色体分离缺陷、氧化应激和自发水解反应等）的威胁。这些因素可导致多种遗传损伤，包括点突变、缺失、易位、端粒缩短、单链或双链断裂、染色体重排、核结构缺陷，以及病毒或转座子整合引起的基因破坏。这些分子变化及由此产生的基因嵌合（受精后基因突变导致的组织或器官内遗传异质性）可能共同推动正常或病理性衰老[9]。为应对这些损伤，生物体进化出一系列复杂的 DNA 修复和维护机制，用以保护细胞核和线粒体 DNA 的完整性，并维持适当的染色体结构。然而，这些修复网络的效率随年龄下降，导致基因组损伤及 DNA 在细胞质中的异位积聚不断加剧。

基因组稳定性系统涵盖了维持端粒长度与功能、保障核 DNA（nuDNA）和线粒体 DNA（mtDNA）完整性等多种机制。除 DNA 本身的损伤外，核架构缺陷也可引发基因组不稳定，进而导致早衰综合征[10]。鉴于端粒磨损是衰老的重要特征之一（将在 3.2 节单独介绍），本节主要探讨 nuDNA、mtDNA 和核架构在衰老中的作用，同时介绍定位错误的细胞质 DNA（cytoDNA）在衰老及相关疾病中的意义。

3.1.1 核 DNA

在模式生物和衰老细胞中，nuDNA 基因突变的累积数量和速率随年龄增长而增加，但目前尚无明确证据表明这种正常水平的突变固定速度是衰老的直接原因。相比之下，DNA 修复能力的缺陷可能在衰老过程中发挥更关键的作用：研究表明，修复机制的削弱不仅会加速小鼠的衰老，还与多种人类早衰综合征的发生密切相关[11]。进一步的证据来自增强 DNA 修复的动物实验。例如，过表达有丝分裂检查点激酶的转基因小鼠，因 DNA 修复能力提高而表现出更长的健康寿命[12]。在人类和其他长寿物种的研究中，也观察到 DNA 修复效率与寿命呈正相关关系。值得关注的是，8-氧鸟嘌呤 DNA 糖基酶 1 的小分子激活剂能够增强对氧化性 DNA 损伤的修复[13]，提示其在延缓衰老和治疗相关疾病方面具有潜在应用价值。综上，减少 nuDNA 突变负荷或增强其修复能力可能有助于延缓衰老及相关疾病的发生，但这一结论仍需更多因果性证据来支持。

3.1.2 线粒体 DNA

线粒体被认为起源于古代的细菌或古细菌，这些微生物在进化早期失去了独立生活能力，并与真核细胞建立了永久的内共生关系，这一过程在生物能量学上极大地有利于宿主细胞。虽然线粒体在生长、修复和再循环方面高度依赖宿主细胞，但仍保留了自身的遗传物质——mtDNA，这是其细菌起源的遗迹。人类 mtDNA 呈闭合环状双链结构，编码 13 种与氧化磷酸化（OXPHOS）相关的蛋白亚基，这些亚基分别构成线粒体复合物Ⅰ、Ⅲ、Ⅳ和Ⅴ的关键组分，并与由 nuDNA 编码的蛋白共同组成电子传递链，对维持线粒体能量代谢稳态起着至关重要的作用[14]。

（1）mtDNA 突变遗传和衰老的关系

与 nuDNA 不同，mtDNA 的复制不受细胞周期调控，而是持续进行的。由于 mtDNA 修复系统效率较低，随着时间推移，碱基错误会不断累积，使体细胞 mtDNA 在生命周期中持续发生突变，mtDNA 异质性水平逐渐升高，即在同一细胞内同时存在不同比例的完整和突变 mtDNA 拷贝[15]。如果 mtDNA 突变发生在卵母细胞中，这些变异可遗传给后代，造成群体中个体间 mtDNA 序列的差异（即多态性）。在分子进化研究中，科学家通常将一组共存于同一分子并能稳定遗传的突变位点组合定义为单倍型（haplotype），并根据其共享的祖先突变将相关单倍型进一步归类为单倍群（haplogroup）。有研究发现，某些 mtDNA 单倍群（如日本人群的 D4、欧洲人群的 J）在长寿个体中的频率较高，但其潜在生物学机制及因果关系仍需进一步研究和验证[16]。

胞质杂交细胞系和共质体生物模型（在相同核背景下携带不同 mtDNA）被广泛用于研究 mtDNA 与 nuDNA 的相容性对细胞和机体功能的影响[17]。研究表明，即便在相同的核背景下，不同 mtDNA 单倍型也会带来显著差异的生理效应。例如，携带 NZB mtDNA 的杂交小鼠表现出线粒体活性氧（mtROS）水平升高、电子传递链（ETC）功能改善及整体能量代谢增强，从而延长了寿命和健康寿命[18]；而携带 AKR/J mtDNA 的杂交小鼠则出现多种代谢途径受损，寿命明显短于 mtDNA 异质性较低的野生型 C57BL/6 小鼠 [19]。更重要的是，研究发现母体生殖系的 mtDNA 突变可以传播给具有野生型 nuDNA 背景的小鼠，并导致其寿命缩短 [20]。这些结果提示，衰老速度可能部分受生命早期因素调控，而母系遗传的 mtDNA 突变可能是其中的重要影响因素之一。随着线粒体基因编辑技术的不断发展，对 mtDNA 突变的精准操作有望为深入解析其在衰老和寿命调控中的分子机制提供新工具。

（2）mtDNA 突变负荷与衰老的关系

在人类和动物模型中，mtDNA 突变（包括点突变和大规模缺失）的积累频率随着年龄的增长而增加。目前，尚不能确定这些突变负荷与衰老之间是否存在因果关系，但有充分的证据表明，它们可能通过导致 OXPHOS 功能障碍而促进多种衰老表型的出现 [21]。另外，负责 mtDNA 复制的 DNA 聚合酶 γ（POLG）由核基因编码而不是由 mtDNA 自身编码，这种进化特征可能保护了这些关键基因免受线粒体中高水平突变的影响。研究显示，通过编辑小鼠的 *POLG* 基因（编码 mtDNA 聚合酶催化亚基），使其携带功能缺陷突变基因，导致 mtDNA 突变加速积累并引发早衰症状，包括体重减轻、渐进性听力损失、心脏病、骨质疏松症、皮下脂肪减少、脱发、脊柱后凸、贫血、肌萎缩、生育率降低和自发活动减少等。值得注意的是，人类 300 多种疾病与 *POLG* 突变相关，其中许多表现为与年龄相关的疾病症状 [22]。尽管纯合子 $POLG^{mut/mut}$ 小鼠表现出明显早衰，但杂合子 $POLG^{mut/+}$ 尽管携带比野生型高 500 倍的 mtDNA 突变负荷却呈现正常衰老进程，这一现象提示 mtDNA 突变负荷与寿命的关系可能存在阈值效应而非简单线性相关。

3.1.3　核架构

核架构指染色体和其他核成分（如核纤层）的空间排列，为细胞核内各种功能过程的组织和调节提供了框架。核纤层是连接染色质和蛋白质复合物的支架，其缺陷可导致基因组不稳定 [23]。Hutchinson-Gilford 早衰综合征（HGPS）和 Nestor-Guillermo 早衰综合征（NGPS）分别是由编码核纤层蛋白质组分的 *LMNA* 和 *BANF1* 基因突变引起的 [24]。在 HGPS 中，*LMNA* 基因突变会导致一种异常剪接产物——早老素（progerin）的产生。早老素在合成后仍会像正常前体蛋白一样被法尼基化修饰，但其无法被下游负责“切除法尼基”的酶识别，因而异常积聚在核膜，破坏核纤层结构和核形态，从而引发基因组不稳定及早衰表型。在 HGPS 小鼠模型中，通过全身注射反义寡核苷酸、法尼基转移酶抑制剂、他汀类药物和氨基双膦酸盐的组合、恢复生长轴或阻断核因子 κB（NF-κB）信号等降低早老素水平可以延缓类早衰特征的发生并延长寿命（其中部分疗法已经被批准用于临床治疗早衰症患者），证实了核纤层异常与早衰的因果关系 [25]。尽管基因编辑策略已成功应用于 HGPS 患者和 HGPS 动物模型中的 *LMNA* 基因突变矫正，但目前尚无证据能表明降低早老素水平会延缓正常衰老[26]。

3.1.4 细胞质 DNA

在真核细胞中，DNA 作为储存生物信息的主要媒介被隔离在细胞核或内共生细胞器（即线粒体或叶绿体）中。这种隔离使基因表达、基因组复制和损伤修复等过程能够实现特异化和区室化调控，也为细胞感应、清除外来 DNA 并传递其存在的信号。一方面，这些细胞反应是生物体先天免疫的一部分，可以通过多种刺激（如病毒和细菌感染）激活；另一方面，类似的反应也可以被内源性 cytoDNA 激活，它可以在没有感染的情况下通过驱动慢性炎症反应（即无菌炎症）来促进衰老。这种 cytoDNA 介导的炎症，与许多年龄相关疾病（包括肿瘤、心血管疾病和神经退行性疾病等）密切相关，是衰老的核心特征——“炎性衰老”的关键驱动因素。近年来，cytoDNA 在衰老和衰老相关疾病中的作用益发得到重视，下面我们将重点介绍四种内源性 cytoDNA：微核、细胞质染色质片段、细胞质 mtDNA 和逆转座子。

（1）微核

微核是细胞分裂过程中由核膜包裹的染色体或其片段，主要由两种机制形成：一是由于有丝分裂错误（包括染色体分离异常或着丝粒功能缺陷）；二是由于 DNA 修复异常，包括未修复的 DNA 双链断裂（DSBs）或错误修复。具体而言，未修复的 DSBs 会产生无着丝粒的染色体片段，这些片段在细胞分裂时无法正常分离而形成微核；而错误修复则可能导致染色体桥的形成，当桥断裂后通过异常重排产生带有结构缺陷的染色体，这些异常染色体在后续细胞分裂中会被包裹形成微核[27]。衰老过程中 DNA 修复能力下降和染色体不稳定性增加，导致微核率（指在一定数量的细胞中，含有微核的细胞所占的比例）显著升高[28]；Werner 综合征等早衰患者的外周血细胞显示异常高的微核率，证实基因组不稳定与衰老加速的关联[29]。

微核最初虽然被核膜包裹与细胞质隔开，但微核核膜的结构稳定性较差，容易发生破裂，释放 DNA 至胞质，激活细胞质 DNA 感受器，引发炎症衰老[30]。尽管已经有许多细胞质 DNA 感受器被报道，但研究得最为透彻的细胞质 DNA 感受器是 cGMP-AMP 合成酶（cGAS）[31]。当 cGAS 识别并结合细胞质 DNA 后，在 Mg^{2+} 存在的条件下，以 ATP 和 GTP 为底物催化生成第二信使 2′,3′-cGAMP，进而激活干扰素基因刺激因子（STING）依赖的免疫通路，以促进炎症相关基因的转录从而加速衰老及衰老相关疾病的发生[32]。

（2）细胞质染色质片段

衰老细胞的细胞质中存在一类染色质化的微核样结构被称作细胞质染色质片段（CCF），但其形成机制与微核不同（图 3.2）。CCF 形成独立于细胞周期进程，主要通过染色质鼓泡并从细胞核进入细胞质而形成，包含不同的分子标记[33]。首先，CCF 的表征体现在一系列的染色质修饰上，包括异染色质相关 H3K27me3 的存在以及常染色质相关 H3K9Ac 的缺失，表明 CCF 是由异染色质形成的，尽管发生这些变化的基因组位点尚不明确。其次，CCF 的形成与衰老细胞核膜完整性的丧失有关，核膜的完整性在一定程度上依赖于核纤层（lamin A、B1、B2 和 C 等中间纤维蛋白组成的网状结构，为核膜起到支撑作用）[34]。研究表明，lamin B1 的敲除可促进 CCF 样病灶的形成，而 lamin B1 的过表达可以延缓衰老进程，表明 lamin B1 的丢失可能是 CCF 形成的上游调控因子 [35]。此外，CCF 的形成还与自噬有关，衰老成纤维细胞中 CCF 的形成需要 lamin B1 与细胞核中的微管相关蛋白 1 轻链 3β（LC3B）相互作用，随后细胞质中含有 CCF 的 lamin B1（即与染色质片段结合并一同进入细胞质的 lamin B1）发生自噬降解。这一现象表明，CCF 不仅是核染色质片段的外排形式，也是 lamin B1 降解的载体。未来通过深入研究衰老细胞中 lamin B1 表达和降解的动力学，将有助于解释 CCF 的形成和自噬之间的关系。

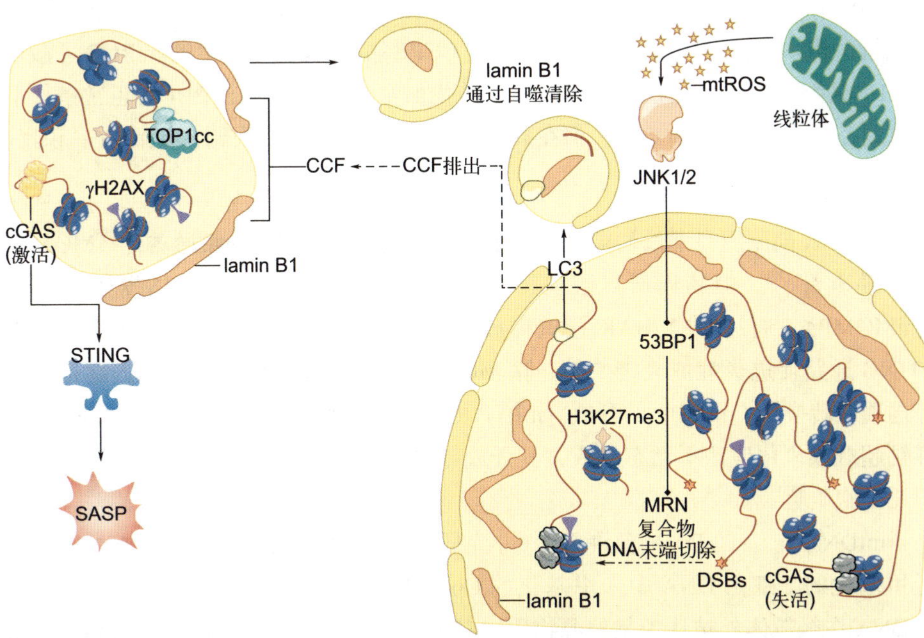

图 3.2　CCF 形成的机制

组蛋白作为染色质的核心组分，在转录调控、DNA 修复、复制及染色体稳定中发挥重要作用。真核生物中主要包含五类组蛋白：H1、H2A、H2B、H3 和 H4。紫外线等衰老相关刺激可导致 DNA 损伤，在损伤发生后的数分钟内，组蛋白 H2AX（H2A 的变体）在 Ser139 位点迅速发生磷酸化，形成 γH2AX，因此 γH2AX 被广泛用作 DNA 损伤的标记。研究发现，CCF 与 DNA 损伤标志物 γH2AX 存在显著的共定位，提示 DNA 损伤在 CCF 形成中起重要作用 [36]。DNA 双链断裂后，MRE11-RAD50-NBS1（MRN）复合物可识别并结合损伤位点，促进 DSBs 末端切除以形成单链

DNA，从而利于同源重组修复。与此相反，DNA 损伤相关支架蛋白 53BP1 可将修复因子招募到 DSBs 并抑制末端切除，从而促进非同源末端连接、抑制同源重组修复。值得注意的是，CCF 缺乏与 53BP1 的典型共定位，表明其形成需要经过 DSBs 末端切除过程。据报道，在 mtROS 作用下，激酶 JNK1/2 可被激活并抑制 53BP1 功能，从而促进 CCF 形成 [37]。

CCF 在进入细胞质后会被 cGAS-STING 通路识别，cGAS-STING 激活导致 STING 下游衰老相关分泌表型（SASP）基因表达。在衰老或 DNA 损伤条件下，部分拓扑异构酶 1（TOP1）从细胞核泄漏至细胞质，并与 cGAS 相互作用，增强 cGAS 对胞质 DNA（如微核或染色质片段）的结合能力 [38]。此外，TOP1 裂解复合物（TOP1cc）的形成可能增加 DNA 损伤和染色质释放，进一步促进 cGAS 介导的胞质染色质识别，从而驱动 SASP 表达 [39]。

综上，CCF 的典型成分包括 DNA 损伤标志物（如 γH2AX）、异染色质标志物（如 H3K27me3）、TOP1cc 和核纤层蛋白（如 lamin B1）。lamin B1 的丢失通过核自噬或蛋白酶体途径破坏核膜完整性，促进 CCF 释放。线粒体产生的 mtROS 可激活 JNK1/2 通路，通过氧化损伤或组蛋白磷酸化加剧 CCF 形成。53BP1 在正常条件下通过调控 DNA 修复抑制 CCF，但在衰老相关应激中可能功能失调，导致 CCF 积累。

（3）细胞质 mtDNA

mtDNA 向胞质泄漏最初被认为是细胞凋亡过程中线粒体外膜通透化（MOMP）的伴随事件 [40]。但新近研究表明，在亚致死应激下，少数线粒体发生 MOMP（miMOMP），通过 BAX/BAK 孔道释放 mtDNA 却不引发凋亡，转而激活 cGAS-STING 通路促进炎症或衰老 [41,42]。除 MOMP 外，mtDNA 释放的另一机制是线粒体通透性转换孔（mPTP）的开放。mPTP 由线粒体内膜蛋白（如 CypD、ATP 合酶）在钙超载或氧化应激下动态形成，其开放导致基质肿胀和膜破裂，进而使 mtDNA 泄漏至胞质 [43]。

mtDNA 与细菌 DNA 有许多共同特征。例如，与 nuDNA 相比，mtDNA 是低甲基化的。细菌 DNA 中未甲基化的 CpG 基序是炎症的有效触发因素，同样，mtDNA 在线粒体外被认为是外源物质，并可能引发炎症反应。在巨噬细胞凋亡过程中，氧化的 mtDNA 被释放到细胞质中，并与 NLRP3 通过 cGAS-STING 识别触发炎症，并且胞浆 mtDNA 还可以激活细胞内的其他感受器，最终导致下游炎症 [44]。综上，胞浆 mtDNA 有强大的促炎性质。另外，mtDNA 也可被释放至细胞外。最近的一项研究表明，衰老细胞是随着衰老而积累的细胞外 mtDNA 的主要来源。从老年动物中清除衰老细胞显著降低了循环 mtDNA，改善了与年龄相关的炎症，并延长了接受老年动物器官移植的小鼠的存活时间 [45]。

（4）逆转座子

转座子（TEs）是 Barbara McClintock 在 1950 年发现的可移动 DNA 序列，占

人类基因组的50%。转座子主要分为两类：一类是称为DNA转座子的Ⅱ型转座子，编码蛋白质转座酶。Ⅱ型转座子的转座机制被称为"剪切-粘贴"模式，即在转座酶的作用下，Ⅱ型转座子从原来的位置解离下来，再重新整合到染色体上。另一类是Ⅰ型转座子（又叫逆转座子），由于其不编码转座酶，逆转座子的转座机制被称为"复制-粘贴"模式。即会先以DNA为模板，在RNA聚合酶Ⅱ的作用下转录成一段mRNA，然后再以这段mRNA为模板逆转录成cDNA，最后在整合酶的作用下将这段cDNA整合到基因组上新的位置[46]。根据两端侧翼有无长末端重复序列（LTR），又可将逆转座子进一步划分为LTR逆转座子和非LTR逆转座子。非LTR逆转座子可以细分为长散在元件（LINEs）和短散在元件（SINEs）。在该领域中，LINEs中的L1元件因是人类基因组中唯一具有自主转座能力的逆转座子而备受关注[47]。

在衰老的哺乳动物细胞以及各种衰老模式生物中都观察到逆转座子的激活，这表明逆转座子激活是衰老过程的一个内在和保守的特征[48,49]。衰老过程中，L1逆转座子的重新激活导致其DNA在细胞质中积累，这些DNA被cGAS识别后激活STING依赖的Ⅰ型干扰素（IFN-Ⅰ）反应，进而驱动促炎表型（如SASP）[50]。在SIRT6缺失的早衰小鼠中，L1活性显著升高，核苷逆转录酶抑制剂（NRTIs）可以抑制L1逆转录转位，显著改善早衰小鼠的健康和寿命[51]。

3.2 端粒磨损

端粒是指位于真核细胞线状染色体末端的DNA-蛋白质复合体，这种复合体的主要功能是保护染色体末端不受损伤，从而保持细胞遗传物质的完整性[52]。在增殖性哺乳动物细胞中，端粒通过保护染色体末端维持基因组稳定。随着细胞分裂，端粒逐渐缩短（端粒磨损），最终触发DNA损伤反应，导致细胞衰老或凋亡，这一过程是衰老的重要机制之一[53]。研究表明，端粒磨损与包括肺脏疾病、获得性骨髓衰竭综合征、代谢性疾病、骨骼系统疾病、肾脏疾病、神经退行性疾病与年龄相关黄斑变性在内的多种人类疾病相关[54]，说明端粒的正常结构和功能在维持生理健康上十分重要。有趣的是，近年研究发现：不仅端粒长度缩短可触发p53通路，其结构或功能异常（如解保护、表观沉默丧失）也可在端粒长度未显著变化时感应基因组不稳定，激活p53介导的衰老或死亡[55]。下文将分别从端粒重复序列与端粒蛋白复合体的角度介绍端粒磨损与衰老的关系。

3.2.1 端粒重复序列

端粒由富含TTAGGG/AATCCC重复序列的双链DNA构成，为保护染色体末端，其一条突出的单链（G-丰富链）会反向插入端粒自身的双链区域中，从而形成一个被称为t-环（t-loop）套索结构，这个t-环与端粒结合蛋白复合体共同构成完整的端粒结构[56]。此外，端粒DNA倾向于折叠成G-四链体，这种由鸟嘌呤四聚体通过Hoogsteen氢键堆叠形成的高度稳定的四链结构能够抑制端粒酶的活性，从而调控端粒延伸[57]。端粒磨损率受年龄、遗传背景、生活方式和社会因素的影响。除细胞正常复制过程端粒逐渐缩短外，端粒重复序列的长度还会受到环境压力（激素、ROS、炎症）与心理压力的影响而进一步缩短[58]。

端粒酶的逆转录酶活性能够在一定程度上抵消端粒的缩短。端粒酶是一种核糖核蛋白复合体，由具有逆转录催化活性的端粒逆转录酶（TERT）和端粒酶RNA（TR）共同组成。TERT以TR为模板，通过逆转录合成端粒DNA，从而延长端粒，维持端粒的结构和功能。然而，大多数哺乳动物体细胞不表达端粒酶，或其活性不足以弥补细胞生长时的端粒磨损，导致端粒长度随时间而逐渐缩短。这种现象在包括人类或小鼠在内的多种物种的正常衰老过程中均可观察到，因此端粒长度已成为预测生物衰老进程的重要分子[59]。在增殖性细胞或端粒缩短驱动的早衰模型中，通过基因治疗或药物干预增强端粒酶表达，可有效延长端粒，维持基因组稳定性，从而延缓或部分逆转衰老表型。然而，此类干预需谨慎考虑组织特异性效应和潜在癌变风险，且对终末分化细胞效果有限[60]。

3.2.2　端粒蛋白复合体

端粒蛋白复合体（shelterin）由端粒重复结合因子1（TRF1）、TRF2、抑制/激活蛋白（RAP1）、TRF1相互作用蛋白2（TIN2）、端粒保护蛋白（POT1）和TIN2相互作用蛋白1（TPP1）六个核心蛋白组成，其主要功能是附着在染色体末端，形成“帽”结构来保护端粒t-环，防止末端DNA被误识为断裂的双链而启动不必要的DNA损伤反应。TIN2是端粒复合体的中心组分，通过连接POT1-TPP1二聚体与TRF2，维持复合体结构稳定[61]。TRF2与POT1-TPP1共同抑制ATM依赖的DNA损伤信号及经典非同源重组修复，而TRF2与RAP1则抑制PARP介导同源重组修复[62]。此外，TRF2可促进TR进入端粒区域以激活端粒酶活性，而TRF1通过限制TRF2的作用来防止端粒过度延伸及异常RNA-DNA杂合体（R-loop）的形成，从而维持端粒结构和功能的稳定性[63]。

端粒脱保护（uncapping）是指端粒蛋白复合体（如TRF2/POT1）从端粒DNA上脱落或功能丧失，导致t-环结构破坏，暴露出染色体末端。这一过程可由端粒缩短、氧化应激或复制压力触发，使端粒被识别为DNA损伤，激活ATM/ATR依赖的DDR通路，最终诱导细胞衰老或凋亡。值得注意的是，即使端粒长度正常，脱保护仍可能发生[64]。在缺乏端粒蛋白复合体的模型中，即使存在正常长度的端粒，也会发生组织再生能力下降与衰老加速[65]，这充分说明了端粒结构保持完整的重要性。人体研究表明，端粒功能障碍与遗传性疾病相关的端粒功能障碍和衰老相关疾病的早期发作有关，如肺纤维化、骨髓衰竭和肝硬化，这意味端粒磨损和端粒完整性分析是评估个体生物学年龄的重要指标[66]。

3.3 表观遗传改变

衰老过程中伴随多种表观遗传学改变，主要包括 DNA 甲基化模式的改变、组蛋白的异常翻译后修饰、异常的染色质重塑和非编码 RNA 的功能失调（图 3.3）。这些改变通常能够可逆地影响基因表达和其他细胞过程，导致多种与年龄相关的人类疾病的发生和发展，如肿瘤、神经退行性疾病、代谢综合征和骨骼疾病等。

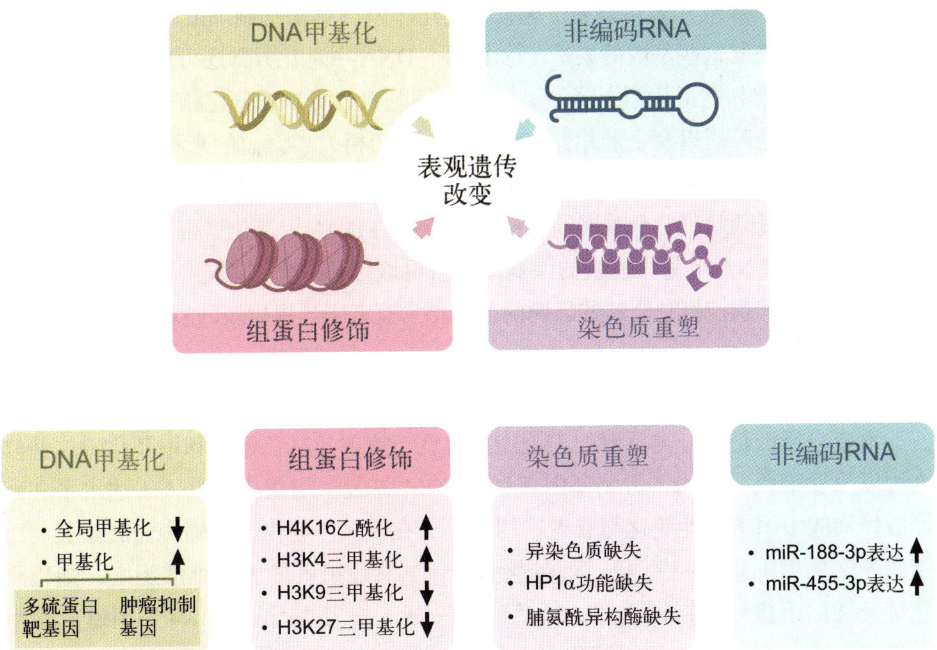

图 3.3 衰老相关的表观遗传改变

3.3.1 DNA 甲基化

DNA 甲基化主要是指将甲基（$-CH_3$）基团从 *S*-腺苷甲硫氨酸（SAM）转移到胞嘧啶核苷酸的 5 位碳原子上，形成 5-甲基胞嘧啶（5MC）。DNA 甲基化能引起染色质结构、DNA 构象、DNA 稳定性及 DNA 与蛋白质相互作用方式的改变，从而调控基因表达。现在已经确定 DNA 甲基化水平会随着年龄的增大而改变，针对大范围的人群全基因组 DNA 甲基化模式研究证实随着年龄的增长，全基因组呈现低甲基化，而在特定位点比如启动子富含胞嘧啶 - 磷酸 - 鸟嘌呤二核苷酸（CpG）的一些区域则呈现高甲基化[67]。早衰综合征的患者和小鼠的细胞中也检测出 DNA 甲基化的改变，部分重现了正常衰老中发现的 DNA 甲基化的改变[68]。基于选定位点的 DNA 甲基化状态的“表观遗传时钟”已被用于预测实际年龄和死亡风险，以及评估可能延长人类寿命的干预措施[69]。这些时钟包括：

❶ Horvath 时钟。基于 353 个 CpG 位点的甲基化水平，可以预测多种组织的年龄，平均误差为 3.6 年[70,71]。

❷ Hannum 时钟。使用 71 个 CpG 位点，专门针对血液样本，平均误差为 3.9 年[72]。

❸ Weidner 时钟。仅使用 3 个 CpG 位点，可以以较低成本预测年龄，平均误差为 3.34 年[73]。

DNA 甲基化不仅是重要的衰老生物标志物，还通过多种途径参与衰老进程的调控。研究表明，在衰老小鼠的巨噬细胞中，自噬相关基因 *Atg5* 和 *LC3B* 的启动子区域高度甲基化，导致其表达显著下调；而使用甲基转移酶抑制剂或 siRNA 处理，可在体内和体外恢复这些基因的表达[74]。此外，DNA 甲基化异常还可能引发线粒体损伤、活性氧增加和能量代谢下降[75]，并与干细胞自我更新和分化相关基因的表达改变、线粒体功能障碍以及衰老相关疾病的发生密切相关[76]。总的来看，DNA 甲基化改变与衰老存在紧密联系，但尚缺乏直接证据证明其是衰老的驱动因素而非伴随现象。未来研究亟须解决三个关键问题：①有缺陷的 DNA 甲基化是否会直接加速衰老进程；②提高 DNA 甲基化模式的保真度是否可以延长寿命；③老年人 DNA 甲基化改变的具体分子调控机制。这些问题的解答将为衰老干预提供新的表观遗传学靶标。

3.3.2 组蛋白修饰

组蛋白修饰是另一类重要的表观遗传改变，主要包括乙酰化和甲基化。这些修饰可以改变染色质结构，影响基因表达和 DNA 修复。组蛋白的整体表达水平和翻译后修饰的组织依赖性变化与衰老密切相关。在模式生物中，果蝇寿命的延长与组蛋白表达的增加直接相关[77]。而在老年人和早衰症患者的成纤维细胞中，则检测到特征性的组蛋白修饰谱改变，包括组蛋白 H4K16 乙酰化或 H3K4 三甲基化水平升高和 H3K9 或 H3K27 三甲基化水平下降。这些组蛋白修饰可导致基因转录变化、细胞内环境平衡丧失以及与年龄相关的代谢下降[78]。

（1）组蛋白乙酰化

组蛋白乙酰化异常会扰乱组蛋白与 DNA 的相互作用，削弱染色质结构并促进局部基因表达。组蛋白乙酰转移酶（HAT）和组蛋白脱乙酰酶（HDAC）在衰老过程中协同参与 DNA 损伤反应[79]。根据 DNA 损伤的类型和程度，组蛋白残基可发生高乙酰化或低乙酰化，从而为修复蛋白提供进入损伤位点的机会。例如，H4K16ac 可抑制 53BP1 与 DNA 结合，促进同源重组介导的 DSB 修复；而 HDAC1 和 HDAC2 通过去乙酰化 H3K56ac 和 H4K16ac，增强非同源末端连接（NHEJ），从而协助 DSBs 修复[80]。

除 HAT 和 HDAC 外，SIRT 蛋白脱乙酰酶及 ADP-核糖基转移酶等修饰酶也在衰老调控中发挥作用[81]。尤其是 SIRT 家族（SIRT1～SIRT7），在维持基因组稳定性和代谢稳态方面至关重要。转基因过表达 SIRT1 可改善小鼠的基因组稳定性和代谢效率，但未延长寿命[82]。线粒体SIRT3的过表达可逆转衰老造血干细胞的再生缺陷，并介导饮食限制的延寿效应[83]。SIRT6通过调节染色质结构、代谢和DNA修复发挥多重功能，其敲除会导致加速衰老，而过表达则可延长小鼠寿命[84,85]。SIRT7缺乏则引起基因组不稳定、代谢障碍和早衰表现[81]。这些研究表明，组蛋白修饰可能是衰老干预的重要靶点，然而，仍需进一步探究这些干预究竟是通过表观遗传机制本身，还是通过影响DNA修复、基因组稳定性及代谢/信号通路转录改变来调控衰老与寿命。

（2）组蛋白甲基化

组蛋白赖氨酸甲基转移酶（KMT）和组蛋白赖氨酸脱甲基酶（KDMs）通过调控组蛋白的单、二、三甲基化修饰，影响染色质状态和基因表达。一般来说，H3K4和H3K36甲基化（H3K4me、H3K36me）与转录激活相关，而H3K9me、H3K27me和H4K20me则多见于转录沉默的染色质区域[86]。在衰老过程中，这些组蛋白甲基化标记发生动态变化。例如，H3K4三甲基化（H3K4me3）水平在不同组织的衰老过程中呈现多样化变化，但其具体作用尚未明确[87]。H3K27me3作为维持基因组和表观遗传稳定性的重要标记，其对衰老的影响依赖于具体的基因背景和细胞环境，因此需要进一步探索其在不同细胞类型和基因座的作用机制[88]。此外，H3K36me3和H3K9me3在衰老中也发挥重要作用。H3K36组蛋白甲基转移酶NSD1的突变可导致功能丧失，推进Horvath表观遗传时钟，从而加速衰老[89]；在Werner综合征（一种与早衰相关的疾病）中，人和小鼠造血干细胞的衰老伴随H3K9三甲基化显著下降，这主要由于其甲基转移酶SUV39H1表达下调，从而破坏了异染色质活性并诱导衰老标志物的出现[90]。

3.3.3 染色质重塑

染色质重塑（即染色质结构和组织的改变）是表观遗传调控的另一个重要层面，直接影响衰老相关的细胞过程，如DNA修复、复制和转录[91]。染色质以常染色质和异染色质两种形式存在，衰老过程中在常染色质区域染色质重塑的主要变化包括：与转录延伸和失调相关的H3K36me3水平降低[69]、H3K4me3和H3K27me3表达模式改变[92]、核小体占有率降低和形状发生变化[93]以及特定区域DNA高甲基化[94]。在异染色质区域染色质重塑的主要变化包括：异染色质丢失[95]、H3K9me3水平降低[96]、DNA低甲基化[67]、核小体占有率降低和重塑[93]、异染色质蛋白1α（HP1α）功能缺失[97]以及核纤层缺陷。大多数研究表明，异染色质松弛促进了衰老及衰老相关病理过程的发生，而异染色质的维持促进长寿。例如，在从果蝇到哺乳动物的不同物种中，一种保存异染色质所必需的脯氨酰异构酶（PIN1）的缺失与过早衰老和神经变性有关[98]。尽管现有证据表明，维持异染色质的完整性有助于长寿，但能否通过激活特定的染色质重塑因子来延长脊椎动物的寿命，目前仍缺乏充分的实验证据。

3.3.4 非编码 RNA

越来越多的非编码 RNA（ncRNA），包括长链非编码 RNA（lncRNA）、微 RNA（miRNA）和环状 RNA（circRNA），已经成为影响衰老的重要表观遗传因素。ncRNAs 通过对长寿网络成分的转录后靶向或通过调节干细胞行为来调节健康寿命和寿命[99]。虽然 circRNA 可通过胰岛素/IGF-1 信号通路调控果蝇寿命[100]，但现有研究主要集中于 miRNA，其他 ncRNA 在人类生理病理中的调控机制仍存在争议[101]。

功能获得和功能丧失性研究首次证实了几个 miRNA 调节无脊椎动物寿命的能力[102]。随后在小鼠上的研究为 miRNA 在衰老过程中的功能相关性提供了因果证据。例如，miR-188-3p 在衰老的骨骼内皮细胞中表达上调，并导致血管问题。在小鼠中，miR-188 的耗尽可改善年龄相关的骨毛细血管退化，而过表达则抑制骨再生[103]。相反，miR-455-3p 的耗尽对小鼠线粒体膜动力学（即线粒体分裂和融合的过程）、认知行为和寿命都有负面影响，而它的过表达则维持这些功能并延长小鼠寿命[104]。总体而言，这些发现表明 miRNA 不仅是衰老和衰老相关疾病的调控因子，更提示其成为潜在治疗靶标的潜力。

3.4 蛋白质稳态失调

蛋白质稳态（proteostasis）是指在特定时间点细胞内蛋白质的合成、折叠 / 去折叠、修饰及降解等过程达到的一种动态平衡。这一平衡依赖于复杂的蛋白质稳态网络来维持，包括分子伴侣、泛素-蛋白酶体系统及自噬-溶酶体系统等[105]。分子伴侣可识别错误折叠的蛋白质并帮助其重新折叠，或将其引导至降解途径；泛素-蛋白酶体系统依赖 ATP 降解单个底物蛋白质，而自噬-溶酶体系统则能够清除蛋白质聚集体和整个受损细胞器。随着年龄增长，细胞和组织在静息及应激状态下维持蛋白质稳态的能力逐渐减弱，错误折叠或不完整蛋白质的累积增加，导致蛋白质稳态网络受损。这一失衡不仅是正常衰老的标志之一，还与阿尔茨海默病、帕金森病和白内障等多种衰老相关疾病的发生密切相关[106]。研究表明，寿命最长的物种通常拥有更稳定的蛋白质组，例如长寿的裸鼹鼠展现出比其他啮齿动物更强的蛋白质稳态能力[107]。此外，针对无脊椎动物和哺乳动物蛋白质稳态网络的干预已被证实可延长其寿命和健康寿命，进一步强调了蛋白质稳态在健康衰老中的核心作用。

3.4.1 分子伴侣

分子伴侣在蛋白质生命周期中发挥核心作用，帮助其完成折叠、组装与拆卸、跨膜运输及靶向降解等构象变化[108]。它们能够整合多种细胞信号，决定失去稳定构象的蛋白质是被重新折叠还是引导至降解途径。一旦选择降解，分子伴侣还会决定错误折叠蛋白进入哪一类蛋白质水解系统——主要包括蛋白酶体和自噬系统。蛋白酶体是一种多亚基复合物，负责降解经泛素链共价修饰的底物蛋白；而自噬系统则通过溶酶体降解受损蛋白及其聚集体[109]。根据底物识别和递送方式，自噬可分为巨自噬、微自噬和分子伴侣介导的自噬[110]。

随着年龄增长，多种细胞变化会削弱分子伴侣功能。衰老伴随线粒体功能下降及脂质、葡萄糖代谢失调，导致细胞能量不足，从而抑制 ATP 依赖型分子伴侣活性并诱导 ATP 非依赖型分子伴侣[111]。此外，底物蛋白的与年龄相关的非酶修饰（如晚期糖基化终产物积累）会干扰分子伴侣对其识别，进一步削弱蛋白质稳态维持能力。尽管此类修饰可通过蛋氨酸亚砜还原酶等修复酶逆转，但这些修复酶的丰度也随衰老而下降，导致异常蛋白逐渐积聚，破坏细胞稳态。

3.4.2 蛋白质水解系统

与年龄相关的蛋白质稳态调节系统并不局限于分子伴侣，蛋白质水解系统中的蛋白酶体和自噬活性都会随着年龄的增长而下降，进而影响蛋白质稳态。衰老过程中的自噬失能将在下一小节详细介绍，这里我们主要介绍蛋白酶体的衰老相关改变。蛋白酶体是一种进化上保守的多亚基蛋白质复合物，可将天然蛋白质、旧蛋白质和受损蛋白质降解为寡肽，因此构成蛋白质稳态维持和蛋白质质量控制系统的组成部分。在衰老过程中，蛋白酶体活性在脑、肝脏、肌肉、淋巴细胞和心脏等多个组织中下降[112]。泛素 - 蛋白酶体系统改变与衰老相关的神经退行性疾病相关，比如：额颞叶痴呆（FTD）和肌萎缩侧索硬化症（ALS）与泛素-蛋白酶体成分的突变有关[113,114]，并会出现泛素-蛋白酶体功能和相关酶活性的改变[115]。poly-GA（聚甘氨酸 - 丙氨酸）是一种由 *C9ORF72* 基因 GGGGCC 重复扩增突变通过非 ATG 依赖翻译产生的二肽重复蛋白。在神经退行性疾病（如 ALS 和 FTD）中，poly-GA 聚集体可螯合大量蛋白酶体，耗尽其维持蛋白质稳态的能力，导致蛋白酶体活性显著降低，从而引起神经元功能受损和退行性病变[116]。

3.5 自噬失能

自噬是一种高度保守的途径，通过溶酶体降解细胞成分，如有缺陷的细胞器和错误折叠的蛋白质聚集体[117]。巨自噬、微自噬和分子伴侣介导的自噬三种类型的区别在于将待降解的细胞成分运送至溶酶体的过程[118]。其中巨自噬（本文将之简称为“自噬”）是细胞成分溶酶体降解的最佳途径。自噬途径将待降解的细胞成分隔离在自噬小体中，随后自噬小体与溶酶体融合以消化腔内容物[118]。因此，自噬不仅涉及蛋白质稳定，而且还影响非蛋白质大分子（如异位胞浆 DNA、脂泡和糖原）和整个细胞器，以及入侵的病原体（“异种吞噬”）[2]。与年龄有关的自噬功能下降是细胞器周转减少的最重要机制之一，因而在此对其进行详细阐述。

3.5.1 自噬小体形成

自噬的激活始于具有激酶活性的核心蛋白ULK1(酵母Atg1的哺乳动物同源物)介导的 PI3K 复合体形成。该复合体由 Vps 家族蛋白、BECLIN-1、ATG14 样蛋白和 ATG38 组成，能够促进磷脂酰肌醇 3-磷酸（PI3P）的生成，从而招募 ATG2-ATG18 并结合 PI3P，启动自噬小体的形成。随后，ATG5-ATG12-ATG16L 复合物促进自噬小体膜的延伸，ATG7 和 ATG3 将经 ATG4 剪切后的 LC3-Ⅰ（ATG8）连接至脂膜，形成附着 LC3-Ⅱ的自噬小体，包裹待降解的细胞成分 [119]。

大量研究表明，自噬活性随着年龄增长逐渐下降，这与介导自噬小体形成的关键基因表达减少密切相关。在果蝇中，衰老伴随 *ATG2*、*ATG8A* 和 *BCHS* 等自噬基因表达下调，影响自噬启动和小体形成 [120]。在 18～25 月龄小鼠脑组织中，自噬小体形成相关蛋白（ATG5-ATG12、BECN1）水平显著降低，同时伴随 mTOR 活性升高和铁蛋白 H 积累增加（铁蛋白 H 主要通过自噬 - 溶酶体途径清除）[121]。类似地，人类研究也发现 *ATG5*、*ATG7* 和 *BECN1* 等基因的表达随年龄下调 [122]，提示衰老伴随自噬小体形成能力的减弱。

同样，自噬基因的抑制加速了生物模型的衰老。在秀丽隐杆线虫（*LGG-1*、*UNC-51*、*BEC1*、*ATG-7*、*LGG-3*）、果蝇（*ATG3* 和 *ATG8A*）和小鼠（*ATG5*、*ATG7* 和 *BECN1*）中编码自噬小体成分的基因的选择性突变或敲低会导致寿命和健康寿命缩短 [123]。相应地，在果蝇或小鼠上过表达 *ATG* 基因可以延长寿命 [120,124]。例如，多西环素诱导的 shRNA 介导敲减小鼠 *ATG5* mRNA 表达会导致自噬受损，进而引发多个器官的过早退化和衰老，最终导致早期死亡。停用多西环素后，自噬功能得以恢复，同时伴随全身炎症减轻以及部分衰老表型的缓解 [125]。

3.5.2 溶酶体融合与水解

自噬途径依赖溶酶体与自噬小体的融合完成细胞成分的降解。然而，溶酶体质量与功能在衰老的细胞中发生衰退 [126]。功能正常的溶酶体中含有大量水解酶，通过 V 型 ATP 酶向内泵入质子保持低 pH 环境以维持水解酶的活性 [127]。遗憾的是，研究发现溶酶体 pH 会随细胞衰老而逐渐升高 [128]，这导致降解细胞成分的水解酶活性降低，从而干扰了自噬中的溶酶体水解步骤，导致自噬通量降低。

衰老过程中自噬通量的下降，导致细胞内蛋白质聚集体和功能失调的细胞器积累，削弱了细胞清除病原体的能力，这些异常物质会加剧炎症反应 [129]，加速细胞衰老进程。研究证实，老年野生型小鼠下丘脑神经元存在显著的自噬功能障碍，具体表现为自噬溶酶体融合率下降及自噬底物向溶酶体的递送过程受损 [130]。对秀丽隐杆线虫（简称线虫）、啮齿动物和人类细胞的研究表明，溶酶体蛋白水解功能随着年龄增长而降低，从而降低自噬通量，加剧细胞损伤并促进与年龄相关的疾病的发展 [123]。以上研究均说明了自噬失能在衰老与相关疾病发生过程中的作用。

3.5.3 激活自噬的分子途径

mTOR、AMPK 与 IIS 通路是调控细胞营养状态、代谢与自噬中的核心网络。研究表明，衰老常伴随 mTOR 信号的异常激活，而遗传或药理学抑制 mTOR 或 IIS 通路，能通过上调自噬等方式显著延长线虫等模式生物的寿命 [131]。进一步的研究证实，自噬相关转录因子 TFEB（在线虫中同源为 HLH-30）和 FOXO（在线虫中同源为 DAF-16）是这些长寿通路的关键效应因子。它们的功能缺失突变不仅会缩短野生型线虫的寿命，甚至会消除长寿型 DAF-2（IIS 受体）突变体的寿命延长表型 [132]。值得注意的是，AMPK 在衰老过程中受到抑制，而过表达自噬调节因子 AMPK 进一步促进了多种组织的自噬，从而延长寿命 [133,134]。此外，L 型钙离子拮抗剂维拉帕米可通过抑制钙调磷酸酶的活性增强线虫自噬水平，进而达到延长寿命、延缓衰老的效果 [135]。这些发现共同揭示了通过靶向 mTOR、AMPK、胰岛素途径及其下游效应器调控自噬在衰老干预中的潜力。

3.6 线粒体功能障碍

线粒体是一种存在于大多数细胞中的由两层膜包被的细胞器，是制造能量、进行有氧呼吸的主要场所。线粒体拥有自身的遗传物质和遗传体系，但其基因组大小有限，是一种半自主细胞器。除了为细胞供能外，线粒体还参与诸如细胞分化、细胞信息传递和细胞凋亡等过程，并拥有调控细胞生长和细胞周期的能力。因此，线粒体功能障碍在衰老中具有多效性。下面将描述主要的线粒体应激途径，阐明其与 mtDNA 突变和代谢失调的内在联系，并讨论由此引发的细胞与机体稳态失衡的后果。

3.6.1 线粒体应激反应

（1）线粒体未折叠蛋白反应

线粒体中诱导蛋白质毒性的应激源，如未组装、未折叠和受损蛋白质的积累，可以触发线粒体未折叠蛋白反应（UPR^{mt}），这一进化保守的应激响应机制在多种生物中展现出抗衰老潜力 [136]。比如：在线虫和哺乳动物中（图 3.4），mtDNA 和 nuDNA 编码的电子传递链亚基之间的不匹配，导致电子传递链组件的未组装和随后的线粒体蛋白失衡，从而驱动 UPR^{mt} 并延长寿命。在线虫中，UPR^{mt} 的激活涉及线粒体酪蛋白水解蛋白酶 P-1（CLPP-1）对未折叠或未组装的线粒体蛋白的降解，并通过线粒体 ATP 结合盒（ABC）转运蛋白 HAF-1 将片段肽从线粒体基质转运至细胞质中。应激相关激活转录因子 -1（ATFS-1）是一种在生理条件下主要定位于线粒体的转录因子，而 Lon 蛋白酶同源物 1（LONP-1）是一种 ATP 依赖的线粒体基质蛋白酶，属于 Lon 蛋白酶家族，在正常情况下，LONP-1 可通过降解 ATFS-1

维持其较低水平；但当线粒体受损时，ATFS-1 会逃逸降解并转运至细胞核，激活线粒体 UPR^{mt} [137]。在哺乳动物中，线粒体扰动（如氧化应激或蛋白质毒性应激）通过激酶介导的真核翻译起始因子 2α 亚基（eIF2α）磷酸化触发整合应激反应。该反应一方面显著抑制全局翻译，另一方面却选择性上调激活转录因子 4（ATF4）的翻译，进而激活 UPR^{mt} 相关基因（如分子伴侣、蛋白酶）和抗氧化基因的表达，促进线粒体修复与细胞保护。除 ATF4 外，至少还有激活转录因子 5（ATF5）和增强子结合蛋白同源蛋白（CHOP）以及一些表观遗传调节因子参与 UPR^{mt} 的激活 [138]。这种全局翻译抑制与蛋白质稳态调节基因（如分子伴侣和蛋白酶编码基因）协同上调的作用，共同构成了对抗蛋白质毒性应激和延缓衰老的关键防御机制。

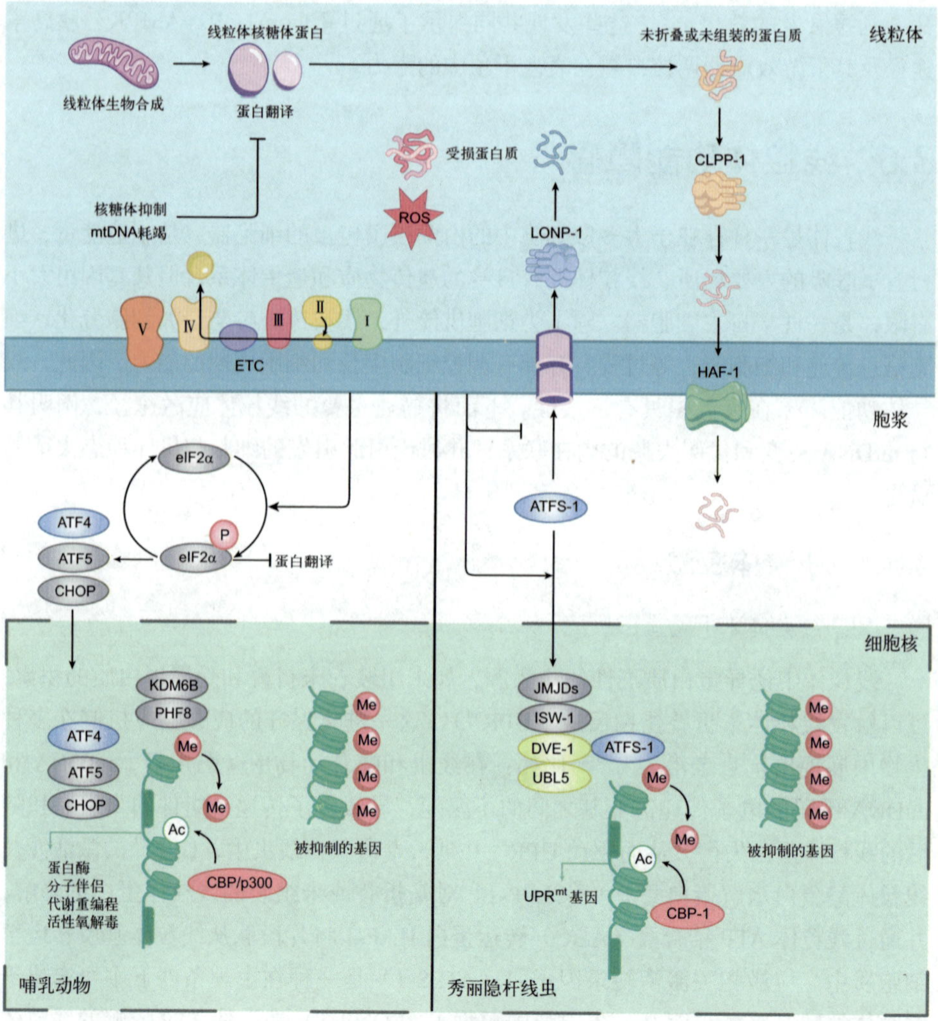

图 3.4　线粒体未折叠反应

（2）线粒体膜动力学

线粒体融合与裂变（统称为线粒体膜动力学）是线粒体应激反应（MSR）的核心组成部分。细胞通过稀释和分离受损细胞器，来维持压力下的稳态与生存。因此，细胞和机体健康依赖于线粒体融合与裂变的精准调控，这些通路的异常与衰老及多种年龄相关疾病相关[139]。在哺乳动物中，线粒体的融合是由线粒体融合蛋白1（MFN1）和线粒体融合蛋白2（MFN2）介导的，它们负责合并线粒体外膜（OMM），而线粒体内膜GTP酶（OPA1）则负责合并线粒体内膜。线粒体裂变主要由动力蛋白相关蛋白1（DRP1）与其他OMM相关受体，如线粒体裂变因子（MFF）和线粒体裂变蛋白1（FIS1）相互协调。裂变与融合均有助于功能失调线粒体的分离与清除[140]。

线粒体裂变和融合之间的动态平衡在衰老中的作用，最初是在低等生物中被发现的。在酵母中，缺失裂变蛋白Dnm1p（酵母中DRP-1的同源物）可抑制线粒体裂变，从而延长其复制寿命。在线虫中，随着年龄增长，可以观察到线粒体网络碎片化、肿胀等形态异常，相反，增强线粒体融合可以延长寿命。抑制线粒体融合会消除长寿线虫突变体的寿命延长。然而，线粒体融合并不总是与寿命延长正相关。在果蝇中，过表达一种RBR（ring between ring）类E3泛素连接酶Parkin可通过促进线粒体裂变并抑制融合来改善线粒体质量，从而延长果蝇寿命[141]。在线虫中，通过RNAi敲低线粒体核糖体小亚基蛋白5（MRPS-5）可抑制线粒体翻译，诱导mtUPR，同时促进线粒体裂变，延长寿命[142]。在小鼠中，线粒体裂变和融合都随着年龄的增长而受损。衰老小鼠在骨骼肌、神经元和卵母细胞等多个组织中表现出DRP1活性降低和线粒体形态改变[143]。值得注意的是，在18月龄的小鼠中，肌肉特异性DRP1过表达或敲低都会导致肌肉萎缩[144]。在小鼠中去除DRP1介导的线粒体裂变[145]或MFN介导的线粒体融合[146]均可加速心脏衰老。这些证据表明，线粒体分裂/融合的失衡是加速衰老进程的重要诱因。

（3）线粒体自噬

当线粒体应激积累到超过应激反应能力的水平时，就会发生线粒体自噬。在所有线粒体质量控制系统中，线粒体自噬是唯一的介导整个细胞器更新，并避免细胞损伤和凋亡的生物过程。在高等真核生物中，线粒体自噬通过泛素依赖性和非泛素依赖性途径在不同的细胞类型和组织中进行。其中，泛素依赖的线粒体自噬机制由PINK1-parkin轴介导，泛素化多种底物以招募自噬受体；不依赖泛素的线粒体自噬则通过直接募集自噬受体（如BNIP3、NIX和FUNDC1）来调节。这两种途径都以自噬体吞噬线粒体告终[147]。

越来越多的证据表明，线粒体自噬在调控机体衰老和寿命中发挥至关重要的作用。在线虫（*C. elegans*）中，线粒体自噬是延长某些长寿突变体寿命的必要条件，包括Insulin/IGF-1信号减少、线粒体功能受损或热量限制的突变体。与此一致，由转录因子 DAF-16/FOXO 调控的关键线粒体自噬基因 *DCT-1* 和 *BEC-1*，会加速年轻成虫的线粒体功能障碍，并提前出现衰老相关的线粒体质量的衰退[148]。在果蝇中，缺失线粒体自噬关键蛋白 Parkin 会因肌肉退行变性导致寿命缩短、运动能力下降；反之，过表达 Parkin 则可通过缓解蛋白质毒性应激来延长寿命[149]。同样，在哺乳动物小鼠中也观察到线粒体自噬随年龄增长而普遍下降，比如老年小鼠心脏中线粒体自噬的减弱会导致 OXPHOS 功能障碍，促进心力衰竭[150]。在表达线粒体自噬荧光报告基因 *mt-Keima* 的转基因小鼠品系中，21 月龄小鼠海马的线粒体自噬水平比 3 月龄小鼠显著减少[151]。此外，在老年小鼠或人类分离得到的肌肉特异性干细胞中观察到有缺陷的线粒体自噬[152]。

当 UPRmt 被激活时，线粒体裂变和融合以及线粒体自噬均增强，表明多种 MSR 通路的协同是应对细胞应激的关键机制。当应激水平超过线粒体蛋白质平衡能力时，线粒体膜动力学和线粒体自噬开始重新分配以去除线粒体网络中不可逆转的受损元素。一旦无法诱导或协调这些 MSR 通路，将导致 OXPHOS 功能障碍和整体生理功能下降。显然，线粒体利用 MSR 通路使自身适应压力环境。这些通路的损伤会导致线粒体功能障碍并加速衰老；而适度的应激可通过 MSR 诱导有益的细胞适应，即线粒体低毒兴奋效应（mitohormesis），其效果取决于应激的类型、强度和作用时间。

3.6.2 线粒体代谢变化

（1）活性氧

活性氧（ROS）是有氧代谢的副产物，在其电子轨道的最外层具有未配对的电子，使得它们在自然界中具有高反应活性。常见的 ROS 可以分为两类：第一类为自由基，包括一氧化氮自由基（$NO^{\bullet}$）、超氧阴离子自由基（$O_2^{\bullet-}$）、羟基自由基（$^{\bullet}OH$）、碳酸根阴离子自由基（$CO_3^{\bullet-}$）、二氧化氮自由基（$NO_2^{\bullet}$）、烷氧基自由基（$RO^{\bullet}$）、过氧基自由基（$ROO^{\bullet}$）；第二类为非自由基，包括过氧化氢（H_2O_2）、过氧亚硝酸盐（$ONOO^-$/ONOOH）、次氯酸（HOCl）[153]。ROS 的寿命范围为 10^{-9}～1 s，在生物系统中的扩散距离为 10^{-12}～10 m。

线粒体呼吸链通过复合物Ⅰ、Ⅲ、Ⅳ的电子传递与质子泵偶联，驱动 ATP 合成，同时复合物Ⅰ和Ⅲ是内源性 ROS 的主要来源。ROS 的生成受电子传递效率、氧张力及抗氧化系统共同调控。积累的线粒体 ROS 通过线粒体膜孔扩散到细胞质，这些高活性物质与细胞大分子如蛋白质、脂质和核酸相互作用，导致生物分子结构改变并破坏组织或器官的正常功能，即通过氧化应激造成损伤。例如，ROS 可以氧化蛋白质巯基，抑制蛋白质折叠并导致复杂的年龄相关疾病，如阿尔茨海默病（AD）、帕金森病（PD）和心血管疾病等[154,155]。但在过去的二十年中，越来越多的研究表明 ROS 也作为信号分子来调节生物学和生理学过程，因此 ROS 的基础水平对维持细胞增殖和健康细胞的正常活动具有重要意义（图 3.5）。

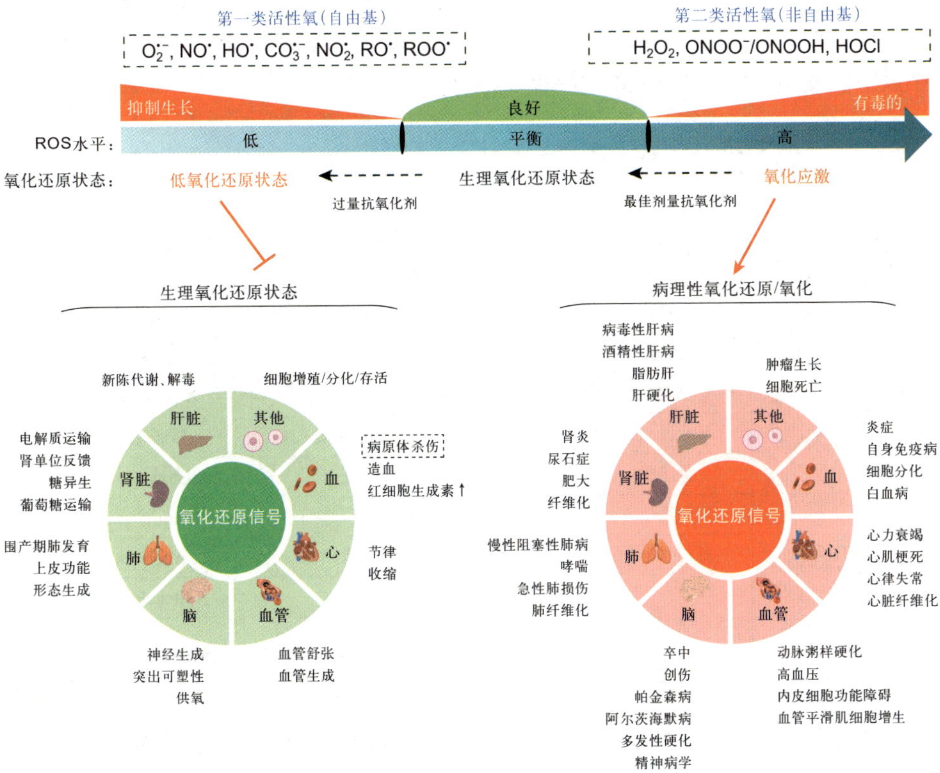

图 3.5　活性氧的双重作用

（2）烟酰胺腺嘌呤二核苷酸

烟酰胺腺嘌呤二核苷酸（NAD^+）不仅是机体氧化还原反应中必不可少的辅酶，参与多种代谢反应，还在非氧化还原过程中充当底物，供聚 ADP-核糖聚合酶（PARP）、环状 ADP-核糖合酶 CD38、固醇调节元件结合蛋白裂解激活蛋白 1（SARM1）及 Sirtuins 等 NAD^+ 消耗酶使用。其中，Sirtuins 家族（SIRT1～SIRT7）分布于细胞核、细胞质和线粒体中，是调节线粒体稳态和衰老的重要因子，其活性依赖于 NAD^+[156]。

NAD^+ 的合成主要有三条途径：①以色氨酸为底物的从头合成途径；②以烟酸为底物的 Preiss-Handler 途径；③以烟酰胺（NAM）、烟酰胺核苷（NR）或烟酰胺单核苷酸（NMN）为底物的挽救途径。挽救途径依赖于烟酰胺磷酸核糖转移酶（NAMPT）和烟酰胺单核苷酸腺苷酰转移酶（NMNAT），而从头合成则需要喹啉酸磷酸核糖转移酶（QPRT）等关键酶。NAD^+ 的消耗主要由 CD38、PARP、Sirtuins 和 SARM1 介导，其中 CD38 是哺乳动物体内最主要的 NAD^+ 消耗酶[157]。

研究显示，衰老过程中 NAD^+ 合成减少而消耗增加，导致其全身水平显著下降

（表 3.1）[158]。具体表现为：①挽救途径关键酶 NAMPT、NMNAT 的表达与活性随年龄降低；②从头合成途径中 QPRT 的表达下调；③ NAD^+ 消耗酶 CD38、PARP 等在衰老组织中活性增强。与此一致，补充 NAD^+ 前体或抑制 CD38、PARP 可在小鼠中恢复年龄依赖性下降的 NAD^+ 水平 [159]。

表 3.1　小鼠衰老或衰老相关疾病模型 NAD^+ 水平的降低

动物模型	NAD^+ 检测部位	相关疾病	参考文献
$Tert^{-/-}$ C57BL/6	骨髓	端粒障碍	Stock et al. (2023)
APP/PS1 C57BL/6J	大脑皮质	阿尔茨海默病	Hou et al. (2021)
$Atm^{-/-}$ C57BL/6	小脑	神经退行性疾病	Yang et al. (2021)
Deletor C57BL/6	骨骼肌	线粒体肌病	Nahid et al. (2014)
$Csb^{m/m}$ C57BL/6	小脑	线粒体功能障碍	Morten et al. (2014)
C57BL/6	肾	顺铂及缺血再灌注引起的肾损伤	Doke et al. (2023)
	骨骼肌	多囊卵巢综合征	Aflatounian et al.(2022)
	心脏	阿霉素诱导的心脏毒性	Margier et al. (2022)
	海马、小脑	化疗引起的认知功能障碍	Yoo et al. (2021)
	肝脏	肥胖	Mitchell et al. (2018)
		严重营养不良引起的肝功能障碍	Hu et al. (2022)
	骨髓	脱髓鞘再生	Langley et al. (2021)

总体而言，系统性 NAD^+ 水平下降是机体衰老的重要特征和驱动因素。动物实验表明，NAD^+ 补充剂可改善多种与年龄相关的病理状态，包括糖尿病和肥胖、非酒精性脂肪性肝病、肾损伤、肌肉功能减退及肌少症、青光眼和认知障碍等 [160]，提示其在延缓衰老及干预相关疾病中的潜在应用价值。

（3）三羧酸循环代谢物

三羧酸循环（TCA）代谢物是能量代谢的副产物，在细胞内稳态中具有重要作用，通过信号转导级联或关键酶的变构调节来促进合成代谢反应和调节代谢途径。越来越多的证据表明 TCA 代谢物通过其在染色质修饰、DNA 甲基化和翻译后蛋白质修饰中的作用而成为细胞信号转导的重要介质 [161]。例如，胞质内的柠檬酸水平升高，可裂解产生乙酰辅酶 A，在乙酰转移酶的催化下促进组蛋白及多种蛋白质（如转录因子、代谢酶、细胞骨架蛋白等）发生乙酰化修饰，从而调控基因转录和细胞功能。而线粒体功能受损导致的 TCA 中间体（如 α-酮戊二酸）减少，会干扰去甲基化和去乙酰化酶的活性，最终破坏表观遗传稳态。例如，DNA 和组蛋白甲基化状态均受 α-酮戊二酸（α-KG）依赖性双加氧酶（2-OGDO）调节 [162]；琥珀酸盐和富马酸盐可抑制 2-OGDO 酶的活性 [163]。这些证据表明 TCA 循环代谢物可通过直接或间接机制调控染色质表观遗传修饰（如乙酰化和甲基化等），从而动态塑造表观遗传景观（epigenetic landscape）。

这些 TCA 循环中间代谢物在衰老过程中同样发挥着关键的调控作用。研究表明，补充 α-KG 可延长线虫和果蝇的健康寿命[164]。此外，富马酸盐和苹果酸盐能够通过激活长寿相关转录因子 DAF-16 和去乙酶化酶 SIR-2.1 的表达与活性，进而延长线虫的寿命[165]。与之相反，琥珀酸的积累在果蝇中表现出促衰老效应，琥珀酸脱氢酶（SDH）突变体表现为增加的 ROS 水平和加速的老化[166]。在线虫中，乙酰辅酶 A 是调节衰老速度的重要线粒体信号。在生命早期经历线粒体应激的线虫有着更低的乙酰辅酶 A 水平，导致组蛋白脱乙酰酶复合物（NuRD）的核积累，促使表观遗传和转录重塑以延长线虫的寿命[167]。在哺乳动物中，提高 α-KG 水平可通过减少成骨相关基因（如 *Bmp2*、*Bmp4* 和 *Nanog*）启动子区组蛋白 H3 第 9 位（H3K9me3）和第 27 位（H3K27me3）的三甲基化修饰积累，从而增强骨髓间充质干细胞（BMSCs）的成骨分化能力，来改善老年小鼠的年龄相关性骨质疏松症[168]。

综上，线粒体代谢变化是衰老的核心驱动因素之一，其通过多种机制影响细胞和机体的衰老进程。ROS 积累、NAD^+ 耗竭和 TCA 代谢物失衡等代谢紊乱共同导致线粒体功能衰退、表观遗传失调和慢性炎症，形成衰老的正反馈循环。靶向干预（如补充 NAD^+ 前体、抗氧化或调节 α-KG 水平）已成为抗衰老的潜在策略。

3.7　营养感应失调

人体通过调节营养感应系统来适应食物供应的变化。细胞中有许多用于检测营养状态的感受器和信号通路，包括：感应高葡萄糖浓度的胰岛素和 IGF-1 信号通路；用于传感高氨基酸浓度的 mTOR 信号通路；通过检测高 AMP 水平来感应低能量状态的 AMPK 信号通路和检测高 NAD^+ 水平来感应低能量状态的 Sirtuins 信号通路[169]。例如，晚餐摄入的蛋白质会被分解成氨基酸进入血液循环，可激活 mTOR 信号通路。而摄入大量糖类导致血糖升高时，则会激活胰岛素和 IGF-1 信号通路。这些营养感应信号通路都是由细胞外配体与其相互作用的受体，如 IGF-1 和胰岛素样生长因子受体（IGFR），以及细胞内信号级联，如 PI3K-Akt 和 Ras-MEK-ERK 途径和转录因子组成，在进化中高度保守（图 3.6）[2]。

3.7.1　胰岛素和 IGF-1 信号通路

哺乳动物的生长激素轴（GH/IGF-1 轴）由垂体前叶分泌的生长激素（GH）及其下游效应因子 IGF-1 组成。GH 通过作用于肝脏的 GH 受体（GHR），刺激肝细胞合成并释放 IGF-1（循环 IGF-1 的主要来源）。IGF-1 通过与其特异性受体（IGF-1R）结合，激活下游细胞内信号通路。该通路与胰岛素信号通路高度同源，均涉及 IRS、PI3K、Akt 构成的级联反应，因此被统称为 Insulin/IGF-1 信号通路（IIS 通路）。作为进化上最保守的衰老调控枢纽，IIS 通路的核心靶点包括 FOXO 转录因

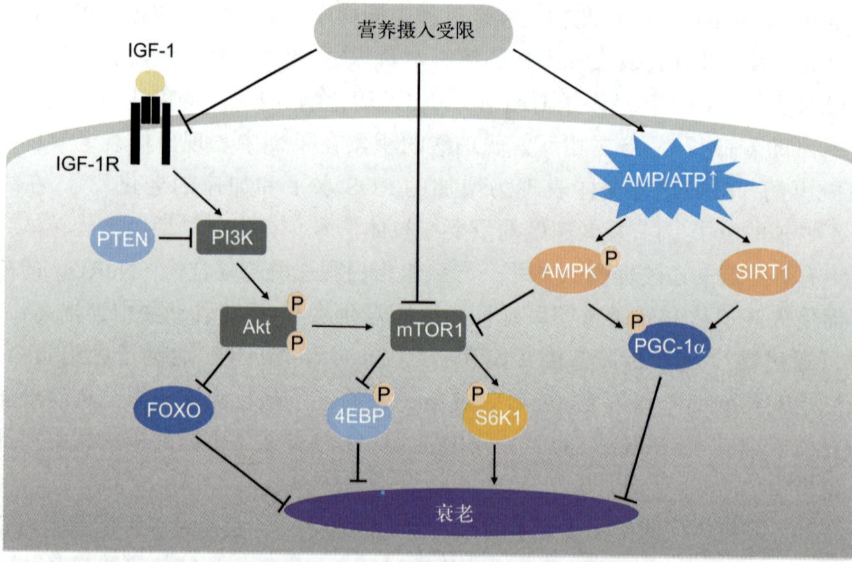

图 3.6　营养感应失调相关的主要信号通路

子家族和 mTOR 复合物（尤其是 mTORC1）。值得注意的是，从线虫（*daf-2/daf-16*）到哺乳动物，IIS 通路对寿命的调控功能高度保守，即该通路活性的降低可延长多种模式生物的健康寿命。

人体内 IGF-1 水平在生命的第二个十年达到顶峰，但随着衰老而下降。然而，在老年女性（≤95 岁）以及针对老年人人群（包括男性和女性，平均年龄 76 岁）中，低 IGF-1 水平与认知障碍和死亡概率较低相关 [170]。研究也发现了高 IGF-1 的风险与痴呆、糖尿病、血管疾病、骨质疏松症和总体死亡率的年龄之间存在显著的正相关性 [171]。在成年或晚年抑制 GH/IGF-1 通路可延长多种模型生物体（包括小鼠）的寿命。通过对 IGFR 的抑制，能够显著改善小鼠的心脏功能、减少炎症和肿瘤的发生并延长寿命 [172]。肿瘤抑制因子 PTEN 能够通过抑制 PI3K 使 IIS 信号转导活性降低 [173]，因此，PTEN 过表达小鼠 [174] 以及 PI3K 低表达小鼠 [175] 显示出更长的寿命。

GH 受体、IGF-1 受体、胰岛素受体及其下游信号分子（如 IRS、PI3K、Akt 等）的基因多态性或功能突变，已在人类百岁老人研究和多种模式生物（如线虫、小鼠）的长寿模型中显示出与寿命的显著关联。这些发现进一步确立了营养感应通路（如 IIS 通路）和生物能量代谢调控在寿命决定中的核心作用。

3.7.2　mTOR 信号通路

mTOR（哺乳动物雷帕霉素靶蛋白）是一种进化上高度保守的丝氨酸 / 苏氨酸蛋白激酶，属于 PI3K 相关激酶（PIKK）家族。它在细胞内有两种结构和功能不同的多蛋白复合物的催化核心：mTOR 复合物 1（mTORC1）和 mTOR 复合物 2（mTORC2）[176]。多项研究证实，mTORC1 活性调控在寿命延长中起关键作用。

mTORC1 活性降低但 mTORC2 正常的转基因小鼠表现出寿命延长表型[177]；S6K1（核糖体 S6 蛋白激酶 1，mTORC1 主要效应分子）基因敲除小鼠同样显示出寿命延长[178]；在果蝇模型中，mTORC1 下游靶点 4E-BP（真核翻译起始因子 4E 结合蛋白）的缺失导致寿命缩短[179]。另外，在衰老小鼠下丘脑神经元中，mTOR 活性异常升高，与年龄相关代谢紊乱（如肥胖）密切相关[180]。

目前的研究表明，雷帕霉素可抑制 mTORC1 活性，是延长多种模式生物（包括酵母、线虫、果蝇和小鼠）寿命的药理学干预手段[181]。这一发现与 IIS 的研究结果相互印证，共同确立了营养感应和代谢调控通路在衰老进程中的核心地位：mTOR 通路与 IIS 通路在进化上高度保守，从低等到高等生物均能整合营养信号实现对寿命的调控作用。

3.7.3 AMPK 信号通路

细胞通过动态的能量代谢调节来维持 ATP 稳态，这一过程直接响应营养物质的可用性。在正常生理状态下，细胞利用 ATP 作为能量货币支持各项生命活动，在此过程中 ATP 被水解为 ADP 并进一步转化为 AMP。当细胞处于能量应激状态（表现为 ATP 不足或 AMP/ATP 比值升高）时，AMP 会直接激活 AMP 依赖的蛋白激酶（AMPK），同时该激活过程还依赖于上游激酶 LKB1 的磷酸化作用。被激活的 AMPK 通过双重机制恢复能量平衡：一方面通过促进糖酵解、脂肪酸氧化和线粒体生物发生等途径加速 ATP 生成；另一方面通过抑制 mTORC1 介导的蛋白质合成等耗能过程来减少 ATP 消耗，从而全面维持细胞的能量稳态[182]。因此，与促进合成代谢的 IIS 和 mTOR 通路不同，AMPK 的激活传递着细胞能量不足的信号。

AMPK 作为细胞能量代谢的核心调控因子，其激活可通过多种途径发挥抗衰老作用：AMPK 激活促进线粒体生物发生（通过激活 PGC-1α）和脂肪酸氧化，改善衰老相关的线粒体功能障碍[183]；衰老细胞中 AMPK-PGC-1α 信号下降导致线粒体 DNA 减少和 ROS 积累，运动或饮食限制均可激活 AMPK，而逆转这一过程[184]；二甲双胍（临床常用降糖药）是经典的 AMPK 激活剂，可以在线虫[185]和小鼠[186]上通过激活 AMPK 而延长寿命。

3.7.4 Sirtuins 信号通路

Sirtuins（SIRT）是一类依赖 NAD^+ 的蛋白去酰基酶家族，能够催化乙酰基或其他酰基从底物蛋白的赖氨酸残基上移除，并将酰基转移至 ADP-核糖生成 *O*-乙酰 -ADP- 核糖[187]。其中 SIRT1 通过去乙酰化修饰激活 PPARγ 共激活因子 1α（PGC-1α）从而协调线粒体生物合成、抗氧化防御系统的增强以及脂肪酸氧化代谢[188]。与 AMPK 通路相似，Sirtuins 作为细胞能量状态的传感器，其活性和表达水平会随衰老进程而显著降低[189]。

3.8 细胞衰老

细胞衰老传统上被描述为由于应激或损伤而引起的稳定的细胞周期“阻滞”，从而引发多种细胞内表型变化，其本身是一种防止受损细胞继续增殖与癌变的保护措施。然而，积累的衰老细胞产生的 SASP 也会导致周围细胞衰老，促进肿瘤形成，并导致各种与年龄有关的疾病。近年来，研究人员对揭示细胞衰老的生理功能和病理结果及其潜在分子机制的兴趣日益增加。然而，在体内识别、表征和分离衰老细胞方面仍面临着巨大挑战，其中最关键的挑战是缺乏细胞衰老的特异性标志物，因为几乎所有已提出的标志物在特定情况下（如细胞类型、衰老类型）可能在衰老细胞中缺失，也可能存在于非衰老细胞中。所以，研究人员总结了细胞衰老的九大特征，包括细胞周期阻滞、DNA 损伤应答、细胞核改变、凋亡抵抗、衰老相关分泌表型（SASP）、代谢适应、溶酶体含量增加、细胞表面标志和细胞形态改变（图 3.7）[190]。需要注意的是，细胞中单一特征的出现不足以定义其衰老状态，必须同时出现多个特征才能将其定义为细胞衰老状态。

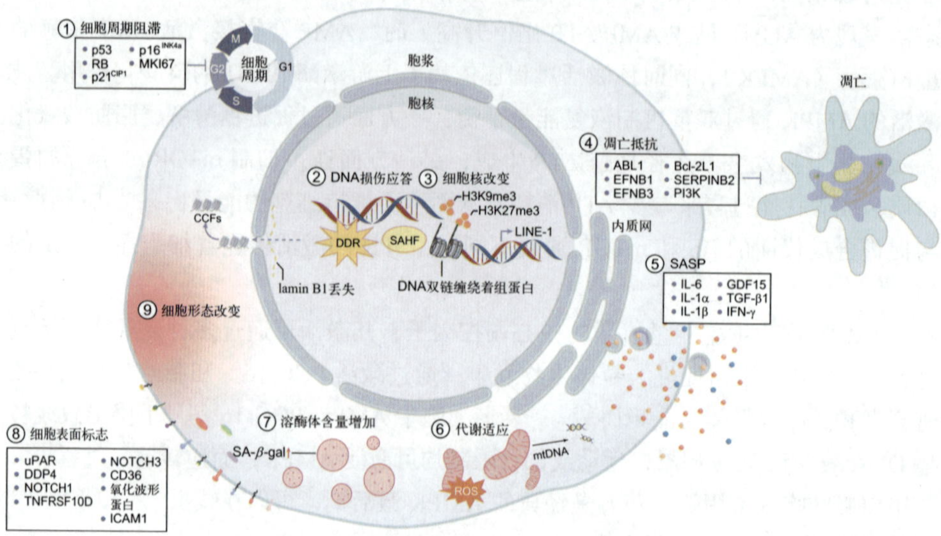

图 3.7 细胞衰老特征

3.8.1 细胞衰老的特征

（1）细胞周期阻滞

细胞周期是真核生物中高度保守且有序的进程，其调控不仅控制细胞的增殖与分化，还可作为防御机制应对多种压力，协调 DNA 损伤修复和机体发育等生物学事件[191]。细胞周期的推进主要依赖细胞周期蛋白、细胞周期蛋白依赖激酶（CDKs）及其抑制因子（CDKIs）的相互作用，它们通过精确的程序调节细胞的生长与分裂。在衰老过程中，CDKIs 中的 CDKN2A（p16^{INK4a}）和 CDKN1A（p21^{CIP1}）是驱动细胞周期阻滞的关键分子（图 3.8）[192]。

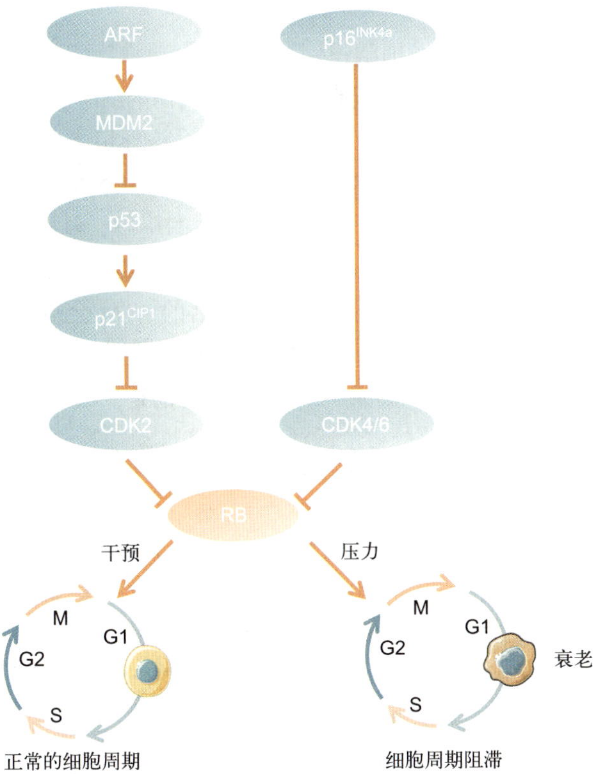

图 3.8　细胞周期阻滞和细胞衰老

p16^{INK4a} 在健康细胞中表达极低，但在应激状态下可显著上调，通过特异性抑制 CDK4/6 活性，促使 Rb（一种参与细胞周期调控的抑癌因子）保持活性，从而导致细胞周期阻滞 [193]。p16^{INK4a} 的表达增加常见于早期肿瘤及衰老细胞中，是细胞对癌基因激活、端粒缩短、活性氧增加及复制叉停滞等多种应激的反应 [194]。相比之下，p21^{CIP1}主要受 p53 调控，抑制以 CDK2 为主的多种 CDKs。p53 是一种关键抑癌因子，其稳定性受 E3 泛素连接酶 MDM2 的降解调节，而 MDM2 又受 CDKN2A 另一产物 p14^{ARF}的调控。研究表明，MDM2-p53 轴的调控失衡导致 p53 活性升高，与早期衰老密切相关 [195,196]。p53-p21^{CIP1}通路的激活不仅抑制细胞周期，还可与 Rb 途径协同，促进细胞进入不可逆停滞状态。与 p16^{INK4a}不同，p21^{CIP1}的上调多与 DNA 损伤诱导的衰老相关，其表达在衰老细胞中往往呈一过性，而 p16^{INK4a} 的持续高水平积累则有助于维持衰老表型。因此，p16^{INK4a}常被作为识别衰老细胞的更可靠标记。

然而，目前尚无单一特异性标记可完全指示衰老相关的细胞周期阻滞。Rb 和 p53 的活化同样出现在其他类型的细胞周期阻滞中，而 p16^{INK4a} 在某些非衰老细胞中也会表达，且并非所有衰老细胞均呈 p16^{INK4a} 阳性。因此，评估衰老相关的细胞周期阻滞需综合多种分子和表型指标。

（2）DNA 损伤应答

DNA 损伤应答（DDR）是细胞识别 DSBs 并启动修复的关键机制，在复制性衰老（端粒完整性被破坏）或其他应激导致 DNA 损伤的细胞衰老中发挥关键作用。在 DDR 过程中，ATM 激酶与 DNA 损伤位点的结合诱导组蛋白 H2AX 磷酸化，从而驱动 DNA 修复复合体的组装。这原本是以修复损伤 DNA 为目的的细胞保护过程。然而，DDR 会引起 H3K9 特异性甲基转移酶的降解，从而导致 H2K9me2 水平降低，该表观遗传改变进而解除了对导致 SASP 因子编码基因（如 IL-6 和 IL-8）的抑制，促使其表达上调 [197]。此外，DDR 所激活的 ATM 会磷酸化细胞周期检查点激酶 CHK1 和 CHK2[198,199]，导致细胞周期阻滞。DDR 还会导致 p53 的磷酸化激活，从而增强其下游的衰老相关基因转录 [200]。值得注意的是，DDR 虽然最初旨在修复 DNA 损伤，但其下游信号通路的过度激活反而可能推动细胞向衰老表型转变。

（3）细胞核改变

衰老细胞的细胞核经历显著的结构与功能重塑，其中最典型的变化是结构蛋白 lamin B1 的缺失，这不仅导致基因组不稳定，还促进多种衰老特征的出现（见图 3.1）。研究表明，衰老细胞中 lamin B1 的下调与 miRNA-23a 的上调密切相关，同时受 p53 和 p16^{INK4a} 的调控 [35]。lamin B1 的丢失会引发染色质重塑，具体表现为核纤层蛋白（lamin）相关异染色质的缺失以及富含 H3K9me3 的异染色质区域的形成，这类重塑结构被称为衰老相关异染色质灶（SAHFs）（见图 3.3），与衰老细胞的增殖抑制密切相关。此外，组蛋白的转录后修饰及 DNA 甲基化的改变，进一步导致全局异染色质的丢失，同时在局部形成更多异染色质区域，伴随 LINE-1 激活及衰老相关卫星异染色质松弛（SADS）。值得注意的是，在体外培养的 DNA 损伤诱导型衰老细胞中，常观察到细胞核体积较年轻细胞明显增大 [201]，这是一种非常直观的细胞衰老特征。

（4）凋亡抵抗

细胞凋亡是一种程序性的细胞死亡过程 [202]。当抗凋亡蛋白 Bcl-2 家族成员（Bcl-2、Bcl-xL、Bcl-W 等）被抑制时，促凋亡蛋白 BAX 和 BAK 驱动线粒体外膜形成孔道结构，释放线粒体内部的细胞色素 c 和半胱天冬酶蛋白，激活下游的级联反应，发动细胞凋亡。

在衰老状态下，细胞通过多重机制获得凋亡抵抗能力。由于 cAMP 反应元件结合蛋白（CREB）的过度激活，衰老细胞无法正常下调抗凋亡蛋白 Bcl-2、Bcl-W 和 Bcl-xL，因而保有抵抗细胞凋亡的状态 [203]。在衰老细胞中，FOXO4 将 p53 隔离在细胞核中，避免 p53 介导的细胞死亡 [204]；p21^{CIP1} 通过限制 DDR 激活的 JNK 和半胱天冬酶信号保护细胞免于凋亡 [205]；HSP90 则通过稳定 p-Akt 来避免凋亡 [206]。

此外，衰老细胞中促凋亡基因 *Bax* 的启动子区域富集了抑制性的组蛋白标记 H4K20me3[207]。以上途径共同介导了衰老细胞的凋亡抵抗特性。基于这一特性，靶向抑制 Bcl-2 家族或其他抗凋亡途径的药物，可促进细胞凋亡，从而发挥清除衰老细胞、缓解机体组织器官衰老的作用。这一类药物被称为选择性清除衰老细胞的药物（Senolytics），将在后文详细描述。

（5）衰老相关分泌表型

衰老相关分泌表型（SASP）是衰老细胞分泌的多种可溶性及非可溶性因子的统称，包括促炎细胞因子（如 IL-6、IL-1α、IL-1β）、趋化因子、细胞生长调节因子、蛋白酶及其调节剂、可溶性或脱落受体 / 配体，以及细胞外基质成分（如纤连蛋白、胶原蛋白、层粘连蛋白）等，还包括一氧化氮（NO）、前列腺素 E2（PGE2）、活性氧（ROS）等小分子（见表 3.2）。SASP 的成分和强度受衰老持续时间、衰老诱因及细胞类型影响，且单细胞 RNA 测序（scRNA-seq）显示其在不同细胞间存在显著异质性。DNA 损伤、CCF 触发的 Ⅰ 型干扰素反应，以及损伤相关分子模式（DAMP）激活的炎症小体，均可引发 NF-κB、CCAAT/ 增强子结合蛋白 β（C/EBPβ）、mTOR、GATA4、cGAS-STING 等关键信号通路，最终驱动 SASP 的形成 [208]。

NF-κB 在多种促炎基因的表达中发挥核心作用，其活化与 p38MAPK、GATA4、ROS-PKC、δ-PRKD1 通路、线粒体功能以及清道夫受体 CD36 有关。例如，p38MAPK 通过增强 NF-κB 与 DNA 的结合能力提高其活性；GATA4 在衰老细胞中蓄积，促进 IL-1α（NF-κB 激动剂）的表达与分泌，从而增强 NF-κB 活化；cGAS 可通过产生第二信使 cGAMP 激活 STING，进而促进 NF-κB 和 IRF3 的活化，连接 DNA 损伤与 SASP 激活。此外，衰老细胞通过增强 NF-κB 活性诱导 CD36 的表达，其下游配体（如 β-淀粉样蛋白和氧化 LDL）也在 SASP 启动中发挥作用，提示 NF-κB 在 SASP 调控中处于核心位置 [209]。

表3.2 衰老相关分泌表型因子及分类

类型	SASP 因子
促炎细胞因子	IL-1α、IL-1β、IL-6、IL-7、IL-13、IL-15、IL-18、TNF-α
趋化因子	CCL-17、CCL-20、CXCL-1、CXCL-2、IL-8/CXCL-8、IP-10/CXCL-10、Eotaxin-3、GRO-a、GRO-b、GRO-g、HCC-4、MCP-1/CCL2、MCP-2、MCP-4、MIP-1a、MIP-3a
细胞生长调节因子	EGF、FGF2、HGF、VEGF、PDGF、GDF15、TGFβ1
蛋白酶及其调节剂	BLC、Cathepsin B、COX-1、COX-2、DPP4、G-CSF、GM-CSF、IFN-y、M-CSF/CSF-1、MIF、MMP-1、MMP-3、MMP-10、MMP-12、MMP-13、MMP-14、SEMA3F、SERPINS、PAI-1、PAI-2、TIMP-2
可溶性或脱落受体/配体	ANXA3、Fas、TSPAN8、ICAM-1、ICAM-3、OPG、sTNFR Ⅰ、SGP130、sTNFR Ⅱ、TRAIL-R3、IFNγ
细胞外基质	胶原蛋白、纤连蛋白、层粘连蛋白、SPARC
其他可溶性因子	NO、PGE2、ROS

C/EBPβ 是 CCAAT/ 增强子结合蛋白家族成员，能调节多种 SASP 相关因子，包括 IL-1β、IL-6、IL-8/CXCL8、GROα 和 NAP2，在癌基因诱导的衰老细胞中作用尤为显著[210]。研究表明，C/EBPβ 诱导 CXCL1 和 IL-8 等趋化因子，正向调节致癌基因诱导的衰老。值得注意的是，许多 SASP 细胞因子基因的启动子同时含有 NF-κB 和 C/EBP 结合位点，两者协同调控 SASP 蛋白的分泌[211]。

GATA4 是 GATA 家族中唯一被证实参与衰老调控的成员。研究发现，GATA4 调控 IL-6、IL-8、CXCL1、GM-CSF 及细胞外基质（ECM）蛋白酶及其抑制剂等多种 SASP 基因的表达，其过度表达可增强衰老细胞的炎症反应，而耗竭则显著抑制 SASP。此外，GATA4 可通过上调泛素连接酶 TRAF3IP2 激活 NF-κB 通路，敲低 TRAF3IP2 可抑制 GATA4 介导的 NF-κB 活化及 SASP 表达[212]。

cGAS-STING 通路在感染、细胞应激和组织损伤相关炎症中发挥关键作用。cGAS 识别胞质 DNA 后合成 cGAMP，激活内质网上的 STING，进而激活下游 IRF3 及 NF-κB 通路，引发炎症和抗病毒免疫应答，衰老过程中，该通路与 SASP 激活高度相关[213]。

综上，SASP 的形成是多信号通路共同驱动的结果，其中 NF-κB、C/EBPβ、GATA4 及 cGAS-STING 轴在其激活与维持中占据核心地位。

（6）溶酶体含量增加

在衰老细胞研究中，“溶酶体含量增加”是溶酶体数量增多、体积增大及其内部分子成分增加等现象的总称。有意思的是，尽管发生了功能障碍，衰老细胞中的衰老相关 *β*-半乳糖苷酶（SA-*β*-gal）是一种主要存在于溶酶体的水解酶，其在衰老细胞内活性增强，被广泛用作衰老细胞的经典标志物。这种活性升高实际指代的正是衰老细胞溶酶体含量增强的表现。然而，高 SA-*β*-gal 活性并不是衰老细胞特有的标志，因此其通常与其他衰老标志物联用，共同评价细胞的衰老进程[214]。

衰老细胞中溶酶体蛋白总量的增加，是旧溶酶体积累与新生溶酶体生成增多的共同结果。脂褐素是一种在溶酶体内累积的衰老标志物，主要由氧化蛋白质、脂质和金属离子等异常聚集而形成。该聚集物能够通过组织化学染色苏丹黑 B 检测到。其在衰老组织中的积累现象，直接反映了衰老细胞内溶酶体清除功能障碍导致的堆积，这也是引起衰老细胞溶酶体蛋白含量增加的重要因素之一。

（7）代谢适应

在部分应激诱导的细胞衰老过程中，尤其是 DNA 损伤驱动型模型中，细胞代谢发生重编程，表现为糖酵解途径抑制及 OXPHOS 活性增强。这种代谢偏移有助于维持能量稳态，支持衰老细胞长期生存所需的高能耗反应，如 SASP 维持、DNA 修复及蛋白质稳态调节等。能量危机诱导的 AMP/ATP 比值升高可激活 AMPK 通路，AMPK 进一步通过直接作用或调控 p53 等下游信号，抑制糖酵解并增强线粒体代谢（TCA 循环与 OXPHOS 通量），从而维持衰老细胞的功能性稳定状态[215]。然而，肿瘤抑制基因如 p53 和 Rb 的激活诱导的衰老通常伴随着糖酵解升高，即使在有氧条件下，衰老细胞依然依赖糖酵解提供能量，此过程也被称为“Warburg 效应”[216]。端粒耗竭是衰老的一个经典机制，通常伴随着细胞的代谢变化。研究表明，端粒耗竭引发的衰老也可能导致混合型代谢状态，即既有糖酵解的增强，又有线粒体 OXPHOS 的功能受限[217]。综上，细胞衰老的代谢改变在不同应激源导致的细胞衰老中不尽相同。因此以单一代谢变化难以作为细胞衰老的标志，需要结合其他细胞衰老特征共同判断细胞衰老进程。

（8）细胞表面标志

目前，鉴定细胞表面表达的衰老标志物已成为日益重要的研究方向。首先，在膜表面表达特定标记的衰老细胞易于通过流式细胞术识别和分离，而不影响膜的完整性和细胞的活力。其次，表面分子可以作为药物给药的治疗靶点，在体内治疗应用方面具有极大的潜力，特别是用于清除衰老细胞治疗年龄相关的疾病。第三，细胞表面表达的衰老标志物便于对衰老细胞的某些亚群进行分类和分析，辅助研究衰老的异质性。目前，已有多种蛋白质被鉴定为潜在的衰老细胞表面标志物。Caveolin-1 是细胞膜上富含胆固醇的关键蛋白，参与细胞膜上小窝（caveolae）结构的形成，进而在小泡运输和信号转导中发挥重要作用。研究发现 Caveolin-1 在衰老细胞中呈现增加的趋势，这可能与衰老过程中细胞膜的结构和功能变化有关[218]。2014 年，Althubiti 等人通过蛋白组筛选鉴定了 107 个可能作为衰老标志物的膜蛋白，实验验证其中 10 种（DEP1、NTAL、EBP50、STX4、VAMP3、ARMX3、B2MG、LANCL1、VPS26A 和 PLD3）的过表达均可诱导衰老标志蛋白 $p16^{INK4a}$ 和 $p21^{CIP1}$ 的表达增多，并证明了这些蛋白质的组合可以用来特异性识别培养和组织样本中的衰老细胞[219]。波形蛋白（Vimentin）的氧化形式在衰老的成纤维细胞膜中特异性表达[220]，被视为衰老细胞的膜蛋白标志之一。此外，细胞膜蛋白 DPP4 已被用于识别与靶向清除衰老细胞[221]，表明细胞膜的衰老相关靶蛋白能够用于开发衰老干预策略，具有实际应用潜力。

（9）细胞形态改变

细胞在培养过程中，细胞衰老后会经历明显的形态学变化，细胞外形变得扁平、增大并出现空泡化，并可观察到细胞核增大或者增多。细胞的大小是由细胞中大分子的积累（合成 / 摄取）和损失（降解 / 分泌）之间的平衡决定的，因而衰老细胞中营养水平信号 mTOR 途径的激活与对细胞生长的调节作用密切相关[222,223]。激活的 mTOR 途径导致细胞合成代谢能力增加，并抑制自噬等降解代谢，导致平衡破坏，进一步引起细胞体积增大。

细胞形状改变的另一重要影响因素是细胞骨架的重排。激活转录因子 6α

（ATF6α）是一种内质网跨膜蛋白，在内质网应激（如衰老过程中）被激活，调控内质网未折叠蛋白反应（ER-UPR），从而影响细胞稳态、大小和形态[224]。而激活转录因子 4（ATF4）是 UPR（包括 ER-UPR 和 mtUPR）的另一关键转录因子，可调控环氧合酶 -2（COX-2）/ 前列腺素 E2（PGE2）通路，并可能通过 NF-κB 或直接结合启动子影响细胞骨架蛋白（如波形蛋白）的表达。然而，尽管细胞大小和形态的变化很容易在体外培养状态下观察到，但该类变化在体内环境中却很难作为检测细胞衰老的评价标准。

3.8.2 组织中衰老细胞的鉴定和表征

在细胞衰老的九大特征中，许多细胞衰老相关的标志物在体外培养的细胞上都已经有了描述（图 3.7），但使用它们识别组织中衰老细胞的特异性和敏感性较差。一方面，特定的衰老特征可以在不同类型的细胞或衰老形式中表现为不同的标志物；另一方面，许多衰老相关标志物也存在于非衰老细胞中（特异性较弱），例如，巨噬细胞向 M2 型的极化会引起两种最常用的衰老标志物 $p16^{INK4a}$ 和 SA-*β*-gal 的高表达。因此，研究人员建议在组织中至少检测三个标志物来确证衰老细胞，表 3.3 是在不同组织中常用的衰老标志物。

表3.3 组织中衰老细胞常见标志物列表

标志物	英文全称	细胞衰老特征	组织样本来源
$p16^{INK4a}$	Cyclin-dependent kinase inhibitor 2A	细胞周期阻滞	脂肪、骨髓、心血管组织、神经组织、免疫组织、肾脏、肝、肺、乳腺、卵巢、胰腺、胎盘、骨骼、皮肤
$p21^{CIP1}$	Cyclin-dependent kinase inhibitor 1A	细胞周期阻滞	脂肪、骨髓、心血管组织、神经组织、免疫组织、肾、肝、肺、卵巢、胰腺、胎盘、骨骼、皮肤
IL-6	Interleukin-6	SASP	脂肪组织、骨髓、心血管系统、中枢神经系统、循环标志物、肾、肝、肺、乳腺、卵巢、胰腺、胎盘、骨骼、皮肤
TNF	Tumour necrosis factor	SASP	脂肪组织、骨髓、心血管系统、中枢神经系统、循环标志物、肾、肝、肺、胰腺、胎盘、骨骼、皮肤
H2AX	H2A.X variant histone	DDR	脂肪组织、心血管系统、中枢神经系统、肾、肝、肺、卵巢、胰腺、胎盘、骨骼、皮肤
IL-1α	Interleukin-1α	SASP	骨髓、心血管系统、中枢神经系统、循环标志物、肝、肺、卵巢、胰腺、胎盘、骨骼、皮肤
IL-1β	Interleukin-1β	SASP	脂肪组织、骨髓、心血管系统、中枢神经系统、循环标志物、肾、肺、卵巢、胎盘、骨骼、皮肤
SA-*β*-gal	Senescence associated *β*-galactosidase	溶酶体含量增加	脂肪组织、骨髓、心血管系统、中枢神经系统、免疫系统、肾、肝、卵巢、胰腺、胎盘、皮肤

续表

标志物	英文全称	细胞衰老特征	组织样本来源
SERPINE (PAI-1)	Serpin family E member 1	SASP	脂肪组织、骨髓、心血管系统、中枢神经系统、循环标志物、肾、肝、肺、卵巢、胰腺、骨骼
TGF-β1	Transforming growth factor-β1	SASP	骨髓、心血管系统、中枢神经系统、循环标志物、肾、肝、肺、卵巢、胰腺、骨骼
p53	Tumour protein p53	细胞周期阻滞	脂肪组织、骨髓、心血管系统、中枢神经系统、循环标志物、肝、肺、胰腺、胎盘、骨骼
CCL2	C—C motif chemokine ligand 2	SASP	脂肪组织、骨髓、心血管系统、中枢神经系统、循环标志物、肾、肝、卵巢、骨骼
CCL5	C—C motif chemokine ligand 5	SASP	骨髓、中枢神经系统、循环标志物、肾、肝、乳腺、卵巢、胰腺、骨骼
CXCL1	C—X—C motif chemokine ligand 1	SASP	骨髓、心血管系统、中枢神经系统、循环标志物、肝、乳腺、卵巢、胰腺、骨骼
CXCL8	C—X—C motif chemokine ligand 8	SASP	脂肪组织、中枢神经系统、循环标志物、肺、卵巢、胎盘、骨骼、皮肤
MMP12	Matrix metallopeptidase 12	SASP	脂肪组织、骨髓、心血管系统、中枢神经系统、循环标志物、肾、肺、骨骼
CCL3	C—C motif chemokine ligand 3	SASP	骨髓、中枢神经系统、循环标志物、肾、卵巢、胰腺、骨骼
HMGB1	High mobility group box 1	核变化	骨髓、中枢神经系统、卵巢、胰腺、胎盘、骨骼、皮肤
MMP2	Matrix metallopeptidase 2	SASP	心血管系统、循环标志物、肝、胰腺、胎盘、骨骼、皮肤
CCL8	C—C motif chemokine ligand 8	SASP	骨髓、心血管系统、循环标志物、肾、卵巢、骨骼
CXCL10	C—X—C motif chemokine ligand 10	SASP	心血管系统、循环标志物、卵巢、胰腺、骨骼、皮肤
CXCL2	C—X—C motif chemokine ligand 2	SASP	骨髓、心血管系统、肝、乳腺、卵巢、骨骼
GDF15	Growth differentiation factor 15	SASP	脂肪组织、心血管系统、循环标志物、肺、胎盘、骨骼
IGFBP3	Insulin-like growth factor binding protein 3	SASP	骨髓、循环标志物、肾、卵巢、胰腺、骨骼
MMP3	Matrix metallopeptidase 3	SASP	脂肪组织、心血管系统、中枢神经系统、肝、骨骼、皮肤

续表

标志物	英文全称	细胞衰老特征	组织样本来源
MMP9	Matrix metallopeptidase 9	SASP	骨髓、心血管系统、循环标志物、胎盘、骨骼、皮肤
CSF2	Colony-stimulating factor 2	SASP	骨髓、心血管系统、循环标志物、胎盘、骨骼
IGFBP7	Insulin-like growth factor binding protein 7	SASP	骨髓、心血管系统、循环标志物、卵巢、骨骼
LMNB1	Lamin B1	核变化	脂肪组织、骨髓、中枢神经系统、胎盘、皮肤
MMP1	Matrix metallopeptidase 1	SASP	循环标志物、肾、肝、骨骼、皮肤
BCL2/*Bcl-2*	*BCL2*/*Bcl-2* apoptosis regulator	抗凋亡通路的上调	骨髓、中枢神经系统、卵巢、胎盘
CCL4	C–C motif chemokine ligand 4	SASP	中枢神经系统、循环标志物、胰腺、骨骼
CCL7	C–C motif chemokine ligand 7	SASP	骨髓、心血管系统、循环指标、骨骼
CDKN2B ($p15^{INK4b}$)	Cyclin-dependent kinase inhibitor 2B	细胞周期阻滞	心血管系统、中枢神经系统、胰腺、骨骼
CSF1	Colony-stimulating factor 1	SASP	骨髓、中枢神经系统、乳腺、骨骼
CXCL12	C–X–C motif chemokine ligand 12	SASP	心血管系统、循环标志物、胰腺、骨骼
FAS	Fas cell surface death receptor	SASP	骨髓、循环标志物、胰腺、骨骼
ICAM1	Intercellular adhesion molecule 1	SASP	骨髓、循环标志物、胰腺、骨骼
IFN-γ	Interferon-γ	SASP	骨髓、循环标志物、胎盘、骨骼
IGF1	Insulin-like growth factor 1	SASP	心血管系统、中枢神经系统、循环标志物、骨骼
IGFBP4	Insulin-like growth factor binding protein 4	SASP	骨髓、循环标志物、卵巢、骨骼
IL-17A	Interleukin-17A	SASP	骨髓、循环标志物、胎盘、骨骼
MAPK14	Mitogen-activation protein kinase 14	SASP	免疫系统、肾、胰腺、胎盘
MMP13	Matrix metallopeptidase 13	SASP	骨髓、心血管系统、肾、骨骼
NFKB1	Nuclear factor-κB subunit 1	SASP	骨髓、胰腺、胎盘、骨骼
Telomere length	Telomere length	DDR	心血管系统、肾、胎盘、皮肤

续表

标志物	英文全称	细胞衰老特征	组织样本来源
TIMP2	TIMP metallopeptidase inhibitor 2	SASP	中枢神经系统、循环标志物、卵巢、骨骼
TNFRSF1B	TNF receptor superfamily member 1B	SASP	循环标志物、肺、胰腺、骨骼
VEGFA	Vascular endothelial growth factor A	SASP	骨髓、循环标志物、肺、骨骼
CSF3	Colony-stimulating factor 3	SASP	骨髓、乳腺、骨骼
CXCL16	C–X–C motif chemokine ligand 16	SASP	循环标志物、乳腺、骨骼
HGF	Hepatocyte growth factor	SASP	心血管系统、循环标志物、骨骼
ICAM3	Intercellular adhesion molecule 3	SASP	循环标志物、胰腺、骨骼
IGFBP2	Insulin-like growth factor binding protein 2	SASP	循环标志物、卵巢、骨骼
IGFBP5	Insulin-like growth factor binding protein 5	SASP	心血管系统、循环标志物、骨骼
IL-7	Interleukin-7	SASP	心血管系统、循环标志物、骨骼
INHBA	Inhibin subunit-βA	SASP	骨髓、循环标志物、骨骼
Lipofuscin	Lipofuscin	溶酶体含量增加	卵巢、胎盘、皮肤
MKI67	Marker of proliferation Ki-67	细胞周期阻滞	骨髓、心血管系统、皮肤
MMP10	Matrix metallopeptidase 10	SASP	心血管系统、循环标志物、骨骼
PLAUR	Plasminogen activator, urokinase receptor	SASP	中枢神经系统、循环标志物、骨骼
SPP1	Secreted phosphoprotein 1	SASP	中枢神经系统、循环标志物、骨骼
TAF	Telomere-associated foci	DDR	心血管系统、肝、皮肤
TNFRSF1A	TNF receptor superfamily member 1A	SASP	循环标志物、胰腺、骨骼
TP53BP1（P53）	Tumour protein p53 binding protein 1	DDR	心血管系统、肾、皮肤

（1）心血管组织

多项研究显示，各种心血管细胞谱系，如心肌细胞、心脏间充质基质细胞、心脏成纤维细胞和心脏祖细胞，在衰老和心血管疾病背景下都表达了衰老相关标志物。

在正常衰老过程中，老年小鼠心肌细胞主要具有以下衰老相关标志：端粒相关病灶（TAF）、周期蛋白依赖性激酶抑制剂（$p21^{CIP1}$、$p16^{INK4a}$ 和 $p15^{INK4b}$）、SA-*β*-gal 活性、SADS 和促纤维化的 SASP。在小鼠体内，衰老的心脏间充质基质细胞被鉴定为一个特定的细胞亚群（表型为 $CD45^-CD31^-SCA1^+PDGFR\alpha^+$）。该群体表现出显著的克隆形成和增殖能力下降，并与细胞衰老的核心标志物相关联，包括细胞 $p21^{CIP1}$、$p16^{INK4a}$ 和 $p15^{INK4b}$ 的 mRNA 表达水平上调，以及 SASP 因子表达的普遍升高。在人体中观察到类似现象，$c\text{-}kit^+CD31^-CD45^-$ 的心脏祖细胞在衰老过程中显示出多项衰老特征，包括：$p16^{INK4a}$、SA-*β*-gal 活性和 γH2AX 表达增加、DNA 中掺入的 BrdU 减少（S 期标志物；掺入的减少表示细胞周期阻滞）以及 SASP 因子分泌活跃。老年小鼠主动脉中有多个衰老相关标志物上调，包括 $p16^{INK4a}$、$p21^{CIP1}$ 和 p53、DNA 损伤灶和 SASP 因子。

（2）免疫组织

组织驻留免疫细胞依赖于增殖来维持其稳态，如巨噬细胞、2 型固有淋巴细胞、自然杀伤细胞、B 细胞和效应记忆 T 细胞。这些细胞亚群都显示出与年龄正相关的功能障碍，并分泌与 SASP 因子重叠的促炎细胞因子，确证了年龄和衰老对免疫细胞的影响。研究表明，包括单核细胞和组织驻留巨噬细胞在内的免疫细胞是 SASP 因子的主要产生者，这些因子包括 IL-1α、IL-1β、IL-6、TNF 和 HMGB1 等[225]。由于 SASP 的特征因子与免疫细胞的特征因子部分重叠，因此确定能区分激活的组织驻留免疫细胞和真正衰老细胞的标志物具有重要的科学意义。然而，这一科学问题在该领域仍然是一个空白，限制了对免疫系统中衰老相关的研究。

近年来，在老年人血小板中发现了 CD62P、CD40LG 和 CD63 表达水平增加，提示随着年龄增长，血小板活化程度增加，这可能与衰老相关的慢性炎症状态密切相关[226]。具有高 SA-*β*-gal 活性的 $CD8A^+$ 的 T 细胞亚群，也表现出端粒功能障碍和衰老特征（$p16^{INK4a}$ 高表达），而 $CD8A^+$ 效应记忆 T 细胞则表达由 p38MAPK 调节的 SASP。使用外周单核血细胞的转录和翻译检测已确定了各种细胞周期调节因子（包括 $p16^{INK4a}$、p53、$p21^{CIP1}$、$p15^{INK4b}$ 和 p38MAPK）的变化与衰老和一些慢性疾病相关[227]。从老年小鼠和缺乏 ERCC1 的小鼠（一种关键的 DNA 修复蛋白质）血液中分离出的 $CD3^+$ T 细胞显示多种衰老标志物水平表达增加，包括 CCL2、TNF、IL-1β、INHBA、SPP1、$p16^{INK4a}$ 和 $p21^{CIP1}$[228]。相反，疫苗激活的小鼠 $CD8A^+$ T 细胞转移到新的小鼠体内后，其功能和增殖能力可保持到原小鼠寿命结束之后，这表明衰老决定因子没有随 T 细胞转移，而是受新宿主自身因素影响[229]。

（3）神经组织

人和小鼠中枢神经系统的有丝分裂后细胞和祖细胞，包括神经元、小胶质细胞、星形胶质细胞、少突胶质细胞系细胞和内皮细胞，在衰老和疾病背景下表现出细胞周期调控因子（$p16^{INK4a}$、p53 和 $p21^{CIP1}$）和 SASP 因子（CCL2、IL-1α、IL-1β、IL-6、MMP1、MMP3、SERPINE1、SPP1 和 TNF）的表达上调 [230]。在与衰老相关或神经退行性疾病相关的神经元和胶质细胞中，SA-*β*-gal 活性增加、凋亡（Bcl-2）和 DNA 损伤调节因子的表达增加伴随 LMNB1 的下调 [231]。通过药理学和遗传学手段建立的衰老细胞清除小鼠模型，验证了这些标志物及其相应的衰老或疾病表型的调节 [232]。重要的是，在衰老的小鼠和人脑中，衰老的复杂异质性需要进行特定细胞类型和区域特异性的表征。

在阿尔茨海默病、帕金森病等神经退行性病变的脑组织中，同样存在典型的衰老特征。通过对阿尔茨海默病患者大脑组织进行单细胞核测序，研究发现兴奋性神经元中存在的细胞衰老标志物与 Tau 蛋白病理分布高度重叠的。进一步的生物信息学分析将 $p19^{INK4d}$ 计算鉴定为阿尔茨海默病中关键的衰老驱动因子之一 [233]。阿尔茨海默病的人体病理组织相对于健康对照脑组织，显示出血管内皮细胞和小胶质细胞中一系列衰老及相关炎症标志物的表达水平上调，包括 SERPINE1、$p16^{INK4a}$、$p19^{INK4d}$、$p21^{CIP1}$、IL-1β、IL-6 和 CXCL8[234]。在阿尔茨海默病和 Tau 蛋白病小鼠模型中，神经元和胶质细胞中都呈现出重叠的标志物表达谱，且其疾病相关表型对抗衰老药物表现出显著敏感性 [232]。与健康人的大脑相比，帕金森病患者的黑质致密部（SNpc）中 SATB1（一种特异性 $p21^{CIP1}$ 抑制因子）的表达水平降低，而 $p16^{INK4a}$、MMP3、IL-6、IL-1α 和 CXCL8 的表达水平升高，表明衰老负担增加 [235]。小鼠氧化应激（包括辐射）、代谢和炎症应激（包括肥胖和酒精中毒）模型的大脑中均表现出年龄和疾病相关的衰老特征，即 $p16^{INK4a}$、$p19^{INK4d}$、$p21^{CIP1}$、p53、IL-1α、IL-1β 和 IL-6 表达上调以及 SA-*β*-gal 活性增加 [236]。

（4）脂肪组织

脂肪组织中衰老细胞的积累与机体衰老及年龄相关疾病的组织功能障碍密切相关。在人和小鼠的脂肪组织中，衰老细胞表现为 $p16^{INK4a}$ 和 $p21^{CIP1}$ 高表达，伴随 SA-*β*-gal 活性增强，并出现 DNA 损伤标志物 γH2AX 和细胞增殖阻滞标志物 MKI67 以及多种 SASP 因子（包括 IL-6、IL-8、IL-1β、TNF、CCL2、SERPINE1、MMP3 和 MMP12 等）的水平上调 [237,238]。

单细胞转录组学研究进一步发现，老年小鼠脂肪组织来源的间充质干细胞中存在 $p21^{CIP1}$ 高表达的衰老样细胞群，并伴有 IL-6、IL-15、VEGFα、CXCL2、CCL2 和 CXCL1 的上调 [239]。值得注意的是，无论在自然衰老还是肥胖条件下，$p21^{CIP1}$ 高表达细胞的积累往往超过 $p16^{INK4a}$ 高表达细胞 [238,240]。二者作为两类不同的细胞群共存，提示脂肪组织中衰老细胞具有明显的异质性和复杂性。随着机体衰老或肥胖，衰老细胞分泌的 SASP 因子会激活脂肪免疫细胞中的 CD38，从而降低 NAD^+ 水平，导致代谢功能障碍并加速整体健康水平下降 [241]。此外，在机体过度肥胖状态下，脂肪组织中会积累具有衰老特征的 $CD153^+PDCD^+CD44^{hi}CD4^+$ T 细胞，这些细胞表现为衰老相关基因（SPP1、$p16^{INK4a}$ 和 $p21^{CIP1}$）表达升高，同时关键调控因子（SATB1、DUSP10 和 EEF1A1）表达降低 [242]。

（5）肾脏组织

小鼠肾小球内皮细胞和近端小管上皮细胞（TECs）随着年龄增长而发生衰老，SA-*β*-gal 染色和 $p16^{INK4a}$ 表达增加 [243]。衰老的肾小球内皮细胞高表达 $p21^{CIP1}$、DNA 损伤标志物 p53 和 γH2AX 以及 SERPINE1。老年小鼠肾脏中，衰老的足细胞高表达衰老标志物和 SASP 因子，包括 IRF5、CEBPB、JDP2、CCL2、CCL3、CCL5、CCL8、MMP12、MMP13 和 GSK3β[244]。在急性肾病 [245]、糖尿病肾病 [246]、慢性肾病和慢性缺血性肾损伤模型[247]小鼠的肾脏中也观察到衰老细胞蓄积现象。不同肾脏疾病的动物模型均表现出 SA-*β*-gal 活性升高及 $p16^{INK4a}$、$p21^{CIP1}$、p53 和 SASP 组分（包括 SERPINE1、IL-1β、IL-6、TNF 和 MMP13）表达上调。

（6）肝脏组织

多种肝细胞类型，包括肝细胞、肝星状细胞、内皮细胞、库普弗细胞和胆管细胞，在衰老和与年龄相关的疾病中过表达衰老相关标志物。对衰老小鼠肝细胞的研究表明，SA-*β*-gal 活性、转录激活因子（TAF）、核增大、LINE-1 和 SASP 因子表达等是肝细胞衰老的相关标志物 [248,249]。尽管对人肝细胞衰老的了解比小鼠少，但在人肝硬化组织中已经发现了衰老相关标志物，如 SA-*β*-gal 染色 [250]。此外，$p21^{CIP1}$、$p16^{INK4a}$ 表达和 TAF 等衰老特征已在非酒精性脂肪性肝病中被发现 [251]，TAF 也已在酒精性肝病患者的肝脏中被发现 [252]。小鼠肝星状细胞在肝损伤模型中出现衰老相关的标志物，如 SA-*β*-gal 活性升高，$p21^{CIP1}$、$p16^{INK4a}$ 以及 SASP 因子的高表达 [253]。还有研究发现，在损伤肝脏组织中，$p16^{INK4a+}$ 巨噬细胞显著增多，但肝损伤修复后却大量凋亡，而被 $p16^{INK4a-}$ 巨噬细胞替代；相反，$p16^{INK4a+}$ 内皮细胞在损伤后虽也增加，但在肝脏修复阶段大部分存活 [254]。表明其衰老状态对内皮细胞而言可能是可逆的细胞周期阻滞，揭示了不同类型细胞在应对肝损伤时不同的衰老与修复机制。

（7）肺组织

$p16^{INK4a}$ 是与肺衰老相关的主要标志物 [255]。$p21^{CIP1}$、p53 和 γH2AX 在小鼠和人的肺中也随衰老而上调 [256]。SERPINE1 在纤维化肺病中通过激活 p53-CDKN1A-RB1 通路诱导小鼠肺泡 2 型细胞衰老 [257]。TGF-β1 参与介导肺细胞衰老，细胞外 HSP90AA1 激活 TGF-β1 信号，促进 p53 和 $p21^{CIP1}$ 表达来诱导小鼠和人肺成纤维细胞衰老 [258]。在损伤性衰老小鼠模型中，包括促炎细胞因子（如 IL-1α、IL-1β、IL-10、TNF、TNFRSF1B 和 TNFSF12）、趋化因子（如 CXCL2 和 CXCL12）和蛋白酶

（如 MMP8 和 MMP12）在内的 SASP 因子均显著上调[256]。衰老细胞的累积现象也与肺的结构变化有关，例如老年性肺气肿导致的衰老细胞蓄积[259]。在老年哮喘患者的气道平滑肌细胞中，p53 和 $p21^{CIP1}$ 的表达增加，且存在 TAF。

（8）胰腺组织

人胰岛组织中 SA-β-gal^+ 细胞比例呈年龄依赖性增加。所有年龄段的 2 型糖尿病中，这一比例都显著增加，并伴有高强度的 DNA 损伤标记。高脂饮食和胰岛素受体拮抗剂 S961 诱导的胰岛素抵抗小鼠模型中，SA-β-gal 活性升高，$p21^{CIP1}$、$p16^{INK4a}$ 和 SASP 因子 IL-1α、IL-1β、IL-6、TNF-α、CCL3、CCL4、CCL5、CXCL1 和 CXCL10 的表达升高[260]。在胰腺的成年细胞谱系中，腺泡细胞展现出最高的可塑性。在特定损伤或应激条件下，它们能够通过腺泡 - 导管化生过程发生谱系重编程，去分化并转变成一种表达导管分子标记的胚胎样前体状态。值得注意的是，在腺泡向导管化生过程中，被激活并去分化的腺泡细胞通常会进入一种细胞衰老状态，其特征是细胞周期阻滞，SA-β-gal 活性和 p53、$p21^{CIP1}$、$p16^{INK4a}$ 表达上调[261]。在慢性胰腺炎患者中也发现了同样的情况[262]。

（9）骨组织

在老年小鼠成骨细胞祖细胞、成骨细胞和骨细胞中均发现衰老标志物的存在。在成骨细胞祖细胞和成骨细胞中，$p16^{INK4a}$ 显著增加，部分 SASP 因子增加。随着年龄的增长，骨细胞的 SADS 增加，同时 $p16^{INK4a}$、$p21^{CIP1}$、p53 以及大量 SASP 转录本的表达也有所增加[263]。通过飞行时间质谱细胞分析（CyTOF）分析年轻和老年小鼠骨骼中的蛋白质水平发现，骨微环境中的衰老细胞主要由 $CD24^+$ 骨谱系细胞和晚期成骨细胞 / 骨细胞组成，定义为 $p16^{INK4a+}Ki67^-Bcl2^+$ 和 $p21^{CIP1+}Ki67^-Bcl2^+$ 细胞。此外，SASP 因子和 DNA 损伤标志物也显著增加[264]。在人体骨骼活检中，与年轻女性相比，老年女性（平均年龄为 78 岁）的 $p16^{INK4a}$、$p21^{CIP1}$ 和衰老相关趋化因子（如 *CCL2*、*CCL3*、*CCL8* 和 *CSF1*）的 mRNA 表达上调[263]。

（10）皮肤组织

皮肤衰老过程受到环境因素（如紫外线辐射）的显著影响，这使得发现可靠的衰老标志物面临很大挑战。通常，通过检测表皮和真皮层中 SA-β-gal、α-岩藻糖苷酶、$p16^{INK4a}$、$p21^{CIP1}$、脂褐素以及在皮肤（特别是棘层）中表达的组蛋白变体 H2AJ 和 γH2AX，可以鉴定皮肤衰老的进程[265,266]。上述衰老标志物的表达通常伴随着增殖相关蛋白 MKI67 的下调，但与端粒长度的缩短仅呈轻微相关[267]。染色质异常重塑是皮肤衰老的特征之一，此外，还包括 p53 和 PML 核灶的阳性表达[268]。在暴晒后的皮肤中，黑色素细胞的衰老率最高，这一现象可以通过 $p16^{INK4a}$ 的表达、TAF 数量的增加以及核 HMGB1 的丢失来确定[269]。尽管具有很高的可变性（例如，体内固有衰老的人成纤维细胞的 SASP 包括 27 种不同的蛋白质），但 GDF15、

TNF、SPP1、TNFRSF1A、FAS、CCL3、IL-15 和激活素 A 表达与年龄相关的疾病之间存在关联[270]。在体外培养的成纤维细胞、角化细胞和黑色素细胞中，经典的 SASP 通常包括 IL-6、IL-1α、IL-1β、MMP1、MMP3、MMP9 和 TNF。此外在衰老皮肤的真皮成纤维细胞的 SASP 中还发现了高水平的趋化素（Chemerin）[271]。

3.9 慢性炎症

炎症是身体防御机制的一部分，当免疫系统识别、消除内部或外来有害刺激源并开始愈合时就会引发炎症。炎症通常分为急性与慢性，急性炎症来得快，去得也快，例如不小心划伤手指后，短期内会出现肿胀、发炎，这是机体通过一系列血管反应，把一些可以修复损伤的免疫细胞和细胞因子通过血液循环运送到损伤部位，从而发生免疫反应和修复作用，这对人体而言是有益的。但是，慢性炎症，如鼻炎、咽炎等长久不消的症状，不仅会加重免疫系统负担，还会引发炎性衰老（以慢性、低度无菌炎症为特征的衰老），导致恶性循环。

3.9.1 细胞水平衰老相关的炎症表现

从细胞层面上看，免疫细胞肩负着清除衰老细胞的重任，一直是衰老研究的重点。慢性炎症会加速免疫细胞衰老，导致免疫功能减弱，无法清除衰老细胞和炎症因子，从而形成炎症和衰老的恶性循环。造血干细胞（HSCs）的衰老是机体免疫衰老的基础，炎症会损害造血干细胞的自我更新能力，加速其衰老进程。最终可能导致外周血细胞减少、骨髓细胞减少和骨髓脂肪细胞积聚[272]。

HSCs 衰老的主要特征是自我更新能力、能量代谢和分化偏向性的变化（图 3.9）[273]。HSCs 衰老导致其自我更新能力下降[274]，同时其能量代谢也由依赖无氧糖酵解转向有氧呼吸[275]。衰老的 HSCs 还表现出髓系 / 巨核细胞系分化偏向增加。多种促炎性细胞因子和生长因子，例如粒细胞集落刺激因子（G-CSF）和巨噬细胞集落刺激因子（M-CSF）等，可促进造血干 / 祖细胞向髓系细胞分化，而非淋巴系细胞分化，导致髓系造血与淋巴系造血失衡[276]。最终，衰老 HSCs 会分化产生各种功能失调的免疫细胞，包括髓系的中性粒细胞和单核 / 巨噬细胞，以及淋巴系的 NK 细胞、B 细胞和 T 细胞，促进慢性炎症的发生和维持。

中性粒细胞在炎症反应中负责识别、趋化迁移并清除病原体与受损组织。然而，在低级别炎症的慢性环境中，中性粒细胞会发生功能衰老，其特征为：吞噬能力下降、黏附和趋化性异常、细胞凋亡增加、中性粒细胞诱捕网络释放异常、Toll 样受体功能异常[277]。除了中性粒细胞外，单核 / 巨噬细胞作为感染的初始反应者，参与识别、吞噬和分解细胞碎片和病原体。单核 / 巨噬细胞的自噬与抗病毒能力随着年龄的增长而降低，并产生 SASP（如 TNF-α、IL-6 和 IL-1β），导致衰老细胞及病原体清除能力缺陷，是诱发免疫衰老的关键因素[278]。

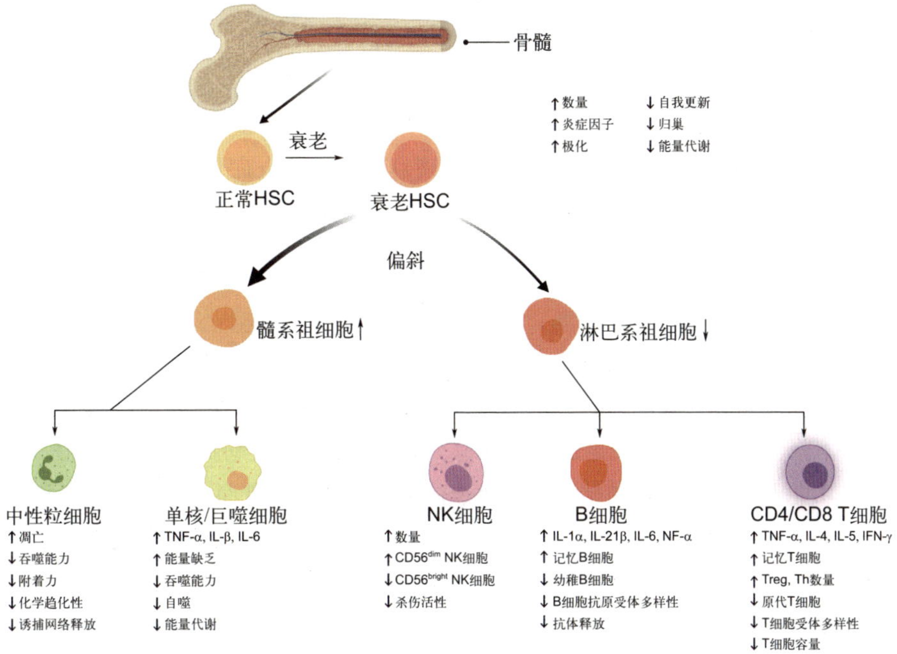

图 3.9　衰老过程中造血干细胞向免疫细胞分化的特征

NK 细胞是先天免疫系统的基础细胞，被认为是人类健康的主要防御机制。最近的研究结果表明，NK 细胞在衰老细胞的免疫监视中起着核心作用。虽然年龄似乎不会影响外周血或骨髓中 NK 祖细胞的数量，但大多数研究表明，衰老会导致 NK 细胞总数增加，但伴随其增殖能力和杀伤活性的下降[279]。具体来说，未成熟的 $CD56^{bright}$ NK 细胞（高表达 CD56）的比例呈下降趋势，这类细胞以分泌多种细胞因子为主，主要发挥免疫调节作用；而 $CD56^{dim}$ NK 细胞（低表达 CD56）的比例呈上升趋势，这类细胞占外周血 NK 细胞的 90% 以上，但在衰老过程中其细胞毒性功能受损，导致总体杀伤能力减弱[280]。

B 细胞是抗体的产生者，在免疫中起着至关重要的作用。年龄相关的 B 细胞组成变化是老年人对疫苗接种和感染的抗体反应下降的主要原因。小鼠和人骨髓中 B 细胞前体和产生抗体的浆细胞数量随着年龄的增长而减少。并且，在老年人中还发现了 B 细胞多样性的崩溃，往往表现出自身抗体的增加，这可能会增加患自身免疫性疾病的风险[281]。T 细胞是细胞免疫的主要执行者，在抵御病原体感染中发挥关键作用。在衰老过程中，辅助性 T 细胞（Th）和调节性 T 细胞（Treg）的数量均有所增加，但 Th1 和 Th2 细胞所分泌的细胞因子水平却出现下降，导致机体抵抗外界病原体的免疫防御能力减弱。同时，Treg 细胞对效应 T 细胞及炎症反应的抑制功能显著下降，这一变化可进一步促进慢性炎症表型的形成与发展[282]。在不同年龄健康成人的外周血淋巴细胞亚群中发现：老年人记忆 CD4 或 CD8 T 细胞数量增加，初始 CD4 和 CD8 T 细胞数量减少，并且初始 T 细胞的 TCR 多样性下降，从而削弱了 T 细胞对新抗原的应答能力 [283]。

3.9.2 器官水平衰老相关的炎症表现

随着年龄的增长，全身各器官逐渐出现衰老相关的炎症表现，主要包括胸腺、淋巴结、骨髓、大脑、肺、心脏、皮肤、肝脏、肾脏和肠道等。具体变化总结如图 3.10 所示。

（1）胸腺

胸腺是主要的中枢性 T 淋巴器官，负责产生功能性初始 T 淋巴细胞并维持机体免疫耐受。随着年龄的增长，胸腺逐渐萎缩，表现为胸腺细胞数量和胸腺激素分泌水平下降，胸腺实质被衰老成纤维细胞、脂肪细胞及基质细胞逐渐取代 [284]。这种结构与功能上的退化导致初始 T 细胞生成能力明显减弱，进而引起外周记忆型 T 细胞比例上升和 TCR 多样性降低，最终造成免疫应答能力下降及整体免疫力减退 [273]。值得注意的是，胸腺在减少初始 T 细胞库的同时，可能会促进部分选择性记忆型 T 细胞的维持或产生 [285]。

（2）淋巴结

淋巴结是 T 细胞和 B 细胞储存以及免疫应答启动的关键部位，在建立有效免疫反应中发挥着至关重要的作用。随着年龄增长，淋巴结的数量、结构完整性及功能显著下降 [273]。虽然衰老引起淋巴结功能衰退的确切机制尚未完全阐明，但研究认为这可能与免疫细胞所处微环境的恶化密切相关：一方面，淋巴结基质细胞对外界刺激的敏感性降低，难以维持幼稚 T 细胞的比例平衡；另一方面，衰老细胞在淋巴结中的积累可促进慢性炎症，进一步损害免疫细胞的迁移与募集 [286]。

（3）骨髓

骨髓是机体主要的造血场所，同时为骨细胞与造血细胞的相互作用提供了重要的微环境。与年轻个体相比，老年人骨髓中可观察到更高比例的衰老 HSCs 和间充质干细胞（MSCs），这主要源于 DNA 损伤、ROS 水平升高以及分泌 SASP 的细胞累积 [287]。SASP 所产生的炎症性微环境不仅可改变健康 MSCs 的基因表达谱，破坏对淋巴细胞生存至关重要的因子的表达，还会导致 HSCs 向髓系细胞的分化增强，而向淋巴细胞的分化减少，从而削弱适应性免疫反应 [288]。

（4）大脑

大脑衰老的特征主要是各种认知功能的下降，包括信息处理速度下降、工作记忆能力下降、空间记忆受损和可塑性下降。其功能下降主要由神经元和神经胶质细胞（即小胶质细胞和星形胶质细胞）的老化导致炎症相关通路上调引起 [289]。

有报道称星形胶质细胞或许是导致神经炎症的主要细胞，因为活化的星形胶质细胞可产生大量 SASP 因子，如 IL-1β、IL-6、TNF-α、IFN-γ、COX-2 和其他炎症因子，而这些因素又可进一步促进星形胶质细胞活化[290]。总之，无论是免疫衰老还是炎症反应都会导致神经炎症，促使神经元功能受损和脑组织损伤的积累。

（5）肺

年龄相关的变化可改变肺部环境，例如 ECM 成分、组织和循环细胞因子、SASP 含量以及肺组织结构等，这些改变均可导致肺部异常的细胞间通信机制。此外机体的衰老诱发肺部先天性和适应性免疫炎性改变、适应性免疫反应中断和免疫监视受损等[291]。

（6）心脏

心脏组织主要由心肌细胞、心脏成纤维细胞和巨噬细胞组成。心脏衰老的标志，包括进行性心肌细胞肥大，心脏纤维化和炎症蓄积[292]。肥大的心肌细胞释放促炎细胞因子和趋化因子，以刺激免疫反应并诱导左心室内巨噬细胞数量的增加。长期炎症会促进心脏和血管纤维化，尤其是心肌成纤维细胞。此外，成熟的心肌细胞增殖能力下降，老化心脏中的受伤区域会被纤维化疤痕组织取代，导致心脏衰竭。

（7）皮肤

与年轻皮肤细胞相比，衰老的皮肤细胞表现出更强的 SASP 分泌能力，以破坏皮肤微环境。此外，衰老的皮肤表现出 Treg 细胞数量增加、免疫抑制受体 PD-1 表达升高[293]，这可能导致适应性免疫力减弱，以进一步促进炎症微环境。

（8）肝脏

衰老会增加慢性肝病和肝纤维化的风险，与肝星状细胞、肝细胞和肝巨噬细胞（又称库普弗细胞）高度相关。这些细胞的复制、免疫募集信号和清除对于肝纤维化的调节非常重要[294]。此外，M2 型分化的肝巨噬细胞分泌促纤维化介质（包括 TGF-β1），促进肝纤维化的进展[295]。

（9）肾脏

随着个体年龄的增长，肾脏会经历各种结构损伤（如纤维化），并出现不同类型的功能问题，包括线粒体功能障碍等。肾脏老化与各种生理变化有关，例如慢性炎症。肾脏中的慢性炎症会损害其正常修复机制，促进免疫衰老和器官损伤，具体特征包括幼稚淋巴细胞数量减少和单核细胞活性降低[296]。

（10）肠道

肠道微生物群随年龄发生的变化是引发一系列老年相关病理（如慢性炎症、神经退行性疾病等）[297] 的关键因素。这些变化与慢性炎症状态密切相关，并对衰老进程有重要影响，将在 3.12 节对此进行专门阐述。

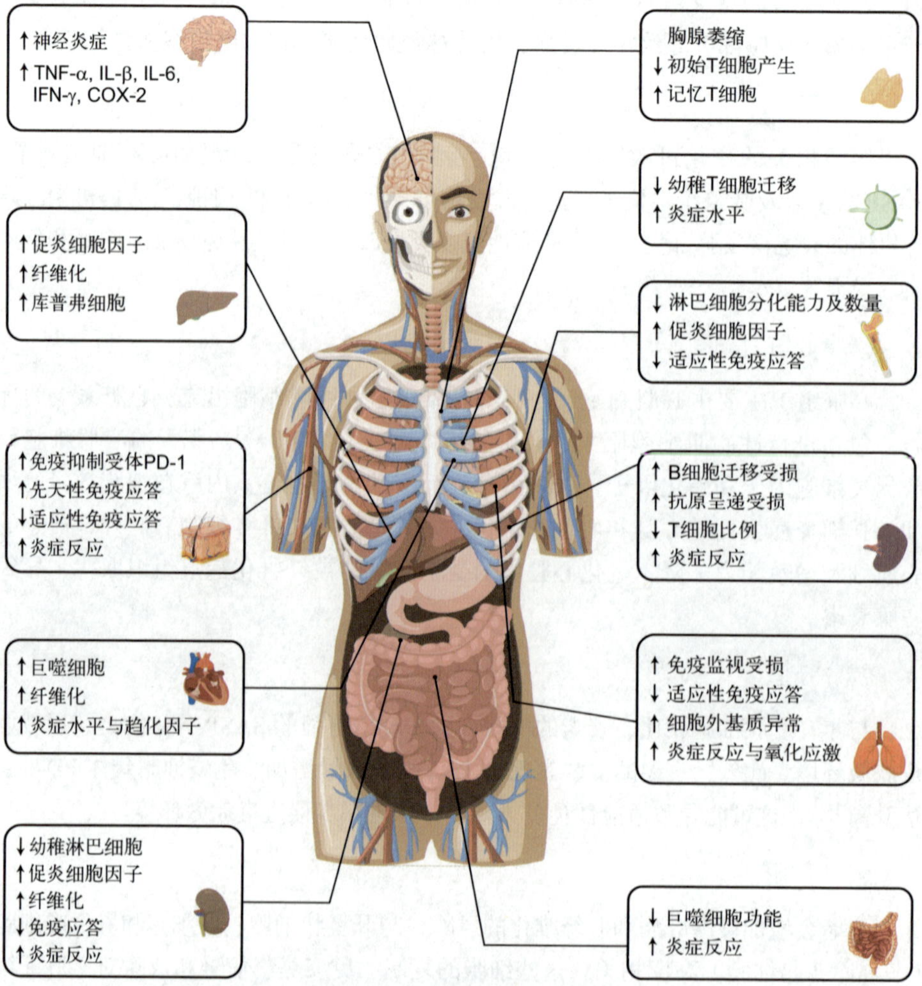

图 3.10　衰老脏器的炎症表现

3.10　细胞间通信异常

细胞间通信是指细胞通过多种方式相互交换信息并调控彼此功能的过程。这些通信形式可以单独或协同发生，并随生理或病理状态的改变而动态调整。经典的细胞间通信主要依赖于可溶性因子的释放（如细胞因子、趋化因子等），从而影响邻近细胞的功能。除此之外，非经典通信方式还包括通过间隙连接、隧道样结构等直接的细胞-细胞接触，或通过细胞外囊泡、代谢物等实现远程信号传递。

细胞间通信在细胞、组织和器官的精细调节中发挥关键作用，维持其良好平衡对于机体稳态至关重要。而通信失衡已被证实与衰老及多种年龄相关疾病的发展密切相关。在衰老过程中，细胞间通信可通过多种途径发生，其中较为重要的包括：①经典的衰老相关分泌表型（SASP）；②间隙连接和连接蛋白通道介导的通信；③隧道纳米管介导的细胞间物质交换；④长距离通信，即通过连接蛋白半通道释放的细胞外囊泡和小分子代谢物等实现的信号转导。

3.10.1 SASP 介导的细胞间通信

SASP 是衰老细胞特有的一种细胞间通信方式，其分泌的多种可溶性因子在微环境中发挥复杂作用。一方面，SASP 通过自分泌信号改变细胞外基质并加速衰老进程[298]。另一方面，通过旁分泌信号调节邻近细胞功能，例如促进肿瘤进展、增强干细胞自我更新及受损细胞的干细胞样特性，同时可在体内诱导邻近细胞发生衰老，即所谓“旁观者效应”[210]。这种旁分泌诱导的衰老主要由 TGF-β 和 ROS 介导，通过诱导 DNA 损伤反应和上调邻近细胞 p15、$p21^{CIP1}$ 及 p27 的表达而实现，亦称为“次生衰老”[299]。

研究表明，SASP 最初的生物学意义在于募集免疫细胞（包括 T 细胞、嗜中性粒细胞、自然杀伤细胞及巨噬细胞）以清除衰老细胞[300-302]。然而，随着年龄增长，免疫系统清除衰老细胞的能力下降，导致衰老细胞逐渐积累，SASP 的不利作用日益凸显。例如，利用紫外线辐射诱导的衰老细胞条件培养基可在共培养的正常细胞中诱发旁观者效应并导致 DNA 损伤[303]。SASP 还能抑制肌肉干细胞的增殖与分化，使受损肌肉内的衰老细胞改变其微环境（niche），形成与年龄相关的炎症微环境，削弱组织再生能力[304]。

综上，SASP 在衰老微环境中可能存在阈值效应，当其水平超过一定范围时，衰老细胞及其分泌物高度积累，促发旁观者效应并塑造有利于病理进展的微环境，加速衰老过程。因此，近年来出现了针对 SASP 的衰老细胞功能调控（senomorphic）策略：通过抑制 SASP 的有害作用而不直接清除衰老细胞来延缓衰老。此类药物称为衰老细胞功能调控剂（Senomorphics），多为黄酮类、多酚类或生物碱类等化合物，可改善细胞间通信，削弱衰老细胞的促炎表型，进而延缓组织及机体的衰老进程[305]。

3.10.2 间隙连接和连接蛋白通道介导的细胞间通信

间隙连接通道由存在于两个相邻细胞质膜上的两个六聚体半通道（connexon）对接形成[306]。间隙连接允许第二信使、离子、小分子代谢物、线性肽以及小调节 RNA 在相邻细胞间直接转运。这种细胞间通信方式对于多种器官和组织的稳态维持至关重要，不仅参与快速和短期过程，如动作电位的同步传导及信号分子的扩散，还调控较慢的生理过程，如细胞的生长与发育。半通道由六个连接蛋白（Cx）家族成员组成，其中表达最广泛且研究最深入的是连接蛋白 43（Cx43）[307]。Cx43

及间隙连接介导的细胞间通信（GJIC）的信息传递可在多个层面调控，包括转录调节、通道组装、胞内转运、通道门控及降解等。

在多种细胞、组织和器官中，衰老过程中均可观察到 Cx43 水平的下降，伴随 GJIC 丧失。研究显示，在小鼠和人胰岛细胞中，随着衰老，GJIC 功能下降，导致 Ca^{2+} 动态与胰岛素分泌的协调受损，从而引起葡萄糖耐受不良；通过药理学方法激活 GJIC 可改善胰岛素分泌并提高胰岛素敏感性 [308]。在老年心脏中，Cx43 水平降低并伴随闰盘结构重塑，减缓了通过 GJIC 的电信号转导，激活应激反应通路并导致心功能下降。此外，在老年动物的星形胶质细胞 [309] 和骨组织 [310] 中，也发现Cx43 蛋白水平下降可能与氧化应激增加相关，进而损害细胞间通信及细胞功能。Cx43 在 HSCs 中的作用也已得到证实：Cx43 缺失导致 HSCs 存活率下降和细胞周期阻滞，阻碍其将 ROS 外排至造血微环境，造成 ROS 积累并加速细胞衰老；重新表达 Cx43 可逆转上述表型，提示 Cx43 介导的通信在延缓 HSCs 衰老及防止干细胞耗竭中具有保护作用 [311]。

细胞间通信在应激及衰老过程中同时具有保护与损伤作用。事实上，Cx43 及 GJIC 都表现出双重效应：一方面，它们通过稀释 ROS 等有害信号促进细胞存活；另一方面，小分子代谢物的扩散也可能加剧细胞损伤与死亡。例如，在心肌缺血 / 再灌注过程中，GJIC 可使离梗死区较远的心肌细胞受损，从而导致心功能障碍。Cx43 介导的细胞 - 细胞耦合在肝细胞中可促进内质网应激信号的扩散，这些信号包括与衰老相关的刺激，如氧化应激增加、钙稳态紊乱、蛋白质折叠受损以及因蛋白酶体和自噬功能障碍导致的蛋白质降解减少，最终引发肝细胞功能障碍，而抑制 Cx43 可阻断这一过程 [312]。另有报道显示，在衰老细胞和年轻细胞共培养系统中，采取化学手段抑制 GJIC 通道，能够降低年轻细胞 DNA 损伤灶形成率 [313]。这些研究表明间隙连接和连接蛋白通道介导的细胞间通信也参与了衰老及衰老过程中损伤的扩散。

3.10.3　隧道纳米管介导的细胞间通信

隧道纳米管（TNTs）是一类细长的膜性结构，具有瞬时性和动态特征，同样可介导细胞间通信。其主要特征包括：F-肌动蛋白阳性，与基底分离，直径约 50～700 nm，长度可达 100 μm。TNTs 能够在相连细胞之间转运多种物质，包括蛋白质、小 RNA、信号分子、囊泡、细胞器以及朊病毒和病毒等病原体 [314]。

与间隙连接和连接蛋白通道介导的细胞间通信类似，TNTs 介导的细胞间通信同样具有双重作用。一方面，TNTs 可转移有害信号或功能失调的细胞成分，从而减轻细胞损伤，促进细胞存活，延缓细胞衰老与死亡。研究表明，TNTs 在胚胎形成和发育过程中发挥重要的信号传递作用，可作为高效通路将细胞成分从一个细胞转移至相邻细胞，促进细胞分化 [315]。另一方面，TNTs 也可能促进有害信号或成分的传播，例如功能失调的线粒体、内质网以及蛋白质聚集体（如 α-突触核蛋白、Tau 蛋白和朊病毒），加速细胞损伤在细胞间的扩散。例如，TNTs 介导的 Tau 蛋白传递可促进与年龄相关的神经退行性疾病的进展[316]。

TNTs 的形成可由氧化应激、病毒感染、蛋白质聚集及炎症刺激等因素诱导，这提示在衰老过程中 TNTs 更易生成并发挥作用。研究表明，在复制性和应激性衰老细胞中，TNTs 的形成显著增加。衰老细胞可通过 TNTs 将蛋白质直接转移至邻近细胞，有助于自然杀伤细胞对其进行免疫监视[317]。在 MSCs 的研究中发现，处于衰老前期的 MSCs 能够通过 TNTs 将细胞周期抑制剂 $p16^{INK4a}$ 转移至年轻 MSCs，从而维持自身的再生能力并延缓干细胞耗竭与衰老[318]。

综上，TNTs 介导的细胞间通信频率会随年龄增长而增加。这一变化在衰老过程中具有双重作用：一方面，TNTs 可通过转移细胞内有害成分，延缓供体细胞的衰老；另一方面，受体细胞在摄取这些有害分子后可能发生功能障碍，加速自身衰老，从而促进相关疾病的发生与进展。

3.10.4 细胞外囊泡介导的细胞间通信

近年来，细胞外囊泡（EVs）作为重要的细胞间通信载体受到广泛关注。EVs 是膜包裹的纳米级颗粒，能够在局部及远距离范围内传递起源细胞的信息。几乎所有原核及真核细胞在正常生理或应答外界刺激时均可释放 EVs。EVs 不仅通过清除细胞内不需要的成分以维持体内稳态，还作为长程通信的关键媒介参与多种生理和病理过程，包括突触活性调节、免疫反应、细胞分化、血管生成，以及心血管疾病、神经退行性疾病和肿瘤的发生与进展[319]。

细胞生成 EVs 的一个重要生理目的在于清除过量或不需要的细胞成分，从而维持细胞内稳态。EVs 与受体细胞膜对接后，可通过直接激活膜受体触发细胞内信号，或将其囊泡内容物释放至受体细胞内[320]。已有研究发现，多种分子参与了 EVs 与靶细胞对接及内容物释放的过程，其中包括前述的 Cx43 通道[321]。

研究表明，EVs 的数量随衰老增加，且由衰老细胞分泌的 EVs 在其他细胞中具有功能活性，被视为 SASP 的一部分，从而参与细胞衰老进程。此外，衰老还可改变 EVs 的功能，例如使巨噬细胞对炎症刺激的反应减弱、吞噬作用增强，以及导致内皮细胞对促血管生成信号的反应受损。这些变化可能与老年个体 EVs 中某些 miRNA（如 let-7a、miR-21、miR-146a 和 miR-223）水平升高有关[322]。值得注意的是，使用 Senolytics 清除老年小鼠的衰老细胞后，其血浆 EVs 的组成和功能恢复至接近年轻小鼠的水平[323]。综上，衰老细胞是 EVs 的重要来源，其分泌的 EVs 可作用于靶细胞并影响机体整体细胞功能。

EVs 的分泌一方面可作为求救信号，激活旁系细胞的保护性反应；另一方面也可能介导应激的旁分泌效应。研究显示，来自幼龄动物的 EVs 可减轻甚至逆转 SASP。例如，注射来源于幼龄动物血清的 EVs 可降低老年受体动物血清中促炎因子 IL-6 和 IL-1β 的水平[324]。此外，人和小鼠研究发现，烟酰胺磷酸核糖基转移酶（NAMPT）水平随年龄下降，而补充富含 NAMPT 的 EVs 能够提升受体细胞的

NAD^+ 水平，从而显著改善小鼠的运动能力，延缓衰老并延长寿命，提示 EVs 具有作为衰老干预手段的潜力[325]。

3.11 干细胞耗竭

干细胞是一类具有自我更新能力和多向分化潜能的细胞，在维持组织器官结构与功能、应对损伤修复等过程中发挥关键作用，是组织再生的源泉和器官稳态维持的基础。许多组织特异性干细胞以静止状态存在，但可在受限的组织微环境中进入细胞周期并进行自我更新，以在整个生命过程中动态平衡自我更新与分化。然而，不同类型干细胞的自我更新能力和分化潜能差异显著：胃肠道、皮肤上皮和造血系统依赖于高度增殖的干细胞维持，而肌肉干细胞（MuSCs）和神经干细胞（NSCs）在稳态下分裂频率较低，仅在组织损伤或病原刺激时被激活，以补充受损组织[326]。

尽管干细胞具备一定的可恢复性，但随时间推移，其会积累损伤，导致数量减少和功能下降，因此干细胞衰老被认为是机体衰老的重要特征及驱动力。年轻个体拥有较多且功能完好的干细胞，可迅速修复组织损伤或应对疾病；而在老年阶段，由于干细胞耗竭，这一能力显著下降。例如，免疫系统抵御病原体的能力依赖造血干细胞产生足量白细胞，当相关干细胞耗竭时，机体难以维持有效免疫反应。研究发现，将年轻小鼠的肌肉干细胞移植至早衰小鼠，可减轻组织退行性改变并延长其寿命[327]，提示健康的干细胞群不仅对局部组织稳态至关重要，还可通过分泌因子对全身功能产生有益影响。

然而，干细胞衰老与耗竭是复杂的生物学过程，在不同物种和不同谱系中呈现异质性和异步性。因此，深入解析不同组织干细胞衰老的特征（表 3.4）、挖掘其关键调控因子与网络，并探索延缓干细胞及机体衰老的新策略，对防治衰老相关疾病及实现健康长寿具有重要意义。

表3.4 不同组织干细胞衰老的特征

类型	干细胞衰老的特征
皮肤干细胞	表皮变薄、皮肤萎缩、脆弱性增加、胶原蛋白生物合成下降、伤口愈合延迟、附件功能障碍
造血干细胞	免疫反应失衡、再生能力下降、骨髓偏向分化、细胞骨架极性转移、表观基因组改变、克隆选择
肠干细胞	再生能力降低、隐窝数量减少、隐窝长度和宽度增加、谱系追踪的 Lgr5 细胞衍生克隆减少
神经干细胞	数量逐渐耗竭、延长静止期、增殖减少、自我更新不平衡、炎症增加、蛋白平衡改变、DNA 甲基化的表观遗传损失
肌干细胞	易感炎症、自我更新能力受损、MuSC 数量减少、与其他类型细胞的相互作用改变

3.11.1 皮肤干细胞

皮肤是人体最大的器官，也是抵御化学物质、辐射等外界侵袭的第一道屏障。

它主要由表皮、真皮和皮下组织构成，其中表皮干细胞负责维持皮肤的持续更新，并形成多能皮肤干细胞（SSCs）的储备，包括毛囊干细胞、上皮干细胞和黑色素干细胞等[328]。随着年龄增长，SSCs 的数量和功能逐渐下降，皮肤随之表现出典型的老化特征：表皮变薄、真皮萎缩、毛发变白及脱落、胶原蛋白合成减少、伤口愈合延迟，以及汗腺和皮脂腺等附属器功能障碍[329]。在分子层面，老年皮肤中胶原蛋白 XVII（COL17A1）的下调会破坏半桥粒结构，削弱基底上皮细胞与基底膜的黏附能力[329]。总体而言，SSCs 的衰老表现出结构、细胞及分子水平的多层次变化。

SSCs 的衰老由多重因素共同驱动，包括 DNA 损伤、线粒体功能障碍[330]、表观遗传改变[331]和 ECM 变化等。此外，异常的昼夜节律[332]以及 Ras/Raf/MEK/ERK、PI3K/Akt 激酶、Wnt、$p21^{CIP1}$ 和 p53 等关键信号通路的衰老相关改变也在其中发挥重要作用。这些机制性发现为逆转 SSCs 衰老及促进皮肤再生提供了潜在治疗靶点。值得注意的是，老化微环境的深层结构紊乱（如细胞外基质改变）提示微环境对 SSCs 功能维持具有重要意义[329]。在分子水平上，COL17A1 作为半桥粒的重要成分，其表达决定了与表皮干细胞在“细胞竞争”中的存活与淘汰，能够协调皮肤稳态与衰老进程。小鼠实验显示，COL17A1 缺乏会导致皮肤萎缩，而限制性饮食可部分缓解这一衰老表型[329]。

3.11.2 造血干细胞

造血干细胞（HSCs）位于骨髓中，处于相对静止状态，在外界刺激下可产生谱系限制性祖细胞，在造血重建及恶性血液病基因治疗中发挥重要作用[329]。HSCs 及其祖细胞维持新生血细胞的持续生成，但随着时间推移易出现耗竭，导致贫血发生频率增加和全身免疫反应下降。

HSCs 衰老由多重机制驱动，包括自噬减少、线粒体功能障碍、ROS 增加、细胞骨架极性改变、表观遗传重编程及克隆选择[333]。自噬缺陷会导致功能受损的线粒体异常积累并引发代谢改变，从而削弱 HSCs 的自我更新与再生能力；同时，衰老 HSCs 表现出增强的线粒体氧化磷酸化和 ROS 生成，加速功能恶化[334]。在分子水平上，衰老 HSCs 表现出骨髓偏向性分化，即髓系相关基因上调而淋巴生成基因下调，并伴随显著的表观遗传重编程，包括 DNA 甲基化的重新分布及修饰基因的减少[329]。这些改变与 HSCs 功能下降及衰老相关疾病的发生密切相关。

3.11.3 肠干细胞

Lgr5 阳性肠干细胞（ISCs）是肠道干细胞微环境的重要组成部分，位于肠隐窝底部，邻近潘氏细胞（帕内特细胞），承担维持肠道组织稳态、防止异常增生及肿瘤形成的关键作用[335]。为满足肠上皮分化细胞的高更新需求，ISCs 需持续进行自我更新和分化。值得注意的是，不同区域的 Lgr5 阳性 ISCs 展现出差异化潜能。例如，后中肠区域的 ISCs 主要分化为肠上皮细胞和肠内分泌细胞，而胃部 ISCs 则可分化为肠样上皮细胞、肠内分泌细胞和杯状细胞[336]。

在 ISCs 衰老过程中，肠道结构和细胞组成发生显著改变，包括再生能力降低、隐窝数量减少、隐窝长度和宽度增加、绒毛变长、每个隐窝细胞数量增多，以及增殖细胞和 Lgr5 阳性细胞衍生克隆减少[329]。机制上，Wnt 和 Notch 信号通路在调控 ISCs 功能中起关键作用：肠上皮中 Wnt 效应因子 Tcf4 的条件缺失会导致 Lgr5 阳性 ISCs 丧失，而增强 Wnt 活性可促进肠上皮生长。此外，ISCs 的活跃增殖状态依赖营养感应、自噬及 mTOR 信号的协同调控[329]。

延缓 ISCs 衰老的干预主要集中在饮食调控方面。广义的热量限制通过改变 Paneth 细胞生态位促进 ISC 扩增[337]，提示其在肥胖相关肿瘤风险中的潜在临床价值。有研究发现，药物抑制或缺失线粒体脂肪酸氧化的限速酶 Cpt1a 可减轻高脂饮食对 ISCs 的不良影响[329]。这些发现表明，饮食干预与肠道信号调节可协同作用，为维持 ISCs 功能及肠道健康提供潜在策略。

3.11.4 神经干细胞

成人神经发生是指海马齿状回（SGZ）和侧脑室室下区（SVZ）的神经干细胞（NSCs）在成年期生成新神经元的过程，该过程对学习、记忆和嗅觉等认知功能至关重要[338]。随着年龄增长，NSCs 表现出一系列衰老特征，包括数量逐渐耗竭、静止期延长、增殖和自我更新能力下降、分化失衡、炎症水平升高、蛋白质稳态紊乱以及 DNA 甲基化等表观遗传特征的丧失。这些变化导致老年个体在学习和嗅觉辨别等任务中的表现下降[329]。

在调控 NSCs 稳态与功能的分子机制中，PI3K-Akt-FOXO 通路和营养感应的 IGF1-FOXO 途径尤为关键[339]。研究发现，老年 SVZ 的 NSCs 亚群表现出较强的干扰素-γ（IFN-γ）反应，导致其体内增殖能力受损；而 Wnt 拮抗剂 sFRP5 可维持 SVZ 干细胞库稳定[329]。针对 NSCs 衰老的干预探索出多种潜在策略。例如，酪氨酸蛋白激酶 Abl1 被鉴定为衰老相关因子，其抑制剂伊马替尼可激活中年小鼠大脑 NSCs；茶黄素 3-没食子酸酯及 Tet2 激活剂可缓解衰老相关的 NSCs 丧失并改善认知功能[329]。这些发现是支持 NSCs 下降的分子基础，对抗衰老相关疾病的研究尤为关键。

3.11.5 肌干细胞

骨骼肌具有由多种细胞和分子过程协调的显著再生能力，但这种能力随年龄增长而下降，主要原因是肌干细胞（MuSCs）的功能退化[340]。负责骨骼肌再生的主要 MuSC 群体称为卫星细胞（SCs），它们在受到损伤或生理刺激时会活化、增殖并分化以修复组织。然而，随着衰老，SCs 的增殖能力受损、数量减少、炎症易感性增加，同时与周围细胞类型的相互作用也发生改变，导致肌肉再生能力下降[329]。

SCs衰老是多因素驱动的，包括慢性炎症、细胞内外损伤累积和基因突变等[341]。DNA甲基化改变与衰老过程中的转录调控紊乱密切相关；基底自噬对于维持SCs静止状态至关重要，自噬缺陷则会导致SCs功能衰竭。此外，维持低水平的线粒体氧化代谢有助于改善SCs自我更新能力，而FoxO信号对维持干细胞状态及修复老年肌肉尤为关键[329]。

3.12 微生态失调

“人体微生态”是指生活在人体内的所有微生物及其与宿主共同构成的生态系统，这些微生态广泛分布于皮肤、口腔、呼吸道、阴道和肠道等部位，其平衡状态对宿主健康至关重要。一旦失衡，便会对机体健康产生系统性影响。

在诸多微生态系统中，“肠道微生态”研究最为深入，肠道微生物群自出生起便参与免疫系统的成熟，维持体内微生态稳态。近年来研究表明，肠道微生物群不仅参与营养消化与吸收，还在抵御病原体、合成维生素、氨基酸衍生物、次级胆汁酸和短链脂肪酸（SCFAs）等必需代谢物方面发挥关键作用[2]。此外，肠道微生物群还能与外周及中枢神经系统等远处器官进行信号交流，从而影响机体整体健康水平[342]。

一旦这种菌群-宿主的双向交流被打破，便会引发微生态失调，导致多种病理状态，包括肥胖、2型糖尿病、溃疡性结肠炎、神经系统疾病、心血管疾病及某些肿瘤[343]。动物和人体研究均证实，肠道微生物群的组成随宿主年龄变化而显著改变，其中多数改变对健康不利[344]。在衰老过程中，肠道微生物群的病理生理学变化可引发免疫衰老和慢性炎症，加速或加重与衰老相关的疾病，如神经退行性疾病、代谢综合征、感染易感性增加及老年相关慢性病。近年来，肠道微生物群在衰老中的作用受到广泛关注，成为研究热点。

3.12.1 肠道微生物群在衰老过程中的变化

越来越多的证据表明，肠道微生物群在人体发育、生理、免疫及营养过程中发挥着至关重要的作用，因此常被称为“被遗忘的器官”[345]。其组成受宿主遗传（如种族差异）、饮食与生活方式（文化因素）及环境条件（地理因素）共同影响，表现出显著的个体差异（高度异质性），这使得研究肠道微生物群与增龄相关疾病之间的关系充满挑战[2]。尽管如此，仍有研究揭示了肠道微生物群结构与寿命及健康状态之间的密切联系。

肠道微生物群的多样性在儿童期建立，在成年期保持相对稳定，但在衰老过程中发生显著变化[2]。这些变化包括：物种多样性降低、个体间差异增加、变形菌门相对丰度升高及双歧杆菌等有益菌减少，这些改变与机体对病原体感染及肠道黏膜屏障受损的易感性增加密切相关[346,347]，并最终导致健康水平和寿命的差异。

肠道不仅与局部组织交互，还通过“肠 - 肠外组织轴”与脑、肝脏、心脏、皮肤、肌肉、胰腺和骨等器官功能相互联系，其中许多作用是通过肠道微生物群介导的。年龄相关的菌群变化与多种肠道及肠外疾病的发病和进展有关，包括肌少症、衰弱综合征、神经退行性疾病、非酒精性脂肪性肝病（NAFLD）、艰难梭菌感染（CDI）、结直肠癌、冠心病和代谢综合征等[348]。在老年结肠癌患者中，乳酸杆菌在肿瘤组织中富集，而粪大肠杆菌减少[349]。在黏膜黏附微生物群中，梭杆菌属、卟啉单胞菌属、消化链球菌属和莫吉杆菌属在肿瘤患者中富集，而双歧杆菌属、粪肠杆菌属和布拉氏菌属等产生的细菌减少[350]。

动物模型和临床研究进一步揭示了衰老与菌群结构的深度关联：两种早衰小鼠模型表现出变形菌门和蓝细菌增加、疣微菌门减少的人群特征；人类早衰症患者也表现出类似的微生态失调，而长寿人群则显示变形菌门大幅减少、疣微菌门显著增加[351]。有研究发现，老年人具有较高比例的拟杆菌门，而年轻人具有较高比例的厚壁菌门，因此厚壁菌门 / 拟杆菌门的比率可以作为评价个体衰老程度的一个指标[352]。另外，老年人的核心微生物群中拟杆菌的比例更高，梭状芽孢杆菌群的丰度模式也不同[353]。百岁老人作为健康老龄化的典范，展现出独特的菌群特征：研究发现其肠道中类杆菌属和蔷薇属减少，双歧杆菌属和阿克曼氏菌属增加，这些变化可能有助于延缓衰老并促进长寿[354]。一种具有抗炎作用的粪杆菌在其肠道中显著减少，而石灰真杆菌增加十倍以上；嗜黏蛋白拟杆菌的丰度在百岁老人群体中显著升高，被认为是健康肠道的重要标志[355]。

3.12.2 肠道微生物群在健康衰老过程中的作用机制

伴随衰老发生的肠道微生物群变化被认为是导致老年人健康状态和寿命差异的关键因素之一。因此，靶向调控肠道微生物群组成有望用于治疗相关疾病并促进健康衰老。在早衰小鼠实验中，通过粪便微生物群移植（FMT），即将野生型小鼠粪便提取物移植至早衰小鼠，可显著改善其健康状态、延长最大寿命；相反，将早衰小鼠的粪便移植到野生型小鼠则会产生不利影响[351]。益生菌方面，植物乳杆菌 GKM3 被证实可延长加速衰老 SAMP8 小鼠的寿命，并改善与年龄相关的认知障碍[356]。更有研究显示，调节肠道微生物群可恢复衰老伴随的小胶质细胞成熟及功能下降，进而改善大脑可塑性并延缓神经变性[357]。

肠道微生物群改善健康和延长寿命的潜在机制主要体现在以下两个方面：

一方面，微生物代谢产物维持肠道稳态。对百岁老人肠道微生物的代谢组学分析发现，其特定菌群高度富集，能够合成独特的次级胆汁酸（如异胆汁酸），这些代谢物对革兰氏阳性多重耐药病原体具有有效抗菌作用，有助于维持肠道稳态，降低感染风险和与年龄相关的慢性疾病易感性[358]。此外，色氨酸代谢产生的吲哚及其衍生物通过激活芳香烃受体（AhR）可减轻炎症，延长小鼠健康寿命[2,359]。

另一方面，缓解免疫衰老与慢性炎症。肠道微生物群与免疫功能下降（免疫衰老）及低度慢性炎症（炎症）密切相关，这些变化构成了多种年龄相关疾病的病理基础。其通过释放炎症介质、调控昼夜节律以及与其他器官的串扰，影响全身健康[360]。肠道微生物群将环境信号和饮食分子转化为代谢信号，可诱导炎性细胞因子（IL-6、IL-8、TNF-α）水平升高[361]。其中，TNF-α 在整个生命周期中持续升高，在老年期达到高峰，并受到肠道菌群中细菌衍生成分增加的刺激[362]；小鼠研究发现，阿克曼菌减少、TM7 细菌及变形菌增加与 TNF-α 水平升高有关，通过抗 TNF-α 治疗可逆转由菌群失调引起的肠道通透性升高、循环细菌产物增加、全身炎症及巨噬细胞功能障碍[361]。在人类研究中，百岁老人群体中变形菌丰度增加、丁酸产生菌减少与全身 IL-6 及 IL-8 升高相关[354]。IL-6 水平已被证实是衡量老年炎症状态及健康水平的重要指标，并与虚弱、肌少症、老年病及死亡风险密切相关[363]。

3.13 细胞外基质改变

细胞外基质（ECM）是一种动态的非细胞三维大分子网络，支持和包裹着组织和器官内的细胞。同时 ECM 也作为一种维持正常组织稳态的生化因子在细胞通信中起到枢纽的作用。ECM 还参与许多细胞过程的调节，包括化学运输、生长、迁移、分化和细胞衰老。2023 年一项研究发现，将编码透明质酸合成酶 2（*Has2*）的基因从裸鼹鼠（以长寿著称的啮齿类动物）转移到野生小鼠的基因组中，可以延长后者的健康寿命和寿命极限[364]。随着衰老进程的发展，ECM 会发生成分变化、力学结构异常、动态平衡失调、信号转导功能障碍、氧化损伤等改变，并引发各种病理状况的发展。

3.13.1 细胞外基质成分变化

ECM 主要由结构蛋白、多糖类物质和黏附糖蛋白三类成分组成。结构蛋白包括胶原蛋白（collagen）和弹性蛋白（elastin），提供组织的支撑力和弹性。研究人员在衰老的皮肤组织中发现结构 ECM 完整性降低，胶原蛋白丰度降低，原纤维碎裂增加，弹性纤维和交联酶丰度的减少的现象[365]。多糖类物质，包括由硫酸软骨素（CS）、硫酸皮肤素（DS）、硫酸乙酰素（HS）、肝素（Hep）、硫酸角质素（KS）、透明质酸（HA）组成的糖胺聚糖（GAG），以及由一个或多个 GAG 共价连接到核心蛋白形成的蛋白多糖（PG）。多糖类物质具有良好的保水性，能维持基质的水化状态和空间结构[366]。在特发性肺纤维化（IPF）的相关研究中，研究人员发现衰老的组织中的胶原蛋白、PG 和糖蛋白水平上升[367]。黏附糖蛋白包括纤连蛋白（FN）、层粘连蛋白（laminin），在细胞与 ECM 的黏附、细胞迁移及信号转导中起关键作用。2016 年一项针对骨骼肌衰老干细胞的研究发现：干细胞与纤连蛋白的黏附丧失是一种全新的衰老机制[368]。

3.13.2 细胞外基质力学结构异常

在衰老过程中，ECM 的改变也将导致力学结构异常，包括基质硬化与纤维化、纤维排列紊乱与断裂，以及 ECM 退化导致的组织弹性下降。基质硬化与纤维化往往源自 ECM 的糖基化，随着年龄增长，胶原与弹性蛋白等长期存在组织中的 ECM 蛋白发生非酶促糖化，形成晚期糖基化终末产物（AGEs）。这些 AGEs 能在胶原分子内部（或之间）形成交联，从而减少可滑动区域、增加刚度，并使 ECM 抗降解能力更强 [369]。衰老过程中弹性纤维逐渐断裂，而成人组织几乎不再合成新的弹性蛋白，因而破碎的弹性纤维无法修复，致使胶原与弹性纤维结构逐渐紊乱 [370]。衰老小鼠和人肺组织在宏观和微观尺度下均表现出 ECM 刚性增加，弹性下降 [371]。有研究证实，老年小鼠肌肉 ECM 刚度增加两倍以上，而单个肌肉纤维本身的力学特性并未改变，这说明刚性增强主要来源于 ECM 的力学结构改变 [372]。在衰老的皮肤中胶原蛋白和弹性蛋白减少、断裂，伴随纤维重组，进一步引起皮肤弹性下降、松弛与皱纹形成，这些变化被广泛认为是 ECM 结构退化导致的机械特性丧失。

3.13.3 细胞外基质动态平衡失调

ECM 的动态平衡是指基质的合成与降解处于持续、精准的动态调控之中，这一平衡对于维持组织结构和功能至关重要。随着年龄的增长，ECM 的动态平衡逐渐失调，是组织衰老的重要驱动力之一。在年轻组织中，ECM 合成与降解由基质金属蛋白酶（MMPs）及其天然抑制剂（TIMPs）共同维持动态稳态。已有研究证明 MMP-1、MMP-2、MMP-3、MMP-9、MMP-10、MMP-11、MMP-13、MMP-17、MMP-26 和 MMP-27 等因子在衰老个体皮肤中的水平升高。随着皮肤老化，MMP 水平的升高并未伴随 TIMPs 水平的相应增加，真皮层中的胶原蛋白分解逐渐加速，导致皮肤老化加速 [366]。此外，衰老组织通常伴随慢性低度炎症蓄积，炎症因子可持续激活 MMPs，推动 ECM 过度降解或异常重塑进而引发 ECM 合成与降解双向失衡。这种现象可能通过异常力学信号激活衰老相关通路。因此，ECM 动态平衡失调不仅是衰老的重要表现，更可能通过破坏细胞-基质信号，反向促进细胞衰老表型，形成一个持续加剧的恶性循环。

3.13.4 细胞外基质信号转导功能障碍

ECM 不仅为细胞提供结构支撑，还通过力学与化学信号调控细胞行为，主要通过整合素-黏着斑激酶（FAK）通路、YAP/TAZ 机械感应通路、TGF-β/Smad 通路、TLR/NF-κB 炎症通路调节。整合素（integrin）感应 ECM 化学与力学信号，并通过 FAK 启动下游信号来调控细胞黏附、迁移和存活。随着 ECM 中胶原交联与沉积增多，整合素-FAK 通路被异常持续激活，导致细胞黏附下降、聚焦黏附结构紊乱、FAK 表达下降，在老化肌干细胞中观察到 FAK 激活显著减弱。这种紊乱影响细胞迁移与修复能力，并通过 FAK 下游路径推动衰老进程 [373]。YAP/TAZ 是 Hippo 通路的关键效应分子，受 ECM 刚度调控。研究表明，衰老组织中 FAK 的持续激活可诱导细胞周期阻滞和 SASP 过度分泌。TGF-β 常被 ECM 储存并激活，其途径对 ECM 重塑起核心作用。ECM 降解产物可异常激活 TGF-β/Smad 通路，促进纤维化和细胞衰老的发生 [374]。ECM 降解产物作为 DAMPs 激活 Toll 样受体（TLR2/4），启动 NF-κB 炎症通路，此信号促使炎症因子的产生及分泌，并激活 MMPs，进一步破坏 ECM，触发 SASP 特性形成慢性低度炎症环境，加速组织衰老 [375]。

3.14 总结

衰老是一个多维度、复杂的生物学过程，涵盖从分子到器官再到社会心理的多层次改变。科学家们最初提出的“九大衰老特征”奠定了理解衰老机制的基础，而近年来新增的自噬失能、慢性炎症、微生态失调、细胞外基质变化及社会心理隔离等特征，则进一步拓展了对衰老全貌的认知。这 14 个特征不仅揭示了衰老的发生机制和进展规律，还为衰老干预提供了多维度的潜在靶点。尤其是细胞和分子层面的 13 个微观特征，构成了理解衰老生物学本质的核心框架，为评估衰老程度、探索衰老机制及开发干预策略提供了重要参考。

参考文献

[1] López-Otín C, Blasco M A, Partridge L, et al. The hallmarks of aging [J]. Cell, 2013, 153: 1194-1217.

[2] López-Otín C, Blasco M A, Partridge L, et al. Hallmarks of aging: an expanding universe [J]. Cell, 2023, 186: 243-278.

[3] Kroemer G, Maier A B, Cuervo A M, et al. From geroscience to precision geromedicine: Understanding and managing aging [J]. Cell, 2025, 188: 2043-2062.

[4] López-Otín C, Kroemer G. The missing hallmark of health: psychosocial adaptation [J]. Cell Stress, 2024, 8: 21-50.

[5] Crimmins E M. Social hallmarks of aging: suggestions for geroscience research [J]. Ageing. Res. Rev., 2020, 63.

[6] Holt-Lunstad J. Loneliness and social isolation as risk factors: the power of social connection in prevention [J]. Am. J. Lifestyle. Med., 2021, 15: 567-573.

[7] Shen C, Wang D N, Gao X X, et al. A study on the impact of the number of family generations on intergenerational support for centenarians: a study in a Chinese ‘longevity city’ [J]. Psychogeriatrics, 2023, 23: 908-917.

[8] Díaz-del Cerro E, Ceprián N, Félix J, et al. A short social interaction between adult and old mice improves the homeostatic systems and increases healthy longevity [J]. Exp. Gerontol.,

2022, 158.

[9] Miller K N, Victorelli S G, Salmonowicz H, et al. Cytoplasmic DNA: sources, sensing, and role in aging and disease [J]. Cell, 2021, 184: 5506-5526.

[10] Vijg J, Dong X. Pathogenic mechanisms of somatic mutation and genome mosaicism in aging [J]. Cell, 2020, 182: 12-23.

[11] Hennekam R C M. Pathophysiology of premature aging characteristics in Mendelian progeroid disorders [J]. Eur. J. Med. Genet., 2020, 63: 104028.

[12] North B J, Rosenberg M A, Jeganathan K B, et al. SIRT2 induces the checkpoint kinase BubR1 to increase lifespan [J]. EMBO. J., 2014, 33: 1438-1453.

[13] Michel M, Benitez-Buelga C, Calvo P A, et al. Small-molecule activation of OGG1 increases oxidative DNA damage repair by gaining a new function [J]. Science, 2022, 376: 1471-1476.

[14] Chinnery P F, Hudson G. Mitochondrial genetics [J]. Br. Med. Bull., 2013, 106: 135-159.

[15] Greaves L C, Nooteboom M, Elson J L, et al. Clonal expansion of early to mid-life mitochondrial DNA point mutations drives mitochondrial dysfunction during human ageing [J]. PLoS. Genet., 2014, 10: e1004620.

[16] Mikhailova S V, Babenko V N, Ivanoshchuk D E, et al. Haplotype analysis of the HFE gene among populations of Northern Eurasia, in patients with metabolic disorders or stomach cancer, and in long-lived people [J]. BMC. Genet., 2016, 17: 83.

[17] Silva-Pinheiro P, Minczuk M. The potential of mitochondrial genome engineering [J]. Nat. Rev. Genet., 2022, 23: 199-214.

[18] Latorre-Pellicer A, Moreno-Loshuertos R, Lechuga-Vieco A V, et al. Mitochondrial and nuclear DNA matching shapes metabolism and healthy ageing [J]. Nature, 2016, 535: 561-565.

[19] Hirose M, Schilf P, Gupta Y, et al. Low-level mitochondrial heteroplasmy modulates DNA replication, glucose metabolism and lifespan in mice [J]. Sci. Rep., 2018, 8: 5872.

[20] Ross J M, Stewart J B, Hagström E, et al. Germline mitochondrial DNA mutations aggravate ageing and can impair brain development [J]. Nature, 2013, 501: 412-415.

[21] Dobson P F, Dennis E P, Hipps D, et al. Mitochondrial dysfunction impairs osteogenesis, increases osteoclast activity, and accelerates age related bone loss [J]. Sci. Rep., 2020, 10: 11643.

[22] Nicholas Russo S, Shah E G, Copeland W C, et al. A new pathogenic POLG variant [J]. Mol. Genet. Metab. Rep., 2022, 32: 100890.

[23] Shin J-Y, Worman H J. Molecular pathology of laminopathies [J]. Annu. Rev. Pathol., 2022, 17: 159-180.

[24] Gordon L B, Rothman F G, López-Otín C, et al. Progeria: A paradigm for translational medicine [J]. Cell, 2014, 156: 400-407.

[25] Santiago-Fernández O, Osorio F G, Quesada V, et al. Development of a CRISPR/Cas9-based therapy for Hutchinson-Gilford progeria syndrome [J]. Nat. Med., 2019, 25: 423-426.

[26] Koblan L W, Erdos M R, Wilson C, et al. In vivo base editing rescues Hutchinson-Gilford

progeria syndrome in mice [J]. Nature, 2021, 589: 608-614.
[27] Ye C J, Sharpe Z, Alemara S, et al. Micronuclei and genome chaos: changing the system inheritance [J]. Genes, 2019, 10: 366.
[28] Fenech M. Cytokinesis-block micronucleus cytome assay evolution into a more comprehensive method to measure chromosomal instability [J]. Genes, 2020, 11.
[29] Crabbe L, Verdun R E, Haggblom C I, et al. Defective telomere lagging strand synthesis in cells lacking WRN helicase activity [J]. Science, 2004, 306: 3.
[30] Hatch E M, Fischer A H, Deerinck T J, et al. Catastrophic nuclear envelope collapse in cancer cell micronuclei [J]. Cell, 2013, 154: 47-60.
[31] Dempsey A, Bowie A G. Innate immune recognition of DNA: A recent history [J]. Virology, 2015, 479-480: 146-152.
[32] Zhang C, Shang G, Gui X, et al. Structural basis of STING binding with and phosphorylation by TBK1 [J]. Nature, 2019, 567: 394-398.
[33] Bakhoum S F, Ngo B, Laughney A M, et al. Chromosomal instability drives metastasis through a cytosolic DNA response [J]. Nature, 2018, 553: 467-472.
[34] Prokocimer M, Davidovich M, Nissim-Rafinia M, et al. Nuclear lamins: key regulators of nuclear structure and activities [J]. J. Cell. Mol. Med., 2009, 13: 1059-1085.
[35] Freund A, Laberge R M, Demaria M, et al. Lamin B1 loss is a senescence-associated biomarker [J]. Mol. Biol. Cell., 2012, 23: 2066-2075.
[36] Dou Z X, Ghosh K, Vizioli M G, et al. Cytoplasmic chromatin triggers inflammation in senescence and cancer [J]. Nature, 2017, 550: 402-406.
[37] Mirman Z, de Lange T. 53BP1: a DSB escort [J]. Genes. Dev., 2020, 34: 7-23.
[38] Vizioli M G, Liu T H, Miller K N, et al. Mitochondria-to-nucleus retrograde signaling drives formation of cytoplasmic chromatin and inflammation in senescence [J]. Genes. Dev., 2020, 34: 428-445.
[39] Zhao B, Liu P, Fukumoto T, et al. Topoisomerase 1 cleavage complex enables pattern recognition and inflammation during senescence [J]. Nat. Commun., 2020, 11: 908.
[40] McArthur K, Whitehead L W, Heddleston J M, et al. BAK/BAX macropores facilitate mitochondrial herniation and mtDNA efflux during apoptosis [J]. Science, 2018, 359.
[41] Ichim G, Lopez J, Ahmed S U, et al. Limited mitochondrial permeabilization causes DNA damage and genomic instability in the absence of cell death [J]. Mol. Cell., 2015, 57: 860-872.
[42] Victorelli S, Salmonowicz H, Chapman J, et al. Apoptotic stress causes mtDNA release during senescence and drives the SASP [J]. Nature, 2023, 622: 627-636.
[43] Briston T, Roberts M, Lewis S, et al. Mitochondrial permeability transition pore: sensitivity to opening and mechanistic dependence on substrate availability [J]. Sci. Rep., 2017, 7: 10492.
[44] Gao D, Wu J, Wu Y T, et al. Cyclic GMP-AMP synthase is an innate immune sensor of HIV and other retroviruses [J]. Science, 2013, 341: 903-906.
[45] Iske J, Seyda M, Heinbokel T, et al. Senolytics prevent mt-DNA-induced inflammation and promote the survival of aged organs following transplantation [J]. Nat. Commun., 2020, 11:

4289.
[46] Gorbunova V, Seluanov A, Mita P, et al. The role of retrotransposable elements in ageing and age-associated diseases [J]. Nature, 2021, 596: 43-53.
[47] Beck C R, Collier P, Macfarlane C, et al. LINE-1 Retrotransposition activity in human genomes [J]. Cell, 2010, 141: 1159-1170.
[48] de Magalhães J P, Curado J, Church G M. Meta-analysis of age-related gene expression profiles identifies common signatures of aging [J]. Bioinformatics (Oxford, England), 2009, 25: 875-881.
[49] Liu N, Landreh M, Cao K, et al. The microRNA miR-34 modulates ageing and neurodegeneration in *Drosophila* [J]. Nature, 2012, 482: 519-523.
[50] De Cecco M, Ito T, Petrashen A P, et al. L1 drives IFN in senescent cells and promotes age-associated inflammation [J]. Nature, 2019, 566: 73-78.
[51] Simon M, Van Meter M, Ablaeva J, et al. LINE1 Derepression in aged wild-type and SIRT6-deficient mice drives inflammation [J]. Cell. Metab., 2019, 29: 871-885.e875.
[52] Aubert G, Lansdorp P M. Telomeres and aging [J]. Physiol. Rev., 2008, 88: 557-579.
[53] Sharpless N E, Sherr C J. Forging a signature of in vivo senescence [J]. Nat. Rev. Cancer., 2015, 15: 397-408.
[54] Rossiello F, Jurk D, Passos J F, et al. Telomere dysfunction in ageing and age-related diseases [J]. Nat. Cell. Biol., 2022, 24: 135-147.
[55] Kalmykova A. Telomere checkpoint in development and aging [J]. Int. J. Mol. Sci., 2023: 24.
[56] Zhu Y, Liu X, Ding X, et al. Telomere and its role in the aging pathways: telomere shortening, cell senescence and mitochondria dysfunction [J]. Biogerontology, 2019, 20: 1-16.
[57] Oganesian L, Moon I K, Bryan T M, et al. Extension of G-quadruplex DNA by ciliate telomerase [J]. EMBO. J., 2006, 25: 1148-1159.
[58] Lin J, Epel E. Stress and telomere shortening: Insights from cellular mechanisms [J]. Ageing Res. Rev., 2022, 73: 101507.
[59] Whittemore K, Vera E, Martínez-Nevado E, et al. Telomere shortening rate predicts species life span [J]. Proc. Natl. Acad. Sci. U.S.A., 2019, 116: 15122-15127.
[60] Bernardes de Jesus B, Vera E, Schneeberger K, et al. Telomerase gene therapy in adult and old mice delays aging and increases longevity without increasing cancer [J]. EMBO. Mol. Med., 2012, 4: 691-704.
[61] Hu C, Rai R, Huang C, et al. Structural and functional analyses of the mammalian TIN2-TPP1-TRF2 telomeric complex [J]. Cell. Res., 2017, 27: 1485-1502.
[62] Rai R, Chen Y, Lei M, et al. TRF2-RAP1 is required to protect telomeres from engaging in homologous recombination-mediated deletions and fusions [J]. Nat. Commun., 2016, 7: 10881.
[63] Lee Y W, Arora R, Wischnewski H, et al. TRF1 participates in chromosome end protection by averting TRF2-dependent telomeric R loops [J]. Nat. Struct. Mol. Biol., 2018, 25: 147-153.
[64] Muezzinler A, Zaineddin A K, Brenner H. A systematic review of leukocyte telomere length

and age in adults [J]. Ageing. Res. Rev., 2013, 12: 509-519.

[65] Lim C J, Cech T R. Shaping human telomeres: From shelterin and CST complexes to telomeric chromatin organization [J]. Nat. Rev. Mol. Cell. Biol., 2021, 22: 283-298.

[66] Tomás-Loba A, Flores I, Fernández-Marcos P J, et al. Telomerase reverse transcriptase delays aging in cancer-resistant mice [J]. Cell, 2008, 135: 609-622.

[67] Seale K, Horvath S, Teschendorff A, et al. Making sense of the ageing methylome [J]. Nat. Rev. Genet., 2022, 23: 585-605.

[68] Bejaoui Y, Razzaq A, Yousri N A, et al. DNA methylation signatures in Blood DNA of Hutchinson-Gilford Progeria syndrome [J]. Aging Cell, 2022, 21: e13555.

[69] Izadi M, Sadri N, Abdi A, et al. Epigenetic biomarkers in aging and longevity: Current and future application [J]. Life. Sci., 2024, 351: 122842.

[70] Horvath S, Raj K. DNA methylation-based biomarkers and the epigenetic clock theory of ageing [J]. Nat. Rev. Genet., 2018, 19: 371-384.

[71] Horvath S. DNA methylation age of human tissues and cell types [J]. Genome. Biol., 2013, 14: R115.

[72] Hannum G, Guinney J, Zhao L, et al. Genome-wide methylation profiles reveal quantitative views of human aging rates [J]. Mol. Cell., 2013, 49: 359-367.

[73] Weidner C I, Lin Q, Koch C M, et al. Aging of blood can be tracked by DNA methylation changes at just three CpG sites [J]. Genome. Biol., 2014, 15: R24.

[74] Khalil H, Tazi M, Caution K, et al. Aging is associated with hypermethylation of autophagy genes in macrophages [J]. Epigenetics, 2016, 11: 381-388.

[75] Zinovkina L A, Zinovkin R A. DNA methylation, mitochondria, and programmed aging [J]. Biochemistry (Mosc), 2015, 80: 1571-1577.

[76] Adelman E R, Huang H T, Roisman A, et al. Aging human hematopoietic stem cells manifest profound epigenetic reprogramming of enhancers that may predispose to Leukemia [J]. Cancer. Discov., 2019, 9: 1080-1101.

[77] Lu Y X, Regan J C, Esser J, et al. A TORC1-histone axis regulates chromatin organisation and non-canonical induction of autophagy to ameliorate ageing [J]. Elife, 2021, 10.

[78] Oh E S, Petronis A. Origins of human disease: the chrono-epigenetic perspective [J]. Nat. Rev. Genet., 2021, 22: 533-546.

[79] Shvedunova M, Akhtar A. Modulation of cellular processes by histone and non-histone protein acetylation [J]. Nat. Rev. Mol. Cell. Biol., 2022, 23: 329-349.

[80] Aricthota S, Rana P P, Haldar D. Histone acetylation dynamics in repair of DNA double-strand breaks [J]. Front. Genet., 2022, 13: 926577.

[81] Bhatt V, Tiwari A K. Sirtuins, a key regulator of ageing and age-related neurodegenerative diseases [J]. Int. J. Neurosci., 2023, 133: 1167-1192.

[82] Herranz D, Munoz-Martin M, Canamero M, et al. Sirt1 improves healthy ageing and protects from metabolic syndrome-associated cancer [J]. Nat. Commun., 2010, 1: 3.

[83] Brown K, Xie S, Qiu X, et al. SIRT3 reverses aging-associated degeneration [J]. Cell. Rep.,

2013, 3: 319-327.
[84] Mostoslavsky R, Chua K F, Lombard D B, et al. Genomic instability and aging-like phenotype in the absence of mammalian SIRT6 [J]. Cell, 2006, 124: 315-329.
[85] Roichman A, Elhanati S, Aon M A, et al. Restoration of energy homeostasis by SIRT6 extends healthy lifespan [J]. Nat. Commun., 2021, 12: 3208.
[86] Wang K, Liu H, Hu Q, et al. Epigenetic regulation of aging: implications for interventions of aging and diseases [J]. Signal. Transduct. Target. Ther., 2022, 7: 374.
[87] Itokawa N, Oshima M, Koide S, et al. Epigenetic traits inscribed in chromatin accessibility in aged hematopoietic stem cells [J]. Nat. Commun., 2022, 13: 2691.
[88] Guo Y, Zhao S, Wang G G. Polycomb gene silencing mechanisms: PRC2 chromatin targeting, H3K27me3 'Readout', and phase separation-based compaction [J]. Trends. Genet., 2021, 37: 547-565.
[89] Martin-Herranz D E, Aref-Eshghi E, Bonder M J, et al. Screening for genes that accelerate the epigenetic aging clock in humans reveals a role for the H3K36 methyltransferase NSD1 [J]. Genome. Biol., 2019, 20: 146.
[90] Zhang W, Li J, Suzuki K, et al. Aging stem cells. A Werner syndrome stem cell model unveils heterochromatin alterations as a driver of human aging [J]. Science, 2015, 348: 1160-1163.
[91] Swer P B, Sharma R. ATP-dependent chromatin remodelers in ageing and age-related disorders [J]. Biogerontology, 2021, 22: 1-17.
[92] Signal B, Phipps A J, Giles K A, et al. Ageing-related changes to H3K4me3, H3K27ac, and H3K27me3 in purified mouse neurons [J]. Cells, 2024, 13.
[93] Hu Z, Chen K, Xia Z, et al. Nucleosome loss leads to global transcriptional up-regulation and genomic instability during yeast aging [J]. Genes. Dev., 2014, 28: 396-408.
[94] Rakyan V K, Down T A, Maslau S, et al. Human aging-associated DNA hypermethylation occurs preferentially at bivalent chromatin domains [J]. Genome. Res., 2010, 20: 434-439.
[95] Lee J H, Kim E W, Croteau D L, et al. Heterochromatin: an epigenetic point of view in aging [J]. Exp. Mol. Med., 2020, 52: 1466-1474.
[96] Mrabti C, Yang N, Desdin-Mico G, et al. Loss of H3K9 trimethylation leads to premature aging [J]. bioRxiv, 2024.
[97] Larson K, Yan S J, Tsurumi A, et al. Heterochromatin formation promotes longevity and represses ribosomal RNA synthesis [J]. PLoS. Genet., 2012, 8: e1002473.
[98] Napoletano F, Ferrari Bravo G, Voto I A P, et al. The prolyl-isomerase PIN1 is essential for nuclear lamin B structure and function and protects heterochromatin under mechanical stress [J]. Cell. Rep., 2021, 36: 109694.
[99] Jusic A, Thomas P B, Wettinger S B, et al. Noncoding RNAs in age-related cardiovascular diseases [J]. Ageing. Res. Rev., 2022, 77: 101610.
[100] Weigelt C M, Sehgal R, Tain L S, et al. An insulin-sensitive circular RNA that regulates lifespan in Drosophila [J]. Mol. Cell., 2020, 79: 268-279. e265.
[101] Ponting C P, Haerty W. Genome-wide analysis of human long noncoding RNAs: a

provocative review [J]. Annu. Rev. Genom. Hum. Genet., 2022, 23: 153-172.

[102] de Lencastre A, Pincus Z, Zhou K, et al. MicroRNAs both promote and antagonize longevity in *C. elegans* [J]. Curr. Biol., 2010, 20: 2159-2168.

[103] He W-Z, Yang M, Jiang Y, et al. miR-188-3p targets skeletal endothelium coupling of angiogenesis and osteogenesis during ageing [J]. Cell. Death. Dis., 2022, 13: 494.

[104] Kumar S, Morton H, Sawant N, et al. MicroRNA-455-3p improves synaptic, cognitive functions and extends lifespan: relevance to Alzheimer's disease [J]. Redox. Biol., 2021, 48: 102182.

[105] Hipp M S, Kasturi P, Hartl F U. The proteostasis network and its decline in ageing [J]. Nat. Rev. Mol. Cell. Biol., 2019, 20: 421-435.

[106] Labbadia J, Morimoto R I. The biology of proteostasis in aging and disease [J]. Annu. Rev. Biochem., 2015, 84: 435-464.

[107] Treaster S B, Ridgway I D, Richardson C A, et al. Superior proteome stability in the longest lived animal [J]. Age (Dordrecht, Netherlands), 2014, 36: 9597.

[108] Kirschke E, Goswami D, Southworth D, et al. Glucocorticoid receptor function regulated by coordinated action of the Hsp90 and Hsp70 chaperone cycles [J]. Cell, 2014, 157: 1685-1697.

[109] Calderwood S K, Murshid A, Prince T. The shock of aging: molecular chaperones and the heat shock response in longevity and aging: a mini-review [J]. Gerontology, 2009, 55: 550-558.

[110] Wang L, Klionsky D J, Shen H-M. The emerging mechanisms and functions of microautophagy [J]. Nat. Rev. Mol. Cell. Biol., 2023, 24: 186-203.

[111] Tsakiri E N, Iliaki K K, Höhn A, et al. Diet-derived advanced glycation end products or lipofuscin disrupts proteostasis and reduces life span in *Drosophila melanogaster* [J]. Free. Radic. Biol. Med., 2013, 65: 1155-1163.

[112] Caniard A B K, Lukas C, Yildirim A Ö, et al. Proteasome function is not impaired in healthy aging of the lung. [J]. Aging 2015, 7: 776-792.

[113] Deng H-X, Chen W, Hong S-T, et al. Mutations in UBQLN2 cause dominant X-linked juvenile and adult-onset ALS and ALS/dementia [J]. Nature, 2011, 477: 211-215.

[114] Johnson J O, Mandrioli J, Benatar M, et al. Exome sequencing reveals VCP mutations as a cause of familial ALS [J]. Neuron, 2010, 68: 857-864.

[115] Cheroni C, Marino M, Tortarolo M, et al. Functional alterations of the ubiquitin-proteasome system in motor neurons of a mouse model of familial amyotrophic lateral sclerosis [J]. Hum. Mol. Genet., 2009, 18: 82-96.

[116] Guo Q, Lehmer C, Martínez-Sánchez A, et al. In situ structure of neuronal C9 or f72 poly-GA aggregates reveals proteasome recruitment [J]. Cell, 2018, 172: 696-705.e612.

[117] Levine B, Kroemer G. Biological functions of autophagy genes: A disease perspective [J]. Cell, 2019, 176: 11-42.

[118] Duraes F V, Niven J, Dubrot J, et al. Macroautophagy in endogenous processing of self- and pathogen-derived antigens for MHC class Ⅱ presentation [J]. Front. Immunol., 2015, 6: 459.

[119] Nakatogawa H. Mechanisms governing autophagosome biogenesis [J]. Nat. Rev. Mol. Cell. Biol., 2020, 21: 439-458.

[120] Simonsen A, Cumming R C, Brech A, et al. Promoting basal levels of autophagy in the nervous system enhances longevity and oxidant resistance in adult *Drosophila* [J]. Autophagy, 2008, 4: 176-184.

[121] Ott C, König J, Höhn A, et al. Macroautophagy is impaired in old murine brain tissue as well as in senescent human fibroblasts [J]. Redox. Biol., 2016, 10: 266-273.

[122] Lipinski M M, Zheng B, Lu T, et al. Genome-wide analysis reveals mechanisms modulating autophagy in normal brain aging and in Alzheimer's disease [J]. Proc. Natl. Acad. Sci. U.S.A., 2010, 107: 14164-14169.

[123] Aman Y, Schmauck-Medina T, Hansen M, et al. Autophagy in healthy aging and disease [J]. Nat. Aging., 2021, 1: 634-650.

[124] Juhász G, Erdi B, Sass M, et al. Atg7-dependent autophagy promotes neuronal health, stress tolerance, and longevity but is dispensable for metamorphosis in *Drosophila* [J]. Genes. Dev., 2007, 21: 3061-3066.

[125] Cassidy L D, Young A R J, Young C N J, et al. Temporal inhibition of autophagy reveals segmental reversal of ageing with increased cancer risk [J]. Nat. Commun., 2020, 11: 307.

[126] He Y, Fan Y, Ahmadpoor X, et al. Targeting lysosomal quality control as a therapeutic strategy against aging and diseases [J]. Med. Res. Rev., 2024.

[127] Carmona-Gutierrez D, Hughes A L, Madeo F, et al. The crucial impact of lysosomes in aging and longevity [J]. Ageing. Res. Rev., 2016, 32: 2-12.

[128] Colacurcio D J, Nixon R A. Disorders of lysosomal acidification: the emerging role of v-ATPase in aging and neurodegenerative disease [J]. Ageing. Res. Rev., 2016, 32: 75-88.

[129] Deretic V, Kroemer G. Autophagy in metabolism and quality control: opposing, complementary or interlinked functions? [J]. Autophagy, 2022, 18: 283-292.

[130] Kaushik S, Arias E, Kwon H, et al. Loss of autophagy in hypothalamic POMC neurons impairs lipolysis [J]. EMBO. Rep., 2012, 13: 258-265.

[131] Hansen M, Chandra A, Mitic L L, et al. A role for autophagy in the extension of lifespan by dietary restriction in C. elegans [J]. PLoS. Genet., 2008, 4: e24.

[132] Wang W, Wang L, Ruan L, et al. Extracellular vesicles extracted from young donor serum attenuate inflammaging via partially rejuvenating aged T-cell immunotolerance [J]. FASEB. J., 2018, 32: 5899.

[133] Hansen M, Rubinsztein D C, Walker D W. Autophagy as a promoter of longevity: insights from model organisms [J]. Nat. Rev. Mol. Cell. Biol., 2018, 19: 579-593.

[134] Ulgherait M, Rana A, Rera M, et al. AMPK modulates tissue and organismal aging in a non-cell-autonomous manner [J]. Cell. Rep., 2014, 8: 1767-1780.

[135] Liu W, Lin H, Mao Z, et al. Verapamil extends lifespan in Caenorhabditis elegans by inhibiting calcineurin activity and promoting autophagy [J]. Aging (Albany NY), 2020, 12: 5300-5317.

[136] Guo Y, Guan T, Shafiq K, et al. Mitochondrial dysfunction in aging [J]. Ageing Res. Rev., 2023, 88: 101955.

[137] Xin N, Durieux J, Yang C, et al. The UPRmt preserves mitochondrial import to extend lifespan [J]. J. Cell. Biol., 2022, 221.

[138] Zhou Z, Fan Y, Zong R, et al. The mitochondrial unfolded protein response: A multitasking giant in the fight against human diseases [J]. Ageing. Res. Rev., 2022, 81: 101702.

[139] Picard M, Shirihai O S. Mitochondrial signal transduction [J]. Cell. Metab., 2022, 34: 1620-1653.

[140] Rovira-Llopis S, Bañuls C, Diaz-Morales N, et al. Mitochondrial dynamics in type 2 diabetes: Pathophysiological implications [J]. Redox. Biol., 2017, 11: 637-645.

[141] Rana A, Rera M, Walker D W. Parkin overexpression during aging reduces proteotoxicity, alters mitochondrial dynamics, and extends lifespan [J]. Proc. Natl. Acad. Sci. U. S. A., 2013, 110: 8638-8643.

[142] Houtkooper R H, Mouchiroud L, Ryu D, et al. Mitonuclear protein imbalance as a conserved longevity mechanism [J]. Nature, 2013, 497: 451-457.

[143] Schmitt K, Grimm A, Dallmann R, et al. Circadian control of DRP1 activity regulates mitochondrial dynamics and bioenergetics [J]. Cell. Metab., 2018, 27: 657-666.e655.

[144] Romanello V, Guadagnin E, Gomes L, et al. Mitochondrial fission and remodelling contributes to muscle atrophy [J]. EMBO. J., 2010, 29: 1774-1785.

[145] Jin J Y, Wei X X, Zhi X L, et al. Drp1-dependent mitochondrial fission in cardiovascular disease [J]. Acta. Pharmacol. Sin., 2021, 42: 655-664.

[146] Chen Y, Csordas G, Jowdy C, et al. Mitofusin 2-containing mitochondrial-reticular microdomains direct rapid cardiomyocyte bioenergetic responses via interorganelle Ca(2+) crosstalk [J]. Circ. Res., 2012, 111: 863-875.

[147] Zhang T, Liu Q, Gao W, et al. The multifaceted regulation of mitophagy by endogenous metabolites [J]. Autophagy, 2022, 18: 1216-1239.

[148] Palikaras K, Lionaki E, Tavernarakis N. Coordination of mitophagy and mitochondrial biogenesis during ageing in C. elegans [J]. Nature, 2015, 521: 525-528.

[149] Greene J C, Whitworth A J, Kuo I, et al. Mitochondrial pathology and apoptotic muscle degeneration in Drosophila parkin mutants [J]. Proc. Natl. Acad. Sci. U. S. A., 2003, 100: 4078-4083.

[150] Hoshino A, Mita Y, Okawa Y, et al. Cytosolic p53 inhibits Parkin-mediated mitophagy and promotes mitochondrial dysfunction in the mouse heart [J]. Nat. Commun., 2013, 4: 2308.

[151] Sun N, Yun J, Liu J, et al. Measuring in vivo mitophagy [J]. Mol. Cell., 2015, 60: 685-696.

[152] Garcia-Prat L, Martinez-Vicente M, Perdiguero E, et al. Autophagy maintains stemness by preventing senescence [J]. Nature, 2016, 529: 37-42.

[153] Zorov D B, Juhaszova M, Sollott S J. Mitochondrial reactive oxygen species (ROS) and ROS-induced ROS release [J]. Physiol. Rev., 2014, 94: 909-950.

[154] Trushina E, Trushin S, Hasan M F. Mitochondrial complex Ⅰ as a therapeutic target for

Alzheimer's disease [J]. Acta. Pharmaceutica. Sinica. B., 2022, 12: 483-495.

[155] Marzetti E, Calvani R, Cesari M, et al. Mitochondrial dysfunction and sarcopenia of aging: from signaling pathways to clinical trials [J]. Int. J. Biochem. Cell. Biol., 2013, 45: 2288-2301.

[156] Katsyuba E, Romani M, Hofer D, et al. NAD(+) homeostasis in health and disease [J]. Nat. Metab., 2020, 2: 9-31.

[157] Covarrubias A J, Perrone R, Grozio A, et al. NAD(+) metabolism and its roles in cellular processes during ageing [J]. Nat. Rev. Mol. Cell. Biol., 2021, 22: 119-141.

[158] Gomes A P, Price N L, Ling A J, et al. Declining NAD(+) induces a pseudohypoxic state disrupting nuclear-mitochondrial communication during aging [J]. Cell, 2013, 155: 1624-1638.

[159] Stromland O, Diab J, Ferrario E, et al. The balance between NAD(+) biosynthesis and consumption in ageing [J]. Mech. Ageing. Dev., 2021, 199: 111569.

[160] Rajman L, Chwalek K, Sinclair DA. Therapeutic potential of NAD-boosting molecules: the in vivo evidence [J]. Cell. Metab., 2018, 27: 529-547.

[161] Zhu D, Li X, Tian Y. Mitochondrial-to-nuclear communication in aging: An epigenetic perspective [J]. Trends. Biochem. Sci., 2022, 47: 645-659.

[162] Salminen A, Kauppinen A, Kaarniranta K. 2-Oxoglutarate-dependent dioxygenases are sensors of energy metabolism, oxygen availability, and iron homeostasis: potential role in the regulation of aging process [J]. Cell. Mol. Life. Sci., 2015, 72: 3897-3914.

[163] Xiao M, Yang H, Xu W, et al. Inhibition of alpha-KG-dependent histone and DNA demethylases by fumarate and succinate that are accumulated in mutations of FH and SDH tumor suppressors [J]. Genes. Dev., 2012, 26: 1326-1338.

[164] Chin R M, Fu X, Pai M Y, et al. The metabolite α-ketoglutarate extends lifespan by inhibiting ATP synthase and TOR [J]. Nature, 2014, 510: 397-401.

[165] Mouchiroud L, Houtkooper R H, Moullan N, et al. The NAD(+)/sirtuin pathway modulates longevity through activation of mitochondrial UPR and FOXO signaling [J]. Cell, 2013, 154: 430-441.

[166] Walker D W, Hájek P, Muffat J, et al. Hypersensitivity to oxygen and shortened lifespan in a Drosophila mitochondrial complex II mutant [J]. Proc. Natl. Acad. Sci. U.S.A., 2006, 103: 16382-16387.

[167] Zhu D, Wu X, Zhou J, et al. NuRD mediates mitochondrial stress-induced longevity via chromatin remodeling in response to acetyl-CoA level [J]. Sci. Adv., 2020, 6: eabb2529.

[168] Fan M, Shi H, Yao H, et al. Glutamate regulates gliosis of BMSCs to promote ENS regeneration through α-KG and H3K9/H3K27 demethylation [J]. Stem. Cell. Res. Ther., 2022, 13: 255.

[169] Houtkooper R H, Williams R W, Auwerx J. Metabolic networks of longevity [J]. Cell, 2010, 142: 9-14.

[170] Zhang W B, Aleksic S, Gao T, et al. Insulin-like growth factor-1 and IGF binding proteins

predict all-cause mortality and morbidity in older adults [J]. Cells, 2020, 9: 1368.

[171] Zhang W B, Ye K, Barzilai N, et al. The antagonistic pleiotropy of insulin-like growth factor 1 [J]. Aging Cell, 2021, 20: e13443.

[172] Duran-Ortiz S, List E O, Ikeno Y, et al. Growth hormone receptor gene disruption in mature-adult mice improves male insulin sensitivity and extends female lifespan [J]. Aging Cell, 2021, 20: e13506.

[173] Garcia-Cao I, Song M S, Hobbs R M, et al. Systemic elevation of PTEN induces a tumor-suppressive metabolic state [J]. Cell, 2012, 149: 49-62.

[174] Foukas L C, Bilanges B, Bettedi L, et al. Long-term p110α PI3K inactivation exerts a beneficial effect on metabolism [J]. EMBO. Mol. Med., 2013, 5: 563-571.

[175] Ortega-Molina A, Efeyan A, Lopez-Guadamillas E, et al. Pten positively regulates brown adipose function, energy expenditure, and longevity [J]. Cell. Metab., 2012, 15: 382-394.

[176] Laplante M, Sabatini D M. mTOR signaling in growth control and disease [J]. Cell, 2012, 149: 274-293.

[177] Lamming D W, Ye L, Katajisto P, et al. Rapamycin-induced insulin resistance is mediated by mTORC2 loss and uncoupled from longevity [J]. Science (New York), 2012, 335: 1638-1643.

[178] Selman C, Tullet J M A, Wieser D, et al. Ribosomal protein S6 kinase 1 signaling regulates mammalian life span [J]. Science (New York), 2009, 326: 140-144.

[179] Zid B M, Rogers A N, Katewa S D, et al. 4E-BP extends lifespan upon dietary restriction by enhancing mitochondrial activity in Drosophila [J]. Cell, 2009, 139: 149-160.

[180] Yang S-B, Tien A-C, Boddupalli G, et al. Rapamycin ameliorates age-dependent obesity associated with increased mTOR signaling in hypothalamic POMC neurons [J]. Neuron, 2012, 75: 425-436.

[181] Harrison D E, Strong R, Sharp Z D, et al. Rapamycin fed late in life extends lifespan in genetically heterogeneous mice [J]. Nature, 2009, 460: 392-395.

[182] Liu X T, Lin X, Mi Y L, et al. Grape seed proanthocyanidin extract prevents ovarian aging by inhibiting oxidative stress in the hens [J]. Oxid. Med. Cell. Longev., 2018, 2018: 1-16.

[183] Irrcher I, Ljubicic V, Kirwan A F, et al. AMP-activated protein kinase-regulated activation of the PGC-1alpha promoter in skeletal muscle cells [J]. PLoS. One., 2008, 3: e3614.

[184] Canto C, Gerhart-Hines Z, Feige J N, et al. AMPK regulates energy expenditure by modulating NAD^+ metabolism and SIRT1 activity [J]. Nature, 2009, 458: 1056-1060.

[185] Onken B, Driscoll M. Metformin induces a dietary restriction-like state and the oxidative stress response to extend C. elegans Healthspan via AMPK, LKB1, and SKN-1 [J]. PloS. One., 2010, 5: e8758.

[186] Anisimov V N, Berstein L M, Popovich I G, et al. If started early in life, metformin treatment increases life span and postpones tumors in female SHR mice [J]. Aging, 2011, 3: 148-157.

[187] Sauve A A, Wolberger C, Schramm V L, et al. The biochemistry of sirtuins [J]. Annu. Rev. Biochem., 2006, 75: 435-465.

[188] Rodgers J T, Lerin C, Haas W, et al. Nutrient control of glucose homeostasis through a

complex of PGC-1alpha and SIRT1 [J]. Nature, 2005, 434: 113-118.

[189] Imai S-i, Guarente L. NAD+ and sirtuins in aging and disease [J]. Trends. Cell. Biol., 2014, 24: 464-471.

[190] Suryadevara V, Hudgins A D, Rajesh A, et al. SenNet recommendations for detecting senescent cells in different tissues [J]. Nat. Rev. Mol. Cell. Biol., 2024, 25: 1001-1023.

[191] Coffman J A. Cell cycle development [J]. Dev. Cell., 2004, 6: 321-327.

[192] Yuan L, Alexander P B, Wang X-F. Cellular senescence: from anti-cancer weapon to anti-aging target [J]. Sci. China. Life Sci., 2020, 63: 332-342.

[193] Burd C E, Sorrentino J A, Clark K S, et al. Monitoring tumorigenesis and senescence in vivo with a p16(INK4a)-luciferase model [J]. Cell, 2013, 152: 340-351.

[194] Collado M, Blasco M A, Serrano M. Cellular senescence in cancer and aging [J]. Cell, 2007, 130: 223-233.

[195] Kulju K S, Lehman J M. Increased p53 protein associated with aging in human diploid fibroblasts [J]. Exp. Cell. Res., 1995, 217: 336-345.

[196] Pomerantz J, Schreiber-Agus N, Liégeois N J, et al. The Ink4a tumor suppressor gene product, p19Arf, interacts with MDM2 and neutralizes MDM2's inhibition of p53 [J]. Cell, 1998, 92: 713-723.

[197] Takahashi A, Imai Y, Yamakoshi K, et al. DNA damage signaling triggers degradation of histone methyltransferases through APC/C(Cdh1) in senescent cells [J]. Mol. Cell., 2012, 45: 123-131.

[198] Lukas C, Falck J, Bartkova J, et al. Distinct spatiotemporal dynamics of mammalian checkpoint regulators induced by DNA damage [J]. Nat. Cell. Biol., 2003, 5: 255-260.

[199] Bekker-Jensen S, Lukas C, Kitagawa R, et al. Spatial organization of the mammalian genome surveillance machinery in response to DNA strand breaks [J]. J. Cell. Biol., 2006, 173: 195-206.

[200] Turenne G A, Paul P, Laflair L, et al. Activation of p53 transcriptional activity requires ATM's kinase domain and multiple N-terminal serine residues of p53 [J]. Oncogene, 2001, 20: 5100-5110.

[201] Jo M, Kim S, Park J, et al. Reduced dynamicity and increased high-order protein assemblies in dense fibrillar component of the nucleolus under cellular senescence [J]. Redox. Biol., 2024, 75: 103279.

[202] Yuan J, Ofengeim D. A guide to cell death pathways [J]. Nat. Rev. Mol. Cell. Biol., 2024, 25: 379-395.

[203] Ryu S J, Oh Y S, Park S C. Failure of stress-induced downregulation of Bcl-2 contributes to apoptosis resistance in senescent human diploid fibroblasts [J]. Cell. Death. Differ., 2007, 14: 1020-1028.

[204] Baar M P, Brandt R M C, Putavet D A, et al. Targeted apoptosis of senescent cells restores tissue homeostasis in response to chemotoxicity and aging [J]. Cell, 2017, 169: 132-147 e116.

[205] Yosef R, Pilpel N, Papismadov N, et al. P21 maintains senescent cell viability under persistent DNA damage response by restraining JNK and caspase signaling [J]. EMBO. J., 2017, 36: 2280-2295.

[206] Fuhrmann-Stroissnigg H, Ling Y Y, Zhao J, et al. Identification of HSP90 inhibitors as a novel class of senolytics [J]. Nat. Commun., 2017, 8: 422.

[207] Sanders Y Y, Liu H, Zhang X, et al. Histone modifications in senescence-associated resistance to apoptosis by oxidative stress [J]. Redox. Biol., 2013, 1: 8-16.

[208] Wang B, Han J, Elisseeff J H, et al. The senescence-associated secretory phenotype and its physiological and pathological implications [J]. Nat. Rev. Mol. Cell. Biol., 2024, 25: 958-978.

[209] Salminen A, Kauppinen A, Kaarniranta K. Emerging role of NF-kappa B signaling in the induction of senescence-associated secretory phenotype (SASP) [J]. Cell. Signal., 2012, 24: 835-845.

[210] Acosta J C, O'Loghlen A, Banito A, et al. Chemokine signaling via the CXCR2 receptor reinforces senescence [J]. Cell, 2008, 133: 1006-1018.

[211] Stein B, Baldwin A S, Jr. Distinct mechanisms for regulation of the interleukin-8 gene involve synergism and cooperativity between C/EBP and NF-kappa B [J]. Mol. Cell. Biol., 1993, 13: 7191-7198.

[212] Kang C, Xu Q, Martin T D, et al. The DNA damage response induces inflammation and senescence by inhibiting autophagy of GATA4 [J]. Science, 2015, 349: aaa5612.

[213] Decout A, Katz J D, Venkatraman S, et al. The cGAS-STING pathway as a therapeutic target in inflammatory diseases [J]. Nat. Rev. Immunol., 2021, 21: 548-569.

[214] Kohli J, Wang B, Brandenburg S M, et al. Algorithmic assessment of cellular senescence in experimental and clinical specimens [J]. Nat. Protoc., 2021, 16: 2471-2498.

[215] James E L, Michalek R D, Pitiyage G N, et al. Senescent human fibroblasts show increased glycolysis and redox homeostasis with extracellular metabolomes that overlap with those of irreparable DNA damage, ageing and disease [J]. J. Proteome. Res., 2015, 14: 1854-1871.

[216] Vousden K H, Prives C. Blinded by the light: the growing complexity of p53 [J]. Cell, 2009, 137: 413-431.

[217] Casagrande S, Hau M. Telomere attrition: metabolic regulation and signalling function? [J]. Biol. Lett., 2019, 15: 20180885.

[218] Ohno-Iwashita Y, Shimada Y, Hayashi M, et al. Plasma membrane microdomains in aging and disease [J]. Geriatr. Gerontol. Int., 2010, 10 Suppl 1: S41-52.

[219] Althubiti M, Lezina L, Carrera S, et al. Characterization of novel markers of senescence and their prognostic potential in cancer [J]. Cell. Death. Dis., 2014, 5: e1528.

[220] Frescas D, Roux C M, Aygun-Sunar S, et al. Senescent cells expose and secrete an oxidized form of membrane-bound vimentin as revealed by a natural polyreactive antibody [J]. Proc. Natl. Acad. Sci. U. S. A., 2017, 114: E1668-E1677.

[221] Kim K M, Noh J H, Bodogai M, et al. Identification of senescent cell surface targetable

protein DPP4 [J]. Genes. Dev., 2017, 31: 1529-1534.

[222] Lloyd Alison C. The regulation of cell size [J]. Cell, 2013, 154: 1194-1205.

[223] Blagosklonny M V. Cell cycle arrest is not yet senescence, which is not just cell cycle arrest: terminology for TOR-driven aging [J]. Aging (Albany NY), 2012, 4: 159-165.

[224] Wang M, Kaufman R J. The impact of the endoplasmic reticulum protein-folding environment on cancer development [J]. Nat. Rev. Cancer., 2014, 14: 581-597.

[225] Goldberg E L, Dixit V D. Drivers of age-related inflammation and strategies for healthspan extension [J]. Immunol. Rev., 2015, 265: 63-74.

[226] Konstorum A, Mohanty S, Zhao Y, et al. Platelet response to influenza vaccination reflects effects of aging [J]. Aging Cell, 2023, 22: e13749.

[227] Zhou D, Borsa M, Simon A K. Hallmarks and detection techniques of cellular senescence and cellular ageing in immune cells [J]. Aging Cell, 2021, 20: e13316.

[228] Yousefzadeh M J, Zhao J, Bukata C, et al. Tissue specificity of senescent cell accumulation during physiologic and accelerated aging of mice [J]. Aging Cell, 2020, 19: e13094.

[229] Soerens A G, Kunzli M, Quarnstrom C F, et al. Functional T cells are capable of supernumerary cell division and longevity [J]. Nature, 2023, 614: 762-766.

[230] Kiss T, Nyul-Toth A, Balasubramanian P, et al. Single-cell RNA sequencing identifies senescent cerebromicrovascular endothelial cells in the aged mouse brain [J]. Geroscience, 2020, 42: 429-444.

[231] Matias I, Diniz L P, Damico I V, et al. Loss of lamin B1 and defective nuclear morphology are hallmarks of astrocyte senescence in vitro and in the aging human hippocampus [J]. Aging Cell, 2022, 21: e13521.

[232] Ogrodnik M, Evans S A, Fielder E, et al. Whole-body senescent cell clearance alleviates age-related brain inflammation and cognitive impairment in mice [J]. Aging Cell, 2021, 20: e13296.

[233] Dehkordi S K, Walker J, Sah E, et al. Profiling senescent cells in human brains reveals neurons with CDKN2D/p19 and tau neuropathology [J]. Nat. Aging., 2021, 1: 1107-1116.

[234] Hu Y, Fryatt G L, Ghorbani M, et al. Replicative senescence dictates the emergence of disease-associated microglia and contributes to Aβ pathology [J]. Cell. Rep., 2021, 35.

[235] Zhang P, Kishimoto Y, Grammatikakis I, et al. Senolytic therapy alleviates Abeta-associated oligodendrocyte progenitor cell senescence and cognitive deficits in an Alzheimer's disease model [J]. Nat. Neurosci., 2019, 22: 719-728.

[236] Chinta S J, Woods G, Demaria M, et al. Cellular senescence is induced by the environmental neurotoxin paraquat and contributes to neuropathology linked to Parkinson’s disease [J]. Cell. Rep., 2018, 22: 930-940.

[237] Palmer A K, Xu M, Zhu Y, et al. Targeting senescent cells alleviates obesity-induced metabolic dysfunction [J]. Aging Cell, 2019, 18: e12950.

[238] Wang L, Wang B, Gasek N S, et al. Targeting p21(Cip1) highly expressing cells in adipose tissue alleviates insulin resistance in obesity [J]. Cell. Metab., 2022, 34: 75-89 e78.

[239] Wang B, Liu Z, Chen V P, et al. Transplanting cells from old but not young donors causes physical dysfunction in older recipients [J]. Aging Cell, 2020, 19: e13106.

[240] Wang B, Wang L, Gasek N S, et al. An inducible p21-Cre mouse model to monitor and manipulate p21-highly-expressing senescent cells in vivo [J]. Nat. Aging, 2021, 1: 962-973.

[241] Chini C C S, Peclat T R, Warner G M, et al. CD38 ecto-enzyme in immune cells is induced during aging and regulates NAD(+) and NMN levels [J]. Nat. Metab., 2020, 2: 1284-1304.

[242] Shirakawa K, Yan X, Shinmura K, et al. Obesity accelerates T cell senescence in murine visceral adipose tissue [J]. J. Clin. Invest., 2016, 126: 4626-4639.

[243] Baker D J, Childs B G, Durik M, et al. Naturally occurring p16(INK4a)-positive cells shorten healthy lifespan [J]. Nature, 2016, 530: 184-189.

[244] Cohen C, Le Goff O, Soysouvanh F, et al. Glomerular endothelial cell senescence drives age-related kidney disease through PAI-1 [J]. EMBO. Mol. Med., 2021, 13: e14146.

[245] Westhoff J H, Schildhorn C, Jacobi C, et al. Telomere shortening reduces regenerative capacity after acute kidney injury [J]. J. Am. Soc. Nephrol., 2010, 21: 327-336.

[246] Satriano J, Mansoury H, Deng A, et al. Transition of kidney tubule cells to a senescent phenotype in early experimental diabetes [J]. Am. J. Physiol. Cell. Physiol., 2010, 299: C374-380.

[247] Kim S R, Zou X, Tang H, et al. Increased cellular senescence in the murine and human stenotic kidney: Effect of mesenchymal stem cells [J]. J. Cell. Physiol., 2021, 236: 1332-1344.

[248] Ogrodnik M, Miwa S, Tchkonia T, et al. Cellular senescence drives age-dependent hepatic steatosis [J]. Nat. Commun., 2017, 8: 15691.

[249] Wang C, Jurk D, Maddick M, et al. DNA damage response and cellular senescence in tissues of aging mice [J]. Aging Cell, 2009, 8: 311-323.

[250] Wiemann S U, Satyanarayana A, Tsahuridu M, et al. Hepatocyte telomere shortening and senescence are general markers of human liver cirrhosis [J]. FASEB. J., 2002, 16: 935-942.

[251] Aravinthan A, Scarpini C, Tachtatzis P, et al. Hepatocyte senescence predicts progression in non-alcohol-related fatty liver disease [J]. J. Hepatol., 2013, 58: 549-556.

[252] Wilson C L, Jurk D, Fullard N, et al. NFkappaB1 is a suppressor of neutrophil-driven hepatocellular carcinoma [J]. Nat. Commun., 2015, 6: 6818.

[253] Krizhanovsky V, Yon M, Dickins R A, et al. Senescence of activated stellate cells limits liver fibrosis [J]. Cell, 2008, 134: 657-667.

[254] Moncsek A, Al-Suraih M S, Trussoni C E, et al. Targeting senescent cholangiocytes and activated fibroblasts with B-cell lymphoma-extra large inhibitors ameliorates fibrosis in multidrug resistance 2 gene knockout (Mdr2(−/−)) mice [J]. Hepatology, 2018, 67: 247-259.

[255] Kaur G, Sundar I K, Rahman I. p16-3MR: A novel model to study cellular senescence in cigarette smoke-induced lung injuries [J]. Int. J. Mol. Sci., 2021, 22.

[256] Yao H, Wallace J, Peterson A L, et al. Timing and cell specificity of senescence drives postnatal lung development and injury [J]. Nat. Commun., 2023, 14: 273.

[257] Jiang C, Liu G, Luckhardt T, et al. Serpine 1 induces alveolar type Ⅱ cell senescence through activating p53-p21-Rb pathway in fibrotic lung disease [J]. Aging Cell, 2017, 16: 1114-1124.
[258] Zhong W, Chen W, Liu Y, et al. Extracellular HSP90alpha promotes cellular senescence by modulating TGF-beta signaling in pulmonary fibrosis [J]. FASEB. J., 2022, 36: e22475.
[259] Parikh P, Wicher S, Khandalavala K, et al. Cellular senescence in the lung across the age spectrum [J]. Am. J. Physiol. Lung. Cell. Mol. Physiol., 2019, 316: L826-L842.
[260] Midha A, Pan H, Abarca C, et al. Unique human and mouse beta-cell senescence-associated secretory phenotype (SASP) reveal conserved signaling pathways and heterogeneous factors [J]. Diabetes, 2021, 70: 1098-1116.
[261] Grabliauskaite K, Hehl A B, Seleznik G M, et al. P21(WAF1) (/CIP1) limits senescence and acinar-to-ductal metaplasia formation during pancreatitis [J]. J. Pathol., 2015, 235: 502-514.
[262] Hu C, Yin L, Chen Z, et al. The unique pancreatic stellate cell gene expression signatures are associated with the progression from acute to chronic pancreatitis [J]. Comput. Struct. Biotechnol. J., 2021, 19: 6375-6385.
[263] Farr J N, Fraser D G, Wang H, et al. Identification of senescent cells in the bone microenvironment [J]. J. Bone. Miner. Res., 2016, 31: 1920-1929.
[264] Doolittle M L, Saul D, Kaur J, et al. Multiparametric senescent cell phenotyping reveals targets of senolytic therapy in the aged murine skeleton [J]. Nat. Commun., 2023, 14: 4587.
[265] Hudgins A D, Tazearslan C, Tare A, et al. Age- and tissue-specific expression of senescence biomarkers in mice [J]. Front. Genet., 2018, 9: 59.
[266] Contrepois K, Coudereau C, Benayoun B A, et al. Histone variant H2A.J accumulates in senescent cells and promotes inflammatory gene expression [J]. Nat. Commun., 2017, 8: 14995.
[267] Rube C E, Baumert C, Schuler N, et al. Human skin aging is associated with increased expression of the histone variant H2A.J in the epidermis [J]. NPJ. Aging. Mech. Dis., 2021, 7: 7.
[268] Waldera Lupa D M, Kalfalah F, Safferling K, et al. Characterization of skin aging-associated secreted proteins (SAASP) produced by dermal fibroblasts isolated from intrinsically aged human skin [J]. J. Invest. Dermatol., 2015, 135: 1954-1968.
[269] Victorelli S, Lagnado A, Halim J, et al. Senescent human melanocytes drive skin ageing via paracrine telomere dysfunction [J]. EMBO. J., 2019, 38: e101982.
[270] Schafer M J, Zhang X, Kumar A, et al. The senescence-associated secretome as an indicator of age and medical risk [J]. JCI Insight, 2020, 5.
[271] Farsam V, Basu A, Gatzka M, et al. Senescent fibroblast-derived chemerin promotes squamous cell carcinoma migration [J]. Oncotarget, 2016, 7: 83554-83569.
[272] Bogeska R, Mikecin A M, Kaschutnig P, et al. Inflammatory exposure drives long-lived impairment of hematopoietic stem cell self-renewal activity and accelerated aging [J]. Cell. Stem. Cell., 2022, 29: 1273-1284 e1278.
[273] Li X, Li C, Zhang W, et al. Inflammation and aging: Signaling pathways and intervention therapies [J]. Signal. Transduct. Target. Ther., 2023, 8: 239.

[274] Janzen V, Forkert R, Fleming H E, et al. Stem-cell ageing modified by the cyclin-dependent kinase inhibitor p16INK4a [J]. Nature, 2006, 443: 421-426.

[275] Mistry J J, Hellmich C, Moore J A, et al. Free fatty-acid transport via CD36 drives beta-oxidation-mediated hematopoietic stem cell response to infection [J]. Nat. Commun., 2021, 12: 7130.

[276] Rundberg Nilsson A, Soneji S, Adolfsson S, et al. Human and murine hematopoietic stem cell aging is associated with functional impairments and intrinsic megakaryocytic/erythroid bias [J]. PLoS. One., 2016, 11: e0158369.

[277] Adrover J M, Nicolas-Avila J A, Hidalgo A. Aging: A temporal dimension for neutrophils [J]. Trends. Immunol., 2016, 37: 334-345.

[278] Campbell R A, Docherty M H, Ferenbach D A, et al. The role of ageing and parenchymal senescence on macrophage function and fibrosis [J]. Front. Immunol., 2021, 12: 700790.

[279] Brauning A, Rae M, Zhu G, et al. Aging of the immune system: Focus on natural killer cells phenotype and functions [J]. Cells, 2022, 11.

[280] Gounder S S, Abdullah B J J, Radzuanb N, et al. Effect of aging on NK cell population and their proliferation at Ex Vivo culture condition [J]. Anal. Cell. Pathol. (Amst.), 2018, 2018: 7871814.

[281] Ma S, Wang C, Mao X, et al. B Cell dysfunction associated with aging and autoimmune diseases [J]. Front. Immunol., 2019, 10: 318.

[282] Mittelbrunn M, Kroemer G. Hallmarks of T cell aging [J]. Nat. Immunol., 2021, 22: 687-698.

[283] Qin L, Jing X, Qiu Z, et al. Aging of immune system: Immune signature from peripheral blood lymphocyte subsets in 1068 healthy adults [J]. Aging (Albany NY), 2016, 8: 848-859.

[284] Shanley D P, Aw D, Manley N R, et al. An evolutionary perspective on the mechanisms of immunosenescence [J]. Trends. Immunol., 2009, 30: 374-381.

[285] Hale J S, Boursalian T E, Turk G L, et al. Thymic output in aged mice [J]. Proc. Natl. Acad. Sci. U. S. A., 2006, 103: 8447-8452.

[286] Thompson H L, Smithey M J, Surh C D, et al. Functional and homeostatic impact of age-related changes in lymph node stroma [J]. Front. Immunol., 2017, 8: 706.

[287] Hagen M, Derudder E. Inflammation and the alteration of B-cell physiology in aging [J]. Gerontology, 2020, 66: 105-113.

[288] Pritz T, Weinberger B, Grubeck-Loebenstein B. The aging bone marrow and its impact on immune responses in old age [J]. Immunol. Lett., 2014, 162: 310-315.

[289] Ron-Harel N, Schwartz M. Immune senescence and brain aging: can rejuvenation of immunity reverse memory loss? [J]. Trends. Neurosci., 2009, 32: 367-375.

[290] Shao W, Zhang S-Z, Tang M, et al. Suppression of neuroinflammation by astrocytic dopamine D2 receptors via αB-crystallin [J]. Nature, 2012, 494: 90-94.

[291] Schneider J L, Rowe J H, Garcia-de-Alba C, et al. The aging lung: Physiology, disease, and immunity [J]. Cell, 2021, 184: 1990-2019.

[292] Meschiari C A, Ero O K, Pan H, et al. The impact of aging on cardiac extracellular matrix [J].

GeroScience, 2017, 39: 7-18.

[293] Zuelgaray E, Boccara D, Ly Ka So S, et al. Increased expression of PD1 and CD39 on CD3(+) CD4(+) skin T cells in the elderly [J]. Exp. Dermatol., 2019, 28: 80-82.

[294] Pinto C, Ninfole E, Gaggiano L, et al. Aging and the biological response to liver injury [J]. Semin. Liver. Dis., 2020, 40: 225-232.

[295] Wen Y, Lambrecht J, Ju C, et al. Hepatic macrophages in liver homeostasis and diseases-diversity, plasticity and therapeutic opportunities [J]. Cell. Mol. Immunol., 2021, 18: 45-56.

[296] Kotas Maya E, Medzhitov R. Homeostasis, inflammation, and disease susceptibility [J]. Cell, 2015, 160: 816-827.

[297] DeJong E N, Surette M G, Bowdish DME. The gut microbiota and unhealthy aging: Disentangling cause from consequence [J]. Cell. Host. Microbe., 2020, 28: 180-189.

[298] Coppé J-P, Patil C K, Rodier F, et al. Senescence-associated secretory phenotypes reveal cell-nonautonomous functions of oncogenic RAS and the p53 tumor suppressor [J]. PLoS. Biol., 2008, 6: 2853-2868.

[299] Acosta J C, Banito A, Wuestefeld T, et al. A complex secretory program orchestrated by the inflammasome controls paracrine senescence [J]. Nat. Cell. Biol., 2013, 15: 978-990.

[300] Hoenicke L, Zender L. Immune surveillance of senescent cells: biological significance in cancer- and non-cancer pathologies [J]. Carcinogenesis, 2012, 33: 1123-1126.

[301] Sagiv A, Krizhanovsky V. Immunosurveillance of senescent cells: the bright side of the senescence program [J]. Biogerontology, 2013, 14: 617-628.

[302] Ramsey M R, Sharpless N E. ROS as a tumour suppressor? [J]. Nat. Cell. Biol., 2006, 8: 1213-1215.

[303] Dickey J S, Baird B J, Redon C E, et al. Intercellular communication of cellular stress monitored by gamma-H2AX induction [J]. Carcinogenesis, 2009, 30: 1686-1695.

[304] van Vliet T, Varela-Eirin M, Wang B, et al. Physiological hypoxia restrains the senescence-associated secretory phenotype via AMPK-mediated mTOR suppression [J]. Mol. cell., 2021, 81: 2041-2052. e2046.

[305] Chaib S, Tchkonia T, Kirkland J L. Cellular senescence and senolytics: the path to the clinic [J]. Nat. Med., 2022, 28: 1556-1568.

[306] Sáez J C, Contreras-Duarte S, Gómez G I, et al. Connexin 43 hemichannel activity promoted by pro-inflammatory cytokines and high glucose alters endothelial cell function [J]. Front. Immunol., 2018, 9: 1899.

[307] Thévenin A F, Kowal T J, Fong J T, et al. Proteins and mechanisms regulating gap-junction assembly, internalization, and degradation [J]. Physiology (Bethesda), 2013, 28: 93-116.

[308] Westacott M J, Farnsworth N L, St Clair J R, et al. Age-dependent decline in the coordinated [Ca^{2+}] and insulin secretory dynamics in human pancreatic islets [J]. Diabetes, 2017, 66: 2436-2445.

[309] Garcia-Rodriguez C, Bravo-Tobar I D, Duarte Y, et al. Contribution of non-selective membrane channels and receptors in epilepsy [J]. Pharmacol. Ther., 2022, 231: 107980.

[310] Kar R, Riquelme M A, Werner S, et al. Connexin 43 channels protect osteocytes against oxidative stress-induced cell death [J]. J. Bone. Miner. Res., 2013, 28: 1611-1621.

[311] Taniguchi Ishikawa E, Gonzalez-Nieto D, Ghiaur G, et al. Connexin-43 prevents hematopoietic stem cell senescence through transfer of reactive oxygen species to bone marrow stromal cells [J]. Proc. Natl. Acad. Sci. U.S.A., 2012, 109: 9071-9076.

[312] Naidoo N. ER and aging-Protein folding and the ER stress response [J]. Ageing. Res. Rev., 2009, 8: 150-159.

[313] Nelson G, Wordsworth J, Wang C, et al. A senescent cell bystander effect: senescence-induced senescence [J]. Aging Cell, 2012, 11: 345-349.

[314] Luchetti F, Carloni S, Nasoni M G, et al. Tunneling nanotubes and mesenchymal stem cells: New insights into the role of melatonin in neuronal recovery [J]. J. Pineal. Res., 2022, 73: e12800.

[315] Veranic P, Lokar M, Schutz G J, et al. Different types of cell-to-cell connections mediated by nanotubular structures [J]. Biophys. J., 2008, 95: 4416-4425.

[316] Grabowska W, Achtabowska N, Klejman A, et al. IQGAP1-dysfunction leads to induction of senescence in human vascular smooth muscle cells [J]. Mech. Ageing. Dev., 2020, 190: 111295.

[317] Biran A, Perelmutter M, Gal H, et al. Senescent cells communicate via intercellular protein transfer [J]. Genes. Dev., 2015, 29: 791-802.

[318] Yasuda K, Khandare A, Burianovskyy L, et al. Tunneling nanotubes mediate rescue of prematurely senescent endothelial cells by endothelial progenitors: exchange of lysosomal pool [J]. Aging, 2011, 3: 597-608.

[319] Kalluri R, LeBleu V S. The biology, function, and biomedical applications of exosomes [J]. Science, 2020, 367: eaau6977.

[320] Costa Verdera H, Gitz-Francois J J, Schiffelers R M, et al. Cellular uptake of extracellular vesicles is mediated by clathrin-independent endocytosis and macropinocytosis [J]. J. Control. Release., 2017, 266: 100-108.

[321] Soares A R, Martins-Marques T, Ribeiro-Rodrigues T, et al. Gap junctional protein Cx43 is involved in the communication between extracellular vesicles and mammalian cells [J]. Sci. Rep., 2015, 5: 13243.

[322] Alibhai F J, Lim F, Yeganeh A, et al. Cellular senescence contributes to age-dependent changes in circulating extracellular vesicle cargo and function [J]. Aging Cell, 2020, 19: e13103.

[323] Jeon O H, Wilson D R, Clement C C, et al. Senescence cell-associated extracellular vesicles serve as osteoarthritis disease and therapeutic markers [J]. JCI Insight, 2019, 4.

[324] Takasugi M. Emerging roles of extracellular vesicles in cellular senescence and aging [J]. Aging cell, 2018, 17: e12734.

[325] Yoshida M, Satoh A, Lin J B, et al. Extracellular vesicle-contained eNAMPT delays aging and extends lifespan in mice [J]. Cell. Metab., 2019, 30: 329-342. e325.

[326] Liu B, Qu J, Zhang W, et al. A stem cell aging framework, from mechanisms to interventions [J]. Cell. Rep., 2022, 41: 111451.

[327] Lavasani M, Robinson A R, Lu A, et al. Muscle-derived stem/progenitor cell dysfunction limits healthspan and lifespan in a murine progeria model [J]. Nat. Commun., 2012, 3: 608.

[328] Li K N, Tumbar T. Hair follicle stem cells as a skin-organizing signaling center during adult homeostasis [J]. EMBO. J., 2021, 40: e107135.

[329] Forni M F, Peloggia J, Braga T T, et al. Caloric restriction promotes structural and metabolic changes in the skin [J]. Cell. Rep., 2017, 20: 2678-2692.

[330] Velarde M C, Demaria M, Melov S, et al. Pleiotropic age-dependent effects of mitochondrial dysfunction on epidermal stem cells [J]. Proc. Natl. Acad. Sci. U.S.A., 2015, 112: 10407-10412.

[331] Orioli D, Dellambra E. Epigenetic regulation of skin cells in natural aging and premature aging diseases [J]. Cells, 2018, 7: 268.

[332] Janich P, Pascual G, Merlos-Suárez A, et al. The circadian molecular clock creates epidermal stem cell heterogeneity [J]. Nature, 2011, 480: 209-214.

[333] Akunuru S, Geiger H. Aging, clonality, and rejuvenation of hematopoietic stem cells [J]. Trends. Mol. Med., 2016, 22: 701-712.

[334] Nakamura-Ishizu A, Ito K, Suda T. Hematopoietic stem cell metabolism during development and aging [J]. Dev. Cell., 2020, 54: 239-255.

[335] Jasper H. Intestinal stem cell aging: Origins and interventions [J]. Annu. Rev. Physiol., 2020, 82: 203-226.

[336] Li H, Jasper H. Gastrointestinal stem cells in health and disease: from flies to humans [J]. Dis. Model. Mech., 2016, 9: 487-499.

[337] Igarashi M, Guarente L. mTORC1 and SIRT1 cooperate to foster expansion of gut adult stem cells during calorie restriction [J]. Cell, 2016, 166: 436-450.

[338] Christian K M, Song H, Ming G-L. Functions and dysfunctions of adult hippocampal neurogenesis [J]. Annu. Rev. Neurosci., 2014, 37: 243-262.

[339] Paik J H, Ding Z, Narurkar R, et al. FoxOs cooperatively regulate diverse pathways governing neural stem cell homeostasis [J]. Cell. Stem. Cell., 2009, 5: 540-553.

[340] Yamakawa H, Kusumoto D, Hashimoto H, et al. Stem cell aging in skeletal muscle regeneration and disease [J]. Int. J. Mol. Sci., 2020, 21.

[341] Sousa-Victor P, García-Prat L, Muñoz-Cánoves P. Control of satellite cell function in muscle regeneration and its disruption in ageing [J]. Nat. Rev. Mol. Cell. Biol., 2022, 23: 204-226.

[342] Abdellatif M, Trummer-Herbst V, Heberle A M, et al. Fine-tuning cardiac insulin-like growth factor 1 receptor signaling to promote health and longevity [J]. Circulation, 2022, 145: 1853-1866.

[343] Zmora N, Soffer E, Elinav E. Transforming medicine with the microbiome [J]. Sci. Transl. Med., 2019, 11.

[344] Du Y, Gao Y, Zeng B, et al. Effects of anti-aging interventions on intestinal microbiota [J].

Gut Microbes, 2021, 13: 1994835.

[345] O'Hara A M, Shanahan F. The gut flora as a forgotten organ [J]. EMBO. Rep., 2006, 7: 688-693.

[346] Lahtinen S J, Tammela L, Korpela J, et al. Probiotics modulate the bifidobacterium microbiota of elderly nursing home residents [J]. Age (Dordrecht, Netherlands), 2009, 31: 59-66.

[347] Claesson M J, Jeffery I B, Conde S, et al. Gut microbiota composition correlates with diet and health in the elderly [J]. Nature, 2012, 488: 178-184.

[348] Singh H, Torralba M G, Moncera K J, et al. Gastro-intestinal and oral microbiome signatures associated with healthy aging [J]. GeroScience, 2019, 41: 907-921.

[349] Wong M C S, Huang J, Lok V, et al. Differences in incidence and mortality trends of colorectal cancer worldwide based on sex, age, and anatomic location [J]. Clin. Gastroenterol. Hepatol., 2021, 19: 955-966 e961.

[350] Chen W, Liu F, Ling Z, et al. Human intestinal lumen and mucosa-associated microbiota in patients with colorectal cancer [J]. PloS. One., 2012, 7: e39743.

[351] Bárcena C, Valdés-Mas R, Mayoral P, et al. Healthspan and lifespan extension by fecal microbiota transplantation into progeroid mice [J]. Nat. Med., 2019, 25: 1234-1242.

[352] Mariat D, Firmesse O, Levenez F, et al. The Firmicutes/Bacteroidetes ratio of the human microbiota changes with age [J]. BMC. Microbiol., 2009, 9: 1-6.

[353] Claesson M J, Cusack S, O'Sullivan O, et al. Composition, variability, and temporal stability of the intestinal microbiota of the elderly [J]. Proc. Natl. Acad. Sci. U.S.A., 2011, 108 Suppl 1: 4586-4591.

[354] Biagi E, Franceschi C, Rampelli S, et al. Gut microbiota and extreme longevity [J]. Curr. Biol., 2016, 26: 1480-1485.

[355] Biagi E, Nylund L, Candela M, et al. Through ageing, and beyond: Gut microbiota and inflammatory status in seniors and centenarians [J]. PloS. One., 2010, 5: e10667.

[356] Lin S-W, Tsai Y-S, Chen Y-L, et al. Lactobacillus plantarum GKM3 promotes longevity, memory retention, and reduces brain oxidation stress in SAMP8 mice [J]. Nutrients, 2021, 13: 2860.

[357] Erny D, Hrabe de Angelis A L, Jaitin D, et al. Host microbiota constantly control maturation and function of microglia in the CNS [J]. Nat. Neurosci., 2015, 18: 965-977.

[358] Sato Y, Atarashi K, Plichta D R, et al. Novel bile acid biosynthetic pathways are enriched in the microbiome of centenarians [J]. Nature, 2021, 599: 458-464.

[359] Krishnan S, Ding Y, Saedi N, et al. Gut Microbiota-derived tryptophan metabolites modulate inflammatory response in hepatocytes and macrophages [J]. Cell. Rep., 2018, 23: 1099-1111.

[360] Franceschi C, Garagnani P, Parini P, et al. Inflammaging: A new immune-metabolic viewpoint for age-related diseases [J]. Nat. Rev. Endocrinol., 2018, 14: 576-590.

[361] Thevaranjan N, Puchta A, Schulz C, et al. Age-associated microbial dysbiosis promotes intestinal permeability, systemic inflammation, and macrophage dysfunction [J]. Cell. Host.

Microbe., 2017, 21: 455-466 e454.

[362] Bauernfeind F, Niepmann S, Knolle P A, et al. Aging-associated TNF production primes inflammasome activation and NLRP3-related metabolic disturbances [J]. J. Immunol., 2016, 197: 2900-2908.

[363] Ling Z, Liu X, Cheng Y, et al. Gut microbiota and aging [J]. Crit. Rev. Food. Sci. Nutr., 2022, 62: 3509-3534.

[364] Zhang Z, Tian X, Lu J Y, et al. Increased hyaluronan by naked mole-rat Has2 improves healthspan in mice [J]. Nature, 2023, 621: 196-205.

[365] McCabe M C, Hill R C, Calderone K, et al. Alterations in extracellular matrix composition during aging and photoaging of the skin [J]. Matrix. Biol. Plus., 2020, 8: 100041.

[366] Guvatova Z G, Borisov P V, Alekseev A A, et al. Age-related changes in extracellular matrix [J]. Biochemistry (Mosc), 2022, 87: 1535-1551.

[367] Schiller H B, Fernandez I E, Burgstaller G, et al. Time- and compartment-resolved proteome profiling of the extracellular niche in lung injury and repair [J]. Mol. Syst. Biol., 2015, 11: 819.

[368] Lukjanenko L, Jung M J, Hegde N, et al. Loss of fibronectin from the aged stem cell niche affects the regenerative capacity of skeletal muscle in mice [J]. Nat. Med., 2016, 22: 897-905.

[369] Mebratu Y A, Soni S, Rosas L, et al. The aged extracellular matrix and the profibrotic role of senescence-associated secretory phenotype [J]. Am. J. Physiol. Cell. Physiol., 2023, 325: C565-C579.

[370] Mammoto A, Matus K, Mammoto T. Extracellular matrix in aging aorta [J]. Front. Cell. Dev. Biol., 2022, 10: 822561.

[371] Ulldemolins A, Narciso M, Sanz-Fraile H, et al. Effects of aging on the biomechanical properties of the lung extracellular matrix: dependence on tissular stretch [J]. Front. Cell. Dev. Biol., 2024, 12: 1381470.

[372] Wood L K, Kayupov E, Gumucio J P, et al. Intrinsic stiffness of extracellular matrix increases with age in skeletal muscles of mice [J]. J. Appl. Physiol. (1985), 2014, 117: 363-369.

[373] Bajpai A, Li R, Chen W. The cellular mechanobiology of aging: from biology to mechanics [J]. Ann. N. Y. Acad. Sci., 2021, 1491: 3-24.

[374] Blokland K E C, Pouwels S D, Schuliga M, et al. Regulation of cellular senescence by extracellular matrix during chronic fibrotic diseases [J]. Clin. Sci. (Lond.), 2020, 134: 2681-2706.

[375] Vidovic T, Ewald C Y. Longevity-promoting pathways and transcription factors respond to and control extracellular matrix dynamics during aging and disease [J]. Front. Aging, 2022, 3: 935220.

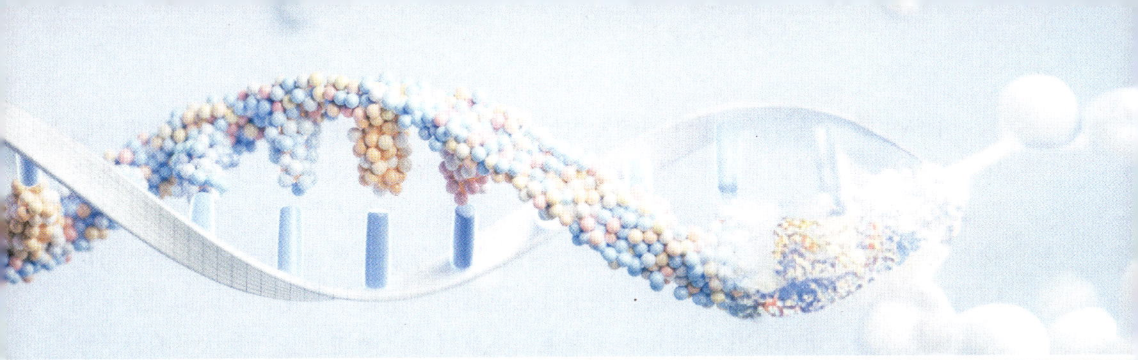

第 4 章

分子水平衰老标志物的检测

个体年龄不仅与多种慢性病的发生风险呈显著正相关性，还是影响老年患者临床治疗决策的关键因素。然而，“时序年龄”并不能完全代表“生理年龄”，无法准确反映机体真实的生物学衰老状态。因此，准确评估个体生物学衰老程度至关重要，这有助于为老年患者制定最适宜的治疗方案。分子水平衰老标志物的检测可以精确评估个体的生物学衰老程度，揭示衰老过程中的生物学变化，并识别与衰老相关的疾病风险，进而优化个性化医疗方案。本章将重点阐述一些广受认可的分子水平标志物检测方法，涵盖表观遗传检测、端粒长度检测、基因转录检测、蛋白质表达与活性检测、翻译后修饰检测和代谢相关分子检测。

4.1 表观遗传检测

表观遗传修饰是指在不更改 DNA 遗传序列的前提下发生的可遗传的基因组结构与表达变化。表观修饰通常受到机体所处的环境的影响，涵盖 DNA 甲基化修饰、组蛋白修饰、非编码 RNA 调节以及染色质与核小体结构的变化。在衰老过程中，DNA 甲基化或组蛋白的化学修饰（主要包括乙酰化 / 甲基化）会发生改变[1]，进而引起染色质重塑、非编码 RNA 异常与逆转座子去抑制表达，最终导致细胞产生衰老相关的转录水平变化，这被认为是引发衰老的诱因之一。尽管在老年人的成纤维细胞中发现了组蛋白 H4K16 乙酰化与 H3K4 三甲基化水平的增加，以及 H3K9 和 H3K27 三甲基化水平的降低，但这些修饰指标的衰老相关变化在不同组织器官中表现出高异质性。因此目前的研究尚不支持将组蛋白修饰水平作为衰老标志物。

DNA 甲基化修饰是研究最为广泛的表观遗传修饰之一，尤其在衰老过程中展现出显著的特征性变化。DNA 甲基化主要发生在胞嘧啶（C）- 磷酸（p）- 鸟嘌呤（G）（CpG）序列上。具体而言，胞嘧啶上 5 位氮原子易受 DNA 甲基转移酶（DNMT）的作用，并以 *S*-腺苷甲硫氨酸（SAM）作为甲基化供体，进而形成 5-甲基胞嘧啶（5-mC）。这一过程导致 DNA 结构螺旋化，从而丧失转录活性。同时，DNA 甲基化形成的染色质紧密结构能够有效防止松散的 DNA 序列发生碱基置换、错配等变化，从而稳定遗传序列，避免因基因突变引发的疾病。基因组中富含 CpG 序列的区域被称为 CpG 岛，CpG 岛通常在启动子与外显子区域富集。尽管正常情况下人类基因组中 90% 以上的 CpG 位点处于甲基化状态，但位于 CpG 岛内的胞嘧啶甲基化水平却相对较低，这有利于蛋白质与启动子的结合，进而启动外显子的表达。

全基因组 DNA 甲基化水平在体外培养的细胞衰老过程中呈现下降趋势[2]，这意味着有更多基因处于转录活跃状态，从而模糊了细胞原有的身份特征，使其无法发挥正常的生理功能。此类甲基化修饰的变化被视为 DNA 错误复制的显著标志，常被用于评估体外培养细胞分裂的次数。2005 年，Kim 等人在人类小肠与子宫腺体中证实，CpG 岛上的 DNA 甲基化水平会随年龄增长而升高[3,4]，这一发现表明，细胞 CpG 岛上的甲基化水平同样可以作为体内细胞的有丝分裂年龄的指标。2008

年，Chu 等人测试了白细胞 CpG 岛上的 DNA 甲基化水平，结果显示，在生命过程中处于分裂状态的 T 细胞基因组甲基化水平随年龄增长而显著增加，而处于相对静止状态的中性粒细胞、B 细胞、红细胞及祖细胞基因组的 DNA 甲基化水平则无明显变化[5]。在体内环境中，不良生活方式与疾病也会对细胞 DNA 甲基化水平产生显著影响[6]。由于细胞中的 DNA 甲基化模式能够反映机体所处环境对衰老进程的作用，人们逐渐将其视作评估人体或特定组织器官生理年龄的"分子时钟"[7]。2013 年，Horvath 借助公开数据库，首次利用人类 DNA 甲基化组学数据构建了 DNAmAge，这标志着首个用于预测细胞与组织衰老程度的表观遗传时钟的诞生[8]。同年，Hannum 等人通过对 19～101 岁人全血样本的研究，建立了基于 DNA 甲基化修饰的整体衰老程度预测模型，并揭示出血细胞衰老过程中的 DNA 甲基化组学变化在多种器官组织（包括胸腺、肾脏、肺脏和皮肤）衰老过程中同样存在[9]。这一发现表明，我们可以借助全血细胞基因组 DNA 甲基化时钟来评估整体衰老水平，无须分离特定类型的血细胞，同时也规避了组织活检样本获取困难的问题。研究者以 DNA 甲基化时钟为衰老标志物，逐一验证了性别、疾病、感染与不健康生活方式对特定组织与整体衰老进程的促进作用[10-12]，充分展现了利用 DNA 甲基化时钟测定衰老程度的可靠性。

然而，临床观察发现，具有相同甲基化年龄的人群可以呈现出截然不同的生理状态。为了应对这一挑战，Horvath 团队先后开发了将 DNA 甲基化时钟与衰老相关的生理标志相结合的 PhenoAge 和 GrimAge 模型[13,14]。PhenoAge 模型通过将全血 DNA 甲基化数据与其他临床表型信息结合，构建了一个综合衰老相关表型与 DNA 甲基化特征的衰老时钟，在预测全因死亡率、肿瘤、身体功能及阿尔茨海默病方面，其精度显著高于以往的 DNA 甲基化时钟。GrimAge 模型则将甲基化时钟与反映人类疾病发病与死亡率密切相关的血浆蛋白含量结合，构建了能够更准确预测老年人死亡率的衰老时钟。在此基础上，Zhang 等人开发了以大量血液和唾液样本为训练集的预测模型[15]，进一步提高了 DNA 甲基化时钟的精确度（表 4.1）。可以预见，在不远的将来，基于 DNA 甲基化时钟的衰老进程测量方法有望被应用于临床衰老相关疾病的诊断，为医生制定更具个性化的治疗方案提供支持。

表 4.1 不同的DNA甲基化时钟

样本类型	时钟	标志物类型	功能
全血样本	Horvath 时钟（DNAmAge）	DNA 甲基化	测量生理年龄
	Hannum 时钟	DNA 甲基化	测量生理年龄
	PhenoAge	DNA 甲基化+表型时钟	测量生理年龄 预测寿命与衰老速度
	GrimAge	DNA 甲基化	预测寿命与死亡率
全血、唾液	EN 时钟	DNA 甲基化	测量生理年龄

DNA 的甲基化修饰可用亚硫酸氢钠基因组测序聚合酶链式反应（BSP）法进行检测。未被甲基化的胞嘧啶在亚硫酸氢钠作用下会脱氨形成尿嘧啶，而 5-mC 则不会发生这种转化。因此，通过对比亚硫酸氢钠处理前后 DNA 测序结果中胞嘧啶向尿嘧啶的转换位点，可以确定基因组中的 5-mC 位点 [16]。除了测序法，免疫学方法也被广泛用于测定基因组 DNA 甲基化图谱，即 DNA 免疫沉淀联用（DIP）技术。该法通过 5-mC 特异性抗体富集甲基化修饰的 DNA 序列，再对富集后的 DNA 序列进行鉴定 [17]（图 4.1）。

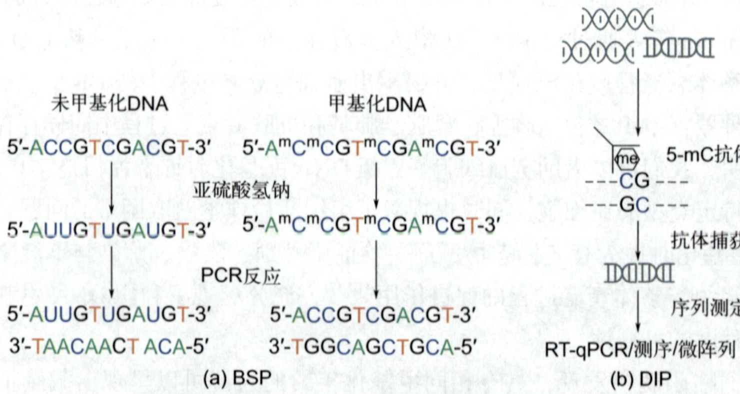

图 4.1　DNA 甲基化检测方法示意图

4.2　端粒长度检测

端粒是位于染色体末端的 DNA-蛋白复合物，由重复的 TTAGGG 序列与端粒结合蛋白组成。在 DNA 复制过程中，端粒逐渐缩短，有助于维持染色体 DNA 的完整性与稳定性。当端粒缩短至临界长度时，细胞的基因组将无法继续维持其正常形态与功能，进而引发衰老、死亡或癌变，即达到所谓的“Hayflick 极限”。

端粒 DNA 序列上附着着组蛋白与端粒体复合物。端粒体复合物由端粒重复结合因子 1（TERF1）、端粒重复结合因子 2（TERF2）、TERF 相互作用的核因子 2（TIN2）、RAS 相关蛋白 1（Rap1）、肾上腺皮质发育不良蛋白同源物（ACD）和端粒保护蛋白 1（POT1）组成。端粒体复合物不仅能有效保护端粒 DNA 免受损伤，还介导端粒酶（telomerase）与端粒 DNA 的结合。得益于端粒酶的存在，因 DNA 复制而缩短的端粒并非无法恢复。然而，端粒酶在大部分已分化的细胞中并不表达。因此，在大部分细胞中，端粒长度仍随年龄增长而持续缩短 [18]（图 4.2）。

人类的端粒长度约在 5～15 kb 之间，每次 DNA 复制会导致约 250 个碱基的端粒损耗。端粒 DNA 的末端序列折叠进入 DNA 双链之间，形成封闭结构，从而保护染色体末端不被识别为 DNA 断裂区域 [19]。然而，随着端粒不断缩短，这种封闭结构逐渐无法维持，端粒体从端粒 DNA 序列上脱落。此时，细胞内的 DNA 损伤反应途径和染色体融合途径被激活，引发与衰老相关的细胞周期阻滞与炎症反应[20]。因此，人类细胞中的端粒长度可作为“衰老时钟”，指示细胞的衰老程度，并决定细胞能够分裂的次数与人的寿命长度。端粒长度的检测方法主要包括：末端限制性片段法（TRF）、实时荧光定量聚合酶链式反应（RT-qPCR）、单链端粒长度分析（STELA）和定量荧光原位杂交技术（Q-FISH）[21]（图 4.3）。

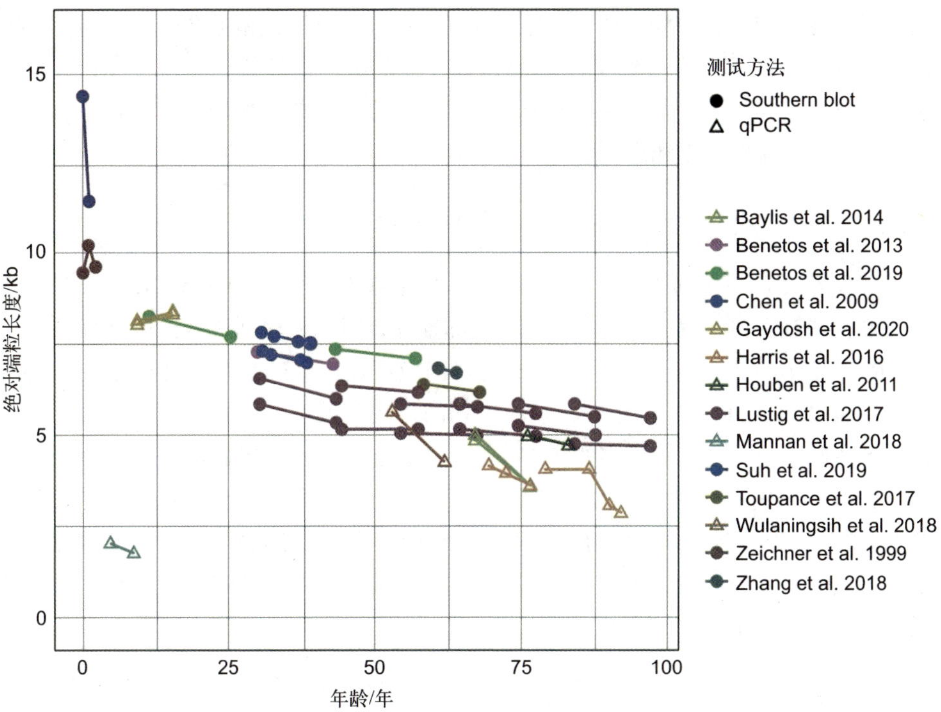

图 4.2 端粒长度的年龄相关变化[18]

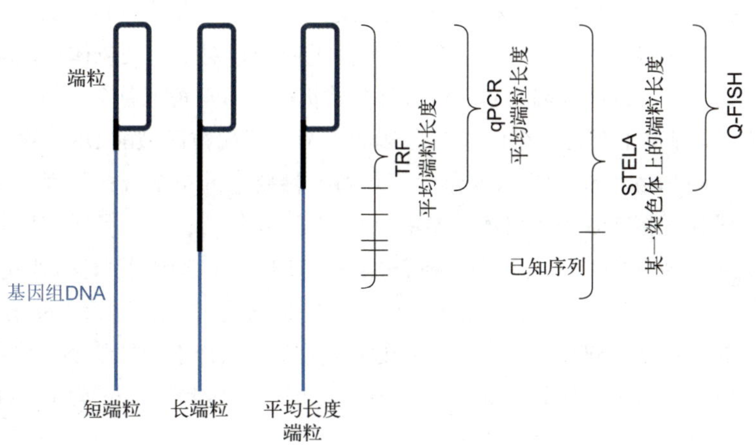

图 4.3 不同端粒长度检测方法的精度（优化）

4.2.1 末端限制性片段分析

末端限制性片段分析（TRF）是一种测量端粒长度的传统方法。该方法依赖于DNA限制性内切酶对DNA的消化作用。由于DNA酶的消化位点不包括端粒序列，因此可使用多种DNA酶来降解非端粒DNA，进而收集未被酶解的DNA序列。通过凝胶电泳，可以解析所有端粒片段的长度。该操作简便，且无须昂贵设备。然而，限制性内切酶无法精准地将端粒与非端粒序列切开，残留的非端粒序列会干扰端粒实际长度的测定，导致TRF测量端粒长度的准确度较低。此外，TRF对样本量的要求较高，因此更常用于检测血细胞端粒长度，而较少应用于难以获得的其他组织样本中的端粒长度测定。

4.2.2 实时荧光定量聚合酶链式反应分析

端粒长度也可通过基于实时荧光定量聚合酶链式反应（RT-qPCR）的技术检测。聚合酶链反应（PCR）技术借助引物的辅助，对端粒序列进行扩增，有效解决了TRF检测所需样本量大的问题，成为目前应用最广泛的端粒长度检测技术。在荧光定量PCR（qPCR）过程中，端粒序列的每次扩展均伴随着荧光团的插入，通过记录达到特定荧光阈值所需的扩增次数，可以推算出起始端粒的长度。为了提高端粒长度测量的准确性，研究者们采用人工合成的含有14个TTAGGG重复序列的“端粒”作为参照标准，使得qPCR法实现端粒长度的绝对定量分析。尽管如此，鉴于方法固有的局限性，即qPCR测量产生的变异系数大于TRF，故qPCR法始终没有完全取代传统的TRF检测。

4.2.3 单链端粒长度分析

TRF和qPCR测量的端粒长度均是一份样本中所有端粒的平均长度，而单个端粒的缩短就足以导致基因组不稳定与细胞衰老。单链端粒长度分析（STELA）是一种能够检测单个端粒长度的方法。STELA通过使用针对单个染色体亚端粒区域的特异性引物，从染色体末端的非端粒序列开始扩增，直至覆盖整个端粒序列，借助qPCR技术实现单个端粒长度的检测。然而，由于亚端粒区域的DNA序列并不总是特异的，STELA只能用来检测部分满足特异性要求的单个端粒长度。为克服这一局限，研究者将TRF中的DNA酶消化与STELA结合，开发了能够检测任意单个端粒长度的通用STELA法。尽管STELA同TRF一样会检测到部分亚端粒序列，但STELA中的亚端粒序列由引物决定，因此可以进行端粒长度的“校正”，而不影响检测的准确性。STELA和通用STELA法适用于低样本量的单个短端粒长度检测，但难以用于检测长度超过8 kb的长端粒。因此在检测端粒长度时，STELA法仍不能彻底取代TRF与qPCR。

4.2.4 定量荧光原位杂交技术

定量荧光原位杂交技术（Q-FISH）是一种利用荧光标记来观察端粒长度的方法。与前文提及的其他方法相比，Q-FISH 的独特之处在于其能够检测固定或石蜡包埋的组织样本，而不局限于新鲜样本。该技术通过应用与端粒重复序列互补的 CCCTAA 偶联荧光探针，实现染色体末端端粒序列的标记。Q-FISH 染色的图像可根据细胞所处的有丝分裂阶段分为两类：中期 Q-FISH（染色体排布在赤道平面上）和间期 Q-FISH（染色质弥散于细胞核中）。中期 Q-FISH 使研究者能够直观地观察染色体末端的 92 个端粒大小，包括识别“无端粒”的染色体末端（即端粒过短时无法与探针成功杂交的情况），但该方法无法检测不进行有丝分裂的细胞端粒长度。间期 Q-FISH 则通过评估整个细胞核的荧光强度来估算细胞的平均端粒长度，但无法对单个特定端粒进行识别。为了满足实际应用需求，研究者对间期 Q-FISH 进行了优化，提高其检测通量，并将其与流式细胞术结合，开发了流式荧光原位杂交（Flow-FISH）方法，显著提高了检测细胞平均端粒长度的精确度。Flow-FISH 可根据细胞大小或表面抗原标记将细胞分为不同的亚群，因此在临床上被广泛应用于检测新鲜血液细胞亚群的平均端粒长度，以识别与端粒缩短相关的疾病患者。

4.3 基因转录检测

基因转录是遗传信息发挥生物功能的关键中间步骤。除了将遗传信息从 DNA 传递至蛋白质的 mRNA 外，其他如 sRNA、lncRNA、circRNA 等非编码 RNA 也参与多种生理过程的调控。因此，同一组织或细胞在不同的生长条件和生长阶段下，其基因的转录水平存在差异。通过检测细胞中的基因转录情况，可以评估细胞所处的生理病理状态，从而判断细胞所处的衰老进程。除细胞周期阻滞因子和 SASP 转录水平随衰老进程升高外，mRNA 中 *SLCO2B1*、*CLSTN2* 和 *PTCHD4* 以及 lncRNA 中 *LINC02154* 和 *PURPL* 的转录水平，在多种成纤维细胞体外衰老模型中均表现出与细胞衰老的强相关性 [22]。2023 年，Mao 等人利用小鼠衰老单细胞转录数据，构建了小鼠水平的衰老时钟 SCALE，并发现 SCALE 在评估衰老相关疾病与干预措施的有效性方面，比甲基化时钟具有更高的可靠性 [23]。更多基于人类组织基因转录变化的衰老时钟，将有助于我们更精确地测量人体的衰老程度 [24]。

4.3.1 实时荧光定量聚合酶链式反应分析

实时荧光定量聚合酶链式反应（RT-qPCR）分析是检测衰老相关标志物含量变化的主要方法之一。首先，从细胞或组织裂解物中提取 RNA，并将其逆转录为 cDNA。随后，针对感兴趣的基因设计引物，并采用染料法或探针法进行定量分析。在染料法中，常用的染料为 SYBR Green I，这种染料在与双链 DNA 结合后才会发出荧光。在qPCR体系中，随着PCR产物指数级扩增，SYBR Green I嵌入DNA螺旋小沟结构中，其荧光信号强度与PCR产物数量呈正相关，从而实现定量。但由于染料与DNA双链的结合缺乏特异性，需要通过分析溶解曲线来确认PCR产物的特异性。探针法则使用特异性荧光探针对目标基因进行检测。探针通常是一段与目标基因特异性结合的核苷酸序列，两端分别连接荧光基团和猝灭基团。随着PCR扩增，DNA聚合酶将探针从目标序列上切下，使荧光基团和猝灭基团分离，从而特异性地产生荧光信号。然而，探针法需要针对每一条目标基因特异性合成探针，因此成本较染料法高出许多。

由于qPCR的定量依赖荧光信号的产生，而非绝对定量。因此在分析中必须包括控制样本（例如非衰老细胞、健康组织），以确定相对倍数变化。此外，选择适当的“内参”基因进行归一化至关重要。根据RT-qPCR实验研究的《最小信息（MIQE）指南》，建议使用至少两个“内参”基因[25]。

4.3.2　数字PCR

数字PCR(dPCR)是一种能够实现核酸分子绝对定量的技术。在dPCR体系中，有限的模板DNA被分布在过量的酶、引物和原料中。通过dPCR特有的分液操作，一份几十微升的PCR体系被分割成数万乃至数百万份独立的PCR单元。由于模板数量有限，体系中并非每个单元都在扩增后产生荧光信号。因而，通过对每一份PCR单元中的单个模板DNA的扩增产物进行荧光检测，即可实现对整个PCR体系模板DNA的目标基因拷贝数的绝对定量。

qPCR的分液过程可通过芯片或油包水液滴的方式完成，其最大的优势在于对一份模板DNA中低丰度突变基因信号的检测。在传统qPCR过程中，1条突变的目标DNA信号可能会被99条野生型DNA信号所覆盖，但dPCR却能够检测到每个被分割的PCR单元中的荧光信号，从而捕捉到极少量的突变模板信息。

4.3.3　转录组学技术

转录组学是研究细胞或组织中全部RNA转录产物（即转录组）的技术和方法。通过运用转录组学技术，可测量基因在细胞中的表达水平，从而获取关于个体生物学年龄的信息。1997年，Velculescu和Kinzler等人首次提出转录组概念[26]，即在特定生长阶段或生长条件下，某个组织或细胞所转录的全部RNA，包括编码蛋白质的mRNA和各种非编码RNA。因此，转录组研究能够解释在不同时间与空间环境中，基因组的功能元件和分子成分是如何发挥作用的，并且揭示生物学进程和疾病发生机制。基于机器学习方法构建的肌肉转录组衰老程度测量方法已被证明可用于测量骨骼肌组织的生理年龄[27]，进一步验证了基于基因转录检测进行衰老程度测量的可行性。

转录组学研究方法主要分为两类：基于杂交的方法和基于测序的方法。基于杂交的方法主要依赖于微阵列技术，而基于测序的方法则涵盖了表达序列标签技术

（EST）、基因表达系列分析技术（SAGE）以及 RNA 测序技术（RNA-seq）。值得注意的是，随着 RNA-seq 技术的不断成熟，其逐渐取代了其他转录组研究方法。

（1）RNA-seq

RNA-seq 自问世以来，已成为分子生物学研究中不可或缺的重要工具，深刻影响了我们对基因与转录组研究的各个层面。其标准工作流程包括 RNA 提取、mRNA 富集及核糖体 RNA 去除、cDNA 合成、连接适配子的测序文库制备，随后对文库进行测序，并将测序获得的 reads 与已知转录本进行比对和 / 或组装，进而统计分析个体基因和 / 或转录本在样本之间的表达水平变化，即差异基因（DEG）。迄今为止，RNA-seq 所采用的测序技术已经历了三次重要的技术迭代，不仅显著提升了测序速度，还大幅降低了测序成本，从而拓展了 RNA-seq 的应用领域。目前，Illumina、PacBio、Oxford Nanopore 等测序平台能够高效地完成全基因组的表达分析 [28]。下文将详细探讨三代测序技术的优缺点。

第一代测序，也称 Sanger 测序，其原理是在传统 PCR 体系中引入荧光标记的二脱氧核苷酸（ddNTPs）以终止 cDNA 的延伸。通常，这一过程会同时进行四个独立的反应（分别加入 ddATP、ddCTP、ddGTP、ddTTP），或采用四种不同荧光标记的 ddNTPs。由于 ddNTPs 嵌入新合成 DNA 的概率是随机的，该 PCR 体系将产生长度不一的 DNA 片段。通过电泳分离与荧光信号的识别，可以确定特定核苷酸的具体位置。显而易见，这种测序方法受限于引物序列，每次只能完成一条 DNA 链的测序，效率相对较低，目前主要应用于小样本的测序与验证中。

第二代测序技术（NGS）在测序通量上实现了显著提升，主要包括 Illumina 测序技术、Ion Torrent 测序技术、454 Life Sciences 测序技术和 Pacific Biosciences 测试技术等。其中，Illumina 技术作为第二代测序技术中的代表，下文将以其为例，详细阐述第二代测序技术的原理和优势。首先，第二代测序在样本准备时增加了“加接头”步骤，即添加含有引物结合位点和索引序列的 DNA 片段，有效克服了 Sanger 测序的通量限制，能够并行完成大量短 DNA 片段，约 200～500 个碱基对（bp）的扩增和测序。其次，Illumina 技术采用表面覆盖与接头序列互补的寡核苷酸链的流动池作为核心组件。通过流动池捕获和固定“加接头”的 DNA 片段，经 PCR 扩增在池表面形成 DNA 簇，从而显著放大单条 DNA 链的荧光信号。此外，基于“边合成边测序”的原理，Illumina 技术使用 3′-OH 端修饰有终止基团的荧光标记寡核苷酸。这些终止基团确保 DNA 聚合酶每次只能添加一个核苷酸至 DNA 链，只有经化学处理去除修饰基团后，才能继续添加下一个核苷酸。因此，这种技术可以在每次添加新核苷酸时检测其携带的荧光信号标记，从而在 DNA 合成过程中同步完成测序任务 [29]。

然而，DNA 聚合酶介导的扩增过程中存在一定概率的错配现象，为此研发了不依赖扩增、能够在单分子水平上检测寡核苷酸的第三代测序技术（SMRT 技术）。SMRT 技术能够直接读取长达几千至几十万个碱基对的 DNA 序列，从而更好地覆盖完整的 cDNA 序列，在准确鉴定可变剪接、融合基因等复杂区域时具有显著优势[30]。此外，SMRT 技术还能直接读取寡核苷酸的表观修饰状态，使其能够不经逆转录直接解析 RNA 序列的表观修饰信息[31]。当然，与短读的 Illumina 相比，长读的 SMRT 测序通量相对较小，因而尚未完全取代第二代测序技术。在实际应用中，通常先采用高通量的二代测序技术完成大样本的测序，再使用 SMRT 技术解析复杂区域的核苷酸序列。

Pacific Bioscience（PacBio）和 Oxford Nanopore（ONT）是开发 SMRT 技术的两个主要机构，他们开发的 SMRT 技术各具特点。PacBio 测序技术专为读取 DNA 分子而设计，因此在 RNA-seq 应用中，需先将样本逆转录为 cDNA 并进行 cDNA 文库构建（包括添加接头与适配序列），之后方可进行 SMRT 测序。相比之下，ONT 测序技术能够直接识别 DNA 及 RNA 分子，因此使用 ONT 进行 RNA-seq 时，可以省略逆转录步骤，直接进行文库构建与测序（图 4.4）。由于 ONT 能够直接识别 RNA 分子，因而能够用于检测 RNA 的表观修饰情况，从而更有效地保留转录本的遗传信息。

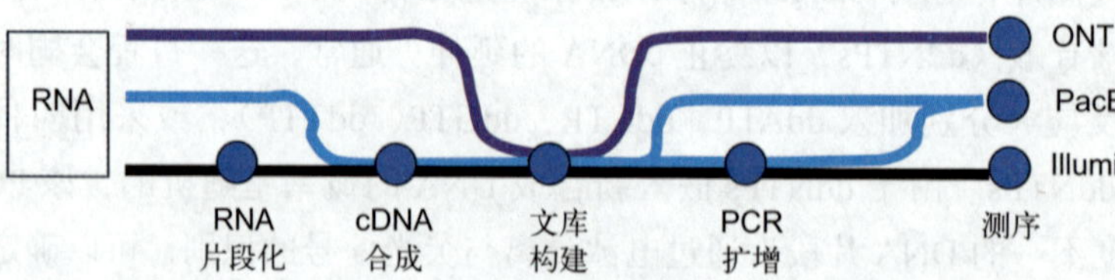

图 4.4 RNA-seq 技术流程对比

（2）单细胞 RNA 测序（scRNA-seq）

scRNA-seq 技术能够对极少量或单个细胞样本中的转录组进行深入分析。当前研究揭示，组织和器官中不同类型的细胞展现出各异的衰老特征。因此，从单细胞层面探究转录组衰老标志物，对于科学研究具有重要意义。

单个细胞的分离是 scRNA-seq 的首要步骤，传统方法包括流式分选、磁珠分选和显微拍摄分选。微流控技术的问世，使细胞分选设备得以小型化，成为简化细胞分选过程的突破性技术。微流控系统通过管道将单个细胞与带有条形码的珠子封装在油滴中（图 4.5）。这一过程有效隔离了单个细胞，避免了其他细胞的干扰。对

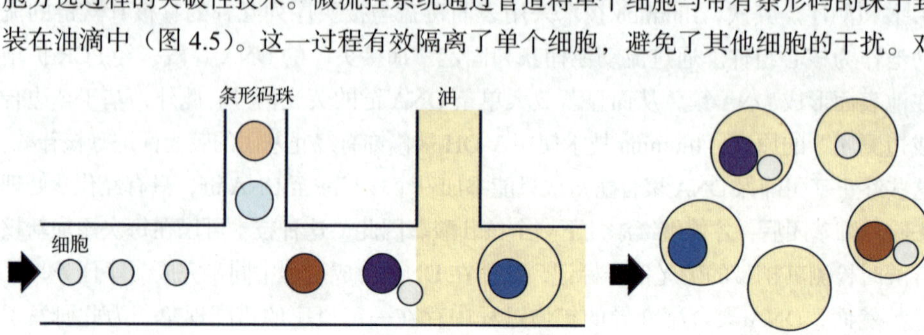

图 4.5 微流控系统示意

于已分离的单个细胞，接下来的步骤是构建 scRNA-seq 文库。为此，首先需在适宜的缓冲液中溶解细胞，以捕获单个细胞的 mRNA。捕获 mRNA 最常见的方法是利用与转录本末端的多聚腺苷酸（poly-A）区域互补的长寡核苷酸序列，纯化出编码蛋白的转录本，随后结合所使用的测序平台，确定建库与测序的具体方法。

4.4 蛋白质表达与活性检测

随着人口老龄化加剧以及人们对衰老相关疾病的日益关注，关于细胞与机体衰老的生理特征已有许多研究，并在前文中进行了详细阐述。SA-β-gal、脂褐素、细胞周期阻止因子（p21^{CIP1} 或 p16^{INK4a}）、核纤层蛋白结构与 SASP 分泌表型，均被公认为评估细胞衰老的关键标志 [32]。在细胞衰老过程中，抗凋亡蛋白如 Bcl-2、Bcl-xL 等也发挥着重要作用，并被视为细胞衰老的重要标志 [33]。下文详细介绍蛋白质表达与活性水平的衰老标志物检测方法。

4.4.1 高通量蛋白质组学检测

蛋白质是组成人体结构并实际执行生理功能的物质基础。基于蛋白质组学建立的“衰老时钟”能够将衰老过程中机体发生的生理和病理变化与人体的生理年龄直接关联 [34]。然而血液中充斥着白蛋白、载脂蛋白和 C反应蛋白（CRP）等带电荷蛋白，这些蛋白的干扰使得利用蛋白质组学技术检测临床血浆样本中的蛋白质组学变化颇具挑战。SOMAscan 是一种依赖于核酸适配体（aptamers）的高精度蛋白质组学技术，通过核酸修饰使复杂体系（如血浆或血清）中的蛋白质浓度特征转换为相应的核酸特征，并借助商业 DNA 阵列进行定量分析，从而实现血浆样本中的高通量组学检测 [35]。

2018 年，Tanaka 等人利用 SOMAscan 技术，有效排除了血浆中的蛋白质干扰，对 22～93 岁的 240 名健康成年人血浆中 1301 种蛋白质水平进行系统评价。结果显示，超过 200 种蛋白质的血浆含量与年龄存在显著相关性，进而构建了基于血浆蛋白质组学的衰老评价模型 [34]。2019 年，Earls 等人研究发现，基于蛋白质组学变化建立的生理年龄模型，相较于基于临床表型和代谢组的模型展现出更高的精确性，进一步凸显了利用蛋白质组学数据建立“衰老时钟”的独特优势 [36]。然而，与基因组研究不同，目前人类尚未全面获取人体各器官的完整蛋白质组表达图谱 [37]，这使得基于现有数据构建的生理年龄时钟不可避免地存在一定局限性。随着血浆蛋白质组学图谱的不断完善，依托蛋白质组学技术建立的衰老时钟将有望实现更高的精确度，并在临床应用中发挥更大的价值。

4.4.2 可视化染色

人源 β-gal 是一种溶酶体酶，其最适检测 pH 值为 4。在衰老细胞中，该酶显示出较高的酶活性和酶总量，且其所处的溶酶体微环境随衰老逐渐去酸化（pH 上升），因此，可以在次优的 pH 值（pH 6.0）下即可检测出 SA-β-gal 活性。SA-β-gal 的检测可以在培养细胞或体内组织中进行。样品需经过简要固定，并在 pH 值为 6 的染色液中孵育过夜。该染色溶液的一个关键组分是 5-溴-4-氯-3-吲哚基 -β-D-半乳糖苷（X-gal）。X-gal 被 β-半乳糖苷酶切割后，生成不溶性蓝色产物，可以在染色一天后使用光学显微镜进行可视化和定量分析。对于体内组织，SA-β-gal 染色适用于事先嵌入 OCT 的冰冻组织，并在冰冻组织切片后尽快进行 SA-β-gal 染色分析，因为该酶的活性在暴露于较高温度后迅速丧失[38]。

在衰老细胞中，另一种基于增强溶酶体活性的检测方法是脂褐素（LF）染色，该方法在石蜡包埋样本中保持可检测性的优势，因此，适用于长期存放的实验标本。该染色可以通过使用苏丹黑 B（SBB）染料或更优的生物素化 SBB 类似物 GL13 进行。在与 GL13 孵育期间，关键在于避免染色溶液中的乙醇蒸发，因为这可能导致结晶形成和非特异性背景染色。利用生物素标记的 GL13，可通过免疫细胞化学或免疫荧光技术可视化并放大 GL13 的染色信号。无论采用显色或荧光方法，均可在显微镜下观察到脂褐素在衰老细胞中呈现出小而随机分布的胞质颗粒，或者较大且更复杂的旁核结构[32]。

4.4.3 免疫印迹技术

免疫印迹（Western blot，WB）是一种常用的蛋白质检测方法，可用于检测细胞中的特定蛋白质。在衰老细胞中，常见的衰老相关标志物包括 $p16^{INK4a}$、$p21^{CIP1}$、γ-H2AX 等蛋白质。通过 WB 技术，研究人员可以检测这些蛋白质在细胞中的表达水平，从而深入了解细胞的衰老状态，并有效评估抗衰老药物的药效。其基本步骤包括样品制备、蛋白质电泳、蛋白质转移及免疫检测。首先，从细胞或组织中提取蛋白质，通常使用裂解缓冲液来破碎细胞，以释放内含的蛋白质。接着，采用 SDS-PAGE（十二烷基硫酸钠 - 聚丙烯酰胺凝胶电泳）技术将样品中的蛋白质根据其分子量进行分离。电泳结束后，将分离到的蛋白质转移至硝酸纤维素膜或 PVDF 膜上，这一过程称为“转印”。转印完成后，膜会被封闭，以防止非特异性结合。随后，加入一级抗体（针对目标蛋白质的特异性抗体），使其与膜上的目标蛋白质结合。接着，使用标记有酶或其他检测物的二级抗体，进一步与一级抗体结合，从而增强信号。最终，通过酶催化底物反应显色，使目标蛋白质在膜上显现，便于观察和记录。

WB 技术的应用范围极为广泛，涵盖蛋白质定量、蛋白质鉴定，以及检测蛋白质的翻译后修饰（如磷酸化和乙酰化等）。借助该技术，研究人员能够精准评估样品中目标蛋白质的表达水平变化，从而深入探究其在生物过程中所发挥的功能。尽管 WB 技术具有高特异性和灵活性，但其操作过程相对复杂，整个实验通常需要一天或更长时间才能完成，且实验成本较高。尽管面临一定挑战，但 WB 技术在蛋白质分析领域依然是不可或缺的重要工具。

4.4.4 酶联免疫吸附技术

酶联免疫吸附技术（ELISA）也是一种广泛应用的蛋白质检测手段，适用于检测细胞内或分泌至培养体系中的特定蛋白质含量变化（如衰老细胞中的 $p16^{INK4a}$、$p21^{CIP1}$ 及一系列 SASP 因子）。借助 ELISA，研究人员可以监测这些蛋白质在细胞中的含量变化，从而深入了解细胞的衰老状况。检测过程中，需将预先准备的衰老细胞或组织提取物加入已包被目标蛋白质抗体的酶标板孔中。经过一段时间的孵育后，洗涤去除未结合的物质。随后，加入与目标蛋白质特异性结合的辅助抗体，再次孵育。之后，加入辅助抗体偶联的酶底物，使用酶标仪测定酶促反应生成的吸光度变化，根据吸光度值进行定量分析，以确定蛋白质含量变化[39]。

4.5 翻译后修饰检测

翻译后修饰（PTMs）是指在蛋白质合成后，对其进行的一系列化学修饰。这些修饰能够调节蛋白质的功能、稳定性和相互作用，并对细胞的生理过程产生深远影响。随着年龄的增长，蛋白质的翻译后修饰模式会发生变化，这与衰老过程的生物学特征密切相关。研究这些修饰的变化有助于研究人员理解衰老的分子机制，并评估衰老进程。翻译后修饰包括糖基化修饰、磷酸化修饰、乙酰化修饰、泛素化修饰、甲基化修饰等。其中，糖基化是最常见的翻译后修饰之一，涉及糖分子与蛋白质链的结合。随着年龄的增长，糖基化模式会发生变化，例如免疫球蛋白 G（IgG）的糖基化会出现显著变化，这可能影响免疫功能和炎症反应。越来越多的研究表明，细胞内外部环境的改变与衰老的发生密切相关。在这一过程中，细胞表面糖基化的变化，特别是 IgG 的糖基化修饰，受到广泛关注。IgG 糖基化不仅影响抗体的结构和功能，还与免疫系统的活动，以及衰老和相关疾病的发展密切相关。

IgG 是 B 淋巴细胞在抗原刺激下分泌的主要抗体成分，约占血清中免疫球蛋白的 3/4。IgG 由两条轻链和两条重链，共四条多肽链组成，肽链间通过二硫键相连。其中，重链与轻链相连的一端被称为抗原结合片段（Fab），负责特异性识别某种抗原的抗原决定簇；远离轻链的一端为可结晶段（Fc），与效应分子和免疫细胞相互作用（图 4.6），发挥促炎或抗炎的作用。可结晶段受体（FcR）主要表达在先天免疫细胞表面，是一种接受抗体 Fc 端激活免疫应答的膜蛋白，而特异性识别 IgG 上 Fc 端的受体称为 FcγR。根据与 IgG 的亲和力高低，FcγR 可进一步划分为：FcγRⅠ（也称 CD64）、FcγRⅡ（CD32）和 FcγRⅢ（CD16）。其中，FcγRⅡ分为 3 个亚型（a、b、c），FcγRⅢ分为 2 个亚型（a、b），而 FcγRⅡb 是目前唯一发现的抑制性 FcR。

IgG 的聚糖修饰是一种起始于内质网，终止于高尔基体的复杂糖基化修饰过程，主要发生在 IgG 的 Fc 端。参与人体聚糖修饰过程的糖类包括葡萄糖、半乳糖、

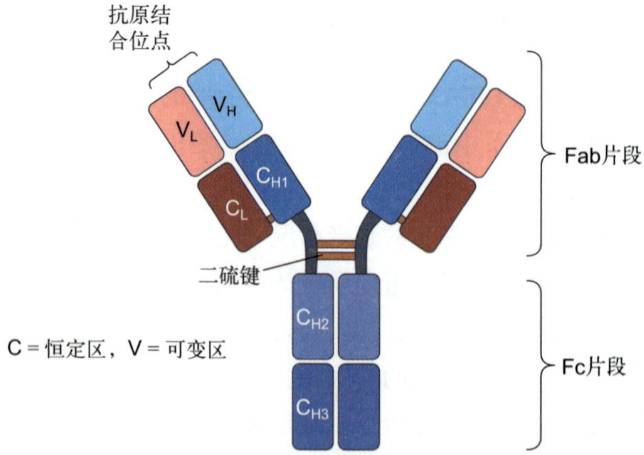

图 4.6　IgG 的结构

N-乙酰葡糖胺、*N*-乙酰半乳糖胺、岩藻糖、木糖、唾液酸、葡萄糖醛酸、甘露醇和艾杜糖醛酸。肽链上的糖通过异头碳与羟基或羟基与异头碳之间的糖苷键连接，形成多个单糖相连的聚糖修饰。糖苷键相对异头碳的方向会影响整个聚糖的整体构象，仅葡萄糖和半乳糖形成的糖苷键连接方式便超过 20 种，而实际聚糖修饰中糖的数量与种类均具有不确定性。目前，已发现的糖基化修饰超过 30 种（表 4.2）[40]。

表4.2　已知的*N*-葡聚糖修饰

编号	葡聚糖结构	编号	葡聚糖结构
GP1	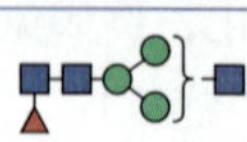	GP8b	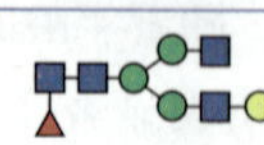
GP2	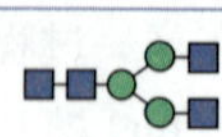	GP9	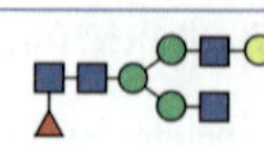
GP3	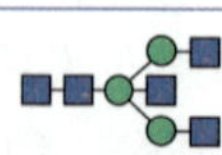	GP10	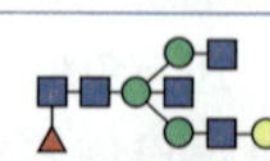
GP4	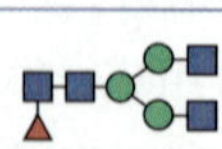	GP11	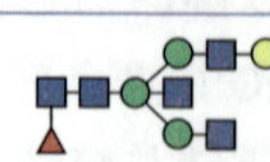
GP5	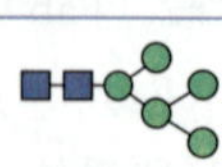	GP12	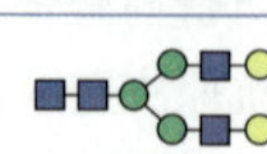
GP6a	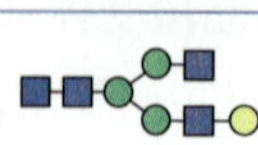	GP13	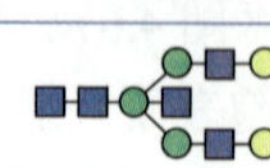
GP6b	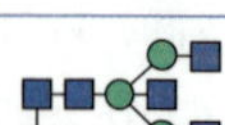	GP14	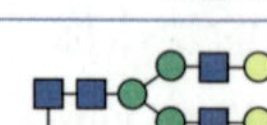
GP7	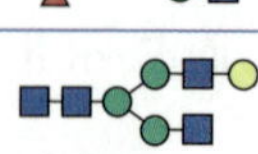	GP15a	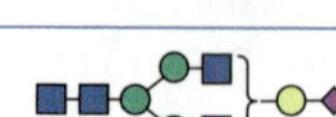
GP8a	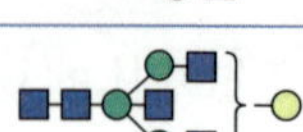	GP15b	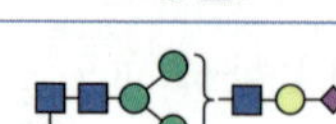

续表

编号	葡聚糖结构	编号	葡聚糖结构
GP15c	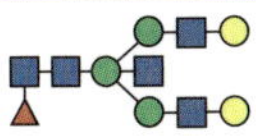	GP18a	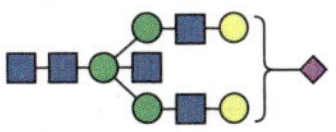
GP16a	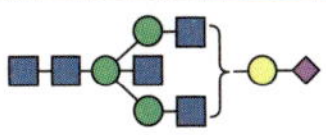	GP18b	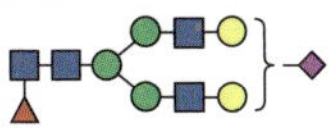
GP16b	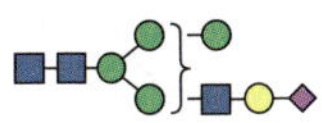	GP19	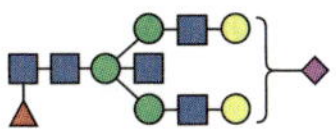
GP16c	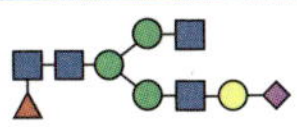	GP21	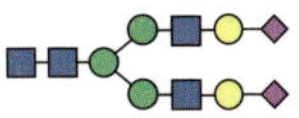
GP16d	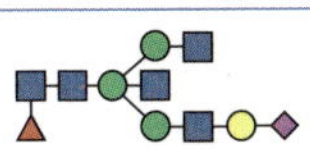	GP22	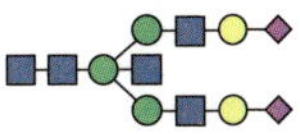
GP16e	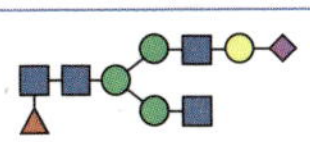	GP23	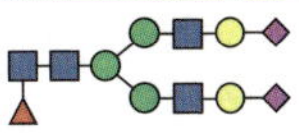
GP17a	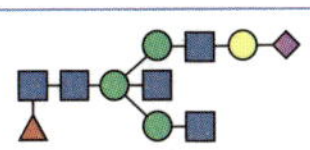	GP24	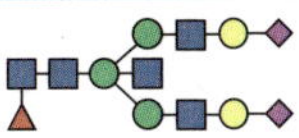
GP17b	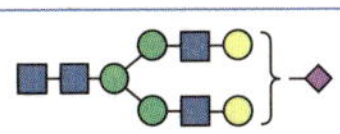		

注：◆乙酰神经氨酸；○半乳糖；●甘露糖；■岩藻糖；▲乙酰葡糖胺。

IgG 的糖基化修饰在炎症中发挥着关键的调节作用。IgG 的 Fc 区域（免疫球蛋白 G 的片段结晶区）的糖基化修饰能够显著影响其生物学功能，尤其在炎症调节方面。糖基化修饰可以改变 IgG 与 Fc 受体（如 FcγR）的相互作用，从而影响其免疫功能和炎症反应。研究表明，Fc 端半乳糖化会降低 IgG 和 FcγR 的结合能力，并通过 G 蛋白偶联受体发挥抗炎作用[41]。此外，IgG 的岩藻糖化会使其与 FcγR Ⅲ A 的亲和力下降，降至 IgG 的 1%，作为免疫系统的“开关”，有效控制抗体依赖的免疫细胞毒性，防止自身免疫性疾病的发生[42]。研究发现，IgG 的半乳糖化变化与年龄增长密切相关。具体而言，非半乳糖化的聚糖修饰（GP2、GP4）水平随年龄增长而升高，而双半乳糖化的修饰（GP12、GP13、GP4、GP15a/c）则随年龄增长而降低，这可能与衰老相关慢性炎症的发生有关。值得注意的是，*N*-聚糖修饰的年龄相关变化在女性中更加显著。2014 年，Krištić 等人开发了基于性别特异性聚糖修饰变化的“衰老时钟”——GlycanAge（仅使用 GP6、GP14 和 GP15 作为年龄相关变量）[43]。Macdonald-Dunlo 的后续研究证实，GlycanAge 这一 IgG 聚糖修饰时钟与 DNA 甲基化时钟一样，能够有效预测衰老进程[44]，为生物学年龄的测量提供了新的方法。

IgG 聚糖化可使用 2-氨基苯甲酰胺（2-AB）标记的 HILIC 法进行检测（图 4.7）。首先，利用蛋白 G 与免疫球蛋白之间的相互作用，从血浆中提取 IgG。随后，使用 *N*-糖苷酶 F 将肽段上的聚糖修饰消化下来。由于聚糖缺乏可见光或紫外吸收，难以直接检测，因此需要使用 2-AB 对释放的聚糖进行标记。2-AB 上的氨基与糖分子上的羰基碳通过亲核加成 - 消除 - 氢化反应（还原胺化）形成共价结合，使修饰后的聚糖分子具备一定的紫外吸收能力。最后，借助 HILIC-UPLC 色谱柱对强极性的聚糖分子进行分析。

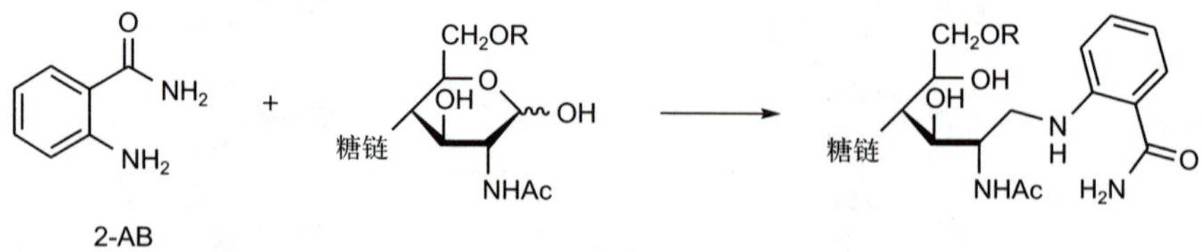

图 4.7　2-AB 修饰糖羧基形成荧光基团

4.6　代谢相关分子检测

细胞衰老是一个复杂的生物学过程，伴随着细胞内外代谢分子的显著变化。这些代谢分子的变化不仅揭示了衰老过程中的生物学机制，还为健康和疾病状态提供了重要线索。通过准确检测这些代谢分子的变化，能够发现与衰老相关的代谢紊乱，从而助力开发新的干预措施和治疗策略。在细胞代谢通路和机体代谢过程中，主要变化的代谢分子包括氨基酸水平、糖类代谢物、脂质代谢物等。这些代谢物通常通过质谱、高效液相色谱、核磁共振和酶联免疫吸附等方法进行测定。血液作为一种丰富易得的临床资源，其代谢物水平变化的研究最为广泛。2013 年，Menni 等人发现，空腹患者血液样本中的 22 种代谢物水平与患者的年龄和健康状况存在对应关系 [45]。其中，血清 2-(*α*-甘露色氨酸)-L-色氨酸水平比血肌酐更准确地预测了肾功能，而 *C*-葡糖基色氨酸与年龄及年龄相关肺功能和骨密度变化关系最为密切。更年期，也称绝经期，是女性生殖功能衰退的关键阶段。2014 年，Auro 等人发现绝经状态与血清甘氨酸、酪氨酸、异亮氨酸以及血清总胆固醇和致动脉粥样硬化脂蛋白水平的变化密切相关，这些变化可用于预测心血管与代谢疾病的患病风险，揭示了氨基酸和脂质在衰老及代谢疾病中的重要作用 [45]。2016 年，Sales 等人使用从 71 个健康人类血浆中的 281 种脂质分子，构建了用于指示个人健康水平的血浆脂质组预测模型 [46]。在排除性激素和避孕药干扰后，该模型可作为评价代谢综合征早期发展的标志物。2020 年，Akker 等人对超过 25000 个临床血液样本进行检测，构建了基于代谢组学的年龄预测模型——MetaboAge，旨在预测老年人的心血管疾病与死亡风险 [47]。这标志着首个基于血液中代谢物水平变化的“衰老时钟”的诞生。研究发现了一系列与经典疾病标志物无关的代谢产物变化，为未来研究疾病中的代谢物变化提供了新的方向。

样本代谢物的稳定性是制约代谢组检测灵敏度和准确度的关键因素。对于血液样本，患者的禁食状态、血液采集时间、溶血情况、保存温度和冻融次数均会显著影响样本的代谢图谱。血液样本按照处理方式的不同，可分为血清和血浆两种类型，均可作为代谢时钟的研究对象。相对而言，血浆样本对反复冻融导致的代谢物变化耐受度更高，以血浆样本作为研究对象更容易获得稳定的结果 [48]。代谢物的检测可通过 ^{1}H NMR 核磁共振波谱法或液相色谱-质谱联用法（LC-MS）进行。^{1}H NMR 获得的代谢组数据不易受样本溶血影响，但灵敏度不如 LC-MS 高 [48]。由于代谢物的复杂性，现有组学技术仅能对有限量已知结构的代谢物进行检测，因此仅基于代谢组建立的衰老时钟的精确度往往不如其他生理年龄时钟。然而代谢物的变化体现了蛋白质等生物大分子在发挥生理功能过程中产生的结果。因此，结合代谢组与临床生理表型或其他组学信息建立衰老时钟，能够突破单一指标时钟的局限，建立更加精准可靠的衰老程度评估方式。

4.6.1 液相色谱-质谱联用法

液相色谱-质谱联用法（LC-MS）是将液相色谱（LC）与质谱（MS）相结合的一种先进技术，融合了液相色谱的高效分离能力和质谱的高灵敏度、高特异性的检测优势。LC-MS 广泛应用于生物学、医药学、环境科学和食品科学等领域，特别是在代谢组学、蛋白质组学和药物分析中发挥着关键作用。LC-MS 的工作原理如下：首先将待分析的复杂样本通过液相色谱系统进行高效分离；随后，分离后的组分进入质谱系统进行精准检测。在液相阶段，样本通过毛细管或色谱柱进行分离，常用的色谱柱包括反相色谱柱（RP-HPLC）和正相色谱柱（NPC），分离依据化合物的化学性质，如极性、大小、亲水性 / 疏水性等。接着，通过喷泉离子化或其他电离方式（如电喷雾电离、大气压化学电离等），将分离后的组分转化为带电荷的离子，这些离子最终进入质谱仪进行分析确证。通过液相色谱柱的流动相（通常是水和有机溶剂的混合物），样品被带入质谱仪。分离后的化合物进入质谱仪，在离子源中被离子化成带电的离子。常用的离子化方法包括电喷雾离子化（ESI）、电子轰击离子化（EI）和大气压化学电离（APCI）。离子进入质谱的质量分析器（如四极杆、离子阱、飞行时间质谱），根据离子的质荷比（m/z）进行检测。质谱仪可以提供离子的质量、丰度和碎片信息。生成的质谱图展示了样品中各个化合物的特征峰，通过将这些峰与已知标准或数据库中的信息进行比对，可实现对样品中代谢物的定性和定量分析。

基于代谢组学的技术对老年疾病（如 AD）的早期诊断或治疗监测受到越来越广泛的关注。质谱（MS）是用于检测、定量和表征代谢生物标志物的最常见的分析平台之一。在过去几年中，有针对性和无针对性的 MS 策略都被广泛应用于识别潜在的 AD 标志物。2009 年，Greenberg 研究团队利用质谱技术分析，发现了几种值得进一步研究的 AD 患者血浆代谢物，其研究结果表明，脂质代谢物（例如胆汁酸）可能是可靠的 AD 疾病的生物标志物 [49]。2021 年，Yuan 等人为了验证改善小鼠肠道菌群后是否起到预防 AD 疾病的作用，利用 LC-MS 技术分析了小鼠治疗前后的血浆和脑组织中的二甲基甘氨酸（DMG）和肌氨酸（Sar）的含量变化[50]。此外，许多研究者也利用 LC-MS 测试了血液、组织中 SASP 的含量变化[51]。

4.6.2 核磁共振波谱法

核磁共振波谱法（NMR）是一种基于具有自旋性质的原子核在核外磁场作用下，吸收射频辐射而产生能级跃迁的谱学技术。这一技术通过分析生物体液中核磁共振波谱图，全面揭示生物体内小分子代谢物的信息。通过对这些信息的系统和模式识别分析，研究者们可以深入理解生物体的功能基因组学、病理生理学、药理毒理学等多方面的状态和动态变化，进而探索代谢物所蕴含的生物学意义，从分子层面上揭示生命活动的规律。NMR 技术基于原子核在外部磁场中对射频辐射的响应原理。特定原子核（如氢核 ^{1}H、碳核 ^{13}C）在外部强磁场中会吸收特定频率的射频辐射，并在磁场撤除后发射出射频信号。通过检测这些信号并分析其特征，可以获得有关核周围电子环境的信息，从而推断出分子的结构和动态变化。在氢核磁共振（^{1}H NMR）分析中，每个样品中的氢原子在谱图中对应一个独特谱峰。样品中不同种类的氢在谱图中显示出各自的谱峰，这些峰的相对强度反映了不同化合物在样品中的相对含量。因此，NMR 技术特别适合于代谢产物的成分分析，通过一维氢谱可以获得详细的代谢物图谱，即代谢指纹图谱。利用模式识别（PR）技术，研究人员能够提取并分析这些图谱中有价值的生物学信息，从而深入理解机体的代谢过程。近年来，魔角旋转技术（MAS）的发展显著提升了 NMR 谱图的质量。为进一步提高分辨率，研究者们还结合了多维核磁共振波谱技术和液相色谱 - 核磁共振波谱联用技术（LC-NMR），不断完善基于 NMR 的代谢组学研究。

2013 年，Karsten Seeger 等人利用高分辨率核磁共振光谱，建立了衰老的 WI-38 人成纤维细胞的代谢图谱，测试了一系列代谢分子在衰老细胞中的含量变化，包括乳酸、谷氨酰胺、亮氨酸、UDP-*N*-乙酰基葡萄糖胺、ADP、ATP、谷氨酸、磷酸肌酸、磷酸胆碱等。研究人员对不同类型的衰老细胞进行研究，包括复制性衰老细胞、DNA 损伤诱导衰老细胞和癌基因诱导衰老细胞。有意思的是，这些不同类型的衰老细胞代谢物中，甘磷酸胆碱（GPC）含量均增加，表明了磷脂代谢在细胞衰老中的关键作用。GPC 水平升高反映了磷脂通过磷脂酶 A 和 / 或磷脂酶 A_2 与溶血磷脂酶进行分解代谢，这与恶性转化中激活的磷脂酶 C 和磷脂酶 D 途径相反，因此，GPC 可能成为细胞衰老的代谢标志物[52]。

4.7 展望

分子水平衰老标志物的检测方法已经取得了显著进展，借助高通量测序、蛋白质组学、代谢组学和表观遗传修饰分析等技术，研究人员得以更深入地理解衰老的生物学机制，并识别出多种潜在的衰老标志物。这些技术的发展为此领域提供了强大的工具，以精确和定量地评估与衰老相关的分子变化，然而，在提高准确性、高效性、多标志物普适性等方面，仍需进一步拓展研究。

展望未来，仍需优化现有的检测方法，提高其灵敏度和特异性，以便更精准地捕捉到衰老的细微变化。同时，鉴于衰老过程在细胞之间可能存在异质性，研究人员还需开发新的检测技术，特别是那些能够在单细胞水平上进行操作的技术。将分子标志物的检测与临床数据分析相结合，将有助于研究人员更全面地理解衰老的复杂性，并开发出更有效的干预措施。跨学科的合作将有利于分子检测的研究成果向临床实践转化，为个体化医疗和预防医学提供更多的可能性。随着人工智能和机器学习在生物统计学中的应用，大规模的分子数据中提取更深层次的生物学见解将成为可能，这将推动衰老研究和技术的发展，从而更好地应对人口老龄化带来的挑战。

参考文献

[1] Lopez-Otin C, Blasco M A, Partridge L, et al. Hallmarks of aging: an expanding universe[J]. Cell, 2023, 186: 243-278.

[2] Catania J, Fairweather D S. DNA methylation and cellular ageing[J]. Mutat. Res., 1991, 256: 283-293.

[3] Kim J Y, Siegmund K D, Tavaré S, et al. Age-related human small intestine methylation: evidence for stem cell niches[J]. BMC Med., 2005, 3: 10.

[4] Kim J Y, Tavaré S, Shibata D. Counting human somatic cell replications: methylation mirrors endometrial stem cell divisions[J]. Proc. Natl. Acad. Sci. USA, 2005, 102: 17739-17744.

[5] Chu M, Siegmund K D, Hao Q L, et al. Inferring relative numbers of human leucocyte genome replications[J]. Br. J. Haematol., 2008, 141: 862-871.

[6] Wolff E M, Liang G, Cortez C C, et al. RUNX3 methylation reveals that bladder tumors are older in patients with a history of smoking[J]. Cancer Res., 2008, 68: 6208-6214.

[7] Mitteldorf J J. How does the body know how old it is? Introducing the epigenetic clock hypothesis[J]. Biochemistry (Mosc), 2013, 78: 1048-1053.

[8] Horvath S. DNA methylation age of human tissues and cell types[J]. Genome Biol., 2013, 14: R115.

[9] Hannum G, Guinney J, Zhao L, et al. Genome-wide methylation profiles reveal quantitative views of human aging rates[J]. Mol. Cell, 2013, 49: 359-367.

[10] Horvath S, Erhart W, Brosch M, et al. Obesity accelerates epigenetic aging of human liver[J]. Proc. Natl. Acad. Sci. USA, 2014, 111: 15538-15543.

[11] Horvath S, Levine A J. HIV-1 infection accelerates age according to the epigenetic clock[J]. J. Infect. Dis., 2015, 212: 1563-1573.

[12] Horvath S, Garagnani P, Bacalini M G, et al. Accelerated epigenetic aging in down

syndrome[J]. Aging Cell, 2015, 14: 491-495.

[13] Levine M E, Lu A T, Quach A, Chen, et al. An epigenetic biomarker of aging for lifespan and healthspan[J]. Aging, 2018, 10: 573-591.

[14] Lu A T, Quach A, Wilson J G, et al. DNA methylation GrimAge strongly predicts lifespan and healthspan[J]. Aging, 2019, 11: 303-327.

[15] Zhang Q, Vallerga C L, Walker R M, et al. Improved precision of epigenetic clock estimates across tissues and its implication for biological ageing[J]. Genome Med., 2019, 11: 54.

[16] Frommer M, McDondald L, E, Millar D, et al. A genomic sequencing protocol that yields a positive display of 5-methylcytosine residues in individual DNA strands[J]. Proc. Nati. Acad. Sci. USA, 1992, 89: 1827-1831.

[17] Zhang L, Zhang L, Zhou K, et al. Simultaneous determination of global DNA methylation and hydroxymethylation levels by hydrophilic interaction liquid chromatography-tandem mass spectrometry[J]. J. Biomol. Screen, 2012, 17: 877-884.

[18] Ye Q, Apsley A T, Etzel L, et al. Telomere length and chronological age across the human lifespan: a systematic review and meta-analysis of 414 study samples including 743019 individuals[J]. Ageing Res. Rev., 2023, 90: 102031.

[19] Ogłuszka M, Lipiński P, Starzyński R R. Effect of Omega-3 fatty acids on telomeres: are they the elixir of youth?[J]. Nutrients, 2022, 14: 3723.

[20] Turner K, Vasu V, Griffin D. Telomere biology and human phenotype[J]. Cells, 2019, 8: 73.

[21] Montpetit A J, Alhareeri A A, Montpetit M, et al. Telomere length[J]. Nurs. Res., 2014, 63: 289-299.

[22] Casella G, Munk R, Kim K M, et al. Transcriptome signature of cellular senescence[J]. Nucleic Acids. Res., 2019, 47: 7294-7305.

[23] Mao S, Su J, Wang L, et al. A transcriptome-based single-cell biological age model and resource for tissue-specific aging measures[J]. Genome Res., 2023, 33: 1381-1394.

[24] Wen X, Luo Z, Zhao W, et al. Single-cell multiplex chromatin and RNA interactions in ageing human brain[J]. Nature, 2024, 628: 648-656.

[25] Wittwer C T, Vandesompele J, Shipley G L, et al. The MIQE guidelines: minimum information for publication of quantitative real-time PCR experiments[J]. Clin. Chem., 2009, 55: 611-622.

[26] Velculescu V E, Zhang L, Zhou W, et al. Characterization of the yeast transcriptome[J]. Cell, 1997, 88: 243-251.

[27] Mamoshina P, Volosnikova M, Ozerov I V, et al. Machine learning on human muscle transcriptomic data for biomarker discovery and tissue-specific drug target identification[J]. Front. Genet., 2018, 9: 242.

[28] van Dijk E L, Jaszczyszyn Y, Naquin D, et al. The third revolution in sequencing technology[J]. Trends Genet., 2018, 34: 666-681.

[29] Shendure J, Ji H. Next-generation DNA sequencing[J]. Nat. Biotechnol., 2008, 26: 1135-1145.

[30] Sharon D, Tilgner H, Grubert F, et al. A single-molecule long-read survey of the human transcriptome[J]. Nat. Biotechnol., 2013, 31: 1009-1014.

[31] Garalde D R, Snell E A, Jachimowicz D, et al. Highly parallel direct RNA sequencing on an array of nanopores[J]. Nat. Methods, 2018, 15: 201-206.

[32] Kohli J, Wang B, Brandenburg S M, et al. Algorithmic assessment of cellular senescence in experimental and clinical specimens[J]. Nat. Protoc., 2021, 16: 2471-2498.

[33] Zhu Y, Tchkonia T, Fuhrmann-Stroissnigg H, et al. Identification of a novel senolytic agent, navitoclax, targeting the Bcl-2 family of anti-apoptotic factors[J]. Aging Cell, 2016, 15: 428-435.

[34] Tanaka T, Biancotto A, Moaddel R, et al. Plasma proteomic signature of age in healthy humans[J]. Aging Cell, 2018, 17: e12799.

[35] Mehan M R, Ayers D, Thirstrup D, et al. Protein signature of lung cancer tissues[J]. PLoS ONE, 2012, 7: e35157.

[36] Earls J C, Rappaport N, Heath L, et al. Multi-Omic biological age estimation and its correlation with wellness and disease phenotypes: a longitudinal study of 3558 individuals[J]. J. Gerontol. A Biol. Sci. Med. Sci., 2019, 74: s52-s60.

[37] Sun B B, Chiou J, Traylor M, et al. Plasma proteomic associations with genetics and health in the UK Biobank[J]. Nature, 2023, 622: 329-338.

[38] Dimri G P, Lee X, Basile G, et al. A biomarker that identifies senescent human cells in culture and in aging skin in vivo[J]. Proc. Natl. Acad. Sci. USA, 1995, 92: 9363-9367.

[39] Hernandez-Segura A, Nehme J, Demaria M. Hallmarks of cellular senescence[J]. Trends Cell Biol., 2018, 28: 436-453.

[40] Krištić J, Vučković F, Menni C, et al. Glycans are a novel biomarker of chronological and biological ages[J]. J. Gerontol. A Biol. Sci. Med. Sci., 2014, 69: 779-789.

[41] Karsten C M, Pandey M K, Figge J, et al. Anti-inflammatory activity of IgG1 mediated by Fc galactosylation and association of FcγRIIB and dectin-1[J]. Nat. Med., 2012, 18: 1401-1406.

[42] Masuda K, Kubota T, Kaneko E, et al. Enhanced binding affinity for FcgammaRIIIa of fucose-negative antibody is sufficient to induce maximal antibody-dependent cellular cytotoxicity[J]. Mol. Immunol., 2007, 44: 3122-3131.

[43] Peng Y, Deng L, Ding Y, et al. Comparative study of somatostatin-human serum albumin fusion proteins and natural somatostatin on receptor binding, internalization and activation[J]. PLoS ONE, 2014, 9: e89932.

[44] Macdonald-Dunlop E, Taba N, Klarić L, et al. A catalogue of omics biological ageing clocks reveals substantial commonality and associations with disease risk[J]. Aging, 2022, 14: 623-659.

[45] Menni C, Kastenmüller G, Petersen A K, et al. Metabolomic markers reveal novel pathways of ageing and early development in human populations[J]. Int. J. Epidemiol., 2013, 42: 1111-1119.

[46] Sales S, Graessler J, Ciucci S, et al. Gender, contraceptives and individual metabolic predisposition shape a healthy plasma lipidome[J]. Sci. Rep., 2016, 6: 27710.

[47] van den Akker E B, Trompet S, Barkey Wolf J J H, et al. Metabolic age based on the BBMRI-

NL ^{1}H-NMR metabolomics repository as biomarker of age-related disease[J]. Circ. Genom. Precis. Med., 2020, 13: 541-547.
[48] Bi H, Guo Z, Jia X, et al. The key points in the pre-analytical procedures of blood and urine samples in metabolomics studies[J]. Metabolomics, 2020, 16: 68.
[49] Greenberg N, Grassano A, Thambisetty M, et al. A proposed metabolic strategy for monitoring disease progression in Alzheimer's disease[J]. Electrophoresis, 2009, 30: 1235-1239.
[50] Pan R-Y, Zhang J, Wang J, et al. Intermittent fasting protects against Alzheimer's disease in mice by altering metabolism through remodeling of the gut microbiota[J]. Nat. Aging, 2022, 2: 1024-1039.
[51] Suryadevara V, Hudgins A D, Rajesh A, et al. SenNet recommendations for detecting senescent cells in different tissues[J]. Nat. Rev. Mol. Cell Biol., 2024, 25: 1001-1023.
[52] Gey C, Seeger K. Metabolic changes during cellular senescence investigated by proton NMR-spectroscopy[J]. Mech. Ageing Dev., 2013, 134: 130-138.

第 5 章

生理水平衰老标志物检测

衰老标志物在检测方法或样本获取方面的便易性对临床应用有着重要影响。与直接采集细胞和组织样本相比，血液、脑脊液和尿液等体液样本具有易获取、检测敏感度高、便于动态检测等优势，已成为评估机体或器官生理性衰老的重要样本来源。这些体液中一些蛋白或代谢物的浓度变化能够反映机体或特定器官的功能状态，属于潜在的衰老相关生物标志物。因此，研究衰老过程中这些生物标志物的动态变化及其与衰老相关疾病发生发展的关联，对于建立衰老评估体系、发展衰老相关疾病的早期诊断与干预策略具有重要意义。本章将系统介绍若干能够反映机体或器官衰老的生理水平标志物及其常用检测方法，以期为为相关领域的研究与应用提供参考（图 5.1）。

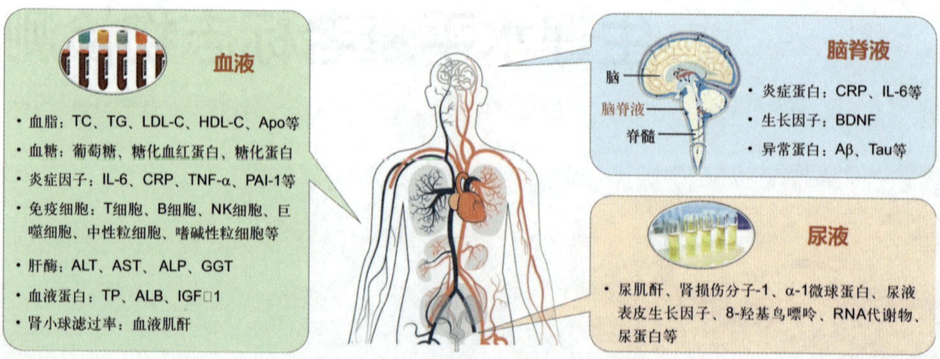

图 5.1　常规生理水平衰老相关检测

5.1　血液检测

血液（包括全血、血浆和血清）是人体健康状况的重要指标来源，其包括多种血细胞、血浆蛋白、电解质、激素、代谢物等成分，这些成分的变化能够间接反映出个体的健康状况。血液检测技术多样，包括血常规检查、血生化检查、凝血功能评估、免疫学检查以及其他特殊检查等，其应用范围极为广泛，几乎贯穿了所有临床科室的疾病诊断工作。随着对衰老机制研究的深入，研究者们发现特定的血液指标在一定程度上能够反映机体或器官的衰老状况。例如，血液中脂质水平的升高通常被视为代谢性疾病的标志，但近年来的研究揭示，机体衰老过程中同样伴随着血脂水平的升高。血液检测作为一种非侵入式、便捷的生理指标检测手段，在评估机体和器官衰老、预测疾病风险等方面展现出广阔的应用前景。随着年龄的增长，血液成分逐渐发生变化，进而影响全身组织的衰老进程[1]。随着科学技术的不断发展，血液检测的技术手段与评价标准将持续更新和完善，这将有助于提高血液检测在评估衰老和预测疾病方面的精准度和可靠性，为临床诊断和治疗提供更加有力的支持。

本部分详述了能够体现机体衰老状态的血液生物标志物的常见类型。

5.1.1 血脂

血脂是血液中脂质的总称，包括胆固醇、甘油三酯和磷脂等成分。血管遍布全身，若血脂水平过高，不仅会诱发心脑血管疾病，还会加快机体衰老，损害内脏功能。随着年龄的增长，血脂的代谢速度逐渐变慢。这种代谢速率的下降可能导致血脂水平升高，进而增加心血管疾病的风险。高脂血症在老年人群中较为普遍。流行病学调查显示，60 岁以上老年人高脂血症（高胆固醇血症和高甘油三酯血症）的总检出率为男性 13.8%、女性 23.5%[2]。需要注意的是，血脂异常还受到多种因素的影响，包括遗传、生活习惯、饮食习惯等，这些因素在衰老过程中可能变得更加重要。因此，以血脂水平作为衰老的评判指标，具有一定的研究价值[3,4]。

❶ 总胆固醇（TC）。TC 是指血液中所有胆固醇的总量，主要由低密度脂蛋白（LDL）和高密度脂蛋白（HDL）负责转运。研究表明，血液 TC 水平并非恒定不变，而是随着年龄增加而逐渐升高。血液中增多的 TC 大量聚集在血管内皮下的巨噬细胞中，形成泡沫细胞，最终导致动脉粥样硬化斑块的形成，从而增加心脏负担，加速血管老化。TC 的理想水平应低于 5.2 mmol/L，5.2～6.2 mmol/L 为边缘水平，而 6.2 mmol/L 及以上则为升高值[5]。

❷ 甘油三酯（TG）。TG 是血液中所有甘油三酯含量的表征指标。研究显示，从儿童期到成年期，甘油三酯水平呈现逐渐升高趋势；而步入中老年阶段后，该上升趋势可能更加显著。这可能与体内脂质代谢调节机制减弱、运动量减少、饮食结构改变以及慢性疾病的发生等因素密切相关。高甘油三酯血症与动脉硬化以及动脉粥样硬化性心血管疾病的风险密切相关，同样会诱发血管老化[6]。TG 水平存在较大的个体内及个体间差异，依据《中国成人血脂异常防治指南》（2016 年修订版）的划分标准，空腹（禁食 12 小时）TG 的理想水平应低于 1.7 mmol/L，1.7～2.3 mmol/L 是边缘升高范围，大于 2.3 mmol/L 属于升高范围[7]。

❸ 低密度脂蛋白胆固醇（LDL-C）。LDL-C 是一种负责将胆固醇运输到肝外组织的脂蛋白颗粒，其胆固醇含量较高，这种脂蛋白会将血液中的胆固醇转运到血管内壁，最终导致胆固醇堆积，形成动脉粥样硬化，因此也被称为“坏胆固醇”。LDL-C 是目前最受关注的血脂指标之一，其理想水平应低于 2.6 mmol/L，合适水平应低于 3.4 mmol/L，3.4～4.1 mmol/L 为边缘水平，而超过 4.1 mmol/L 属于较高水平[7]。随着年龄的增长，人体脂质代谢能力降低，LDL-C 水平往往会随之升高[8]。LDL-C 水平的升高与血管衰老密切相关，研究表明高水平的 LDL-C 可能导致血管壁弹性降低、管腔变窄、血流阻力增加，影响血液循环和组织供血供氧，最终导致动脉粥样硬化。因此，LDL-C 水平可作为评估老年人健康状况和预测心血管疾病风险的一个重要生理标志物。

❹ 高密度脂蛋白胆固醇（HDL-C）。HDL-C 反映血液中高密度脂蛋白的浓度。HDL-C 通常被誉为“好胆固醇”，这是因为它在人体中扮演着将多余胆固醇

从外周组织运回肝脏进行代谢分解的重要角色，有助于减少动脉粥样硬化的风险。HDL-C 的正常范围在 1.1～1.5 mmol/L 之间。研究表明，维持较高的 HDL-C 水平有助于预防心血管疾病的发生。虽然存在个体差异，但一般而言，随着年龄的增长，HDL-C 水平可能会呈现下降趋势。这主要是因为老年人的脂质代谢能力下降，同时抗氧化能力减弱，导致 HDL-C 的功能和数量可能受到影响 [9]。因此，HDL-C 水平可以作为评估老年人心血管健康状况的一个重要指标。

❺ 载脂蛋白（Apo）。载脂蛋白是血浆脂蛋白中的蛋白质部分，主要分为 A、B、C、D、E 五类，能够与脂质结合并介导脂质的转运。载脂蛋白在维持脂质代谢平衡和整体健康中发挥着至关重要的作用。例如，载脂蛋白 A～I（ApoA～ApoI）是 HDL 中的主要载脂蛋白，负责促进胆固醇从组织细胞返回肝脏，有助于清除血管中的脂质，保护心血管健康；载脂蛋白 B（ApoB）主要存在于乳糜颗粒（CM）和 LDL 中，是 LDL 和 VLDL 的主要结构蛋白，与冠心病发生危险性呈显著正相关；载脂蛋白 E（ApoE）是脂质代谢的重要参与者，其水平变化与多种疾病的发生发展密切相关（如心血管疾病、肝病、阿尔茨海默病等），并且 ApoE 基因的多态性也决定了不同个体在衰老过程中的差异 [10]。

传统的血脂检测方法有多种，包括化学法、酶法、色谱法等。如今，临床上已可通过血生化检查（如 ELISA）对 TC、TG、LDL-C、HDL-C、Apo 等血脂指标进行快速检测。血脂异常与衰老密切相关，血脂检测在评估衰老相关疾病的风险中具有重要的参考价值，但血脂检测本身并不能作为衰老诊断的唯一标准。衰老是一个复杂的生理过程，涉及多个系统和器官的功能下降，而血脂异常只是其中的一个方面。因此，仅仅依靠血脂检测来评估一个人的衰老程度是不全面的，建议同时结合其他衰老相关指标进行综合评价。

5.1.2 血糖

血糖，即血液中的葡萄糖浓度，是诊断和监测糖尿病、低血糖症以及其他糖代谢异常疾病的关键指标。血糖水平与进食时间密切相关，准确监测空腹血糖和餐后血糖对于判断机体的糖代谢健康状况颇为关键。

高血糖是糖尿病的主要特征，而糖尿病是一种与衰老密切相关的代谢性疾病。随着年龄的增长，胰岛功能逐渐减退，血糖调节能力下降，从而增加了糖尿病的发病风险。糖尿病不仅影响血糖水平，还通过多种机制加速衰老过程，包括氧化应激、炎症反应、血管损伤等 [11]。除了遗传、饮食、肥胖等因素外，年龄也是引起糖尿病的危险因素。血糖水平随年龄的升高与衰老有着直接关系 [12]。衰老是一个退行性病变的过程，涉及能量和葡萄糖代谢过程退行性变化，因此年龄已成为糖尿病重要而独立的危险因素。中老年人更应重视糖尿病的预防。血糖水平对皮肤衰老有显著影响，高血糖状态会加速皮肤中胶原蛋白的降解，导致皮肤弹性下降和皱纹增加 [13]。荷兰莱顿大学的一项研究通过评估不同血糖水平志愿者的“外表年龄”

发现，即使考虑了实际年龄、吸烟及日光浴等其他影响因素，血糖水平高的人看起来更老[14]。同样，有效的血糖管理可以显著降低糖尿病及其并发症的风险，从而在一定程度上延缓衰老过程。通过合理的饮食控制、规律的运动锻炼以及必要的药物治疗，可以维持血糖在正常范围内，减少高血糖对机体的损害。总而言之，血糖相关指标也可作为评判衰老的因素之一。

长期的高血糖状态可能加速人体的衰老进程，并且与多种慢性疾病的发展有关，如心血管疾病、神经损伤、肾脏损伤、眼睛损伤、听力损失、神经退行性疾病等。高血糖造成危害的主要原因包括：

❶ 加速糖化反应。人体内的蛋白质会和糖发生一种蛋白糖化反应，最终生成晚期蛋白糖基化终末产物，简称 AGEs。AGEs 是人体衰老过程中产生的一类有害化合物垃圾，能够与细胞表面特异性受体（如 RAGE）结合，激活下游信号通路，引发氧化应激和慢性炎症反应，进而损害细胞功能、加速机体衰老，并与多种衰老相关疾病的发生发展密切相关[15]。糖化反应不仅影响蛋白质正常功能，还能干扰端粒稳定性及其维护机制，进而加剧细胞衰老及组织损伤。在健康生理状态下，AGEs 的形成速率较为缓慢；但在高血糖条件下，此反应速率显著加快。这意味着，即便在年轻个体中，长期偏高的血糖水平也可能显著加速其内在衰老进程。

❷ 加速细胞氧化。研究发现，高糖环境下的人体内皮细胞老化速度加快，这与线粒体产生的活性氧（ROS）水平升高密切相关。ROS 不仅可以损伤 DNA、蛋白质和脂质，从而影响细胞功能，还可以激活一系列的信号转导途径，从而加速细胞衰老。

❸ 影响胰岛素信号途径。随着年龄的增长，人体对胰岛素的敏感度会降低，从而导致胰岛素抵抗。胰岛素抵抗不仅增加了 2 型糖尿病的发病风险，还可能加速人体的衰老过程。

目前，临床上血糖监测方法包括利用血糖仪进行的毛细血管血糖监测、糖化血红蛋白（HbA1c）检测和糖化白蛋白（GA）检测等。在日常生活中，综合考虑便捷、快速和经济性等方面，毛细血管血糖检测成为最常见的检测方法，既适用于家庭自测，也广泛应用于医院临床检测。

5.1.3 炎症因子

炎症因子是指参与炎症反应的各种细胞因子，它们在体内的炎症反应中起着关键作用。长期慢性炎症会对身体产生多方面的负面影响，其中之一就是加速衰老过程。衰老过程通常伴随着慢性炎症，而慢性炎症也被视为多种衰老相关疾病的主要危险因素[16]。因此，慢性炎症被列为衰老的十四大标志物之一[17]。

炎症因子主要由免疫细胞受到刺激时产生和释放的一大类信号分子的总称，种类繁多，主要包括：白细胞介素 -1（IL-1）、白细胞介素 -6（IL-6）、白细胞介素 -8（IL-8）、白细胞介素 -15（IL-15）、肿瘤坏死因子 α（TNF-α）、C 反应蛋白（CRP）、血清淀粉样蛋白 A（SAA）、降钙素原（PCT）以及趋化因子类炎症因子（CCL2、

CCL3、CCL5）等。迄今为止，在用于评估衰老的炎症标志物中，IL-6 和 CRP 是研究最集中的。它们与衰老（尤其是 IL-6）、不良的身体表现和死亡率密切相关，且 IL-6 能够诱导急性期蛋白，如 CRP 的产生 [18]。

❶ IL-6。IL-6 是一种重要的促炎因子，在多种炎症反应中发挥关键作用。它不仅能穿透血脑屏障，影响神经发生和神经元功能，而且在骨组织中还能影响成骨细胞与破骨细胞之间的平衡，与骨质疏松症和溶骨性疾病密切相关。此外，IL-6 可通过 SASP 诱导进一步的炎症信号。临床上，通常采用血生化方法来测定 IL-6 水平。当 IL-6 含量低于 7 pg/mL 时，表明正常；介于 7～150 pg/mL，表明存在轻微炎症或感染；150～250 pg/mL 提示有一般细菌感染或全身性炎症反应；而超过 250 pg/mL 时，则可能提示脓毒症 [19]。

❷ CRP。CRP 是一种急性期反应蛋白，当在机体受到感染或组织损伤时，其水平会急剧上升。该蛋白浓度变化能够反映机体的炎症状态。研究表明，CRP 水平的升高与衰老过程中的多种疾病风险增加相关，如心血管疾病和糖尿病等。

❸ TNF-α。TNF-α 同样是一种重要的促炎因子，参与调节免疫应答和炎症过程。其浓度变化与多种炎症及自身免疫性疾病有关。TNF-α 的过度激活可能导致组织损伤和细胞凋亡，从而加速衰老过程。

❹ 纤溶酶原激活抑制剂 -1（PAI-1，也称为 SERPIN1）。PAI-1 与 IL-6 和 CRP 属于同一促炎因子簇，其水平升高与多种衰老特征相关，例如步行速度下降和握力降低，是身体虚弱的标志 [18]。

❺ 抗炎因子。抗炎因子在生物体内发挥着减轻或终止炎症反应的重要作用。强的抗炎细胞因子，如 IL-10 和 IL-37，在抑制有害炎症方面具有显著效果。在过表达人类 IL-37 的转基因小鼠中，衰老相关促炎细胞因子增幅很小，并随着年龄的增长，其免疫细胞功能维持正常，从而改善了转基因鼠的血管、代谢和运动功能 [20]。同样，抗炎细胞因子 IL-10 的水平与年龄呈负相关，IL-10 与高密度脂蛋白胆固醇共同构成抗炎集群，并与急性冠脉综合征患者的良好预后相关。

当慢性炎症发生时，大量分泌的促炎因子、抗炎因子或趋化因子会释放到血液中。因此，通过采集血液样本检测炎症水平成为可能。炎症因子的血液检测是评估机体炎症状态的重要手段，常见的检测方法有化学发光免疫分析、酶联免疫吸附法、放射免疫法等。在临床上，通过常规血生化检测能够快速、高效地实现多种炎症因子的检测。需要注意的是，炎症指标需结合临床病史及其他生化指标，排除感染、自身免疫等病因后，方可将其作为衰老相关指标参考。

5.1.4 免疫细胞

免疫细胞是指参与免疫应答或与免疫应答有关的细胞，主要包括淋巴细胞（如 T 细胞、B 细胞及 NK 细胞）、巨噬细胞、粒细胞（如中性粒细胞、嗜碱性粒细胞、嗜酸性粒细胞）等。免疫系统是机体执行免疫应答及免疫功能的关键系统，由免疫器官、免疫细胞和免疫分子组成，具有识别和排除抗原性异物，维持机体内环境稳定和生理平衡的功能。随着年龄的增长，人体免疫系统会逐渐发生退行性变化，导致机体对外界感染、自身免疫以及慢性非免疫性疾病的抵抗力减弱，并伴随着慢性低度炎症，这一现象称为免疫衰老[21]。免疫衰老是一个复杂的过程，涉及胸腺退化、造血干细胞（HSC）功能障碍、T 细胞和 B 细胞的初始 / 记忆比失衡、慢性炎症、衰老细胞积累、新抗原反应受损、线粒体功能障碍、基因组不稳定和应激反应等。免疫衰老伴随着免疫细胞的衰老，而衰老的免疫细胞是衰老细胞中最危险的一种细胞类型，会加速实体器官衰老，从而促进全身衰老[22]。因此，对免疫系统衰老的检测对研究和预测机体衰老方面具有重要意义。目前国际上较流行的免疫衰老评价指标有三种：胸腺活力、T 细胞动态平衡和 T 细胞受体多态性，这三种评价指标可以量化免疫系统的衰老程度[21]。

对机体免疫功能的评估是一项复杂的工作，部分评估可以通过血液检测实现，例如检测血液中的免疫细胞、相关免疫蛋白及炎症因子的数量或水平。

（1）T 细胞受体切除环与胸腺退化

胸腺是中央型 T 淋巴器官，负责产生功能性的初始 T 淋巴细胞和维持免疫耐受。在大多数哺乳动物中，衰老伴随着胸腺的退化。婴儿出生后一年左右，胸腺体积达到最大，胸腺细胞数量和激素分泌水平达到峰值。随后，进入青春期后，胸腺逐渐退化，其体积以每年 3% 的速度缩小，并逐渐被脂肪组织替代。至 50～60 岁之后，退化速度开始减缓。胸腺在免疫系统中扮演着不可或缺的角色。由骨髓产生的 T 细胞随血液进入胸腺，在胸腺激素的影响下，最终发育成具有免疫功能的成熟 T 淋巴细胞。T 细胞受体切除环（TRECs）是 T 细胞受体基因重排过程中切除的 DNA 环，这些 DNA 环是初始 T 细胞的特异性标志，也是成熟 T 淋巴细胞增殖的生物标志物。随着年龄增长，TRECs 的数量指数下降，这反映了胸腺输出初始 T 细胞的能力在减弱。因此，TRECs 的检测可以用于评估胸腺的功能状态和退化程度[23]。由于 TRECs 存在于 T 细胞中，而 T 细胞是血液中重要的免疫细胞之一，因此可以通过采集血液样本，分离出 T 细胞，然后利用 RT-qPCR、ELISA 等方法检测 TRECs 的含量。这种方法在临床应用中已经得到了广泛的验证和应用，可以用于评估胸腺的功能状态以及预测免疫衰老。

（2）T 细胞变化

T 细胞是一个复杂且异质性的群体，他们在体内持续更新，因此在同一时刻可以存在处于不同发育阶段或具备不同功能的亚群。T 细胞作为免疫系统的重要组成部分，在细胞免疫反应中起着核心作用。随着年龄的增长，T 细胞会发生一系列变化[23-26]，主要包括：

❶ T 细胞数量下降。随着年龄的增长，胸腺逐渐退化，导致 T 细胞生成减少和活性下降。

❷ T 细胞亚群变化。随着年龄的增长，初始 T 细胞的数量显著减少，而记忆 T 细胞的比例相对增加。这是因为初始 T 细胞在胸腺中生成减少，而外周 T 细胞在抗原刺激下不断分化为记忆 T 细胞。

❸ T 细胞功能变化。T 细胞的功能也会随年龄增长而减退。例如，细胞毒性 T 细胞的数量和功能会减弱，对肿瘤细胞的杀伤能力降低；辅助性 T 细胞的数量和功能也会减退，影响体液免疫和细胞免疫的应答能力。

❹ T 细胞表面分子变化。T 细胞表面的协同刺激分子（如 CD28、CD137、CD40L、CTLA-4、PD-1、Fas 等）表达会减少，这会影响 T 细胞与其他细胞和分子间的相互识别和作用，进而损害 T 细胞的活化和功能。

❺ T 细胞多样性减少。随着年龄的增长，T 细胞的多样性逐渐减少，多样性的减少意味着 T 细胞应对多种挑战的能力下降，罹患疾病的风险增加。

❻ T 细胞线粒体功能障碍。随着年龄增长，T 细胞线粒体功能障碍增多，导致细胞代谢和信号转导异常，进一步影响 T 细胞的功能和寿命。

（3）B 细胞变化

随着年龄的增长，骨髓产生 B 细胞的数量及其受体多样性呈现下降趋势。同时，B 细胞亚群也会发生年龄相关性变化。例如，初始 B 细胞及记忆 B 细胞的数量可能会减少，而与衰老相关的 B 细胞数量则可能增加。在老年个体中，尽管记忆性 B 细胞数量有所增加，但其对抗原的免疫应答反应能力却减弱，导致体液免疫反应降低。这可能与 B 细胞增生和分化能力下降有关，进而影响抗体的产生。随着年龄的增长，老年人的免疫效能明显下降，在相同抗原强度刺激下所动员的 B 细胞数仅为正常壮年时期的 1/10～1/50。例如，接种流感疫苗后 60～74 岁年龄组的血清阳性保护率为 41%～58%，而 75 岁以上的阳性保护率下降到 29%～46%。年龄相关的 B 细胞组成的变化是老年人在疫苗接种和感染时抗体反应不佳的主要原因。

（4）NK 细胞变化

随着年龄的增长，NK 细胞的总数在一定程度上有所增加，但这并不意味着其免疫功能得到了提升。实际上，NK 细胞亚群在衰老过程中发生了明显的重塑，主要表现为不成熟的 NK 细胞数量减少和高分化的 NK 细胞数量增加，呈现出从较不成熟向更成熟或高分化的转变趋势。此外，在衰老过程中，NK 细胞的多种功能出现下降，包括细胞毒性、细胞因子分泌能力以及对病原体的识别和清除能力等。这些功能下降的原因可能涉及多个方面，如 NK 细胞受体的表达变化、信号转导通路的异常以及细胞内外环境的改变等。另外，NK 细胞还参与了对衰老细胞的清除过程。然而，在衰老过程中，NK 细胞对衰老细胞的清除能力也显著下降，这进一步加剧了衰老相关疾病的发生和发展。综上所述，衰老过程中 NK 细胞在数量和功能上都发生了显著变化。这些变化不仅反映了 NK 细胞自身的衰老过程，还与衰老相关疾病的发生和发展密切相关。

（5）白细胞和免疫球蛋白变化

白细胞作为免疫系统的重要组成部分，其数量变化可以反映免疫系统的活跃程度。在老年群体中，白细胞计数可能偏低或偏高，这往往提示免疫系统功能出现下降或异常。免疫球蛋白是由 B 细胞产生的抗体，其水平高低直接反映了体液免疫功能的强弱。免疫球蛋白水平下降，则可能提示体液免疫功能有所减弱。

在细胞免疫层面，淋巴细胞亚群的比例失衡是免疫衰老的典型特征。通过流式细胞术对淋巴细胞亚群（数量和比例）进行精细分析，可以全面评估细胞免疫功能状态。临床检测通常涵盖 $CD3^+$ T 细胞、$CD4^+$ T 细胞、$CD8^+$ T 细胞、B 细胞和 NK 细胞的相对计数和绝对计数，同时关注 $CD4^+/CD8^+$ 比值及调节性 T 细胞在 $CD4^+$ T 细胞中的比例等重要参数。这些指标的全面分析为深入了解年龄相关的免疫功能变化提供了重要依据。

5.1.5 肝功能相关因子

衰老与代谢性疾病密切相关，这些疾病通常由年龄相关的营养感知失调、线粒体功能障碍及胰岛素抵抗引发 [27]。肝脏作为中枢代谢器官在衰老过程中表现出进行性代谢紊乱的特征，如代谢功能下降、转氨酶异常、白蛋白合成障碍等。通过血液检测评估相关肝功能指标，能够在一定程度上揭示肝脏衰老的进程（表 5.1）[28]。

表5.1 基于血液检测的代表性肝脏衰老标志物

生物标志物	血检类型	检测方法	衰老变化
白蛋白	血生化	血浆/ELISA	↓
TC、TG、LDL-C	血生化	血浆/ELISA	↑
ApoE、ApoC4	血生化	血浆/ELISA	↑
ALT	血生化	血浆/ELISA	↓
ALP、GGT	血生化	血浆/ELISA	↑
CRP	血生化	血浆/ELISA	↑
IGF-1	血生化	血浆/ELISA	↓

❶ 肝酶。肝酶是评估肝功能的重要生化指标，主要包括丙氨酸氨基转移酶（ALT）、天冬氨酸氨基转移酶（AST）、碱性磷酸酶（ALP）和 γ-谷氨酰转肽酶（GGT）等，其在血清中的水平变化可反映肝细胞损伤或胆汁淤积等病理状态。关于肝酶与衰老的关系，现有临床研究结果尚不一致。一项小样本老年群体研究显示，ALT 与 AST 水平在老年阶段保持正常，而 ALP 和 GGT 则随年龄增长有所上升 [29]；然而另一项较大样本的研究发现，ALT 水平随年龄增长显著降低，且该变化与衰弱风险增加及生存率下降相关 [30]。这些差异提示，肝酶作为肝脏特异性衰老标志物的证据仍不充分，尚需更多研究明确其衰老相关性，但目前仍可将其视为评估肝脏衰老过程的候选生物标志物之一。需注意的是，由于血清肝酶水平易受多种肝脏疾病影响，在将其用于评估衰老相关肝脏变化时，必须谨慎排除潜在肝病干

扰，以确保结果解读的准确性。

❷ 血清蛋白。总蛋白（total protein, TP）和白蛋白（albumin, ALB）是评估机体营养状态和肝脏合成功能的重要指标。血清 TP 由 ALB 和球蛋白（globulin, GLO）组成。ALB 的半衰期为 15～19 天，且肝脏的代偿功能强大，因此在肝脏轻微损伤，或发病早期，TP 和 ALB 的检测结果可能不会反映出蛋白质含量的变化。当机体发生慢性肝实质性损伤时，如慢性肝炎、肝硬化、肝癌时，由于肝细胞合成蛋白质功能障碍，引起蛋白质减少，血清总蛋白水平下降，尤其以白蛋白减少最为显著。一项针对正常老年人群的小样本研究发现，血清白蛋白水平随着年龄增长而略有下降[31]。然而，由于缺乏更多的临床证据，血清白蛋白浓度是否能够作为评估肝脏衰老水平的特异性标志物，仍需要通过进一步的队列研究来验证。尽管如此，考虑到其潜在作用，血清白蛋白可以作为肝脏衰老的候选标志物。

❸ 脂质。肝脏是机体脂质代谢的核心器官，负责脂质的合成、转化与清除。多项临床研究提示，血清脂质水平与衰老进程存在关联：一项小样本队列研究显示，血清总胆固醇（TC）及甘油三酯（TG）水平均随年龄增长呈上升趋势[29]；另一研究进一步揭示，随着年龄增长高密度脂蛋白胆固醇（HDL-C）水平下降，而低密度脂蛋白胆固醇（LDL-C）水平升高[3,4]。值得注意的是，尽管上述脂质参数的变化与年龄相关，但其水平亦受多种肝脏疾病（如脂肪肝、胆汁淤积等）的影响，因此在评估其作为肝脏衰老潜在生物标志物的价值时，需首先排除肝脏原发疾病的干扰，以增强其在衰老研究中的特异性和可靠性。

❹ 载脂蛋白。研究发现，在衰老动物肝脏组织和人类干细胞衰老模型中 ApoE 的表达水平显著升高。过表达 ApoE 能够加速人体干细胞（如间充质祖细胞）衰老，而通过 CRISPR/Cas9 技术敲除 ApoE 基因则能够延缓人体干细胞衰老。以上研究表明 ApoE 的积累可能导致细胞衰老[32,33]。在一项针对国内女性人群队列多维度衰老生物学标志物研究中，发现血浆中载脂蛋白 ApoE、ApoC4 的上调与年龄增长呈高度正相关[34]。载脂蛋白主要由肝脏合成，其异常升高在一定程度上反映了肝脏衰老的程度，因此，脂蛋白 ApoE、ApoC4 可作为指示肝脏衰老的生理标志物。

❺ C 反应蛋白（CRP）。CRP 是一种主要由肝细胞生成的急性蛋白，在机体受到损伤时会大量表达。它通过激活补体和加强吞噬细胞的吞噬功能，发挥调理作用，是炎症和组织损伤的非特异性标志物。多项临床老龄化队列研究均显示，血液 CRP 水平随年龄增长而升高，且升高的 CRP 水平与机体系统性健康衰老密切相关[35-37]。因此，CRP 水平的增高也可反映肝脏的衰老，但需要区分机体的感染或损伤情况。

❻ 胰岛素样生长因子 1（IGF-1）。IGF-1 是一种由肝脏分泌的内分泌激素，具有促进生长发育、促有丝分裂和抑制细胞凋亡的功能。在人类出生后，IGF-1 水平随着生长发育逐渐上升，而在 20 岁之后随着年龄增长呈线性下降趋势[38]。由于 IGF-1 的分泌受生长激素调控，因此，在考虑将 IGF-1 作为肝脏衰老标志物时，需要排除生长激素分泌水平变化的影响。

5.1.6 肾脏功能相关因子

在已知的几种与衰老相关的器官变化中，肾脏的进行性功能和结构恶化尤为严重。随着年龄的增长，肾脏会经历功能衰退和组织学变化，具体表现为间质纤维化、肾小管萎缩和细胞外基质的积累[39]。肾功能的血液检查在指导肾脏疾病诊断和治疗方面有重要价值，并且肾功能的血检结果是反映肾脏衰老程度的重要标准之一。

随着年龄的增长，肾功能会逐渐衰退，表现为肾小球滤过率（GFR）的降低[40]。在健康个体中，估计肾小球滤过率（eGFR）的年平均下降幅度为 0.4～2.6 mL/min；35 岁后，每 10 年 GFR 可能下降约 5%～10%。年龄相关的肾功能下降可能会减弱老年人的肾功能储备，增加他们对急性肾损伤（AKI）和慢性肾病（CKD）的易感性。此外，肾小管的浓缩和稀释功能也可能在肾脏老化过程中降低：与 20～39 岁的年龄组相比，60 ～ 79 岁的年龄组最大尿渗透压可能降低约 20%；同时，老化的肾脏重吸收钠和排钾的能力也明显下降，导致老年人更容易出现电解质代谢紊乱。

目前，临床上肾小球滤过率的检测方法主要包括以下几种：①直接抽取静脉血，进行血生化的检测，测定血肌酐的浓度；再结合患者年龄、性别和体重，计算得出肾小球滤过率即 eGFR，这是目前临床上常用的肾小球滤过率的检测方法；②通过收集 24 小时尿量，检测尿肌酐含量。

5.2 脑脊液检测

脑脊液（CSF）是一种无色透明的液体，主要存在于脑室及蛛网膜下腔，为大脑和脊髓提供必要的环境和保护。脑脊液含有多种营养物质、电解质、代谢产物及多种生物活性分子，是维持中枢神经系统正常运作不可或缺的液体环境。近年来，随着对衰老机制研究的不断深入，脑脊液作为反映大脑健康和衰老状态的重要生物标志物，逐渐受到科学界的广泛关注。

研究表明，随着年龄的增长，脑脊液中的成分会发生显著变化。例如，炎症蛋白（CRP、IL-6 等）增加，生长因子（如 BDNF）减少，β-淀粉样蛋白（Aβ）积累增多等，这些变化可能对神经元的生存和功能产生不利影响。近年来，研究人员通过替换年轻脑脊液至老年动物模型中，发现年轻脑脊液能够改善老年动物的记忆和学习能力，进一步证实了脑脊液在衰老过程中的重要作用[41]。未来，随着对脑脊液中关键分子的深入研究和新型检测技术的发展，有望揭示更多与衰老相关的脑脊液标志物，为延缓衰老、治疗衰老相关疾病提供新的思路和方法。

脑脊液的采样通常通过腰椎穿刺进行，即将穿刺针插入腰椎间隙，进入蛛网膜下腔抽取脑脊液。尽管此方法安全有效，但仍需警惕头痛、感染等少见并发症，这要求操作者具备较高的专业技能，并需严格遵循无菌操作原则。脑脊液中的衰老相关生物标志物（CRP、IL-6、BDNF、Aβ）可以通过酶联免疫吸附实验或化学免疫发光实验进行检测。

5.3 尿液检测

随着机体逐渐变老，肾脏供血动脉逐渐变狭窄，继而出现肾脏体积变小与萎缩。与此同时，入球小动脉管壁增厚，导致剩余肾小球滤过功能下降，肾单位在尿液浓缩、稀释以及酸性物质排泄方面的能力也逐步减弱。这些结构性改变与功能减退共同导致肾脏储备功能下降，即需依赖双肾全部功能单位才能维持基本生理需求。在此背景下，即便是轻微的肾脏损伤也可能引发明显的肾功能恶化[42]。

尿液作为血液经肾脏代谢后的终产物，其成分变化可反映机体代谢及各系统功能状况。研究表明，尿液中的特定生物标志物与肾脏衰老及相关功能障碍存在关联。

❶ 肾损伤分子 -1（KIM-1）。肾小管损伤 / 萎缩是肾脏老化过程中一个非常重要的特征。KIM-1 是一种由受损的近端肾小管细胞释放到尿液中的跨膜糖蛋白，尿液中的 KIM-1 水平与 eGFR 降低、间质纤维化和肾小管萎缩的组织学变化呈正相关。对糖尿病患者的研究发现，尿液 KIM-1 与糖尿病肾病的进展和不良肾脏预后相关[43]。

❷ α-1 微球蛋白（A1M）。AlM 是一种在能够肾小球内自由过滤并被近端肾小管上皮细胞重吸收的低分子量蛋白质。作为肾小管功能损伤的敏感标志，A1M 的水平升高提示近端肾小管重吸收功能下降。在药物性间质性肾炎患者和肾移植受者中，尿 A1M 升高与 eGFR 降低、间质纤维化程度和肾小管萎缩相关[44]。随着年龄的增长，肾小管上皮细胞功能逐步退化，A1M 在尿中的清除率下降，导致其排泄量增多。该现象不仅反映出肾小管重吸收功能的减退，更提示老年个体肾组织存在潜在的结构性改变，如间质纤维化与小管萎缩。研究表明，尿 A1M 水平升高可作为肾小管衰老和慢性肾病进展的预警信号，与 eGFR 下降和未来发生肾功能不全的风险具有显著关联[45]。这一指标在评估肾脏老化进程中具备重要的临床参考价值。

❸ 尿表皮生长因子（uEGF）。uEGF 主要由远端肾小管细胞分泌，参与调控肾组织修复与再生过程。uEGF 水平降低与间质纤维化、eGFR 水平降低与肾间质纤维化、eGFR 下降及慢性肾脏病进展风险密切相关，加入临床常规参数后可提升肾功能恶化的预测能力，是反映肾小管健康状况与再生潜能的标志物，提示其在肾脏衰老进程中具有重要生物学意义[46,47]。虽然在预测终末期肾病和急性肾损伤方面的独立性有限，但 uEGF 在识别早期肾功能恶化和评估肾小管健康方面显示出良好潜力。

❹ 8-羟基鸟嘌呤（8-OHdG）。8-OHdG 是 DNA 氧化损伤的标志物。随着年龄的增长，体内氧化应激水平增加，导致 DNA 损伤累积。尿液中 8-OHdG 的含量可以反映机体 DNA 的氧化损伤程度，进而间接评估机体的衰老状态。

❺ 尿蛋白。尿蛋白是衡量肾小球滤过屏障完整性的核心指标。肾衰竭患者因肾小球滤过功能受损，导致大量蛋白质进入尿液，形成蛋白尿。因此，尿蛋白水平明显升高是肾衰竭的重要诊断依据之一。衰老过程伴随着肾小球基底膜结构退化及通透性增加，使得蛋白质异常滤出并排泄入尿液。流行病学研究表明，尿蛋白水平随年龄显著上升，尤其在 85 岁以上人群中仍是心血管疾病的独立预测因子，其预测效力不因年龄增长而减弱。相比 eGFR，其对肾损伤及衰老更具敏感性，适用于老年群体的早期风险评估与衰老监测 [48]。

❻ 尿隐血。在肾衰竭情况下，肾脏内血管可能受损，导致红细胞渗入尿液形成血尿，此时尿隐血检测可能呈现阳性。需要注意的是，尿路结石、感染等并发症也可能导致血尿。随着年龄增长，肾小球毛细血管壁结构的完整性易受到损害，增加红细胞从血液进入尿液的风险，尤其在存在微血管病变或潜在肾功能减退时更为明显。血尿在老年人群中并不少见，尤其女性中更为常见，其发生率达 14.4%。尽管作为泌尿系统异常的提示指标，且在单因素分析中与 eGFR 下降呈一定关联，但血尿并未被确认为独立的肾衰竭风险因素，提示其特异性较低 [49]。因此，在评估老年人肾功能状态时，血尿可作为辅助性观察指标，但不宜单独用于直接的风险预测依据。

5.4 总结

体液样品因具备无创或微创性（尿液和血液）、取样便捷、检测简易及高灵敏性等特性，成为评估疾病状态与预测健康趋势的首选样本类型。在采集及处理这些体液样本的过程中，严格遵守既定的操作规程至关重要，以确保分析结果的精确无误与可信可靠。尽管如此，仍需认识到，尽管体液检测能为衰老过程提供一定线索，但它并非生理衰老水平的绝对衡量标准。衰老是一个错综复杂的生理进程，涉及多个系统及器官的全面变化，单一的体液检测指标难以全面反映机体衰老的全貌。因此，在评估生理衰老水平时，应采取多元化的检测手段与指标进行综合评估。此外，为进一步提升评估的精确度和可信度，还需全面考量标志物的特异性、潜在影响因素及其随时间的动态变化，并结合临床观察与实验室数据进行深入的综合分析。展望未来，随着临床数据库的持续丰富与大数据算法的不断优化，基于体液检测的衰老评估体系将迈向更精确、更可靠的新阶段。这不仅将深化我们对衰老机制的理解，也将为制定更个性化的健康干预策略提供坚实的科学依据。

参考文献

[1] Mitchell E, Spencer Chapman M, Williams N, et al. Clonal dynamics of haematopoiesis across the human lifespan[J]. Nature, 2022, 606: 343-350.

[2] Mortensen M B, Nordestgaard B G. Elevated LDL cholesterol and increased risk of myocardial infarction and atherosclerotic cardiovascular disease in individuals aged 70-100 years: a contemporary primary prevention cohort[J]. The Lancet, 2020, 396: 1644-1652.

[3] Miller N E. Why does plasma low density lipoprotein concentration in adults increase with age?[J]. The Lancet, 1984, 1: 263-267.

[4] Hornburg D, Wu S, Moqri M, et al. Dynamic lipidome alterations associated with human health, disease and ageing[J]. Nat. Metab., 2023, 5: 1578-1594.

[5] Opoku S, Gan Y, Yobo E A, et al. Awareness, treatment, control, and determinants of dyslipidemia among adults in China[J]. Sci. Rep., 2021, 11.

[6] Peng J, Luo F, Ruan G, et al. Hypertriglyceridemia and atherosclerosis[J]. Lipids Health Dis., 2017, 16: 233.

[7] 诸骏仁，高润霖，赵水平，等. 中国成人血脂异常防治指南：2016 年修订版 [J]. 中国循环杂志，2016, 31: 937-953.

[8] Chung K W. Advances in understanding of the role of lipid metabolism in aging[J]. Cells, 2021, 10.

[9] Li X, Guan B, Wang Y, et al. Association between high-density lipoprotein cholesterol and all-cause mortality in the general population of northern China[J]. Sci. Rep., 2019, 9.

[10] Mehta A, Shapiro M D. Apolipoproteins in vascular biology and atherosclerotic disease[J]. Nat. Rev. Cardiol., 2022, 19: 168-179.

[11] Wen Y, Liu Y, Huang Q, et al. Nutritional assessment models for diabetes and aging[J]. Food Front., 2022, 3: 689-705.

[12] Wang T, Zhao Z, Wang G, et al. Age-related disparities in diabetes risk attributable to modifiable risk factor profiles in Chinese adults: a nationwide, population-based, cohort study[J]. Lancet Healthy Longev., 2021, 2: e618-e628.

[13] Wang L, Jiang Y, Zhao C. The effects of advanced glycation end-products on skin and potential anti-glycation strategies[J]. Exp. Dermatol., 2024, 33.

[14] Noordam R, Gunn D A, Tomlin C C, et al. High serum glucose levels are associated with a higher perceived age[J]. Age (Dordr), 2013, 35: 189-195.

[15] Fournet M, Bonté F, Desmoulière A. Glycation damage: a possible hub for major pathophysiological disorders and aging[J]. Aging Dis., 2018, 9: 880-900.

[16] Li X, Li C, Zhang W, et al. Inflammation and aging: signaling pathways and intervention therapies[J]. Signal Transduct. Target. Ther., 2023, 8: 239.

[17] López-Otín C, Blasco M A, Partridge L, et al. Hallmarks of aging: an expanding universe[J]. Cell, 2023, 186: 243-278.

[18] Forcina L, Franceschi C, Musarò A. The hormetic and hermetic role of IL-6[J]. Ageing Res.

Rev., 2022: 80.
[19] Rose-John S. IL-6 trans-signaling via the soluble IL-6 receptor: importance for the pro-inflammatory activities of IL-6[J]. Int. J. Biol. Sci., 2012, 8: 1237-1247.
[20] McNamee E N, Masterson J C, Jedlicka P, et al. Interleukin 37 expression protects mice from colitis[J]. Proc. Natl. Acad. Sci. U S A, 2011, 108: 16711-16716.
[21] Liu Z, Liang Q, Ren Y, et al. Immunosenescence: molecular mechanisms and diseases[J]. Signal Transduct. Target. Ther., 2023, 8: 200.
[22] Yousefzadeh M J, Flores R R, Zhu Y, et al. An aged immune system drives senescence and ageing of solid organs[J]. Nature, 2021, 594: 100-105.
[23] Naylor K, Li G, Vallejo A N, et al. The influence of age on T cell generation and TCR diversity[J]. J. Immunol., 2005, 174: 7446-7452.
[24] Chen S Y, Yue T, Lei Q, et al. TCRdb: a comprehensive database for T-cell receptor sequences with powerful search function[J]. Nucleic Acids Res., 2021, 49: D468-d474.
[25] Fülöp T, Larbi A, Pawelec G. Human T cell aging and the impact of persistent viral infections[J]. Front. Immunol., 2013, 4: 271.
[26] Goronzy J J, Weyand C M. Successful and maladaptive T cell aging[J]. Immunity, 2017, 46: 364-378.
[27] Wu J, Bu D, Wang H, et al. The rhythmic coupling of Egr-1 and Cidea regulates age-related metabolic dysfunction in the liver of male mice[J]. Nat. Commun., 2023: 14.
[28] Consortium A B, Jiang M, Zheng Z, et al. A biomarker framework for liver aging: the Aging Biomarker Consortium consensus statement[J]. Life Med., 2024: 3.
[29] Tietz N W, Shuey D F, Wekstein D R. Laboratory values in fit aging individuals–sexagenarians through centenarians[J]. Clin. Chem., 1992, 38: 1167-1185.
[30] Le Couteur D G, Blyth F M, Creasey H M, et al. The association of alanine transaminase with aging, frailty, and mortality[J]. J. Gerontol. A. Biol. Sci. Med. Sci., 2010, 65: 712-717.
[31] Anantharaju A, Feller A, Chedid A. Aging liver. a review[J]. Gerontology, 2002, 48: 343-353.
[32] Gee J R, Ding Q, Keller J N. Modulation of apolipoprotein E and interleukin-1beta in the aging liver[J]. Exp. Gerontol., 2005, 40: 409-415.
[33] Zhao H, Ji Q, Wu Z, et al. Destabilizing heterochromatin by APOE mediates senescence[J]. Nat. Aging, 2022, 2: 303-316.
[34] Li J, Xiong M, Fu X H, et al. Determining a multimodal aging clock in a cohort of Chinese women[J]. Med., 2023, 4: 825-848.e813.
[35] Puzianowska-Kuźnicka M, Owczarz M, Wieczorowska-Tobis K, et al. Interleukin-6 and C-reactive protein, successful aging, and mortality: the PolSenior study[J]. Immun. Ageing, 2016, 13: 21.
[36] Lassale C, Batty G D, Steptoe A, et al. Association of 10-year C-reactive protein trajectories with markers of healthy aging: Findings from the english longitudinal study of aging[J]. J. Gerontol. A. Biol. Sci. Med. Sci., 2019, 74: 195-203.
[37] Tang Y, Liang P, Chen J, et al. The baseline levels and risk factors for high-sensitive C-reactive

protein in Chinese healthy population[J]. Immun. Ageing, 2018, 15: 21.

[38] Maggio M, Ble A, Ceda G P, et al. Decline in insulin-like growth factor-I levels across adult life span in two large population studies[J]. J. Gerontol. A. Biol. Sci. Med. Sci., 2006, 61: 182-183.

[39] Ha M H, Kim M S, An H J, et al. PTEN-induced kinase 1 is associated with renal aging, via the cGAS-STING pathway[J]. Aging Cell, 2023, 22.

[40] Glassock R J, Rule A D. The implications of anatomical and functional changes of the aging kidney: with an emphasis on the glomeruli[J]. Kidney Int., 2012, 82: 270-277.

[41] Iram T, Kern F, Kaur A, et al. Young CSF restores oligodendrogenesis and memory in aged mice via Fgf17[J]. Nature, 2022, 605: 509-515.

[42] Docherty M H, O'Sullivan E D, Bonventre J V, et al. Cellular senescence in the kidney[J]. J. Am. Soc. Nephrol., 2019, 30: 726-736.

[43] Karmakova T, Sergeeva N S, Kanukoev K Y, et al. Kidney injury molecule 1 (KIM-1): A multifunctional glycoprotein and biological marker (Review)[J]. Sovrem. Tekhnologii. Med., 2021, 13: 64-78.

[44] Bergwik J, Kristiansson A, Allhorn M, et al. Structure, functions, and physiological roles of the lipocalin α(1)-microglobulin (A1M)[J]. Front. Physiol., 2021, 12: 645650.

[45] Jotwani V, Katz R, Ix JH, et al. Urinary biomarkers of kidney tubular damage and risk of cardiovascular disease and mortality in elders[J]. Am. J. Kidney Dis., 2018, 72: 205-213.

[46] Menez S, Wen Y, Xu L, et al. The ASSESS-AKI Study found urinary epidermal growth factor is associated with reduced risk of major adverse kidney events[J]. Kidney Int., 2023, 104: 1194-1205.

[47] Postalcioglu M, Katz R, Ascher S B, et al. Associations of urine epidermal growth factor with kidney and cardiovascular outcomes in individuals with CKD in SPRINT[J]. Kidney Int. Rep., 2024, 9: 3167-3176.

[48] Azegami T, Kaneko H, Okada A, et al. Significance of eGFR and proteinuria for cardiovascular disease in individuals beyond 85 years of age[J]. Nephrol. Dial. Transplant., 2024, 40: 164-172.

[49] Liu W, Yu F, Wu Y, et al. A retrospective analysis of kidney function and risk factors by Chronic Kidney Disease Epidemiology Collaboration (CKD-EPI) equation in elderly Chinese patients[J]. Ren. Fail., 2015, 37: 1323-1328.

第 6 章

影像学水平衰老标志物检测

在探索衰老机制的征程中，影像学技术凭借其无创或微创的独特优势，已成为揭示人体内部结构与功能随年龄变化的重要工具。这些技术不仅深入探究了与衰老密切相关的生物标志物，还为理解生命老化的复杂过程提供了直观而深刻的视角。由于不同影像学方法各具特色与局限，应用时需针对研究目标和对象具体特性进行细致选择。鉴于衰老是一个多维度、多层次的生理过程，单一影像学指标往往难以全面捕捉其全貌。因此，综合运用多种影像学技术以实现优势互补，成为评估衰老状态与进程的必然趋势。通过 PET（正电子发射断层扫描）、MRI（磁共振成像）、fMRI（功能磁共振成像）、CMR（心脏磁共振成像）、CT（计算机断层扫描）及超声波成像等多种技术的有机结合，研究者们能够更全面、精准地描绘衰老过程中生物体内部的微妙变化（图 6.1）。

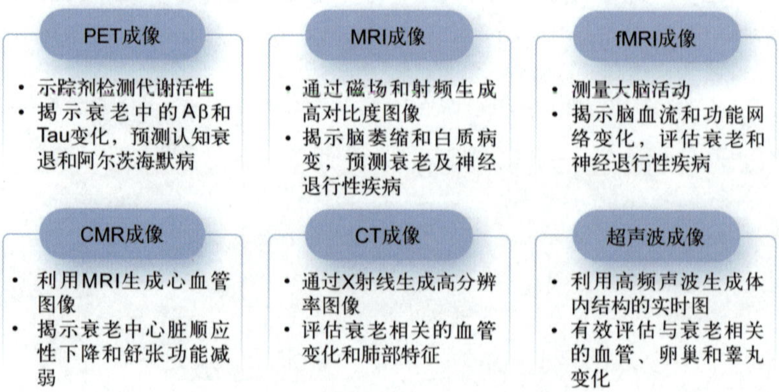

图 6.1　影像学检测衰老标志物

6.1　PET 成像

PET 是一种医学影像技术，通过注射放射性示踪剂来观察体内的生物过程，其利用检测从示踪剂中释放的正电子与周围电子相遇后产生的伽马射线，从而构建体内结构和代谢活动的三维图像。PET 成像通过对体内靶点的精准识别，不仅能直接反映疾病早期阶段的异常情况，还在揭示衰老过程中生物标志物的变化方面展现出显著优势[1]。采用多种放射性同位素的 PET 技术有助于深入探究与年龄有关的病理生理变化，尤其是神经活动异常、突触丧失、Aβ 沉积和 Tau 累积，以及这些变化与年龄相关的认知能力下降之间的联系。^{18}F-氟脱氧葡萄糖（FDG）PET 能够敏感地测量脑葡萄糖代谢，有效反映神经活动和突触功能障碍[2]。在正常衰老过程中，额叶、扣带回和颞叶的 ^{18}F-FDG 摄取量显著减少，表明这些脑区对受衰老尤为敏感。与认知功能正常的老年个体相比，认知能力下降的老年个体在这些区域的代谢率更低，这表明 ^{18}F-FDG PET 成像可预测认知能力的衰退及转化为阿尔茨海默病（AD）的风险。此外，后扣带回和颞顶叶的代谢减低被视为 AD 的标志[3]。此外，

^{18}F-FDG PET 成像还能确定特定脑区在不同认知领域的参与情况，有助于在脑老化研究中阐明与年龄相关的认知变化的神经机制。Aβ 淀粉样斑块和高磷酸化 Tau 组成的神经纤维缠结被认为是 AD 的主要病理标志，这些病理变化导致患者认知障碍。值得注意的是，这两种蛋白也会在认知正常的老年人大脑中出现，这表明该疾病潜伏期可能长达 10 年至 25 年 [4]。Aβ 和 Tau PET 成像有助于明确这些聚集蛋白在与年龄相关的认知能力下降及 AD 发病和进展过程中发挥着重要作用。

研究表明，Aβ 沉积在认知障碍出现之前就已发生，并在 AD 症状阶段达到顶峰 [5]。对认知正常老年人进行的 Aβ PET 成像显示，Aβ 与认知功能，特别是外显记忆功能之间存在显著关联。Aβ 沉积与皮质厚度减少、白质完整性变化和默认模式网络功能连接性降低密切相关。Tau-PET 成像表明，在认知功能未受损的老年人中，Tau 病变首先出现在边缘皮层，随后通过破坏内侧颞叶皮层的功能连接影响记忆表现，且这一过程与 Aβ 无关 [6,7]。当 Tau 与 Aβ 在颞下回直接相互作用时，Tau 沉积物会迅速扩散至新皮层区域。纵向 Tau-PET 研究能够有效追踪注意力缺失症的进展，并与认知障碍相关，是预测认知能力下降的有效手段 [8]。

6.2 MRI 成像

MRI 是另一种医学影像技术，通过强磁场和射频脉冲生成体内组织的高清图像。由于该技术不涉及电离辐射，因此被认为相对安全，尤其适合频繁成像的患者。与 PET 显像相比，MRI 成像在软组织成像，特别是大脑和腹部的对比度方面具有明显优势。因此，MRI 在衰老研究中的应用通常更侧重于大脑衰老过程。越来越多的证据表明，通过结合脑萎缩、微血管改变、微出血、白质病变和白质完整性受损等多种结构成像标志特征，能够有效预测脑衰老及神经退行性疾病的发生 [9,10]。脑萎缩是老年大脑最常见的变化之一，同时影响灰质和白质。萎缩现象在整个大脑中均有显现，尤其在正常衰老过程中，额叶体积的下降幅度最大 [11]。尽管萎缩通常表现为局部性特征，但不同的神经退行性疾病却呈现出各自特有的萎缩模式。例如，MRI 上的颞叶内侧萎缩常被视为注意力缺失症的标志。据估计，基于 MRI 的微出血发生率介于 8.8%～35% 之间，且该比例随年龄增长而增加。由高血压引起的微血管病变常见于基底节、丘脑、脑干和小脑区域，而脑淀粉样血管病导致的微出血则主要分布在大脑皮层。微出血的增加可能意味着认知能力的进一步衰退，因其破坏了不同脑区之间的连接性 [12]。白质高信号区是指在 T2 加权成像（T2WI）中呈现高强度的斑块，通常与微血管改变及老年脑缺血相关。白质病变通常分为两种形式：脑室周围白质病变（主要分布在脑室周围）和深部白质病变（最初发生在额叶，随后蔓延至其他皮质区域），两者的发病机制各有不同。关于白质完整性在衰老中的作用，扩散张量成像所测得的分数各向异性下降是最早观察到的 MRI 异常之一，这一变化预示着记忆功能的衰退，特别是在 AD 风险增加的个体中表现明显[13]。

MRI 能够评估免疫器官在衰老过程中发生的结构和功能变化。骨髓负责产生各个发育阶段的免疫细胞及其他基质细胞，主要由红髓和黄髓组成。红髓中约含有40% 的脂肪细胞和 60% 的造血细胞，而黄髓则主要由约 95% 的脂肪细胞和 5% 的非脂肪细胞构成。用于骨髓评估的 MRI 技术依赖于脂肪细胞与非脂肪细胞的比例，这一比例直接影响信号强度。研究结果显示，脂肪细胞的比例随着衰老的进程逐渐增加，大部分红骨髓被黄骨髓所取代。这些变化可能在免疫衰老的生理和组织学机制中发挥重要作用[14]。

MRI 已广泛应用于评估人体胰腺与年龄相关的形态变化。研究发现，胰腺体积缩小、质地变硬、胰管扩张以及胰腺分叶状和脂肪变性是与衰老相关的主要特征，这些变化可能成为胰腺衰老的潜在生物标志物。胰腺萎缩被认为是胰腺衰老的一个重要特征。研究表明，胰腺体积在 20 岁至 49 岁期间逐渐增大至峰值，而 MRI 检查结果则显示，胰腺体积在 60 岁以后逐渐减小。中青年组胰腺的平均应变值为 110.2，而老年组则降至 80.0，表明胰腺在衰老过程中显著变硬[15]。

6.3 fMRI 成像

fMRI 是一种先进的脑成像技术，用于测量和分析大脑活动，这种技术能够提供高分辨率的空间图像，帮助研究人员了解大脑的功能区域、神经网络及其在各种任务或刺激下的反应。fMRI 能够提供神经元活动和血管生理的信息，非常适合在早期对大脑病理生理学进行活体观察。大量研究表明，随着年龄的增长，老年人的脑血流量（CBF）会出现区域性和全局性下降，这与认知能力的下降及脑血管健康状况的恶化密切相关[16,17]。随着疾病从健康状态到轻度认知障碍（MCI）再到阿尔茨海默病，CBF 的下降呈现明显的时空演变模式：早期局限于楔前叶、扣带回后部和颞顶叶皮层，随后扩展到前额叶等更广泛的区域。这支持将 CBF 纳入注意力缺失症的研究框架。氧萃取分数和脑氧代谢率（CMRO2）是反映脑氧平衡和代谢的重要指标，有助于揭示大脑衰老过程中的异常变化[18]。基于血氧浓度依赖性（BOLD）信号计算的静息 CMRO2 显示，AD 患者的顶叶、颞叶及楔前叶代谢率显著降低，可能与神经元活动减退或能量代谢有关[19]。除大脑结构和功能异常外，大脑功能网络的改变也与正常衰老及神经退行性疾病密切相关。通过静息态 fMRI 结合图论分析，研究发现老年人普遍存在功能系统内部的连通性减弱和系统间的连通性增强的现象[20]。大量研究表明，记忆力衰退的老年人默认模式网络（DMN）内部功能连接（如后扣带皮层和顶叶之间）显著降低，而非记忆力衰退者则保持较高整合性，提示 DMN 功能解离可作为认知衰退的早期标志，并指导对注意力缺失症的早期干预[21]。相较于静息态 fMRI，任务态 fMRI 能更敏感地检测认知变化：从而有效区分正常老年人和轻度认知障碍患者。最新研究表明，在认知任务状态下，正常老年人和轻度认知障碍患者的前额 - 顶叶功能连接性降低及局部节点效率升高，而静息态无明显差异 [22]。这表明任务状态能够提高检测的灵敏度，可作为评估阿尔茨海默病风险的早期诊断生物标志。

6.4 CMR 成像

CMR 是一种专门应用于 MRI 的技术，能够生成高质量的心血管系统图像，进而用于评估心脏的功能和结构。随着年龄的增长，左心房的扩张指数、收缩期峰值应变、应变率和左心房排空分数等超声心动图指标会逐渐下降，而左心房的僵硬指数和心房传导时间则会增加。彩色多普勒成像研究发现，随着年龄的增长，舒张早期的平均速度（EDV）逐渐下降，而舒张晚期的平均速度（LDV）则有所上升，这导致 EDV/LDV 比值下降。该比值是评估心脏舒张功能的重要指标。此外，基于定量磁共振成像的 T2 图谱显示，心脏的 T2 松弛时间在衰老过程中明显缩短。随着年龄的增长，左心室的顺应性降低，早期径向位移、径向速度和圆周应变率均出现下降趋势，而晚期圆周应变率则有所上升。这些变化为深入理解衰老对心脏功能的影响提供了重要依据 [23]。

6.5 CT 成像

CT 亦是一种医学成像技术，通过多角度 X 射线成像生成身体内部结构的高分辨横截面图像，广泛用于肿瘤、创伤和血管病变诊断。冠状动脉钙化评分（CACS）通过 CT 定量评估钙化负荷，是动脉粥样硬化斑块评估的金标准技术 [24]，但其结果受钙化分布（如中膜钙化）的影响。CACS 与年龄密切相关，是预测冠心病及动脉粥样硬化性心血管疾病结果的重要指标 [25]。与年龄相关的血管改变是引发多种血管疾病的主要风险因素，包括腹主动脉瘤（AAA）和主动脉夹层 [26]。腹主动脉瘤的传统定义为主动脉扩张或增宽至 3.0 cm 以上，大多数腹主动脉瘤在破裂前无明显症状，破裂死亡率达 65%。AAA 的病理生理发展涉及多个复杂过程，包括血管平滑肌细胞的凋亡和老化、血管壁的炎症浸润、氧化应激及细胞外基质（ECM）的蛋白分解。临床上，AAA 通常需要通过影像学检查（如超声波或 CT 扫描）进行长期监测，以确保动脉瘤不再扩大。主动脉夹层是一种危及生命的事件，因内膜撕裂导致血管壁分层。老年人主动脉壁机械强度随年龄下降，更易发病。CT 被认为是检测主动脉夹层的金标准，能够清晰显示内膜瓣片或主动脉扩张 [27]。

了解正常肺部与衰老肺部的 CT 特征对于鉴别临床重大疾病至关重要。与年轻人相比，老年人更易出现肺和气道囊肿、网状结构、空气潴留、支气管扩张及支气管壁增厚等情况，且发生率显著增加。与衰老相关的胸部影像学特征包括血管弯曲和钙化、纵隔脂肪瘤增多、膈肌隆起，以及肌肉骨骼方面的特征，如胸部骨质增生和肋软骨钙化[28]。

6.6 超声波成像

超声波成像是一种无创的医学成像技术，利用高频声波（超声波）生成体内结构的实时图像。随着年龄的增长，颈动脉内膜中层厚度（cIMT）逐渐增加，这一变化与心血管疾病的发病率、发病风险和死亡率密切相关。超声波技术可以有效测量血管系统中的cIMT，从而评估主要动脉的亚临床动脉粥样硬化负担[29]。即使仅进行一次基线测量，cIMT也能在调整各种已知心血管疾病风险因素后，有效预测普通人群未来心血管事件的发生。然而，cIMT增厚可能不仅反映非动脉粥样硬化的过程，还可能涉及其他非动脉粥样硬化的因素。在临床试验中，cIMT通常作为次要结果，研究者往往关注其绝对值与年龄相关的变化，而较少基于至少两次超声扫描的测量结果进行分析。此外，通过量化颈动脉斑块的存在、数量、厚度、面积和体积等参数，可以更全面地评估动脉粥样硬化的晚期阶段，这些参数在预测未来冠状动脉疾病方面，通常优于单纯测量颈动脉内径[30]。

卵巢衰老过程主要表现为卵母细胞或卵泡储备数量和质量的下降。非生长卵泡（NGFs）被视为卵巢储备的关键指标，但由于组织学检查具有创伤性且耗时较长，直接测量女性卵巢NGFs的技术难度相对较高。经阴道超声检查可观察到前卵泡（直径2～10 mm）的数量，这一方法成为评估卵巢储备功能的经济实惠且操作简便的诊断方法之一。三维超声技术能够评估与年龄相关的前卵泡计数（AFC）的减少，组织学证据显示可视卵泡数与卵巢储备功能相关，因此AFC被认为是卵巢储备功能的重要标志。此外，AFC也被认为是评估体外受精周期中卵巢对刺激反应的最佳指标。然而，前卵泡计数的准确性高度依赖于超声医生的经验水平[31-33]。

多项研究表明，中老年男性的睾丸体积会随着年龄增长逐渐下降。超声检查作为评估男性生殖器形态的首选方法，通常用于评估睾丸体积的变化，帮助医生了解睾丸形态随年龄的变化情况。

6.7 总结

现代医学影像技术在衰老研究中发挥着重要作用，涵盖了PET、MRI、CT、fMRI和超声波成像等多种方法。这些技术能够精准地揭示与年龄增长相关的生理和病理变化，并提供关键的生物标志物和结构功能信息。特别是PET成像技术，在评估神经活动异常和脑代谢方面表现出色，尤其在检测Aβ沉积和Tau累积等与阿尔茨海默病相关的病理过程中。MRI技术则广泛用于心血管和神经系统的结构变化分析，通过评估cIMT和其他指标，有助于预测动脉粥样硬化和心血管疾病的风险。CT和超声波成像在评估器官形态变化方面也具有重要意义，尤其在心脏和卵巢的功能评估中。超声波成像在卵巢储备和男性睾丸体积的检测中提供了经济、无创的评估手段。通过综合运用这些影像技术，研究人员能够更全面地掌握衰老过程中生物体内部的细微变化，为早期干预和疾病管理提供科学依据。这些技术的进步不仅有助于提升对衰老机制的认识，也为预防和治疗相关疾病提供了新的视角和方法。

参考文献

[1] Jack C R Jr., Wiste H J, Weigand S D, et al. Defining imaging biomarker cut points for brain aging and Alzheimer's disease [J]. Alzheimers Dement., 2017, 13: 205-216.

[2] Bonte S, Vandemaele P, Verleden S, et al. Healthy brain ageing assessed with 18F-FDG PET and age-dependent recovery factors after partial volume effect correction [J]. Eur. J. Nucl. Med. Mol. Imaging, 2017, 44: 838-849.

[3] Apostolova L G, Thompson P M, Rogers S A, et al. Surface feature-guided mapping of cerebral metabolic changes in cognitively normal and mildly impaired elderly [J]. Mol. Imaging Biol., 2010, 12: 218-224.

[4] Masters C L, Bateman R, Blennow K, et al. Alzheimer’s disease [J]. Nat. Rev. Dis. Primers, 2015, 1: 15056.

[5] Hanseeuw B J, Betensky R A, Jacobs H I L, et al. Association of amyloid and Tau with cognition in preclinical Alzheimer disease: A longitudinal study [J]. JAMA Neurol., 2019, 76: 915-924.

[6] Berron D, van Westen D, Ossenkoppele R, et al. Medial temporal lobe connectivity and its associations with cognition in early Alzheimer’s disease [J]. Brain, 2020, 143: 1233-1248.

[7] Sanchez J S, Becker J A, Jacobs H I L, et al. The cortical origin and initial spread of medial temporal tauopathy in Alzheimer's disease assessed with positron emission tomography [J]. Sci. Transl. Med., 2021, 13: eabc0655.

[8] Bucci M, Chiotis K, Nordberg A, et al. Alzheimer’s disease profiled by fluid and imaging markers: tau PET best predicts cognitive decline [J]. Mol. Psychiatry, 2021, 26: 5888-5898.

[9] Beaman C, Kozii K, Hilal S, et al. Cerebral microbleeds, cerebral amyloid angiopathy, and their relationships to quantitative markers of neurodegeneration [J]. Neurology, 2022, 98: e1605-e1616.

[10] Jung K H, Stephens K A, Yochim K M, et al. Heterogeneity of cerebral white matter lesions and clinical correlates in older adults [J]. Stroke, 2021, 52: 620-630.

[11] DeCarli C, Massaro J, Harvey D, et al. Measures of brain morphology and infarction in the framingham heart study: establishing what is normal [J]. Neurobiol. Aging, 2005, 26: 491-510.

[12] Werring D J, Frazer D W, Coward L J, et al. Cognitive dysfunction in patients with cerebral microbleeds on T2*-weighted gradient-echo MRI [J]. Brain, 2004, 127: 2265-2275.

[13] Kantarci K, Schwarz C G, Reid R I, et al. White matter integrity determined with diffusion

tensor imaging in older adults without dementia[J]. JAMA Neurol., 2014, 71: 1547.

[14] Blebea J S, Houseni M, Torigian D A, et al. Structural and functional imaging of normal bone marrow and evaluation of its age-related changes [J]. Semin. Nucl. Med., 2007, 37: 185-194.

[15] Wang L, Jia H, Lin G, et al. Magnetic resonance imaging investigation of age-related morphological changes in the pancreases of 226 Chinese [J]. Aging Med. (Milton), 2021, 4: 297-303.

[16] De Vis J B, Peng S L, Chen X, et al. Arterial-spin-labeling (ASL) perfusion MRI predicts cognitive function in elderly individuals: a 4-year longitudinal study [J]. J. Magn. Reson. Imaging, 2018, 48: 449-458.

[17] Tarumi T, Ayaz Khan M, Liu J, et al. Cerebral hemodynamics in normal aging: central artery stiffness, wave reflection, and pressure pulsatility [J]. J. Cereb. Blood Flow Metab., 2014, 34: 971-978.

[18] Lin Z, Sur S, Soldan A, et al. Brain oxygen extraction by using MRI in older individuals: Relationship to apolipoprotein E genotype and amyloid burden [J]. Radiology, 2019, 292: 140-148.

[19] Lajoie I, Nugent S, Debacker C, et al. Application of calibrated fMRI in Alzheimer's disease [J]. Neuroimage Clin., 2017, 15: 348-358.

[20] Chan M Y, Park D C, Savalia N K, et al. Decreased segregation of brain systems across the healthy adult lifespan [J]. Proc. Natl. Acad. Sci. U. S. A., 2014, 111: E4997-5006.

[21] Bernard C, Dilharreguy B, Helmer C, et al. PCC characteristics at rest in 10-year memory decliners [J]. Neurobiol. Aging, 2015, 36: 2812-2820.

[22] Wang L, Li H, Liang Y, et al. Amnestic mild cognitive impairment: topological reorganization of the default-mode network [J]. Radiology, 2013, 268: 501-514.

[23] Lin K, Ma H, Sarnari R, et al. Cardiac MRI reveals late diastolic changes in left ventricular relaxation patterns during healthy aging [J]. J. Magn. Reson. Imaging, 2021, 53: 766-774.

[24] Wang Y, Osborne M T, Tung B, et al. Imaging cardiovascular calcification [J]. J. Am. Heart Assoc., 2018, 7: e008564.

[25] Ambale-Venkatesh B, Yang X, Wu C O, et al. Cardiovascular event prediction by machine learning: the multi-ethnic study of atherosclerosis [J]. Circ. Res., 2017, 121: 1092-1101.

[26] Bossone E, Eagle K A. Epidemiology and management of aortic disease: aortic aneurysms and acute aortic syndromes [J]. Nat. Rev. Cardiol., 2021, 18: 331-348.

[27] Shi R, Babu S. Modern approaches and innovations in the diagnosis and treatment of peripheral vascular diseases [J]. Front. Biosci. (Schol Ed), 2021, 13: 173-180.

[28] Copley S J. Morphology of the aging lung on computed tomography[J]. J. Thorac. Imaging, 2016, 31: 140-150.

[29] Lorenz M W, Markus H S, Bots M L, et al. Prediction of clinical cardiovascular events with carotid intima-media thickness: a systematic review and meta-analysis [J]. Circulation, 2007, 115: 459-467.

[30] Inaba Y, Chen J A, Bergmann S R. Carotid plaque, compared with carotid intima-media

thickness, more accurately predicts coronary artery disease events: a meta-analysis [J]. Atherosclerosis, 2012, 220: 128-133.

[31] May-Panloup P, Boucret L, Chao de la Barca JM, et al. Ovarian ageing: the role of mitochondria in oocytes and follicles [J]. Hum Reprod Update, 2016, 22: 725-743.

[32] Aging Biomarker C, Bao H, Cao J, et al. Biomarkers of aging [J]. Sci. China Life Sci., 2023, 66: 893-1066.

[33] Wang X, Jin L, Mao Y D, et al. Evaluation of ovarian reserve tests and age in the prediction of poor ovarian response to controlled ovarian stimulation-a real-world data analysis of 89,002 patients [J]. Front. Endocrinol. (Lausanne), 2021, 12: 702061.

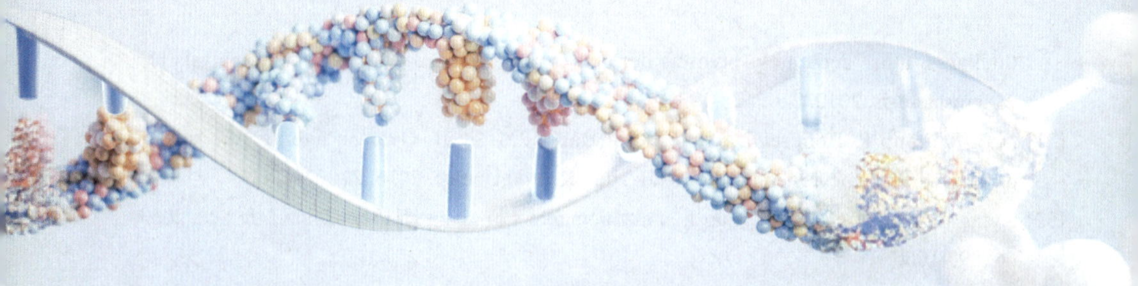

第7章 衰老干预与健康长寿

在过去的四十年里，生命科学的迅猛发展为衰老研究提供了前所未有的机遇，并推动该领域取得了显著突破。遗传学和分子生物学的技术革新使研究者能够更深入地探索衰老的机制，从细胞层面到分子机制，从单一因素到多因素的复杂相互作用，逐步揭示了衰老的特征及其调控机制。随着衰老领域的快速发展，衰老研究已从基础机制探索阶段转向干预策略的开发，进入了一个融合医学、商业和社会意义的新时代。本章将从整体衰老的视角，详细阐述衰老调控的关键信号通路及相应的干预策略。

7.1 衰老干预研究意义

联合国人口司发布的《世界人口展望 2022》报告显示，全球人口老龄化正在加剧，未来与年龄相关的健康问题将成为社会面临的重大挑战（图 7.1）。这一趋势不仅具有全球普遍性，中国作为世界上老年人口最多的国家，面临的挑战尤为突出。庞大的老年人口规模不仅意味着更高的疾病发病率和医疗负担，还可能导致社会整体发展压力的增大。根据国家统计局（2024/01/17）发布的数据显示，中国 60 岁及以上人口已接近 3 亿，占总人口的 21.1%，这标志着中国已进入中度老龄化社会。庞大的老年人口基数给社会带来了多重挑战。首先，老年人口的增加显著提高了慢性疾病的发病率和医疗需求，给医疗保健体系带来沉重负担；其次，失能老人群体的存在进一步加重了养老服务体系的压力。国家卫生健康委的统计数据显示，我国约有 1.9 亿老年人患有慢性病，另有 4000 万失能老人，这些数据凸显了“长寿不健康”问题的严重性，给医疗保健体系和养老服务体系增加了巨大的负担。

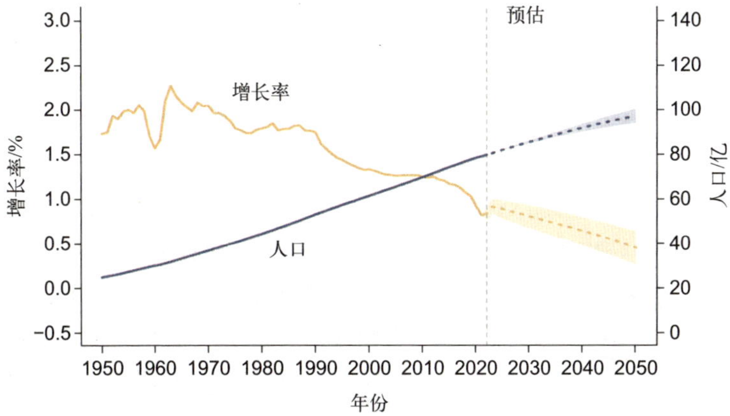

图 7.1 全球人口规模及年增长率（来源《世界人口展望 2022》）

衰老不仅是自然的生命过程，更是多种衰老相关疾病的风险因素，包括心血管疾病、神经退行性疾病和肿瘤等 [1]。这些疾病不仅降低老年人的生活质量，还给家庭和社会带来巨大的经济和精神负担。因此，探索有效的衰老预防和干预措施，以提升老年人的健康状况，已成为当务之急。在这一背景下，实施健康中国战略，加强对老年人健康问题的研究和管理，不仅具有重要的现实意义，也将产生深远的社会影响。通过深入理解衰老机制，开发针对性的干预策略，以期减少疾病负担，提高老年人的生活质量，促进社会的和谐与发展。

7.2 衰老干预研究概述

回顾衰老干预研究历程，涌现了多项具有里程碑意义的科学成就（图 7.2）[2]。这些成就不仅为我们提供了理解衰老的新视角，也为开发抗衰老药物和疗法奠定了理论基础。1939 年，衰老研究领域出现了早期关键性成果，研究发现限制小鼠和大鼠的热量摄入可以延长寿命[3]，这一发现是干预衰老过程的先例示范。后续研究进一步证实，饮食限制不仅能够延长灵长类动物的寿命，而且能有效提高健康水平，延缓衰老相关疾病的发展[4,5]。1977 年，Klass 对秀丽隐杆线虫（*C. elegans*）的研究发现，限制饮食、低温环境可以延长线虫的寿命[6]，并于 1983 年发现首个秀丽隐杆线虫长寿品系[7]。随后在 1988 年，Friedman 等在深入研究秀丽隐杆线虫长寿品系时，发现 *age-1* 基因突变可调控寿命，在 20 ℃条件下，线虫寿命延长 40%，而在 25 ℃条件下，线虫寿命延长 65%[8]。1993 年，Cynthia 发现单个基因 *daf-2* 突变的线虫寿命比野生型线虫增加一倍，为发现新型寿命调控手段奠定了基础[9]。

过去近 40 年，随着分子生物学和分子遗传学的深入发展，衰老研究从识别衰老表型转向研究这些表型背后的分子机制，并揭示了一系列保守的调控衰老的信号通路，激发了人们对衰老干预策略的探索。研究发现 Insulin/IGF-1 信号通路（IIS）的改变是影响衰老的关键机制，自发或突变导致的生长激素缺乏或抵抗可以延缓小鼠衰老并延长寿命[10]。雷帕霉素的靶标蛋白（TOR）是一种进化保守的营养敏感蛋白激酶，接受来自生长因子、营养成分和压力应激的信号，调节翻译、自噬、转录和线粒体功能等，进而调控寿命和衰老相关疾病发病率[11,12]。在生命晚期，雷帕霉素治疗可以使中年小鼠的预期寿命延长 60%，降低肿瘤患病率，并改善其健康寿命[13]。Sirtuins（SIRT1-7）是一个依赖烟酰胺腺嘌呤二核苷酸（NAD^+）的去乙酰化酶家族，是极具发展潜力的治疗衰老相关疾病的靶点，具有预防甚至逆转衰老相关疾病的能力[14]。用去乙酰化酶激活化合物（STAC）如白藜芦醇处理小鼠，可以改善器官功能、身体耐力、抗病能力和寿命。虽然白藜芦醇在临床前试验中显示出鼓舞人心的结果，但由于生物利用度低和靶标特异性差等缺陷并未在临床试验中表现出疗效[15]。二甲双胍已经被证明可延缓多种衰老相关疾病进程，其在二甲双胍靶向衰老（TAME）临床试验中得到了深入研究，展现出开发为高效抗衰老药物的潜力[16,17]。2019 年，梅奥诊所的科研人员首次在人体试验中利用“达沙替尼 + 槲皮素”组合（一种 Senolytics）成功通过清除衰老细胞的方法改善慢性肾病，从而迈出从动物试验到人体试验的关键一步[18]。2021 年，美国食品药品监督管理局（FDA）批准 MYMD-1 在“延缓衰老及延长健康寿命”的Ⅱ期临床试验申请，它也是当时唯一一款通过 FDA 批准的以衰老为适应证的Ⅱ期临床试验药物。总之，随着对衰老调控机制的深入理解和干预策略的发展，我们相信在不久的将来，人类长久以来追求长寿的梦想终将成真。

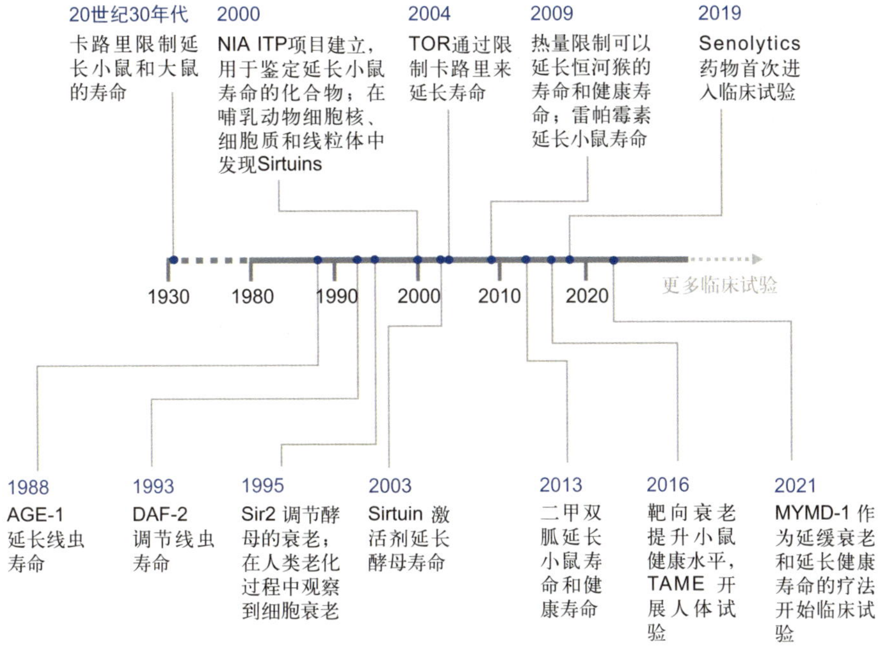

图 7.2　衰老干预研究代表性事件

7.3　衰老干预策略的机遇和挑战

《麻省理工科技评论》自 2001 年以来每年评选的“十大突破性技术”无疑是科技界的风向标，这些评选结果往往能预示未来科技发展的热点与趋势。2020 年，“抗衰老药物”被列入该榜单，充分彰显了抗衰老领域在全球范围内的关注度和研究热度。抗衰老药物旨在通过延缓衰老来防治多种疾病，展现出巨大的医学价值与广阔的应用前景。从肿瘤、心脏疾病到失智症，这些目前医学界尚未完全攻克的难题，都可能通过抗衰老药物的研发找到新的治疗途径。特别是随着多种明星抗衰老分子的相继发现，抗衰老药物的研发进程明显加快，人们对这一领域取得突破成果的期待也日益高涨。然而，尽管抗衰老药物的研发如火如荼，但截至目前，尚未有抗衰老药物成功上市。其中的原因复杂多样，但靶标不明确和临床试验难以进行无疑是两大主要难题。抗衰老药物的作用机制往往涉及多个生物过程和信号通路，导致确定抗衰老的确切靶标存在显著困难。同时，鉴于抗衰老药物的目标是延缓衰老进程，其效果评估需要长期的观察，而以死亡为终点的临床试验在伦理和实际操作方面均面临巨大挑战。

尽管如此，二甲双胍和 Senolytics 在临床试验中初步证实具有治疗衰老相关疾病的药效，为抗衰老药物的研发带来了希望。这些初步成果不仅证明了抗衰老药物研发的可行性，也为后续研究提供了宝贵的经验和启示。衰老干预研究领域存在以下挑战：

❶ 抗衰老药物靶标不足。衰老是一个多因素、多通路调控的复杂过程，目前报道的抗衰老活性分子大多是通过调控衰老相关信号通路来发挥药效的，而非直接作用于特定的抗衰老靶标。这增加了药物研发的难度和不确定性。因此，迫切需要鉴定明确且有效的抗衰老药物靶标，这将为基于靶标的药物分子理性设计提供科学依据，加速抗衰老药物的开发进程。

❷ 衰老尚未被列入疾病范畴。以延长绝对寿命作为抗衰老研究终点是难以实现的，由于以死亡为终点的临床试验难以实现，所以抗衰老研究领域的一个主要任务是寻找并确证衰老临床终点的判断标准。现在进行的抗衰老临床试验都是以老年疾病作为切入点，通过治疗衰老相关疾病（如神经系统和心血管系统病）实现寿命延长。因此，现阶段亟需确定抗衰老的临床试验标准，如提高健康寿命、机体维持健康状态、降低某些疾病发病率等。只有确立这些标准，才能为抗衰老药物的成功研发奠定科学基础，并加速其问世进程。

7.4 衰老调控相关信号通路

衰老研究经历了近一个世纪的发展，科学家们揭示了多种信号通路在不同生物体中调控衰老的作用（图 7.3）[19,20]。衰老速率在一定程度上受进化保守的基因途

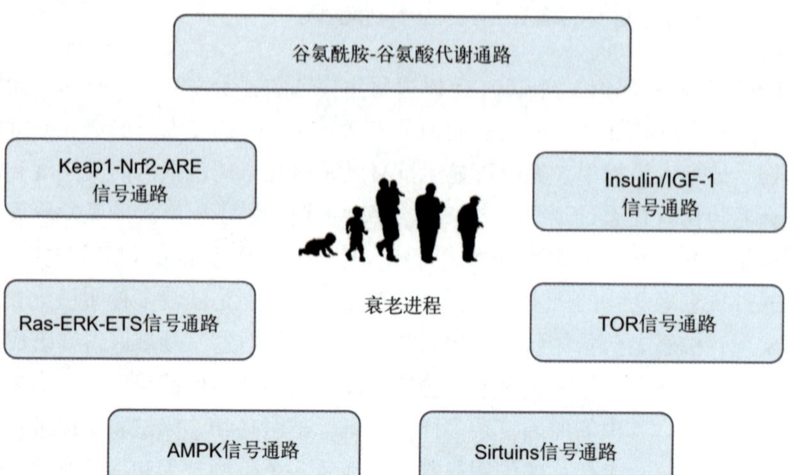

图 7.3　衰老调控相关信号通路

径和生化过程的控制，这意味着衰老并非简单的自然现象，而是受复杂的生物学机制调控的结果。因此，我们面临的挑战与机遇在于深入剖析这些与衰老相关的信号通路与过程，以便发现有效的抗衰老药物靶标，开发合理高效的衰老干预措施。下文将对衰老调控关键信号通路进行介绍。

7.4.1 Insulin/IGF-1 信号通路

1993 年，衰老机制研究领域取得了显著进展。具体而言，一项关键的发现是，*daf-2* 基因突变的线虫会进入滞育幼虫期，并且其寿命延长了大约一倍，这一发现强调了 *daf-2* 基因在线虫发育和寿命调控中的核心作用[10]。进一步的研究揭示，线虫 *daf* 基因家族中的 *daf-2* 和 *daf-16* 基因位于同一条调控线虫寿命的信号通路中，其中 *daf-2* 位于上游，*daf-16* 位于下游[21]。在分子功能方面，*daf-2* 编码一种 Insulin/IGF-1 受体，而 *daf-16* 编码一种类似于哺乳动物中的 FOXO 转录因子。在 IIS 转导通路中，*daf-16* 起到正向调节的作用。此外，类似的效应也在酵母和果蝇中被观察到，即抑制 IIS 通路可以显著延长这些生物的寿命[22-24]。这一系列的研究发现表明，通过抑制胰岛素信号通路来延长寿命的机制并不是线虫所独有的，而是可能在更广泛的生物界中存在保守性。

IGF-1 和 IIS 转导的改变被认为是生长激素与衰老之间潜在联系的关键因素。通过在所有组织中选择性敲除 IGF-1 受体或在脂肪组织中敲除胰岛素受体，导致小鼠生长激素缺乏或抵抗，可以显著延缓衰老并延长寿命[10]。这一发现进一步证实了 IIS 作为一种进化保守的延长寿命机制，在线虫、果蝇和小鼠中均具有重要作用[25]。尽管 IIS 通路在多种模式生物中的作用已得到广泛认可，但其在人类中的研究仍面临诸多挑战。这些挑战包括样本量小、表型分析不精确以及人群分层等问题，限制了人们对 IIS 通路与人类寿命关系的深入理解[25]。为了解决这些问题，研究者们选择了一个大样本的长寿男性群体进行研究，结果显示人类中的 *daf-16* 同源基因 *FOXO3* 的某些等位基因遗传变异与寿命显著相关[26]。这一发现为 IIS 通路与人类衰老之间的关系提供了有力证据，支持了从模式生物中获得的关于 IIS 通路与衰老关联的观点。综上所述，从无脊椎生物到哺乳动物，IIS 通路在多种生物体中发挥着干预衰老的重要作用。尽管在人类中的研究仍面临一些挑战，但随着技术的进步和研究的深入，我们有理由相信，未来能够更好地理解 IIS 通路在人类衰老中的作用，并开发出有效的抗衰老药物。

7.4.2 TOR 信号通路

雷帕霉素靶标（TOR）是一种在多种生物体中发挥关键作用的蛋白，最早在雷帕霉素的研究中被发现。雷帕霉素最初因其强大的抗真菌活性而被认知，随后的研究揭示了其在抑制细胞生长、阻断 T 细胞激活以及调节免疫功能方面的多种作用[27]。1991 年，通过在酿酒酵母中的研究，科学家发现 TOR1 和 TOR2 基因与雷帕霉素引起的细胞周期阻滞之间存在密切关系。这些基因编码的 TOR 蛋白在哺乳动物中被称为 mTOR[28]。TOR 蛋白在细胞中充当信号枢纽，整合来自生长因子、营养吸收、能量状态以及各种应激信号的输入，进而调控 mRNA 翻译、自噬、转录和线粒体功能等关键生物过程。此外，TOR 与饮食限制之间存在紧密联系。从进化角度来看，在饮食限制条件下，生物体会重新分配能量，从生殖生长转向维持体细胞功能，从而延长寿命 [11]。研究证实，在果蝇中抑制 TOR 信号通路可以模拟饮食限制的效果，显著延长寿命 [29]。在秀丽隐杆线虫中的研究亦表明，TOR 信号通路与 IIS 通路的双基因突变可以显著延长线虫的寿命 [30]。这些发现表明，TOR 蛋白不仅在细胞生长和代谢中起关键作用，还是一个潜在的抗衰老药物靶标。通过调控 TOR 信号通路，可以影响细胞的生长、增殖和衰老过程，为抗衰老药物的开发提供了重要线索。总的来说，TOR 作为一种多功能的蛋白质，在调控细胞生长、代谢和延寿抗衰方面发挥着重要作用 [11,12]。这一发现为深入理解衰老机制和开发抗衰老疗法提供了重要的理论基础。

7.4.3 Sirtuins 信号通路

1999 年，科学界迎来了一个重大发现：Sir2 蛋白在酵母中调控增殖和寿命的作用被揭示。这一发现不仅为理解酵母的寿命调控机制提供了新的视角，而且为后续抗衰老研究开辟了新的道路。Sir2 蛋白的独特之处在于它依赖于细胞辅酶烟酰胺腺嘌呤二核苷酸（NAD^+）从组蛋白中脱去乙酰基，从而实现对酵母寿命的调控 [31-33]。除了酵母，其他生物体也表达与 Sir2 同源的蛋白质，被称为 Sirtuins。这一蛋白质家族在生物体内扮演着多重角色，通常作为蛋白脱酰酶，从靶蛋白的赖氨酸残基上脱去不同类型的酰基如乙酰基、琥珀酰基、丙二酰基 [34]。Sirtuins 作为代谢调节因子，调控饮食限制通路，预防衰老相关疾病，延长机体健康寿命 [35-38]。Sirtuins 的多种定位意味着它们能够影响多种细胞功能，从能量代谢到细胞活性，从 DNA 修复到组织再生，从炎症调控到神经元信号传递，乃至人体的生物钟，Sirtuins 都发挥着不可或缺的作用。这些功能使得 Sirtuins 成为一种潜在的抗衰老靶标，因为它们可以从多个方面调控衰老的影响因素，帮助机体抵御衰老。

NAD^+ 作为 Sirtuins 的辅酶，在抗衰老过程中同样扮演着重要角色。它是一种存在于所有活细胞中的氧化还原辅酶，参与催化氧化还原反应。研究表明，NAD^+ 水平和 Sirtuins 活性水平会随着年龄增长而降低，但在禁食、葡萄糖缺乏和锻炼等条件下，NAD^+ 水平会升高。这些条件通常与较低的能量负荷相关，提示我们 NAD^+ 水平和能量代谢之间可能存在某种联系 [39]。因此，提升 NAD^+ 水平具有延缓衰老、促进长寿的作用。这一发现为开发新的抗衰老药物和干预措施提供了理论依据。

7.4.4 AMPK 信号通路

AMPK（5′-AMP 活化蛋白激酶），是由 α、β、γ 三个亚基组成的蛋白质复合体，在细胞代谢和能量稳态中扮演着关键角色。研究表明，AMPK 的激活能够触发一系列生物学效应，包括提高细胞活性和延缓细胞衰老，从而有助于延长机体寿命。AMPK 的激活是一个复杂而精细的调控过程，对 AMP 水平的微小变化极为敏感，确保在能量需求或供应发生变化时，能够迅速调整细胞的代谢状态。随着年龄的增长，哺乳动物中 AMPK 的激活反应性下降，这可能与衰老过程中细胞代谢效率的降低有关[40]。在果蝇中，肝激酶 B1（LKB1）的功能获得性突变通过增加编码 AMPK 上游激活因子的表达或调节 AMP 生物合成酶的表达，改变 AMP/ADP 比值，激活 AMPK，从而延长果蝇的寿命[41]。AMPK 的激活不仅提高了细胞的代谢效率，还增强了细胞对逆境的适应能力，使细胞能够在不断变化的环境中保持稳定和活力。在线虫中，AAK-2/AMPK 信号直接磷酸化线虫的 CRTC［环磷腺苷效应元件结合蛋白（CREB）调节的转录共激活剂］，使其失活，从而抑制 CRTC-CREB 通路，延长寿命[42]。综上所述，AMPK 通路在调控细胞代谢、能量稳态以及延缓衰老过程中发挥着重要作用。作为抗衰老和延长寿命的重要靶标，AMPK 激活剂已成为未来药物研发的重要方向之一。进一步探索 AMPK 的激活机制及其下游效应，将有助于开发更有效的抗衰老策略。

7.4.5 Ras-ERK-ETS 信号通路

Ras 蛋白是小 GTP 酶超家族的核心成员，作为细胞信号转导的关键分子开关，它能够将细胞表面受体酪氨酸激酶的信号传递给下游多种信号通路，从而调控细胞增殖、分化、凋亡、衰老和代谢等基本生物学过程。Ras-ERK-ETS 信号通路是 Ras 下游的一条核心信号转导路径。当 Ras 被激活后，通过级联反应依次激活 Raf、MEK 和 ERK 激酶，最终调控 ETS 转录因子的活性。具体而言，Ras 的激活触发 Raf 的磷酸化，Raf 进一步磷酸化并激活 MEK，MEK 再磷酸化并激活 ERK。激活的 ERK 进入细胞核，调控 ETS 转录因子的功能，从而影响基因表达和细胞行为[43]。这一通路在调控细胞增殖、分化和存活中发挥重要作用，同时也与衰老过程密切相关。研究表明，抑制 Ras-ERK-ETS 信号通路能够显著延长模式生物（如果蝇和酵母）的寿命。例如，直接抑制 Ras 或使用曲美替尼（MEK 抑制剂）处理果蝇，均可延长其寿命[44]。其机制为通过降低 ERK 活性，进而调控下游 ETS 转录因子的功能，从而延缓衰老进程。此外，在酵母中，*ras* 的缺失通过调控 cAMP/PKA 信号通路延长寿命，而在哺乳动物中，ERK 活性的改变也与长寿相关，进一步支持了 Ras-ERK-ETS 通路在寿命调控中的保守性。这一发现为开发新型抗衰老干预措施提供了重要线索，并提示通过药理学手段抑制 Ras-ERK-ETS 通路可能同样适用于延长哺乳动物的寿命。

7.4.6 Keap1-Nrf2-ARE 信号通路

Keap1/Nrf2/ARE 信号通路在抵御氧化应激和延缓衰老过程中起着至关重要的作用。Keap1 是 Nrf2 的负调控蛋白，通常与 Nrf2 结合，并通过 E3 泛素连接酶复合物介导其泛素化，从而促进 Nrf2 的降解。在氧化应激条件下，Keap1 的功能受到抑制，导致 Nrf2 从 Keap1 的束缚中释放并进入细胞核。进入核内的 Nrf2 与抗氧化反应元件 ARE 结合，激活一系列抗氧化基因的表达，如谷胱甘肽过氧化物酶（GPx）、超氧化物歧化酶（SOD）和过氧化氢酶（CAT），从而增强细胞抗氧化能力，减少氧化损伤[45]。研究表明，Keap1/Nrf2/ARE 信号通路的激活延缓小鼠衰老，在 Nrf2 表达增加或 Keap1 功能抑制的情况下，表现出更强的抗氧化能力和更低的氧化应激水平，进而延缓衰老进程[46]。此外，通过基因编辑或药物干预增强该通路的活性已被证明可以改善衰老相关疾病，如心血管疾病、神经退行性疾病和慢性炎症[47]。因此，Keap1/Nrf2/ARE 信号通路不仅在抵抗氧化应激中发挥重要作用，还为开发抗衰老疗法提供了潜在的分子靶标。

7.4.7 谷氨酰胺 - 谷氨酸代谢通路

谷氨酰胺是人体中主要的游离氨基酸之一，在血浆和肌肉中占据重要地位，对维持氮平衡和能量代谢至关重要。其独特的双氨基结构，包括 α-氨基和末端酰胺基团，使其易于水解生成谷氨酸和氨，这使得谷氨酰胺在氨基酸代谢和氮循环中扮演关键角色，支持细胞生长、增殖和修复等过程[48]。谷氨酰胺代谢的关键酶是谷氨酰胺酶（GLS1），能够有效地将谷氨酰胺转化为谷氨酸。特别值得关注的是，GLS1 在衰老细胞中高表达，并且在 100 多个代谢调控蛋白中上调幅度最高。同时，其他参与谷氨酰胺分解的蛋白，如谷氨酸脱氢酶（GDH）、谷氨酰胺合成酶（GS）和兴奋性氨基酸转运体 3（EAAT3）在衰老细胞中也表现出高表达。研究表明，衰老与代谢之间的关系紧密。衰老细胞中溶酶体损伤导致 H^+ 溢出，引起细胞内酸中毒。酸性环境能够诱导 GLS1 的表达，进而促进谷氨酰胺分解产生氨，以中和 H^+，维持衰老细胞的生存和衰老表型[49]。这一发现提示，靶向抑制 GLS1 可以促进衰老细胞的选择性酸中毒，是开发改善衰老表型和缓解年龄相关疾病的 senolytic 药物的重要靶标。总之，谷氨酰胺及其代谢通路在衰老细胞中具有重要功能，特别是 GLS1 的高表达在维持衰老细胞生存中起关键作用。通过靶向抑制 GLS1，有望开发出新的 senolytic 药物，改善衰老表型并缓解年龄相关疾病的进程。

7.5 衰老干预策略

抗衰老研究是当前多学科交叉领域的重要课题，其目的在于延缓衰老进程并预防衰老相关疾病。实现这一目标涉及多方面的策略，包括生活方式调整、药物干预等。随着对衰老机制的深入理解，越来越多的抗衰老药物和策略被提出，为未来的抗衰老治疗提供了广阔的前景。首先，生活方式调整是抗衰老的基础策略。运动、合理的饮食和其他健康的生活方式被广泛认为是延缓衰老的有效手段。这些措施能够改善机体的整体健康状态，减少衰老相关疾病的发生风险。然而，随着衰老进程的推进，机体会出现多种衰老特征，如遗传物质表达受损、细胞衰老、蛋白稳态失调等。这些特征相互影响，共同导致衰老相关功能的衰退。因此，仅仅依靠生活方式调整可能不足以完全对抗衰老。抗衰老药物是干预衰老的有效策略，这些药物通过干预衰老过程中的关键环节，如清除衰老细胞、调节细胞间通信、抑制衰老相关分泌表型（SASP）等，从而发挥抗衰老作用。本节将从化学药物、生物疗法和生活方式干预三个方面介绍面向“整体”的衰老干预策略。

7.5.1 化学药物

（1）Senomophics

❶ 二甲双胍。二甲双胍是目前应用最广泛的治疗 2 型糖尿病的口服降糖药物，其疗效和安全性获得广泛认可。近年来的研究揭示二甲双胍存在多种抗衰老分子机制，展现出潜在的抗衰老作用[16]。回顾性分析显示，接受二甲双胍治疗的糖尿病患者相比未患糖尿病的个体具有更长的寿命[50]。随机对照试验的结果也表明，二甲双胍能够预防糖尿病的发生，降低心血管风险因素和死亡率[51]。流行病学研究进一步表明使用二甲双胍能够降低癌症和神经退行性疾病的发病率[16]。动物实验表明，从中年开始长期服用二甲双胍（在饮食中含量为 0.1 g/100 g）可以延长雄性小鼠的寿命和健康寿命。二甲双胍治疗能够模拟饮食限制的有利影响，包括改善体能、提高胰岛素敏感性、降低低密度脂蛋白和胆固醇水平[16]。在分子水平上，二甲双胍通过提高 AMPK 的活性，增强抗氧化保护，从而减少氧化损伤的积累和慢性炎症[52]。这些数据支持了开展二甲双胍靶向衰老（targeting aging with metformin，TAME）研究，该研究对象为 65～80 岁无糖尿病的高龄慢性病患者，研究终点为死亡或与衰老有关的慢性疾病[17]。TAME 临床试验有望为 FDA 在抗衰老领域的临床试验提供概念证明。综上所述，二甲双胍不仅在治疗 2 型糖尿病方面表现出可靠的效果，还在抗衰老领域展现了巨大的潜力。通过进一步的临床试验和机制研究，二甲双胍有望成为延缓衰老和改善健康寿命的重要药物。

❷ 雷帕霉素。雷帕霉素是一种从细菌中分离出来的新型大环内酯类免疫抑制剂，最初作为低毒性的抗真菌药物被研究。雷帕霉素通过抑制 TOR 通路延长了酵母、线虫和果蝇的寿命。Harrison 等人证明，在 600 日龄时给小鼠饲喂雷帕霉素，可以显著延长雄性和雌性小鼠的中位寿命和最大寿命，这是首个报道 mTOR 信号通路在哺乳动物寿命调节中作用的研究[53]。Bitto 等人进一步证实，3 个月的雷帕霉素治疗足以使中年小鼠的寿命延长 60%，并显著改善其健康寿命[13]。此外，研究显

示在生命晚期进行短期雷帕霉素治疗具有持久的效果，能够有效地延缓衰老过程，降低肿瘤发病率。这些基础研究数据促使了一项独特的研究，旨在评估雷帕霉素对狗的心脏功能、认知功能和寿命的影响[54]。然而，雷帕霉素的临床应用受到其毒性和不良反应的限制。通过优化剂量和给药方案，有望克服雷帕霉素的毒性和不良反应，从而在临床实践中充分发挥抗衰老潜力。总的来说，雷帕霉素通过抑制TOR通路在多种模式生物中表现出显著的抗衰老效果，但其临床应用仍需进一步研究以解决毒性和不良反应问题。这些基础研究为未来的临床试验提供了重要的理论依据和实验基础。

❸ 阿卡波糖。在衰老过程中，代谢功能障碍是常见的现象，而与代谢功能障碍相关的疾病，如2型糖尿病是导致心血管疾病、肾病、肿瘤和阿尔茨海默病等衰老相关疾病的重要危险因素之一[55]。因此，在衰老过程中维持血糖平衡至关重要。阿卡波糖（Acarbose）是一种由细菌代谢产生的化合物，能够抑制肠道中的α-葡萄糖苷酶，从而减缓淀粉和双糖分解为葡萄糖的速度。临床上，阿卡波糖被广泛用于预防餐后高血糖和改善血糖控制能力[56,57]。研究表明，阿卡波糖能够缓解大鼠衰老过程中出现的糖耐受异常，被认为是一种潜在的饮食限制模拟物[58]。研究进一步发现，阿卡波糖可以显著延长雄性小鼠的中位寿命，提高幅度达22%，而对雌性小鼠的中位寿命延长仅有5%[59]。此外，阿卡波糖还可提升小鼠的健康寿命，降低雄性小鼠的肺癌发生率，减少雌性小鼠的肾小球硬化现象，并提升雌性小鼠的运动能力，同时减弱雄性和雌性小鼠的肝脏退化现象[60]。另一项试验表明，阿卡波糖减缓了雄性小鼠的肝脏退化和下丘脑炎症发病率，降低了脂质代谢水平，并消除了雄性特有的胰岛素不敏感和糖耐受异常。这些因素可能解释了阿卡波糖对雄性寿命产生更大影响的机制[61]。尽管阿卡波糖存在一些消化不良反应，但鉴于其在延缓衰老方面的显著效果，研究人员有充分的理由开展关于阿卡波糖的临床试验。目前，阿卡波糖被认为是已知的能有效延缓衰老的药物之一[62,63]。这些研究结果为阿卡波糖在人类中的潜在应用提供了重要的科学依据和实验基础。

❹ NAD^+补充剂。NAD^+是一种在氧化还原反应中可转化为NADH的重要辅酶。NAD^+在细胞代谢过程中参与多种氧化还原反应，包括糖酵解、三羧酸循环和β-氧化等。此外，NAD^+还作为Sirtuins、多腺苷二磷酸核糖聚合酶（PARP）和CD38的底物[64-66]。研究发现，在哺乳动物体内，NAD^+水平随着年龄的增长而逐渐下降，Sirtuins的活性也随之降低[67-69]。研究表明，NAD^+补充剂可以提高小鼠体内的NAD^+水平，并延长其健康寿命[70,71]。然而，由于NAD^+参与众多生物学过程，将其特定表型与具体的生化过程联系起来较为困难。值得注意的是，细胞无法直接吸收NAD^+，因此直接补充NAD^+并无效。为了解决这一问题，研究人员利用NAD^+的合成途径，通过补充NAD^+前体来增加体内的NAD^+水平。两种主要的NAD^+前体分子，烟酰胺核苷（NR）和烟酰胺单核苷酸（NMN），已被证实能够延缓无脊椎动物和小鼠模型中的衰老过程，并提高老年小鼠卵母细胞的质量[72,73]。一项研

究表明，老年男性服用 3 周 NR 可以显著降低体内炎症因子水平[74]。然而，在肥胖和胰岛素抵抗的男性群体中，NR 的补充并未显示出对新陈代谢的明显改善[74]。因此，亟需进一步的研究确定 NR 或 NMN 在人体中的有益作用，以更好地定义这些前体分子对人类健康的影响。未来的研究将有助于明确 NAD^+ 补充剂在衰老和相关疾病中的潜在应用。

❺ KU-60019。在衰老过程中，细胞的自噬活性和干细胞再生能力均逐渐下降，导致老年小鼠体内衰老细胞的积累。恢复衰老细胞的自噬活性可以防止进一步的衰老并恢复其增殖能力。同样，自噬能够防止氧化应激诱导的衰老，并在功能上恢复线粒体和溶酶体的功能。一项研究通过高通量筛选的方法寻找能够延缓衰老的化合物，发现毛细血管扩张突变蛋白（ATM）抑制剂 KU-60019 是一种有效的干预分子[75]。KU-60019 的抗衰老机制主要通过恢复溶酶体功能和诱导细胞增殖来实现。溶酶体是调节细胞内酸碱平衡的重要细胞器，自噬过程需要在酸性环境中发生，这一环境由液泡 ATP 酶（V-ATPase）泵入氢离子来维持。随着细胞老化，ATM 蛋白会磷酸化 V-ATPase，干扰质子传输功能，导致溶酶体功能退化。KU-60019 通过调节 ATM 蛋白的激活，降低 V-ATPase 的磷酸化水平，从而恢复溶酶体功能，增强自噬通量。此外，ATM 抑制剂的干预还恢复了线粒体功能，减轻了衰老表型，并促进老年小鼠的伤口愈合[75]。这些结果为抗衰老研究提供了新的潜在靶标和干预药物，进一步强调溶酶体和自噬在延缓衰老过程中的重要性。

❻ 芹菜素。衰老过程中，细胞分泌的衰老相关表型（SASP）可诱导局部慢性低度炎症，这是导致退行性疾病发生的关键因素之一。近期研究揭示了黄酮类化合物对博来霉素诱导的衰老细胞中 SASP 表达的影响。具体而言，黄酮类化合物能够调节包括 IL-1α、IL-1β、IL-6、IL-8、GM-CSF、CXCL1、MCP-2 和 MMP-3 在内的多种 SASP 成分的表达，并影响相关信号分子的活性[76]。进一步研究发现，芹菜素作为一种黄酮类化合物，在衰老大鼠模型中对 SASP 具有抑制作用，为黄酮类化合物在抗衰老领域的应用提供了科学依据。芹菜素主要通过影响 IRAK1/IκBα 信号通路中 IκBα 的表达来抑制 NF-κB p65 的活性，进而抑制 SASP 的表达。芹菜素可能直接作用于 IRAK1 或 IκBα 的上游信号分子，抑制 IκBα 的降解，维持 NF-κB p65 在细胞质中的抑制状态，减少其进入细胞核激活 SASP 基因表达的机会[76]。综上所述，芹菜素能够在体内外抑制 SASP 的表达，有望成为一种有效的降低慢性低度炎症、保护或减轻退行性疾病的小分子药物。这些发现为芹菜素作为潜在抗衰老药物的开发和进一步的临床研究奠定了科学基础。

❼ MYMD-1。作为烟草生物碱的合成衍生物，MYMD-1 展现出在不干扰身体正常免疫功能的前提下可以选择性抑制 TNF-α 的独特能力。鉴于慢性炎性是衰老过程中的重要特征之一，而 TNF-α 是诱发慢性炎症的关键因素，MYMD-1 的这一特性使其成为抗衰老领域的瞩目焦点。研究显示，MYMD-1 能有效对抗多种与衰老相关的症状和疾病，包括类风湿关节炎、体重下降、肌肉减少症以及身体脆弱

等。更重要的是，它还能显著延长寿命，这一发现为抗衰老研究带来了新的希望。一项研究采用知名抗衰老药物雷帕霉素与 MYMD-1 进行直接对比，受试小鼠接受 MYMD-1、高剂量雷帕霉素、低剂量雷帕霉素联合二甲双胍的治疗，经过长达 16 个月的实验，结果表明 MYMD-1 在延长寿命方面明显优于雷帕霉素[77]。此外，MYMD-1 还显示出改善健康相关生理参数的能力，包括减轻体重下降的程度、增强肌肉力量以及减缓身体虚弱的进展。这一发现为 MYMD-1 作为一种新型抗衰老化合物的应用提供了有力的支持。更重要的是，这款新型抗衰老化合物即使在高龄时开始使用也能通过调节炎症和组织重塑对健康和寿命产生有益影响。

❽ 牛磺酸。牛磺酸是一种由含磺酸基的 β-氨基酸（非蛋白质组成氨基酸）由半胱氨酸经氧化、脱羧代谢而成，广泛分布于体内各个组织和器官，主要以游离状态存在于组织间液和细胞内液中。常见的功能饮料中就添加有牛磺酸，用于补充能量，改善疲劳。印度国家免疫学研究所、美国哥伦比亚大学等机构的研究人员发现补充牛磺酸可以延长寿命。在小鼠、猴子和人体中，牛磺酸浓度随着衰老而下降，通过补充牛磺酸可以逆转血清牛磺酸的下降，进而观察到老鼠和猴子的健康寿命延长。牛磺酸可以减少细胞衰老，增强端粒酶活性，抑制线粒体功能障碍，减少 DNA 损伤，并减轻炎症。牛磺酸使雌性小鼠的平均寿命延长 12%，雄性小鼠的平均寿命延长 10%。该项工作进一步研究了 12000 名 60 岁及以上欧洲成年人的牛磺酸水平与大约 50 个健康参数之间的关系。结果表明，牛磺酸水平较高的人更健康，患 2 型糖尿病的病例更少，肥胖水平更低，高血压发病率更低，炎症水平也更低。通过对牛磺酸调节基因的网络分析，发现牛磺酸可以与 SASP 基因产生调节作用。随着年龄增长，哺乳动物体内的促炎因子和其他细胞因子会发生积累，血清中 TNF-α 和 IL-17α、IL-1α 等浓度升高，而补充过牛磺酸的中年小鼠上述炎症因子水平均有恢复[78]。该研究还将牛磺酸作用于灵长类动物和人体中分别开展研究测试，极大地提高了人们目前对牛磺酸作用的认知，也为未来对于牛磺酸的进一步研究作出重要贡献。

（2）Senolytics

❶ D+Q。近几年的研究表明，将衰老细胞移植到年轻小鼠体内，即使数量相对较少，也足以引发持久的身体功能障碍，并导致细胞衰老在宿主组织中的扩散。更为引人瞩目的是，在老年受体中移植更少量的衰老细胞也能产生相同的效果，并伴随着存活率的显著降低。这些发现表明衰老细胞在缩短健康寿命和总体寿命方面发挥着关键作用。在众多极具潜力的抗衰老候选药物中，其中 D+Q（达沙替尼和槲皮素的组合）因其出色的效果而备受关注。这种鸡尾酒式抗衰老疗法能够选择性清除衰老细胞，显著减少人体脂肪组织中自然衰老细胞数量，并降低细胞分泌的 SASP 水平。在动物实验中，通过间歇性口服这种抗衰老药物，年轻小鼠和自然衰老小鼠的身体功能障碍得到了明显减轻，治疗后存活率提高了 36%，同时死亡率降低了 65%。这些令人振奋的结果为我们提供了概念验证证据，即靶向清除

衰老细胞可以有效改善小鼠的健康状况并延长其寿命[79]。D+Q 是目前最具潜力的 senolytic 药物，已进入治疗慢性肾病的Ⅱ期临床研究[18]。除此之外，D+Q 方案能清除阿尔茨海默小鼠的衰老少突胶质细胞祖细胞，可降低 β-淀粉样蛋白水平并改善认知功能，已经进入治疗阿尔茨海默病的临床试验[80]。

❷ ABT-263。一项研究筛选了一系列化合物，并鉴定出 ABT-263（Navitoclax，抗凋亡蛋白 Bcl-2 和 Bcl-xL 的特异性抑制剂）是一种有效的抗衰老药物。研究发现 ABT-263 通过诱导细胞凋亡，以细胞类型和物种无关的方式选择性地杀死衰老细胞。在体内实验中，ABT-263 能够杀死辐射诱导或正常衰老小鼠体内的衰老细胞，包括衰老的骨髓造血干细胞和衰老的肌肉干细胞。这种衰老细胞的消耗减轻了造血系统过早衰老，并使正常衰老小鼠的骨髓造血干细胞和肌肉干细胞恢复活力。总的来说，ABT-263 对衰老细胞的选择性清除是有益的，它能使衰老的组织干细胞恢复活力，有望成为一类新的辐射缓解剂和抗衰老分子[81]。此外，A1331852 和 A1155463 作为选择性 Bcl-x 抑制剂，比特异性较低的 Bcl-2 家族抑制剂 ABT-263 具有更小的血液学毒性。除此之外，UBX1325 作为 Bcl-xL 抑制剂可以选择性清除受损的衰老细胞，通过在糖尿病视网膜血管中去除有害的“僵尸”细胞，促进视网膜的愈合，已经进入Ⅰ期临床试验[82]。

❸ 非瑟酮。又称漆黄素，是一种存在于草莓、洋葱等水果和蔬菜中的天然类黄酮，展现出强大的抗衰老功效。研究表明，非瑟酮能够抑制 mTOR 的活性，从而促进自噬发生，帮助细胞清除老化、受损的蛋白质和细胞器，维持细胞的年轻状态。非瑟酮作为一种天然存在的低毒性黄酮，通过不同的机制促进衰老细胞的凋亡，也是抗衰老领域的一个研究热点。它通过阻断 PI3K/Akt/mTOR 通路和激活 SIRT1 来阻断 SCAP 网络（抗凋亡途径），从而使得衰老细胞自动走向凋亡，即清除衰老细胞。非瑟酮能够选择性诱导衰老的人脐静脉内皮细胞（HUVECs）凋亡，而对其他类型的细胞（衰老的 IMR90 细胞、人肺成纤维细胞株或原代人前脂肪细胞）则没有显著作用[83]。目前，已在小鼠模型和人体组织中证实了非瑟酮有效性和安全性，其在关节炎、骨质疏松等衰老相关疾病中的应用仍在研究中。

❹ BPTES。氨基酸代谢与衰老关系密切，谷氨酰胺分解代谢在维持衰老细胞生存中的重要功能，抑制该代谢过程可以促进衰老细胞死亡、改善小鼠的健康寿命。日本东京大学医学科学研究所的研究团队在老年雄鼠模型上研究谷氨酰胺酶抑制剂 BPTES 对器官功能障碍的影响，结果表明 BPTES 给药可改善与年龄相关的肾小球硬化、肾内巨噬细胞侵袭和肾功能不全，减轻脂肪组织萎缩和巨噬细胞侵袭，以及与年龄相关的握力、短悬耐力等自然衰老的特征。此外，BPTES 还可以降低所有受试组织中 $p16^{INK4a}$、KGA 和 IL-6 的水平。该项工作提示了代谢调控在衰老过程中的重要性，揭示了谷氨酰胺代谢在维持细胞衰老过程中的作用机制，为衰老细胞清除提供了特异靶标[49]。总的来说，这项研究提供了深入了解蛋白质质量控制和体内衰老之间关系的机制，开发了一种针对衰老细胞特定代谢特征的衰老细胞清除策略，通过抑制谷

氨酰胺分解来清除衰老细胞延缓衰老，可以改善组织微炎症，预防衰老相关疾病。

7.5.2 生物疗法

❶ GPNMB。日本顺天堂大学科研团队成功开发出一种新型 senolytic 疫苗，这种疫苗以非转移性黑色素瘤糖蛋白 B（GPNMB）为靶标，该蛋白在衰老细胞中富集。疫苗进入人体后，其产生的抗体能够与 GPNMB 结合，进而促使白细胞清除体内 GPNMB 水平较高的衰老细胞，从而达到延缓机体衰老的效果。在动物实验中，这种新型疫苗展现出了显著的效果。接种了疫苗的小鼠动脉粥样硬化和代谢功能障碍得到了明显的改善，其中位寿命从 21.1 周延长至 25.3 周，延长了约 20%，其中雄性小鼠延寿效果更佳。更重要的是，这种疫苗的不良反应较小，且效力持续时间较长，这为其未来的临床应用提供了有力的支持 [84]。研究人员对这种疫苗的前景持积极态度，认为其有望应用于治疗动脉硬化、糖尿病和其他与衰老相关疾病的治疗。这一发现为抗衰老生物药疗法提供了新策略。

❷ PD-1 单抗。免疫系统功能失调是衰老的核心特征之一，表现为渐进性免疫防御能力下降与慢性低度炎症状态的并存。研究表明癌基因诱导的衰老肝细胞和损伤诱导的衰老星状细胞分别被活化的 T 细胞和 NK 细胞清除。然而，免疫系统在自然衰老过程中如何监测和清除衰老细胞的机制仍不明确。日本东京大学的研究团队发现，衰老细胞异质性地表达 PD-L1，且 PD-L1 阳性的衰老细胞随着年龄增长而逐渐积累。PD-L1 阴性的衰老细胞对 T 细胞监测敏感，而 PD-L1 阳性的衰老细胞具有抗性。在自然衰老和 NASH 模型小鼠中使用 PD-1 抗体，可以显著减少 PD-L1 阳性的细胞，并以活化的 $CD8^+$ T 细胞依赖性方式改善多种与衰老相关的表型。进一步研究表明，在小鼠 $p16^{INK4a}$ 报告模型（$p16^{INK4a}$-creERT2-tdTomato）中，PD-L1 阳性细胞在衰老细胞中的表达显著增加，且随年龄增长而积累。与 PD-L1 阴性的衰老细胞相比，PD-L1 阳性的衰老细胞表达更多的炎症相关基因，表明 PD-L1 在衰老细胞逃避 T 细胞免疫监视中起关键作用。通过注射 PD-1 抗体，与 IgG 对照组相比，抗 PD-1 治疗显著改善了老年小鼠的多种衰老表型，包括肺泡体积增加、肝脂质沉积、握力下降和运动能力下降等 [85]。该疗法通过减弱 PD-L1 阳性衰老细胞对 T 细胞的抑制信号，重新激活免疫监视，清除衰老细胞，并改善多种与年龄相关的表型，显示出作为抗衰老治疗策略的巨大潜力，为免疫系统在抗衰老研究中的作用提供了重要线索。

7.5.3 生活方式

（1）营养优化

中年时期坚持以植物性食物为主、适度摄入健康动物性食品、减少超加工食品的饮食模式，可显著提升健康水平，助力健康老龄化 [86]。采用富含多酚、ω-3 脂肪酸及膳食纤维的地中海饮食模式可显著降低炎症标志物，有利于抵抗衰老。一项研究表明，食用富含黄酮类化合物的食物（如茶、红酒、苹果、蓝莓和橙子）能够显著降低衰弱、身体功能受损和心理健康不佳的风险，从而促进健康老龄化。黄酮类饮食得分较高的参与者患虚弱的风险降低 15%，身体功能受损的风险降低 12%，心理健康不佳的风险降低 12%。总黄酮类化合物及其亚类的较高摄入量也与这些结果的风险降低相关[87]。这一发现提示，将富含黄酮类化合物的食物纳入日常饮食是一种简单有效的健康老龄化策略。

（2）运动干预

研究发现，运动（尤其是抗阻和有氧运动）显著提升人类和小鼠体内肌肉分泌的肌细胞因子 CLCF1 水平，而补充 CLCF1 可通过 gp130-STAT3 通路增强老年小鼠的代谢功能（改善葡萄糖摄取和线粒体氧化能力）和骨骼健康（促进成骨分化，减少骨质流失）；相反，阻断 CLCF1 会抵消运动的有益效果，证实 CLCF1 是运动介导抗肌肉骨骼衰老的关键因子[88]。此外，有氧运动独立激活 AMPK 通路，进一步协同增强线粒体功能。

7.6 总结与展望

衰老研究作为当前科学探索的一个前沿领域，正展现出前所未有的活力与潜力，抗衰老药物是当前的研究热点之一。多种药物已经显示出显著的抗衰老效果，如雷帕霉素和二甲双胍等。然而，这些药物的长期效果和安全性仍需进一步验证。未来的研究将致力于发现更多具有抗衰老特性的化合物和药物，并探索其作用机制，以开发出更加安全、有效的抗衰老药物。

随着科技的日新月异，科学家们对衰老机制的认知也在不断深化，一系列创新性的研究方向正逐步开展，为未来的抗衰老策略提供了广阔的空间。随着精准医疗的发展，个性化抗衰老治疗将成为可能。不同个体的衰老过程可能存在显著差异，通过基因组学、代谢组学和免疫组学等多组学数据分析，可以制定更为个性化的治疗方案。随着基础研究的深入，越来越多的抗衰老药物和疗法将进入临床试验阶段。通过大规模临床试验验证其安全性和有效性，最终推动这些疗法在临床上的应用。未来，抗衰老药物和疗法将成为常规的医疗手段，帮助人们延长健康寿命。跨学科合作将进一步促进抗衰老研究的发展。生物医学、材料科学、计算机科学等领域的专家将共同推动抗衰老技术的创新和应用。例如，利用人工智能技术分析大规模的生物数据，可以更快地发现新的衰老标志物和干预靶标。

总之，衰老研究领域正朝着多元化、精细化的方向发展。随着科学技术的不断进步，人们对衰老的理解将更加深入，抗衰老的策略也将更加丰富多样。我们有理由相信，通过科学家们的共同努力，人类将能够找到更多有效的方法来延缓衰老过程，提高人们的健康和寿命，让生命之树常青。

参考文献

[1] López-Otín C, Blasco M A, Partridge L, et al. The hallmarks of aging[J]. Cell, 2013, 153: 1194-1217.

[2] Campisi J, Kapahi P, Lithgow G J, et al. From discoveries in ageing research to therapeutics for healthy ageing[J]. Nature, 2019, 571: 183-192.

[3] McCay C M M L, Sperling G, Barnes L L. Retarded growth, life span, ultimate body size and age changes in the albino rat after feeding diets restricted in calories[J]. J. Nutr., 1939, 18: 1-13.

[4] Mattison J A, Colman R J, Beasley T M, et al. Caloric restriction improves health and survival of rhesus monkeys[J]. Nat. Commun., 2017, 8: 14063.

[5] Pifferi F, Terrien J, Marchal J, et al. Caloric restriction increases lifespan but affects brain integrity in grey mouse lemur primates[J]. Commun. Biol., 2018, 1: 30.

[6] Klass M R. Aging in the nematode *Caenorhabditis elegans*: major biological and environmental factors influencing life span[J]. Mech. Ageing Dev., 1977, 6: 413-429.

[7] Klass M R. A method for the isolation of longevity mutants in the nematode *Caenorhabditis elegans* and initial results[J]. Mech. Ageing Dev., 1983, 22: 279-286.

[8] David B, Friedman T E J. A mutation in the age-1 gene in *Caenorhabditis elegans* lengthens life and reduces hermaphrodite fertility[J]. Genetics, 1988, 118: 75-86.

[9] Cynthia Kenyon J C, Erin Gensch, Adam Rudner, et al. A *C. elegans* mutant that lives twice as long as wild type[J]. Nature, 1993, 366: 461-464.

[10] Bartke A. Impact of reduced insulin-like growth factor-1/insulin signaling on aging in mammals: novel findings[J]. Aging Cell, 2008, 7: 285-290.

[11] Kapahi P, Chen D, Rogers A N, et al. With TOR, less is more: a key role for the conserved nutrient-sensing TOR pathway in aging[J]. Cell Metab., 2010, 11: 453-465.

[12] Kapahi P, Kaeberlein M, Hansen M. Dietary restriction and lifespan: lessons from invertebrate models[J]. Ageing Res. Rev., 2017, 39: 3-14.

[13] Bitto A, Ito T K, Pineda V V, et al. Transient rapamycin treatment can increase lifespan and healthspan in middle-aged mice[J]. eLife, 2016, 5: e16351.

[14] Bonkowski M S, Sinclair D A. Slowing ageing by design: the rise of NAD^+ and sirtuin-activating compounds[J]. Nat. Rev. Mol. Cell Biol., 2016, 17: 679-690.

[15] Dai H, Sinclair D A, Ellis J L, et al. Sirtuin activators and inhibitors: promises, achievements, and challenges[J]. Pharmacol. Ther., 2018, 188: 140-154.

[16] Barzilai N, Crandall J P, Kritchevsky S B, et al. Metformin as a tool to target aging[J]. Cell Metab., 2016, 23: 1060-1065.

[17] Justice J N, Ferrucci L, Newman A B, et al. A framework for selection of blood-based biomarkers for geroscience-guided clinical trials: report from the TAME Biomarkers Workgroup[J]. Geroscience, 2018, 40: 419-436.

[18] Hickson L J, Langhi Prata L G P, Bobart S A, et al. Senolytics decrease senescent cells in humans: preliminary report from a clinical trial of dasatinib plus quercetin in individuals with diabetic kidney disease[J]. EBioMedicine, 2019, 47: 446-456.

[19] Partridge L, Fuentealba M, Kennedy B K. The quest to slow ageing through drug discovery[J]. Nat. Rev. Drug Discov., 2020, 19: 513-532.

[20] Kumar S, Lombard D B. Finding Ponce de Leon's Pill: challenges in screening for anti-aging molecules[J]. F1000Research, 2016, 5: F1000 Faculty Rev-406.

[21] Ogg S, Paradis S, Gottlieb S, et al. The fork head transcription factor DAF-16 transduces insulin-like metabolic and longevity signals in *C. elegans*[J]. Nature, 1997, 389: 994-999.

[22] Fabrizio P, Pozza F, Pletcher S D, et al. Regulation of longevity and stress resistance by Sch9 in yeast[J]. Science, 2001, 292: 288-290.

[23] Clancy D J, Gems D, Harshman L G, et al. Extension of life-span by loss of CHICO, a *Drosophila* insulin receptor substrate protein[J]. Science, 2001, 292: 104-106.

[24] Tatar M, Kopelman A, Epstein D, et al. A mutant *Drosophila* insulin receptor homolog that extends life-span and impairs neuroendocrine function. Science, 2001, 292: 107-110.

[25] Altintas O, Park S, Lee S-J V. The role of insulin/IGF-1 signaling in the longevity of model invertebrates, *C. elegans* and *D. melanogaster*[J]. BMB Reports, 2016, 49: 81-92.

[26] Willcox B J, Donlon T A, He Q, et al. FOXO3A genotype is strongly associated with human longevity[J]. Proc. Natl. Acad. Sci., 2008, 105: 13987-13992.

[27] Mannick J B, Del Giudice G, Lattanzi M, et al. mTOR inhibition improves immune function in the elderly. Sci. Transl. Med., 2014, 6: 268ra179.

[28] Heitman J, Movva N R, Hall M N. Targets for cell cycle arrest by the immunosuppressant rapamycin in yeast[J]. Science, 1991, 253: 905-909.

[29] Kapahi P, Zid B M, Harper T, et al. Regulation of lifespan in *Drosophila* by modulation of genes in the TOR signaling pathway[J]. Curr. Biol., 2004, 14: 885-890.

[30] Chen D, Li P W, Goldstein B A, et al. Germline signaling mediates the synergistically prolonged longevity produced by double mutations in daf-2 and rsks-1 in *C. elegans*[J]. Cell Rep., 2013, 5: 1600-1610.

[31] Kaeberlein M, McVey M, Guarente L. The SIR2/3/4 complex and SIR2 alone promote longevity in Saccharomyces cerevisiae by two different mechanisms[J]. Genes Dev., 1999, 13: 2570-2580.

[32] Lin S J, Defossez P A, Guarente L. Requirement of NAD and *SIR2* for life-span extension by calorie restriction in *Saccharomyces cerevisiae*[J]. Science, 2000, 289: 2126-2128.

[33] Imai S, Armstrong C M, Kaeberlein M, et al. Transcriptional silencing and longevity protein Sir2 is an NAD-dependent histone deacetylase[J]. Nature 2000, 403: 795-800.

[34] North BJ, Verdin E. Sirtuins: Sir2-related NAD-dependent protein deacetylases[J]. Genome Biol., 2004, 5: 224.

[35] Cohen H Y, Miller C, Bitterman K J, et al. Calorie restriction promotes mammalian cell survival by inducing the SIRT1 deacetylase[J]. Science, 2004, 305: 390-392.

[36] Kanfi Y, Naiman S, Amir G, et al. The sirtuin SIRT6 regulates lifespan in male mice[J]. Nature, 2012, 483: 218-221.

[37] Satoh A, Brace C S, Rensing N, et al. Sirt1 extends life span and delays aging in mice through the regulation of Nk2 homeobox 1 in the DMH and LH[J]. Cell Metab., 2013, 18: 416-430.

[38] Someya S, Yu W, Hallows W C, et al. Sirt3 mediates reduction of oxidative damage and prevention of age-related hearing loss under caloric restriction[J]. Cell, 2010, 143: 802-812.

[39] Cantó C, Gerhart-Hines Z, Feige J N, et al. AMPK regulates energy expenditure by modulating NAD^+ metabolism and SIRT1 activity[J]. Nature, 2009, 458: 1056-1060.

[40] Mihaylova M M, Shaw R J. The AMPK signalling pathway coordinates cell growth, autophagy and metabolism[J]. Nat Cell Biol., 2011, 13: 1016-1023.

[41] Swick L L, Kazgan N, Onyenwoke R U, et al. Isolation of AMP-activated protein kinase (AMPK) alleles required for neuronal maintenance in *Drosophila melanogaster*[J]. Biol. Open, 2013, 2: 1321-1323.

[42] Mair W, Morantte I, Rodrigues A P, et al. Lifespan extension induced by AMPK and calcineurin is mediated by CRTC-1 and CREB[J]. Nature, 2011, 470: 404-408.

[43] Elbourkadi N, Austad S N, Miller R A. Fibroblasts from long-lived species of mammals and birds show delayed, but prolonged, phosphorylation of ERK[J]. Aging Cell., 2014, 13: 283-291.

[44] Slack C, Alic N, Foley A, et al. The Ras-Erk-ETS-signaling pathway is a drug target for longevity[J]. Cell, 2015, 162: 72-83.

[45] Tu W, Wang H, Li S, et al. The anti-inflammatory and anti-oxidant mechanisms of the Keap1/Nrf2/ARE signaling pathway in chronic diseases[J]. Aging Dis., 2019, 10: 637-651.

[46] Zhong R, Shen L, Fan Y, et al. Anti-aging mechanism and effect of treatment with raw and wine-steamed *Polygonatum sibiricum* on D-galactose-induced aging in mice by inhibiting oxidative stress and modulating gut microbiota[J]. Front. Pharmacol., 2024, 15: 1335786.

[47] Lu M C, Ji J A, Jiang Z Y, et al. The Keap1-Nrf2-ARE pathway as a potential preventive and therapeutic target: an update[J]. Med. Res. Rev., 2016, 36: 924-963.

[48] Cruzat V, Macedo Rogero M, Noel Keane K, et al. Glutamine: metabolism and immune function, supplementation and clinical translation[J]. Nutrients, 2018, 10: 1564.

[49] Johmura Y, Yamanaka T, Omori S, et al. Senolysis by glutaminolysis inhibition ameliorates various age-associated disorders[J]. Science, 2021, 371: 265-270.

[50] Martin-Montalvo A, Mercken E M, Mitchell S J, et al. Metformin improves healthspan and lifespan in mice[J]. Nat. Commun., 2013, 4: 2192.

[51] Bannister C A, Holden S E, Jenkins-Jones S, et al. Can people with type 2 diabetes live longer than those without? A comparison of mortality in people initiated with metformin or sulphonylurea monotherapy and matched, non-diabetic controls[J]. Diabetes Obes. Metab., 2014, 16: 1165-1173.

[52] Knowler W C, Barrett-Connor E, Fowler S E, et al. Reduction in the incidence of type 2 diabetes with lifestyle intervention or metformin[J]. N. Engl. J. Med., 2002, 346: 393-403.

[53] Harrison D E, Strong R, Sharp Z D, et al. Rapamycin fed late in life extends lifespan in genetically heterogeneous mice[J]. Nature, 2009, 460: 392-395.

[54] Urfer S R, Kaeberlein T L, Mailheau S, et al. A randomized controlled trial to establish effects of short-term rapamycin treatment in 24 middle-aged companion dogs[J]. Geroscience, 2017, 39: 117-127.

[55] Brewer R A, Gibbs V K, Smith D L. Targeting glucose metabolism for healthy aging[J]. Nutr.

Healthy Aging, 2016, 4 (1): 31-46.

[56] Balfour J A, McTavish D. Acarbose. An update of its pharmacology and therapeutic use in diabetes mellitus[J]. Drugs, 1993, 46: 1025-1054.

[57] Yamamoto M, Otsuki M. Effect of inhibition of alpha-glucosidase on age-related glucose intolerance and pancreatic atrophy in rats[J]. Metabolism, 2006, 55: 533-540.

[58] Harrison D E, Strong R, Allison D B, et al. Acarbose, 17-α-estradiol, and nordihydroguaiaretic acid extend mouse lifespan preferentially in males[J]. Aging Cell, 2014, 13: 273-282.

[59] Strong R, Miller R A, Antebi A, et al. Longer lifespan in male mice treated with a weakly estrogenic agonist, an antioxidant, an α-glucosidase inhibitor or a Nrf2-inducer[J]. Aging Cell, 2016, 15: 872-884.

[60] Harrison D E, Strong R, Alavez S, et al. Acarbose improves health and lifespan in aging HET3 mice[J]. Aging Cell, 2019, 18: e12898.

[61] Sadagurski M, Cady G, Miller R A. Anti-aging drugs reduce hypothalamic inflammation in a sex-specific manner[J]. Aging Cell, 2017, 16: 652-660.

[62] Garratt M, Bower B, Garcia G G, et al. Sex differences in lifespan extension with acarbose and 17-α-estradiol: gonadal hormones underlie male-specific improvements in glucose tolerance and mTORC2 signaling[J]. Aging Cell, 2017, 16: 1256-1266.

[63] Rosak C, Mertes G. Critical evaluation of the role of acarbose in the treatment of diabetes: patient considerations[J]. Diabetes Metab. Syndr. Obes., 2012, 5: 357-367.

[64] Rajman L, Chwalek K, Sinclair D A. Therapeutic potential of NAD-boosting molecules: the *in vivo* evidence[J]. Cell Metab., 2018, 27: 529-547.

[65] Hikosaka K, Yaku K, Okabe K, et al. Implications of NAD metabolism in pathophysiology and therapeutics for neurodegenerative diseases[J]. Nutr. Neurosci., 2019: 1-13.

[66] Yoshino J, Baur J A, Imai S I. NAD^+ intermediates: the biology and therapeutic potential of NMN and NR[J]. Cell Metab., 2018, 27: 513-528.

[67] Ramsey K M, Mills K F, Satoh A, et al. Age-associated loss of Sirt1-mediated enhancement of glucose-stimulated insulin secretion in beta cell-specific Sirt1-overexpressing (BESTO) mice[J]. Aging Cell, 2008, 7: 78-88.

[68] Massudi H, Grant R, Braidy N, et al. Age-associated changes in oxidative stress and NAD^+ metabolism in human tissue[J]. PLoS One, 2012, 7: e42357.

[69] Zhu X H, Lu M, Lee B Y, et al. In vivo NAD assay reveals the intracellular NAD contents and redox state in healthy human brain and their age dependences[J]. Proc. Natl. Acad. Sci. U S A, 2015, 112: 2876-2881.

[70] Zhang H, Ryu D, Wu Y, et al. NAD^+ repletion improves mitochondrial and stem cell function and enhances life span in mice[J]. Science, 2016, 352: 1436-1443.

[71] Mills K F, Yoshida S, Stein L R, et al. Long-term administration of nicotinamide mononucleotide mitigates age-associated physiological decline in mice[J]. Cell Metab., 2016, 24: 795-806.

[72] Belenky P, Racette F G, Bogan K L, et al. Nicotinamide riboside promotes Sir2 silencing and extends lifespan via Nrk and Urh1/Pnp1/Meu1 pathways to NAD^+[J]. Cell, 2007, 129: 473-484.

[73] Bertoldo M J, Listijono D R, Ho W J, et al. NAD^+ repletion rescues female fertility during reproductive aging[J]. Cell Rep., 2020, 30: 1670-1681.

[74] Dollerup O L, Christensen B, Svart M, et al. A randomized placebo-controlled clinical trial of nicotinamide riboside in obese men: safety, insulin-sensitivity, and lipid-mobilizing effects[J]. Am. J. Clin. Nutr., 2018, 108: 343-353.

[75] Kang H T, Park J T, Choi K, et al. Chemical screening identifies ATM as a target for alleviating senescence[J]. Nat. Chem. Biol., 2017 13: 616-623.

[76] Lim H, Park H, Kim H P. Effects of flavonoids on senescence-associated secretory phenotype formation from bleomycin-induced senescence in BJ fibroblasts[J]. Biochem. Pharmacol., 2015, 96: 337-48.

[77] Sabini E, O'Mahony A, Caturegli P. MyMD-1 improves health span and prolongs life span in old mice: a noninferiority study to rapamycin[J]. J. Gerontol. A Biol. Sci. Med. Sci., 2023, 78: 227-235.

[78] Singh P, Gollapalli K, Mangiola S, et al. Taurine deficiency as a driver of aging[J]. Science, 2023, 380: eabn9257.

[79] Xu M, Pirtskhalava T, Farr J N, et al. Senolytics improve physical function and increase lifespan in old age[J]. Nat. Med., 2018, 24: 1246-1256.

[80] Gonzales M M, Garbarino V R, Kautz T F, et al. Senolytic therapy in mild Alzheimer's disease: a phase 1 feasibility trial[J]. Nat. Med., 2023, 29: 2481-2488.

[81] Yang H, Chen C, Chen H, et al. Navitoclax (ABT263) reduces inflammation and promotes chondrogenic phenotype by clearing senescent osteoarthritic chondrocytes in osteoarthritis[J]. Aging (Albany NY), 2020, 12, 12750-12770.

[82] Crespo-Garcia S, Fournier F, Diaz-Marin R, et al. Therapeutic targeting of cellular senescence in diabetic macular edema: preclinical and phase 1 trial results[J]. Nat. Med., 2024, 30: 443-454.

[83] Zhu Y, Doornebal E J, Pirtskhalava T, et al. New agents that target senescent cells: the flavone, fisetin, and the Bcl-xL inhibitors, A1331852 and A1155463[J]. Aging (Albany NY), 2017, 9: 955-963.

[84] Suda M, Shimizu I, Katsuumi G, et al. Senolytic vaccination improves normal and pathological age-related phenotypes and increases lifespan in progeroid mice[J]. Nat. Aging, 2021, 1: 1117-1126.

[85] Wang T W, Johmura Y, Suzuki N, et al. Blocking PD-L1-PD-1 improves senescence surveillance and ageing phenotypes[J]. Nature., 2022, 611:358-364.

[86] Tessier A J, Wang F, Korat A A, et al. Optimal dietary patterns for healthy aging[J]. Nat. Med., 2025, 31:1644-1652.

[87] Bondonno N P, Liu Y L, Grodstein F, et al. Associations between flavonoid-rich food and flavonoid intakes and incident unhealthy aging outcomes in older United States males and females[J]. Am. J. Clin. Nutr., 2025, 121: 972-985.

[88] Kang J S, Kim J H, Kim M J, et al. Exercise-induced CLCF1 attenuates age-related muscle and bone decline in mice[J]. Nat. Commun., 2025, 16: 4743.

第8章

衰老与相关疾病

在前面七章的内容中，从生物体衰老的视角出发，对衰老进程中的核心特征、发生机制及其干预策略进行了深入分析，这为接下来几章关于衰老与其相关疾病的探讨打下了坚实的基础。随着年龄的增长，机体衰老成为衰老相关疾病的关键诱因，衰老细胞在特定器官或组织中的异常累积，可导致癌症、心血管疾病、肺脏相关疾病、神经退行性疾病等的发生（图 8.1）。鉴于人口老龄化趋势日益严峻，衰老相关疾病成为全球共同面临的健康挑战，越来越多研究开始从衰老的角度去解析衰老相关疾病的发病机制。衰老与衰老相关疾病（或称器官退行性疾病）之间存在诸多共同特征和共同发生发展机制，这为早期诊断衰老相关疾病提供了可能，并为潜在干预这些疾病提供新的策略。

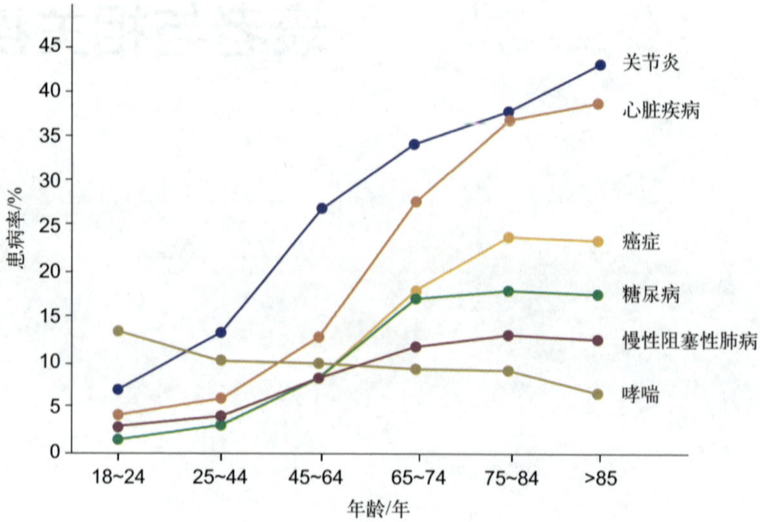

图 8.1　年龄增长与衰老相关疾病发病率

图片改编自 The Institute for Health Metrics and Evaluation

人体由多个系统构成，形成了一个复杂且协调的整体，确保机体能够正常运行并维持生命活动。每个系统都在各自领域发挥着重要的作用，并与其他系统相互依赖、紧密联系。随着年龄的增长，人体的各个系统都会经历不同程度的结构和功能变化，这些变化往往导致身体功能的下降和疾病的发生（图 8.2）。本章将从人体九大系统出发，概述衰老相关的退行性变化及相关疾病，帮助读者宏观理解衰老及其相关疾病的关系。人体重要器官退行性疾病与衰老的关系及干预手段将在本书第 9～16 章详述。

8.1　呼吸系统及衰老相关疾病

8.1.1　呼吸系统的功能

呼吸系统作为人体至关重要的生理系统，主要负责吸入氧气和排出二氧化碳，

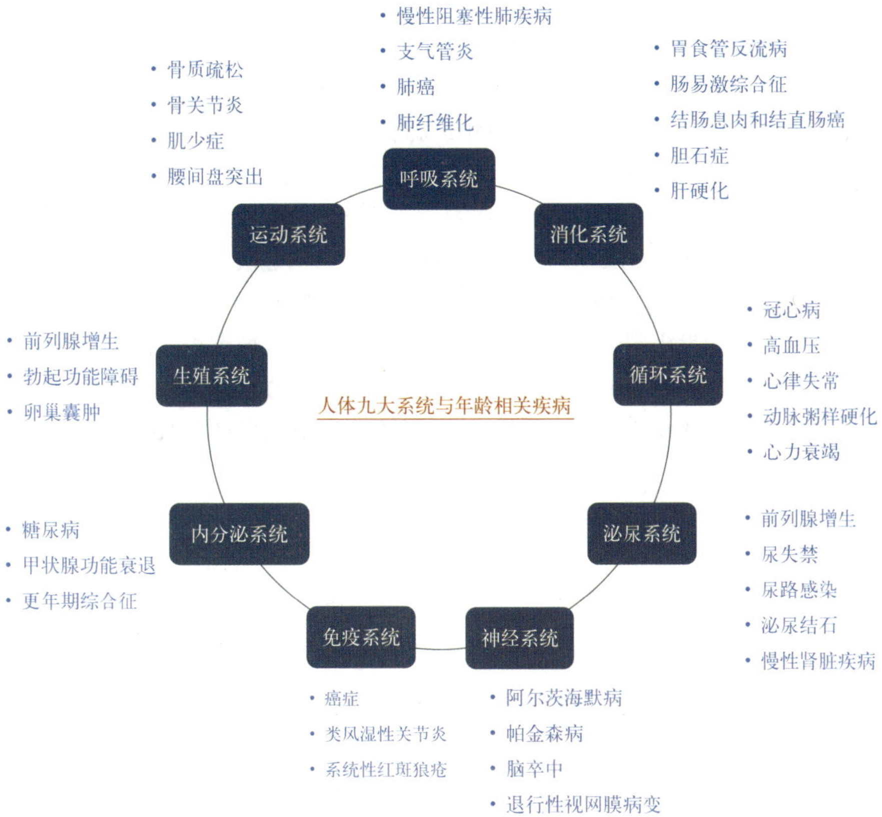

图 8.2　人体九大系统与年龄相关疾病

以满足身体细胞的氧气需求和代谢产物的排泄。呼吸系统由鼻腔、喉咙、气管、支气管和肺等器官组成，其核心组成部分包括呼吸道和肺部，是实现机体与外界气体交换的关键结构[1]。呼吸系统的基本生理功能是在肺泡壁和毛细血管壁之间发生气体交换，实现氧气的吸入和二氧化碳的排出，从而维持机体的正常生理活动[2]。呼吸系统对人体具有保护作用，呼吸道的黏膜（含黏液层）和纤毛协同作用，有效过滤、加湿和温暖吸入的空气，从而防止有害物质进入肺部。咳嗽和打喷嚏等生理反射也起到清除异物和病原体的作用[3]。除此之外，呼吸系统通过调节二氧化碳的排出量可快速维持酸碱平衡。

8.1.2　呼吸系统衰老相关变化

随着年龄的增长，呼吸系统功能出现衰退。肺活量、肺通气量和肺组织的弹性减弱导致呼吸功能下降[4]。此外，肺脏的结构也会发生退变，肺组织弹性进一步减弱，胸腔变形，导致肺容量下降和呼吸肌力量减弱[2]。肺泡数量减少，支气管壁变薄，导致肺扩张困难和气体交换效率下降。老年人支气管痉挛发生概率增大，更易出现呼吸道疾病，从而影响呼吸功能[5,6]。

8.1.3 呼吸系统衰老相关疾病

呼吸系统衰老相关疾病主要聚焦在肺脏。年龄增长及频繁暴露于有害环境，都易引起肺部损伤和衰老。在老年人群中，肺脏中的鳞状型肺泡上皮细胞、成纤维细胞和内皮细胞表现出明显的衰老表型，修复能力异常，出现端粒缩短、DNA 损伤等衰老标志。此外，肺脏组织中的胶原蛋白、纤维连接蛋白和层粘连蛋白水平显著升高，导致细胞外基质（ECM）重构，致使肺组织结构被破坏，加剧产生促炎因子（如 TNF-α、IL-6 等）。这些肺脏衰老表型会引起慢性阻塞性肺病（COPD）、肺纤维化（IPF）、肺癌的发生[7]。此外，老年人气管上皮细胞胶原沉积、杯状细胞和黏液腺增生，气管平滑肌细胞肥大和增生，均会导致支气管收缩异常和气道水肿，增加老年人对哮喘的易感性[8]。肺脏衰老相关疾病及干预策略详见第 10 章。

8.2 消化系统及衰老相关疾病

8.2.1 消化系统的功能

消化系统包括口腔、食管、胃、肠道和相关的消化腺器官（如肝、胆囊、胰腺等）。消化系统的基本功能包括摄取食物，并通过胃和肠道中的消化酶将食物分解成更小的分子（如氨基酸、葡萄糖等），小肠则负责将这些营养成分吸收进入血液以供身体使用。未被吸收的废物则由大肠进一步处理，最终以粪便的形式排出体外。这一复杂过程依赖于口腔、食管、胃、小肠、大肠和肛门等器官协同运作，涉及物理性消化（如咀嚼和蠕动）和化学性消化（由唾液淀粉酶、胃蛋白酶和胰酶等消化酶完成）。最终，消化系统确保身体获得所需的能量和营养，同时维持体内环境的稳定。

8.2.2 消化系统衰老相关变化

随着年龄的增长，消化系统会发生衰老相关的退行性变化，导致消化功能减退。具体表现为胃酸分泌减少、肠道蠕动减缓，进而引发消化不良、胃胀、食欲不振等症状。此外，下食管括约肌（LES）张力随年龄下降（静息压降低）叠加胃排空延迟，使胃酸反流到食管，引起烧心。由于衰老导致的胃酸分泌失调或胃黏膜保护机制减弱，胃黏膜更易受到腐蚀，从而形成溃疡，表现为腹痛、胃溃疡等症状。

8.2.3 消化系统衰老相关疾病

消化系统相关衰老疾病有胃食管反流病、肠易激综合征、结直肠癌、胆石症、肝硬化等。随着年龄的增长，胃肠道平滑肌的功能减弱，带来消化道蠕动和排空的延迟。这会导致胃内容物在胃中停留更久，增加了胃食管反流的风险[9,10]。消化系统的蠕动功能随年龄增长会减弱，包括肠道的蠕动和排空时间的延长，这导致老年人更容易出现消化不良、腹胀、腹痛等症状，促发肠易激综合征的发作 [11]。此外，衰老相关免疫炎症反应异常，导致肠道黏膜的低级炎症和过敏反应，也会引发肠易激综合征的发生 [12]。在老年人群中，肠道黏膜的细胞修复能力下降，使其肠道内的异常细胞累积的风险增加 [13]。此外，慢性炎症的累积会导致结肠黏膜损伤、溃疡形成和异常增殖，增加了结肠息肉和结直肠癌的风险 [14]。长期罹患消化系统疾病，如肝炎、脂肪肝等，如果得不到有效治疗，可能会逐渐发展为肝硬化。肝硬化是肝功能减退和门静脉高压为主要特征的临床综合征，对肝脏造成严重的损害。肝脏衰老相关疾病与干预策略详见第 12 章。

8.3 循环系统及衰老相关疾病

8.3.1 循环系统的功能

循环系统（心血管系统）由心脏、血管和血液组成。循环系统通过心脏将含有氧气和营养物质的血液输送到身体各个组织和器官。氧气是细胞正常代谢所必需的，而营养物质则提供能量和维持细胞功能所需的物质。在新陈代谢过程中，细胞产生的二氧化碳和其他代谢废物通过循环系统从组织和器官中回收，并运送到肺部和其他排泄器官进行处理和排出体外。此外，循环系统还通过血液的循环，协助调节体温。当体温过高时，血液通过皮肤表面的毛细血管扩张以促进散热；当体温过低时，血液则通过收缩毛细血管来减少散热，从而保持体温稳定。循环系统通过携带与酸碱平衡相关的化学物质，如碳酸氢根离子和盐酸离子，帮助维持体内血液和组织液的酸碱平衡，确保正常细胞功能的进行。同时，循环系统运送免疫细胞、抗体和其他免疫物质到身体各部位，协助抵御病原体侵袭，促进免疫反应的进行。

8.3.2 循环系统衰老相关变化

随着年龄的增加，胆固醇和脂质逐渐在血管壁中积累，引发慢性炎症反应，导致血管狭窄和堵塞，降低血液流动，致使动脉粥样硬化，增加罹患心脏病和脑卒中的风险 [15]。心脏肌肉的弹性和收缩能力减弱，心肌纤维的丢失和心脏壁的增厚，会导致心脏泵血效率下降，容易引发心律失常和心力衰竭等心血管疾病 [16]。老年人常常有较高的收缩压和舒张压，这被称为老年性高血压。血压升高与动脉硬化、血管内皮功能障碍和肾脏功能下降等因素有关。高血压会增加心脏负担，提升心脏病和脑卒中的风险 [15]。除此之外，血液中细胞的生产和功能会发生变化。具体而言，红细胞数量和质量会减少，从而引发贫血。此外，血液中的凝血功能也会下降，导致血液凝块形成的风险增加。

8.3.3 循环系统衰老相关疾病

在年龄依赖的衰老过程中，心脏内的多种细胞，包括心肌细胞、内皮细胞、心脏成纤维细胞和心脏祖细胞，逐渐出现线粒体功能障碍、细胞衰老、基因组不稳定和慢性炎症等衰老特征的累积。这些变化会诱发年龄相关的心血管疾病，如动脉粥样硬化、冠状动脉疾病、心肌梗死、心力衰竭等。

心血管系统中线粒体功能的退行性改变，如 ROS 增加、mtDNA 损伤和呼吸链功能障碍，与年龄相关的心血管疾病发生发展密切相关。线粒体生物能量的减少被认为是心力衰竭进展的关键因素。心肌细胞中 ROS 水平与衰竭心脏左室收缩功能障碍之间存在显著的正相关关系。线粒体功能障碍也是动脉粥样硬化的关键驱动因素，ROS 水平升高和氧化应激促使内皮细胞功能障碍，影响血管平滑肌细胞的增殖和凋亡，加重炎症水平，加速斑块形成，最终引发斑块破裂。此外，随着年龄增长，端粒酶长度缩短，活性受到抑制，这也会导致线粒体功能障碍和 ROS 水平增加，从而加大心血管疾病发生风险 [17,18]。心血管衰老相关疾病及干预策略详见第 9 章。

8.4 泌尿系统及衰老相关疾病

8.4.1 泌尿系统的功能

泌尿系统由肾脏、输尿管、前列腺（男性）、膀胱和尿道组成，其中肾脏是泌尿系统的核心组成部分。肾脏通过滤过血液，清除体内代谢产物、多余水分和电解质，形成尿液并排出体外。肾脏还参与酸碱平衡和体液渗透压的调节。尿液的形成需要经过肾小球滤过、肾小管重吸收和分泌等过程。滤过的尿液在肾小管内经过精细的重吸收和分泌调节，最终形成尿液并排泄出体外。尿液中包含代谢废物，如尿素、尿酸、草酸等，以及多余的水分和电解质。泌尿系统通过调节尿液中水分和电解质的排泄，维持体液的稳态和电解质的浓度。肾脏能够调节尿液中水分、钠、钾、钙、磷等离子的浓度，保持体内水分和电解质的平衡。此外，泌尿系统参与多种激素的产生和调节，如肾素 - 血管紧张素 - 醛固酮系统和抗利尿激素。这些激素对体液容量、血压和电解质平衡等起着重要作用。泌尿系统通过调节体液容量和血管阻力等影响因素，参与血压平衡的调节。肾脏分泌的激素控制血管收缩和扩张，进而调节血压水平。

8.4.2 泌尿系统衰老相关变化

随着年龄的增长，肾脏滤过功能会逐渐衰退。肾小球滤过率（GFR）下降，肾小管重吸收和分泌能力降低，进而导致尿液浓缩能力下降、药物代谢减慢以及肾脏对电解质调节的能力下降。老年人常出现尿频、尿急和夜尿增多等症状，这与尿液浓缩能力下降、尿道括约肌功能减退以及尿路感染等因素有关。泌尿系统肌肉和神经的衰老，尤其是括约肌的功能减退会导致压力性尿失禁。老年人在咳嗽、打喷嚏或进行运动时会出现尿失禁的情况尤为明显。由于泌尿系统的衰老，尿路结构发生改变，导致尿液回流减少、免疫力下降以及尿液潴留等问题，使老年人更容易遭受尿路感染的困扰。

8.4.3 泌尿系统衰老相关疾病

泌尿系统随着年龄的增长会出现功能衰退，并伴随着多种年龄相关的疾病发生，如前列腺增生、尿失禁、慢性肾病等。尽管有些疾病在衰老细胞层面的研究尚未充分，但由于其发病率与年龄呈正相关，也被归类为衰老相关疾病。前列腺增生是男性老年人中常见的疾病，表现为前列腺组织逐渐增生，压迫尿道，导致尿流变弱、尿频、尿急、夜尿增多等症状[19]。前列腺增生与雄激素（如睾酮）水平和细胞增殖与凋亡有关[19,20]。老年人尿失禁的发生率较高，这与泌尿系统肌肉和神经功能的衰退有关。尿道括约肌和膀胱肌肉的力量和协调性随着衰老发生衰退，导致尿液控制能力下降。此外，神经系统的衰老和潜在的神经损伤也对尿液控制产生不利影响，因为神经信号在膀胱和尿道之间的传递受损会导致尿液控制功能减退[21]。对男性老年人来说，前列腺增生是尿失禁的一个重要潜在原因，前列腺增大会压迫尿道并导致尿流不畅，增加尿液泄漏的风险[22]。另外，老年人常伴随多种慢性疾病并需接受相应的药物治疗，这些疾病和药物会直接或间接引起尿失禁。例如，糖尿病、神经系统疾病、药物不良反应均可能对尿液控制功能产生不利影响[23]。肾脏作为泌尿系统中的重要器官，其结构与功能会随着年龄增长，发生显著退行性变化。慢性肾脏疾病（CKD）是一种渐进性损伤肾脏结构和功能的疾病，其发展诱因包括线粒体功能障碍、氧化应激损伤、细胞衰老等年龄相关因素。此外，老年人若患有高血压和糖尿病，也会加剧慢性肾脏疾病的发展[24,25]。在老年人中，高脂血症和动脉硬化较为常见，这些情况会导致肾血管病变，影响肾脏的血液供应和滤过功能，肾小球的硬化和退行性改变会导致肾功能下降，最终引发慢性肾脏疾病[26]。肾脏衰老相关疾病及干预策略详见第 11 章。

8.5 神经系统及衰老相关疾病

8.5.1 神经系统的功能

神经系统是人类和动物体内的一个复杂网络，它由大脑、脊髓、神经和感觉器官组成，主要负责感知、传递和调节身体内外的信息。它掌控着我们的思维、感觉、动作和各个器官的功能。神经系统借助感觉器官（如皮肤、眼睛、耳朵和鼻子）接收外部环境的感觉信息，如触觉、视觉、听觉、嗅觉和味觉。接收到的感觉信息通过神经元（神经系统的基本单位）在大脑和脊髓中进行传递和处理。这些信息被整合、分析和解读，从而让我们产生对外部环境的认知和理解[27]。神经系统通过运动神经元控制肌肉的收缩和放松，从而实现身体的运动和行动。这包括从简单的肢体运动到复杂的协调动作，如行走、跑步和精细的手部操作。神经系统自动调节和控制许多身体的自主功能，如心率、呼吸、消化和代谢等。这个自主调节系统被分为交感神经系统和副交感神经系统，二者相互平衡来维持身体的稳定状态。神经系统还参与认知功能，如学习、记忆、思考和语言等。它还与情绪和情感相关联，通过调节内分泌系统的活动，影响情绪状态和行为反应[28]。

8.5.2 神经系统衰老相关变化

随着年龄的增长，神经元的数量会减少，导致神经功能衰退，其中包括感觉、认知和运动功能。突触作为神经元之间用于传递信息的连接点，随着机体衰老，会出现退化或受损，从而导致神经递质的释放和接收出现问题，影响神经信号的传递效果。神经可塑性减弱也是衰老带来的变化之一。神经可塑性是指神经系统适应和学习的能力，随着年龄的增加，这种能力会逐渐减弱，导致记忆力和学习能力下降。此外，年龄增长会使神经系统更易受到炎症的影响。慢性神经炎症的增加会损害神经功能，并与一些神经退行性疾病（如阿尔茨海默病和帕金森病）的发展有关[28,29]。随着衰老的进程，神经系统的血液供应减少，造成神经组织的营养供应不足，影响神经功能和修复能力，导致反应时间延长和协调能力下降。

8.5.3 神经系统衰老相关疾病

随着年龄增长，因神经系统功能逐渐衰退而引发的疾病，主要包括阿尔茨海默病（AD）、帕金森病（PD）、亨廷顿病（HD）等。衰老过程中，神经细胞的死亡、突触连接的减少以及神经炎症等因素相互作用，致使神经系统发生退行性变化[30-32]。随着衰老研究的不断深入，线粒体功能障碍、细胞衰老、慢性炎症和端粒缩短等衰老特征被视为神经退行性疾病的发病诱因，且不同特征之间是高度相互关联的。在AD和PD中观察到蛋白酶体缺陷及自噬导致的蛋白质稳态失衡与炎症衰老密切相关；衰老的星形胶质细胞和小胶质细胞均出现积累，并且这与Tau蛋白形成神经原纤维缠结有关。慢性炎症的持续激活、促炎介质的持续升高和氧化应激的增加，均与年龄相关的神经退行性疾病相关。在这些情况下，激活的小胶质细胞会引发ROS、一氧化氮和促炎细胞因子，如IL-1β、IL-6和肿瘤坏死因子（TNF），导致衰老相关的慢性炎症的发生。神经退行性病变中观察到的代谢功能障碍与NAD^+水平的改变、线粒体功能障碍和氧化应激有关。端粒缩短也与神经退行性疾病有关。HD基因位于人类染色体4的短臂（4p）末端区域，距离染色体4p末端约325 kb以内，这表明衰老相关的端粒磨损可能影响其转录或功能。此外，HD的病理特征与突变型亨廷顿蛋白（mHtt）的泛素化密切相关，其通过泛素 - 蛋白酶体系统介导的异常蛋白质聚集是疾病发生的关键机制[33]。

8.6 免疫系统及衰老相关疾病

8.6.1 免疫系统的功能

免疫系统作为人体至关重要的防御系统，承担着识别并抵御外来致病性微生物、异物和异常细胞的职责，以此维护身体的健康和稳定。免疫器官包括骨髓、胸腺和淋巴结，其主要功能是促使免疫细胞产生、分化和成熟。免疫细胞包括巨噬细胞、淋巴细胞（如 B 细胞和 T 细胞）、自然杀伤细胞等。免疫系统能够识别身体内外的病原体和异常细胞。它通过受体和信号分子的相互作用来激活免疫应答，并针对特定病原体或异常细胞产生相应的免疫反应[34]。一旦免疫系统接触到某种特定的病原体，便会形成针对该病原体的免疫记忆。当再次暴露于同一病原体时，免疫系统能够更快、更有效地识别和消除它，从而防止再次感染或疾病发作。当身体受到损伤或感染时，免疫系统会引发炎症反应。炎症反应是免疫系统的一种保护性机制，通过增加流向受损区域的血液量、引导免疫细胞抵达，进而清除病原体和受损组织，促进伤口修复和恢复[35]。免疫系统具有自我调节的能力，可以平衡免疫应答的程度和持续时间。它可以调节免疫反应的强度，以避免过度炎症反应或自身免疫性疾病的发生[35]。

8.6.2 免疫系统衰老相关变化

随着年龄的增长，免疫系统会发生一系列的衰老相关变化，这种现象称为免疫衰老。免疫系统衰老会导致免疫细胞的功能下降。这些细胞的分泌功能、抗原识别和杀伤能力逐渐减弱，会导致机体对病原体和异常细胞的应对能力下降[36]。某些类型的免疫细胞的数量会减少，特别是特定的 T 细胞亚群，如调节性 T 细胞，这会导致免疫系统的平衡被打破，免疫应答失去恰当的调控[36]。

8.6.3 免疫系统衰老相关疾病

免疫系统衰老与多种疾病的发病风险增加密切相关。随着免疫系统的衰老，老年人更容易患上呼吸道感染、尿路感染、肺炎等疾病，且病情容易发展至较为严重的程度。同时，免疫系统衰老导致自身免疫性疾病的发生增加，包括类风湿性关节炎、系统性红斑狼疮、类天疱疮等。这些疾病实则是免疫系统攻击自身组织和细胞所引发的后果[36]。免疫系统衰老后，其对癌细胞的监测和清除能力下降，从而增加患肿瘤的风险。老年人更容易患上某些类型的癌症，如结肠癌、乳腺癌和前列腺癌等[36]。此外，免疫系统衰老还会导致慢性炎症的发生风险增加，加大罹患心血管疾病、阿尔茨海默病和糖尿病等疾病的风险[35]。

8.7 内分泌系统及衰老相关疾病

8.7.1 内分泌系统的功能

内分泌系统由内分泌腺、内分泌组织和内分泌细胞组成。这些腺体（如甲状腺、肾上腺和胰腺等）通过分泌激素来调节身体的生长、代谢、情绪和其他生理过程。内分泌系统的主要功能是分泌激素，这些化学物质经血液循环输送至身体各个部位，进而影响和调节细胞的活动。激素可分为蛋白质激素和类固醇激素两类，它们在机体内起着各种调节作用[37]。

内分泌系统通过激素分泌调节机体的多种生理过程，主要包括以下几个方面：①代谢与稳态调节。调节能量代谢、水分平衡、电解质平衡、血糖平衡等，维持内环境稳定。②生长和发育调控。如生长激素（GH）、睾酮和雌激素等激素协同作用，在青春期时可促进骨骼和肌肉的发育；GH 等激素在成年后仍参与组织修复与代谢调节。③生殖功能的调节。睾酮（男性）和雌激素（女性）支持性腺的发育和功能，维持精子发生、卵泡成熟和月经周期；孕激素等激素协调子宫内膜变化和妊娠维持[37]。④应激反应整合。在应激状态下，垂体和肾上腺会释放促肾上腺皮质激素（ACTH），调节心率、血压和能量代谢等，增强机体对环境压力的适应能力。

8.7.2 内分泌系统衰老相关变化

随着年龄的增长，激素的分泌量会下降，包括性激素（如睾酮和雌激素）、甲状腺激素和生长激素等。这些激素水平的下降会对许多生理过程的正常调节和平衡产生影响。由于衰老的组织和细胞对激素的敏感性下降，这意味着即使激素水平正常，身体对其的反应也会减弱，进而使某些生理功能受到影响。内分泌系统的衰老会造成代谢调节失衡。例如，胰岛素的分泌和代谢调节功能下降，会增加糖尿病的发生风险。对于女性而言，内分泌系统的衰老与更年期相关。在更年期，卵巢功能逐渐衰退，导致雌激素和孕激素的分泌减少，从而出现潮热、失眠、情绪波动等一系列症状。

8.7.3 内分泌系统衰老相关疾病

流行病学研究表明，老年人长期暴露在含有杀虫剂、溶剂和塑料制品的环境中，其内分泌系统的正常功能会被干扰，影响神经内分泌稳态，进而导致神经炎症、氧化应激等病理过程，加速阿尔茨海默病的发生[38]。除此之外，衰老相关内分泌系统功能衰退还会加剧胰岛素分泌不足及外周组织胰岛素敏感性下降。2 型糖尿病以胰岛素抵抗合并进行性 β 细胞功能缺陷为特征，即身体细胞对胰岛素的敏感性下降。胰岛素抵抗是由于细胞受到慢性炎症、肥胖、生活方式和遗传因素等多种因素的影响。胰岛素抵抗增加了胰岛素的需要量，当胰腺无法产生足够的胰岛素来弥补需求时，就会导致高血糖和 2 型糖尿病的发生 [39-41]。衰老过程中，氧化应激水平增加，ROS 水平升高，导致胰岛细胞易受到损伤。同时，慢性炎症状态也会影响胰岛细胞的功能和生存，这些都是糖尿病发展的重要因素。除糖代谢异常外，衰老还影响其他内分泌腺体功能，例如甲状腺功能衰退、垂体功能减退也是随着年龄增长易发生的内分泌系统相关疾病。

8.8 生殖系统及衰老相关疾病

8.8.1 生殖系统的功能

生殖系统是指男性和女性体内负责生殖和生育的器官和组织的集合。它包含一系列复杂的器官和组织，分别承担着生殖细胞的产生、储存、运输和结合功能。

（1）男性生殖系统

男性生殖系统包括睾丸、附睾、输精管、前列腺、尿道、阴茎等器官和组织。主要功能如下：

❶ 产生精子。睾丸是男性体内产生精子的主要器官。在睾丸内，精子通过体内的生精细胞分裂和发育，逐渐形成成熟的精子。

❷ 储存精子。附睾是负责精子的储存和成熟，成熟的精子可以在性行为时进入射精过程。

❸ 运输精子。输精管是将成熟的精子从附睾输送到尿道的管道，以备逆行射精。

（2）女性生殖系统

女性生殖系统包括卵巢、输卵管、子宫、阴道和乳房等器官和组织。主要功能如下：

❶ 生成卵子。卵巢是女性体内生成卵子的主要器官。在卵巢内部，卵母细胞发育成熟后释放，每月通常会排出一枚卵子。

❷ 储存卵子。卵巢中储存着未成熟的卵母细胞，等待排卵时机。

❸ 运输卵子。输卵管是卵子从卵巢输送到子宫的管道。如果精子进入输卵管，并与卵子结合，便会形成受精卵。

❹ 受精卵着床做准备。子宫是受精卵着床和胚胎发育的场所。它具有内膜层，也称为子宫内膜，会在子宫内做好接受受精卵着床的准备。

8.8.2 生殖系统衰老相关变化

对于男性而言，睾丸衰老会导致睾酮的分泌减少，进而增加性欲减退和性功能障碍的风险。此外，精子的数量和质量也会下降，具体表现为数量减少、形态异常和运动能力降低。对于女性而言，卵巢功能会随衰老而衰退：卵巢中的卵子数量和质量会减少，这会导致月经周期不规律、排卵问题和生育能力下降 [42]。女性步入更年期，这是一个关键的生理过渡阶段。在此期间，卵巢功能逐渐衰退，雌激素和孕激素水平波动，进而引发了诸如潮热、情绪波动、骨质疏松等一系列身体和情绪变化。

8.8.3 生殖系统衰老相关疾病

生殖系统功能衰退往往会伴随着卵巢癌、男性性功能障碍、前列腺增生、更年期综合征、卵巢囊肿等疾病的出现。随着年龄的增长，男性患良性前列腺增生的风险增加。前列腺组织增生压迫尿道，进而引发尿频、尿急、排尿困难等尿道问题。同时，男性出现性功能障碍（勃起功能障碍，即阳痿）的概率也会增加。女性进入更年期时，卵巢功能逐渐衰退，雌激素和孕激素水平出现波动，从而引起更年期综合征，包括潮热、情绪波动、不规律月经和阴道干燥等症状。另外，由于卵巢功能衰退，女性患卵巢囊肿的风险增加。卵巢囊肿是卵巢组织内形成的含有液体或固体物质的囊肿，会引起下腹痛、月经不规律或异常出血等症状 [42]。卵巢、睾丸和前列腺衰老相关疾病及干预策略，详见第 13～15 章。

8.9 运动系统及衰老相关疾病

8.9.1 运动系统的功能

运动系统主要由骨、关节、肌肉和韧带等组织构成，承担着人体的运动、支撑和保护功能。骨骼肌是运动系统的动力源，借助附着在骨骼上的肌腱进行收缩或舒张，进而牵引骨骼完成运动。这种运动既可以是如举手投足般简单的位移，也可以是复杂的活动，如跑步、跳跃等。通过骨骼肌的收缩和舒张，人体能够实现各种运动，以满足生活、工作和娱乐等方面的需求。骨是运动系统的主要组成部分，它们相互连接形成骨骼系统，为人体提供支撑并维持身体形态。骨骼系统凭借其坚固的结构，承载着人体的重量，使人能够站立、行走并保持稳定的姿势。同时，骨骼为肌肉提供了附着点，有助于肌肉更有效地发挥作用。骨骼系统不仅为人体提供支撑，还具备保护内脏器官的功能。例如，颅骨保护着大脑和感觉器官，脊柱和肋骨保护着心脏、肺等重要器官。这些骨骼结构为内脏器官提供了一个相对安全的环境，降低了外界冲击和损伤的风险。

在人体中，红骨髓具备造血功能。红骨髓主要存在于长骨的骨髓腔内和扁平骨的松质骨内，它能够生成血细胞，包括红细胞、白细胞和血小板等。肌肉的收缩和舒张活动有助于推动血液在血管内的流动，从而维持血液循环的正常运转。这对于向身体各部位输送氧气和营养物质以及排除废物而言，至关重要。钙和磷等矿物质是人体必需的营养元素，它们能够以骨盐的形式储存在骨骼中。当人体需要这些矿物质时，可以通过骨骼的分解和再吸收过程来获取。骨骼肌中的慢肌纤维能够储存能量，并在需要时释放这些能量以支持身体的运动需求。这种能量储存机制有助于人体在短时间内爆发出强大的力量。

8.9.2 运动系统衰老相关变化

随着年龄的增长，运动系统会发生如下变化：

（1）骨变化

❶ 骨质密度减少。随着年龄的增长，骨骼中的有机物质如骨胶原、骨黏蛋白等含量减少，骨质出现进行性萎缩，骨小梁减少且变细，导致骨质密度降低，进而引发骨质疏松。骨质疏松会使骨骼变得脆弱，更容易发生骨折。

❷ 骨骼形态变化。椎间盘的水分及有机物质减少，致使椎间盘变薄，脊柱缩短，进而出现脊柱后弯（驼背）现象，导致身材变矮。

此外，骨骼的弹性和韧性也会变差，使得老年人更易发生骨折。

（2）关节变化

❶ 关节软骨退变。关节软骨随着年龄的增长会发生退变，表现为软骨变薄、磨损，甚至出现软骨下骨裸露，这会使关节活动时的摩擦增大，进而引发疼痛和关节功能障碍。

❷ 关节囊、韧带老化。关节囊和韧带作为维持关节稳定的结构，同样会随年龄的增长而老化，其表现为弹性降低、松弛等，进一步加剧了关节的不稳定性，增加了关节损伤的风险。

❸ 关节活动范围缩小。由于关节软骨、关节囊、韧带等结构的老化和退行性改变，关节的活动范围会随年龄增长而逐渐缩小。

（3）肌肉变化

❶ 肌肉萎缩。随着年龄的增长，肌肉纤维会逐渐变细，肌肉体积缩小，从而导致肌肉萎缩。这种萎缩不仅影响肌肉的力量和耐力，还使得老年人更容易感到疲劳。

❷ 肌肉弹性减弱。肌肉失去弹性是衰老过程中的一个显著特征。这会导致肌肉在收缩和舒张时的反应速度变慢，使得老年人的动作变得迟缓和不协调。

❸ 肌肉功能减退。由于肌肉萎缩和弹性减弱，肌肉的功能也会逐渐减退，表现为老年人的运动能力下降。

8.9.3 运动系统衰老相关疾病

随着运动系统功能的衰退，骨关节炎、骨质疏松、少肌症成为常见的衰老相关疾病。其中，骨质疏松在老年人中尤为常见，表现为骨量减少、骨微结构损坏、骨脆性增加、骨强度下降，从而使得骨骼更易发生骨折。骨关节炎属于一种退行性关节疾病，主要累及关节软骨。主要原因是 SASP 的水平升高，MMPs 家族的炎症因子降解胶原蛋白进行降解，使得关节软骨逐渐磨损，造成关节面不平整，进而引发疼痛、肿胀、僵硬等症状。随着年龄增长，肌肉质量和力量自然流失，导致肌肉无力和僵硬。肌少症是衰老过程中最常见的肌肉退化现象，与活动减少、激素水平变化（如生长激素减少）有关，是由衰老过程中肌肉纤维的萎缩和退化所致。

8.10 总结

随着全球人口老龄化进程持续加速，衰老相关疾病已成为一项亟待解决的全球性挑战。通过深入探索人体九大系统相关衰老疾病的内在机制和风险因素，我们能够制定更为有效的预防和干预策略，延缓衰老进程，从而降低此类疾病的发生率。这对于提升老年群体的整体健康水平、提高生活质量以及减轻医疗系统的沉重负担，均具有深远意义。此外，对九大系统衰老相关的研究也为我们深入理解生物学和疾病机制开辟了新的途径。衰老是一个多层次、多维度的复杂生物学过程，涵盖了从分子、细胞到组织的广泛变化。通过解析这些变化与疾病之间的紧密联系，有望发现更多与衰老相关的生物标志物，并开发出新的治疗手段。这些进展将为延长健康寿命、全面提升老年人健康水平奠定坚实的理论基础，并在实践中取得显著成效。

参考文献

[1] Copley S J, Wells A U, Hawtin K E, et al. Lung morphology in the elderly: comparative ct study of subjects over 75 years old versus those under 55 years old [J]. Radiology, 2009, 251: 566-573.

[2] Hackx M, Bankier A A, Gevenois P A. Chronic obstructive pulmonary disease: CT quantification of airways disease [J]. Radiology, 2012, 265: 34-48.

[3] Lee K W, Chung S Y, Yang I, et al. Correlation of aging and smoking with air trapping at thin-section CT of the lung in asymptomatic subjects [J]. Radiology, 2000, 214: 831-836.

[4] Benz E, Trajanoska K, Lahousse L, et al. Sarcopenia in COPD: a systematic review and meta-analysis [J]. Eur. Respir. Rev., 2019, 28: 190049.

[5] Washko G R. The role and potential of imaging in COPD [J]. Med. Clin. N. Am., 2012, 96: 729-743.

[6] Lahousse L, Ziere G, Verlinden V J A, et al. Risk of frailty in elderly with COPD: a population-based study [J]. J. Gerontol. A-Biol. Sci. Med. Sci., 2016, 71: 689-695.

[7] Cho S J, Stout-Delgado H W. Aging and lung disease [J]. Annu. Rev. Physiol., 2020, 82: 433-459.

[8] Gossner J, Nau R. Geriatric chest imaging: when and how to image the elderly lung, age-related changes, and common pathologies [J]. Radiol. Res. Pract., 2013, 2013: 584793-584793.

[9] Teramoto S, Ohga E, Matsui H, et al. Obstructive sleep apnea syndrome may be a significant cause of gastroesophageal reflux disease in older people [J]. J. Am. Geriatr. Soc., 1999, 47:

1273-1274.

[10] Teramoto S, Ouchi Y. A possible pathologic link between chronic cough and sleep apnea syndrome through gastroesophageal reflux disease in older people [J]. Chest, 2000, 117: 1215-1216.

[11] Malaguarnera G, Leggio F, Vacante M, et al. Probiotics in the gastrointestinal diseases of the elderly [J]. J. Nutr. Health Aging, 2012, 16: 402-410.

[12] O'Keefe E, Talley N J. Irritable bowel syndrome in the elderly [J]. Clin. Geriatr. Med., 1991, 7: 265-286.

[13] Cummings A, Foster R, Calman L, et al. Quality of life and health status in older adults (⩾ 65 years) up to five years following colorectal cancer treatment: findings from the ColoREctal Wellbeing (CREW) cohort study [J]. PLoS One, 2022, 17: e0270033.

[14] Quarini C, Gosney M. Review of the evidence for a colorectal cancer screening programme in elderly people [J]. Age Ageing, 2009, 38: 503-508.

[15] Lee S I, Patel M, Jones C M, Narendran P. Cardiovascular disease and type 1 diabetes: prevalence, prediction and management in an ageing population [J]. Ther. Adv. Chronic. Dis., 2015, 6: 347-374.

[16] Gaetano C, Pesce M, Beltrami A P P, et al. Cardiovascular cell senescence in aging and disease [J]. Front. Cardiovasc. Med., 2023, 10: 1177395.

[17] Tsao C W, Aday A W, Almarzooq Z I, et al. Heart disease and stroke statistics-2023 update: a report from the American Heart Association [J]. Circulation, 2023, 147: e93-e621.

[18] Redfield M M, Borlaug B A. Heart failure with preserved ejection fraction: a review [J]. J. Am. Med. Assoc., 2023, 329: 827-838.

[19] Altman R, Ferreira R, Barragan C, et al. Comparing prostatic artery embolization to surgical and minimally invasive procedures for the treatment of benign prostatic hyperplasia: a systematic review and meta-analysis [J]. BMC Urol., 2024, 24: 22.

[20] Bschleipfer T. Case-based presentation of the S2e guideline on the diagnosis and treatment of benign prostatic hyperplasia [J]. Urologie, 2024, 63:431-438.

[21] Zou P, Liu C, Zhang Y, et al. Transurethral surgical treatment for benign prostatic hyperplasia with detrusor underactivity: a systematic review and meta-analysis [J]. Syst. Rev., 2024, 13: 93.

[22] Wang J, Wu S, Wang M. Role of thulium laser and holmium laser in the surgical treatment of benign prostatic hyperplasia: a systemic review and meta-analysis [J]. Iran. J. Public Health, 2024, 53: 495-507.

[23] Shin B N H, Qu L, Rhee H, et al. Systematic review and network meta-analysis of re-intervention rates of new surgical interventions for benign prostatic hyperplasia [J]. BJU Int., 2024, 134:155-165.

[24] Lemos G, Fernandes C M Ad S, Silva F H, et al. The role of autophagy in prostate cancer and prostatic diseases: a new therapeutic strategy [J]. Prostate Cancer Prostatic Dis., 2024, 27: 230-238.

[25] Duarte M P, Almeida L S, Neri S G R, et al. Prevalence of sarcopenia in patients with chronic kidney disease: a global systematic review and meta-analysis [J]. J. Cachexia Sarcopenia Muscle., 2024, 15: 501-512.

[26] Adenwalla S F, O'Halloran P, Faull C, et al. Advance care planning for patients with end-stage kidney disease on dialysis: narrative review of the current evidence, and future considerations [J]. J. Nephrol., 2024, 37: 547-560.

[27] St Clair Gibson A, Lambert E V, Rauch LH, et al. The role of information processing between the brain and peripheral physiological systems in pacing and perception of effort[J]. Sports Med., 2006, 36: 705-722.

[28] Rost N S, Brodtmann A, Pase M P, et al. Post-stroke cognitive impairment and dementia [J]. Circ. Res., 2022, 130: 1252-1271.

[29] Gonzales M M, Garbarino V R, Pollet E, et al. Biological aging processes underlying cognitive decline and neurodegenerative disease [J]. J. Clin. Invest., 2022, 132.

[30] Jomova K, Raptova R, Alomar S Y, et al. Reactive oxygen species, toxicity, oxidative stress, and antioxidants: chronic diseases and aging [J]. Arch. Toxicol., 2023, 97: 2499-2574.

[31] Stefaniak O, Dobrzynska M, Drzymala-Czyz S, et al. Diet in the prevention of Alzheimer's Disease: current knowledge and future research requirements [J]. Nutrients, 2022, 14: 4564.

[32] Yu S P, Jiang M Q, Shim S S, et al. Extrasynaptic NMDA receptors in acute and chronic excitotoxicity: implications for preventive treatments of ischemic stroke and late-onset Alzheimer's disease [J]. Mol. Neurodegener., 2023, 18: 43.

[33] Sap K A, Reits E A. Strategies to investigate ubiquitination in Huntington's disease[J]. Front. Chem., 2020, 8: 485.

[34] Hou Y, Dan X, Babbar M, et al. Ageing as a risk factor for neurodegenerative disease [J]. Nat. Rev. Neurol., 2019, 15: 565-581.

[35] Hou Y, Chen M, Bian Y, et al. Insights into vaccines for elderly individuals: from the impacts of immunosenescence to delivery strategies [J]. NPJ vaccines, 2024, 9: 77.

[36] Wu J, Han K, Sack M N. Targeting NAD^+ metabolism to modulate autoimmunity and inflammation [J]. J. Immunol., 2024, 212: 1043-1050.

[37] Hiller-Sturmhöfel S, Bartke A. The endocrine system: an overview[J]. Alcohol Health Res. World, 1998, 22: 153-164.

[38] Zuo Q L, Gao X X, Fu X H, et al. Association between mixed exposure to endocrine-disrupting chemicals and cognitive function in elderly Americans [J]. Public Health, 2024, 228: 36-42.

[39] Rothberg A, Lean M, Laferrere B. Remission of type 2 diabetes: always more questions, but enough answers for action [J]. Diabetologia, 2024, 67: 602-610.

[40] Kalyani R R, Allende-Vigo M Z, Antinori-Lent K J, et al. Prioritizing Patient Experiences in the Management of Diabetes and Its Complications: an Endocrine Society Position Statement [J]. J. Clin. Endocrinol. Metab., 2024, 109: 1155-1178.

[41] Durazo A A, Weigand A J, Bangen K J, et al. Type 2 diabetes moderates the association between amyloid and 1-year change in everyday functioning in older veterans [J]. J. Alzheimers Dis., 2024, 97: 219-228.

[42] Shabbir S, Khurram E, Moorthi V S, et al. The interplay between androgens and the immune response in polycystic ovary syndrome [J]. J. Transl. Med., 2023, 21: 259.

第 9 章

衰老相关心脏疾病的干预

维持心血管健康是延长机体健康寿命与生命周期的必要条件，心血管系统的功能障碍是老年人发生疾病、致残和死亡的主要原因，而心脏衰老则是心血管发生功能障碍的重要危险因素。心脏中大多数细胞（如心肌细胞）属于终末分化细胞，它们具备强大的抗机械应力和代谢压力的能力，以便在持续高负荷工作环境下执行重要功能。然而，这种特化状态伴随着细胞周期退出，导致其再生能力极度受限。因此，这些终末分化的细胞增殖能力非常有限，也更容易出现与年龄相关的功能障碍和损伤。本章将着重阐述心脏衰老的特征与发生机制，探讨心脏衰老与多种心脏疾病的关系，并总结衰老相关心脏疾病的治疗策略。

9.1 心脏衰老的特征与发生机制

9.1.1 心脏的结构与功能

（1）心脏结构

心脏是人体的重要器官之一，心肌组织主要由工作心肌和特殊传导系统心肌构成。工作心肌包括心房肌和心室肌，这种心肌纤维具有很强的收缩、舒张能力，主要负责心脏的泵血功能；特殊传导系统心肌包括窦房结、结间束、房室结、房室束（希氏束）、左/右束支以及心内膜下浦肯野纤维网，主要负责冲动生成与传导，协调心脏电活动。心腔由四个腔室组成，包括左心房、左心室、右心房、右心室。心房和心室之间存在瓣膜，左心室入口为左房室瓣（二尖瓣），出口为主动脉半月瓣，右心室入口为右房室瓣（三尖瓣），出口为肺动脉半月瓣（图 9.1）。

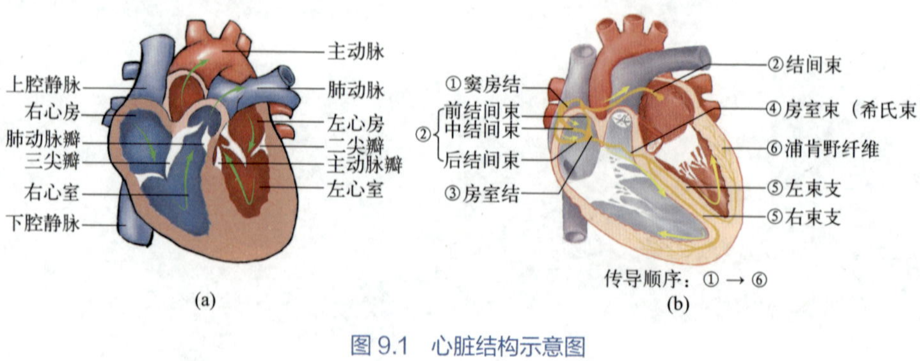

图 9.1 心脏结构示意图

（a）基本结构，箭头为血液循环方向；（b）心电传导系统，箭头为心电传导方向

（2）心脏的基本功能

心脏作为人体的发动机，最重要的功能就是泵血，左心室接收来自左心房的动脉血，然后将其射入机体总循环系统，为各个重要的脏器供血、供氧。右心室接收来自右心房的静脉血，然后将其射入肺循环。在肺部，血液进行气体交换，由静脉

血变为动脉血。心脏的跳动是由心电信号所调控，心电起源于窦房结，依次通过结间束、房室结、房室束、左/右束支以及心内膜下浦肯野纤维网，然后传到心房和心室，并引起心肌的周期性收缩。当窦房结发放电信号后，会使心房收缩，并将心房的血液泵到心室。房室结收到电信号后，通过房室束传递给房室束支，继而出现心室收缩。当心室收缩时，会把心室中的血泵出心脏，形成一次完整的心电活动以及机械运动过程。

心脏通过调节心率和心肌收缩力，使血液在血管中维持适当的压力和流速，确保供应身体各个部分的充足血液。心脏将血液送到全身各个组织和器官，以满足身体细胞对氧气和营养的需求，从而维持正常的代谢活动。同时，含有二氧化碳等代谢废物的血液从身体的组织和器官被收集起来，进而被输送到肺部和肾脏等排泄器官，以清除体内的代谢废物。此外，心脏通过血液运输，将激素和免疫细胞从产生的组织和器官运送到靶细胞，从而调节身体的多种生理过程和免疫反应。

9.1.2 心脏衰老的特征

心脏作为循环系统的中心，其生理健康状态直接影响生物体的健康寿命。由衰老引起的心脏结构和功能退行性变化是老年人罹患心血管疾病的主要危险因素，同样，心血管疾病的发生发展也会反过来加重心脏衰老。因此，心脏衰老的早期识别和及时干预可以减少心血管疾病的发生，有利于保障老年人的生命健康。心脏衰老是从分子到细胞再到器官的多层次、多方面的改变，2023 年中国衰老标志物联合体（ABC）制定了心脏衰老生物标志物的专家共识，从功能、结构、体液三个维度推荐了心脏衰老的生物标志物[1]。本节将在此基础上，进一步整合和细化，从功能、结构、细胞和分子四个层面的改变阐述心脏衰老的特征（图 9.2）。

（1）功能改变

心脏作为心血管系统的动力器官，最主要的功能是有节律地收缩泵血。随着心脏的衰老，其收缩和舒张功能逐渐减退，最直接受到影响的是泵血功能。其次，心电起源的窦房结细胞衰老，会引发心电传导功能障碍；同时，为心肌细胞供血、供氧的冠状动脉微循环发生障碍，会导致冠脉循环血液不畅、供血不足；此外，衰老心脏利用底物产能的灵活性降低，会引起代谢功能的改变。

❶ 泵血功能减退。左心室射血分数（EF）是评价左心室收缩功能的重要指标。在静息状态时，左心室 EF 在心脏衰老过程中保持不变[2,3]，但左室扭转运动指数（TMI）增加，这可能是心脏在衰老过程中维持左心室 EF 不变的一种代偿机制[4]。在运动状态时，衰老心脏所能达到的最大心率和最大射血分数降低，即心脏储备能力减退[5]。相较于左心室收缩功能的变化，左心室舒张功能的下降在心脏衰老过程更为显著[6]。左心室舒张期充盈分两个阶段：舒张早期被动充盈和舒张晚期心房收缩主动充盈。评估心脏舒张功能的重要指标是左心室舒张早期被动充盈的血流峰速

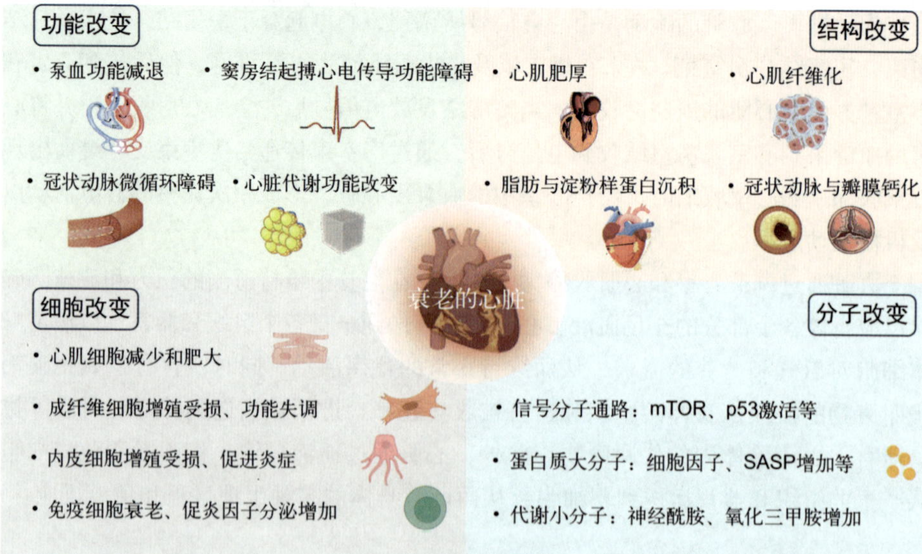

图 9.2　心脏衰老的特征

度（E）、舒张晚期主动充盈血流峰速度（A）以及二者的比值（E/A）。正常情况下，E/A 值 > 1。但随着心脏衰老，心室肥厚与心室壁弹性下降会使舒张早期的室内压升高，导致平均 E 值下降，A 值增加，E/A 值逐渐下降 [7,8]。左心室舒张功能受损导致老年人心力衰竭和房颤的发生率增加，流行病学研究显示，左心室射血分数保留的心脏舒张功能不全（即射血分数保留的心力衰竭，HFpEF）与年龄增长显著相关，随着心脏舒张功能的减退，心力衰竭的症状也会逐渐加重 [9]。

❷ 窦房结起搏和心电传导功能障碍。心脏衰老过程中，除了工作心肌发生老化外，传导系统，如窦房结、房室结、希氏束、心内膜下浦肯野纤维网等也出现退行性改变。这些改变会对心脏电传导系统产生影响，进而引发心房和心室去极化和复极化的异常。随着窦房结中起搏细胞的逐渐减少，窦房结起搏功能会出现障碍，使心率逐渐变慢，进而引发窦性心动过缓 [10]。心电传导功能障碍的临床表现通常为房室传导阻滞、左右束支传导阻滞或早跳、房颤等，统称为老年心律失常症。临床上可通过心电图评估心电传导功能的变化。与健康成年人相比，老年人心电图变化主要体现为 P 波增宽，P-R 间期和 Q-T 间期延长，QRS 和 T 波电压变小及电轴左偏。心电传导功能障碍使心房收缩力降低，心室充盈量减少，从而加重心力衰竭，严重时会导致心源性猝死等疾病。

❸ 冠状动脉微循环障碍。心肌细胞的无氧耐受性非常有限，必须依赖冠状动脉循环的持续供氧。冠状动脉微循环是指由直径小于 150 μm 的微动脉、毛细血管和微静脉构成的微循环系统，它是冠状动脉主要的阻力血管床和心肌代谢场所。心脏衰老过程中，冠状动脉内皮细胞功能发生异常，导致冠状动脉微循环障碍，通常表现为冠状动脉微血管狭窄、阻塞或痉挛，导致冠状动脉循环血液不畅、供血不

足，患者出现心绞痛[11]。冠状动脉微循环障碍的诊断方法主要有冠状动脉血流储备（CFR）、微循环阻力指数（IMR）等。CFR是诊断冠状动脉狭窄金标准，通常认为冠状动脉血流储备临界值为0.75～0.8。当CFR降低时，提示需要进行医学处理，如冠状动脉介入术。在衰老的动物和人类群体中，心力衰竭和冠心病的风险增加往往伴随着CFR功能的损害[12,13]。IMR可用于评估冠脉微循环的状态，小于25为正常，大于30提示微循环障碍。随着心脏的衰老，充血状态微血管阻力增加，静息状态到充血状态的微血管阻力差值降低[14]。

❹ 心脏代谢功能改变。心脏是一个高能量消耗的器官，需要持续的能量供应来保持其正常运作。健康的心脏可以灵活地利用各种“燃料”（能量底物）产生ATP，包括葡萄糖、脂肪酸、氨基酸和酮体等。心脏产生的ATP中有70%～90%来自脂肪酸，其余来自葡萄糖、酮体、支链氨基酸和乳酸等底物。心脏对底物的偏好随生命周期生理、病理和外界环境的变化而变化。在衰老的心脏中，这种底物代谢的灵活性被打破，脂肪酸转运增加，但氧化利用减少，导致心肌细胞内脂质积累造成脂质毒性。脂肪酸氧化率的降低往往伴随着葡萄糖氧化和糖酵解的增加，这种由脂肪酸转向葡萄糖的底物代谢重构往往导致心肌能量供应不足，造成心功能障碍[15,16]。

（2）结构改变

如前文所述，心脏结构包括左/右心房、左/右心室、心脏传导系统，心房室间有单向瓣膜，心脏外侧由心包膜包裹，并由冠状动脉系统为心脏供血。随着衰老的进程，以上结构无一例外会发生老化、纤维化、钙化等症状，临床上可以通过超声、计算机断层扫描、核磁共振成像及核素显像等多种成像技术检测衰老过程中这些结构的变化。

❶ 心肌肥厚和纤维化。心脏左心室随着衰老出现肥大和室壁增厚的变化[17]，左心室肥大为非对称性向心性肥大，伴随左心室舒张末期容积减少、质量/体积比值增大等，这是心脏衰老时心肌细胞损失的代偿反应。由于心肌细胞的自我更新率非常低，当心肌细胞发生死亡但没有新的心肌细胞接替时，一方面存活的心肌细胞通过机械应力-激酶通路增大体积，维持短期心输出量；另一方面成纤维细胞和炎性细胞增殖，同时胶原蛋白沉积，从而修复心脏结构，最终导致心肌纤维化。纤维化是心脏老化的关键因素，是心脏变硬、失去弹性的主要原因，往往导致心脏舒张功能减退，诱发心力衰竭[18]。除心室肌外，窦房结、房室结、希氏束和左束支同样表现出纤维化总量的增多和胶原纤维种类的改变，诱发房颤。纤维化程度与疾病的进展程度或类型有关，如心肌纤维化程度越高患者的心脏舒张功能减退越严重，持续性或永久房颤患者的心肌纤维化比阵发性房颤患者改变更明显[19]。

❷ 冠状动脉与瓣膜钙化。随着心脏衰老，冠状动脉内膜会出现脂质氧化、内

皮损伤、炎症反应以及凋亡小体形成[20]。这些凋亡小体内部含有钙晶体沉积所需的钙及磷酸盐，能促进羟基磷灰石针状体的形成，从而诱导冠状动脉内膜的钙化。这种钙化过程不仅影响冠状动脉的通畅性，增加心血管疾病的风险，还会导致心肌供血不足，影响心脏的正常功能。同时，心脏瓣膜也会随着心脏衰老的进展发生钙化及狭窄。这是由于内皮屏障功能障碍使血液中的脂质能够进入内皮下间隙，这些脂质在内皮下间隙诱导炎症、纤维化、基质重塑及钙沉积，从而导致瓣膜的钙化和狭窄[21]。瓣膜钙化和狭窄会进一步影响心脏的泵血功能，导致心力衰竭等严重后果。

❸ 脂肪与淀粉样蛋白沉积。心脏衰老伴随着心包组织脂肪沉积增多、心房和心室肌细胞淀粉样蛋白沉积。心外膜脂肪组织是位于心脏外层（心外膜）的脂肪组织，从形成过程来看，它是由于心外膜组织经历慢性缺氧性损伤，使得白色脂肪组织在心外膜区域的积累而形成。一方面，心外膜脂肪组织会压迫冠状动脉减少心肌的血液供应；另一方面，心外膜脂肪组织会通过合成和分泌多种促炎因子，引起心肌细胞的炎症反应，长期可诱导纤维化的发生，影响心脏的正常结构和功能，进而引发房性心律失常、增加心血管事件风险以及促进动脉粥样硬化的进展[22]。此外，衰老心脏中不稳定蛋白的错误折叠会导致衰老的心肌细胞出现淀粉样物质的沉积，这些沉积会导致自主神经控制受损与心脏电传导异常，使心脏功能降低，心力衰竭进一步恶化[23]。

（3）细胞改变

心脏衰老伴随着细胞水平的一系列改变，从而使心脏在宏观上表现出结构和功能的变化。心脏由多种不同谱系的细胞组成，包括心肌细胞、成纤维细胞、内皮细胞以及免疫细胞等。衰老过程中，每一种细胞都承受着不同的压力，细胞内部也发生不同的改变。

❶ 心肌细胞。心肌细胞占心脏细胞总数的30%～40%，大多数心肌细胞是终末分化细胞。但研究表明成年心肌细胞仍保留部分增殖能力，随着年龄增长，人类成年心肌细胞的更新速度逐渐下降，将从20岁时的1%降至75岁之后的0.3%[24]。心脏衰老可以通过心肌细胞的定量改变和定性改变来表征[25]。心肌细胞定量改变主要指心肌细胞数量的改变，心肌细胞数量取决于心肌细胞死亡和更新之间的平衡，人类成年心肌细胞的更新速率随着年龄的增长逐渐下降，衰老心脏中心肌细胞总数减少，且衰老细胞的比例增加。心肌细胞定性改变包括自噬和肥大[26,27]。自噬效率在心脏衰老过程中逐渐下降，不能通过自噬消除功能失调的线粒体，导致氧化损伤的进一步积累。在自噬效率降低和持续氧化损伤的情况下，响应肥厚信号的蛋白质合成增加[27]。因此，心肌细胞在衰老的心脏中明显肥大，并促进心脏功能失调的发生[26]。此外，肥厚的心肌细胞对能量需求增加，需要功能失调的线粒体产生更多的能量。不能及时被清除但又不得不工作的功能失调的线粒体进一步使

ROS 产生增加，这无疑恶化了心肌细胞的功能。

❷ 成纤维细胞。在心血管系统中，成纤维细胞被认为是最丰富的细胞群，其通过细胞外基质的生成、维持和重塑提供心脏的骨架。在应激反应中，成纤维细胞通常发生表型转化，成为肌成纤维细胞，并调节心脏 α-平滑肌肌动蛋白和细胞外基质成分。随着应激源的持续存在，心脏成纤维细胞发生不可逆的衰老，细胞周期蛋白和衰老相关分泌表型（SASP）表达增加 [28]。此外，发生心肌梗死的衰老心脏表现出瘢痕中胶原沉积减少、瘢痕稳定延迟、炎症减少但延长，这表明心脏成纤维细胞随着年龄的增长而功能失调，这种功能障碍会增加老年人心肌梗死后心脏破裂的风险 [29]。

❸ 内皮细胞。内皮细胞在血管内层形成保护屏障，其失调与内皮功能障碍和主动脉病变密切相关。与大多数哺乳动物细胞一样，内皮细胞的增殖能力随着年龄的增长而受到限制。在动物实验研究中，与年轻组相比，在衰老大鼠的整个主动脉壁中积聚着更多的衰老内皮细胞。在这些衰老的内皮细胞中，一氧化氮合酶功能发生障碍，使一氧化氮分泌减少和炎症激活，从而导致与年龄相关的内皮功能障碍 [30]。此外，内皮细胞衰老过程产生的 ROS 可激活 NLRP3 炎性小体导致 IL-1β 分泌，而 IL-1β 通过正反馈激活 $p53/p21^{CIP1}$ 信号通路，进一步促进衰老进程 [31]。

❹ 免疫细胞。免疫衰老最重要的特征之一是记忆 T 细胞的年龄依赖性积累和初始（naïve）T 细胞的减少。CD28 主要由 naïve T 细胞表达，是一种介导 T 细胞活化和增殖的主要共刺激受体。CD28 的丢失是 T 细胞在免疫衰老过程中最重要的变化之一。T 细胞在衰老过程中变成 $CD28^-$，这是 naïve T 细胞在终身慢性抗原刺激后的衰竭。在这种应激情况下，T 细胞中 CD28 表达的进行性丧失往往伴随着端粒缩短和细胞周期阻滞 [32,33]。Spyridopoulos 等人研究发现，从冠心病患者分离的 $CD4^+CD28^-$ T 细胞中端粒明显缩短 [34]。除 CD28 外，CD57 受体也被定义为复制性衰老 T 细胞的独特标志，在 $CD28^-$ T 细胞分化的后期获得 CD57。与 $CD28^-$ T 细胞一致，$CD57^+$ T 细胞在衰老过程中表现出增殖能力下降和促炎细胞因子增加的特征 [35]。因此，$CD28^-$ 和 $CD57^+$ T 细胞都被认为是人类的复制性衰老 T 细胞。$CD57^+$ T 细胞在急性心肌梗死和急性心力衰竭后，会优先在外周血中积累，这与急性心肌梗死和心力衰竭患者的临床预后有关 [36]。

（4）分子改变

心脏衰老的过程中伴随着各种分子的改变，包括信号分子通路、蛋白质大分子、代谢小分子等。

❶ 信号分子通路。mTOR 是一种高度保守的丝氨酸 / 苏氨酸激酶，其磷酸化可直接抑制细胞自噬。因此，mTOR 是最重要的自噬负性调节蛋白，被认为是心脏老化的一个关键驱动因素 [37]。在衰老的小鼠心脏中，mTOR 磷酸化水平增加，自噬降低；而抑制 mTOR 会延长小鼠的寿命，并促进自噬改善与年龄相关的心脏疾

病[38]。Sirtuins 是一个进化保守的 NAD^+ 依赖蛋白赖氨酸去乙酰化酶家族，在长寿和健康衰老中发挥关键作用，也广泛参与心脏衰老的过程[39]。在心脏老化过程中，SIRT1 蛋白下调，其表达和活性的降低与细胞衰老和心功能障碍的进展密切相关[40]。相反，SIRT1 激活对心血管系统的细胞衰老具有保护作用。p53 是一种重要的肿瘤抑制因子，在生理状态下表达水平较低。当心脏受到氧化应激、DNA 损伤等压力刺激时，p53 被激活。研究表明，p53 在心肌梗死或缺氧处理的衰老成纤维细胞中表达增加，并通过调节细胞周期和影响线粒体的功能影响心脏衰老。哺乳动物细胞周期是一个高度保守的生物学过程，由细胞周期蛋白、细胞周期蛋白依赖激酶（CDKs）和细胞周期蛋白依赖激酶抑制剂（CDKIs）控制[41]。$p16^{INK4a}$ 是 Rb 调控的 CDKI，通过抑制 CDK4/6、Rb 磷酸化和 E2Fs 活性，对维持细胞衰老表型发挥重要作用。老年病变心脏中 $p16^{INK4a}$ 升高，$p16^{INK4a}$ 阳性细胞的年龄相关积累会对寿命产生负面影响。通过清除 $p16^{INK4a}$ 阳性衰老细胞，可以延缓包括心脏在内的多种组织和器官的肿瘤进展和年龄依赖性疾病[42,43]。

❷ 蛋白质大分子。除上述信号分子通路的改变外，心脏衰老也伴随着多种蛋白质大分子的表达增加，在细胞、血液、尿液中检测到的这些大分子可作为测量和量化的生物标志物。衰老相关 β-半乳糖苷酶（SA-β-gal）是检测衰老或疾病组织中衰老细胞位置的重要标志物，通过与特异性细胞标志物共同免疫染色来鉴定心脏中衰老细胞类型。SA-β-gal 与肌钙蛋白 -C 共标记检测到老年小鼠心脏中衰老的心肌细胞中增加[44]。同其他大多数衰老细胞一样，衰老心脏中的细胞也伴随着 SASP 的显著激活。成纤维细胞分泌 IL-6、TNF-α、PAI-1、IL-11、CXCL1、CXCL2 等，内皮细胞分泌 IL-6、PAI-1、MMP-1、MMP-3 等，这些因子的表达增加促进心脏肥厚[45]。NLRP3 炎性小体是心脏细胞和器官衰老的重要参与因素[46]，其依赖于下游效应分子 IL-1β 和 IL-18 发挥作用。IL-1β 和 IL-18 作为促炎因子可以引起心脏纤维化和心脏肥大等心脏衰老表型，血浆 IL-1β 水平已被广泛应用于临床评估衰老相关心脏疾病风险[47]。血液中可检测到的一些分泌因子与心脏衰老有关。例如，老年人血清中 B 型钠尿肽（BNP）水平增加，且 BNP 的水平与年龄相关的左心房损害程度呈正相关，是一个独立的因素[48]。同样，血浆高敏心肌肌钙蛋白 T（hs-cTnT）、血清 IL-6 和 C 反应蛋白（CRP）的水平也随着年龄增长而增加[49,50]。此外，尿液 BNP 增加也与较高的衰老相关心血管疾病风险有关，尿液中纤维蛋白肽 A（FPA）增加与心绞痛和心肌缺血有关[51]，尿液样本中 CD14、α1-抗胰蛋白酶、Ⅰ型和Ⅲ型胶原、粒蛋白样神经内分泌肽前体、孕酮受体膜成分 1 等多种蛋白质和肽可作为冠状动脉疾病的特定生物标志物[52,53]。

❸ 代谢小分子。代谢小分子的变化也是心脏衰老的重要特征。根据一项队列研究结果，基于循环神经酰胺和磷脂的风险评分与心血管疾病发病率呈正相关[54]。神经酰胺是一种会诱导心脏脂毒性的鞘磷脂，可以驱动心脏衰老和相关疾病的发生[55]。食物来源的卵磷脂是心脏衰老及相关疾病的重要危险因素[56]，氧化三甲胺

（TMAO）由食物中的卵磷脂代谢产生。TMAO 会引起老年相关的心肌肥厚、心肌纤维化、房颤和冠心病等，并且缩短心衰病人生存期。中老年人血浆 TMAO 水平明显高于年轻人[57]，TMAO 可能是心脏衰老的诱发因素和潜在的代谢小分子标志物。

综上，心脏衰老伴随着结构、功能、细胞、分子的改变，这些改变往往是交互关联的，因此，可通过多个水平的特征变化识别心脏衰老。

9.1.3 心脏衰老的发生机制

驱动心脏发生衰老的机制非常复杂，任何一方面的改变都可能会发生级联效应，多途径促进心脏衰老。目前，关于心脏衰老的机制主要包括氧化应激、线粒体障碍、自噬改变、能量代谢紊乱、基因组不稳定、表观遗传改变、细胞衰老、炎症等（图 9.3）。本节对这几方面的相关机制进行阐述。

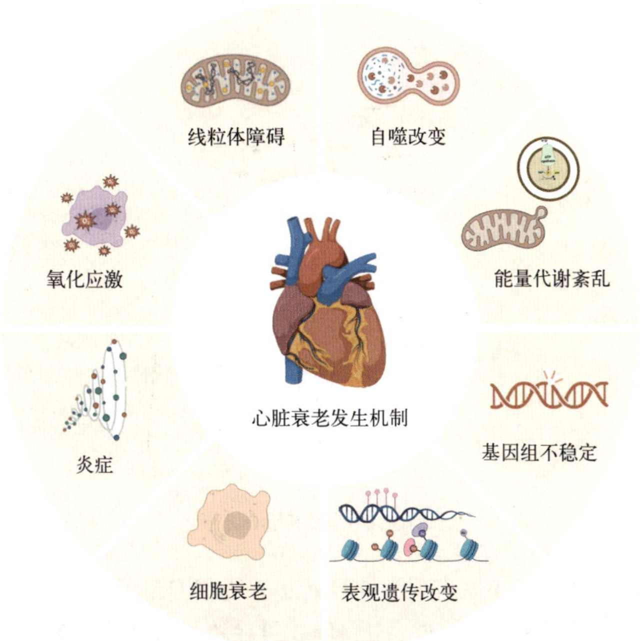

图 9.3 心脏衰老的发生机制

（1）氧化应激

心脏中的 ROS 来源于线粒体、NADPH 氧化酶（NOX）、黄嘌呤氧化酶（XO）、非偶联一氧化氮合酶（NOS）、单胺氧化酶（MAO）等[58]。作为氧化磷酸化呼吸链的副产物，线粒体是 ROS 产生的主要贡献者[59]。心脏是一个高耗能器官，其基础耗氧率约为 0.1 mL O_2/(min·g)，高于人体任何其他组织。因此，心肌细胞具有非常高的线粒体体积密度，能够产生更多的 ROS[60]。在心脏衰老过程中，包括过氧化氢酶、超氧化物歧化酶（SOD）、谷胱甘肽过氧化物酶（GPx）和谷胱甘肽还原酶（GR）在内的抗氧化酶的活性降低，ROS 在各种刺激条件下变得不可控，在细胞内不断积累并造成氧化应激，主要通过以下几方面促进心脏衰老：首先，ROS 通过改变兴奋-收缩偶联的核心蛋白，包括 L 型钙通道、钠通道、钾通道和钠-钙交换器等，直接损害心肌细胞的电生理和收缩机制；其次，过量的 ROS 促进 Ryanodine 受体（RyRs）活性并抑制肌浆网 Ca^{2+}- 腺苷三磷酸酶 2（SERCA2）活性，进而引起钙超载和肌丝钙敏感性降低，最终导致收缩功能障碍；再次，ROS 的增加会反过来破坏线粒体的电子传递，进一步导致线粒体和能量代谢功能障碍；最后，ROS 还可以激活 TGF-β，而 TGF-β/Smad 通路是调控损伤性衰老和生理性衰老的重要途径之一，其激活会导致 miR-29 的急性积累，促进心脏衰老[61]（图 9.4）。此外，氧化应激促进蛋白质过氧化、端粒缩短和 DNA 损伤，这些都与心脏衰老有关。反过来，衰老通过 SASP 促进炎症反应和 ROS 的产生，进一步加剧细胞衰老[62]。因此，抑制与衰老相关的氧化应激可以预防衰老细胞异常累积，改善机体衰老程度。

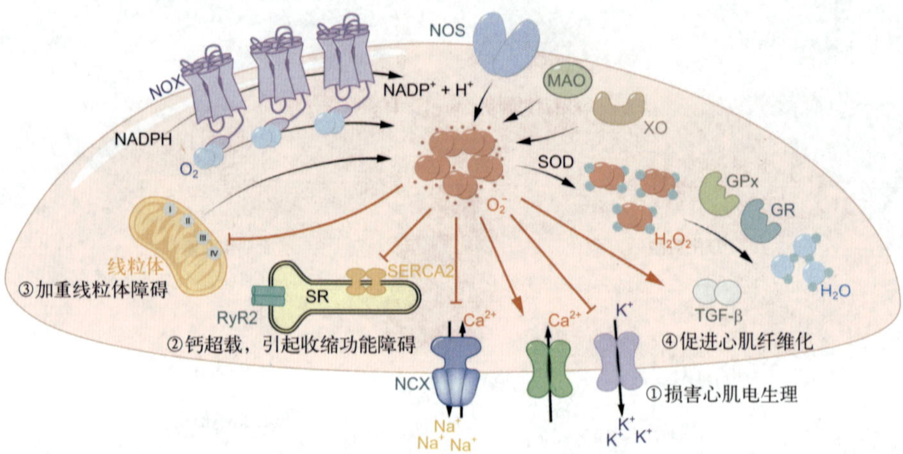

图 9.4　氧化应激与心脏衰老

线粒体 SOD 缺乏的小鼠表现为神经元和心肌细胞严重受损，甚至表现为扩张型心肌病[63]。心肌细胞特异性过表达 *Maoa* 可导致小鼠体内 ROS 升高，并诱导心肌细胞坏死和心功能不全[64]。相反，在小鼠体内过表达具有保护线粒体功能的过氧化氢酶可以减轻小鼠心脏老化，所有与心脏衰老相关的变化包括线粒体氧化蛋白的积累、mtDNA 突变、心室纤维化在过表达小鼠中显著减弱[65]。此外，阻断 TGF-β 信号也可以改善衰老小鼠的心功能，有益于心脏衰老的干预和治疗[66]。以上证据表明，氧化应激是心脏损伤和衰老的关键因素，抑制氧化应激是潜在的治疗衰老相关心脏疾病的有效策略。鉴于此，研究人员建议使用抗氧化剂来预防甚至逆转心脏衰老。但遗憾的是，现阶段的研究数据表明这种干预策略并不能获得预期结果。这可能是由于低浓度的 ROS 可以通过触发防御机制对细胞损伤起到保护作用，对 ROS 水平的过度干扰可能会造成不利的后果。因此，如何预防过高的氧化应激对细胞造成损伤，同时又能维持低浓度的活性氧以增强细胞抵抗能力，是未来调控氧化应激干预心脏衰老的重点研究方向。

（2）线粒体障碍

线粒体功能障碍是影响心脏衰老的重要因素，是心脏衰老的共同病理特征之一。线粒体有自己的基因组，即 mtDNA，它们不能由细胞重新合成，只能从母体生殖系遗传。线粒体的稳态和质量控制是由融合和分裂的平衡、线粒体生物生成以及线粒体自噬共同调节[67]。线粒体自噬和生物生成受损、线粒体未折叠蛋白增加、mtDNA 突变等与心脏衰老密切相关。

在心脏衰老过程中，线粒体的形态和功能会发生明显变化，比如，单位体积线粒体的内膜面积和长度减少，且单个线粒体的平均体积增加[68,69]。功能失调的线粒体通过以下机制损害心肌细胞功能：① ROS 过度生成；② ATP 合成障碍。在功能失调的线粒体中，电子传递复合物 Ⅰ 和Ⅳ活性降低，导致电子泄漏增加，氧被还原成超氧阴离子，从而导致线粒体 ROS 水平升高[70]。反过来，ROS 水平升高还会破坏三羧酸循环和电子传递链，进一步加剧线粒体损伤，这被称为线粒体的恶性循环理论[71]。衰老心脏后负荷的增加和心肌细胞肥大导致心肌细胞对能量的需求增加。但由于心脏舒张功能受损，左心室冠状动脉灌注减少，氧气供应不足，导致线粒体合成的 ATP 减少。因此，ROS 水平升高引起的氧化应激，协同 ATP 合成不足导致的供能不足，共同促使心肌细胞损伤及其功能衰竭[72]。此外，线粒体功能障碍也会增加心脏衰老相关蛋白表达和凋亡诱导因子相关的心肌细胞凋亡，加剧心脏重塑[73]。

线粒体自噬功能受损，不能及时清除功能失调的线粒体，导致这些线粒体持续积累，加剧心脏衰老。事实上，在心肌细胞中观察到进入自噬体的线粒体数量随着心脏衰老而减少[74]。例如，自噬蛋白 5（ATG5）是参与自噬体延伸的 E3 泛素连接酶，*Atg5* 基因缺陷的小鼠表现出年龄相关性心肌病的早发性，左心室心肌细胞肥厚增加、心功能下降，寿命显著缩短[75]。线粒体生物生成也在心脏衰老过程中下降，这是由于 AMPK 的活性下降以及线粒体生物生成的主要调节因子 PGC-1α 的表达降低造成的[76]。总之，线粒体自噬和线粒体生物生成的年龄依赖性损伤是导致线粒体稳态受损的原因，而线粒体稳态受损导致线粒体功能障碍，促进心脏衰老。

（3）自噬改变

自噬是一种高度保守和溶酶体依赖的重要生物学过程，一般由Ⅲ类磷脂酰肌醇 3-激酶（PI3K）和 Beclin-1 触发，其通过溶酶体降解错误折叠的蛋白质和受损细胞器，从而维持细胞代谢和细胞器的更新[77]。自噬广泛参与大多数细胞在不同条件下的生理病理过程，如生长发育、代谢、寿命以及包括心脏衰老在内的多种疾病[78]。心肌细胞中与自噬相关的信号通路主要有两条，分别是 MLC/FAK/Akt/mTOR 介导的抑制通路和Beclin1介导的激活通路。自噬可以维持心脏细胞内细胞器和蛋白质的稳态，在减少心脏损伤和维持心脏功能方面起着关键作用[79]。然而，在心脏衰老的过程中自噬受损，表现为自噬活性和自噬流量均减少，导致心脏组织稳态丧失、蛋白质错误折叠增加和线粒体功能障碍，进而导致心功能障碍，引起心肌肥大和纤维化，这些特征均是心脏衰老的表现[80]。

自噬被抑制或自噬基因突变可以介导心脏衰老的发生[81]。如上文所述，通过特异性敲除小鼠心脏中自噬相关基因*Atg5*，会观察到心脏线粒体呼吸功能显著下降，以及左心室肥厚和心脏衰老的加速现象。而增强自噬可以通过去除功能失调的细胞器和错误折叠的蛋白质来改善心脏功能，并减轻与心脏衰老相关的病理变化。例如，雷帕霉素抑制mTORC1信号通路增强心肌细胞自噬，进而改善心肌梗死诱导的慢性心力衰竭大鼠的心功能，并抑制心脏重构[82]。在心肌特异性转基因*Hsp27*小鼠中，*Hsp27*过表达激活抗氧化和自噬通路，与老龄WT小鼠心脏相比，转基因小鼠体内的LC3-Ⅱ和p62的积累减少，心脏衰老标志物表达、间质纤维化、ROS和泛素结合蛋白水平均降低，心功能得到改善[83]。以上这些研究表明，抑制自噬促进心脏衰老，而适当增强自噬可延缓心脏衰老。不过，自噬过度增加也会引起心脏损伤，加速心血管衰老，如棕榈酸诱导的胰岛素抵抗伴随着过度的自噬，导致心肌细胞凋亡[84]。因此，如何调节自噬的平衡是未来靶向自噬干预心脏衰老要解决的问题。

（4）能量代谢紊乱

心脏是一个高耗能器官，它可以利用脂肪酸、葡萄糖、酮体、支链氨基酸和乳酸等底物产生能量。葡萄糖和脂肪酸作为底物的区别在于，脂肪酸每产生1个ATP分子需要的氧气比葡萄糖产生1分子ATP所需要的氧气更多。但是，1分子脂肪酸要比1分子葡萄糖产生更多的ATP。酮体比两者都更有效，用更少的氧气产生更多的能量，因此酮体也被称为“超级燃料”。心脏对底物的偏好随生命周期生理、病理和外界环境的变化而变化。在大多数情况下，脂肪酸是心脏的主要能源，但也会随着不同的情况比例发生变化，这也是心脏灵活运用不同底物高效产能的表现。在衰老的心脏中，底物代谢的灵活性降低，并伴随着一些病理变化。下面，我们概述了几种代谢底物在心脏衰老过程中的主要变化及其与心脏衰老的关系[85]。

❶ 葡萄糖代谢的变化。与健康心脏不同，衰老心脏的脂质分解代谢减少，无氧糖酵解逐渐成为能量的主要来源，这与心脏肥厚、收缩功能受损等过程中底物代谢的变化是一致的。由于葡萄糖转运体在衰老过程中转移葡萄糖的能力受损，循环系统中葡萄糖含量大幅增加，从而导致空腹血胰岛素和葡萄糖水平升高。研究表明，在高血糖或高胰岛素条件下培养细胞可加速细胞衰老进程，这与糖尿病患者更容易出现心功能障碍这一事实相符[86]。放射性标记葡萄糖吸收的PET成像显示，在衰老心脏中胰岛素抵抗、葡萄糖穿梭受损、脂肪酸氧化减少并造成脂质积累[87]。

在能量供应方面，糖酵解产生的能量不能弥补因葡萄糖氧化和脂肪酸氧化受损所缺失的能量供应，这种糖酵解与脂肪酸利用率降低的协同作用导致不可逆和持续的心脏能量供应不足和异常心脏收缩，这类似于心脏缺血引起的心力衰竭。此外，戊糖磷酸途径的增强阻碍了衰老心脏对葡萄糖的利用，也诱导脂肪酸氧化受损以及心肌细胞中脂褐素的积累，进而导致心脏脂质毒性[88]。

❷ 脂质代谢的变化。在衰老心脏中，脂肪酸氧化能力下降导致游离脂肪酸和脂质细胞蓄积，引起衰老心脏的功能失调，这与病理性心肌肥大的病理机制一致。事实上，脂肪酸进入心肌细胞的转运过程在衰老心脏中是被促进的，这是由于心脏中脂肪酸转运体 CD36 水平增加，但过氧化物酶体增殖物激活受体 -α（PPAR-α）和过氧化物酶体增殖物激活受体 -γ（PPAR-γ）共激活因子 1（PGC1s）在衰老心脏中被明显抑制，导致心肌细胞中的脂肪酸氧化酶的表达下调，从而阻碍了脂肪酸氧化利用。脂肪酸摄取和利用之间的不平衡使细胞内脂质过剩，引发有毒脂质物质（如神经酰胺和二酰基甘油）的蓄积，最终导致心脏衰老过程中的脂质毒性[89]。除了衰老直接阻碍脂肪酸氧化外，胰岛素的增加通过抑制脂肪酸氧化过程中的主要限速酶的活性来阻碍脂肪酸氧化。反过来，细胞内的脂质蓄积诱导调节胰岛素产生的重要成分的翻译后修饰，使胰岛素抵抗加剧，并进一步促进细胞衰老。这些证据表明，心脏脂质代谢异常会促进心脏衰老，脂质摄取和氧化之间的失衡会引发心脏脂质毒性，并在一定程度上阐释了衰老过程中出现胰岛素抵抗的原因。

❸ 酮体代谢的变化。酮体包括 β-羟基丁酸酯、乙酰乙酸酯和丙酮，主要来源于脂肪酸氧化，在生理稳态中作为禁食和生酮饮食期间的主要身体能量来源。在以往的研究中，临床前动物模型和心衰患者体内酮体氧化相关酶和源自其代谢的中间体均有所增加，表明酮体在心衰过程中是一种关键的可选能源[90]。鉴于衰老过程中脂肪酸氧化和葡萄糖利用受损，酮体可能是缓解衰老相关心功能障碍的必要底物，并作为代偿“燃料”。已有研究表明增加酮体可以改善衰老心脏的心功能障碍[91]。除了作为能量来源外，它还代谢出组蛋白去乙酰化酶拮抗剂 β-羟基丁酸，从而诱导细胞增殖并抑制炎症，因此 β-羟基丁酸可能作为衰老相关炎症的阻滞剂[92]。以上证据表明，酮体的增加有利于预防与衰老相关的心血管并发症。

（5）基因组不稳定

基因组稳定性系统包括维持端粒适当长度和功能，以及确保核 DNA 和线粒体 DNA 完整性的特定系统。外源性或内源性损伤会引起基因组不稳定，而基因组不稳定是各种器官和物种衰老的共同特征。其中，DNA 损伤和端粒损伤在心脏衰老过程中发挥着重要作用。

❶ DNA 损伤。在心血管系统中，基因组受到各种内源性和外源性基因毒性因素的攻击，包括衰老、血脂、缺血等。研究表明，人类晚期动脉粥样硬化病变中的血管平滑肌细胞（VSMC）表现出广泛的 DNA 损伤和细胞衰老表型，在心肌梗

死动物模型中也观察到DNA损伤增加和心肌细胞衰老。因此，DNA损伤和细胞衰老（DNA损伤的后果）与心血管疾病的进展密切相关。DNA损伤和DNA修复缺陷的增加被证明可以通过抑制自噬促进机体衰老，如体细胞的mtDNA突变抑制自噬，从而使突变的mtDNA逃避降解，促进线粒体功能障碍。此外，当DNA损伤诱导衰老时，伴随着SASP的产生，SASP介导慢性炎症，从而进一步促进DNA损伤和衰老[93]。因此，持续的DNA损伤激活或DNA损伤修复缺陷是引发心血管疾病早衰的强烈触发因素。为了应对高频率的DNA损伤，DNA损伤修复已经发展成为促进健康和保健的最佳特征机制之一。

❷ 端粒损伤。端粒是位于染色体末端的重复核苷酸序列区域，保护染色体末端结构免受损伤。端粒富含鸟嘌呤核苷酸，特别容易受到氧化应激的影响。成人心肌细胞长期以来被认为是有丝分裂后终末分化的细胞，增殖能力非常有限。但新兴的证据表明心肌细胞在其整个生命周期中经历一定程度的分裂和再生，并且也可观察到端粒酶在心肌细胞中呈现活跃状态[94]。心脏的健康依赖于由心脏祖细胞产生心肌细胞的基础周转，而端粒磨损和DNA损伤诱导心脏祖细胞衰老，导致再生能力丧失，促进心脏衰老[95]。因此，细胞衰老的端粒假说在心脏组织中有一定的适用性。端粒酶逆转录酶由称为*TERC*的RNA成分和称为TERT的催化亚基组成，端粒酶负责产生新的DNA重复序列来维持端粒。在研究端粒损伤在心血管系统中的作用时，*Terc*敲除小鼠出现高血压、左心室收缩和舒张功能障碍以及心肌细胞凋亡，而TERT表达上调可以改善心室功能，即保护端粒免受损伤可以延缓心脏衰老[96]。在基于人群的样本中，白细胞端粒缩短与冠状动脉钙化和冠心病（两者都是心脏衰老的标志）有关。在血管组织中，端粒缩短也与动脉粥样硬化有关，在不易发生动脉粥样硬化的血管细胞中发现了更长的端粒。端粒磨损和心功能障碍之间确实存在联系，但端粒磨损是否在心脏衰老中起致病作用仍有待进一步研究。

（6）表观遗传改变

除了DNA突变外，心脏中的基因表达水平可能受到多种表观遗传因素的影响，包括组蛋白修饰、DNA甲基化修饰和非编码RNA（ncRNAs）。这些表观遗传改变集中于与病理生理过程相关的基因转录的移位和不平衡，如蛋白质平衡丧失、线粒体功能障碍和炎症。年龄的增长会导致基因表达的明显异质性，这表明表观遗传改变可能与心脏衰老有关。

❶ 组蛋白修饰。组蛋白的翻译后修饰在表观遗传调控中起着重要作用，其中组蛋白乙酰化和甲基化是关键修饰标志，与寿命调节密切相关。

组蛋白去乙酰化酶（HDACs）包括依赖Zn^{2+}的Ⅰ、Ⅱ、Ⅳ类经典组蛋白去乙酰化酶，以及依赖NAD^{+}的Ⅲ类组蛋白去乙酰化酶（SIRT）。SIRT有7种不同的亚型（SIRT1～SIRT7），其中SIRT1、SIRT6、SIRT7主要分布于细胞核中，SIRT2主要分布于细胞质中，SIRT3、SIRT4、SIRT5主要分布于线粒体。研究表明，小鼠和人类衰竭心脏中 SIRT1 的表达水平随衰老进程下降，而适度恢复小鼠 SIRT1 表达可以延缓心脏老化，具体表现为心脏抗逆性增强、衰老标志物以及年龄依赖性不良心肌重构减轻[97]。与此一致的是，在分离的衰老小鼠心肌细胞中发现，细胞收缩/舒张功能障碍及线粒体自噬受损，给予 SIRT1 激动剂 SRT1720 后可改善心肌细胞功能，其机制可能与 SIRT1 介导的转录因子 FOXO1 去乙酰化有关。同样地，研究发现 SIRT2 在衰老小鼠的心脏中表达降低，*Sirt2* 基因敲除小鼠在衰老过程中心肌细胞自发性肥大及凋亡显著加重。相反，激活 SIRT2 可延缓心肌细胞衰老，潜在机制是通过与肝激酶 B1 结合并介导其去乙酰化，进而激活下游 AMPK 信号通路。SIRT3 则通过介导 H3K27 去乙酰化作用，抑制 TNF-α 相关的炎症反应及 Fos/AP-1 通路活性，从而改善心肌纤维化；而在 SIRT3 敲除小鼠中观察到心肌纤维化加重、心功能减弱等心脏衰老表型[98]。以上研究提示，组蛋白去乙酰化酶在心肌细胞衰老过程中具有重要作用，并为抗心肌衰老的治疗提供了新思路。

在老年小鼠的早期舒张损伤模型中，抑制 HDAC 可改善舒张功能障碍（心脏衰老的标志）。但需要进一步明确是否以及在多大程度上改变组蛋白乙酰化介导 pan-HDAC 抑制剂的心脏益处[99]，因为各种 HDAC 亚型在心血管稳态和病理学中具有独特的，有时甚至是相反的作用。如，*HDAC6* 缺陷小鼠对肺动脉高压和应激引起的收缩功能障碍的易感性降低，但随着年龄的增长，舒张功能障碍会过早出现并逐渐加重；同样，敲除 *Hdac9* 可防止血管钙化，但会加剧相关小鼠模型中的病理性肥大。因此，选择性靶向 HDAC 亚型可能是减少不利和脱靶效应的有效策略。

大量研究表明，在生命早期组蛋白甲基化对维持心脏稳态发挥关键作用。基于临床前研究，靶向组蛋白甲基化已被视为治疗动脉粥样硬化和肥厚型心肌病的潜在治疗策略。然而，尚需要进一步研究以明确自然衰老过程中是否伴随心血管系统中可干预的组蛋白甲基化改变。

❷ DNA 甲基化修饰。DNA 甲基化越来越多地被用于评估心脏衰老的程度，但 DNA 甲基化改变对心脏疾病的贡献仍然存在争议。有研究表明，参与维持 DNA 甲基化的 DNA（胞嘧啶 -5）- 甲基转移酶 1（DNMT1）的心脏表达水平随着年龄的增长而下降，但在成年小鼠心脏中敲除 *Dnmt1* 并没有发现任何明显的不适后果，并在心脏毒性模型中具有心脏保护作用[100]。其他 DNA 甲基转移酶的作用也存在争议，如 DNMT3A 和 DNMT3B，这些酶是 DNA 从头甲基化所必需的，其表达水平在人类心力衰竭中上调，但在心肌细胞中特异性敲除 *Dnmt3a* 和/或 *Dnmt3b* 的小鼠没有表现出严重的有害表型或严重心肌病[101]。因此，心脏 DNA 甲基化对心脏衰老的影响目前尚无定论，其在心脏衰老过程中的作用需要更进一步的研究。

（7）细胞衰老

细胞衰老不仅适用于内皮细胞和成纤维细胞等增殖细胞，还可以影响心肌细胞[102]。衰老的心肌细胞具有不良表型，其特征是肥大和促纤维化信号增强，这促进了心脏老化的典型特征，包括心肌壁增厚和僵硬、心脏收缩力和舒张能力降低。值得注意的是，心脏中不同类型的细胞衰老在心血管生理学中可能具有积极或消极的作用。例如，衰老的成纤维细胞在主动脉弓缩窄的小鼠模型中具有限制心肌纤维化的作用[28]，但这种现象是否也与年龄相关的心肌纤维化有关尚不清楚。在自然衰老的小鼠中，系统清除衰老细胞可以延缓衰老、延长寿命，并减轻衰老小鼠心脏肥大和纤维化的症状，维持心脏功能正常。同样地，清除表达 $p16^{INK4a}$ 的细胞被证明可以改善老年小鼠对 β-肾上腺素能刺激的心脏应激抵抗和减轻心肌重构。总之，靶向过度累积的衰老细胞可能是延缓心脏衰老的一种有潜力的治疗策略。

（8）炎症

炎症是以血管系统为中心，炎症细胞为基础，促炎介质为媒介的一系列自动局部反应，促进受损组织的愈合及再生。适度炎症反应对机体有益，但过度炎症反应会损伤组织。炎症反应是驱动衰老的重要因素，在衰老的过程中通常伴随炎症信号的激活及促炎细胞因子表达增加；衰老细胞的堆积又加剧了炎症水平升高。炎症在动脉粥样硬化、心房纤颤、心力衰竭等心血管疾病中均扮演重要角色。心肌细胞的炎症信号通常是心肌损伤的早期反应，并通过细胞内的一系列病理生理机制，致使细胞器功能障碍，与下游信号通路级联放大炎症信号，驱动心脏细胞功能紊乱，同时伴随细胞周围环境改变，最终组织内稳态平衡被打破，加速心脏衰老。

通过基因突变获得心脏特异性激活 NF-κB 诱导心脏炎症，可导致小鼠自发性心脏肥大，并伴随早发性心力衰竭和过早死亡[103]。同样，过表达心脏中的 TNF 的转基因小鼠在年轻时也有表现出肥厚型心肌病的迹象[104]。相反，小鼠体内缺乏炎症小体 NLRP3 可以延长寿命并延缓心脏衰老，这与 IGF1 信号转导减少、自噬增加、SIRT1 上调有关[105]。在心血管疾病患者中，通过使用秋水仙碱抑制 NLPR3 炎症小体，或使用 IL-1β 抗体 canakinumab 中和其主要细胞因子产物 IL-1β 的方式来靶向炎症，已被证实对心血管事件的二级预防有效[106,107]。以上证据表明，炎症信号参与并驱动心脏衰老，识别心脏炎症的分子触发机制，深入剖析炎症信号网络，从抗炎角度开发抗心脏衰老的新药具有重要的科学价值。

9.2 衰老相关的心脏疾病

心脏是循环系统的中心，心脏衰老引起的心功能降低导致多种心脏疾病的发生，如心力衰竭、心肌肥厚、心脏纤维化、冠心病、心肌梗死等。其中，心肌梗死、动脉粥样硬化等疾病的发生通常伴随着细胞衰老，而衰老的细胞反过来又会促进疾病的发展（图 9.5）。本节中，我们将对疾病发生与衰老的关系展开阐述。

心力衰竭

- 各种心血管疾病发展的终末阶段
- 端粒缩短和损伤、非经典SASP、非编码RNA上调

心肌肥厚

- 长期压力负荷过重情况下的代偿阶段
- 心肌细胞衰老、线粒体功能障碍、SASP

心肌纤维化

- 一种病理的细胞外基质重构过程
- 炎症增加、RAAS的激活、TGF-β激活

心律失常

- 病态窦房结综合征、心房颤动、室性心律失常等
- 窦房结起搏细胞数量减少、离子通道重构、JNK活化

动脉粥样硬化与冠心病

- 官腔狭窄或闭塞导致心肌缺血、缺氧或坏死等
- 炎症增加、线粒体功能障碍，诱导细胞衰老

心肌梗死

- 冠状动脉急性、持续性缺血缺氧所引起的心肌坏死
- 线粒体功能障碍、肌纤维蛋白紊乱、非编码RNA改变，诱导细胞衰老

心脏瓣膜疾病

- 心脏瓣膜功能出现机械性故障，主动脉瓣狭窄
- 复制性细胞衰老、年龄依赖性过早钙化

心毒症

- 蒽环类化疗药物引起的心脏毒性
- 氧化应激、诱导细胞衰老和凋亡

图 9.5　衰老相关心脏疾病

9.2.1　心力衰竭

心力衰竭（HF）简称心衰，是由于心脏的结构和/或功能发生异常进而导致心肌收缩或充盈障碍引起的综合征，是各种心血管疾病发展的终末阶段。心衰是一种典型的心脏衰老相关疾病。随着年龄增长，心脏长期暴露于代谢应激、缺血性损伤、高血压等刺激中，使心脏结构和功能发生变化，呈现心脏衰老的特征。这些特征包括左心室肥厚、心脏纤维化增加、心脏肝细胞再生能力降低、线粒体功能障碍、ROS 水平升高并不断积累、保护性自噬速率降低以及慢性炎症等。因此，即使心脏没有明显的损伤，心脏衰老引发的这些改变也会使心衰易感性随着年龄增长而增加。

在分子机制层面，近年来关于端粒缩短和损伤、细胞因子和非编码 RNA 等在心脏衰老作用中的重要发现提供了衰老引起心衰的新见解。由端粒损伤引起的心肌细胞衰老通过分泌非典型的 SASP（如 GDF15、TGF-β2 和 EDN3）对其他细胞产生不利影响，可导致心功能障碍和心肌重构。激活素 A 属于 TGF-β 超家族中一种多功能的细胞生长因子，其表达随着年龄的增长而增加，参与炎症、纤维化和凋亡等过程。激活素 A 通过与其受体 ActRIIb 结合触发 Smad 泛素化调节因子 1（Smurf1）介导的泛素化和随后的心肌肌浆网钙离子 ATP 酶 2a（SERCA2a）降解。而 SERCA2a 对维持心肌细胞钙稳态和心功能至关重要，其活性及表达量的改变与心衰的发生发展密切相关，SERCA2a 在衰老心脏中被降解可导致心功能障碍，诱发心衰[108]。miRNA 调节多种重要的细胞功能，包括干细胞自我更新、细胞增殖、凋亡、代谢和氧化应激等，被认为是细胞衰老的相关调节剂。研究表明，衰老心脏

中会诱导产生 miR-34a，并且在衰老小鼠心脏和衰老人类心脏活检中均发现 miR-34a 的表达上调 [109]。在体内沉默或者基因敲除 miR-34a，会减少衰老有关的心肌细胞死亡。此外，抑制 miR-34a 也可以降低急性心肌梗死后所发生的细胞死亡和纤维化情况，促进心肌功能恢复，避免心梗后心衰发生的可能性。

综上所述，衰老或许与心衰的多种病理途径相互作用，并在分子机制层面具有相通之处。然而，仍需要进一步研究，以明确衰老在心衰中的作用、受其介导的细胞类型以及干预衰老对心衰治疗的潜力。

9.2.2 心肌肥厚

心肌肥厚是心脏在长期压力负荷过重情况下的一种代偿机制，心脏启动增殖与肥大程序。此时代偿性肥厚使心肌总量显著增加，初期可增强心肌收缩力，以维持正常血液循环。然而，若这种代偿机制持续存在，反而会导致心肌收缩力减弱，主要原因是肥大心肌的耗氧量增加，而冠状动脉的供血相对不足，从而引发心肌缺血。

相关证据表明细胞衰老在心肌肥厚的发展中发挥重要作用 [110]。ROS 和线粒体功能障碍是诱导心肌细胞衰老的关键因素，导致 SASP 信号出现，而 SASP 促进成纤维细胞活化、心肌细胞肥大和心脏内皮细胞功能障碍。此外，Akt 和自噬在调节衰老过程中心肌形态和功能方面同样重要，衰老增强了 Akt 和 mTOR 磷酸化，而 Akt 的慢性激活加剧了衰老相关的心肌肥厚、间质纤维化、收缩功能障碍和细胞内钙离子紊乱。Akt 过表达通过影响自噬调节加剧衰老引起的心脏功能变化，而自噬诱导剂雷帕霉素能够减轻衰老诱导的心肌肥厚和细胞内钙紊乱 [38]。总之，衰老与心肌肥厚有关，而其具体的机制及病理生理相关性需要更深入的研究。

9.2.3 心肌纤维化

心肌纤维化是一种病理的细胞外基质重构过程，与心肌中基质蛋白沉积增加有关。随着年龄增长，心肌纤维化的发病率显著增加。相关证据表明，细胞衰老、炎症、自噬受损等病理过程与心肌纤维化密切相关。

心肌纤维化是由心脏成纤维细胞的增殖和激活所介导，衰老成纤维细胞在心肌纤维化中的作用是复杂的。在急性心肌损伤时，p53 通路的激活促进心脏成纤维细胞过早衰老，从而减少胶原蛋白的产生和修复性心脏纤维化，导致心脏破裂 [29]，但也可以防止慢性伤口愈合期间的过度纤维化。成纤维细胞促衰基因的失活会导致心脏功能障碍和纤维化增加，过表达细胞通信网络因子（CCN1）可通过激活 Trp53 和 $p16^{INK4a}$ 通路诱导成纤维细胞衰老，减少心脏纤维化来促进新生小鼠心脏再生 [111]。尽管急性损伤中成纤维细胞的过早衰老可以减少纤维化，但慢性病中的衰老表型则会加剧心脏纤维化，这与一些可调节心脏纤维化的 miRNA 有关。在伴有原发性心肌纤维化（PMF）的心源性猝死（SCD）患者和健康的老年人类心脏中均发现

miR-1468-3p 的表达增加，miR-1468-3p 促进心脏成纤维细胞的衰老，伴随 p53 和 $p16^{INK4a}$ 表达的上调和 SA-*β*-gal 活性的增加，并通过 TGF-β1 信号通路介导胶原沉积和心脏纤维化 [112]。此外，基质金属蛋白酶 14（*Mmp14*）基因敲除小鼠的心脏出现衰老表型，$p16^{INK4a}$ 和 SA-*β*-gal 水平增加，同时伴随着心脏胶原的积累 [113]。炎症在心肌纤维化中发挥重要作用，衰老小鼠的间质纤维化源于年龄依赖性免疫炎症失调，心脏纤维化和舒张功能障碍随着小鼠年龄增长而逐渐恶化。这些形态和功能的改变与心肌中 MCP-1/CCL2、IL-4 和 IL-13 的表达增加相关，其中 MCP-1 可能通过募集具有纤维化特性的单核细胞或通过趋化成纤维细胞祖细胞诱导纤维化 [114]。此外，肥大细胞作为血管活性和促炎产物的重要来源，除了在过敏反应中起作用外，也与心脏纤维化和重塑过程有关。肥大细胞在心肌组织中合成转化生长因子 β1 和碱性成纤维细胞生长因子，并定位于纤维化区域。在慢性心衰的患者心脏中，肥大细胞密度与胶原含量呈正相关，通过合成纤维化产物在心衰患者的心室重塑中发挥作用 [115]。

其他分子途径包括肾素 - 血管紧张素 - 醛固酮系统（RAAS）的激活、β-肾上腺素能信号的传导以及 TGF-β 的作用可能在心脏衰老和年龄相关的纤维化重塑中发挥重要作用。其中，TGF-β1-p38 信号通路在心脏成纤维细胞的激活中至关重要，导致心脏 ECM 的沉积和心脏的重构，促进与年龄相关的心脏纤维化 [116]。

9.2.4 心律失常

心律失常主要包括病态窦房结综合征、心房颤动、室性心律失常等类型，随着年龄的增长，心律失常的发病率和病死率显著增加。据统计，老年人群中心律失常发病率为 16%～36%。机体增龄所带来的心脏结构及功能的退行性改变是衰老引起心律失常的主要原因。

机体随年龄增加出现的纤维组织增生导致窦房结起搏细胞数量减少，促进心律失常的发生。心脏衰老所导致的离子通道重构（包括钠、钾和钙离子通道表达和功能异常）是导致老年性心律失常发生的另一重要机制。此外，JNK 活化水平及连接蛋白 43（Cx43）磷酸化水平升高，会引起心房内动作电位传导速度减慢，增加房性心律失常的患病率。由 miRNA 调控的心脏重构也与心律失常相关，但其具体机制需进一步探究。这些增龄性改变直接影响心脏的电触发及电传导，是老年心律失常发生发展的基础 [117-119]。

9.2.5 动脉粥样硬化与冠心病

冠状动脉粥样硬化使管腔狭窄或闭塞导致心肌缺血、缺氧或坏死从而引发心脏病。当斑块阻塞冠状动脉血管程度小于 50%，称为动脉粥样硬化；冠状动脉粥样硬化斑块狭窄大于 50%，称为冠心病。随年龄增长，动脉粥样硬化及冠心病的患病率及死亡率大幅增加。与年轻人相比，老年人容易发生血管内膜增厚、血管变细以及血栓形成，同时老年人群常合并多种冠心病危险因素如高血压、高脂血、糖尿病等，其冠状动脉病变表现为多发、钙化及弥漫性，且易发生左主干病变以及心肌梗死。由此可知，动脉粥样硬化是一种衰老性疾病，年龄增长是这类心血管疾病的主要危险因素，同时，动脉粥样硬化也能加速生物衰老，进一步促进疾病发生发展[120]。

衰老促进动脉粥样硬化的机制主要包括内在和外在两大因素。外在因素的重点是衰老对免疫系统骨髓细胞的影响，衰老促进骨髓细胞克隆扩增，并诱导骨髓细胞功能变化，通过炎症（主要为炎性细胞因子 IL-6）促进动脉粥样硬化[121]。内在因素为衰老导致血管中各类型细胞的线粒体功能下降和线粒体自噬受损，这种改变与炎症途径共同加速动脉粥样硬化形成。另一方面，动脉粥样硬化也促进衰老，在小鼠动脉粥样硬化模型中，晚期动脉粥样硬化病变表现出 SA-β-gal 的表达增加、CDKN2A 和经典的 SASP 上调等特征。在人类中，从动脉粥样硬化斑块中分离的血管平滑肌细胞也表达衰老相关标志物，包括 CDKN1A、CDKN2A 和 SA-β-gal[122]。来自老年血管和晚期动脉粥样硬化斑块的人类血管平滑肌细胞在体外培养中表现出衰老的倾向，包括增殖减少、种群倍增时间延长、生长停滞、细胞周期蛋白 D 和细胞周期蛋白 E 减少以及 pRB 低磷酸化等表型，在经历复制性衰老的正常人类血管平滑肌细胞中，这些变化同样存在。衰老细胞既是动脉粥样硬化的结果，又通过分泌 SASP（包括 MMP-1、MMP-3 和 MMP-10 在内的基质金属蛋白酶）进一步促进动脉粥样硬化[123]。

综上所述，动脉粥样硬化及冠心病作为衰老性疾病，其患病率与病死率与年龄呈正相关，又进一步引起机体衰老。衰老在动脉粥样硬化中的因果作用表明，预防细胞衰老和清除衰老细胞是潜在的疾病治疗策略。

9.2.6 心肌梗死

心肌梗死是冠状动脉急性、持续性缺血缺氧所引起的心肌坏死。心梗的发病率随年龄增长而增加，且老年人群的死亡率较高。衰老使心脏的结构和功能发生变化，包括心肌细胞数量和细胞外基质组成变化等，从而降低心脏对压力的耐受性并增加对缺血的易感性。目前，许多研究更关注衰老对心梗预后的影响，虽有研究表明衰老在介导心肌梗死方面存在关联，如衰老引起线粒体功能障碍、肌纤维蛋白紊乱、非编码 RNA 改变等，从而增加缺血易感性，但具体机制还有待深入研究。

对动物模型和人类开展的研究表明，心肌梗死可能会诱导细胞衰老。首先，缺血 / 再灌注损伤诱导线粒体功能障碍、氧化应激、炎症反应、表观遗传修饰以及 $p53/p21^{CIP1}$ 和 $p16^{INK4a}/pRb$ 通路激活，这是公认的细胞衰老上游通路。其次，在心肌梗死小鼠模型中，存在梗死区域衰老标志物积累的现象，这可能与线粒体分裂的关键调节因子动力相关蛋白 1（DRP1）水平升高有关；而在 H9c2 细胞的缺氧复氧模型中，抑制 DRP1 可以降低衰老标志物表达，这说明心肌梗死通过介导线粒体障碍诱导细胞衰老[124]。此外，Akt-mTOR 通路的激活也与缺氧细胞中衰老标志物的增加相关[125]。心肌梗死诱导的细胞衰老可进一步恶化疾病。例如，在进行心肌梗死手术造模前，先使用纳维托克（Navitoclax）对衰老细胞进行全面清除，随后对纳维托克治疗的小鼠进行心肌梗死手术。术后，小鼠心脏功能退化程度有所降低，这表明衰老细胞会对心肌梗死产生不良影响[126]。另一方面，也有研究表明心肌梗死后细胞衰老分泌的 SASP 成分具有抗纤维化和心脏保护作用，对心肌梗死具有有益影响[127]。综上所述，衰老与心肌梗死存在关联，通过干预衰老可以为心肌梗死的治疗提供策略。

9.2.7 心脏瓣膜病

人类心脏包括四个瓣膜：三尖瓣、二尖瓣、肺动脉瓣和主动脉瓣。其中，主动脉瓣狭窄（AS）是最常见的心脏瓣膜病。随着人口老龄化加剧和人类寿命的延长，AS 的患病率持续上升，造成巨大的经济和公共卫生负担。AS 是一个被动的且与年龄相关的退行性过程。年龄相关的复制性细胞衰老和应激诱导的细胞衰老是 AS 病理机制的关键要素[128]。复制性细胞衰老的重要标志是受遗传和非遗传因素影响的端粒长度变短。变短的端粒会导致细胞衰老和功能障碍，进而降低心血管系统的修复和再生能力。研究发现，AS 患者的白细胞端粒长度短于健康成人。在动物模型研究中，NOTCH1 单倍体不足小鼠表现出端粒加速缩短现象，该表型通过 RUNX2 信号通路的激活导致主动脉瓣发生年龄依赖性早发性钙化[129]。此外，衰老会影响内皮祖细胞的再生能力，这些细胞从骨髓中的释放随着年龄的增长而减少。研究发现，在主动脉瓣狭窄患者中循环内皮祖细胞凋亡和衰老增加，导致这些细胞在循环外周中的数量减少。此外，SA-β-gal 和诱导细胞周期阻滞的 $p16^{INK4a}$，也已显示出与主动脉瓣组织重塑严重程度和退行性改变存在关联[130]。

迄今为止，尚无能够有效阻止心脏瓣膜病进展的治疗药物。清除衰老细胞可以延缓和预防心血管疾病，但其在瓣膜病的临床应用成效仍有待证实。

9.2.8 心毒症

肿瘤化疗药物会诱发一些常见不良反应，如继发性（治疗性）恶性肿瘤、肾毒性、肝毒性、神经毒性和心脏毒性等。其中，心脏毒性会增加扩张型心肌病、节律紊乱、心肌梗死、心衰的风险，并加速心脏和个体的生物衰老，相关机制主要涉及 ROS 生成、DNA 损伤等[131]。与年轻人相比，老年人更容易在肿瘤治疗中诱发心脏毒性，即使在蒽环类药物（如阿霉素、柔红霉素、表柔比星和伊达比星）的累积剂量较低的情况下也是如此。根据美国临床肿瘤学会（ASCO）指南，这种风险在老年人群中增加了 1.6～6.8 倍[132]。化疗药物可以诱导外周组织衰老，这些化疗诱导的衰老细胞（TIS）表现出与正常衰老细胞相似的特征变化。暴露于阿霉素的新生大鼠心肌细胞显示出衰老相关 SA-β-gal 的表达增加和端粒酶活性降低，TIS 细胞也在几种组织中显示 SASP 基因的表达增加[133]。

蒽环类药物中存在的醌基团参与电子转移反应，导致 ROS 过度形成，再加上其诱导谷胱甘肽过氧化物酶的抑制，使 ROS 在心脏组织中积累。除 ROS 的过度形成和积累外，蒽环类药物还会导致 DNA 损伤修复激活，并进一步引起细胞凋亡或衰老[134]。阿霉素诱导心脏衰老已应用于多种动物模型中，相关机制也初步揭露。阿霉素治疗的小鼠心脏出现 p53 水平升高，p53 与线粒体生物生成调节因子 PGC-1α 的结合增加导致 PGC-1α 表达抑制，而 p53 缺陷小鼠则出现 PGC-1α 表达升高，这表明阿霉素治疗与线粒体功能障碍以及细胞衰老相关。而在体外研究中，抑制 SASP 产物 PAI1 可减少阿霉素治疗后心肌细胞和内皮细胞中 ROS 生成[135]。

肿瘤化疗引起的心脏毒性作用限制了其临床应用，而细胞衰老起到一种介质的作用，可能为预防和 / 或治疗心脏毒性方法提供新的思路。

9.3 衰老相关心脏疾病的干预策略

衰老相关心脏疾病大多为慢性不可逆疾病，临床上多以药物治疗为主，必要时采取手术治疗手段，随着医学技术的发展，也出现了基因治疗和细胞疗法等新兴技术。近年来，越来越多证据表明多种心脏疾病与衰老密切相关，通过干预衰老进程以实现对疾病的治疗成为研究热点。本节中，我们概述了目前现有心脏疾病的常规治疗策略以及从衰老的角度干预疾病进展的一些策略。

9.3.1 心脏疾病的常规治疗策略

（1）心力衰竭的常规治疗策略

心力衰竭不仅仅是多种心血管疾病的终末阶段，一些非心血管疾病包括贫血、糖尿病、甲亢、肾脏疾病等，最终都可能发展为心衰。因此，心衰的治疗和管理是一个巨大的挑战。心衰的非药物治疗包括心脏再同步化治疗、植入性心脏复律除颤器、超滤脱水、心脏收缩力调制术等。目前，药物治疗仍是心衰最重要和最根本的治疗方案。临床上常用的抗心衰药物有利尿剂、血管紧张素转化酶抑制剂 / 血管紧张素Ⅱ受体抑制剂（ACEI/ARB）、醛固酮抑制剂（MRA）、β 受体阻滞剂、血管紧张素Ⅱ受体 / 脑啡肽酶抑制剂联合制剂（ARNI）和洋地黄类药物等。近几年，降糖老药 SGLT2 抑制剂（代表药物：达格列净、恩格列净）先后获批心衰适应证，并被写入各国的心衰治疗指南中。至此，心衰治疗领域开启了以 ACEI/ARB/ARNI、醛固酮抑制剂、β 受体阻滞剂和 SGLT2 抑制剂为主要治疗手段的“新四联”时代。SGLT2 抑制剂不仅被证实具有抗心衰作用，最新研究发现其还具有延寿抗衰功效。日本东京顺天堂大学研究者发现卡格列净可以通过抑制 SGLT2 增强衰老细胞的清除，从而改善与年龄相关的表型变化，进而延长寿命[136]。同时，来自重庆医科大学附属第二医院的研究团队发现，恩格列净可以通过调节 PI3K/Akt/p21^{CIP1} 和 AMPK/SIRT1/NF-κB 信号通路延缓自然衰老小鼠的肝脏衰老 [137]。这间接说明心脏疾病和衰老之间存在密切关系，治疗心脏疾病的药物具有抗衰老作用，而通过干预衰老也可以治疗心脏疾病。

（2）动脉粥样硬化与冠心病的常规治疗策略

目前，针对动脉粥样硬化及冠心病的非药物治疗手段主要包括外科手术治疗、心脏介入治疗、细胞治疗、基因治疗、中医针灸治疗等。其原则在于改善因缺血缺氧引起的症状，维持心脏灌注。而主流方式仍是药物治疗。药物治疗的首要目的是减少心绞痛的发作及心肌梗死，延缓动脉粥样硬化病变的发展，并降低死亡率和再缺血症状的发生概率。动脉粥样硬化的常用药物包括调血脂药物、抗血小板药物、溶血栓药物和抗凝血药物四类。对冠心病的治疗除以上几类药物外，硝酸酯类药物是临床上的常用药物，也是首选抗心肌缺血的血管扩张剂，可以防止冠状动脉痉挛、供氧不足导致的组织损伤。对于冠心病合并其他疾病如心力衰竭、心房颤动等疾病的患者，还可使用 ACEI/ARB、β 受体阻滞剂及醛固酮受体拮抗剂，上述药物也可发挥血管保护的有益作用。

（3）肥厚型心肌病的常规治疗策略

肥厚型心肌病或心肌肥厚的首选治疗方式为药物治疗，现阶段国内外指南所推荐的常用治疗药物包括：β 受体阻滞剂、非二氢吡啶类钙离子通道阻滞剂和抗心律失常药等 [138]。这些药物可不同程度地缓解症状，但无法阻止疾病恶化。因此，亟待研发具有特异性靶点的新型药物。有研究发现心肌肥厚患者存在心肌细胞能量代谢异常的情况，因此改善心肌能量代谢的药物如哌克昔林或可用于疾病治疗。心肌肌球蛋白抑制剂可抑制心肌肌球蛋白重链 ATP 酶活性，从而调节心肌收缩力，还可改善心肌细胞能量代谢异常。但目前这些药物都需要进一步的临床研究证明其有效性和安全性。

（4）心肌纤维化的常规治疗策略

心肌纤维化涉及肾素 - 血管紧张素 - 醛固酮系统（RAAS）、免疫系统和多种细胞因子参与，是一个复杂的病理过程。大量研究显示 RAAS 长期过度激活是心肌纤维化进行性发展的重要原因，调整交感神经系统和 RAAS 是治疗心肌纤维化的关键环节之一。ACEI 是目前治疗心肌纤维化的药物中研究最多的一类药物，已广泛应用于临床，其他药物尚无明显临床证据显示可以改善心肌纤维化 [139]。例如，脯氨酰羟化酶是胶原合成关键酶，抑制其活性可调节胶原合成，而脯氨酰羟化酶抑制剂可减少心梗后胶原沉积，预防心肌纤维化，但有待临床试验进一步研究。H1 组胺拮抗剂曲尼斯特近年来发现具有抗纤维化、刺激毛发生长和抑制胶原合成的作用，但该药物能否改善心肌纤维化还有待进一步证实。总之，对于心肌纤维化的药物治疗研究还有许多未知领域等待探索。

（5）心律失常的常规治疗策略

心律失常的治疗包括非药物治疗和药物治疗。非药物治疗包括心脏起搏器（治疗心动过缓）、电复律与电除颤（转复快速性心律失常）、兴奋迷走神经、导管消融术（射频消融、冷冻或激光消融等）、外科手术治疗。抗心律失常药物是目前治疗心律失常最常用的手段。心律失常治疗药物根据发病机制可分为四类：Ⅰ类药物为钠通道阻滞剂，可抑制峰钠电流，从而降低心房、心室肌和心脏传导系统动作电位幅度和最大除极速率，并提高兴奋阈值，减慢传导，抑制异位自律性和阻断折返激动；Ⅱ类药物为β受体阻滞剂，可以阻滞β1受体、降低腺苷酸环化酶活性和细胞内 cAMP 浓度，从而降低窦房结自律性，提高室颤阈值；Ⅲ类药物为钾通道阻滞剂，可降低复极期 K^+ 外流，通过延长心房和 / 或浦肯野和 / 或心室肌细胞动作电位时程和有效不应期，终止或预防室上性和室性心律失常；Ⅳ类药物为钙通道阻滞剂，可阻滞细胞膜 L 型钙通道，减低钙电流（I_{Ca}），降低窦房结自律性和房室结传导。其他药物还包括增强心肌自律性和 / 或加速传导的药物，如拟交感神经药、迷走神经抑制药物或碱化剂。然而，几乎每种抗心律失常药同时也具有致心律失常作用，在临床应用中需小心谨慎，尽可能避免药物不良反应 [140]。

（6）心肌梗死的常规治疗策略

治疗心肌梗死的首要目的是及时疏通阻塞冠状动脉血管、恢复缺血缺氧心肌功能。其治疗过程包括吸氧和心电监护等一般治疗、止痛镇静治疗、再灌注治疗、抗凝治疗、抗血小板聚集治疗、抗心肌缺血治疗等。心梗后及时开通血管非常关键，可最大程度上避免心肌坏死面积增加，而后期的药物治疗及生活方式干预也很重要。心脏动脉血管中的脂肪沉积物，即“斑块”裂开形成血凝块时会阻断血液流向部分心肌，从而引起心肌梗死。抗血小板聚集药物可以降低该情况的发生率。他汀类药物可降低新斑块形成、既存斑块增大或破裂的概率，还可在斑块破裂时预防其周围形成血凝块。硝酸酯类药物（硝酸甘油、单硝酸异山梨）可扩张冠状动脉，增加冠状动脉血供，降低心脏前后负荷，缓解缺血性胸痛。β受体拮抗药能降低心肌耗氧、缩小梗死区域面积、降低早期恶性心律失常的发生。伴随心肌梗死的其他治疗如抗心律失常治疗、抗心力衰竭治疗、抗休克治疗，可根据情况选择相关药物和器械治疗 [141]。

（7）心脏瓣膜病的常规治疗策略

心脏瓣膜病会引发房颤、急性肺水肿、心衰、血栓栓塞等多种并发症，严重者发生死亡，需要尽早发现、尽早治疗。由于心脏瓣膜病的本质是心脏瓣膜功能出现机械性故障，重点表现为关闭不全或者狭窄，因此需要机械性的手段来处理。根据目前的指南，手术是治疗心脏瓣膜病的根本方法。手术治疗包括外科的心脏瓣膜修复术、人工瓣膜置换术，内科的经皮心脏瓣膜球囊成形术、经皮心脏瓣膜修复术、经皮心脏瓣膜置入术等。尽管目前侵入性较小的微创手术取得重大进展，但随着社会老龄化和预期寿命的延长，患病率以及随之而来的经济和公共卫生负担也在不断增加，因此，药物治疗作为患者依从性较好的治疗方式也是心脏瓣膜病治疗中值得关注的部分。心脏瓣膜病患者常用药物包括利尿药、补钾药、抗凝药、β受体阻滞剂、洋地黄类药物等，药物治疗是心脏瓣膜病患者治疗方案中的重要组成部分，其治疗目的包括根据病因治疗以及对伴发的一些症状进行辅助治疗[142]。

（8）心毒症的常规治疗策略

常见引起心脏毒性的抗肿瘤药物包括蒽环类药物、氟尿嘧啶类药物等。如果出现药物心脏毒性，最紧急的治疗方法是立即停用对心脏有毒性或潜在毒性的药物，并限制水钠的摄入。如果患者出现心房颤动，可使用β受体阻滞剂、地尔硫卓；如果患者出现室上性心动过速，可使用β受体阻滞剂、维拉帕米；对于持续性室性心动过速者，可静脉使用胺碘酮；其他有临床相关症状表现的，可对症选择不同药物控制症状进行治疗[143]。

9.3.2 基于衰老干预的心脏疾病治疗策略

如前文所述，衰老与多种心脏疾病的发生发展密切相关。越来越多的研究表明，具有抗衰老功效的药物或化合物在动物水平上可以改善衰老相关的心脏疾病。不同于疾病的常规治疗策略，基于衰老干预的治疗策略往往通过清除衰老细胞并从而降低衰老相关分泌表型，使器官维持健康状态，从而发挥疾病治疗作用。本节中，我们汇总了用于心脏相关疾病治疗的化学药物、生物疗法以及生活方式干预策略。

（1）化学药物

1）Senolytics

❶ D+Q。D+Q（达沙替尼和槲皮素的组合）是在筛选已知促凋亡药物时最早被发现的两种清除衰老细胞的药物。达沙替尼是一类酪氨酸激酶抑制剂，通过阻止 Ephrin（肝配蛋白）配体与受体间的相互作用诱导衰老细胞凋亡。槲皮素是一种抑制 PI3K 的黄酮醇，增加 SIRT1 的表达，抑制 mTOR 信号通路[144]。D+Q 给药 1 个月可通过清除衰老的非心肌细胞、心肌细胞和心脏干 / 祖细胞，改善老年雌性小鼠心肌梗死后的心脏重塑和舒张功能[145]。而更长时间（3 个月）的 D+Q 治疗通过增加一氧化氮（NO）的生物利用度和减少老年小鼠主动脉钙化来改善血管舒缩功能[146]。在另一项研究中发现，老年小鼠单剂量 D+Q 治疗 5 天后，射血分数就可以得到改善[147]。此外，老年 T2DM 患者相较于非 T2DM 老年人，多功能心脏干细胞（CSC）增殖、克隆生成 / 球生成和肌生成分化减少，并伴随着明确的病理性 SASP。在体外培养中，D+Q 可以清除衰老的 T2DM-hCSCs，恢复其扩张和成肌分

化能力。在年轻小鼠的T2DM模型中，糖尿病状态本身（独立于缺血和年龄）导致CSC衰老，并伴有心肌病理性重构和心功能障碍。D+Q处理有效清除衰老细胞，恢复CSC功能，实现心肌功能修复/再生，改善T2DM小鼠心功能[148]。

❷ 纳维托克。纳维托克又称ABT-263，是一种强效的、口服生物活性的Bcl-2蛋白家族抑制剂，作用于Bcl-xL、Bcl-2和Bcl-w。在老年小鼠的心肌梗死模型中，ABT-263通过清除衰老心肌、减少促纤维化蛋白的表达显著减少年龄依赖性心脏重塑，改善心功能和心肌梗死后的总生存期[126]。Jia等人证实在Ang Ⅱ灌注诱导的心衰小鼠模型，给予ABT-263治疗能显著改善小鼠的左心室射血分数，增加心电传导速度，改善心脏电生理特性，减少心肌纤维化、肥厚和炎症[149]。心肌缺血再灌注损伤引起的氧化应激会诱导细胞衰老，衰老细胞的积累增加导致不利的心室重塑和心功能受损。Dookun等人证明，ABT-263治疗可以清除衰老细胞，同时降低促炎、促纤维化和抗血管生成细胞因子的表达，包括干扰素γ诱导蛋白-10、TGF-β3、IL-11、IL-16和趋化因子，改善左心室功能，增加心肌血管化，减少瘢痕大小[150]。总的来说，ABT-263清除衰老细胞可以延缓心血管疾病的发生和发展，包括动脉粥样硬化、心肌梗死、缺血再灌注损伤和心脏老化。

❸ 强心苷。Na^+-K^+-ATP酶转运体利用ATP将Na^+泵出细胞外，K^+泵入细胞内[151]。强心苷（包括地高辛、乌本苷和海葱次苷A）是从洋地黄中提取到的一类化合物，可以抑制Na^+-K^+-ATP酶活性，导致细胞膜去极化，并使电化学梯度紊乱。衰老细胞比非衰老细胞的质膜去极化程度更高，因此衰老细胞对乌本苷诱导的凋亡更敏感，这一过程是通过诱导促凋亡的Bcl-2家族蛋白NOXA介导的[152]。因此，强心苷除了直接增强心肌收缩力作用，还可以通过清除心脏中的衰老细胞发挥治疗心力衰竭对的作用。

❹ BET蛋白降解剂。溴域和末端外域（BET）蛋白是一个高度保守且表达广泛的乙酰赖氨酸阅读蛋白家族，可以共同激活转录，它的小分子抑制剂已经成为可逆性的干扰体内增强子到启动子的信号转导的有效工具。近期研究结果表明，在主动脉缩窄（TAC）诱导的心衰小鼠模型中，BET抑制剂JQ1治疗1个月后可以显著改善小鼠的左心室收缩功能。而当JQ1停用两周后，小鼠左心室收缩功能出现退化，这说明BET抑制剂的治疗是可逆性的。单细胞测序技术发现在TAC状态下成纤维细胞状态发生急剧转变，而JQ1治疗可使成纤维细胞恢复到接近假手术组的状态。进一步的机制研究证明JQ1可能通过成纤维细胞中转录因子MEOX1调节心肌纤维化和心力衰竭，这可能是由于MEOX1依赖性的转录开关在心衰中可以控制成纤维细胞的状态，而MEOX1有望成为心肌纤维化和心力衰竭的一个新的治疗靶点[153]。

2）Senomorphics

❶ 雷帕霉素。雷帕霉素是一种FDA批准的mTOR抑制剂，可改善小鼠和狗的年龄相关心脏收缩和舒张功能。这种舒张功能的改善以及心脏肥厚和被动僵硬的

减少在老年小鼠中可以观察到，甚至在停止治疗后的 8 周内依然可以维持，并且蛋白质组学和代谢组学丰度变化在停药后仍具有不同程度的维持。雷帕霉素处理显著提升了小鼠骨骼肌中线粒体电子传递链（ETC）中复合物（主要是复合物 I ）的蛋白丰度，但复合物 I 的酶活性增幅相对较低，导致活性 / 丰度比值在雄性和雌性小鼠中均降低（尽管两者在基线或响应幅度上存在性别差异）。因此，雷帕霉素的间歇性短期治疗能持续改善老年小鼠的心脏舒张功能和心肌硬度，并引起心脏蛋白质组和线粒体呼吸链活性的持续持久性正向改变，且这些效果不依赖于持续的代谢变化。这表明，雷帕霉素的间歇性短期治疗用药方案，或许能有效延长健康寿命 [154]。在 *Lmna*$^{-/-}$ 小鼠（一种编码 A 型纤层蛋白的基因 *Lmna* 突变的小鼠，通常表现为骨骼肌和脂肪营养不良，扩张型心肌病和早衰样综合征）中，雷帕霉素治疗可以逆转该基因鼠中增强的 mTORC1 信号通路，从而改善心脏和骨骼肌功能并提高存活率。在细胞水平上，雷帕霉素减少了 *Lmna*$^{-/-}$ 小鼠肌肉和心脏组织中含有结蛋白纤维异常聚集的肌细胞数量。同时，雷帕霉素通过抑制 mTORC1 信号通路改善 *Lmna*$^{-/-}$ 小鼠中缺失的自噬介导降解 [155]。除了对心脏功能的改善，雷帕霉素还可以通过抑制氧化应激、激活动脉 AMPK 和增加 PTEN 表达来改善老年小鼠的动脉功能障碍，包括改善衰老相关的颈动脉内皮依赖性扩张受损、降低主动脉脉波速度和胶原含量 [156]。

❷ 二甲双胍。二甲双胍是一种糖尿病常用药物，也被证实可通过 AMPK 信号通路激活从而延长寿命。二甲双胍已被证明可以改善老年人葡萄糖不耐受以及成人骨骼肌和皮下脂肪组织中与年龄相关的代谢和非代谢紊乱。临床前研究表明，老年雄性小鼠用二甲双胍治疗 28 天可增强衰老脉管系统的自噬通量，降低衰老血管平滑肌细胞的 SASP，改善与年龄相关的动脉结构和功能变化 [157]。衰老通过 p62 积累促进 RIP1-RIP3 的激活，使心肌细胞对缺血性坏死敏感，从而促进心肌缺血 / 再灌注（I/R）损伤。在老年小鼠和人类心肌样本中发现 p62 积累，表现为自噬缺陷，而二甲双胍治疗可恢复衰老心脏的自噬通量，破坏 p62 与坏死小体的相互作用，提高老年小鼠心肌缺血 / 再灌注后的生存率 [158]。此外，二甲双胍激活心脏 AMPK 可降低 mTOR 活性，减轻内质网应激，改善线粒体功能，同时可减轻老年雄性小鼠心脏缺血再灌注时的心脏损伤 [159]。

❸ 降钙素基因相关肽。SASP 因子种类繁多且上下游相互关联，抑制 SASP 可以防止进一步加速细胞衰老的下游炎症反应。心脏成纤维细胞是心脏衰老的主要细胞群。降钙素基因相关肽（CGRP）具有广泛的心血管保护作用，CGRP 在心脏纤维化中对心脏成纤维细胞衰老具有保护作用。在 SHR 大鼠高血压性左心室纤维化和肺动脉高压大鼠缺氧性右心室纤维化中，CGRP 随纤维化心肌衰老而下调。外源性 CGRP 可抑制 TGF-β1 诱导的心肌成纤维细胞衰老和衰老相关分泌表型。此外，抗衰老蛋白 Klotho（克老素）在纤维化心肌中的表达下调，CGRP 可以上调 TGF-β1 处理的心肌成纤维细胞中 Klotho 的表达，说明 CGRP 通过上调 Klotho 表达抑制心肌成纤维细胞衰老和 SASP，从而发挥抑制心肌纤维化的作用 [160]。

❹ 白藜芦醇。白藜芦醇是葡萄和红酒中发现的一种多酚化合物，可以预防与年龄相关的心脏功能障碍，并逆转啮齿动物心脏中与年龄相关的炎症、氧化和凋亡标志物的增加，包括 TNF-α、NF-κB 和一氧化氮等[161]。白藜芦醇还通过恢复衰老 SAMP8 小鼠心脏中的 SIRT1 活性来改善阿霉素诱导的心脏毒性，同时通过抑制 TGF-β/Smad3 信号通路改善 HFpEF 小鼠的心脏重塑[162,163]。

❺ 姜黄素。姜黄素是姜黄的主要活性成分，属于多酚类植物化学成分。研究表明，姜黄素可以通过改善血管氧化应激状态、增强 NO 的生物利用度，从而缓解小鼠模型以及健康中老年人群与年龄相关的动脉功能障碍[164]。姜黄素还通过增加 SIRT1 和 AMPK 磷酸化的表达以及降低 mTOR 磷酸化以剂量依赖性的方式诱导自噬[165]。

❻ 亚精胺。亚精胺是另一种自噬诱导剂，可逆转与小鼠年龄相关的心脏肥大、纤维化、舒张功能障碍和动脉功能障碍[166]。亚精胺通过激活 SIRT1/PGC-1α 信号通路改善线粒体功能，并且可抑制 ROS 积累，从而缓解老年大鼠的心脏衰老[167]。一项前瞻性、基于人群的队列研究表明饮食摄入亚精胺与致命性心力衰竭、急性冠状动脉疾病和血管疾病导致的死亡风险降低相关[168]。

（2）生物疗法

❶ 细胞替代疗法。细胞替代策略旨在提供来自干细胞的分化人类细胞，以改善功能失调细胞类型的功能。在心脏中，大多数心肌细胞很少能增殖，因此在心力衰竭患者中，输送诱导多能干细胞衍生的心肌细胞以改善心功能的研究备受关注。将年轻小鼠的骨髓干细胞抗原 1（Sca1）细胞移植到老年小鼠体内，可以抑制衰老并促进老年小鼠心脏内皮细胞的再生[169]。当然，在设计以细胞为基础的策略来促进心脏再生时，应考虑免疫细胞与常驻心脏细胞类型的相互作用。

❷ 基因治疗。组蛋白的翻译后修饰在表观遗传调控中起着重要作用，其中 SIRT 家族在心脏衰老过程中发挥着重要作用。如前所述，SIRT2 在衰老小鼠的心脏中表达下降，*Sirt2* 基因敲除小鼠在衰老过程中心肌细胞自发性肥大及凋亡显著加重。最近，中国科学家首次基于食蟹猴衰老心脏转录组和蛋白组的联合分析，揭示了 SIRT2 通过去乙酰化 STAT3 进而延缓灵长类心肌衰老的新机制，并通过 *Sirt2* 基因疗法实现了衰老心脏功能的逆转。该研究为明确人类心脏衰老的分子驱动力和干预策略提供了重要的线索和思路[170]。另外，通过基因疗法可实现心脏重编辑，如在小鼠心脏中强制过表达 3 种发育转录因子（即 Gata4、Mef2c 和 Tbx5）的组合，快速有效地将心脏成纤维细胞转分化为心肌细胞，而不需要经过干细胞阶段，最终改善心脏收缩功能[171]。miRNA 是一种短链非编码 RNA（含 19～23 个核苷酸），通过下游靶基因 3″- 非翻译区互补结合，调控多种生物学功能。miRNA 在心肌细胞衰老进程中的水平变化对衰老的发生发展具有重要作用。Huang 等人研究发现，人体 miRNA-128 的表达随新生儿向成人转变逐渐增加；进一步研究发现，在新生

小鼠心脏中特异性过表达 miRNA-128 可以抑制心肌细胞的增殖并降低心功能。反之，敲除 miRNA-128 后可通过直接靶向调控多梳蛋白，延长小鼠出生后心肌细胞的增殖窗口期。更重要的是，成年小鼠 miRNA-128 基因缺失可以促进心肌细胞重新进入细胞周期，从而延缓心肌细胞衰老，减轻衰老相关纤维化及心功能不全[172]。该研究提示 miRNA 作为心肌细胞衰老的关键调控靶点，可成为抗心肌衰老的潜在治疗靶标。

（3）生活方式

❶ 热量限制。与长寿相关的饮食方法是热量限制（CR）。热量限制减轻年龄相关的心脏舒张功能障碍和心脏重塑，以及心肌线粒体损伤和脂质积累。热量限制防止心脏老化的可能机制之一是增强自噬，因为热量限制可以激活 AMPK-FOXO-自噬途径并抑制 mTOR 途径[173,174]。此外，热量限制通过激活大鼠 PI3K/Akt 通路，部分降低了年龄相关的心脏胰岛素抵抗[175]。在老年小鼠的动脉中，热量限制也能通过抑制 NADPH 氧化酶和增加 SOD 和过氧化氢酶活性来改善大弹性动脉僵硬和内皮功能障碍，减轻氧化应激[176]。

❷ 运动。心脏需要大量的能量，主要来源于线粒体内脂肪酸氧化和随后氧化磷酸化产生的 ATP。老年心脏中自由基水平的升高会导致线粒体受损，这是因为 mtDNA 缺乏保护性组蛋白，与高水平的 ROS 接触后特别容易被氧化，线粒体的 DNA 突变率比细胞核高 10～20 倍[177]。而受损的线粒体已无法满足心脏巨大的能量需求，导致心脏功能呈螺旋式下降。大量证据支持运动在维持心脏线粒体功能中的作用。例如，在 7～9 周龄的小鼠中，在跑步机上跑步四周可以增加左心室的线粒体数量和体积。即使是 Mutator 小鼠（携带一种特定的基因缺陷，可以加速线粒体 DNA 突变的速度）在跑步机上锻炼，也能够防止细胞凋亡和心脏线粒体呼吸链复合物的减少，并减轻心脏肥大和纤维化[178,179]。与过表达过氧化氢酶一样，运动对 Mutator 小鼠的心脏保护作用可能涉及 ROS 解毒机制。事实上，运动在包括心脏在内的多种组织中已被证明可以通过提升过氧化氢酶、超氧化物歧化酶和谷胱甘肽过氧化物酶等活性氧清除酶的水平，来增强抗氧化能力[180]。长期和短期耐力运动增加心脏和骨骼肌中 PGC-1α 的表达，并在一定程度上通过 β-肾上腺素能信号转导，增强 PGC-1α 活性和核易位，从而促进线粒体生物发生[181]。在老年动物模型中运动可以逆转与心脏衰老相关的表型。然而，老年人的锻炼是否也能产生类似的效果仍需要更多临床数据研究。

9.4 总结与展望

心脏疾病已经成为威胁人类健康和生命的一类重大疾病，尽管新药研发始终在持续推进，但现有药物或治疗方案仍不能完全改善患者的生存质量。衰老是增龄相关疾病的共同危险因素。心脏衰老是一个由内源性和外源性刺激因子引发且受多种因素影响的病理生理过程，几乎在所有类型心脏病发生发展中起到关键的决定性作用。许多概念性验证证据表明，通过遗传和药理学方法清除衰老细胞可以逆转与年龄相关的心脏疾病表型。因此，开发有效的针对心脏衰老的干预手段，已成为治疗心脏疾病的新兴手段，具有广阔的临床应用前景。受现有研究技术和伦理的限制，目前在通过干预衰老策略治疗心脏疾病的研究中仍存在一些局限性。首先，对心脏衰老分子机制的研究多局限于动物模型，临床相关性分析和临床干预研究相对匮乏；其次，心脏衰老缺乏特异性强的生物标志物，使得在体内鉴定特殊的衰老细胞颇具难度；最后，探索细胞特异性的抗衰老化合物是至关重要的，必须注意化合物选择清除衰老细胞的类型、位置和方式，在清除有害衰老细胞的同时不影响正常的细胞。因此，在未来的研究中，仍需深入探究心脏衰老的分子机制，以及其与疾病相互作用的病理机制，识别心脏特定类型的细胞衰老特征，并在此基础上研发具有特异性的干预心脏衰老的候选新药，为衰老相关心脏疾病的治疗提供新的治疗策略。

参考文献

[1] Zhang W, Che Y, Tang X, et al. Aging Biomarker Consortium. A biomarker framework for cardiac aging: the Aging Biomarker Consortium consensus statement[J]. Life Med., 2023, 2: lnad035.

[2] Rodeheffer R, Gerstenblith G, Becker L, et al. Exercise cardiac output is maintained with advancing age in healthy human subjects: cardiac dilatation and increased stroke volume compensate for a diminished heart rate[J]. Circulation, 1984, 69: 203-213.

[3] Lakatta E. Age associated cardiovascular changes in health: impact on cardiovascular disease in older persons[J]. Heart Fail. Rev., 2002, 7: 29-49.

[4] Obas V, Vasan R. The aging heart[J]. Clin. Sci. (Lond), 2018, 132: 1367-1382.

[5] Gulati M, Shaw L, Thisted R, et al. Heart rate response to exercise stress testing in asymptomatic women: the st. James women take heart project[J]. Circulation, 2010, 122: 130-137.

[6] Steenman M, Lande G. Cardiac aging and heart disease in humans[J]. Biophys. Rev., 2017, 9: 131-137.

[7] Miller T, Grossman S, Schectman K, et al. Left ventricular diastolic filling and its association with age[J]. Am. J. Cardiol., 1986, 58: 531-535.

[8] Benjamin E, Levy D, Anderson K, et al. Determinants of Doppler indexes of left ventricular diastolic function in normal subjects (the Framingham Heart Study)[J]. Am. J. Cardiol., 1992, 70: 508-515.

[9] Desai A, Fang J. Heart failure with preserved ejection fraction: hypertension, diabetes, obesity/

sleep apnea, and hypertrophic and infiltrative cardiomyopathy[J]. Heart Fail. Clin., 2008, 4: 87-97.

[10] Forman D, de Lemos J, Shaw L, et al. Cardiovascular biomarkers and imaging in older adults: JACC council perspectives[J]. J. Am. Coll. Cardiol., 2020, 76: 1577-1594.

[11] LeBlanc A, Hoying J. Adaptation of the coronary microcirculation in aging[J]. Microcirculation, 2016, 23: 157-167.

[12] Czernin J, Müller P, Chan S, et al. Influence of age and hemodynamics on myocardial blood flow and flow reserve[J]. Circulation, 1993, 88: 62-69.

[13] Hachamovitch R, Wicker P, Capasso J, et al. Alterations of coronary blood flow and reserve with aging in fischer 344 rats[J]. Am. J. Physiol., 1989, 256: H66-H73.

[14] van de Hoef T, Echavarria-Pinto M, Meuwissen M, et al. Contribution of age-related microvascular dysfunction to abnormal coronary: hemodynamics in patients with ischemic heart disease[J]. JACC Cardiovasc. Interv., 2020, 13: 20-29.

[15] Kates A, Herrero P, Dence C, et al. Impact of aging on substrate metabolism by the human heart[J]. J. Am. Coll. Cardiol., 2003, 41: 293-299.

[16] Tepp K, Timohhina N, Puurand M, et al. Bioenergetics of the aging heart and skeletal muscles: modern concepts and controversies[J]. Ageing Res. Rev., 2016, 28: 1-14.

[17] Lakatta E, Levy D. Arterial and cardiac aging: major shareholders in cardiovascular disease enterprises: Part Ⅱ: the aging heart in health: links to heart disease[J]. Circulation, 2003, 107: 346-354.

[18] Rockey D, Bell P, Hill J. Fibrosis—a common pathway to organ injury and failure[J]. N. Engl. J. Med., 2015, 372: 1138-1149.

[19] Dzeshka M, Lip G, Snezhitskiy V, et al. Cardiac fibrosis in patients with atrial fibrillation: Mechanisms and clinical implications[J]. J. Am. Coll. Cardiol., 2015, 66: 943-959.

[20] Aging Biomarker Consortium, Zhang L, Guo J, et al. A framework of biomarkers for vascular aging: a consensus statement by the aging biomarker consortium[J]. Life Med., 2023, 2: lnad033.

[21] Molnár A, Pásztor D, Merkely B. Cellular senescence, aging and non-aging processes in calcified aortic valve stenosis: from bench-side to bedside[J]. Cells, 2022, 11: 3389.

[22] Iacobellis G. Aging effects on epicardial adipose tissue[J]. Front. Aging., 2021, 2: 666260.

[23] Ng B, Connors L, Davidoff R, et al. Senile systemic amyloidosis presenting with heart failure: a comparison with light chain-associated amyloidosis[J]. Arch. Intern. Med., 2005, 165: 1425-1429.

[24] Lázár E, Sadek H, Bergmann O. Cardiomyocyte renewal in the human heart: insights from the fall-out[J]. Eur. Heart J., 2017, 38: 2333-2342.

[25] Centurione L, Antonucci A, Miscia S, et al. Agerelated death-survival balance in myocardium: an immunohistochemical and biochemical study[J]. Mech. Ageing Dev., 2002, 123: 341-350.

[26] Shih H, Lee B, Lee R, et al. The aging heart and post-infarction left ventricular remodeling[J]. J. Am. Coll. Cardiol., 2011, 57: 9-17.

[27] Dutta D, Calvani R, Bernabei R, et al. Contribution of impaired mitochondrial autophagy to cardiac aging: mechanisms and therapeutic opportunities[J]. Circ. Res., 2012, 110: 1125-1138.

[28] Meyer K, Hodwin B, Ramanujam D, et al. Essential role for premature senescence of myofibroblasts in myocardial fibrosis[J]. J. Am. Coll. Cardiol., 2016, 67: 2018-2028.

[29] Zhu F, Li Y, Zhang J, et al. Senescent cardiac fibroblast is critical for cardiac fibrosis after myocardial infarction[J]. PloS One, 2013, 8: e74535.

[30] Lee G, Hoang T, Jung E, et al. Anthocyanins attenuate endothelial dysfunction through regulation of uncoupling of nitric oxide synthase in aged rats[J]. Aging Cell, 2020, 19: e13279.

[31] Yin Y, Zhou Z, Liu W, et al. Vascular endothelial cells senescence is associated with NOD-like receptor family pyrin domain-containing 3 (NLRP3) inflammasome activation via reactive oxygen species (ROS)/thioredoxin-interacting protein (TXNIP) pathway[J]. Int. J. Biochem. Cell Biol., 2017, 84: 22-34.

[32] Sansoni P, Vescovini R, Fagnoni F, et al. The immune system in extreme longevity[J]. Exp. Gerontol., 2008, 43: 61-65.

[33] Fagnoni F, Vescovini R, Mazzola M, et al. Expansion of cytotoxic $CD8^+$ $CD28^-$ T cells in healthy ageing people, including centenarians[J]. Immunology, 1996, 88: 501-507.

[34] Spyridopoulos I, Hoffmann J, Aicher A, et al. Accelerated telomere shortening in leukocyte subpopulations of patients with coronary heart disease: role of cytomegalovirus seropositivity[J]. Circulation, 2009, 120: 1364-1372.

[35] Youn J, Jung M, Yu H, et al. Increased frequency of $CD4^+CD57^+$ senescent T cells in patients with newly diagnosed acute heart failure: exploring new pathogenic mechanisms with clinical relevance[J]. Sci. Rep., 2019, 9: 12887.

[36] Tae Y, Youn J, Lee J, et al. Characterization of CD8(+)CD57(+) T cells in patients with acute myocardial infarction[J]. Cell Mol. Immunol., 2015, 12: 466-473.

[37] Wang C, Kim H, Hiroi Y, et al. Obesity increases vascular senescence and susceptibility to ischemic injury through chronic activation of Akt and mTOR[J]. Sci. Signal., 2009, 2: ra11.

[38] Hua Y, Zhang Y, Ceylan-Isik A, et al. Chronic Akt activation accentuates aging-induced cardiac hypertrophy and myocardial contractile dysfunction: role of autophagy[J]. Basic. Res. Cardiol., 2011, 106: 1173-1191.

[39] Winnik S, Auwerx J, Sinclair D, et al. Protective effects of sirtuins in cardiovascular diseases: from bench to bedside[J]. Eur. Heart J., 2015, 36: 3404-3412.

[40] Sasaki T, Maier B, Bartke A, et al. Progressive loss of SIRT1 with cell cycle withdrawal[J]. Aging Cell, 2006, 5: 413-422.

[41] Ingham M, Schwartz G. Cell-cycle therapeutics come of age[J]. J. Clin. Oncol., 2017, 35: 2949-2959.

[42] Chimenti C, Kajstura J, Torella D, et al. Senescence and death of primitive cells and myocytes lead to premature cardiac aging and heart failure[J]. Circ. Res., 2003, 93: 604-613.

[43] Baker D, Childs B, Durik M, et al. Naturally occurring p16(INK4a)-positive cells shorten healthy lifespan[J]. Nature, 2016, 530: 184-189.

[44] Anderson R, Lagnado A, Maggiorani D, et al. Length-independent telomere damage drives post-mitotic cardiomyocyte senescence[J]. EMBO J., 2019, 38: e100492.

[45] Mehdizadeh M, Aguilar M, Thorin E, et al. The role of cellular senescence in cardiac disease: basic biology and clinical relevance[J]. Nat. Rev. Cardiol., 2022, 19: 250-264.

[46] Higashikuni Y, Liu W, Numata G, et al. NLRP3 inflammasome activation through heart-brain interaction initiates cardiac inflammation and hypertrophy during pressure overload[J]. Circulation, 2023, 147: 338-355.

[47] Liberale L, Montecucco F, Tardif J, et al. Inflamm-ageing: the role of inflammation in age-dependent cardiovascular disease[J]. Eur. Heart J., 2020, 41: 2974-2982.

[48] Yoshida Y, Nakanishi K, Daimon M, et al. Alteration of cardiac performance and serum B-type natriuretic peptide level in healthy aging[J]. J. Am. Coll. Cardiol., 2019, 74: 1789-1800.

[49] de Lemos J, Drazner M, Omland T, et al. Association of troponin T detected with a highly sensitive assay and cardiac structure and mortality risk in the general population[J]. JAMA., 2010, 304: 2503-2512.

[50] Puzianowska-Kuźnicka M, Owczarz M, Wieczorowska-Tobis K, et al. Interleukin-6 and C-reactive protein, successful aging, and mortality: the PolSenior study[J]. Immun. Ageing, 2016, 13: 21.

[51] Sonel A, Sasseen B, Fineberg N, et al. Prospective study correlating fibrinopeptide A, troponin I, myoglobin, and myosin light chain levels with early and late ischemic events in consecutive patients presenting to the emergency department with chest pain[J]. Circulation, 2000, 102: 1107-1113.

[52] Delles C, Schiffer E, von Zur Muhlen C, et al. Urinary proteomic diagnosis of coronary artery disease: identification and clinical validation in 623 individuals[J]. J. Hypertension, 2010, 28: 2316-2322.

[53] Lee M, Huang C, Kuo C, et al. Clinical proteomics identifies urinary CD14 as a potential biomarker for diagnosis of stable coronary artery disease[J]. PLoS One, 2015, 10: e0117169.

[54] Hilvo M, Meikle P, Pedersen E, et al. Development and validation of a ceramide- and phospholipidbased cardiovascular risk estimation score for coronary artery disease patients[J]. Eur. Heart J., 2020, 41: 371-380.

[55] Choi R, Tatum S, Symons J, et al. Ceramides and other sphingolipids as drivers of cardiovascular disease[J]. Nat. Rev. Cardiol., 2021, 18: 701-711.

[56] Tang W, Wang Z, Levison B, et al. Intestinal microbial metabolism of phosphatidylcholine and cardiovascular risk[J]. N. Engl. J. Med., 2013, 368: 1575-1584.

[57] Huang R, Yan L, Lei Y. The gut microbial derived metabolite trimethylamine N oxide and atrial fibrillation: relationships, mechanisms, and therapeutic strategies[J]. Clin. Interv. Aging, 2021, 16: 1975-1986.

[58] van der Pol A, van Gilst W, Voors A, et al. Treating oxidative stress in heart failure: past, present and future[J]. Eur. J. Heart Fail., 2019, 21: 425-435.

[59] Holmstrom K, Finkel T. Cellular mechanisms and physiological consequences of redox-

dependent signalling[J]. Nat. Rev. Mol. Cell Biol., 2014, 15: 411-421.

[60] Iglewski M, Hill J, Lavandero S, et al. Mitochondrial fission and autophagy in the normal and diseased heart[J]. Curr. Hypertens Rep., 2010, 12: 418-425.

[61] Takimoto E, Kass D. Role of oxidative stress in cardiac hypertrophy and remodeling[J]. Hypertension, 2007, 49: 241-248.

[62] Sack M, Fyhrquist F, Saijonmaa O, et al. Basic biology of oxidative stress and the cardiovascular system: Part 1 of a 3-Part series[J]. J. Am. Coll. Cardiol., 2017, 70: 196-211.

[63] Lebovitz R, Zhang H, Vogel H, et al. Neurodegeneration, myocardial injury, and perinatal death in mitochondrial superoxide dismutase-deficient mice[J]. Proc. Natl. Acad. Sci. U. S. A., 1996, 93: 9782-9787.

[64] Villeneuve C, Guilbeau-Frugier C, Sicard P, et al. p53-PGC-1α pathway mediates oxidative mitochondrial damage and cardiomyocyte necrosis induced by monoamine oxidase-A upregulation: role in chronic left ventricular dysfunction in mice[J]. Antioxid. Redox Signaling., 2013, 18: 5-18.

[65] Dai D, Santana L, Vermulst M, et al. Overexpression of catalase targeted to mitochondria attenuates murine cardiac aging[J]. Circulation, 2009, 119: 2789-2797.

[66] Lyu G, Guan Y, Zhang C, et al. TGF-β signaling alters H4K20me3 status via miR-29 and contributes to cellular senescence and cardiac aging[J]. Nat. Commun., 2018, 9: 2560.

[67] Lemasters J. Selective mitochondrial autophagy, or mitophagy, as a targeted defense against oxidative stress, mitochondrial dysfunction, and aging[J]. Rejuvenation Res., 2005, 8: 3-5.

[68] Corsetti G, Pasini E, D'Antona G, et al. Morphometric changes induced by amino acid supplementation in skeletal and cardiac muscles of old mice[J]. Am. J. Cardiol., 2008, 101: 26E-34E.

[69] Cheng Z, Ito S, Nishio N, et al. Characteristics of cardiac aging in C57BL/6 mice[J]. Exp. Gerontol., 2013, 48: 341-348.

[70] Navarro A, Boveris A. The mitochondrial energy transduction system and the aging process[J]. Am. J. Physiol. Cell. Physiol., 2007, 292: C670-C686.

[71] Lu T, Finkel T. Free radicals and senescence[J]. Exp. Cell Res., 2008, 314: 1918-1922.

[72] No M, Heo J, Yoo S, et al. Effects of aging and exercise training on mitochondrial function and apoptosis in the rat heart[J]. Pflugers Arch., 2020, 472: 179-193.

[73] Ye J, Wang Y, Wang Z, et al. Interleukin-12p35 deficiency enhances mitochondrial dysfunction and aggravates cardiac remodeling in aging mice[J]. Aging (Albany NY), 2020, 12: 193-203.

[74] Hoshino A, Mita Y, Okawa Y, et al. Cytosolic p53 inhibits Parkin-mediated mitophagy and promotes mitochondrial dysfunction in the mouse heart[J]. Nat. Commun., 2013, 4: 2308.

[75] Taneike M, Yamaguchi O, Nakai A, et al. Inhibition of autophagy in the heart induces age-related cardiomyopathy[J]. Autophagy, 2010, 6: 600-606.

[76] Hepple R, Baker D, McConkey M, et al. Caloric restriction protects mitochondrial function with aging in skeletal and cardiac muscles[J]. Rejuvenation Res., 2006, 9: 219-222.

[77] Shirakabe A, Ikeda Y, Sciarretta S, et al. Aging and autophagy in the heart[J]. Circ. Res., 2016,

118: 1563-1576.

[78] Hansen M, Rubinsztein D, Walker D. Autophagy as a promoter of longevity: Insights from model organisms[J]. Nat. Rev. Mol. Cell Biol., 2018, 19: 579-593.

[79] Fernández Á, Sebti S, Wei Y, et al. Disruption of the beclin 1-Bcl-2 autophagy regulatory complex promotes longevity in mice[J]. Nature, 2018, 558: 136-140.

[80] Chang J, Kumsta C, Hellman A, et al. Spatiotemporal regulation of autophagy during Caenorhabditis elegans aging[J]. eLife, 2017, 6: e18459.

[81] Bravo-San Pedro J, Kroemer G, Galluzzi L. Autophagy and mitophagy in cardiovascular disease[J]. Circ. Res., 2017, 120: 1812-1824.

[82] Gao G, Chen W, Yan M, et al. Rapamycin regulates the balance between cardiomyocyte apoptosis and autophagy in chronic heart failure by inhibiting mTOR signaling[J]. Int. J. Mol. Med., 2020, 45: 195-209.

[83] Lin S, Wang Y, Zhang X, et al. HSP27 alleviates cardiac aging in mice via a mechanism involving antioxidation and mitophagy activation[J]. Oxid. Med. Cell Longev., 2016, 2016: 2586706.

[84] Li S, Li H, Yang D, et al. Excessive autophagy activation and increased apoptosis are associated with palmitic acid-induced cardiomyocyte insulin resistance[J]. J. Diabetes Res., 2017, 2017: 2376893.

[85] Xie S, Xu S, Deng W, et al. Metabolic landscape in cardiac aging: insights into molecular biology and therapeutic implications[J]. Signal Transduction Targeted Ther., 2023, 14: 114.

[86] Papachristoforou E, Lambadiari V, Maratou E, et al. Association of glycemic Indices (hyperglycemia, glucose variability, and hypoglycemia) with oxidative stress and diabetic complications[J]. J. Diabetes Res., 2020, 2020: 7489795.

[87] Menasché P, Vanneaux V, Hagège A, et al. Transplantation of human embryonic stem cell-derived cardiovascular progenitors for severe ischemic left ventricular dysfunction[J]. J. Am. Coll. Cardiol., 2018, 71: 429-438.

[88] Kato T, Niizuma S, Inuzuka Y, et al. Analysis of metabolic remodeling in compensated left ventricular hypertrophy and heart failure[J]. Circ. Heart Fail., 2010, 3: 420-430.

[89] Livshits G, Kalinkovich A. Inflammaging as a common ground for the development and maintenance of sarcopenia, obesity, cardiomyopathy and dysbiosis[J]. Ageing Res. Rev., 2019, 56: 100980.

[90] Takahara S, Soni S, Maayah Z, et al. Ketone therapy for heart failure: current evidence for clinical use[J]. Cardiovasc. Res., 2022, 118: 977-987.

[91] Hyyti O, Ledee D, Ning X, et al. Aging impairs myocardial fatty acid and ketone oxidation and modifies cardiac functional and metabolic responses to insulin in mice[J]. Am. J. Physiol. Heart Circ. Physiol., 2010, 299: H868-H875.

[92] Huang C, Wang P, Xu X, et al. The ketone body metabolite β-hydroxybutyrate induces an antidepression-associated ramification of microglia via HDACs inhibition-triggered Akt-small RhoGTPase activation[J]. Glia, 2018, 66: 256-278.

[93] Gonzalez-Valdes I, Hidalgo I, Bujarrabal A, et al. Bmi1 limits dilated cardiomyopathy and heart failure by inhibiting cardiac senescence[J]. Nat. Commun., 2015, 6: 6473.

[94] Leri A, Rota M, Pasqualini F S, et al. Origin of cardiomyocytes in the adult heart[J]. Circ. Res., 2015, 116: 150-166.

[95] Hosoda T, Kajstura J, Leri A, et al. Mechanisms of myocardial regeneration[J]. Circ. J., 2010, 74: 13-17.

[96] Fyhrquist F, Saijonmaa O, Strandberg T. The roles of senescence and telomere shortening in cardiovascular disease[J]. Nat. Rev. Cardiol., 2013, 10: 274-283.

[97] Alcendor R R, Gao S, Zhai P, et al. Sirt1 regulates aging and resistance to oxidative stress in the heart[J]. Circ. Res., 2007, 100: 1512-1521.

[98] Silaghi C N, Farcaş M, Crăciun A M. Sirtuin 3 (SIRT3) pathways in age-related cardiovascular and neurodegenerative diseases[J]. Biomedicines, 2021, 9: 1574.

[99] Zhang W, Song M, Qu, J, et al. Epigenetic modifications in cardiovascular aging and diseases[J]. Circ. Res., 2018, 123: 773-786.

[100] Wu T T, Ma Y W, Zhang X, et al. Myocardial tissue-specific Dnmt1 knockout in rats protects against pathological injury induced by Adriamycin[J]. Lab. Invest., 2020, 100: 974-985.

[101] Nührenberg T G, Hammann N, Schnick, T, et al. Cardiac myocyte de novo DNA methyltransferases 3a/3b are dispensable for cardiac function and remodeling after chronic pressure overload in mice[J]. PLoS One, 2015, 10: e0131019.

[102] Gude N A, Broughton K M, Firouzi F, et al. Cardiac ageing: extrinsic and intrinsic factors in cellular renewal and senescence[J]. Nat. Rev. Cardiol., 2018, 15: 523-542.

[103] Maier H J, Schips T G, Wietelmann, A, et al. Cardiomyocyte-specific IκB kinase (IKK)/NF-κB activation induces reversible inflammatory cardiomyopathy and heart failure[J]. Proc. Natl. Acad. Sci. U. S. A., 2012, 109: 11794-11799.

[104] Kubota T, McTiernan C F, Frye C S, et al. Dilated cardiomyopathy in transgenic mice with cardiac-specific overexpression of tumor necrosis factor-alpha[J]. Circ. Res., 1997, 81: 627-635.

[105] Marín-Aguilar F, Lechuga-Vieco A V, Alcocer-Gómez E, et al. NLRP3 inflammasome suppression improves longevity and prevents cardiac aging in male mice[J]. Aging Cell, 2020, 19: e13050.

[106] Tardif J C, Kouz S, Waters D D, et al. Efficacy and safety of low-dose colchicine after myocardial infarction[J]. N. Engl. J. Med., 2019, 381: 2497-2505.

[107] Everett B M, Cornel J H, Lainscak M, et al. Anti-inflammatory therapy with canakinumab for the prevention of hospitalization for heart failure[J]. Circulation, 2019, 139: 1289-1299.

[108] Li H, Hastings M H, Rhee J, et al. Targeting age-related pathways in heart failure[J]. Circ. Res., 2020, 126: 533-551.

[109] Florio M C, Magenta A, Beji S, et al. Aging, microRNAs, and heart failure[J]. Curr. Probl. Cardiol., 2020, 45: 100406.

[110] Nakamura M, Sadoshima J. Mechanisms of physiological and pathological cardiac

hypertrophy[J]. Nat. Rev. Cardiol., 2018, 15: 387-407.

[111] Feng T, Meng J, Kou S, et al. CCN1-induced cellular senescence promotes heart regeneration[J]. Circulation, 2019, 139: 2495-2498.

[112] Lin R, Rahtu-Korpela L, Magga J, et al. miR-1468-3p promotes aging-related cardiac fibrosis[J]. Mol. Ther. Nucl. Acids, 2020, 20: 589-605.

[113] Gutiérrez-Fernández A, Soria-Valles C, Osorio F G, et al. Loss of MT1-MMP causes cell senescence and nuclear defects which can be reversed by retinoic acid[J]. EMBO J., 2015, 34: 1875-1888.

[114] Cieslik K A, Taffet G E, Carlson S, et al. Immune-inflammatory dysregulation modulates the incidence of progressive fibrosis and diastolic stiffness in the aging heart[J]. J. Mol. Cell. Cardiol., 2011, 50: 248-256.

[115] Batlle M, Pérez-Villa F, Lázaro A, et al. Correlation between mast cell density and myocardial fibrosis in congestive heart failure patients[J]. Transplant. Proc., 2007, 39: 2347-2349.

[116] Biernacka A, Frangogiannis N G. Aging and cardiac fibrosis[J]. Aging Dis., 2011, 2, 158-173.

[117] Luo T, Chang C X, Zhou X, et al. Characterization of atrial histopathological and electrophysiological changes in a mouse model of aging[J]. Int. J. Mol. Med., 2013, 31: 138-146.

[118] Jones S A, Lancaster M K. Progressive age-associated activation of JNK associates with conduction disruption in the aged atrium[J]. Mech. Ageing Dev., 2015, 146-148: 72-80.

[119] Zhang X, Azhar G, Williams E D, et al. MicroRNA clusters in the adult mouse heart: age-associated changes[J]. Biomed. Res. Int., 2015, 2015: 732397.

[120] Veerasamy M, Ford G A, Neely D, et al. Association of aging, arterial stiffness, and cardiovascular disease: a review[J]. Cardiol. Rev., 2014, 22: 223-232.

[121] Tyrrell D J, Goldstein D R. Ageing and atherosclerosis: vascular intrinsic and extrinsic factors and potential role of IL-6[J]. Nat. Rev. Cardiol., 2021, 18: 58-68.

[122] Suryadevara V, Hudgins A D, Rajesh A, et al. SenNet recommendations for detecting senescent cells in different tissues[J]. Nat. Rev. Mol. Cell Biol., 2024, 25: 1001-1023.

[123] Vellasamy D M, Lee S J, Goh K W, et al. Targeting immune senescence in atherosclerosis[J]. Int. J. Mol. Sci., 2022, 23: 13059.

[124] Nishimura A, Shimauchi T, Tanaka T, et al. Hypoxia-induced interaction of filamin with Drp1 causes mitochondrial hyperfission-associated myocardial senescence[J]. Sci. Signal., 2018, 11: eaat5185.

[125] Lin B, Feng D, Xu J. Cardioprotective effects of microRNA-18a on acute myocardial infarction by promoting cardiomyocyte autophagy and suppressing cellular senescence via brain derived neurotrophic factor[J]. Cell Biosci., 2019, 9: 38.

[126] Walaszczyk A, Dookun E, Redgrave R, et al. Pharmacological clearance of senescent cells improves survival and recovery in aged mice following acute myocardial infarction[J]. Aging Cell, 2019, 18: e12945.

[127] Jia L, Zhang W, Ma Y, et al. Haplodeficiency of ataxia telangiectasia mutated accelerates

heart failure after myocardial infarction[J]. J. Am. Heart Assoc., 2017, 6: e006349.

[128] Coffey S, Roberts-Thomson R, Brown A, et al. Global epidemiology of valvular heart disease[J]. Nat. Rev. Cardiol., 2021, 18: 853-864.

[129] Theodoris C V, Mourkioti F, Huang Y, et al. Long telomeres protect against age-dependent cardiac disease caused by NOTCH1 haploinsufficiency[J]. J. Clin. Invest., 2017, 127: 1683-1688.

[130] Gössl M, Khosla S, Zhang X, et al. Role of circulating osteogenic progenitor cells in calcific aortic stenosis[J]. J. Am. Coll. Cardiol., 2012, 60: 1945-1953.

[131] Herrmann J. Adverse cardiac effects of cancer therapies: cardiotoxicity and arrhythmia[J]. Nat. Rev. Cardiol., 2020, 17: 474-502.

[132] Armenian S H, Lacchetti C, Barac A, et al. Prevention and monitoring of cardiac dysfunction in survivors of adult cancers: American society of clinical oncology clinical practice guideline[J]. J. Clin. Oncol., 2017, 35: 893-911.

[133] Maejima Y, Adachi S, Ito H, et al. Induction of premature senescence in cardiomyocytes by doxorubicin as a novel mechanism of myocardial damage[J]. Aging Cell, 2008, 7: 125-136.

[134] Simnek T, Stérba M, Popelová O, et al. Anthracycline-induced cardiotoxicity: overview of studies examining the roles of oxidative stress and free cellular iron[J]. Pharmacol. Rep., 2009, 61: 154-171.

[135] Ghosh A K, Rai R, Park K E, et al. A small molecule inhibitor of PAI-1 protects against doxorubicin-induced cellular senescence[J]. Oncotarget, 2016, 7: 72443-72457.

[136] Katsuumi G, Shimizu I, Suda M, et al. SGLT2 inhibition eliminates senescent cells and alleviates pathological aging[J]. Nat. Aging., 2024, 4: 926-938.

[137] Long J, Ren Z, Duan Y, et al. Empagliflozin rescues lifespan and liver senescence in naturally aged mice[J]. Geroscience, 2024, 46: 4969-4986.

[138] 中国成人肥厚型心肌病诊断与治疗指南 2023[J]. 中国循环杂志 , 2023, 38: 1-33.

[139] 曾敏 , 王华 . 心肌纤维化的诊治现状及展望 [J]. 中国医学前沿杂志（电子版）, 2023, 15: 64-71.

[140] Writing Committee Members, Joglar J A, Chung M K, et al. 2023 ACC/AHA/ACCP/HRS Guideline for the diagnosis and management of atrial fibrillation: a report of the American college of cardiology/American heart association joint committee on clinical practice guidelines[J]. J. Am. Coll. Cardiol., 2024, 83: 109-279.

[141] 中华医学会心血管病学分会 . 急性 ST 段抬高型心肌梗死诊断和治疗指南（2019）[J]. 中华心血管病杂志编辑委员会中华心血管病杂志 , 2019, 47: 766-783.

[142] Vahanian A, Beyersdorf F, Praz F, et al. ESC/EACTS scientific document group. 2021 ESC/EACTS guidelines for the management of valvular heart disease[J]. Eur. Heart J., 2022, 43: 561-632.

[143] 中国临床肿瘤学会指南工作委员会 . 中国临床肿瘤学会 (CSCO) 肿瘤心脏病学指南 2023[M]. 北京 : 人民卫生出版社 , 2023.

[144] Xu M, Pirtskhalava T, Farr J N, et al. Senolytics improve physical function and increase

lifespan in old age[J]. Nat. Med., 2018, 24: 1246-1256.

[145] Salerno N, Marino F, Scalise M, et al. Pharmacological clearance of senescent cells improves cardiac remodeling and function after myocardial infarction in female aged mice[J]. Mech. Ageing Dev., 2022, 208: 111740.

[146] Roos C M, Zhang B, Palmer A K, et al. Chronic senolytic treatment alleviates established vasomotor dysfunction in aged or atherosclerotic mice[J]. Aging Cell, 2016, 15: 973-977.

[147] Zhu Y, Tchkonia T, Pirtskhalava T, et al. The Achilles' heel of senescent cells: from transcriptome to senolytic drugs[J]. Aging Cell, 2015, 14: 644-658.

[148] Marino F, Scalise M, Salerno N, et al. Diabetes-induced cellular senescence and senescence-associated secretory phenotype impair cardiac regeneration and function independently of age[J]. Diabetes, 2022, 71: 1081-1098.

[149] Jia K, Dai Y, Liu A, et al. Senolytic agent navitoclax inhibits angiotensin Ⅱ-Induced heart failure in mice[J]. J. Cardiovasc. Pharmacol., 2020, 76: 452-460.

[150] Dookun E, Walaszczyk A, Redgrave R, et al. Clearance of senescent cells during cardiac ischemia-reperfusion injury improves recovery[J]. Aging Cell, 2020, 19: e13249.

[151] Fozzard H A, Sheets M F. Cellular mechanism of action of cardiac glycosides[J]. J. Am. Coll. Cardiol., 1985, 5: 10A-15A.

[152] Guerrero A, Herranz N, Sun B, et al. Cardiac glycosides are broad-spectrum senolytics[J]. Nat. Metab., 2019, 1: 1074-1088.

[153] Alexanian M, Przytycki P F, Micheletti R, et al. Transcriptional switch governs fibroblast activation in heart disease[J]. Nature, 2021, 595: 438-443.

[154] Quarles E, Basisty N, Chiao Y A, et al. Rapamycin persistently improves cardiac function in aged, male and female mice, even following cessation of treatment[J]. Aging Cell, 2020, 19: e13086.

[155] Ramos F J, Chen S C, Garelick M G, et al. Rapamycin reverses elevated mTORC1 signaling in lamin A/C-deficient mice, rescues cardiac and skeletal muscle function, and extends survival[J]. Sci. Transl. Med., 2012, 4: 144ra103.

[156] Lesniewski L A, Seals D R, Walker A E, et al. Dietary rapamycin supplementation reverses age-related vascular dysfunction and oxidative stress, while modulating nutrient-sensing, cell cycle, and senescence pathways[J]. Aging Cell, 2017, 16: 17-26.

[157] Tai S, Sun J, Zhou Y, et al. Metformin suppresses vascular smooth muscle cell senescence by promoting autophagic flux[J]. J. Adv. Res., 2022, 41: 205-218.

[158] Li C, Mu N, Gu C, et al. Metformin mediates cardioprotection against aging-induced ischemic necroptosis[J]. Aging Cell, 2020, 19: e13096.

[159] Chen Q, Thompson J, Hu Y, et al. Chronic metformin treatment decreases cardiac injury during ischemia-reperfusion by attenuating endoplasmic reticulum stress with improved mitochondrial function[J]. Aging, 2021, 13: 7828-7845.

[160] Li W, Tan S, Li X, et al. Calcitonin gene-related peptide inhibits the cardiac fibroblasts senescence in cardiac fibrosis via up-regulating Klotho expression[J]. Eur. J. Pharmacol.,

2019, 843: 96-103.

[161] Torregrosa-Muñumer R, Vara E, Fernández-Tresguerres J Á, et al. Resveratrol supplementation at old age reverts changes associated with aging in inflammatory, oxidative and apoptotic markers in rat heart[J]. Eur. J. Nutr., 2021, 60: 2683-2693.

[162] Sin T K, Tam B T, Yung B Y, et al. Resveratrol protects against doxorubicin-induced cardiotoxicity in aged hearts through the SIRT1USP7 axis[J]. J. Physiol., 2015, 593: 1887-1899.

[163] Zhang L, Chen J, Yan L, et al. Resveratrol ameliorates cardiac remodeling in a murine model of heart failure with preserved ejection fraction[J]. Front. Pharmacol., 2021, 12: 646240.

[164] Santos-Parker J R, Strahler T R, Bassett C J, et al. Curcumin supplementation improves vascular endothelial function in healthy middle-aged and older adults by increasing nitric oxide bioavailability and reducing oxidative stress[J]. Aging, 2017, 9: 187-208.

[165] Yang L, Shi J, Wang X, et al. Curcumin alleviates D-galactose-induced cardiomyocyte senescence by promoting autophagy via the SIRT1/AMPK/mTOR pathway. Evid. Based Complement[J]. Alternat. Med., 2022, 2022: 2990843.

[166] Zhang H, Wang J, Li L, et al. Spermine and spermidine reversed age-related cardiac deterioration in rats[J]. Oncotarget, 2017, 8: 64793-64808.

[167] Wang J, Li S, Wang J, et al. Spermidine alleviates cardiac aging by improving mitochondrial biogenesis and function[J]. Aging, 2020, 12: 650-671.

[168] Eisenberg T, Abdellatif M, Schroeder S, et al. Cardioprotection and lifespan extension by the natural polyamine spermidine[J]. Nat. Med., 2016, 22: 1428-1438.

[169] Li J, Li S, Dong J, et al. Long-term repopulation of aged bone marrow stem cells using young Sca-1 cells promotes aged heart rejuvenation[J]. Aging Cell, 2019, 18: e13026.

[170] Ye Y, Yang K, Liu H, et al. SIRT2 counteracts primate cardiac aging via deacetylation of STAT3 that silences CDKN2B[J]. Nat. Aging., 2023, 3: 1269-1287.

[171] Ieda M, Fu J D, Delgado-Olguin P, et al. Direct reprogramming of fibroblasts into functional cardiomyocytes by defined factors[J]. Cell, 2010, 142, 3: 375-386.

[172] Huang W, Feng Y, Liang J, et al. Loss of microRNA-128 promotes cardiomyocyte proliferation and heart regeneration[J]. Nat. Commun., 2018, 9: 700.

[173] Sheng Y, Lv S, Huang M, et al. Opposing effects on cardiac function by calorie restriction in different-aged mice[J]. Aging Cell, 2017, 16: 1155-1567.

[174] Shinmura K, Tamaki K, Sano M, et al. Impact of long-term caloric restriction on cardiac senescence: caloric restriction ameliorates cardiac diastolic dysfunction associated with aging[J]. J. Mol. Cell Cardiol., 2011, 50: 117-127.

[175] Granado M, Amor S, Martín-Carro B, et al. Caloric restriction attenuates aging-induced cardiac insulin resistance in male Wistar rats through activation of PI3K/Akt pathway[J]. Nutr. Metab. Cardiovasc. Dis., 2019, 29: 97-105.

[176] Donato A J, Walker A E, Magerko K A, et al. Life-long caloric restriction reduces oxidative stress and preserves nitric oxide bioavailability and function in arteries of old mice[J]. Aging

Cell, 2013, 12: 772-7783.

[177] Yakes F M, Van Houten B. Mitochondrial DNA damage is more extensive and persists longer than nuclear DNA damage in human cells following oxidative stress[J]. Proc. Natl. Acad. Sci. U. S. A., 1997, 94: 514-519.

[178] Eisele J C, Schaefer I M, Randel Nyengaard J, et al. Effect of voluntary exercise on number and volume of cardiomyocytes and their mitochondria in the mouse left ventricle[J]. Basic. Res. Cardiol., 2008, 103: 12-21.

[179] Safdar A, Bourgeois J M, Ogborn D I, et al. Endurance exercise rescues progeroid aging and induces systemic mitochondrial rejuvenation in mtDNA mutator mice[J]. Proc. Natl. Acad. Sci. U. S. A., 2011, 108: 4135-4140.

[180] Linke A, Adams V, Schulze P C, et al. Antioxidative effects of exercise training in patients with chronic heart failure: increase in radical scavenger enzyme activity in skeletal muscle[J]. Circulation, 2005, 111: 1763-1770.

[181] Safdar A, Little J P, Stokl A J, et al. Exercise increases mitochondrial PGC-1alpha content and promotes nuclear-mitochondrial cross-talk to coordinate mitochondrial biogenesis[J]. J. Biol. Chem., 2011, 286: 10605-10617.

第 **10** 章

衰老相关肺部疾病的干预

肺脏是在体内承担气体交换与免疫屏障功能的重要脏器，作为人体内唯一与外界环境直接接触的内脏器官，易受体内外多种因素影响而加速衰老进程。肺衰老会引发换气功能障碍与免疫屏障功能受损。免疫屏障功能受损会使机体对外界损伤的抵御能力下降，更易遭受侵害；而换气功能障碍往往是致命的。因此，肺脏衰老导致的慢性肺部疾病已成为全球三大致死原因之一。深入研究肺脏衰老过程中的分子机制，有助于我们理解衰老过程中肺脏变化与肺部疾病发生的原因，这将为开发更加有效的疾病干预策略提供有力支持。本章主要探讨以下内容：肺脏正常功能在衰老过程中的变化、衰老过程中不同肺脏细胞衰老的分子机制、肺衰老相关疾病的发生机制，以及衰老相关肺部疾病的干预策略。

10.1 肺衰老的特征与发生机制

10.1.1 肺脏的结构及功能概述

肺脏位于胸腔内部，覆盖在心脏周围，共五叶（通常左二右三），通过气管和口鼻相连，以支气管分叉形成的树状结构为基础，经过反复分叉在支气管的终端形成肺泡囊（alveolar sacs）。肺脏气管以下的部分被脏胸膜（visceral pleura）覆盖，经壁胸膜黏附于胸壁、隔和纵隔之间，固定于胸廓之中。肺脏中的气管、支气管与肺泡结构统称为肺实质，胸膜和被其包裹的其他结构则称为肺间质（图 10.1）。下文对肺实质中气管与支气管结构、肺泡与呼吸膜组成，肺间质组成与结构，以及肺脏的生理功能分别进行概述。

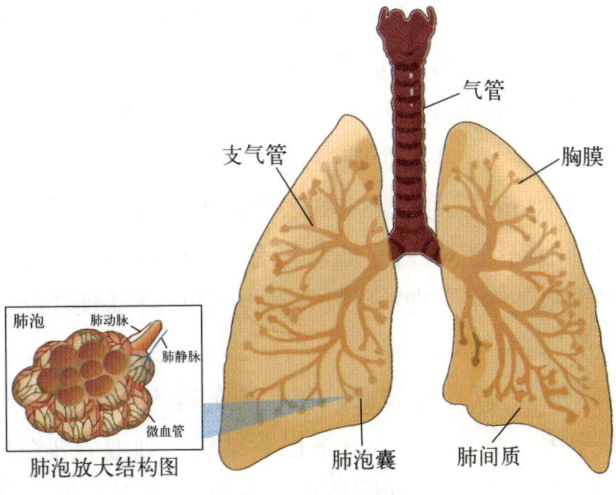

图 10.1　肺脏结构

（1）肺脏的结构

❶ 气管与支气管结构。气管与支气管是将外界空气连通至肺泡腔的一种分叉的管状结构。一般将位于胸部正中位置，连接喉部与左右支气管的部分称为气管

(tracheas)，也称大气道；连接气管与肺泡囊的部分称为支气管（bronchi），也称小气道。为方便描述，下文将气管与支气管统称为气道。气道从外向内分为外膜层、基质层和上皮层。外膜层是环绕气道的马蹄形软骨支撑组织，马蹄形的空缺部分是由平滑肌与胶原纤维组成的结缔组织。气道软骨的主要作用是支撑气道的正常形状，保持气道通畅。气道的基质层与上皮层分别由基质层细胞（包括各种免疫细胞、成纤维细胞）和气管上皮层细胞（包括杯状细胞、簇状细胞、棒状细胞、纤毛细胞、次胞质体细胞、基底细胞、亚基底细胞、离子细胞、肺神经分泌细胞）组成[1]。上皮层细胞长短不一，形成假复层结构，气道内壁覆盖着由杯状细胞分泌的黏液，能够将进入气管的灰尘与异物颗粒黏附并通过纤毛摆动排出气道，形成一道抵御外来物质的物理屏障。

❷ 肺泡与呼吸膜组成。肺脏中的支气管经反复分叉在末端形成膨大的肺泡囊，肺泡囊上的突出小泡被称为肺泡（alveolus）。肺泡由单层肺泡上皮细胞组成，表面覆盖着液膜。肺泡上皮细胞分为两种：Ⅰ型小肺泡细胞和Ⅱ型大肺泡细胞。小肺泡细胞是失去增殖能力的扁平状的上皮细胞，贴近毛细血管，是肺泡内数量最多的上皮细胞，组成了肺泡结构。大肺泡细胞分散在小肺泡细胞之间，一方面作为祖细胞性质的肺泡细胞在肺泡损伤时分化为小肺泡细胞修复肺泡结构，另一方面分泌表面活性物质（主要为二棕榈酰卵磷脂），组成覆盖在肺泡上的液膜[2]。肺泡液膜的作用是缓解呼吸过程中肺泡受到的张力，同时也是外来物质进入肺泡后的第一道屏障。相邻的肺泡之间有被称为肺泡孔（alveolar pores）的小开口，在肺泡完全扩张时张开，可在支气管受阻时建立侧枝通气。肺泡隔（alveolar septum）是填充肺泡间隙之间的结缔组织，内含密集的毛细血管网状结构。肺泡隔富含弹性纤维，使因吸气而扩张的肺泡能够顺利回缩。肺泡隔中的毛细血管与肺泡相接，肺泡液膜、肺泡上皮细胞、肺泡隔和毛细血管内皮细胞共同组成呼吸膜，也称为气-血屏障（blood-air barrier）。呼吸膜具有极高的气体通透性，是肺脏中起气体交换功能的部位。人类的肺脏中共有 3 亿～4 亿个肺泡，单个肺泡的直径只有 0.2 mm，形成的呼吸膜总面积能够达到 70 m^2 以上，是皮肤表面积的数倍。为了发挥正常的气体交换功能，呼吸膜中的肺泡隔结构很薄，通常只有 0.2～0.5 μm。当肺间质发生炎症时，肺泡隔内的结缔组织水肿变厚，很容易影响肺脏的气体交换功能。由此可见，肺脏是一个精细而脆弱的器官。

❸ 肺间质的结构。肺间质指被脏胸膜包裹的除气管、支气管与肺泡结构以外的部分，包括结缔组织、血管、神经和淋巴管结构。肺泡的弹性是由肺泡隔中的弹力纤维结构决定的。弹力纤维由肺间质中的成纤维细胞分泌，与其他细胞外基质（ECM）一同参与组成呼吸膜结构，并帮助肺泡保持弹性。肺脏中的血管除了与肺泡形成呼吸膜以外，也与气管和支气管结构紧密连接，起到为肺部输送营养的作用。肺脏中的淋巴管聚集着各种免疫细胞，便于在受到外界异物入侵时及时进行组织浸润，清除有害物质。

（2）肺脏的生理功能

肺脏是人体内用于气体交换的重要器官，能够输送氧气至血液并同时排出血液中的二氧化碳。呼吸过程需要呼吸肌的参与。吸入气体时，膈肌和肋间外肌收缩，中心腱下降，扩张胸廓，同时腹肌放松，在体内形成负压，使外界新鲜空气经气道进入肺泡。肺泡中的氧气经自由扩散穿过呼吸膜进入静脉血，将其转变为富含氧气的动脉血，并顺着循环系统输送到全身的各个脏器中。与此同时，毛细血管中的二氧化碳则透过呼吸膜回到肺泡。呼出气体时，膈肌与肋间外肌放松，肋间内肌与腹肌（包括腹直肌、腹外斜肌、腹内斜肌、腹横肌）收缩，胸廓回缩，肺泡内的气体借助呼气动作产生的正压从口鼻排出。一吸一呼，完成一次气体交换。需要注意的是，由于肺泡本身大小与扩张时的弹性限制，每次呼吸行为只能对肺泡内的部分气体进行更新，而不能像心脏跳动一样泵出所有内容物[3]。

由于直接与外界的空气接触，肺脏还发挥着免疫屏障的功能，是防止外界灰尘或病原体进入体内的一道重要防线[4]。肺间质的淋巴管中聚集着大量免疫细胞。其中，肺脏中的巨噬细胞被称作隔细胞。当灰尘或其他外来物质进入肺部时，隔细胞迁移进入气道或肺泡腔，吞噬并清除外来物质，形成内部含有尘埃颗粒的尘细胞。尘细胞借助支气管与气管中的纤毛运动随黏液物质一同排出体外，从而保证肺脏的洁净。相对而言，靠近喉咙的近端气道更容易受到外界刺激，因此近端肺部的免疫细胞、上皮细胞与基底细胞处于更加活跃的增殖与分化状态，保证异物的清除与气管正常形态功能的维持。长期处于污染环境会给人类肺脏的自我清洁能力带来巨大压力。可以认为，外界损伤性刺激是引起与加速人类肺脏衰老的主要因素。

10.1.2 肺衰老的特征

肺脏的正常功能对人类的健康长寿至关重要[5]。肺脏衰老的特征在功能、结构、细胞与分子水平的变化如图 10.2 所示。

（1）功能变化

❶ 换气能力下降。正常情况下，肺脏的功能在 18～25 岁达到峰值，在 35 岁之前保持稳定，之后逐渐下降。衰老引起的肺功能障碍最直观的体现是换气能力（最大摄氧量，$V_{O_2,max}$）降低[6]。肺的换气功能受肺脏弹性和呼吸肌力量的影响。一方面，衰老肺中胶原分泌与肺部 ECM 结构紊乱，让衰老的肺部逐渐失去弹性；另一方面，老年人的呼吸肌老化，力量降低，使得肺部扩张与收缩的能力随着年龄的增长而下降，导致衰老肺气体交换能力降低。

❷ 储备呼吸能力下降。呼吸膜面积随肺衰老逐渐减小，导致衰老肺的储备呼吸能力下降。健康成人的呼吸膜面积能够达到 70 m^2，安静状态下一般只使用其中的 40 m^2 进行气体交换。因此，在呼吸膜的面积小于 40 m^2 之前，人们不会在日常生活中感到呼吸困难，只有在进行剧烈运动时才感受到肺活量降低带来的影响。但

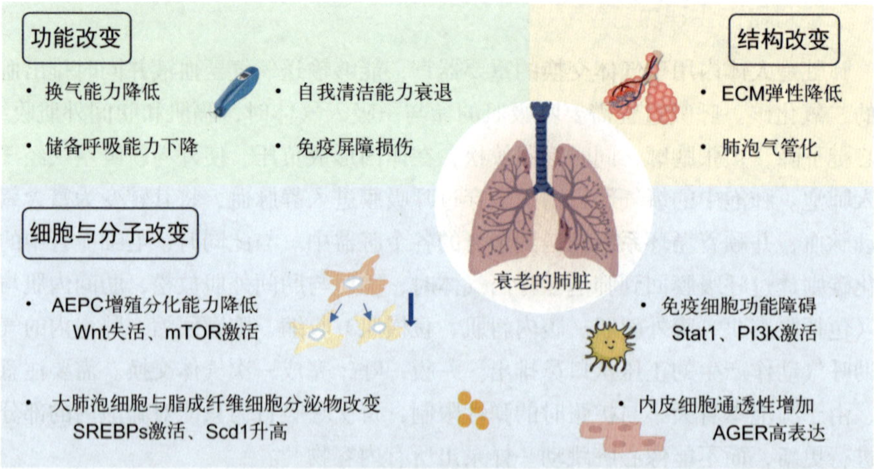

图 10.2 肺衰老的特征

当损伤性刺激在肺部不断积累，最终呼吸膜的面积缩小到 40 m^2 以下时，受损的肺部功能将逐渐显现，此时即便在日常生活中也会受到肺脏功能降低的影响。

❸ 自我清洁能力衰退。衰老肺脏的自我清洁能力也发生下降，这与纤毛细胞的衰老有关。纤毛细胞上的纤毛摆动是清除肺部杂物的重要方式。在衰老动物肺脏中，蛋白激酶 Cε(PKCε) 的激活使纤毛细胞上的纤毛摆动频率降低，损害了气管与支气管的杂物清除能力，让杂物更容易到达肺泡，损害肺脏功能[7]。

❹ 免疫屏障损伤。除了自我清洁能力以外，肺部拥有一整套固有免疫和获得性免疫系统，以帮助抵御感染。然而，这些保护机制在衰老过程中发生变化，成为衰老相关肺部疾病的另一危险因素。一方面，衰老肺的上皮、内皮以及表面液膜组成发生改变，这增加了污染物与病原体进入体内的概率。另一方面，肺免疫细胞的清除能力大幅降低，导致肺免疫屏障功能受损。

（2）结构变化

肺衰老的一个重要的结构变化在于肺间质弹性丧失。衰老的肺部成纤维细胞通过改变胶原蛋白的分泌谱（如Ⅰ型与Ⅲ型胶原比例失衡），导致肺间质 ECM 的组成和结构发生病理性重塑[8]。衰老肺脏中胶原蛋白的整体转录水平降低，蛋白水平升高，这意味着胶原蛋白的更新速度在衰老过程中变慢，使得陈旧的胶原纤维堆积在肺脏中，影响肺脏弹性。Ⅳ型胶原是构成基底膜结构的组成部分，衰老过程中大量堆积。在衰老进程中，Ⅳ型胶原主要在气道与血管周围堆积，导致气道和血管变硬变脆，更容易遭受损伤。XⅣ 型胶原则上参与组成Ⅰ型胶原纤维表面，发挥整合胶原蛋白束的作用，其转录水平在衰老过程中下降，可溶性增加，影响Ⅰ型胶原纤维的组装。当然，并非 ECM 中的所有蛋白都发生了衰老相关变化。Ⅰ型胶原和基底膜粘连蛋白的丰度和性质在年龄增长的过程中保持不变，保证了肺 ECM 的基本支撑结构。

由于肺脏的自我清洁与修复能力在衰老过程中减弱，肺实质上皮组织更容易受到外在环境的影响而发生损伤。肺泡中的上皮细胞在肺部损伤情况下会接受肺间质中的 TGFβ 信号向基底细胞转化 [9]，这是肺泡气管化的体现，进而导致呼吸膜被破坏，使得肺脏在衰老过程中逐渐失去气体交换能力。肺脏中直径小于 2.5 mm 的小气管数量随年龄增长而不断减少，而更大的气管数量则变化不大 [10]。相对于肺间质的结构变化，肺实质的结构变化往往与衰老相关肺部疾病有关，这部分将在 10.2 节中详细阐述。

（3）细胞与分子改变

与大多数脏器组织衰老相关变化一致，CDKN2A（p16^{INK4a}）/CKDN1A（p21^{CIP1}）/p53/γH2AX 阳性细胞在衰老肺脏中积累，引起 TGF-β 信号激活、SASP 分泌以及衰老相关的肺脏结构变化 [11]。除此之外，肺脏中的细胞种类繁多（图 10.3），在衰老过程中发生的变化各异。下文将分别从分子水平对肺脏中各种细胞参与的肺衰老过程进行介绍。肺细胞与衰老相关变化的关系见表 10.1。

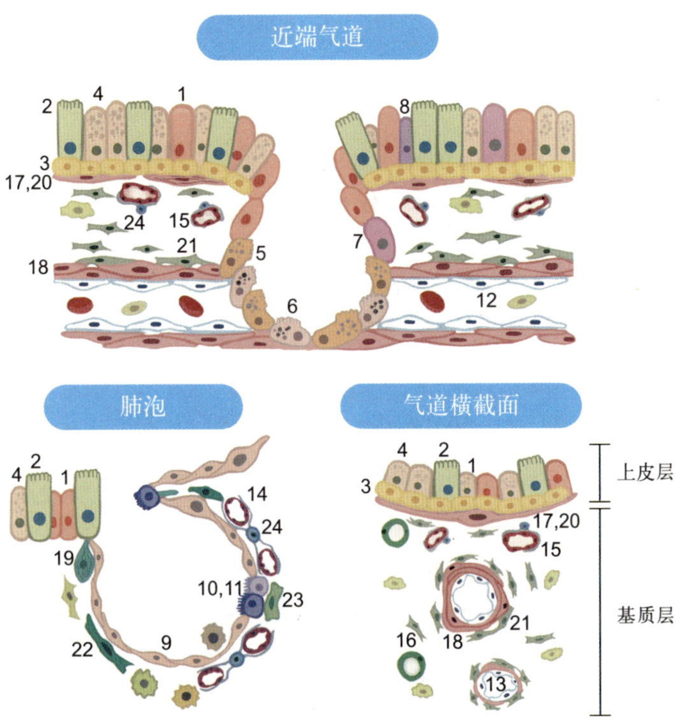

图 10.3　肺细胞类型与分布（细胞类型见表 10.1）

1—棒状细胞；2—纤毛细胞；3—基底细胞；4—杯状细胞；5—黏液细胞；6—浆液细胞；7—离子细胞；8—神经内分泌细胞；9—Ⅰ型小肺泡细胞；10—Ⅱ型大肺泡细胞；11—祖细胞性质的Ⅱ型肺泡细胞；12—动脉血管内皮细胞；13—静脉血管内皮细胞；14,15—毛细血管内皮细胞；16—淋巴管内皮细胞；17—气道平滑肌细胞；18—血管平滑肌细胞；19,20—肌成纤维细胞/纤维肌细胞；21—外膜成纤维细胞；22—肺泡成纤维细胞；23—脂肪成纤维细胞；24—周细胞

表10.1 肺细胞与衰老相关变化

肺分区	细胞位置	细胞类型	细胞名称①	细胞功能	衰老过程中的变化
肺实质	气管与支气管	气管上皮细胞	[1]棒状细胞	分化为杯状细胞、纤毛细胞、基底细胞； 分泌抗菌物质，缓解氧化应激，调节免疫功能	干性降低，凋亡增加
			[2]纤毛细胞	通过摆动排出异物	摆动能力降低
			[3]基底细胞	分化为棒状细胞、杯状细胞、神经内分泌细胞、纤毛细胞	数量减少，干性降低
			[4]杯状细胞	分泌黏液	黏液成分变化
			[5]黏液细胞	分泌黏液	黏液成分变化
			[6]浆液细胞	分泌消化酶	浆液成分变化
			[7]离子细胞	免疫细胞募集	—
			[8]神经内分泌细胞	分泌激素	分泌激素变化
	肺泡	肺泡细胞	[9] Ⅰ型小肺泡细胞	组成肺泡结构	数量减少
			[10] Ⅱ型大肺泡细胞	分泌肺泡液膜，调节免疫反应	胆固醇合成增加
			[11]祖细胞性质的Ⅱ型肺泡细胞	分化为Ⅰ型肺泡细胞	干性降低
肺间质	结缔组织	成纤维细胞	[19,20]肌成纤维细胞/纤维肌细胞	细胞重塑的结果	纤维生成增多
			[21]外膜成纤维细胞	分泌胶原蛋白，形成ECM	纤维生成增多
			[22]肺泡成纤维细胞	分泌胶原蛋白，形成ECM	纤维生成增多
			[23]脂肪成纤维细胞	分泌肺泡表面活性物质	液膜成分改变
		平滑肌细胞	[17]气道平滑肌细胞	维持气道张力	机械力改变、SASP分泌
			[18]血管平滑肌细胞	维持血管张力	
肺间质	血管	血管内皮细胞	[12]动脉血管内皮细胞	组成动脉结构	应激反应增加
			[13]静脉血管内皮细胞	组成静脉结构	
			[14,15]毛细血管内皮细胞	组成毛细血管结构 肺脏中数量最多的细胞	
		周细胞	[24]周细胞	参与呼吸膜组成	—
	淋巴管	淋巴管内皮细胞	[16]淋巴管内皮细胞	组成淋巴管	—
	神经系统	神经元	神经元	神经信号转导	—
		胶质细胞	胶质细胞	稀有	—

续表

肺分区	细胞位置	细胞类型	细胞名称①	细胞功能	衰老过程中的变化
全肺	髓系与淋系细胞	造血细胞	巨核细胞	产生血小板	—
		免疫细胞	自然杀伤细胞（NK细胞）	清除病原	抗病毒能力下降
			T细胞（$CD8^+$）	免疫杀伤	数量减少，活性降低
			T细胞（$CD4^+$）	记忆、辅助	幼稚细胞数量减少，记忆细胞数量增加，活性降低
			B细胞	分泌抗体	成熟细胞减少，抗体多样性降低
			巨噬细胞	清除病原	吞噬能力下降，抗炎细胞因子紊乱
			中性粒细胞	清除病原	吞噬功能降低，破坏肺实质
			树突细胞	抗原提呈	抗原吞噬功能受损，抗原提呈能力降低

① 细胞名称左上角数字对应图10.3中的数字编号。

❶ 肺细胞衰老与自我修复能力衰退。作为直接与外界环境接触的脏器，肺脏的自我修复能力对于维持肺脏的正常功能至关重要。肺实质的自我修复与上皮祖细胞（AEPC，包括气道上皮祖细胞与肺泡上皮祖细胞）的增殖分化能力密切相关。在气道中，基底细胞和棒状细胞均是拥有分化能力的祖细胞，可在应激状态下分化为其他上皮细胞，以修复气道损伤。在肺泡中，表达Wnt信号响应分子的Ⅱ型大肺泡细胞是具有分化能力的祖细胞，在必要时分化成Ⅰ型小肺泡细胞，以修复肺泡屏障。在肺衰老过程中，IGF-1/Akt/mTOR信号通路在AEPC中被激活，这种变化导致祖细胞的干性随肺脏衰老逐渐耗竭，从而使衰老肺的自我修复功能降低。基底细胞和棒状细胞的数量随年龄增长而减少，Ⅱ型大肺泡细胞的数量虽然没有变化，但增殖与分化能力降低，造成肺实质抗应激与自我修复能力随肺脏衰老而减弱。

❷ 肺细胞衰老与呼吸膜炎性改变。呼吸膜由肺泡液膜、肺泡上皮细胞、肺泡隔和毛细血管内皮细胞共同组成。在肺脏衰老过程中，甾体反应元件结合蛋白（SREBPs）在衰老的大肺泡细胞中激活，导致酰基辅酶A去饱和酶1（Scd1）表达升高，细胞脂肪酸合成增加，胆固醇和甘油三酯积累。一方面改变了肺泡液膜的脂质成分，另一方面也成为引起细胞脂肪毒性和肺部炎症的原因。肺间质中的脂肪成纤维细胞参与肺泡液膜分泌，与大肺泡细胞一样在衰老过程中出现胆固醇与甘油三酯积累，引起炎症。肺间质中的血管是发挥气血交换与肺脏营养功能的重要结构。晚期糖基化终产物特异性受体（AGER或RAGE）是表达在细胞表面的一种免疫调节蛋白[4]。正常情况下，AGER只在Ⅰ型小肺泡表面高表达，但在衰老的肺脏中血

管内皮细胞 AGER 表达升高[4]，增加血管内皮通透性，增强病原体与细胞毒性蛋白的穿透，促进炎症与应激反应。此外，在衰老的毛细血管内皮细胞、间皮细胞和平滑肌细胞之中出现促炎因子 IL-1β 表达升高，促进免疫细胞募集。

❸ 肺细胞衰老与免疫屏障损伤。肺脏的免疫稳态由肺上皮细胞与髓系、淋系免疫细胞共同维持[12]。气道上皮细胞（包括纤毛细胞、杯状细胞、簇状细胞、棒状细胞）、肺泡上皮细胞和组织驻留的髓系细胞形成了抵御外界病原、污染物和过敏原的第一道防线。气道上皮细胞在受到刺激时通过 Toll 样受体（TLRs）识别环境来源病原相关分子模式（PAMPs），分泌防御素（defensins）、凝集素（collectins）和溶菌酶（lysozyme）发挥免疫防御的作用，并招募免疫细胞进行组织浸润。在髓系细胞中，肺泡巨噬细胞（AMs）和气管周围间质巨噬细胞（IMs）感知外部刺激，上调 C/EBPβ 相关抗病毒因子和损伤修复相关基因（包括：*Spp1*、*Gpnmb*、*Mfge*），吞噬气道中的异物，与上皮细胞共同构成肺脏中的免疫屏障。然而在衰老过程中，AMs 的数量和质量大幅度下降，并且表现出 Stat1 激活。这导致巨噬细胞吞噬与免疫清除失败，且增强了肺脏的炎症反应。中性粒细胞（neutrophil）是肺脏中常驻的另一种髓系免疫细胞，其数量受衰老相关 IL-1β 水平的影响，随着肺衰老而增加，与老年感染性疾病患者的死亡率增加有关。尽管肺脏浸润的中性粒细胞数量增加，但这些衰老的中性粒细胞胞外陷阱（NET）功能受损，进而使其无法及时将病原与肺组织隔离，导致周围的正常组织在免疫清除过程中受损。此外，中性粒细胞中 PI3K 信号通路的异常激活导致细胞趋化性减低，造成非特异的组织浸润，加重了周围组织的损伤。肺部驻留的淋巴细胞是肺脏免疫应答系统的第二道防线。这些淋巴细胞同样在肺脏衰老过程中出现功能紊乱。肺脏中的细胞毒性 T 细胞（$CD8^+$）随年龄增长而减少，辅助性 T 细胞（$CD4^+$）随年龄增长而增多，B 细胞的抗体产生能力与多样性降低，NK 细胞杀伤力与干扰素分泌能力下降，使衰老的肺脏更容易受环境中的有害物质影响。

10.1.3 肺衰老的发生机制

肺衰老的发生机制包括：蛋白质稳态失衡、线粒体功能障碍、DNA 损伤、氧化损伤、慢性炎症、端粒缩短、表观遗传改变、免疫功能障碍[13]（图 10.4）。与其他内脏器官不同，肺脏直接承受着外界环境来源的压力因素，本节将重点阐述外界环境与以上七种机制如何共同加速肺衰老。

（1）蛋白质稳态失衡

蛋白质稳态失衡是驱动肺细胞衰老的重要机制之一。肺脏中的蛋白质稳态依赖分子伴侣网络、泛素蛋白酶体系统和自噬溶酶体系统的调节。蛋白稳态维持系统的活性随年龄增长而降低，恶化了细胞中的蛋白稳态（如 3.4 节所述）[14]。在粉尘环境中饲养的小鼠表现出蛋白酶体相关蛋白和转录因子 Nrf2 的显著升高，说明环境

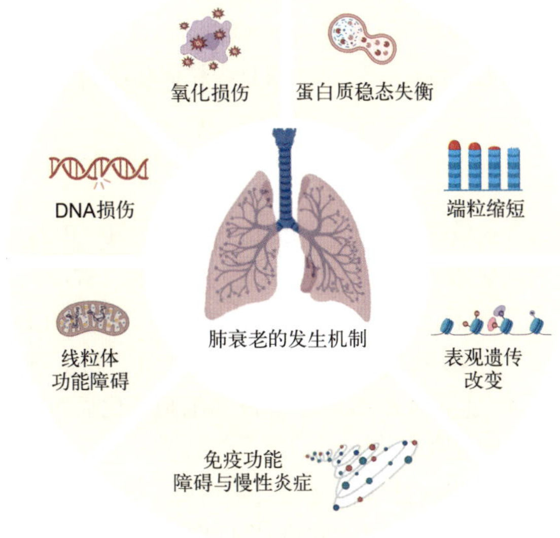

图 10.4　肺衰老的发生机制

刺激引起了蛋白质稳态的维持压力。与年轻小鼠相比，中年小鼠的 Nrf2 基础水平更高，但对新的环境刺激更不敏感[15]。这说明了机体维持蛋白稳态的能力随年龄增长而下降，因而在同样的刺激下会发展成更加严重的肺细胞损伤，从而导致肺衰老相关疾病的发生。HSP70 作为一种分子伴侣蛋白，在保证新合成蛋白正确折叠、防止错误折叠蛋白积累以及受损蛋白修复和降解中起着关键作用。在衰老相关肺纤维化（PF）中，HSP70 表达大幅降低，其导致的蛋白稳态丧失是肺纤维化的重要发病因素[16]。USP13 为泛素蛋白酶体系统中的一员，其缺陷小鼠表现出蛋白稳态失衡与肺纤维化易感性增加，而过表达使 USP13 去泛素化而稳定存在的 Beclin-1 则能够消除 USP13 缺陷小鼠的 PF 易感性[17]。此外，在肺泡上皮细胞中，自噬水平的抑制导致 p62 与上皮 - 间质转化途径激活，破坏肺泡与呼吸膜的结构，促使肺的呼吸储备功能随年龄增长而降低。以上均说明蛋白稳态的失衡诱导了肺衰老与衰老相关疾病的发生。

（2）线粒体功能障碍

线粒体功能障碍也是驱动肺细胞衰老的重要机制之一。随着年龄的增长，PGC-1α、NRF2、AMPK 与 SIRT1 信号轴功能衰退导致线粒体质量控制失衡，表现为 mtDNA 突变累积，膜磷脂氧化以及 ETC 组装异常。这些改变与外界损伤因素协同作用，最终引发线粒体结构完整性破坏和生物能量学功能衰竭。大肺泡细胞中有丰富的线粒体，占据肺细胞线粒体总质量的 50%[2]。mTOR 与 PGC-1α/β 通路在衰老的肺泡上皮细胞中激活，引起自噬抑制与线粒体生物发生增加，导致发生功能障碍的线粒体在细胞中积累，严重影响大肺泡功能。这些大肺泡细胞的增殖分化能力降低，弱化了肺泡的损伤修复能力，让衰老的肺脏更加脆弱，易受损伤。值得注意的是，线粒体功能障碍可能作为诱因导致肺细胞出现 DNA 损伤、端粒缩短与慢性炎症表型，加速肺衰老。因此，针对性恢复线粒体功能的干预方法有望缓解肺衰老及相关疾病的发生 [18]。

（3）氧化损伤

肺脏是体内氧气含量最高的脏器，因此面临着活性氧（ROS）损伤的风险。气道细胞有着完善抗氧化应激网络，包括超氧化物歧化酶（SOD）、催化酶和谷胱甘肽过氧化物酶。正常情况下，肺细胞借助抗氧化酶调节细胞内 ROS 水平，避免氧化损伤。然而对生活在污染环境中的人而言，卷烟烟气、粉尘颗粒或有毒气体均会诱导 ROS 水平升高，而过量的 ROS 则会造成肺细胞氧化损伤，导致 DNA 断裂与端粒损伤，进而诱导肺细胞衰老 [19]。

随着年龄的增长，细胞内抗氧化途径受蛋白稳态丧失等因素影响而降低，无法被及时清除的 ROS 逐渐积累，使细胞更易受到脂质过氧化、蛋白羰基化与 DNA 损伤。过氧化氢会以 PI3K 依赖的方式降低肺脏上皮细胞中 SIRT3/6 表达，导致 SOD2 与线粒体 TCA 循环酶乙酰化失活，加重肺部细胞损伤与功能障碍。纤毛细胞在肺脏自我清洁过程中发挥重要功能。纤毛细胞中的 PKCε 表达受 ROS 信号调节，因而细胞衰老产生的 ROS 抑制纤毛摆动，降低肺部的自我清洁能力，使肺脏更容易受外界损伤，从而加速衰老。此外，抑制线粒体解偶联蛋白 2 的表达被发现能够缓解纤维化肺中的 ROS 水平，从而减轻肺成纤维细胞衰老 [20]，进一步说明了氧化损伤在诱导肺衰老中发挥的作用。

（4）DNA 损伤

基因组不稳和 DNA 修复障碍是细胞衰老的标志 [21]。在肺脏中，这个情况变得更为复杂。由于肺脏是直接与外界环境接触的脏器，环境污染、氧化损伤、外来病原体均会对气管上皮细胞中的 DNA 造成损伤，从而加速细胞衰老或癌变。研究表明，卷烟烟气、环境颗粒、玻璃碎屑乃至石棉纤维物不仅诱导细胞内 ROS 产生，导致肺上皮细胞 DNA 断裂，还会损害 DNA 修复相关蛋白的功能，加速肺成纤维细胞和上皮细胞的衰老，诱导肺纤维化及肿瘤发生 [22]。在石棉（环境污染物）暴露引起的肺纤维化患者组织中，可观察到显著增多的凋亡肺泡上皮细胞。其机制涉及石棉纤维与细胞内铁离子络合形成铁 - 石棉复合物，通过 Fenton 反应产生 ROS，进而导致 DNA 氧化损伤并触发凋亡通路激活 [23]。线粒体氧化 DNA 修复酶 Ogg1 能够消除这种因 ROS 导致肺上皮细胞 DNA 氧化损伤，从而缓解污染物导致的肺脏退行性疾病发生 [24]，侧面证明了 DNA 损伤在肺衰老中发挥作用。

（5）端粒缩短

端粒是染色体末端的小段 DNA-蛋白复合体，端粒缩短通常指的是染色体末端

DNA 重复序列的缩短，这会损害 DNA 与端粒结合蛋白的相互作用，从而使端粒失去保护染色体遗传信息的作用。端粒的缩短与细胞复制和应激性损伤相关。随着机体衰老进展，细胞中端粒缩短与损伤加剧线粒体功能障碍。AMs 中的端粒损伤激活 p53，抑制调控线粒体生物发生的 PGC-1α/β 信号，激活 NLRP3，促进衰老相关的炎症基因表达，导致肺实质细胞加速衰老。在发生慢性阻塞性肺病（COPD）的肺脏中，肺泡上皮细胞、血管内皮细胞、平滑肌细胞及淋巴细胞的端粒长度均显示缩短[25]，这与自然衰老肺脏中的情况相似。因此，肺脏细胞端粒缩短可以说是肺脏衰老及 COPD 进展的一个标志，而肺脏淋巴细胞的端粒长度更被认为能够用于预测肺脏的衰老速度。在肺纤维化和肺气肿高发的家族中观察到编码端粒酶的基因失活[26]，进一步支持着端粒缩短是肺脏衰老与相关疾病的重要诱因。

（6）表观遗传改变

随着年龄的增长，衰老细胞逐渐出现在肺脏的上皮、内皮、成纤维与免疫细胞群体中。研究发现，衰老的肺细胞中转录噪声增加[8]，这是衰老过程中细胞表观遗传限制解除的体现。转录噪声的增加会模糊细胞的身份，使衰老细胞无法发挥应有的生理功能，且更容易受到环境损伤。具体而言，卷烟烟气和其他环境中的颗粒粉尘均会引起肺上皮细胞 DNA 甲基化改变，加速肺脏衰老[22]。卷烟烟气会增加 Bcl-2 启动子区域的甲基化，导致 Bcl-2 表达降低，造成肺泡细胞凋亡和肺气肿[27]。同时，吸烟人群肺脏细胞芳基烃受体阻遏物（AHRR）上的甲基化水平降低[28]，使得肺脏中的解毒酶表达减少，让肺脏更容易受到损害，诱导 COPD 等衰老相关肺部疾病的发生。miRNA 水平变化也被发现与肺衰老有关。miR-34a、miR-34b、miR-34c 水平在衰老肺脏的内皮细胞中显著升高[29]。miR-21 在肺纤维化肺脏的成纤维细胞中升高，抑制 miR-21 水平能够缓解博来霉素诱导的小鼠肺纤维化[30]，说明了表观遗传改变在肺衰老中的作用。

（7）免疫功能障碍与慢性炎症

肺部慢性炎症环境是由肺脏中积累的衰老细胞与其招募的免疫细胞共同构成的，也是加剧肺细胞衰老且诱发衰老相关疾病的关键。

作为直接与外界环境接触的内脏组织，肺脏有一套完整的免疫应答系统[12]。在肺泡中，衰老伴随着Ⅱ型大肺泡细胞中Ⅰ类主要组织相容性复合体相关基因表达升高，招募更多免疫细胞进行组织浸润。然而，尽管衰老的肺部组织中的免疫细胞数量更多，淋巴细胞的免疫清除能力却明显下降。小鼠水平的研究发现，衰老肺中前列腺素 D2 表达增加，抑制了树突细胞的淋巴结迁移与抗原提呈，干扰了淋巴细胞的获得性免疫清除能力[12]。由于损伤性刺激的来源无法被及时清除，感受细胞因子发生组织驻留的淋巴细胞长时间处于激活状态，并招募更多效应细胞进入肺脏，形成恶性循环。这个过程使得衰老的肺部处于慢性炎症环境，大量激活的免疫细胞产生的细胞因子加速周围肺细胞衰老，引起肺衰老与功能下降。

10.2 衰老相关的肺部疾病

肺脏是与环境中存在的污染、毒素与病原体直接接触的内脏器官，因此肺部疾病的进展多与长期暴露于空气中的不利因素有关。由于衰老肺部上皮细胞功能修复能力减弱，肺部屏障受损，增加了外界有害因素对衰老肺部的刺激，从而更容易发生疾病。常见的肺脏疾病包括肺纤维化、肺气肿与慢性阻塞性肺病、肺癌、肺动脉高压（PAH）和感染性肺炎，这些疾病的发生与肺细胞衰老密切相关（图 10.5）。

肺纤维化（PF）

- 持续损伤和异常修复反应导致的疾病
- AEPC、成纤维细胞衰老、胶原蛋白异常堆积

肺气肿

- 毛细血管屏障受损引起的急性炎症反应
- 端粒缩短、肺泡上皮细胞分泌物改变、炎性水肿

慢性阻塞性肺病（COPD）

- 长期肺脏炎症导致的不可逆气道重塑
- 上皮/内皮细胞衰老、肺泡气道化、免疫细胞浸润

肺癌

- 肺脏细胞癌变导致的疾病
- DNA损伤修复障碍、慢性炎症环境、免疫细胞衰老

肺动脉高压（PAH）

- 长期缺氧导致肺毛细血管炎症性狭窄，动脉压力增加
- 内皮细胞衰老、血管通透性改变、肺动脉增厚

感染性肺炎

- 病毒感染导致的肺脏炎症性疾病
- SASP大量分泌、诱导细胞衰老

图 10.5 衰老相关的肺部疾病

10.2.1 肺纤维化

肺纤维化（PF）的发病机制通常被认为与持续性微损伤和异常修复反应有关。在正常的损伤修复情况下，损伤区域附近的成纤维细胞激活，分泌胶原蛋白产生临时性的 ECM。接着，AEPC 分化为上皮细胞填补损伤区域的细胞缺失，同时被激活的成纤维细胞通过凋亡途径消失。但在肺纤维化的肺脏中，AEPC 增殖分化能力缺失，无法及时修复肺泡屏障，成纤维细胞激活后难以进入凋亡过程而持续存在，这导致成纤维细胞及其分泌的胶原蛋白在肺部大量积累，最终导致 PF[31]（图 10.6）。由于结构紊乱的胶原蛋白在肺脏 ECM 中堆积，肺纤维化患者的肺部失去正常的弹性结构与肺脏功能。

衰老是引起肺纤维化的重要风险因素。英国的队列研究发现 85% 的肺纤维化患者年龄大于 70 周岁。此外，衰老的生物标志（包括端粒磨损、DNA 损伤、表观遗传修饰改变、蛋白稳态失衡、线粒体功能障碍和自噬失衡）同样出现在肺纤维化患者的肺脏中。这说明肺脏衰老与肺纤维化发生有共通的分子机制。AEPC 的衰老相关变化与肺纤维化的发生最为相关。AEPC 的正常分化功能在肺脏损伤修复中至关重要，衰老的 AEPC 出现端粒损伤与线粒体功能障碍，不仅无法及时修复损伤的肺上皮，还通过激活 NF-κB 修饰因子、p53、纤溶酶原激活物抑制剂（PAI-1）和 PI3K/Akt 通路，促进 SASP 分泌，加速周围细胞的旁分泌衰老。最终成纤维细胞与

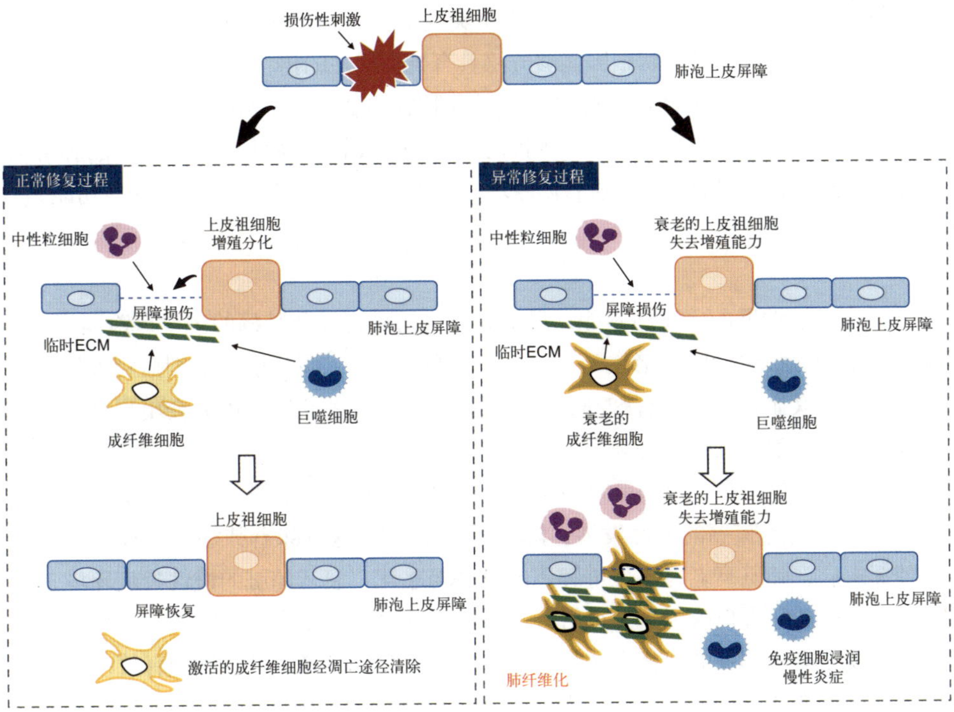

图 10.6 肺纤维化过程

上皮细胞被诱导衰老，难以进入正常的凋亡途径。在衰老的成纤维细胞中，PI3K/Akt 与 NF-κB 通路大幅上调，促进促纤维化基因表达，最终导致肺纤维化[32]。总而言之，肺纤维化是肺衰老引起的疾病。

10.2.2 肺气肿与慢性阻塞性肺病

肺气肿通常指由肺泡毛细血管屏障损伤引起的急性炎症反应。肺泡表面的液膜富含表面活性物质，能够降低吸气时呼吸膜扩张所受的张力。在炎症水肿情况下，肺泡表面活性物质分泌减少时，肺泡不易扩张，产生呼吸障碍，从而形成肺气肿。在长期处于肺气肿状态的肺脏中，肺泡内的弹性纤维被破坏，失去弹性，无法发挥气体交换功能，甚至发生肺泡破裂等不可逆损伤，最终进展为慢性阻塞性肺病（COPD）。COPD 是一种以气道阻塞为特征的慢性炎症性疾病，伴随着肺实质的不可逆破坏。COPD 引起的肺脏结构与功能变化与肺脏在自然衰老过程中的生理结构功能变化相似，但发生速度更快，变化更大[33]。由于病程初期的症状不明显，COPD 在确证时往往已经出现了不可逆的气道重塑和血管异常，难以治愈[34]。

肺气肿和 COPD 患者的肺泡中同样有大量衰老的肺泡上皮细胞和内皮细胞聚集[25,35,36]，分泌 SASP 加剧肺部炎症。巨噬细胞在健康肺中通过吞噬作用清除微生物和细胞碎片，但在 COPD 中，尽管它们数量增多却不能有效清除病原体，反而释放大量 SASP 诱导肺脏细胞衰老。中性粒细胞在 COPD 中也表现出功能障碍，因此大量聚集在肺脏。这些免疫细胞募集至炎症部位后恶化肺部炎症，导致不可逆转肺实质损伤。气道中的棒状细胞能够分泌具有抗炎活性的棒状细胞蛋白 16（CC16），这种蛋白的缺失与 COPD 发病有关 [37]。随着肺脏的衰老，棒状细胞干性降低、数量减少，导致肺实质损伤修复障碍的同时也失去抗炎活性。此外，COPD 中的肺脏细胞衰老导致血管平滑肌增生，血管内膜增厚，进一步恶化了肺脏的气血交换功能。

10.2.3 肺癌

肺癌是最常见的致死性癌症，吸烟和空气污染是导致肺癌的主要风险因素 [38]。肺癌的早期症状包括肿瘤堵住气管引起的阻塞性肺炎，炎症引起毛细血管破损，在咳嗽时出现痰血，并且伴有胸部胀痛。当病情进一步恶化时，患者会出现严重的胸部疼痛，甚至引起面颈水肿。

在肺癌发生以前，具有衰老特征的巨噬细胞就已经在肺部积累，而清除衰老细胞可以显著缓解肺癌的恶性发展，降低死亡率 [39]。这意味着肺癌是一种衰老相关的肺部疾病，肺脏衰老能够促进肺癌的发展与恶化。衰老肺脏的慢性炎症环境是诱导肺癌产生的一大风险因素。尽管肺部慢性炎症并不一定会导致肺癌，但长期的肺部炎症及与炎症相关的损伤会增加肺癌的发生风险。衰老的肺脏细胞释放多种细胞因子和炎症介质，引起炎症反应并介导氧化应激导致肺脏细胞 DNA 与细胞结构损伤。长期的氧化应激和炎症反应可诱导肿瘤相关的基因突变和癌前病变的形成。慢性炎症状态下，免疫细胞活跃，产生过剩的代谢产物与活性氮氧自由基。这些代谢产物具有致癌作用，可直接导致 DNA 损伤和肿瘤形成。慢性炎症环境还会导致肺组织中细胞增殖和凋亡失衡。组织浸润的免疫细胞分泌生长因子和细胞因子还抑制了细胞凋亡机制，导致本应通过凋亡途径清除的损伤或衰老的肺脏细胞异常积累，增加肿瘤发生的风险。此外，在已经发生癌变的情况下，慢性炎症环境会增加肺癌恶化与复发的风险。因此，作为衰老相关的肺部疾病，COPD 和肺水肿导致的肺脏炎症均为肺癌发生的重要风险因素 [40]。

10.2.4 肺动脉高压

肺动脉高压（PAH）是一种同时涉及心血管系统与呼吸系统的复杂疾病，临床症状包括：呼吸困难、晕厥、胸痛、咯血及其他与心力衰竭有关的症状。与肺部衰老关系最为密切的是缺氧 / 肺部疾病引起的 PAH，可以认为缺氧 / 肺部疾病相关的 PAH 是其他肺部衰老相关疾病的结果。

当患者患有慢性肺部疾病（如 COPD）时，肺脏气体交换功能障碍导致的长期缺氧使肺部毛细血管炎症性狭窄，肺动脉压力长期升高，增加心脏负荷，最终形成 PAH。此外，由于肺实质与毛细血管经呼吸膜直接关联，肺脏中衰老细胞分泌的 SASP 可传递至血管。缺氧和炎症共同导致肺血管内皮细胞铁硫簇生物发生蛋白 frataxin（FXN）降低，诱导内皮细胞衰老 [41]。衰老的内皮细胞通过调节血小板衍生生长因子（PDGF）的表达，诱导产生更多的血管收缩剂和血小板凝聚因子，同时减少血管扩张剂的产生，导致血管收缩和炎症反应增加，进而促进 PAH 的发展。因此，PAH 患者常表现为肺血管内腔的狭窄和肺动脉增厚。

10.2.5 感染性肺炎

经呼吸入侵的病原微生物可定植于肺泡腔，通过持续刺激肺泡上皮细胞诱发慢性炎症反应，导致进行性肺泡损伤，引起肺衰老。临床研究发现，结核分枝杆菌长期感染会损害免疫细胞功能，CXCL9/10 和 TNF 异常激活，并使 DNA 甲基化时钟分析显示的生理学年龄提前 10 年以上 [42,43]，这些证据确立了感染性肺炎作为肺衰老独立危险因素的重要地位。病毒感染同样会引起肺细胞衰老，这一机制与外源 DNA 感受器 cGAS 的激活有关 [44,45]（图 10.7）。在病毒感染的情况下，病毒衣壳包裹的核酸物质（DNA 或 RNA）可能融合进入宿主细胞的基因组，导致宿主基因组不稳定，从而诱导细胞衰老表型。除此之外，病毒性肺炎还会导致细胞毒性的 Tau 蛋白和淀粉样蛋白堆积，引起肺损伤 [4]，加速损伤诱导的肺衰老。席卷全球的高传染性病毒 COVID-19 感染的重症发生机制被认为与免疫系统过度激活导致的“细胞因子风暴”有关。尸检结果发现COVID-19病人的肺泡细胞发生了异常的组织修复，并显示出 PAI-1 与衰老标志物 p21^{CIP1} 表达增加 [46]。这证明了感染性炎症会加速肺部细胞衰老，使感染病毒的患者更容易出现衰老相关的肺部疾病。更糟糕的是，由于衰老肺泡屏障的修复能力降低，当其吸入具有感染性的病原微生物时，会更容易受到感染。这个过程加剧了免疫细胞在肺部的募集，恶化了肺部的炎症环境，加速肺细胞衰老，形成一个“恶性循环”。因此，在感染 COVID-19 患者中，年龄高于

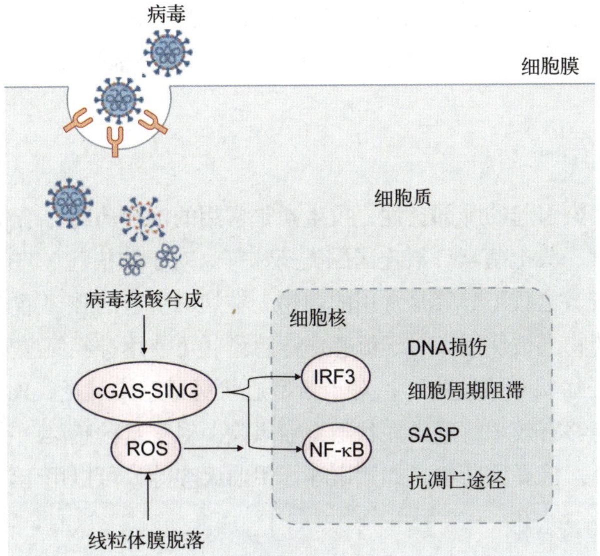

图 10.7 病毒感染导致肺部细胞衰老的发生机制

60 岁的老年患者有更高的重症发生率，而使用干预细胞衰老的治疗方式，被认为能够缓解 COVID-19 感染引起的严重并发症 [47]。

10.3 衰老相关肺部疾病的干预策略

10.3.1 肺部疾病的常规治疗策略

（1）激素类抗炎药物

肺衰老相关疾病多与肺中长期慢性炎症环境有关。因此，激素类抗炎药物（也称为类固醇）是常见肺部疾病的治疗药物。一些严重的 COPD 患者会在急性发作期间使用口服或吸入的激素类药物，以减轻炎症、改善呼吸功能和缓解症状。在肺间质纤维化的治疗中，激素类药物（如泼尼松）可以减轻炎症反应，抑制免疫系统，并有助于控制症状和延缓疾病进展。然而，长期使用激素引起的能量代谢与免疫功能障碍会加剧肺部慢性炎症，促进 PF 与 COPD 的进展。因此需要更优的治疗方法。

（2）非激素类抗炎抗纤维化药物

一些非激素类免疫抑制剂，如托珠单抗（Tocilizumab）和奥马珠单抗（Omalizumab）可以靶向特定的免疫分子或细胞，调节免疫反应，减轻肺部炎症和疾病症状。此外，吡非尼酮（Pirfenidone）和尼达尼布（Nintedanib）是唯二经临床试验证明有效的非激素类小分子 PF 药物 [48]。吡非尼酮可清除氧自由基、缓解氧化应激导致的肺中炎症因子表达，通过减少炎症诱导的成纤维细胞激活缓解 PF。尼达尼布是一种酪氨酸激酶抑制剂，可抑制 PDGF 受体、成纤维细胞生长因子受体、血管内皮细胞生长因子受体接受细胞因子导致的异常增殖以及 ECM 生成，从而发挥抗 PF 的作用。然而，这两种药物都只能缓解 PF 的发展，并不能逆转已经纤维化的肺部，使其恢复健康。

（3）抗感染药物

对于细菌感染引起的肺部炎症，抗生素是常用的治疗药物。治疗肺炎常用的抗生素包括青霉素、头孢菌素、氟喹诺酮类药物等。对于结核病（TB），异烟肼、利福平、吡嗪酰胺、乙胺丁醇等是常用的药物。在病毒引起的肺部感染中，针对特定病毒的抗病毒药物会被使用。对于流感病毒感染，可使用神经氨酸酶抑制剂（如奥司他韦）来减轻症状和缩短病程；对于新型冠状病毒感染肺炎，Paxlovid、莫诺拉韦和阿兹夫定能够有效缓解感染症状与重症风险。对于真菌感染，特别是真菌性肺炎或念珠菌肺炎，抗真菌药物（如氟康唑、伊曲康唑等）可以用于治疗。

（4）其他治疗策略

衰老相关肺部疾病的其他常规治疗策略包括物理疗法、氧疗和手术治疗。物理疗法即呼吸疗法，指的是通过呼吸锻炼和体育运动的方式改善呼吸肌力量、增强患者体能。通常在 COPD 等慢性肺部疾病中有改善患者呼吸功能的作用。对于具有低氧血症的患者而言，医生会建议氧疗，以通过给予额外的氧气来提高血液氧含量，从而减轻呼吸困难、增加活动能力，并提高生活质量。对于严重的肺气肿患者，需要进行肺移植手术。然而，肺移植手术对患者的整体健康状况要求较高，不合适自身患有多种基础疾病的老年患者。因而，大多数老年患者并不能从肺移植手术中获益。

10.3.2 基于衰老干预的肺部疾病治疗策略

（1）Senolytics

衰老细胞的存在已被证明会加剧衰老相关疾病 [49]。在肺部疾病中，细胞衰老被认为是一种重要的疾病驱动因素。因此，Senolytics 正逐渐成为治疗与缓解衰老相关肺部疾病的重要策略 [50]。

❶ D+Q。D+Q 指达沙替尼和槲皮素形成的药物组合，能够用于杀死衰老细胞。2019 年，开展了一项以 D+Q 针对肺纤维化的临床试验，在为期 3 周的 14 人小规模试验中，D+Q 显示出改善肺纤维化患者身体功能的作用 [51]，说明 D+Q 有治疗肺纤维化的潜力。考虑到 D+Q 在体内没有组织选择性，在较高剂量下易出现细胞毒性（反而促进衰老相关肺部疾病发生），近期研究构建了基于纳米材料的 D+Q 封存和释放系统 [52]。这种系统以衰老细胞中高 β-半乳糖苷酶活性与低 pH 作为“双锁”，保证 D+Q 只在衰老细胞中完成释放，在动物水平证明了纳米 D+Q 相比 D+Q 更好的治疗肺纤维化和化疗诱导肺部损伤的作用。在 COVID-19/ 人体免疫缺陷病毒（HIV）导致的肺部疾病中，使用 D+Q 能够缓解肺部炎症与肺部疾病表现 [53,54]，说明 Senolytics 策略同样可以用于干预肺部感染导致的疾病。

❷ Bcl-2/-xL 抑制剂。衰老细胞对凋亡刺激的抵抗可能有助于它们的积累。研究发现，靶向抑制 Bcl-2/xL 的小分子 ABT-263（Navitoclax）能够特异性诱导衰老细胞凋亡，并缓解辐射诱导的肺纤维化 [55]。使用 ABT-263 同样能够凭借清除肺脏中衰老细胞起到预防与缓解肺气肿的作用 [56]。在 COVID-19 或 HIV 导致的肺部疾病中，使用 ABT-263 能够缓解肺炎与肺部疾病表现 [53,54]，说明 Senolytics 策略可以用于干预肺部感染导致的疾病。此外，在肺癌治疗中，Bcl 家族抑制剂 ABT-737 也可以有效地消除肺部 DNA 损伤诱导的衰老细胞，缓解肺癌发展 [39]。Bcl-2/Bcl-xL 抑制剂与 KRAS 抑制剂的联合使用能够增强 KRAS 抑制剂的体内抗肿瘤疗效，避免耐药性的产生 [57]。为了提高 Senolytics 对衰老细胞的选择性，有研究将 Bcl-2 家族抑制剂与半乳糖制成前药结构，使其在高 SA-β-gal 的区域有效被激活，从而减少对非衰老细胞的损伤 [58]，这种策略的有效性已在动物水平得到证实。ABT-263/ABT-199（Venetoclax）/ABT-737/Obatoclax 作为 Bcl-2/Bcl-xL 抑制剂，能够用于

清除抗凋亡途径异常激活的肺动脉平滑肌细胞，从而逆转 PAH 中的肺血管重塑[59]。然而，也有研究发现，使用 ABT-263 虽在一周内缓解了 PAH，但在更长时间后加重了PAH和肺损伤，并导致右心室收缩压升高，加重心脏肥大[60]。因此，将Bcl-2/Bcl-xL 抑制剂用于 PAH 治疗仍存在诸多需要解决的问题。

❸ BAX 激动剂。细胞凋亡过程的启动需要线粒体表面 MOMP 介导。激动BAX蛋白能够使其渗透至线粒体外膜，形成MOMP，从而激活衰老细胞凋亡途径，从而发挥 Senolytics 作用。BTSA1 作为 BAX 激动剂能够促进 MOMP 的形成，被发现能够缓解小鼠肺纤维化进展[61]。

❹ 强心苷类药物。强心苷类药物作为 Na^+/K^+ ATP 泵抑制剂能够破坏细胞内电解质平衡引起细胞去酸化。衰老细胞本身处于低 pH 状态，对电解质平衡的破坏更加敏感。强心苷类药物作为 Senolytics 在治疗肺纤维化方面的作用已经得到了证明[62]。

❺ HDAC 抑制剂。博来霉素诱导衰老的 $p16^{INK4a}$ 报告基因小鼠体内 PF 药物筛选发现，HDAC 抑制剂在体内肺纤维化模型中发挥衰老细胞清除作用[63]。在使用如顺铂或紫杉醇这些抗肿瘤药物治疗时，联合使用 HDAC 抑制剂能够及时清除化疗药物诱导的衰老细胞，增强并巩固抗肿瘤药物的治疗作用[64]。

❻ Hsp90 抑制剂。Hsp90 抑制剂同样在博来霉素诱导衰老的 $p16^{INK4a}$ 报告基因小鼠体内肺纤维化模型中发挥衰老细胞清除作用[63]。在病毒性肺炎中，Hsp90 抑制剂等 senolytic 类药物与逆转录病毒疗法的联合使用能使 HIV 患者更好获益[53]。

❼ JAK2/STAT3 抑制剂。Nintedanib 是一种 JAK2/STAT3 抑制剂，可通过胱天蛋白酶（caspase）活化诱导细胞凋亡。研究发现 Nintedanib 可以缓解博来霉素诱导的人肺成纤维细胞衰老，提示它在肺纤维化中的治疗潜力[65]。

❽ 其他 senolytic 药物。除了上述类型的 senolytic 类药物外，还有许多其他 senolytic 药物被发现能够缓解衰老相关肺部疾病。

在肺纤维化治疗方面，罗红霉素能够抑制衰老细胞的 NADPH 氧化酶诱导其凋亡，从而缓解肺纤维化[66]。己酮可可碱是一种能在体外试验中抑制成纤维细胞 ECM 分泌的物质。研究发现，己酮可可碱的治疗作用与减少纤维化肺组织中衰老的成纤维细胞有关[67]。衰老过程中肺组织免疫清除能力功能的进行性下降，是促进肺细胞衰老与肺纤维化发生的重要机制之一。原型糖脂抗原 α-半乳糖神经酰胺能够在动物水平激活自然杀伤 T 细胞清除衰老细胞，改善肺纤维化进展[68]。这说明靶向激活肺组织免疫系统的物质也能够发挥 Senolytics 作用，从而治疗 PF。

在肺气肿与 COPD 方面，雷戈菲尼是一种多受体酪氨酸激酶抑制剂，其能靶向生长分化因子 15 和 PAI-1，通过 Akt/mTOR、Erk/Rsk 和 Jak/STAT3 途径发挥清除衰老细胞的作用，缓解小鼠的肺气肿表型[69]。贝尼地平被发现能够缓解卷烟烟气诱导的肺气肿表型，其机制与清除肺脏中的 $p21^{CIP1}$ 阳性细胞有关，这说明二氢吡啶类钙通道阻滞剂也有治疗肺纤维化、COPD 和肺癌的潜力[70]。

在肺癌治疗方面，黄酮类 Senolytics——非瑟酮能与化疗药物协同作用，逆转

eIF3A R803K 突变导致的癌细胞耐药性[71]，说明了 Senolytics 策略在肺癌治疗中的重要性。

（2）Senomorphics

理论上，清除衰老细胞能够从根源上避免慢性炎症环境的发生。但实际上，细胞衰老在伤口修复等正常的生理过程中是必不可少的，而目前的 Senolytics 仍无法充分区分“有益”和“有害”的衰老细胞，因此一味地杀伤衰老细胞可能导致肺组织修复功能障碍。此外，对于衰老程度特别严重人群，器官的自我修复能力完全丧失。使用 Senolytics 杀死衰老细胞后无法激活器官的自我修复过程，不仅不利于病情康复，反而容易使器官失去正常的生理功能。在这种情况下，使用直接抑制 SASP 或缓解其他衰老相关表型的 Senomorphics 是更加安全的治疗策略。

❶ 二甲双胍。二甲双胍是双胍类降糖药，可通过溶酶体途径激活 AMPK，调节线粒体代谢与抗应激反应[72]。对人肺成纤维细胞的 KEGG 分析表明，肺纤维化肺中鞘脂代谢被抑制而精氨酸代谢被增强，导致多种长链和中链脂肪酸在肺纤维化肺中富集，而二甲双胍可能能够纠正这种代谢失调。此外，二甲双胍能够减轻吸烟诱导的肺细胞衰老，缓解肺部炎症与加速细胞衰老的应激反应，因此在肺纤维化[73]、COPD[74] 和肺癌[75] 中均表现出治疗作用。

❷ 白藜芦醇及其他 Sirtuins 激动剂。Sirtuins 是一类 NAD^+ 依赖的组蛋白去乙酰化酶，能够调控基因组稳定性与细胞的能量代谢过程，激活 Sirtuins 是延缓细胞衰老的方式之一。在 COPD 中，激活 Sirtuin-1 能够缓解肺部细胞早衰，防止 COPD 的恶性发展[76]。白藜芦醇对 Sirtuins 的激活作用弱，为了增强 Sirtuins 的激动活性，人们合成了许多小分子 Sirtuins 变构激动剂，并验证了其在肺癌中的治疗作用[77]。

❸ 亚精胺。亚精胺是一种内源性生物多胺，具有多种延寿作用，具有抗氧化、抗衰老和促进细胞生长的作用，其水平在肺纤维化肺中显著降低。在博来霉素诱导的小鼠肺纤维化模型中，腹膜内注射外源性亚精胺减弱了博来霉素诱导细胞凋亡和内质网应激，降低了肺组织中 SA-β-gal、$p16^{INK4a}$ 和 $p21^{CIP1}$ 标记，提示其缓解了肺纤维化肺组织中的细胞衰老。此外，亚精胺增强了肺纤维化成纤维细胞中 Beclin-1 依赖性自噬，降低炎症和胶原沉积[78]，表明亚精胺可能是 PF 治疗的一种治疗剂。

❹ 雷帕霉素。雷帕霉素治疗可以显著降低 COPD 和 PAH 的发病率，并使肺病患者的肺炎相关住院风险和全因死亡率下降 27%。研究发现，COPD 患者的外周肺和外周血单核细胞表现出衰老相关分子特征，伴随着 mTOR 途径的激活。因此，雷帕霉素可通过抑制 mTOR 途径诱导自噬并抑制 SASP 缓解 COPD 患者肺脏中的细胞衰老，从而改善 COPD 进展。

❺ 胡萝卜硫素。胡萝卜硫素（sulforaphane）是十字花蔬菜科植物中的一种成分，具有激活 Nrf-2，HO-1 谷胱甘肽过氧化物酶和 NADPH 解毒酶发挥抗氧化能力，

延长线虫寿命的功能[79]。由于氧化损伤参与诱导肺衰老的发生，胡萝卜硫素被认为有缓解 COPD 等衰老相关肺部疾病的潜力[80]。在体内外试验中，胡萝卜硫素能够增加了巨噬细胞的吞噬能力，然而其在临床水平的抗 COPD 功能尚未得到充分验证[81]。

❻ 他汀类药物。他汀类药是3-羟基-3-甲基戊二酰辅酶 A（HMG-CoA）还原酶的抑制剂，通常被用于治疗高血脂，其与氨基双膦酸盐的联合使用被发现能够延长早衰小鼠的寿命[82]。近期研究发现，他汀类药物通过调节胆固醇生物合成途径，参与蛋白质异戊二烯化翻译后修饰调节，影响作为细胞功能信号分子的 GTPase 蛋白家族的细胞膜锚定能力[83]。他汀类药物对这些细胞信号分子的调节能够改变巨噬细胞和 T 细胞的抗原提呈功能与分泌表型，从而抑制 SASP，发挥衰老细胞功能调控作用[80]。临床试验显示，辛伐他汀可以减少支气管与肺泡灌洗液中的中性粒细胞数量，并降低了 MMP-7/-8/-9/TNF-α/c-反应蛋白的水平[84]。美伐他汀能够诱导 NETs 功能增加中性粒细胞的细菌杀伤作用[85]。这些研究表明，他汀类药物或可作为缓解肺脏感染、COPD 和 PAH 等疾病的潜在策略之一。

❼ 酪氨酸激酶抑制剂。酪氨酸激酶在电离辐射诱导的衰老细胞中上调，而抑制激酶活性能够降低衰老细胞产生的粗纤维蛋白。酪氨酸激酶抑制剂 TL02-59 虽然不会影响衰老细胞的数量，但能减少小鼠促纤维化因子和趋化因子，因而可以改善肺纤维化进展和巨噬细胞的肺脏浸润[86]。

（3）生物疗法

干细胞疗法是一种前沿的治疗方法，可以在某种程度上促进肺部衰老相关疾病的治疗和修复。随着年龄的增长，肺部上皮祖细胞逐渐衰老，增殖与分化能力降低。而干细胞具有自我更新和多向分化为不同类型细胞的能力，因此可以用于修复和再生受损的肺组织。目前，通过向患者输注外源干细胞，已被证明可以促进肺组织修复和抑制炎症反应，减轻肺纤维化程度，改善 COPD 患者的症状和生活质量。此外，干细胞疗法被用来改善肺血管内皮功能和抑制肺血管收缩，从而减轻 PAH 的症状和改善患者的生活质量。除此之外，尿激酶型纤溶酶激活物受体（uPAR）在衰老细胞的表面普遍升高，因而靶向 uPAR 的 CAR-T 细胞能够模拟 Senolytics 的作用，延长肺癌小鼠的生存期，这些都确立了生物疗法用于干预衰老相关肺部疾病的治疗潜力[87]。

（4）生活方式

❶ 运动。运动对肺部衰老有积极的干预作用，以下是一些关于运动干预肺部衰老的重要方面：（a）呼吸肌肉强化——运动可以增强呼吸肌肉（包括膈肌和肋间肌）的力量和耐力，这有助于提高呼吸效率和肺活量，减轻呼吸困难；（b）改善肺功能——有氧运动，如散步、跑步、游泳等，可以增加肺部的通气量和气体交换效率，促进肺功能的改善；（c）提高心肺耐力——有氧运动可以提高心肺耐力，增加

机体对氧气的利用率和肺部的氧气摄取能力；（d）预防慢性炎症——运动可以促进循环系统的运转和淋巴流动，提高免疫功能，有助于预防和减轻慢性炎症，这对于预防肺部疾病和衰老有益；（e）增强肺部和全身的代谢功能——适度的有氧运动可以提高新陈代谢水平，促进能量消耗，有助于维持健康的体重和预防肺部等相关疾病的风险；（f）改善心血管健康——运动有助于降低血压、改善血脂代谢，预防心血管疾病，这些因素也有助于提高肺部健康。

❷ 膳食补充。补充足够的膳食纤维可以对肺部衰老相关疾病产生积极影响。膳食纤维是植物性食物中的一种重要成分，它对消化系统和免疫系统的健康发挥着重要作用，并可能对肺部健康产生益处。膳食纤维摄入可以降低 COPD 的风险。研究表明，高纤维饮食可以减少肺功能下降的风险，并与更低的 COPD 发病率相关。膳食纤维富含的水果、蔬菜和全谷类食物中的抗氧化物质和其他营养素维生素 A 和 β-胡萝卜素有助于降低肺癌的风险。此外，膳食纤维可以通过调节肠道微生物群落的平衡，降低炎症反应和免疫功能紊乱，从而对 PF 产生积极影响。

❸ 生活环境。肺是直接与外界环境接触的内脏器官，非常容易受到空气中有害因素的影响。有害环境（污染物、微生物、香烟、粉尘）对肺泡上皮细胞的慢性损伤是引起 PF 的重要因素。因此，维持生活环境的干净整洁，或移居至空气质量更好的地区都有助于预防肺部细胞衰老引起的疾病。

10.4 总结与展望

作为与外界直接接触的内脏器官，肺易受环境中的损伤性刺激，从而加速衰老。尽管慢性阻塞性肺病、肺癌、肺纤维化、肺动脉高压等肺脏疾病的具体发病机制各不相同，但诸如氧化应激、慢性炎症、肺部屏障损伤以及免疫功能失调等与肺衰老密切相关的表现，在上述肺部疾病的发生发展中均起到了重要作用。目前，对于肺衰老相关疾病，尚未有真正有效的治愈方法。控制危险因素、改善生活方式（如戒烟、均衡饮食、适度锻炼等）、及时进行早期检测和干预，以及避免疾病进展和损害加重，是预防肺部疾病最有效的方式。肺衰老相关疾病的治疗策略需要全球范围内的合作和跨学科研究。从肺衰老的角度深入研究疾病的具体发生机制，有助于我们更深入地理解疾病的发病机制，进而开发出更有效的治疗方法。

参考文献

[1] Hewitt R J, Lloyd C M. Regulation of immune responses by the airway epithelial cell landscape [J]. Nat. Rev. Immunol., 2021, 21: 347-362.

[2] Schneider J L, Rowe J H, Garcia-de-Alba C, et al. The aging lung: physiology, disease, and immunity [J]. Cell, 2021, 184: 1990-2019.

[3] West J B, Watson R R, Fu Z. The human lung: did evolution get it wrong? [J]. Eur. Respir. J., 2007, 29: 11-17.

[4] Balczon R, Lin M T, Voth S, et al. Lung endothelium, tau, and amyloids in health and disease [J]. Physiol. Rev., 2024, 104: 533-587.

[5] Downs S H, Schindler C, Liu L, et al. Reduced exposure to PM10 and attenuated age-related decline in lung function [J]. N. Engl. J. Med., 2007, 357: 2338-2347.

[6] Roman M A, Rossiter H B, Casaburi R. Exercise, ageing and the lung [J]. Eur Respir J, 2016, 48: 1471-1486.

[7] Bailey K L, Bonasera S J, Wilderdyke M, et al. Aging causes a slowing in ciliary beat frequency, mediated by PKCε [J]. Am. J. Physiol. Lung Cell Mol. Physiol., 2014, 306: L584-L589.

[8] Angelidis I, Simon L M, Fernandez I E, et al. An atlas of the aging lung mapped by single cell transcriptomics and deep tissue proteomics [J]. Nat. Commun., 2019, 10: 963.

[9] Kathiriya J J, Wang C, Zhou M, et al. Human alveolar type 2 epithelium transdifferentiates into metaplastic KRT5(+) basal cells [J]. Nat. Cell Biol., 2022, 24: 10-23.

[10] Verleden S E, Kirby M, Everaerts S, et al. Small airway loss in the physiologically ageing lung: a cross-sectional study in unused donor lungs [J]. Lancet Respir. Med., 2021, 9: 167-174.

[11] Suryadevara V, Hudgins A D, Rajesh A, et al. SenNet recommendations for detecting senescent cells in different tissues [J]. Nat. Rev. Mol. Cell Bio., 2024, 25: 1001-1023.

[12] Iwasaki A, Foxman E F, Molony R D. Early local immune defences in the respiratory tract [J]. Nat. Rev. Immunol., 2017, 17: 7-20.

[13] Meiners S, Eickelberg O, Königshoff M. Hallmarks of the ageing lung [J]. Eur. Respir. J., 2015, 45: 807-827.

[14] Rubinsztein D C, Marino G, Kroemer G. Autophagy and aging [J]. Cell, 2011, 146: 682-695.

[15] Pomatto L C D, Cline M, Woodward N, et al. Aging attenuates redox adaptive homeostasis and proteostasis in female mice exposed to traffic-derived nanoparticles ('vehicular smog') [J]. Free Radic. Biol. Med., 2018, 121: 86-97.

[16] Sellares J, Veraldi K, Thiel K, et al. Intracellular heat shock protein 70 deficiency in pulmonary fibrosis [J]. Am. J. Respir. Cell Mol. Biol., 2019, 60: 629-636.

[17] Liu Y, Li Z, Xiao H, et al. USP13 deficiency impairs autophagy and facilitates age-related lung fibrosis [J]. Am. J. Respir. Cell Mol. Biol., 2023, 68: 49-61.

[18] Frantz M C, Wipf P. Mitochondria as a target in treatment [J]. Environ. Mol. Mutagen., 2010, 51: 462-475.

[19] Zhu J H, Liu L X, Ma X D, et al. The Role of DNA Damage and Repair in Idiopathic Pulmonary Fibrosis [J]. Antioxidants (Basel), 2022, 11: 2292.

[20] Rangarajan S, Locy M L, Chanda D, et al. Mitochondrial uncoupling protein-2 reprograms metabolism to induce oxidative stress and myofibroblast senescence in age-associated lung fibrosis [J]. Aging Cell, 2022, 21: e13674.

[21] Lopez-Otin C, Blasco M A, Partridge L, et al. Hallmarks of aging: An expanding universe [J].

Cell, 2023, 186: 243-278.
[22] Eckhardt C M, Wu H. Environmental exposures and lung aging: molecular mechanisms and implications for improving respiratory health [J]. Curr. Environ. Health Rep., 2021, 8: 281-293.
[23] Liu G, Cheresh P, Kamp D W. Molecular basis of asbestos-induced lung disease [J]. Annu. Rev. Pathol., 2013, 8: 161-187.
[24] Liu G, Beri R, Mueller A, et al. Molecular mechanisms of asbestos-induced lung epithelial cell apoptosis [J]. Chem. Biol. Interact., 2010, 188: 309-318.
[25] Amsellem V, Gary-Bobo G, Marcos E, et al. Telomere dysfunction causes sustained inflammation in chronic obstructive pulmonary disease [J]. Am. J. Respir. Crit. Care Med., 2011, 184: 1358-1366.
[26] Alder J K, Guo N, Kembou F, et al. Telomere length is a determinant of emphysema susceptibility [J]. Am. J. Respir. Crit. Care Med., 2011, 184: 904-912.
[27] Zeng H, Li T, He X, et al. Oxidative stress mediates the apoptosis and epigenetic modification of the Bcl-2 promoter via DNMT1 in a cigarette smoke-induced emphysema model [J]. Respir. Res., 2020, 21: 229.
[28] Guida F, Sandanger T M, Castagné R, et al. Dynamics of smoking-induced genome-wide methylation changes with time since smoking cessation [J]. Hum. Mol. Genet., 2015, 24: 2349-2359.
[29] Mora A, Disayabutr S, Kim E K, et al. miR-34 miRNAs regulate cellular senescence in type ii alveolar epithelial cells of patients with idiopathic pulmonary fibrosis [J]. Plos One, 2016, 11: e0158367.
[30] Mora A, Rojas M, Pardo A, et al. Emerging therapies for idiopathic pulmonary fibrosis, a progressive age-related disease [J]. Nat. Rev. Drug Discov., 2017, 16: 755-772.
[31] Selman M, Thannickal V J, Pardo A, et al. Idiopathic pulmonary fibrosis pathogenesis and therapeutic approaches [J]. Drugs, 2004, 64: 405-430.
[32] Tsoyi K, Liang X, De Rossi G, et al. CD148 deficiency in fibroblasts promotes the development of pulmonary fibrosis [J]. Am. J. Respir. Crit. Care Med., 2021, 204: 312-325.
[33] Koloko Ngassie M L, Brandsma C A, Gosens R, et al. The stress of lung aging: endoplasmic reticulum and senescence Tete-a-Tete [J]. Physiology, 2021, 36: 150-159.
[34] Stolz D, Mkorombindo T, Schumann D M, et al. Towards the elimination of chronic obstructive pulmonary disease: a Lancet Commission [J]. Lancet, 2022, 400: 921-972.
[35] Tsuji T, Aoshiba K, Nagai A. Alveolar cell senescence in patients with pulmonary emphysema [J]. Am. J. Respir. Crit. Care Med., 2006, 174: 886-893.
[36] Rutten E P, Gopal P, Wouters E F, et al. Various mechanistic pathways representing the aging process are altered in COPD [J]. Chest, 2016, 149: 53-61.
[37] Laucho-Contreras M E, Polverino F, Tesfaigzi Y, et al. Club Cell Protein 16 (CC16) Augmentation: A potential disease-modifying approach for chronic obstructive pulmonary disease (COPD) [J]. Expert. Opin. Ther. Targets, 2016, 20: 869-883.

[38] The L. Lung cancer: some progress, but still a lot more to do [J]. Lancet, 2019, 394: 1880.

[39] Haston S, Gonzalez-Gualda E, Morsli S, et al. Clearance of senescent macrophages ameliorates tumorigenesis in KRAS-driven lung cancer [J]. Cancer Cell, 2023, 41: 1242-1260. e6.

[40] de-Torres J P, Sanchez-Salcedo P, Bastarrika G, et al. Telomere length, COPD and emphysema as risk factors for lung cancer [J]. Eur. Respir. J., 2017, 49: 1601521.

[41] Culley M K, Zhao J S, Tai Y Y, et al. Frataxin deficiency promotes endothelial senescence in pulmonary hypertension [J]. J. Clin. Invest., 2021, 131: e136459.

[42] Headley C A, Gautam S, Olmo-Fontanez A, et al. Mitochondrial transplantation promotes protective effector and memory $CD4^+$ T cell response during mycobacterium tuberculosis infection and diminishes exhaustion and senescence in elderly $CD4^+$ T cells [J]. Adv. Sci., 2024, 11: e2401077.

[43] Bobak C, Abhimanyu., Natarajan H, et al. Increased DNA methylation, cellular senescence and premature epigenetic aging in guinea pigs and humans with tuberculosis [J]. Aging-US, 2022, 14: 2174-2193.

[44] Liu H, Wang F, Cao Y, et al. The multifaceted functions of cGAS [J]. J. Mol. Cell Biol., 2022, 14: mjac031.

[45] Watson Robert O, Bell Samantha L, MacDuff Donna A, et al. The cytosolic sensor cGAS detects mycobacterium tuberculosis DNA to induce type i interferons and activate autophagy [J]. Cell Host Microbe., 2015, 17: 811-819.

[46] D'Agnillo F, Walters K, Xiao Y, et al. Lung epithelial and endothelial damage, loss of tissue repair, inhibition of fibrinolysis, and cellular senescence in fatal COVID-19 [J]. Sci. Transl. Med., 2021, 13: eabj7790.

[47] Schmitt C A, Tchkonia T, Niedernhofer L J, et al. COVID-19 and cellular senescence [J]. Nat. Rev. Immunol., 2023, 23: 251-263.

[48] Spagnolo P. Pirfenidone and mortality in idiopathic pulmonary fibrosis [J]. Lancet Respir. Med., 2017, 5: 3-5.

[49] Baker D J, Childs B G, Durik M, et al. Naturally occurring $p16^{Ink4a}$-positive cells shorten healthy lifespan [J]. Nature, 2016, 530: 184-189.

[50] Barnes P J, Baker J, Donnelly L E. Cellular senescence as a mechanism and target in chronic lung diseases [J]. Am. J. Respir. Crit. Care Med., 2019, 200: 556-564.

[51] Justice J N, Nambiar A M, Tchkonia T, et al. Senolytics in idiopathic pulmonary fibrosis: Results from a first-in-human, open-label, pilot study [J]. EBioMedicine, 2019, 40: 554-563.

[52] Zhang H, Xu X, Shou X, et al. Senolytic therapy enabled by senescent cell-sensitive biomimetic melanin nano-senolytics [J]. Adv. Healthc. Mater., 2024, 13: e2401085.

[53] Kaur G, Sohanur Rahman M, Shaikh S, et al. Emerging roles of senolytics/senomorphics in HIV-related co-morbidities [J]. Biochem. Pharmacol., 2024, 228: 116179.

[54] Lee S, Yu Y, Trimpert J, et al. Virus-induced senescence is a driver and therapeutic target in COVID-19 [J]. Nature, 2021, 599: 283-289.

[55] Pan J, Li D, Xu Y, et al. Inhibition of Bcl-2/xlwith ABT-263 selectively kills senescent type Ⅱ pneumocytes and reverses persistent pulmonary fibrosis induced by ionizing radiation in mice [J]. Int. J. Radiat. Oncol. Biol. Phys., 2017, 99: 353-361.

[56] Mikawa R, Suzuki Y, Baskoro H, et al. Elimination of p19ARF-expressing cells protects against pulmonary emphysema in mice [J]. Aging Cell, 2018, 17: e12827.

[57] Khan S, Wiegand J, Zhang P, et al. Bcl-xL PROTAC degrader DT2216 synergizes with sotorasib in preclinical models of KRASG12C-mutated cancers [J]. J. Hematol. Oncol., 2022, 15: 23.

[58] González-Gualda E, Pàez-Ribes M, Lozano-Torres B, et al. Galacto-conjugation of Navitoclax as an efficient strategy to increase senolytic specificity and reduce platelet toxicity [J]. Aging Cell, 2020, 19: e13142.

[59] Rybka V, Suzuki Y J, Shults N V. Effects of Bcl-2/Bcl-x inhibitors on pulmonary artery smooth muscle cells [J]. Antioxidants, 2018, 7: 150.

[60] Born E, Lipskaia L, Breau M, et al. Eliminating senescent cells can promote pulmonary hypertension development and progression [J]. Circulation, 2023, 147: 650-666.

[61] Shen M, Fu J, Zhang Y, et al. A novel senolytic drug for pulmonary fibrosis: BTSA1 targets apoptosis of senescent myofibroblasts by activating BAX [J]. Aging Cell, 2024, 23: e14229.

[62] Triana-Martínez F, Picallos-Rabina P, Da Silva-Alvarez S, et al. Identification and characterization of cardiac glycosides as senolytic compounds [J]. Nat. Commun., 2019, 10: 4731.

[63] Khosla S. A pipeline for senolytics [J]. J. Clin. Invest., 2024, 134: e180558.

[64] Samaraweera L, Adomako A, Rodriguez-Gabin A, et al. A novel indication for panobinostat as a senolytic drug in NSCLC and HNSCC [J]. Sci. Rep., 2017, 7: 1900.

[65] Cho H-J, Hwang J-A, Yang E J, et al. Nintedanib induces senolytic effect via STAT3 inhibition [J]. Cell Death Dis., 2022, 13: 760.

[66] Zhang X, Dong Y, Li W-C, et al. Roxithromycin attenuates bleomycin-induced pulmonary fibrosis by targeting senescent cells [J]. Acta. Pharmacol. Sin., 2021, 42: 2058-2068.

[67] Lin Y, Xu Z, Zhou B, et al. Pentoxifylline inhibits pulmonary fibrosis by regulating cellular senescence in mice [J]. Front Pharmacol., 2022, 13: 848263.

[68] Arora S, Thompson P J, Wang Y, et al. Invariant natural killer T cells coordinate removal of senescent cells [J]. Med, 2021, 2: 938-950.

[69] Park J-J, Oh K, Lee G-W, et al. Defining regorafenib as a senomorphic drug: therapeutic potential in the age-related lung disease emphysema [J]. Exp. Mol. Med., 2023, 55: 794-805.

[70] Palazzo A, Makulyte G, Goerhig D, et al. Benidipine calcium channel blocker promotes the death of cigarette smoke-induced senescent cells and improves lung emphysema [J]. Aging-US, 2023, 15: 13581-13592.

[71] Chen Y-X, Wang C-J, Xiao D-S, et al. eIF3a R803K mutation mediates chemotherapy resistance by inducing cellular senescence in small cell lung cancer [J]. Pharmacol. Res., 2021, 174: 105934.

[72] Ma T, Tian X, Zhang B, et al. Low-dose metformin targets the lysosomal AMPK pathway through PEN2 [J]. Nature, 2022, 603: 159-165.

[73] Kheirollahi V, Wasnick R M, Biasin V, et al. Metformin induces lipogenic differentiation in myofibroblasts to reverse lung fibrosis [J]. Nat. Commun., 2019, 10: 2987.

[74] Zhu A, Teng Y, Ge D, et al. Role of metformin in treatment of patients with chronic obstructive pulmonary disease: a systematic review [J]. J. Thorac. Dis., 2019, 11: 4371-4378.

[75] Brancher S, Stoer N C, Weiderpass E, et al. Metformin use and lung cancer survival: a population-based study in Norway [J]. Br. J. Cancer, 2021, 124: 1018-1025.

[76] Yuan Y M, Luo L, Guo Z, et al. Smoking, aging, and expression of proteins related to the FOXO3 signaling pathway in lung tissues [J]. Genet. Mol. Res., 2015, 14: 8547-8554.

[77] Shang J-L, Ning S-B, Chen Y-Y, et al. MDL-800, an allosteric activator of SIRT6, suppresses proliferation and enhances EGFR-TKIs therapy in non-small cell lung cancer [J]. Acta Pharmacol. Sin., 2020, 42: 120-131.

[78] Baek A R, Hong J, Song K S, et al. Spermidine attenuates bleomycin-induced lung fibrosis by inducing autophagy and inhibiting endoplasmic reticulum stress (ERS)-induced cell death in mice [J]. Exp. Mol. Med., 2020, 52: 2034-2045.

[79] Qi Z, Ji H, Le M, et al. Sulforaphane promotes *C. elegans* longevity and healthspan via DAF16/DAF-2 insulin/IGF-1 signaling [J]. Aging-US, 2021, 13: 1649-1670.

[80] Belchamber K B R, Donnelly L E. Targeting defective pulmonary innate immunity – A new therapeutic option? [J]. Pharmacol. Ther., 2020, 209: 107500.

[81] Vij N, Wise R A, Holbrook J T, et al. Lack of Effect of Oral Sulforaphane Administration on Nrf2 Expression in COPD: A Randomized, Double-Blind, Placebo Controlled Trial [J]. Plos One, 2016, 11: e0163716.

[82] Varela I, Pereira S, Ugalde A P, et al. Combined treatment with statins and aminobisphosphonates extends longevity in a mouse model of human premature aging [J]. Nat. Med., 2008, 14: 767-772.

[83] Greenwood J, Steinman L, Zamvil S S. Statin therapy and autoimmune disease: from protein prenylation to immunomodulation [J]. Nat. Rev. Immunol., 2006, 6: 358-370.

[84] Patyk I, Rybacki C, Kalicka A, et al. Simvastatin Therapy and Bronchoalveolar Lavage Fluid Biomarkers in Chronic Obstructive Pulmonary Disease [J]. Adv. Exp. Med. Biol., 2019, 1150: 43-52.

[85] Chow O A, von Köckritz-Blickwede M, Bright A T, et al. Statins enhance formation of phagocyte extracellular traps [J]. Cell Host Microbe., 2010, 8: 445-454.

[86] Mukherjee A, Epperly M W, Fisher R, et al. Inhibition of tyrosine kinase Fgr prevents radiation-induced pulmonary fibrosis (RIPF) [J]. Cell Death Discov., 2023, 9: 252.

[87] Amor C, Feucht J, Leibold J, et al. Senolytic CAR T cells reverse senescence-associated pathologies [J]. Nature, 2020, 583: 127-132.

第 11 章

衰老相关肾疾病的干预

肾脏作为人体泌尿系统的核心器官，承担着过滤血液中代谢废物、维持电解质平衡及调节血压等重要功能。随着衰老的进程，其功能逐渐衰退并伴随宏观到微观层面的组织学变化。此外，高血压、糖尿病等全身性合并症或既往肾病史，可能通过炎症、氧化应激等途径加速肾脏衰老。尽管衰老本身并不直接引发肾损伤，但与正常衰老过程相关的生理变化可能削弱肾脏的修复能力，使其在应对外部挑战时显得较为脆弱。因此，老年人更易发生急性肾损伤、慢性肾脏病及其他肾脏疾病。肾脏衰老是多重机制交织的结果，其背后的分子机制错综复杂，深入探索其分子机制对老年肾脏健康管理具有重要意义。

11.1 肾脏的结构生理功能

11.1.1 肾脏的结构

肾脏的结构包括多个重要部分，每个部分发挥着特定的功能（图 11.1）。肾皮质是肾脏的外层，包含大量肾单位，主要负责血液的过滤与尿液的初步形成。肾锥体是肾髓质内的锥形结构，含髓袢和集合管，参与尿液浓缩。肾动脉负责将富含氧气的血液从主动脉输送到肾脏，其分支（叶间动脉、弓形动脉等）最终形成入球小动脉，供应肾单位。肾静脉则回收过滤后的血液，经下腔静脉引回心脏，确保体内循环的顺畅。肾盂是位于肾门的漏斗状结构，通过肾大盏和肾小盏接收来自肾乳头的尿液，并将其输送至输尿管。肾柱是肾皮质向髓质的延伸部分，分隔相邻肾锥体，内含有血管和部分肾单位。肾乳头是肾锥体的顶端结构，尿液经筛状区排入肾小盏。肾小盏和肾大盏依次收集尿液并输送至肾盂。各部分的协调工作确保了肾脏的正常功能与代谢平衡。

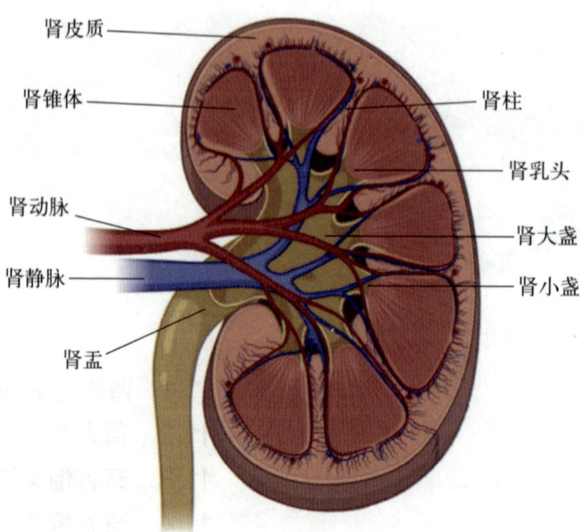

图 11.1 肾脏结构

11.1.2 肾脏的生理功能

（1）肾脏清除体内代谢废物

人体的每个细胞都在不断进行新陈代谢，在此过程中不可避免地产生一些对人体无用甚至有害的代谢废物。除了部分代谢废物通过胃肠道排泄外，绝大多数则依赖于肾脏以尿液的形式排出体外，以确保人体维持正常的生理活动。含有代谢废物的血液通过肾动脉进入肾脏，随后流经肾脏内精细且关键的结构——肾单位。肾单位是实现泌尿功能的基本结构单元，其重要性不言而喻（见图 11.2）。在肾单位中，肾小球的滤过功能是代谢废物排出的主要机制。当血液流经肾小球毛细血管时，经过肾小球基底膜、内皮细胞的窗孔及足细胞足突间的滤过裂孔这三重精细过滤系统，最终形成滤液，即原尿。原尿随后流入肾小囊，静待进一步处理。肾小球滤过屏障具有独特的孔径选择性和电荷选择性，这使其能够精准筛选和过滤血液成分，确保水分及其他重要物质得以留存，同时有效排出有害的代谢废物。

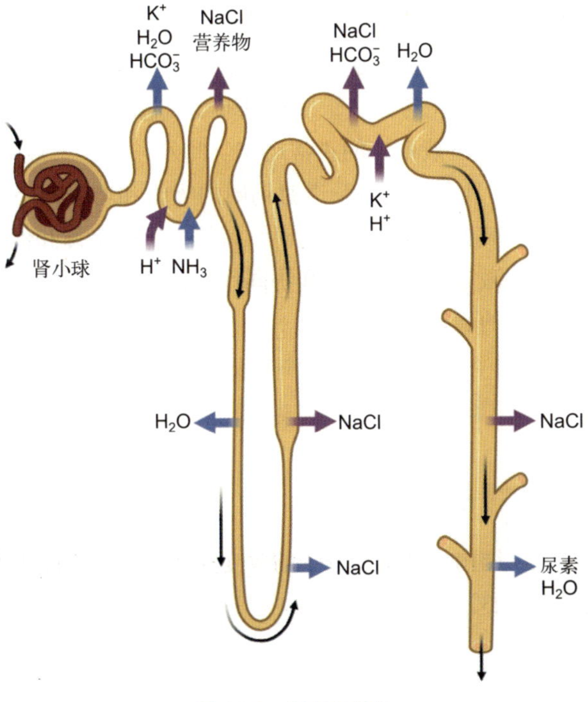

图 11.2 肾单位结构

（2）肾脏维持水和电解质平衡

肾小球每天滤过的原尿量可达到约 180 L，然而，人体每天实际排出的尿量仅为 1～2 L。这一现象的关键在于肾小管对原尿的高效重吸收作用。在肾小管中，特别是近端肾小管，其主要功能便是对滤液进行重吸收。在这一过程中，滤液中的葡萄糖和氨基酸几乎完全被重吸收。同时，通过 Na^+、K^+-ATP 酶的作用，Na^+ 在近端肾小管中得以主动重吸收，而水、HCO_3^-、Cl^-等物质也在该部位被有效重吸收。肾脏的“滤过重吸收”过程实际上是一个高度动态平衡的机制。当体内的水分过多或 Na^+、K^+ 等电解质超出正常范围时，肾脏会迅速反应，排出多余的水和电解质，以维持身体的稳态。相反，当人体面临失血、脱水等紧急情况或电解质缺乏时，肾脏则会相应减少水和电解质的排出，以维持体内水分和电解质的平衡。

（3）肾脏内分泌功能

肾脏作为人体的关键内分泌器官，能够分泌多种激素，包括肾素、前列腺素、促红细胞生成素以及 1,25-二羟基维生素 D_3 等。这些激素在调节血压、水和电解质平衡、红细胞生成以及钙代谢等多个生理功能中发挥着重要作用。肾素是一种重要的酶类物质，主要功能是将血管紧张素原转化为血管紧张素Ⅰ，进而激活血管紧张素-醛固酮系统。该系统的激活有助于精确调控血压以及水和钠的代谢，从而确保人体内部环境的稳定。肾脏的皮质和髓质部位合成的前列腺素具有显著的血管扩张作用，能够降低外周阻力，有效促进肾小管的排水和排钠功能，对维持体内水、电解质平衡至关重要。促红细胞生成素在骨髓造血过程中也扮演着关键角色，能够促进造血细胞和原红细胞的分化与成熟，加速网织红细胞的释放入血，并促进血红蛋白的合成，从而确保人体血液系统的正常运作。此外，1,25-二羟基维生素 D_3 作为维生素 D_3 的活化形式，具有促进胃肠道对钙磷的吸收和增强肾小管对磷的重吸收能力的作用，从而有效减少尿磷排泄，这对维持体内钙磷平衡和促进骨骼健康具有不可或缺的意义。这些激素的精确调节和协同作用，共同维护着肾脏的正常生理功能，确保人体内部环境的稳定与健康。

11.2 肾衰老的特征与发生机制

11.2.1 肾衰老的特征

本小节将从功能、结构、细胞和分子的改变这四个关键维度出发，逐一展现肾衰老的复杂面貌（图 11.3）。

（1）功能改变

❶ 肾小球滤过率下降。衰老对肾脏功能的影响是多方面的，其中最显著的是肾小球滤过率（GFR）随着年龄的增长而逐渐降低。统计数据显示，估算的 GFR（eGFR）在不同年龄段的下降速度存在差异。20～39 岁年龄段的 eGFR 年平均下降仅为 0.26 mL/min，而在 40～80 岁年龄段，这一数字跃升至 1.51 mL/min，显示出随着年龄的增大，GFR 的下降趋势愈发显著[1]。GFR 的下降不仅直接影响肾脏通过尿液排泄代谢物的能力，也反映出肾脏功能的逐渐衰退。

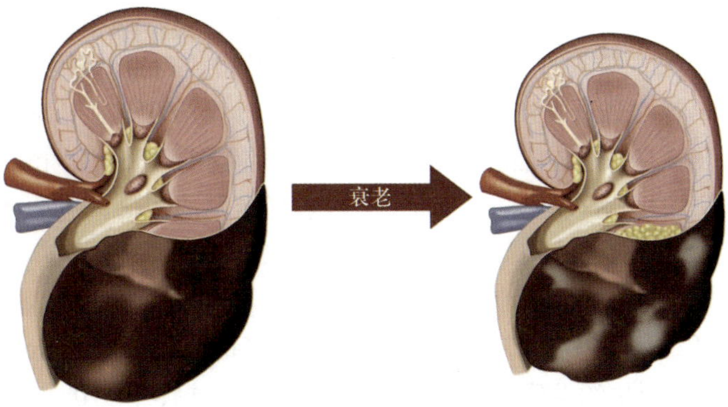

功能改变	结构改变	细胞改变	分子改变
✓ 肾小球滤过率下降	✓ 肾体积减小	✓ 足细胞丢失	✓ Klotho下降
✓ 肾小管功能下降	✓ 肾囊肿增加	✓ 肾小管毛细血管改变	✓ 血管紧张素Ⅱ增加
✓ 肾脏血管变化	✓ 肾硬化增加	✓ 肾小管细胞改变	✓ PPARγ下降
	✓ 肾单位减少		✓ 氧化应激改变

图 11.3　肾衰老的特征

❷ 肾小管功能下降。肾小管功能同样随着年龄增长而出现紊乱。研究表明，与 20～39 岁的年轻人相比，60～79 岁的老年人群的最大尿渗透压降低了约 20%。这表明肾小管在浓缩尿液和维持水盐平衡方面的能力显著下降。同时，衰老肾脏对钠的重吸收、钾的排泄以及尿液浓缩能力均有所减弱，这些功能的下降可能增加急性肾损伤（AKI）的风险[2,3]。

❸ 肾脏血管变化。除了肾小球和肾小管的功能变化，肾脏血管也随年龄增长而发生一系列改变。细胞外基质的沉积增加、肾小球前动脉内膜细胞的增生，以及肾内分流和毛细血管旁路的增加，均为衰老肾脏的典型特征。这些变化主要影响肾脏的皮质部分，导致肾脏的血液循环和代谢功能受损。此外，肾脏交感神经张力的增高会增加血管收缩，而主动脉压力感受器对交感神经张力的调节能力则随年龄增长而减弱，进一步加剧了肾脏功能的衰退[4,5]。

衰老对肾脏功能的影响是全方位的，涵盖肾小球、肾小管及肾脏血管的多重变化，这些变化不仅影响肾脏的正常生理功能，也增加了肾脏疾病的发生风险。

（2）结构改变

❶ 肾体积减小。在一项涉及 1334 名肾脏捐献者的研究中，研究人员通过 CT 扫描观察发现，肾脏体积并非突然减小，而是随着年龄的增长逐渐缩小。此现象主要出现在 50 岁之后，平均每十年肾脏体积下降约 22 cm^3[6]。此外，另一项研究也证实了这一趋势，指出成年人肾脏总体积每十年大约减小 16 cm^3，且大部分减小发

生在 60 岁以后[7]。

❷ 肾囊肿增加。单纯性肾囊肿的数量随着年龄增长而逐渐增多，这一现象相当普遍。除了单纯性肾囊肿外，其他类型的囊肿，如高密度囊肿、血管肌脂肪瘤、肾盂旁囊肿以及具有恶性特征的肿块或囊肿，也与年龄的增长密切相关[8]。

❸ 肾硬化增加。肾硬化是一个涵盖多种病理变化的术语，包括肾动脉硬化/动脉血管硬化、局灶性肾小球硬化、肾小管萎缩及肾间质纤维化等。动脉硬化/动脉粥样硬化会导致肾脏血液供应不足，进而引发局灶性肾小球硬化、肾小管萎缩以及邻近间质的纤维化。一项针对 1203 名肾脏捐献者的研究结果显示，年轻捐献者（18～29 岁）中肾硬化的发病率仅为 2.7%，而在老年捐献者（70～77 岁）中则高达 73%[9]。

❹ 肾单位减少。通过对尸检标本的详细观察，发现肾单位的数量随着年龄的增长而不断减少。大致估算，每个肾脏每年约有 6800 个肾小球丢失[10]。一项针对活体肾脏捐献者的研究发现，健康人的肾小球丢失率略低，每年每个肾脏约 6200 个肾单位。随着年龄增长，每个肾脏的肾单位（未硬化的肾小球）数量从 18～29 岁时的约 99 万个下降至 70～75 岁时的约 52 万个[11]。然而，关于这些丢失的肾单位是被完全重吸收还是仅仅萎缩到在活检切片上难以发现，目前尚存在诸多不确定性。

（3）细胞改变

❶ 足细胞丢失。肾足细胞是肾小球血液滤过屏障的重要组成部分。然而，这些终末分化的细胞在衰老过程中无法更新，导致足细胞核密度随年龄增长而逐渐降低[12]。当肾足细胞发生丢失时，相邻的足细胞往往会出现肥大现象，这种肥大最终可能引发足细胞的脱离和整体肾小球的硬化[13]。

❷ 肾小管毛细血管改变。肾小管周围毛细血管的丧失与肾间质纤维化之间存在紧密的联系，预示着肾功能的逐渐衰退[14]。在肾脏衰老的过程中，研究观察到肾小管周围毛细血管密度的显著下降[15]。然而，目前尚不清楚这种与年龄相关的肾脏微血管减少究竟是肾小球硬化的继发效应，还是肾小球丧失的独立原因，这仍是一个亟待进一步探索的问题。

❸ 肾小管细胞改变。肾小管是肾脏的功能主力，负责在高度耗能的过程中重吸收过滤后的大部分溶质。然而，在衰老过程中，这些高能量需求的细胞易于积累氧化损伤，从而引发与衰老相关的疾病。随着衰老进程，肾小管细胞的线粒体功能出现异常增强，导致氧化应激增加和受损大分子的累积，进而产生一定的细胞毒性。尽管老年肾脏面临与年龄相关的细胞压力，但在正常生理平衡条件下，它仍能够维持与年轻肾脏相当的肾小管细胞周转率[16]。

（4）分子改变

❶ Klotho 下降。Klotho 是一种在肾脏中过表达的跨膜蛋白，也是成纤维细胞生长因子-23（FGF-23）的辅助受体（图 11.4）[17]。Klotho 被公认为是一种抗衰老

因子，通过抑制胰岛素 / 胰岛素样生长因子 -1 信号转导、氧自由基以及磷酸盐 / 钙的稳态来维持生命活力 [18]。至今，Klotho 已成为唯一被充分证实的生理性和病理性肾脏衰老的特异性生物标志物。尽管 $p16^{INK4a}$、$p21^{CIP1}$、端粒相关生物等标志物也能反映肾脏老化情况，但它们缺乏器官特异性。与年龄在 60～69 岁的慢性肾脏病（CKD）患者相比，80～89 岁的老年 CKD 患者的 Klotho 水平显著降低，且血清 Klotho 水平与年龄呈负相关，这进一步表明 Klotho 可能是衰老进程的关键生物标志物 [19]。

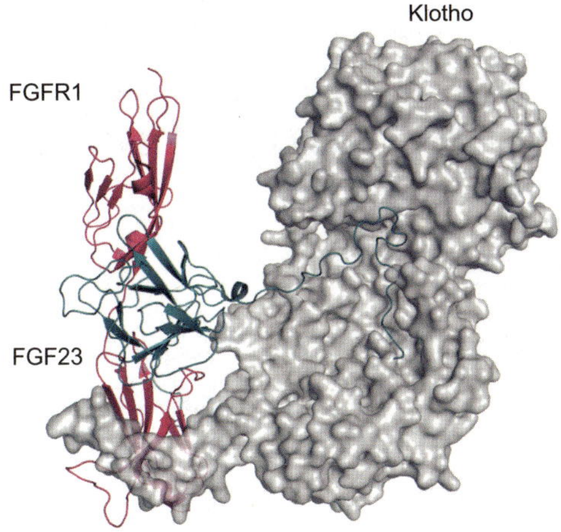

图 11.4　Klotho 与 FGF23 复合物结构（PDB ID: 5W21）

❷ 血管紧张素Ⅱ增加。血管紧张素Ⅱ是一种重要的调控激素，由血管紧张素Ⅰ在血管紧张素转化酶的作用下水解产生。与年轻对照组相比，衰老个体的血管紧张素Ⅱ水平显著上升，进而触发一系列生理反应，包括纤维化加剧、肾小球细胞生长加速、细胞外基质积累增多、线粒体氧化还原功能改变以及衰老肾脏的细胞质氧化应激加剧 [20,21]。

❸ PPARγ 下降。PPARγ 是一种转录因子蛋白，在调控 Klotho 表达中扮演关键角色 [22,23]。研究表明，随着年龄的增长，啮齿类动物模型中 PPARγ 的活性逐渐降低。体外模型和衰老大鼠模型的研究表明，激活 PPARγ 能够显著改善氧化应激状况并优化血管功能 [24]。

❹ 氧化应激改变。随着年龄的增长，累积的氧化应激被认为是细胞衰老过程中的关键因素。氧化和氧化应激的标志物，如异丙基醚、晚期糖基化终末产物（AGEs）、晚期糖基化终末产物受体（RAGE）及血红素加氧酶，均呈显著上升趋势，导致氧化损伤愈发明显 [25]。此外，氧化应激还会抑制小鼠内髓集合管细胞中 Klotho 编码基因的表达 [26]。在大鼠模型中，肾衰老与 GFR 的降低、肾脏 F2 异前列腺素的增加（氧化应激标志物）、氧化敏感血红素加氧酶、AGEs 及 RAGE 的增加密切相关。有趣的是，富含抗氧化剂维生素 E 的饮食能够减弱与衰老相关的

血红素加氧酶和 RAGE 的表达增加，抑制 F2 异前列腺素的产生，并使 GFR 增加 50%[25]。在培养的兔近端肾小管上皮细胞中，AGEs 甚至早期糖基化终产物能够直接抑制一氧化氮合酶（NOS）的活性，并抑制一氧化氮的释放[27]。通过免疫组织化学分析，衰老大鼠的肾脏显示出小管周围毛细血管内皮 NOS（eNOS）的减少，同时在肾小管上皮细胞和小管间质损伤区域浸润的单核细胞中检测到 eNOS。衰老相关的肾小管间质纤维化可能继发于与小管周围毛细血管损伤和 eNOS 改变相关的缺血。线粒体产生的活性氧（ROS）似乎也会影响年龄介导的肾硬化，多种小鼠模型（包括 Ames 和 Snell 侏儒小鼠、*p66sch* 基因敲除小鼠及胰岛素样生长因子受体杂合小鼠）显示出比对照小鼠更强的抗氧化应激能力和更长的寿命[28-30]。然而，尽管超氧化物歧化酶 1（SOD1）基因敲除小鼠在过度表达编码抗氧化酶的基因后寿命并未延长，SOD1 的特异性缺失或过度表达与衰老肾硬化症的关系仍需进一步深入研究[31]。

11.2.2 肾衰老的发生机制

本小节将深入探讨肾衰老发生机制的多个关键维度，包括自噬失调、线粒体损伤、表观遗传改变、细胞衰老、肾素-血管紧张素系统活性变化、慢性炎症和端粒缩短（图 11.5）。通过对这些方面进行逐一剖析，我们期望构建一个全面且具深度的认知框架，以阐述肾衰老背后复杂的生物学过程。

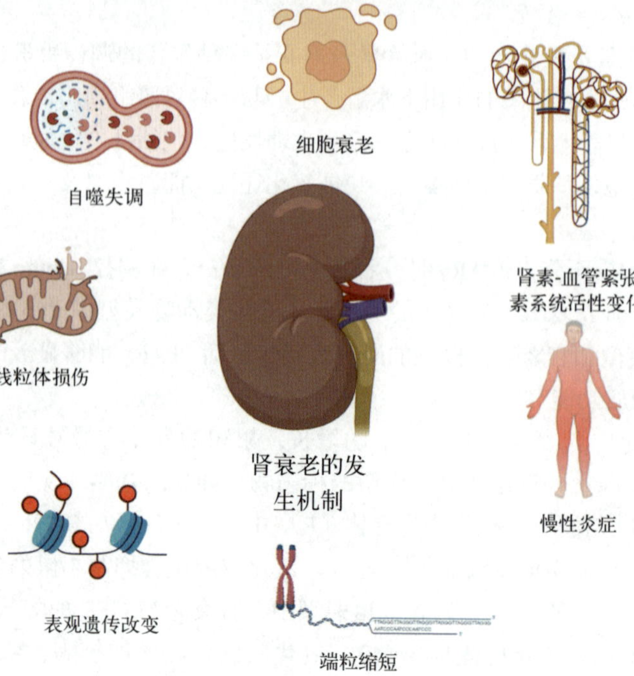

图 11.5 肾衰老的发生机制

（1）自噬失调

自噬是一种关键的细胞降解代谢过程，能够有效降解受损的蛋白质和细胞器，对于维持细胞稳态和应对细胞应激反应具有不可或缺的作用。研究表明，自噬在多种生命活动中至关重要[32]。近年来，自噬在衰老模型及各类肾脏疾病模型中的研究不断深入，揭示了其与多种代谢性疾病和年龄相关疾病发病机制之间的密切联系[33]。肾足细胞和肾小管上皮细胞作为寿命较长的细胞类型，其功能的持续稳定特别依赖于自噬过程，以便及时清除蛋白质聚集体和受损的细胞器，实现细胞的“自我净化”。研究显示，当肾足细胞中的ATG5蛋白——自噬机制的关键组成部分特异性缺失时，会触发衰老表型的出现，表现为脂褐素的沉积、氧化蛋白的累积以及p62蛋白聚集体的形成[34]。类似地，肾小管上皮细胞中ATG5的选择性敲除也会导致类似结果，进而损害肾功能并加速衰老相关表型的显现[35]。更值得注意的是，近端肾小管特异性ATG5缺失的小鼠在24月龄时，其肾功能显著恶化，肾小管出现萎缩和间质纤维化等病理改变。同时，这些小鼠表现出与年龄相关的线粒体功能障碍，以及线粒体DNA的异常和核DNA的损伤，这些病理生理变化共同加剧了肾脏的衰老进程[36]。综上所述，自噬在肾脏细胞的健康和长寿中扮演着举足轻重的角色，其失调不仅影响肾脏的正常功能，还与多种肾脏疾病的发病机制密切相关。

（2）线粒体损伤

线粒体作为细胞能量转换的主要场所，不仅主导氧化磷酸化过程，同时也是活性氧（ROS）这一潜在威胁性副产物的主要源头。根据线粒体衰老理论模型，线粒体内部的蛋白质、脂质和DNA因直接面临ROS的猛烈攻击，成为衰老过程中氧化损伤的主要靶点。鉴于肾细胞对能量的巨大需求，其日常运转几乎完全依赖于线粒体所提供的能量。因此，当线粒体遭遇老化或功能衰退时，不仅可能破坏肾脏稳态的微妙平衡，还可能加速肾脏衰老的不可逆进程。研究表明，相较于对照组，老年大鼠的肾皮质线粒体功能明显减弱，氧化还原稳态受到严重冲击，最终导致肾功能显著下滑[37]。然而，令人振奋的是，长寿蛋白Klotho的过表达能够显著恢复线粒体的稳态功能，有效遏制ROS的产生，并增强线粒体呼吸链复合体亚基的表达，从而在一定程度上逆转肾脏老化和纤维化的趋势[38]。类似的研究进一步证实了增强线粒体生物发生对于缓解肾脏衰老表型的积极影响。随着年龄的增长，负责激活内源性大麻素系统的大麻素受体2（CB2）在肾脏中的表达增加，并伴随线粒体质量的下降。在老年小鼠中敲除CB2基因显著抑制了β-连环蛋白（β-catenin）信号的激活，恢复了线粒体功能和ATP的产生，从而改善了肾脏衰老表型[39]。

（3）表观遗传改变

表观遗传学专注于探讨基因表达调控过程中发生的遗传修饰现象，这些修饰在调控基因表达时，并不涉及基因组DNA序列的直接变化。目前，大量研究表明，

DNA 甲基化、组蛋白修饰以及非编码 RNA 调节等关键表观遗传修饰类型，与肾衰老及老年肾疾病的逐步进展息息相关。在肾衰老过程中，许多表观遗传调节因子发挥着不可或缺的作用。这些因子，如 DNMT1、DNMT3a、DNMT3b、HDAC3、SIRT1、miR-335 和 miR-34a 等，不仅参与肾衰老的复杂机制，还成为改善肾衰老表型和减缓衰老进程的潜在治疗靶点 [37,40]。

在机体内部，DNMT1、DNMT3a 和 DNMT3b 的异常上调显著促进了启动子的超甲基化过程，进一步抑制了 Klotho 和 NRF2 这两个关键基因的表达。这种抑制作用加剧了肾衰老，导致肾脏功能逐渐衰退。然而，DNA 甲基转移酶抑制剂的出现为这一难题带来了转机。通过降低 DNA 的甲基化水平，这些抑制剂有效纠正了上述表观遗传改变，不仅恢复了 Klotho 和 NRF2 的表达，而且显著减轻了肾衰老带来的不良影响，为肾脏健康带来了新的希望 [41]。HDAC3 的异常活化及其对 Klotho 的显著抑制在肾纤维化的演进过程中发挥着决定性作用。在单侧输尿管梗阻和马兜铃酸肾病等导致肾纤维化的病理条件下，HDAC3 的表达水平异常升高，伴随着 Klotho 活性的显著降低 [42]。值得注意的是，通过基因编辑技术敲除 HDAC3，能够显著抵抗这两种疾病诱发的肾纤维化病理过程。在单侧输尿管梗阻小鼠模型中，研究人员发现 HDAC3 选择性抑制剂 RGFP966 展现出显著的治疗潜力 [42]。该抑制剂不仅能够有效抑制 HDAC3 的活性，而且能够稳定提升 Klotho 的表达水平，从而显著减轻肾纤维化的损伤程度。这一发现为肾纤维化的治疗提供了新的策略和潜在的药物靶点。

（4）细胞衰老

细胞衰老是指细胞在分裂过程中出现不可逆转的细胞周期阻滞，且在生命体的多个层面扮演着关键角色。它在胚胎发育、组织再生与修复、衰老进程以及肿瘤形成的预防中均发挥着重要作用。更为显著的是，细胞衰老通过一种称为衰老相关分泌表型（SASP）的机制，参与并影响众多心血管、肾脏和肝脏疾病的进程 [43]。在肾衰老和疾病过程中，肾皮层和髓质中均能观察到衰老细胞的存在。通常，肾皮层的近端小管细胞是衰老细胞的主要聚居地，这些细胞，尤其是那些处于 G2 期的细胞，成为衰老现象的显著标志。尽管衰老细胞主要集中在肾小管上皮细胞中，其他细胞类型，如肾小球细胞，在特定疾病状态下也可能出现衰老。例如，在肾小球疾病（如肾小球肾炎、膜性肾病、糖尿病肾病和局灶节段肾小球硬化）中，肾小球细胞的 p16 表达水平显著增加。此外，血管细胞和间质细胞在肾小球疾病及高血压的病理过程中也可能发生衰老。这些不同的应激源作用于肾脏的不同部位，决定了衰老细胞的分布和类型。随着 CKD 的进展，包括肾小管上皮细胞、足细胞、内皮细胞、间质细胞、免疫细胞和系膜细胞在内的多种肾脏细胞，可能进入衰老状态并大量分泌促炎和促纤维化因子，这些因子的集合被称为慢性肾脏病相关分泌表型（CKD-SASP）。SASP 和 CKD-SASP 之间存在许多相似之处，它们可能是连接细胞衰老与 CKD 之间复杂关系的桥梁[44,45]。

（5）肾素 - 血管紧张素系统活性变化

研究表明，随着年龄的增长，血浆肾素和醛固酮水平作为全身性肾素 - 血管紧张素系统（RAS）活性的指标呈现出逐渐下降的趋势[46]。然而，令人惊讶的是，在实验动物模型中，即便循环中的血管紧张素原水平有所下降，肾内血管紧张素活性却出现反常的增加[47]。此外，通过静脉注射血管紧张素Ⅰ，动物的肾小球滤过率和血浆流速显著降低，这一效应在老年动物中尤为明显。在面临低血容量、低血压或限钠等 RAS 刺激时，这种对 RAS 刺激敏感性的增加可能进一步加剧与年龄相关的肾功能衰退。随着时间的推移，肾内 RAS 活性的变化也引发了对 RAS 阻断反应的改变。例如，老年动物中，血管紧张素转换酶抑制剂对肾小球硬化和白蛋白尿的保护作用显著减弱。相较于年轻高血压患者，老年高血压患者在服用这些药物后，降压效果并不明显。除了对血流动力学的影响外，与年龄相关的 RAS 失调还与线粒体的氧化还原状态及过量自由基的形成密切相关，这两者在肾脏纤维化过程中扮演着重要角色[21]。研究发现，编码血管紧张素Ⅱ1a 型受体的 *Agtr1a* 基因敲除与线粒体数量增加以及烟酰胺磷酸核糖转移酶和 SIRT3 等的上调相关。当使用依那普利和氯沙坦等药物阻断 RAS 时，能够有效防止老年动物线粒体功能的障碍。此外，接受血管紧张素Ⅱ受体阻滞剂治疗的自发性高血压大鼠，其线粒体抗氧化物含量较接受 Ca^{2+} 通道阻滞剂的大鼠更高，包括一氧化氮合酶、锰 - 超氧化物歧化酶、细胞色素氧化酶及解偶联蛋白-2 等。另一方面，SIRT1 已被证实能通过抑制 AT1 受体的表达来减轻衰肾脏的氧化应激，这一效应在体外和体内实验中均得到了验证。针对人类肾小球系膜细胞的机制研究进一步揭示，血管紧张素Ⅱ会诱导端粒长度缩短、p53 和 p21 的表达上调以及细胞周期阻滞，这些都是细胞衰老的关键机制，并且可以通过 ARB 类药物进行治疗[48,49]。随着年龄的增长，肾内 RAS 活性的变化及其对肾脏功能的影响变得愈发复杂。

（6）慢性炎症

正常老年人的免疫系统普遍存在与年龄密切相关的失调现象，称为免疫衰老。在健康老年人体内，一系列炎性细胞因子的水平发生了显著变化，具体表现为白细胞介素 IL-1β、IL-6、IL-8、IL-18 以及肿瘤坏死因子 α 等炎性因子的水平升高，而具有抗炎作用的 IL-10 水平则呈下降趋势[50]。此外，老年人的免疫反应模式也发生了变化，从 T 辅助（Th-1）细胞因子向 Th-2 细胞因子的转变，同时 Th-17 细胞数量增加，而调节性 T 细胞数量减少。在衰老的肾脏中，还发现多种炎性体的存在，这些炎性体与高水平的 TLR4 和 IL-1 受体密切相关。特别值得注意的是，在衰老的大鼠肾脏中，核苷酸结合域富含亮氨酸重复的炎性体成分，如 NLRP3、NLRC4 和胱天蛋白酶 1 等，其表达水平显著上升。此外，有研究表明超老龄小鼠会自发形成肾三级淋巴组织，这一现象可能进一步加剧肾脏的炎症和纤维化反应。这些炎症细胞和相关细胞因子的失衡变化无疑会加剧与年龄相关的肾功能衰退，为老年人的健康带来显著挑战[51]。

（7）端粒缩短

端粒长度随年龄缩短，但其是否仅为衰老的自然产物或影响生物状态和长寿的标志尚存争议。多数研究认为，端粒缩短是细胞衰老的重要标志，也可能使肾脏更易受损，降低修复能力。端粒酶由 TerT 和 TerC 组成，能添加重复序列以维持端粒稳定性，并且基因疗法显示出延缓衰老和延长老年小鼠寿命的潜力。此外，一些研究还揭示，当小鼠缺失 TerC 或 TerT 时，其在肾脏缺血再灌注损伤后的恢复能力会显著下降，这表明端粒酶在肾脏损伤后的再生过程中发挥着不可或缺的作用[52]。

11.3　衰老相关的肾疾病

本小节将聚焦衰老背景下肾脏疾病的病理多样性与复杂性，从病理机制到临床表型系统解析一系列与衰老密切相关的肾疾病，包括急性肾损伤、IgA 肾病、糖尿病肾病、肾病综合征、多囊肾病、慢性肾脏病、药物性肾损伤以及肾移植后的相关并发症。结合最新的科研成果，我们将对这些肾疾病的发病机制和病理生理过程进行全面而深入的探讨（图 11.6）。

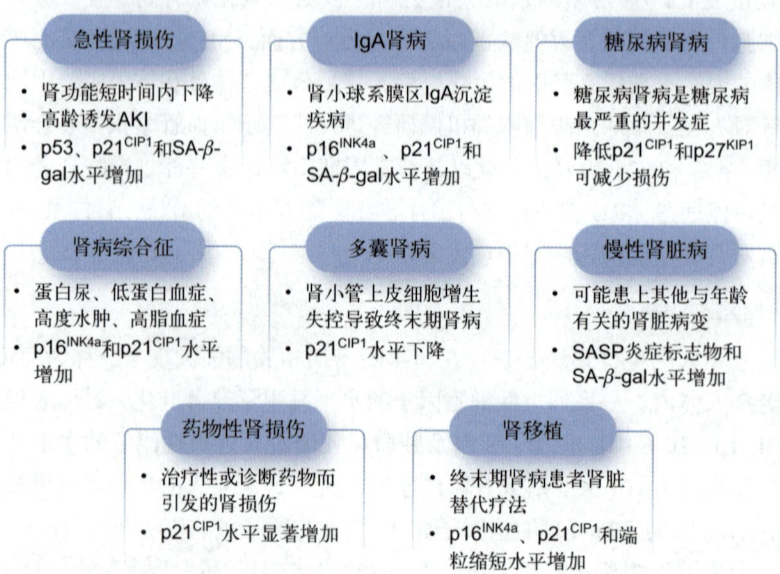

图 11.6　衰老相关肾病

11.3.1　急性肾损伤

急性肾损伤（AKI）是一种由多重因素引发的严重病症，其特征为肾功能在短时间内（数小时至数周）急剧下降。高龄是 AKI 发生的主要高危因素，其他风险因素如感染、肾小球肾炎、败血症以及有毒化合物的暴露也不可忽视[53,54]。老年人对 AKI（尤其是肾毒性 AKI 或缺血再灌注损伤）的敏感性显著提高，同时，其在 AKI 后的恢复能力明显减弱。这一现象与老年肾脏中肾小球数量的减少及 GFR 的降低密切相关[44]。AKI 已成为肾脏损伤和慢性肾脏疾病的主要诱因，对于老年人而言，AKI 后的不适应性修复对其肾功能构成了巨大的威胁[55]。一项研究显示，不同年龄组的 AKI 患病率显著增长，从 66～69 岁年龄段的每 1000 患者年 26.8 例递增至 85 岁及以上的 110.5 例，凸显了高龄与 AKI 发病率之间的紧密关系[56]。此外，在老年 AKI 患者中，需要透析治疗的病例更为普遍，进一步证实了老龄人口中 AKI 的严重性[57]。研究表明，啮齿类动物在发生缺血再灌注损伤后，肾功能障碍和死亡率会随着年龄的增长而明显加剧，肾功能障碍和死亡率均呈现出明显的上升趋势。这种恶化与间质纤维化、氧化应激、炎症的加剧，以及 p53 和 $p21^{CIP1}$ 表达水平的上升、衰老相关 β-半乳糖苷酶（SA-β-gal）阳性肾小管数量的增加和细胞增殖能力的减弱密切相关[58]。基础慢性衰老水平的累积及老年肾脏再生潜能的下降，深刻影响了损伤后的恢复过程。特别值得注意的是，肾小管中的衰老过程可能阻碍修复受损细胞所需的增殖机制，或加剧肾纤维化进程，构成了老年人肾脏健康的重大挑战。

11.3.2 IgA 肾病

IgA 肾病是一种独特的肾小球疾病，其显著特征在于肾小球系膜区域 IgA 的沉积。该病症的诱因复杂多样，可能源于遗传因素，也可能受到环境条件的影响，与患者的年龄并无直接关联[59]。IgA 肾病的进展与端粒的缩短及衰老的其他特征密切相关，包括 $p21^{CIP1}$ 和 $p16^{INK4a}$ 表达水平的增加，以及 SA-β-gal 活性的显著升高。这些发现表明，细胞衰老在 IgA 肾病的进展中可能扮演着重要角色[51]。然而，尽管这些线索指向衰老与 IgA 肾病之间的紧密联系，关于衰老究竟是单纯与组织损伤相关，还是能够直接推动疾病进展，仍需更深入的研究与探讨以揭示这一复杂机制的全貌。

11.3.3 糖尿病肾病

糖尿病肾病是糖尿病最为严重的并发症之一，其发生源于长期的糖尿病病程，导致肾小球滤过率显著下降并伴随蛋白尿的出现。在 2 型糖尿病肾病患者以及通过链脲佐菌素诱导的 1 型糖尿病小鼠模型中，肾小管细胞、肾足细胞、肾小球系膜细胞、内皮细胞以及血管内皮细胞均表达 $p16^{INK4a}$，并显示出 SA-β-gal 活性[60,61]。这些发现为我们提供了关于糖尿病肾病细胞层面的深入理解。进一步的研究表明，在糖尿病肾病模型中，通过降低 $p21^{CIP1}$ 和 $p27^{KIP1}$ 的表达，可以显著减少蛋白尿、肾小球肥大以及肾小管间质损伤的程度[62]。这些研究不仅揭示了细胞衰老在糖尿病肾病发病机制中的核心作用，还指出了高血糖作为驱动这一衰老过程的关键因素。此外，糖尿病肾病的全身性影响与细胞衰老密切相关。特别值得注意的是，胰岛素依赖型糖尿病肾病患者的皮肤成纤维细胞呈现出过早衰老的迹象，这进一步揭示了肾病与加速衰老之间的潜在联系。

11.3.4 肾病综合征

肾病综合征是一组以大量蛋白尿、低蛋白血症、高度水肿、高脂血症为特征的肾脏疾病。进一步的研究发现，肾病综合征中的多种肾小球疾病与 $p16^{INK4a}$ 水平的异常升高紧密相关。对膜性肾病、局灶节段性肾小球硬化症及微小病变患者的肾活检样本进行详尽评估显示，在肾小球、肾间质及肾小管中，$p16^{INK4a}$ 的水平显著上升。这种异常升高不仅与间质纤维化的程度密切相关，还与肾小管萎缩的进展呈正相关。在肾小管间质纤维化患者中，炎症被证实与间质和肾小管细胞中 $p16^{INK4a}$ 水平的升高直接相关 [63]。尽管 $p16^{INK4a}$ 水平的单独升高不能直接作为细胞衰老的确定性指标，但在肾小球硬化症患者的活检样本中，观察到 $p21^{CIP1}$ 水平的相应升高，进一步提示细胞衰老在该病理过程中的重要角色。

11.3.5 多囊肾病

多囊肾病是一种遗传性肾脏疾病，特征是肾脏内形成多个囊泡，导致肾脏增大和功能逐渐下降。肾细胞衰老与年龄或疾病密切相关，是导致肾小球或肾小管实质细胞脱落或丢失的根本原因。这种衰老现象通常伴随着纤维化、不良修复及肾功能的逐渐下降。然而，值得注意的是，细胞衰老并非在所有肾脏疾病中都扮演负面角色。例如，在常染色体显性多囊肾病中，该病的特点是肾小管上皮细胞的增生失控，并伴有液体分泌异常，通常在患者 50～70 岁时导致终末期肾病的发生。有趣的是，多囊肾病能够抑制细胞的平衡衰老过程 [64]。该病属于纤毛疾病家族，主要影响肾小管的纤毛上皮细胞。除了细胞增生的特点外，多囊肾病还表现出肾小管扩张，这与细胞增殖增加有关 [65,66]。在常染色体显性多囊肾病患者的肾脏组织及多囊肾病大鼠模型中，研究人员发现 $p21^{CIP1}$ 水平显著降低 [67]。进一步实验表明，使用 CDK 激酶抑制剂罗索维汀治疗常染色体显性多囊肾病小鼠模型，能够恢复体外和体内 $p21^{CIP1}$ 水平，增强体外 SA-β-gal 染色，减少肾小管细胞增殖，并有效减缓疾病进展。这些研究结果表明，衰老实际上可能在一定程度上阻碍常染色体显性多囊肾病的发展。然而，并非所有的纤毛疾病均表现出相似的特征。另一种纤毛疾病——肾消耗病，则诱导细胞衰老的发生 [68]。*Glis2* 基因敲除小鼠作为肾消耗病的模型，与野生型小鼠相比，其肾细胞增殖显著减少（以 Ki67 的表达为标志），同时 $p16^{INK4a}$ 水平升高，SA-β-gal 阳性肾小管数量增加 [69]。当这些小鼠与非同源的多囊肾病模型（如条件性 Kif3a 基因剔除小鼠）进行杂交时，杂交后代小鼠中 *Kif3a* 基因缺陷导致的囊性扩张现象显著抑制，同时细胞增殖、DNA 损伤及 SA-β-gal 阳性肾小管数量也相应减少。这些研究表明，细胞衰老在多种形式的多囊肾病中发挥着重要作用。然而，细胞衰老在某些特定类型的多囊肾病（如常染色体显性多囊肾病）中的具体作用机制尚待进一步阐明。

11.3.6 慢性肾脏病

慢性肾脏病（CKD）是一种肾脏功能逐渐下降的疾病，通常持续三个月以上，其特征包括 GFR 降低、蛋白尿、尿液异常及高血压。对于 CKD 患者而言，他们面临着多种与年龄紧密相关的肾脏健康挑战。这些挑战包括但不限于肾小球硬化和急性肾损伤，它们往往在肾病的基础上进一步加剧肾脏的负担[70]。特别值得关注的是，年轻的 CKD 患者常表现出早衰的迹象，包括血管功能衰退、肌肉力量减弱、骨骼疾病、认知能力下降以及整体体质虚弱。这些现象深刻揭示了一个事实：维护良好的肾功能对于预防肾脏乃至全身系统的过早衰老至关重要[71,72]。在老年群体中，CKD 的发病率尤为显著，其概率是年轻人的 3～13 倍。统计数据显示，超过一半的 70 岁以上老年人患有 CKD[73]。一项覆盖 47204 名中国成年人的大型研究提供了更具体的数字：在 18～39 岁的女性中，CKD 的发病率为 7.4%；而随着年龄的增长，这一数字在 60～69 岁的女性中攀升至 18.0%，在 70 岁以上的女性中更是高达 24.2%[74]。然而，关于老年 CKD 患者中慢性肾衰竭的高发病率，学术界一直存在争议。这是因为老化肾脏的自然变化与慢性肾衰竭的病理特征存在诸多相似之处。同样，关于年龄相关的 GFR 下降是否真正代表肾脏疾病，或仅反映老年肾脏的自然衰退，也成为学术界热议的话题。无可否认的是，随着全球人口老龄化趋势的日益明显，患有 CKD 的老年人群数量预计将持续增长，这无疑为医疗系统和社会带来了更大的挑战[75]。

在多种动物模型中，CKD 与细胞衰老的显著特征密切相关。以腺嘌呤诱导的小鼠肾病模型为例，其体内 SASP 中炎症标志物水平显著升高，这一发现揭示了 CKD 与细胞衰老之间的微妙联系[76]。在猫的 CKD 模型中，观察到端粒显著缩短，且其近端和远端集合管中的 SA-β-gal 水平异常升高，这一变化在年轻和老龄猫中均有体现[77]。CKD 对机体的全身性影响亦与细胞衰老紧密交织。在大鼠模型中，患有 CKD 的大鼠骨髓间充质干细胞表现出明显的过早衰老迹象。在人类患者中，CKD 患者的淋巴细胞中 p53 和 RB1 的表达显著增加，同时伴随着细胞增殖能力的显著降低[78]。虽然这些研究成果揭示了细胞衰老与慢性肾衰竭之间存在着不容忽视的关联，但衰老在疾病进展中的确切作用，以及其是否为疾病的起因或必然结果，尚需进一步深入探索。这一领域的研究不仅有助于更好地理解 CKD 的发病机制，还可能为未来的治疗策略提供新的视角和思路。

11.3.7 药物性肾损伤

在临床实践中，因使用治疗性或诊断性药物而导致的肾损伤被称为药物性肾损伤。此类疾病具有显著的临床特征，主要表现为 GFR 的显著下降。同时，尿常规检查常常显示异常结果，如结晶尿、血尿、蛋白尿和白细胞尿。此外，这些肾损伤可能伴随水电解质平衡的紊乱以及酸碱平衡的失调，为患者的健康状况带来了严重挑战。

肿瘤治疗在有效杀灭肿瘤细胞的同时，对正常组织造成的不良反应已成为一个日益严峻的健康挑战，尤其是对于儿童肿瘤患者，他们面临着更高的慢性病风险，包括但不限于继发性肿瘤、心血管疾病、肾功能损害、肌肉骨骼问题以及内分泌疾病 [79]。顺铂作为化疗药物，在治疗睾丸癌和卵巢癌等多种实体瘤中发挥着关键作用，但其不良反应也不可忽视。研究表明，顺铂可损害肾脏，并在啮齿类动物的肾脏中显著增加衰老标志物 $p21^{CIP1}$ 的表达 [80]。此外，顺铂诱发的肾毒性发生率随着小鼠和人类年龄的增长而逐渐增加，这意味着年龄较大的患者更容易遭受肾脏损伤 [81]。因此，在肿瘤治疗中，必须更加警惕这些潜在不良反应，并采取有效措施以预防和减轻其对患者健康的影响。

11.3.8 肾移植

肾移植作为终末期肾病（ESRD）患者的标准肾脏替代疗法，一直备受关注。在受体与供体的选择以及免疫抑制方案的制定中，年龄因素成为广泛讨论的焦点 [82]。多项研究表明，年龄较大的肾移植受者普遍面临较低的存活率，且感染与药物不良反应的风险显著上升 [83]。然而，老年 ESRD 患者从肾移植中获得的益处同样不可忽视，与同龄的血液透析患者相比，他们能够获得更长的寿命和更高的生活质量。有趣的是，老年受者在急性肾移植排斥反应的风险上可能较低，这可能与免疫衰老的生理变化有关。例如，一项涵盖 145470 名肾移植受者的研究发现，55～75 岁的患者在同种异体移植失败风险（经过死亡校正后）上表现出最低水平 [84]。这一发现得到了另一项涉及 108188 例受者研究的支持，显示年龄较大的受者往往拥有更高的移植存活率 [85]。然而，老年受者中最常见的同种异体肾衰竭原因是与合并症相关的患者死亡。针对此问题，一项针对 3597 名成年肾移植受者的研究揭示了令人担忧的现象：与接受年轻肾脏的老年受者相比，那些接受年龄较大（≥ 65 岁）同种异体肾脏的老年受者在五年内面临更高的死亡风险，以及更高的急性排斥反应、移植物功能延迟和肾功能降低的发生率 [86]。这一发现尤为值得关注，因为随着扩大标准捐献者肾脏（包括老年捐献者肾脏）的应用增加，老年 ESRD 患者接受老年肾移植的可能性也在上升。随着接受血液透析的老年 ESRD 患者存活率的提升，肾移植对延长生命的益处逐渐减弱。因此，为了提高老年肾移植受者的存活率，降低移植后死亡率，必须更加严格地筛查合并症，并优化供体肾脏的质量。

在探讨肾移植的复杂性时，我们不得不面对一个事实：老年供体的肾脏功能往往呈现衰退趋势。这种衰退不仅增加了移植失败和功能丧失的风险，还导致在急性排斥反应后，肾脏的自我修复能力显著下降。此外，老年肾脏更易受到缺血和药物毒性的影响，其免疫原性发生率也相对较高[13]。一项针对133824名活体肾脏捐献者的广泛研究显示，年龄较大的捐献者出现ESRD的风险显著增加[87]。然而，这并不意味着老年肾脏在移植领域毫无价值。事实上，在某些情况下，老化的异体肾脏在年轻受者体内可能展现出意想不到的适应性。这一点在实验室研究中得到了验证。实验模型显示，通过引入年轻小鼠的骨髓细胞，老年小鼠的肾脏衰老症状得到了显著缓解[88]。此外，在同种异源小鼠模型中，年轻化的系统环境成功减轻了老年小鼠在经历缺血再灌注损伤后所遭受的肾损伤。这些发现为老年供体肾脏的使用提供了新的视角，提示其在特定情况下仍然具有潜在的临床价值。

一系列研究成果为移植医学领域带来了新的见解，揭示了细胞衰老可能是影响移植结果的重要因素之一。随着年龄的增长，老年供体肾脏中细胞衰老现象加剧，这直接影响了异体肾脏在应对损伤时的再生能力，进而增加了缺血性损伤的风险，并可能导致移植后肾脏功能的恢复延迟[51]。基于这一认识，通过实验动物模型进行的深入研究发现，抑制肾细胞衰老能够显著改善肾移植的预后效果。具体而言，$p16^{INK4a}$基因敲除的小鼠在接受相同基因型小鼠的肾脏移植后，展现出更为积极的恢复态势。这些小鼠的肾纤维化程度明显降低，肾小管间质损伤得到缓解，同时肾小管上皮细胞的增殖能力有所增强，从而显著提升了移植后的存活率[89]。此外，研究还发现，肾移植手术本身会导致大鼠肾脏组织中端粒的显著缩短，以及与衰老紧密相关的$p21^{CIP1}$和$p16^{INK4a}$表达增加[90]。这进一步证实了细胞衰老在移植过程中的重要性。在对肾移植受体进行活检时，观察到肾小管中$p16^{INK4a}$的高表达、肾小管萎缩、肾间质纤维化以及肾小球和肾间质细胞数量的异常增加，这些现象均与细胞衰老密切相关[63]。尤为引人注目的是，与移植了野生型肾脏的小鼠相比，移植了*Cdkn2a*缺失供体肾脏的小鼠在肾脏损伤方面展现出明显的减轻，存活率也得到了显著提高。这一积极变化得益于肾小管细胞增殖能力的提升和衰老现象的显著减少，为未来的肾移植治疗提供了新的策略和方向。

11.4 衰老相关肾疾病的干预策略

11.4.1 肾疾病常规治疗策略

治疗肾疾病的药物主要包括糖皮质激素类药物、免疫抑制剂、利尿剂、抗高血压药物以及调脂药物。

❶ 糖皮质激素类药物。这些药物通过抑制炎症和免疫反应、减少醛固酮和抗利尿激素的分泌，从而影响肾小球基底膜的通透性，进而实现利尿和消除尿蛋白的疗效。常用的糖皮质激素药物包括泼尼松和甲泼尼龙。

❷ 利尿剂。利尿剂是一类作用于肾脏的药物，能够促进体内电解质和水的排泄，增加尿量并减少细胞间液的积聚。临床上主要用于治疗由心性、肝性及肾性疾

病引起的水肿和腹水。常见的利尿剂包括碳酸酐酶抑制剂、渗透性利尿剂、袢利尿剂、噻嗪类利尿剂以及保钾利尿剂。

❸ 抗高血压药物。高血压既是 CKD 的病因之一，也是一种常见的并发症。高血压通常在 CKD 患者的早期即出现，并与肾疾病的不良预后密切相关。它不仅直接导致 CKD 的进展，还促进心血管相关疾病的发生率和死亡率。抗高血压药物能够延缓肾脏疾病的进展，减缓肾功能的恶化，并降低心脑血管并发症的发生率和死亡率。常见的抗高血压药物包括 RAS 抑制剂、钙离子通道阻滞剂、利尿降压剂和交感神经抑制剂。

❹ 调脂药物。高血脂与肾疾病之间存在密切关联。大量研究表明，肾疾病早期即有脂质在肾脏沉积。实验模型显示，肾病小鼠体内的脂质沉积物主要为甘油三酯、胆固醇和磷脂。免疫组化分析确定肾小球内的沉积物包括氧化修饰的低密度脂蛋白及载脂蛋白。临床上常用的调脂药物主要有他汀类、氯贝丁酯类、盐酸类及苯氧乙酸类。

❺ 免疫抑制剂。多种肾疾病与免疫异常密切相关，因此临床上常使用免疫抑制剂进行肾病治疗。这类药物可抑制与免疫反应相关细胞（如 T 细胞、B 细胞及巨噬细胞）的增殖及其功能，从而降低机体的免疫反应。在肾病领域，常用的免疫抑制剂包括来氟米特、环磷酰胺、硫唑嘌呤、他克莫司、环孢素及甲氨蝶呤等。

11.4.2 基于衰老干预的肾疾病治疗策略

在追求肾脏长期健康与功能维护的过程中，治疗干预措施的主要目标是改善肾脏的衰老特征。近年来，衰老研究已开辟出一个新领域，专注于减少衰老细胞的数量，以延缓肾脏功能的衰退。为了高效且安全地清除衰老细胞并避免不必要的不良反应，关键在于精确识别衰老细胞与非衰老细胞之间的微妙差异。实现这一目标的优选策略之一是借鉴抗肿瘤治疗中所采用的成熟手段。这些手段包括但不限于激活机体的自然防御机制——免疫系统，抑制促进细胞存活的信号通路，以及激活促进细胞凋亡（即程序性死亡）的信号通路。在正常情况下，大多数器官中的衰老细胞能够被免疫系统有效清除。然而，随着免疫清除能力下降或在某些特定环境下，一些慢性衰老细胞可能抗拒这种清除机制。目前，针对肾脏衰老细胞的清除策略，尤其是化学药物干预策略，已初步显示出对多种肾脏疾病及肾脏衰老过程的积极效果。然而，这些策略的长期效果、安全性及最佳实施方法仍需经过更深入和系统的研究加以验证和完善。此外，除了化学药物之外，生物疗法也为治疗或缓解衰老相关的肾脏疾病提供了新的可能性。这些方法可能包括细胞治疗、基因编辑技术等，预计在未来将成为肾脏衰老治疗领域的重要补充。

（1）化学药物（见表 11.1）

❶ FOXO4-DRI。在衰老细胞中，FOXO4 蛋白与 p53 之间形成了一种独特的

表11.1 化学干预小分子

化合物名称	抗衰老类型	药效模型	抗衰老效果
FOXO4-DRI[92,93]	senolytic	自然衰老小鼠/$Xpd^{TTD/TTD}$诱导小鼠衰老	清除衰老小鼠体内的衰老细胞，恢复小鼠的整体体能和皮毛密度，血浆尿素浓度降低了50%以上，肌酐水平降低了近25%
大黄酸赖氨酸[95]	senolytic	D-半乳糖诱导小鼠衰老	抑制了小鼠中肾脏p16和p21的表达，提高了肾脏SIRT1的表达水平
非瑟酮[97]	senolytic	$Ercc1^{-/\Delta}$早衰小鼠/MRL/lpr狼疮性肾炎小鼠	肾脏中$p16^{INK4a}$和$p21^{CIP1}$mRNA以及SASP标记显著降低；减少衰老的肾小管上皮细胞和肌成纤维细胞的数量，从而减轻肾脏纤维化，减少衰老相关分泌表型的表达，并增加肾小管上皮细胞的增殖
ABT-263[100]	senolytic	低剂量顺铂诱导衰老小鼠	抑制肾小管细胞衰老，减轻肾纤维化，改善肾小管修复功能
AP20187[102]	senolytic	INK-ATTAC老年小鼠	选择性清除小鼠$p16^{INK4a}$高表达的细胞可减轻细胞衰老并改善狭窄肾脏的功能
右美托咪定[103]	senolytic	大鼠肝移植后的AKI	减少衰老肾小管细胞的数量，并削弱衰老相关标志物（p53、p21和p16）的蛋白表达
白藜芦醇[104]	senolytic	高脂饮食诱导衰老小鼠	防止高脂饮食引起的氧化应激、细胞衰老和肾损伤
TSPD[106]	senolytic	肾单侧缺血再灌注损伤衰老小鼠	血清中BUN和SCr水平相比于溶剂组显著降低，肾脏大小和颜色均有明显改善，肾脏纤维化程度也明显降低

相互作用，这种互作有效抑制了p53的促凋亡功能[91]。基于这一发现，研究人员提出了一种创新的药物研发策略：利用特制的拟肽破坏p53与FOXO4之间的特定结合，从而释放p53的凋亡诱导潜力，使其能够有效启动衰老细胞的凋亡程序[92,93]。考虑到p53在非衰老细胞中同样扮演着调节多种关键生理过程的角色，全面抑制其活性显然不是一个理想的方案。因此，科研人员设计了小干扰肽FOXO4-DRI，旨在精确、高效地破坏p53与FOXO4的互作，同时避免对正常细胞产生不良影响（图11.7）。研究表明，在衰老细胞中，FOXO4与p53的互作显著增强，阻断该互作对衰老细胞具有深远影响[93]。实验结果显示，在自然衰老小鼠及加速衰老模型$Xpd^{TTD/TTD}$中，给予FOXO4-DRI后，小鼠的肝脏、肾脏和造血功能均保持正

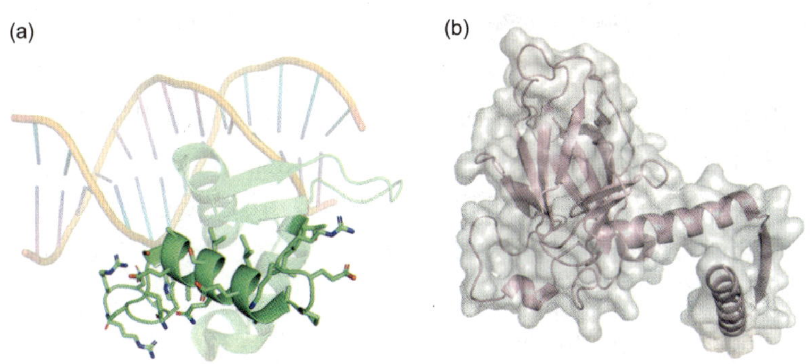

图11.7 FOXO4和p53的结构

（a）FOXO4，高亮部分对应FOXO4-DRI部分序列（PDB ID：3L2C）；（b）p53（PDB ID：3Q01）

常，未观察到明显不良反应。更为重要的是，FOXO4-DRI在清除衰老小鼠体内衰老细胞的同时，显著改善了整体健康状况，包括体能和皮毛密度的恢复。特别值得注意的是，这些小鼠的肾功能显著改善，具体表现为血浆尿素浓度平均降低超过50%，肌酐水平下降近25%。此外，肾脏中与衰老和炎症相关的标志物也显著减少。这一发现与先前通过基因手段清除衰老细胞以维持肾脏功能的研究结果一致，进一步验证了通过清除衰老细胞恢复肾脏功能的治疗策略不仅科学有效，而且在实际应用场景中具有可行性。该研究成果为治疗与衰老相关的肾疾病提供了思路和方法。

❷ 大黄酸。大黄酸是中药大黄的核心成分，近年来，其独特的药理作用引起了科研界的广泛关注。最新研究揭示，大黄酸赖氨酸能够显著上调SIRT1的表达，同时下调p53的乙酰化及$p16^{INK4a}$的表达，从而有效保护人脐静脉内皮细胞免受H_2O_2诱导的细胞衰老[94]。为深入探讨大黄酸赖氨酸在抗衰老方面的潜力，研究者们采用了一种动物模型，通过皮下注射D-半乳糖［100 mg/(kg·d)］持续8周，成功诱导小鼠衰老状态。在此期间，小鼠每天接受大黄酸赖氨酸的灌胃给药。研究团队密切监测小鼠的食欲、精神状态、体重及关键器官的健康指数，并检测与年龄相关的蛋白表达[95]。实验结果表明，大黄酸赖氨酸显著改善了模型小鼠的整体健康状况，具体表现为食欲增强、精神状态改善及器官功能优化。进一步分析发现，大黄酸赖氨酸提高了肝脏和肾脏中超氧化物歧化酶（SOD）和谷胱甘肽过氧化物酶（GSH-Px）的活性，这两种酶是机体抗氧化的重要防线，其活性增强有助于减少氧化应激和细胞损伤。同时，大黄酸赖氨酸还显著降低了丙二醛水平，进一步验证了其抗氧化和抗衰老作用。在探讨衰老的分子机制时，研究者发现模型小鼠肝脏和肾脏中p16和p21的表达水平升高，而SIRT1的表达水平降低。然而，接受25 mg/kg和50 mg/kg大黄酸赖氨酸治疗的小鼠中，肾脏的p16和p21表达受到抑制，SIRT1的表达则有所恢复。这一发现揭示了大黄酸赖氨酸在调节衰老相关基因表达方面的潜力。此外，大黄酸赖氨酸在肾脏保护方面展现出显著潜力。抗衰老蛋白Klotho在肾脏中具有显著的抗炎和保护特性，但在肾损伤后其表达会受到抑制。有趣的是，大黄酸赖氨酸能够有效纠正Klotho与TLR4（Toll样受体4）之间的倒置变化，依赖于Klotho恢复和TLR4抑制的方式减轻TLR4下游的炎症反应。这一发现为治疗肾脏炎症性疾病提供了思路。进一步研究发现，Klotho在脂多糖（LPS）刺激后会与TLR4发生关联，并通过抑制Klotho的β-葡萄糖醛酸酶活性来减少TLR4的蛋白丰度。在脂多糖引起的急性肾损伤小鼠模型中，通过RNA干扰敲除Klotho会削弱大黄酸的抗炎和肾保护作用，这进一步强调了Klotho在肾脏保护中的关键作用[96]。

❸ 非瑟酮。非瑟酮（fisetin），又称漆黄素，是一种天然存在的黄酮类化合物，其结构与槲皮素相似。近年来，非瑟酮在科学研究中展现出多种独特的生物活性，包括特异性消除衰老细胞、抑制细胞增殖，以及发挥抗炎、抗氧化和抗肿瘤

作用。在抗衰老方面，非瑟酮的研究尤为引人注目。有研究表明，非瑟酮能够有效减少氧化应激诱导的原代小鼠胚胎成纤维细胞和通过基因毒药物依托泊苷诱导的衰老人类成纤维细胞的衰老相关表型[94]。这一发现表明非瑟酮具有潜在的抗衰老效果，能够对抗因氧化应激和基因毒性药物引起的细胞衰老[94]。进一步的研究在早衰 Ercc1$^{-/\Delta}$ 小鼠模型中评估了非瑟酮的抗衰老药效。当 Ercc1$^{-/\Delta}$ 小鼠在 10 周龄时开始接受 500 μg/g 的非瑟酮饮食，经过 10 周的治疗后，其脂肪、脾脏、肝脏和肾脏中的 p16^{INK4a} 和 p21^{CIP1} mRNA 以及 SASP 标记显著降低。这表明非瑟酮能够减少与衰老相关的分子标记物的表达，从而减缓衰老过程[97]。此外，在狼疮性肾炎 MRL/lpr 小鼠模型中，非瑟酮也展现出潜在的治疗效果。这些小鼠体内积累了 Ki-67 阳性的肌成纤维细胞和 p15^{INK4b} 阳性的衰老肾小管上皮细胞，且这些细胞高度表达转化生长因子 -β（TGF-β）。TGF-β 刺激诱导 NRK-52E 肾小管上皮细胞的衰老以及 NRK-49F 肾脏成纤维细胞的增殖，表明 TGF-β 以细胞类型依赖的方式促进衰老和增殖[98]。然而，非瑟酮在体外能够抑制此作用，并在体内减少衰老的肾小管上皮细胞和肌成纤维细胞的数量，从而减轻肾脏纤维化，降低衰老相关分泌表型的表达，并增加肾小管上皮细胞的增殖[98]。这些发现表明，非瑟酮的作用因细胞类型而异，其在治疗复杂多样的狼疮性肾炎方面展现出潜在的治疗效果，为未来的药物研发提供了新的方向。

❹ ABT-263。顺铂作为化疗领域的常用药物，虽然在治疗肿瘤方面具有显著效果，但其不良反应也不容忽视，常使肿瘤患者面临 AKD 和 CKD 的风险。在 C57BL/6 小鼠模型中的研究发现，重复低剂量顺铂（RLDC）治疗不仅诱导了肾小管细胞的慢性衰老，还伴随肾小管变性和表型转化，这些病理变化最终导致肾脏适应性修复能力下降，从而促进了肾脏纤维化的进程。在这一挑战面前，senolytic 药物 ABT-263 及非瑟酮展现出显著疗效。它们不仅能够有效抑制肾小管细胞的衰老过程，还显著减轻肾纤维化程度，并促进肾小管修复功能的改善，使肾小管再生和肾功能得以恢复。在体外实验中进一步观察到，RLDC 同样能够诱导小鼠近端肾小管（BUMPT）细胞发生衰老。而 ABT-263 的介入能够精准清除这些经过 RLDC 处理后的衰老 BUMPT 细胞，成功逆转其坏死表型，并显著提高克隆生成活性。更令人振奋的是，ABT-263 还显著减轻了 RLDC 处理的 BUMPT 细胞对成纤维细胞的旁分泌效应，从而在一定程度上减缓了纤维化的进展。此外，研究发现 p16 的敲除在抑制 BUMPT 细胞在 RLDC 后衰老及纤维化变化方面发挥了重要作用，同时也减轻了其对肾成纤维细胞增殖的旁分泌效应[99]。随着年龄增长、CKD 及辐射的发生，肾脏在损伤后的再生能力逐渐减弱，这使得细胞衰老在决定损伤后结果中的作用愈发受到关注。一项研究揭示了衰老细胞负荷与人类衰老和 CKD（包括辐射肾病）中功能丧失之间的紧密联系[100]。研究者们深入剖析了衰老在老化及辐射导致的鼠肾损伤后纤维化加重中的关键作用，为理解这一病理过程提供了更多认识。对人类近端肾小管上皮细胞的体外研究和小鼠体内研究均表明，衰老

的肾上皮细胞会释放多种与衰老相关的分泌表型成分，如转化生长因子等，这些成分不仅促进纤维化，还抑制了损伤后肾小管的增殖能力。然而，使用B细胞淋巴瘤2/w/xL抑制剂ABT-263治疗衰老和辐照小鼠，成功减少了衰老细胞的数量，并恢复了肾脏的再生表型。在随后的缺血再灌注损伤中，肾小管增殖能力显著增强，肾功能得到改善，纤维化程度也明显降低。这一发现为治疗CKD和辐射肾病提供了新的策略和方向[100]。

❺ AP20187。研究人员对年轻与老年小鼠的海马区域进行了深入的单核及单细胞RNA测序分析[101]，揭示了一个引人注目的现象：p16^Ink4a 阳性衰老细胞的增加与年龄增长呈正相关，特别在小胶质细胞和少突胶质祖细胞中表现尤为显著，并伴随SASP的出现。为了验证抗衰老药物的潜力，研究者在INK-ATTAC老年小鼠模型中进行了详尽的药效评估。结果表明，AP20187在该模型中能够高效清除p16^INK4a 阳性的衰老细胞。进一步研究中，有研究者使用AP20187处理衰老细胞，并意外发现该化合物显著降低了小胶质细胞群中的p16^INK4a 表达水平，进而有效抑制了小胶质细胞的过度活化，并降低了SASP因子的表达。这一发现不仅为抗衰老研究提供了新的思路，而且在实际应用中展现出显著效果——显著改善了老年小鼠的认知功能[102]。另一项研究揭示了AP20187在肾脏衰老治疗中的潜力。研究者在肾动脉狭窄诱导的小鼠肾脏衰老模型中，分别在衰老后的1、2或4周开始腹腔注射AP20187。结果显示，该药物能够选择性清除高表达p16^INK4a 的细胞，有效减轻细胞衰老的程度，并显著改善狭窄肾脏的功能。这一发现为肾脏衰老及相关疾病的治疗开辟了新的方向[101]。

❻ 右美托咪定。右美托咪定是一种高效且特异性的α2肾上腺素能受体（α2-AR）激动剂，在麻醉过程中表现出镇静、抗焦虑和镇痛效应。其独特的抗炎特性已在大鼠模型中成功预防术后腹腔内粘连，并显著降低胃肠道运动障碍和心律失常的风险。研究表明，右美托咪定的预处理能够显著减轻大鼠肝移植后的AKI，这一保护作用主要归因于其通过α2-AR信号转导所展现的抗氧化特性。最新研究揭示了右美托咪定在肾脏保护方面的重要应用。该药物不仅能够缓解肾脏红外诱导的AKI，还能有效抑制后期慢性肾小管间质纤维化的进程。与雷帕霉素类似，右美托咪定的预处理显著减少了衰老肾小管细胞的数量，并有效抑制了衰老相关标志物（如p53、p21和p16）的蛋白表达。这一发现表明，右美托咪定能够有效阻止肾脏红外诱导的AKI向CKD的转变。此外，右美托咪定还通过改善细胞过早衰老和减少炎症，显著缓解了肾脏纤维化。在红外线暴露的小鼠模型中，经右美托咪定处理后，炎症标志物的表达显著降低。然而，使用特异性α2A-AR阻滞剂BRL-44408处理时，右美托咪定的保护作用明显减弱，进一步证实了其通过α2A-AR发挥积极作用的机制[103]。

❼ 白藜芦醇。白藜芦醇是一种天然植物多酚，以其显著的抗氧化活性、心脏保护作用和抗癌特性而受到广泛关注。在最新研究中，科学家对C57BL/6小鼠进

行了为期3个月的喂养实验，研究对象被分为四组，分别接受标准饮食、标准饮食加白藜芦醇、高脂饮食和高脂饮食加白藜芦醇。结果显示，白藜芦醇通过激活SIRT1——哺乳动物Sirtuin家族中的核心成员，该成员对热量限制引起的寿命延长具有响应性——显著抵御了高脂饮食所引发的氧化应激、细胞衰老和肾损伤[104]。此外，白藜芦醇还展现了对AMPK和NF-κB的精细调节能力，进一步抑制了肾脏中多种复杂的病理状况，包括端粒缩短、炎症、氧化应激、纤维化、线粒体功能障碍、自噬功能障碍、内质网应激以及DNA损伤等。这些发现为白藜芦醇在健康促进和疾病预防领域的应用提供了坚实的科学依据[105]。

❽ TSPD。有研究者开发了一种基于SA-β-gal激活的治疗前药物TSPD，旨在用于荧光成像及协同消除衰老细胞，并首次应用于治疗AKI导致的慢性肾衰竭[106]。缺血再灌注损伤是一种严重的临床AKI，增加了肾损伤进展为慢性肾衰竭的风险。因此，研究团队构建了肾单侧缺血再灌注损伤小鼠模型，以评估TSPD在体内治疗慢性肾衰竭的效果。实验结果表明，TSPD治疗后，血清中的BUN和SCr水平较对照组显著降低，肾脏的大小和颜色均有明显改善，同时肾脏纤维化程度显著降低。总的来说，TSPD展示了潜在的治疗慢性肾衰竭的效果，证明了通过选择性清除衰老细胞的前药设计策略治疗慢性肾衰竭的可行性。

（2）生物疗法

❶ 热量限制。热量限制在多种生物体内反复验证了其对延长寿命、减轻老年相关疾病、降低肿瘤发生率及缓解功能衰退的显著益处。然而，长期的热量限制在人体中并不实际可行。令人欣慰的是，短期的热量限制已显示出强大的潜力，不仅显著降低体重、血压、血胆固醇和血糖水平，还能有效减少动脉粥样硬化的风险并改善舒张功能的衰退。尽管热量限制的确切机制尚待进一步探讨，但当前研究已识别出几种潜在的机制，包括抑制胰岛素和胰岛素样生长因子1的信号转导、降低氧化应激、提升抗氧化剂含量、增强线粒体功能、优化蛋白稳态及促进自噬过程。特别值得注意的是，动物研究表明热量限制能够调节肾脏中与衰老相关的生理过程。通过限制热量摄入，大鼠的肾脏对缺血性损伤的抵抗力显著增强，这一点在老年动物中尤为重要，因为其肾脏往往更易受到此类损伤。这一机制可能与一系列分子变化相关，例如与衰老相关蛋白（如Claudin-7、肾损伤分子-1和基质金属蛋白酶-7）的表达降低[107]。此外，热量限制还被发现能够减少肾小球硬化、肾小管萎缩、肾间质纤维化、血管壁增厚，并抑制具有细胞色素c氧化酶缺陷的肾小管上皮细胞的表达。它有效预防或延缓结构和功能变化，如肾小球硬化和肾小管间质损伤。在24个月大的大鼠中，热量限制显著减少了与衰老相关的蛋白尿及细胞外基质积累，同时降低了结缔组织生长因子、血管内皮生长因子和纤溶酶原激活物抑制剂-1在肾脏中的表达。热量限制通过改变肾脏中SREBP（固醇调节元件结合蛋白）的表达和脂质积累来影响与衰老相关的肾脏生理功能。这些变化与肾脏中SREBP-1和

SREBP-2 表达的降低以及甘油三酯和胆固醇含量的下降密切相关。与自由饮食的大鼠相比，限制热量摄入的老年大鼠在氧化应激指标（如丙二醛和 4-羟基壬烯醛）及细胞凋亡指标（如 Bax 和胱天蛋白酶 3 酶原）上均表现出显著降低。

❷ Klotho。Klotho 基因编码一种与 β-葡萄糖苷酶同源的 I 型跨膜蛋白，该蛋白在生物体内以两种形式存在：一种为直接锚定于细胞膜上的膜结合型 klotho，另一种为以游离形式存在于血液循环中的分泌型 Klotho。有研究揭示了 klotho 的多重功能。首先，它作为一种辅助因子，将普通的成纤维细胞生长因子受体转化为高度特异性的 FGF-23 受体，从而显著增强 FGF-23 的信号转导效率[108]。值得注意的是，由于分泌型 Klotho 在血液循环中的存在，科学家们推测其可能具备激素的特性。作为一种与 β-半乳糖苷酶类似的酶，分泌型 Klotho 在调节肾小管对钙的吸收和钾的排泄方面发挥着关键作用。此外，它还能够独立于 FGF-23，直接影响肾脏对磷酸盐的排泄。更令人振奋的是，实验表明分泌型 Klotho 能抑制促进组织坏死的细胞因子 TGF-β 的信号转导，进而在小鼠模型中有效抑制肾脏纤维化和瘤细胞转移。值得一提的是，通过每隔一天腹腔注射 0.02 mg/kg 的重组可溶性 Klotho 蛋白，研究人员发现这种方法能够显著延长小鼠的寿命，延长幅度高达 17.4%。此外，可溶性 Klotho 还显著改善与早衰相关的多种症状，如生长迟缓、胸腺过早萎缩和血管钙化，并显著提高小鼠的尿磷酸盐排泄量。在分子机制层面，Klotho 治疗通过下调 TGF-β 信号通路来减轻肾脏纤维化，并通过降低 $p21^{CIP1}$ mRNA 水平来减缓细胞衰老的进程。更重要的是，可溶性 Klotho 显著减少了肾脏和主动脉中的钙沉积，为相关疾病的治疗提供了思路[109]。

❸ 促红细胞生成素。重组人促红细胞生成素在急慢性肾损伤的治疗中展现出了显著的肾保护作用，超越了其造血功能。在多种肾脏疾病模型中，这种药物已被证实具备强大的抗凋亡、抗炎和抗氧化能力。实验中，单侧输尿管梗阻模型小鼠与假手术小鼠随机接受重组人促红细胞生成素或对照组治疗，并在第 3、7 和 14 天进行解剖分析。肾脏标本经过精心固定后，进行深入的组织病理学和免疫组化研究。利用先进的 WB 技术和 RT-qPCR 技术，检测了与肾损伤密切相关的基因表达，包括 S100A4、TGF-β1、BMP-7、Smad2/3、Smad1/5/8 和 $p16^{INK4a}$。在对照组中，单侧输尿管梗阻小鼠在 3～14 天的观察期内，肾小管萎缩和肾间质纤维化逐渐加剧。这些病理变化与 TGF-β1、Smad2/3、S100A4 和 $p16^{INK4a}$ 的表达增加，以及 BMP-7 和 Smad1/5/8 的表达减少密切相关。特别值得注意的是，$p16^{INK4a}$ 的表达与 TGF-β1/Smad2/3 呈正相关，而与 BMP-7/Smad1/5/8 则呈负相关。然而，在重组人促红细胞生成素治疗的小鼠中却观察到了截然不同的结果。与对照组相比，这种药物显著抑制了 TGF-β1、Smad2/3、S100A4 和 $p16^{INK4a}$ 的表达上调，同时保留了 BMP-7 和 Smad1/5/8 的表达下调，从而显著降低了肾小管萎缩和肾间质纤维化的程度。这一发现表明，重组人促红细胞生成素的肾保护作用可能通过调节细胞衰老和上皮 - 间充质转化过程来实现。这一机制为治疗肾损伤提供了新的思路，可能在未来为肾病

患者带来福音[110]。

（3）生活方式

❶ 饮食。随着年龄的增长，久坐不动的生活方式在人群中愈发普遍，尤其是在受关节炎等合并症困扰的群体中更为明显。同时，体重的增加，尤其是脂肪含量的上升，与胰岛素抵抗、血压升高以及血脂异常等健康问题之间的关联愈加紧密。这种血脂异常通常表现为 HDL-C 水平的降低，而甘油三酯和 LDL-C 水平则显著升高。为应对这些代谢挑战，减重、优化饮食结构及规律运动成为关键措施，对改善代谢指标具有显著的积极影响。然而，代谢综合征的患病率在年龄增长的过程中也呈上升趋势，其典型特征包括 HDL-C 水平的下降以及甘油三酯和小而密的 LDL-C 含量的增加。临床试验观察和深入分析表明，降低血脂水平的治疗能够有效减缓 CKD 的进展。对于无严重并发症的老年群体，调整生活方式、减少饱和脂肪摄入、增加多不饱和脂肪、单不饱和脂肪、植物固醇及低糖的比例，同时提高大豆蛋白、纤维素和鱼类的摄入，并坚持每天至少 30 min 的锻炼，或许是最佳应对策略。此外，低热量饮食不仅有助于中年男性和女性减轻体重，还能降低 AGEs 和血清甘油三酯水平，表明限制热量摄入对控制可能影响肾脏老化的炎症因素具有积极作用。对于存在胰岛素抵抗、高血压或血清脂质水平偏高的人群，使用他汀类药物可能带来显著益处。对患有 2 型糖尿病的老年人而言，严格控制血糖水平是降低肾病风险的关键。低热量饮食与运动的结合能够显著减轻体重、降低血清脂质水平并提高胰岛素敏感性。这些发现提示，早期发现并干预胰岛素抵抗，以及在必要时调整生活方式或采取药物治疗，可能有效降低老年性肾硬化症的风险。低热量且富含抗氧化剂的饮食与长寿存在密切关系。这种饮食模式能够降低 AGEs 水平，具有预防与年龄相关的肾硬化症的潜在积极意义。在传统西方饮食（高脂、高盐、高糖）中，增加多叶蔬菜和橙色或黄色根茎类蔬菜的摄入，这些蔬菜不仅脂肪含量低，而且富含天然抗氧化剂，可能有助于防止健康老龄人群血管和肾脏的长期老化。

❷ 控制血压。在老年人群中，血压管理的核心目标是确保血液灌注维持在理想水平，同时减轻因高滤过现象而加剧的肾硬化风险。然而，这一目标的实现常面临诸多挑战，尤其是对血管硬化的老年群体，他们通常存在显著的收缩压升高。值得注意的是，即使是步入高龄（80 岁及以上）的老年人，如果能成功将血压控制在低于 150/80 mmHg，甚至进一步达到 140/80 mmHg 的理想水平，其心血管健康状况将显著改善，进而降低肾小球高血压的风险[111]。高血压教育计划强调通过调整生活方式实现血压优化的重要性。具体而言，建议 51～70 岁的人群每日钠摄入量严格控制在 1300 mg 以内，而对于 70 岁以上的长者，该标准应进一步降至 1200 mg。此外，每周进行 4～7 天、每次 30～60 min 的适度有氧运动，以及选择以水果、蔬菜、低脂乳制品、全谷物和植物蛋白为主的均衡饮食，同时增加膳食纤维摄入、减

少乙醇摄入并戒烟，均是促进血压健康的有效方法[112]。尽管市场上有多种降压药物可供选择，但某些药物在降低肾小球性高血压和蛋白尿方面表现出更卓越的效果。例如，利尿剂、血管紧张素转换酶抑制剂、肾素抑制剂以及长效二氢吡啶类钙通道阻滞剂均被视为高血压治疗的首选方案，特别适用于无禁忌证的患者。因此，在制定降压治疗方案时，这些药物应被优先考虑[113]。

11.5 总结

本章系统阐述了肾脏的基本生理功能，为深入理解肾脏衰老过程提供理论基石；继而深入剖析了肾衰老的特征与内在机制，揭示这一自然过程的本质规律；随后聚焦于衰老背景下肾疾病的多元性，探讨其发病成因与临床影响；最后，归纳汇总针对衰老相关肾疾病的干预策略，为临床实践与健康管理提供新的方案。通过综合这些研究和实践，期望为衰老相关肾疾病患者群体制定更有效的肾脏健康管理方案，减缓衰老对肾脏功能的不良影响，从而提升其生活质量。

参考文献

[1] Bolignano D, Mattace-Raso F, Sijbrands E J, et al. The aging kidney revisited: a systematic review [J]. Ageing Res. Rev., 2014, 14: 65-80.

[2] Sands J M. Urine concentrating and diluting ability during aging [J]. J. Gerontol. A Biol. Sci. Med. Sci., 2012, 67: 1352-1357.

[3] Michelis M F. Hyperkalemia in the elderly [J]. Am. J. Kidney Dis., 1990, 16: 296-299.

[4] Jerkic M, Vojvodic S, Lopez-Novoa J M. The mechanism of increased renal susceptibility to toxic substances in the elderly. Part I. The role of increased vasoconstriction [J]. Int. Urol. Nephrol., 2001, 32: 539-547.

[5] Hajduczok G, Chapleau M W, Johnson S L, et al. Increase in sympathetic activity with age. I. Role of impairment of arterial baroreflexes [J]. Am. J. Physiol., 1991, 260: H1113-1120.

[6] Wang X, Vrtiska T J, Avula R T, et al. Age, kidney function, and risk factors associate differently with cortical and medullary volumes of the kidney [J]. Kidney Int., 2014, 85: 677-685.

[7] Roseman D A, Hwang S J, Oyama-Manabe N, et al. Clinical associations of total kidney volume: the Framingham Heart Study [J]. Nephrol. Dial. Transplant., 2017, 32: 1344-1350.

[8] Rule A D, Sasiwimonphan K, Lieske J C, et al. Characteristics of renal cystic and solid lesions based on contrast-enhanced computed tomography of potential kidney donors [J]. Am. J. Kidney Dis., 2012, 59: 611-618.

[9] Rule A D, Amer H, Cornell L D, et al. The association between age and nephrosclerosis on renal biopsy among healthy adults [J]. Ann. Intern. Med., 2010, 152: 561-567.

[10] McNamara B J, Diouf B, Douglas-Denton R N, et al. A comparison of nephron number, glomerular volume and kidney weight in Senegalese Africans and African Americans [J].

Nephrol. Dial. Transplant., 2010, 25: 1514-1520.
[11] Denic A, Lieske J C, Chakkera H A, et al. The Substantial loss of nephrons in healthy human kidneys with aging [J]. J. Am. Soc. Nephrol., 2017, 28: 313-320.
[12] Hodgin J B, Bitzer M, Wickman L, et al. Glomerular aging and focal global glomerulosclerosis: a podometric perspective [J]. J. Am. Soc. Nephrol., 2015, 26: 3162-3178.
[13] Schmitt R, Melk A. Molecular mechanisms of renal aging [J]. Kidney Int., 2017, 92: 569-579.
[14] Kida Y, Tchao B N, Yamaguchi I. Peritubular capillary rarefaction: a new therapeutic target in chronic kidney disease [J]. Pediatr. Nephrol., 2014, 29: 333-342.
[15] Urbieta-Caceres V H, Syed F A, Lin J, et al. Age-dependent renal cortical microvascular loss in female mice [J]. Am. J. Physiol. Endocrinol. Metab., 2012, 302: E979-986.
[16] Berkenkamp B, Susnik N, Baisantry A, et al. In vivo and in vitro analysis of age-associated changes and somatic cellular senescence in renal epithelial cells [J]. PLoS One, 2014, 9: e88071.
[17] Chen G, Liu Y, Goetz R, et al. Alpha-Klotho is a non-enzymatic molecular scaffold for FGF23 hormone signalling [J]. Nature, 2018, 553: 461-466.
[18] Alexander R T, Woudenberg-Vrenken T E, Buurman J, et al. Klotho prevents renal calcium loss [J]. J. Am. Soc. Nephrol., 2009, 20: 2371-2379.
[19] Koyama D, Sato Y, Aizawa M, et al. Soluble alpha-Klotho as a candidate for the biomarker of aging [J]. Biochem. Biophys. Res. Commun., 2015, 467: 1019-1025.
[20] Sangaralingham S J, Wang B H, Huang L, et al. Cardiorenal fibrosis and dysfunction in aging: Imbalance in mediators and regulators of collagen [J]. Peptides, 2016, 76: 108-114.
[21] Vajapey R, Rini D, Walston J, et al. The impact of age-related dysregulation of the angiotensin system on mitochondrial redox balance [J]. Front. Physiol., 2014, 5: 439.
[22] Iemitsu M, Miyauchi T, Maeda S, et al. Aging-induced decrease in the PPAR-alpha level in hearts is improved by exercise training [J]. Am. J. Physiol. Heart Circ. Physiol., 2002, 283: H1750-1760.
[23] Zhang R, Zheng F. PPAR-gamma and aging: one link through Klotho? [J]. Kidney Int., 2008, 74: 702-704.
[24] Wang P, Li B, Cai G, et al. Activation of PPAR-gamma by pioglitazone attenuates oxidative stress in aging rat cerebral arteries through upregulating UCP2 [J]. J. Cardiovasc. Pharmacol., 2014, 64: 497-506.
[25] Reckelhoff J F, Kanji V, Racusen L C, et al. Vitamin E ameliorates enhanced renal lipid peroxidation and accumulation of F2-isoprostanes in aging kidneys [J]. Am. J. Physiol., 1998, 274: R767-774.
[26] Mitobe M, Yoshida T, Sugiura H, et al. Oxidative stress decreases Klotho expression in a mouse kidney cell line [J]. Nephron. Exp. Nephrol., 2005, 101: e67-74.
[27] Verbeke P, Perichon M, Friguet B, et al. Inhibition of nitric oxide synthase activity by early and advanced glycation end products in cultured rabbit proximal tubular epithelial cells [J]. Biochim. Biophys. Acta., 2000, 1502: 481-494.
[28] Miyazawa M, Ishii T, Yasuda K, et al. The role of mitochondrial superoxide anion (O_2^-) on

physiological aging in C57BL/6J mice [J]. J. Radiat. Res., 2009, 50: 73-83.

[29] Storz P. Reactive oxygen species-mediated mitochondria-to-nucleus signaling: a key to aging and radical-caused diseases [J]. Sci. STKE, 2006, 2006: re3.

[30] Liang H, Masoro EJ, Nelson J F, et al. Genetic mouse models of extended lifespan [J]. Exp. Gerontol., 2003, 38: 1353-1364.

[31] Migliaccio E, Giorgio M, Mele S, et al. The p66shc adaptor protein controls oxidative stress response and life span in mammals [J]. Nature, 1999, 402: 309-313.

[32] James M T, Hemmelgarn B R, Wiebe N, et al. Glomerular filtration rate, proteinuria, and the incidence and consequences of acute kidney injury: a cohort study [J]. Lancet, 2010, 376: 2096-2103.

[33] Lenoir O, Tharaux P L, Huber T B. Autophagy in kidney disease and aging: lessons from rodent models [J]. Kidney Int., 2016, 90: 950-964.

[34] Hartleben B, Godel M, Meyer-Schwesinger C, et al. Autophagy influences glomerular disease susceptibility and maintains podocyte homeostasis in aging mice [J]. J. Clin. Invest., 2010, 120: 1084-1096.

[35] Liu S, Hartleben B, Kretz O, et al. Autophagy plays a critical role in kidney tubule maintenance, aging and ischemia-reperfusion injury [J]. Autophagy, 2012, 8: 826-837.

[36] Yamamoto T, Takabatake Y, Kimura T, et al. Time-dependent dysregulation of autophagy: Implications in aging and mitochondrial homeostasis in the kidney proximal tubule [J]. Autophagy, 2016, 12: 801-813.

[37] Borchers A, Pieler T. Programming pluripotent precursor cells derived from Xenopus embryos to generate specific tissues and organs [J]. Genes (Basel), 2010, 1: 413-426.

[38] Miao J, Huang J, Luo C, et al. Klotho retards renal fibrosis through targeting mitochondrial dysfunction and cellular senescence in renal tubular cells [J]. Physiol. Rep., 2021, 9: e14696.

[39] Zhou S, Ling X, Meng P, et al. Cannabinoid receptor 2 plays a central role in renal tubular mitochondrial dysfunction and kidney ageing [J]. J. Cell. Mol. Med., 2021, 25: 8957-8972.

[40] Shiels P G, McGuinness D, Eriksson M, et al. The role of epigenetics in renal ageing [J]. Nat. Rev. Nephrol., 2017, 13: 471-482.

[41] Gao Q, Chen F, Zhang L, et al. Inhibition of DNA methyltransferase aberrations reinstates antioxidant aging suppressors and ameliorates renal aging [J]. Aging Cell, 2021, 21: e13526.

[42] Chen F, Gao Q, Wei A, et al. Histone deacetylase 3 aberration inhibits Klotho transcription and promotes renal fibrosis [J]. Cell Death Differ., 2021, 28: 1001-1012.

[43] Zhou B, Wan Y, Chen R, et al. The emerging role of cellular senescence in renal diseases [J]. J. Cell Mol. Med., 2020, 24: 2087-2097.

[44] Sturmlechner I, Durik M, Sieben C J, et al. Cellular senescence in renal ageing and disease [J]. Nat. Rev. Nephrol., 2017, 13: 77-89.

[45] Bonventre J V. Maladaptive proximal tubule repair: cell cycle arrest [J]. Nephron Clin. Pract., 2014, 127: 61-64.

[46] Mulkerrin E, Epstein F H, Clark B A. Aldosterone responses to hyperkalemia in healthy

elderly humans [J]. J. Am. Soc. Nephrol., 1995, 6: 1459-1462.

[47] Kobori H, Navar L G. Urinary angiotensinogen as a novel biomarker of intrarenal renin-angiotensin system in chronic kidney disease [J]. Int. Rev. Thromb., 2011, 6: 108.

[48] Feng X, Wang L, Li Y. Change of telomere length in angiotensin Ⅱ-induced human glomerular mesangial cell senescence and the protective role of losartan [J]. Mol. Med. Rep., 2011, 4: 255-260.

[49] Chou Y H, Chen Y M. Aging and renal disease: Old questions for new challenges [J]. Aging Dis., 2021, 12: 515-528.

[50] Castle S C, Uyemura K, Fulop T, et al. Host resistance and immune responses in advanced age [J]. Clin. Geriatr. Med., 2007, 23: 463-479.

[51] Liu J, Yang J R, He Y N, et al. Accelerated senescence of renal tubular epithelial cells is associated with disease progression of patients with immunoglobulin A (IgA) nephropathy [J]. Transl. Res., 2012, 159: 454-463.

[52] Harris R C, Cheng H. Telomerase, autophagy and acute kidney injury [J]. Nephron, 2016, 134: 145-148.

[53] Ferenbach D A, Bonventre J V. Mechanisms of maladaptive repair after AKI leading to accelerated kidney ageing and CKD [J]. Nat. Rev. Nephrol., 2015, 11: 264-276.

[54] Xue J L, Daniels F, Star R A, et al. Incidence and mortality of acute renal failure in Medicare beneficiaries, 1992 to 2001 [J]. J. Am. Soc. Nephrol., 2006, 17: 1135-1142.

[55] Canaud G, Bonventre J V. Cell cycle arrest and the evolution of chronic kidney disease from acute kidney injury [J]. Nephrol. Dial. Transplant., 2015, 30: 575-583.

[56] Fang Y, Gong A Y, Haller S T, et al. The ageing kidney: molecular mechanisms and clinical implications [J]. Ageing Res. Rev., 2020, 63: 101151.

[57] Hsu R K, McCulloch C E, Dudley R A, et al. Temporal changes in incidence of dialysis-requiring AKI [J]. J. Am. Soc. Nephrol., 2013, 24: 37-42.

[58] Clements M E, Chaber C J, Ledbetter S R, et al. Increased cellular senescence and vascular rarefaction exacerbate the progression of kidney fibrosis in aged mice following transient ischemic injury [J]. PLoS One, 2013, 8: e70464.

[59] Tumlin J A, Madaio M P, Hennigar R. Idiopathic IgA nephropathy: pathogenesis, histopathology, and therapeutic options [J]. Clin. J. Am. Soc. Nephrol., 2007, 2: 1054-1061.

[60] Verzola D, Gandolfo M T, Gaetani G, et al. Accelerated senescence in the kidneys of patients with type 2 diabetic nephropathy [J]. Am. J. Physiol. Renal. Physiol., 2008, 295: F1563-1573.

[61] Kitada K, Nakano D, Ohsaki H, et al. Hyperglycemia causes cellular senescence via a SGLT2- and p21-dependent pathway in proximal tubules in the early stage of diabetic nephropathy [J]. J. Diabetes Complicat., 2014, 28: 604-611.

[62] Wolf G, Schanze A, Stahl R A, et al. $p27^{KIP1}$ Knockout mice are protected from diabetic nephropathy: evidence for $p27^{KIP1}$ haplotype insufficiency [J]. Kidney Int., 2005, 68: 1583-1589.

[63] Sis B, Tasanarong A, Khoshjou F, et al. Accelerated expression of senescence associated cell cycle inhibitor $p16^{INK4a}$ in kidneys with glomerular disease [J]. Kidney Int., 2007, 71: 218-226.

[64] Torres V E, Harris P C, Pirson Y. Autosomal dominant polycystic kidney disease [J]. Lancet, 2007, 369: 1287-1301.

[65] Igarashi P, Somlo S. Genetics and pathogenesis of polycystic kidney disease [J]. J. Am. Soc. Nephrol., 2002, 13: 2384-2398.

[66] Nadasdy T, Laszik Z, Lajoie G, et al. Proliferative activity of cyst epithelium in human renal cystic diseases [J]. J. Am. Soc. Nephrol., 1995, 5: 1462-1468.

[67] Park J Y, Schutzer W E, Lindsley J N, et al. p21 is decreased in polycystic kidney disease and leads to increased epithelial cell cycle progression: roscovitine augments p21 levels [J]. BMC Nephrol., 2007, 8: 12.

[68] Hildebrandt F, Attanasio M, Otto E. Nephronophthisis: disease mechanisms of a ciliopathy [J]. J. Am. Soc. Nephrol., 2009, 20: 23-35.

[69] Lu D, Rauhauser A, Li B, et al. Loss of Glis2/NPHP7 causes kidney epithelial cell senescence and suppresses cyst growth in the Kif3a mouse model of cystic kidney disease [J]. Kidney Int., 2016, 89: 1307-1323.

[70] Kremers W K, Denic A, Lieske J C, et al. Distinguishing age-related from disease-related glomerulosclerosis on kidney biopsy: the aging kidney anatomy study [J]. Nephrol. Dial. Transplant., 2015, 30: 2034-2039.

[71] Kooman J P, van der Sande F M, Leunissen K M. Kidney disease and aging: A reciprocal relation [J]. Exp. Gerontol., 2017, 87: 156-159.

[72] Kooman J P, Kotanko P, Schols A M, et al. Chronic kidney disease and premature ageing [J]. Nat. Rev. Nephrol., 2014, 10: 732-742.

[73] Minutolo R, Borrelli S, De Nicola L. CKD in the elderly: Kidney senescence or blood pressure-related nephropathy? [J]. Am. J. Kidney Dis., 2015, 66: 184-186.

[74] Zhang L, Wang F, Wang L, et al. Prevalence of chronic kidney disease in China: a cross-sectional survey [J]. Lancet, 2012, 379: 815-822.

[75] Tonelli M, Riella M C. World Kidney Day 2014: CKD and the aging population [J]. Am. J. Kidney Dis., 2014, 63: 349-353.

[76] Jia T, Olauson H, Lindberg K, et al. A novel model of adenine-induced tubulointerstitial nephropathy in mice [J]. BMC Nephrol., 2013, 14: 116.

[77] Quimby J M, Maranon D G, Battaglia C L, et al. Feline chronic kidney disease is associated with shortened telomeres and increased cellular senescence [J]. Am. J. Physiol. Renal Physiol., 2013, 305: F295-303.

[78] Klinkhammer B M, Kramann R, Mallau M, et al. Mesenchymal stem cells from rats with chronic kidney disease exhibit premature senescence and loss of regenerative potential [J]. PLoS One, 2014, 9: e92115.

[79] Oeffinger K C, Mertens A C, Sklar C A, et al. Chronic health conditions in adult survivors of childhood cancer [J]. N. Engl. J. Med., 2006, 355: 1572-1582.

[80] Megyesi J, Safirstein RL, Price PM. Induction of p21WAF1/CIP1/SDI1 in kidney tubule cells affects the course of cisplatin-induced acute renal failure [J]. J. Clin. Invest., 1998, 101: 777-782.

[81] Schmitt R, Melk A. New insights on molecular mechanisms of renal aging [J]. Am. J. Transplant., 2012, 12: 2892-2900.

[82] Martin JE, Sheaff MT. Renal ageing [J]. J. Pathol., 2007, 211: 198-205.

[83] Silva FG. The aging kidney: a review—part Ⅱ [J]. Int. Urol. Nephrol., 2005, 37: 419-432.

[84] Molnar M Z, Streja E, Kovesdy C P, et al. Age and the associations of living donor and expanded criteria donor kidneys with kidney transplant outcomes [J]. Am. J. Kidney Dis., 2012, 59: 841-848.

[85] Tullius S G, Tran H, Guleria I, et al. The combination of donor and recipient age is critical in determining host immunoresponsiveness and renal transplant outcome [J]. Ann. Surg., 2010, 252.

[86] Peters-Sengers H, Berger S P, Heemskerk M B A, et al. Stretching the limits of renal transplantation in elderly recipients of grafts from elderly deceased donors [J]. J. Am. Soc. Nephrol., 2016: 621.

[87] Massie A B, Muzaale A D, Luo X, et al. Quantifying postdonation risk of ESRD in living kidney donors [J]. J. Am. Soc. Nephrol., 2017, 28: 2749-2755.

[88] Yang H C, Rossini M, Ma L J, et al. Cells derived from young bone marrow alleviate renal aging [J]. J. Am. Soc. Nephrol., 2011, 22: 2028-2036.

[89] Braun H, Schmidt B M, Raiss M, et al. Cellular senescence limits regenerative capacity and allograft survival [J]. J. Am. Soc. Nephrol., 2012, 23: 1467-1473.

[90] Joosten S A, van Ham V, Nolan C E, et al. Telomere shortening and cellular senescence in a model of chronic renal allograft rejection [J]. Am. J. Pathol., 2003, 162: 1305-1312.

[91] Kruiswijk F, Labuschagne C F, Vousden K H. p53 in survival, death and metabolic health: a lifeguard with a licence to kill [J]. Nat Rev Mol Cell Biol, 2015, 16: 393-405.

[92] de Keizer P L. The Fountain of Youth by Targeting Senescent Cells? [J]. Trends Mol. Med., 2017, 23: 6-17.

[93] Baar M P, Brandt R M C, Putavet D A, et al. Targeted apoptosis of senescent cells restores tissue homeostasis in response to chemotoxicity and aging [J]. Cell, 2017, 169: 132-147 e116.

[94] Lin Y J, Zhen Y Z, Wei J, et al. Effects of Rhein lysinate on H_2O_2-induced cellular senescence of human umbilical vascular endothelial cells [J]. Acta Pharmacol. Sin., 2011, 32: 1246-1252.

[95] Zhen Y Z, Lin Y J, Li K J, et al. Effects of rhein lysinate on D-galactose-induced aging mice [J]. Exp. Ther. Med., 2016, 11: 303-308.

[96] Bi F, Chen F, Li Y, et al. Klotho preservation by Rhein promotes toll-like receptor 4 proteolysis and attenuates lipopolysaccharide-induced acute kidney injury [J]. J. Mol. Med. (Berl), 2018, 96: 915-927.

[97] Yousefzadeh M J, Zhu Y, McGowan S J, et al. Fisetin is a senotherapeutic that extends health and lifespan [J]. EBioMedicine, 2018, 36: 18-28.

[98] Ijima S, Saito Y, Nagaoka K, et al. Fisetin reduces the senescent tubular epithelial cell burden and also inhibits proliferative fibroblasts in murine lupus nephritis [J]. Front. Immunol., 2022, 13: 960601.

[99] Li S, Livingston M J, Ma Z, et al. Tubular cell senescence promotes maladaptive kidney repair and chronic kidney disease after cisplatin nephrotoxicity [J]. JCI Insight, 2023, 8: e166643.

[100] Mylonas K J, O'Sullivan E D, Humphries D, et al. Cellular senescence inhibits renal regeneration after injury in mice, with senolytic treatment promoting repair [J]. Sci. Transl. Med., 2021, 13: eabb0203.

[101] Kim S R, Puranik A S, Jiang K, et al. Progressive cellular senescence mediates renal dysfunction in ischemic nephropathy [J]. J. Am. Soc. Nephrol., 2021, 32: 1987-2004.

[102] Ogrodnik M, Evans S A, Fielder E, et al. Whole-body senescent cell clearance alleviates age-related brain inflammation and cognitive impairment in mice [J]. Aging Cell, 2021, 20: e13296.

[103] Li Q, Chen C, Chen X, et al. Dexmedetomidine attenuates renal fibrosis via alpha2-adrenergic receptor-dependent inhibition of cellular senescence after renal ischemia/reperfusion [J]. Life Sci., 2018, 207: 1-8.

[104] Zhang N, Li Z, Xu K, et al. Resveratrol protects against high-fat diet induced renal pathological damage and cell senescence by activating SIRT1 [J]. Biol. Pharm. Bull, 2016, 39: 1448-1454.

[105] Uddin M J, Farjana M, Moni A, et al. Prospective pharmacological potential of resveratrol in delaying kidney aging [J]. Int. J. Mol. Sci., 2021, 22: 8258.

[106] Song Y, Li X, Shi D, et al. A senolysis-based theragnostic prodrug strategy towards chronic renal failure [J]. Chem. Sci., 2022, 13: 11738-11745.

[107] Chen G, Bridenbaugh E A, Akintola A D, et al. Increased susceptibility of aging kidney to ischemic injury: identification of candidate genes changed during aging, but corrected by caloric restriction [J]. Am. J. Physiol. Renal Physiol., 2007, 293: F1272-1281.

[108] Kurosu H, Ogawa Y, Miyoshi M, et al. Regulation of fibroblast growth factor-23 signaling by Klotho [J]. J. Biol. Chem., 2006, 281: 6120-6123.

[109] Chen T H, Kuro O M, Chen C H, et al. The secreted Klotho protein restores phosphate retention and suppresses accelerated aging in Klotho mutant mice [J]. Eur. J. Pharmacol., 2013, 698: 67-73.

[110] Tasanarong A, Kongkham S, Khositseth S. Dual inhibiting senescence and epithelial-to-mesenchymal transition by erythropoietin preserve tubular epithelial cell regeneration and ameliorate renal fibrosis in unilateral ureteral obstruction [J]. Biomed. Res. Int., 2013, 2013: 308130.

[111] Beckett N S, Peters R, Fletcher A E, et al. Treatment of hypertension in patients 80 years of age or older [J]. N. Engl. J. Med., 2008, 358: 1887-1898.

[112] Hackam D G, Khan N A, Hemmelgarn B R, et al. The 2010 Canadian Hypertension Education Program recommendations for the management of hypertension: part 2 - therapy [J]. Can. J. Cardiol., 2010, 26: 249-258.

[113] Agodoa L Y, Appel L, Bakris G L, et al. Effect of ramipril vs amlodipine on renal outcomes in hypertensive nephrosclerosis: a randomized controlled trial [J]. JAMA, 2001, 285: 2719-2728.

第 12 章

衰老相关肝脏疾病的干预

肝脏是人体内唯一具有可再生能力的实质性器官，其衰老进程相对缓慢，健康肝脏即使在切除 70%～80% 后，剩余部分仍可通过强大的自我修复至原有大小。一项基于放射性碳（^{14}C）测定肝脏年龄的研究发现，肝细胞在整个生命周期中持续更新，无论供者实际年龄如何，其肝脏基因组对应的 ^{14}C 年龄均不超过三岁。这表明肝脏在体内是一个衰老速度较慢且能长期保持“年轻态”的器官。作为人体最重要的代谢器官，肝脏在维持机体代谢稳态中起着关键作用。正因如此，它也更容易受到病毒感染、药物刺激、压力应激及不良生活习惯等各种因素的损害，这些因素可能加速其衰老进程。随着年龄的增长，肝脏累积的损伤逐渐增多，最终导致功能逐渐衰退。肝脏衰老不仅会引发代谢稳态失衡，还会增加对疾病的易感性，甚至促进肝纤维化、肝硬化乃至肝衰竭的发生发展。因此，精准评估肝脏衰老程度，并积极探索延缓肝脏衰老的策略，对于防治衰老相关肝脏疾病具有重要意义，本章将系统这一主题展开系统阐述。

12.1　肝脏衰老的特征与发生机制

12.1.1　肝脏的结构与功能

肝脏（liver）作为人体最大的内脏器官，主要位于右季肋区（右上腹部），部分延伸到左季肋区（左上腹部），紧靠肋骨。肝脏呈不规则的楔形，右端粗厚圆钝，左端逐渐变薄变窄。肝脏上下可分为膈面和脏面，膈面临近膈肌，表面光滑膨隆，表面有冠状韧带和镰状韧带附着，并借镰状韧带将肝分为左右两叶，其中肝左叶小而薄，肝右叶大而厚。脏面朝向腹腔，受邻近脏器的影响表面呈现不规则凹陷；中部有一层 H 形的沟，由左、右纵沟和横沟组成，其中左纵沟窄而深，有肝圆韧带、静脉韧带通过，右纵沟宽而浅，内有胆囊和下腔静脉等（图 12.1）[1]。横沟则位于正中，又叫肝门，有肝管、肝动脉、肝门静脉等在这里出入，出入肝门的结构，被结缔组织包绕，起到一定的保护作用，并且这些结缔组织还会随着肝管、肝动脉、肝门静脉等深入肝实质，将肝实质分隔为 50 万～100 万个呈多角棱柱体的肝小叶。肝小叶的中间为中央静脉，其周围有类似放射状排列的肝板和肝血窦，里面有胆小管出入，每个肝小叶之间的胆小管会最终汇集成大的管道，形成左、右肝管，最终穿过肝门，由肝细胞生成的胆汁可以通过它排出来。肝小叶是肝脏的基本结构和功能单位，排列整齐才能有序发挥正常生理功能，肝小叶一旦破坏就会出现假小叶，结构变得紊乱而缩小，肝脏因此会逐渐变硬引起肝病[2,3]。肝脏具有独特的双重血液供应系统：门静脉输送来自消化道富含营养物质的静脉血（约占血供 70%），负责将吸收的营养物质输送至肝脏进行代谢处理；肝动脉则提供富含氧气的动脉血（约占 30%），保障肝细胞的高代谢需求。这两套血供系统在肝血窦内混合，共同维持着肝脏复杂的生化代谢功能。

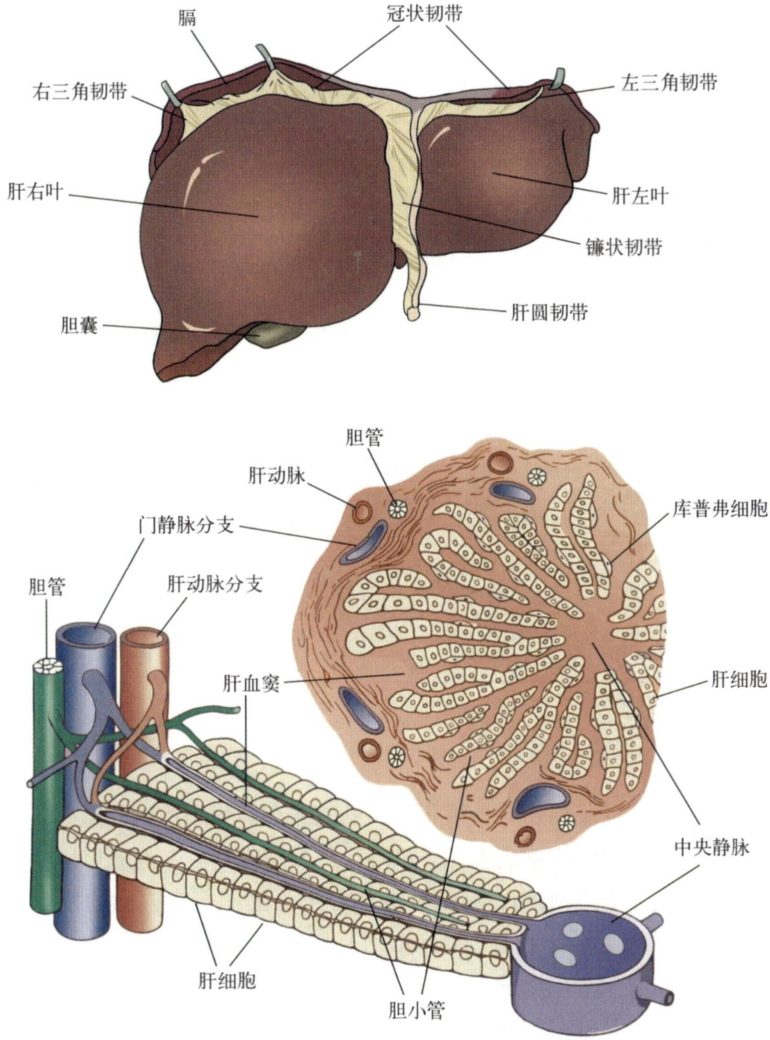

图 12.1　肝脏的膈面（上）和显微结构（下）

肝脏是人体巨大的“化工厂”，负责执行多种关键生理功能，包括能量加工与代谢、解毒、分泌胆汁与消化、合成分泌性蛋白质、免疫防御、制造凝血因子、造血等，具体见表 12.1。

表12.1　肝脏的主要生理功能

肝脏功能	描述
能量加工与代谢功能	人体通过肠道吸收的营养物质首先经过门静脉先进入肝脏，后经过肝脏的初步加工，才能转变成人体可吸收利用的糖类、蛋白质和脂肪等能量物质；肝脏是人体最主要的代谢器官，参与调控蛋白质、糖类、脂类、维生素、激素、酶类、电解质和微量元素等的代谢过程

续表

肝脏功能	描述
解毒功能	肝脏是人体主要的解毒器官，人体代谢过程中产生的有害物质及外来的毒物、药物等都要经肝脏处理，转变成毒性小、溶解度大的代谢物，随胆汁或尿液排出体外
分泌胆汁与消化功能	正常的肝脏每天约分泌600～1000 mL胆汁，胆汁不仅能乳化脂肪颗粒，促进脂肪类食物的消化和吸收，还能刺激胰腺分泌更多的消化酶
合成分泌性蛋白质	肝脏具有强大的蛋白质合成能力，特别是分泌性蛋白质，如白蛋白、凝血酶原、纤维蛋白原、载脂蛋白等，以及一些具有特定功能的分泌性蛋白质，如胰岛素样生长因子、肝细胞生长因子等；这些蛋白质在肝脏内合成后，会被分泌到血液中，进而输送到全身各个组织和器官，以支持它们的正常功能
免疫防御	肝脏与机体的免疫能力密切相关，是人体最大的网状内皮细胞吞噬系统，它能通过吞噬、隔离和消除入侵和内生的各种抗原
凝血功能	几乎所有的凝血因子，如纤维蛋白原、凝血酶原及其他一些凝血因子均在肝脏内合成；肝脏在人体凝血和抗凝两个系统的动态平衡中起着重要的调节作用
造血与调节血容量	胚胎时期的肝脏具有造血功能，发育成熟后逐渐退化，但仍具有这种潜在能力，在某些病理状态下，肝脏可以恢复一定的造血功能。此外，肝窦中贮存着大量血液，调节着人体的血容量，当血容量不足时可紧急提供1～2 L血液，以保持全身足够的循环血液
调节热量、水及电解质	肝脏参与调节人体热量、水和电解质的平衡，例如肝脏受损时对钠、钾、铁、磷等电解质的调节失衡，水钠在体内潴留容易引起水肿、腹水等
再生能力	肝脏细胞具有强大的再生能力，在肝脏受到损伤或切除部分组织后，周围的健康肝细胞会迅速响应，通过分裂增殖来填补受损区域，从而恢复肝脏的结构和功能

12.1.2 衰老肝脏的特征

随着年龄的增长以及损伤的持续积累，肝脏的功能稳态遭到严重破坏，加重了年龄相关的脂肪病变和肝细胞衰老，并最终导致肝脏衰老。与健康肝脏相比，衰老的肝脏在生理功能、组织结构、细胞种类和分子分泌等多个方面均发生了相关改变。2024 年，中国衰老标志物联合体（ABC）发布了“肝脏衰老标志物专家共识”，从功能、影像和体液三个维度推荐了可反映肝脏衰老的生物标志物 [4]。本节中，我们将在该专家共识的基础上，进一步整合和细化，从肝脏功能、结构、细胞和分子四个层面来阐述肝脏衰老的特征（图 12.2）。

（1）功能改变

随着衰老，肝脏逐渐出现功能性萎缩，其代谢、分泌、免疫等正常生理功能也随之下降。

❶ 代谢能力下降。肝脏是人体最主要的代谢器官，参与多种物质在体内的合成、分解、排泄等代谢过程，当肝脏功能发生障碍时，整个机体的代谢都会受到影响。研究发现，与肝脏代谢相关的超氧化物歧化酶和细胞色素 P450 氧化酶的活性会随着机体衰老逐渐降低。一项针对 226 例受试者的肝脏组织活检样本的研究发现，细胞色素酶 P450 含量在个体进入 40 岁以后，以每年大约 0.07 nmol/g 肝脏重量的速率降低 [5-8]。细胞色素酶是人体最主要的药代酶，在介导药物 I 相代谢中起

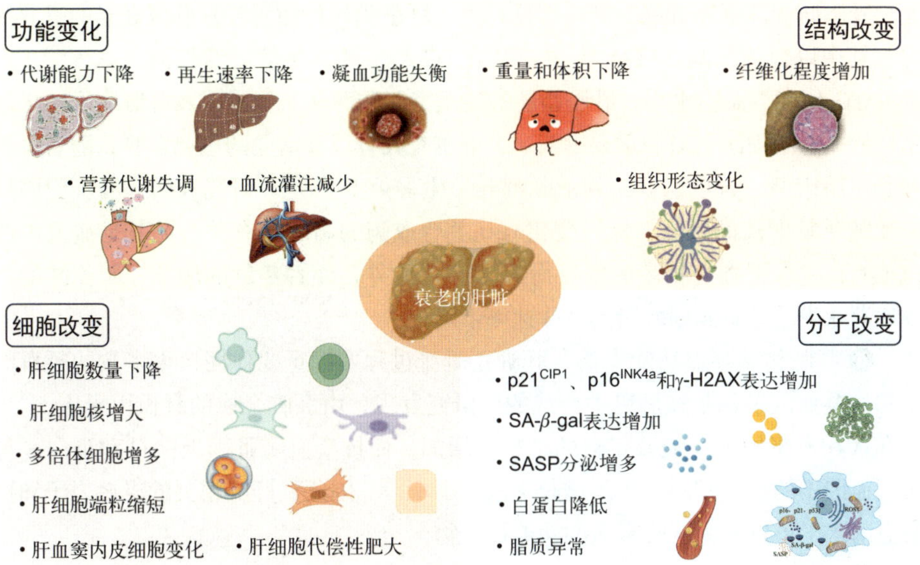

图 12.2　衰老肝脏的特征变化

着重要作用。有研究发现，多种具有较高肝清除率的药物在老年人体内却呈现出较低的肝清除率，这表明衰老肝脏的药物代谢能力有所下降[9]。老年人合并症的多发会导致多重用药情况更为普遍，加之药物清除速率随年龄增长而下降，使得老年群体面临远高于年轻人的药物性肝损伤风险。因此，老年人用药应当更谨慎，必要时可提前检查肝脏清除率。

❷ 再生速率下降。健康肝脏具有强大的再生能力，当受到化学损伤或被部分切除后，肝脏细胞会通过分裂增殖等方式再生，以恢复正常的肝脏功能。然而，肝脏的这种再生能力会随着年龄增长逐年下降。一项临床研究显示，肝癌患者切除肝脏后 1 周，肝脏的再生情况与年龄呈显著负相关，并且在 65 岁以上老年肝癌患者中检测到典型的衰老标志物变化，如 p16^{INK4a} 水平的升高，肝细胞生长因子（HGF）及其受体间充质上皮转换因子（c-MET）表达的下调[10-12]。衰老肝脏再生速率的降低在啮齿类动物肝脏 70% 切除模型中也同样得到了验证[13,14]。通过对另一项 299 例肝移植临床研究的分析发现，在手术后 1 个月和 3 个月，老年供体肝脏再生的体积显著小于年轻供体肝脏的再生体积[15,16]。肝脏的再生速率能够反映肝脏的衰老程度，一般认为衰老肝脏再生能力的下降与肝细胞的改变有关。

❸ 营养代谢失调。肝脏是重要的营养代谢器官，在调控营养稳态中起着关键作用。然而随着年龄的增长，由肝脏介导的脂质、糖类、蛋白质等代谢过程偏离正常水平的风险逐渐增高。其中，脂质代谢异常是肝脏衰老的重要标志。研究表明，生理性的肝脏脂质随着年龄的增长而增加，导致老年人脂肪肝患病率较高，高达 35%～51.4%[17-19]。然而，这一情况却随着年龄的继续增大而呈下降趋势，这可

能与肝脂肪变性逐渐进展为肝纤维化相关。肝脏脂质代谢异常是肝脏衰老的重要标志，其中以甘油三酯（TG）为主，血液 TG 水平随着年龄的增长而升高[20,21]。肝脏的 TG 代谢与血脂水平、肝脏脂肪酸转运、脂肪酸从头合成以及肝脏脂质输出等密切相关。胆固醇是另一重要的脂质，肝脏是其合成和清除的主要器官；随着肝脏衰老，胆固醇的合成、分泌和清除都会发生显著变化[22]。研究表明，肝脏胆固醇浓度随年龄增长而增高，这一变化与相关合成酶的高表达有关；尤其是血液中的 LDL-C，其水平随着年龄的增长而升高[23]。此外，随着年龄的增长，胆汁酸的合成逐渐减少，导致胆固醇脂的清除速率下降。

❹ 肝脏相关凝血功能失衡。肝脏在凝血过程发挥重要作用，大多数的凝血因子和抗凝血因子都是在肝脏中合成的。研究发现，由肝脏合成的凝血因子Ⅰ、Ⅴ、Ⅶ和Ⅸ在血浆的浓度随着年龄的增长而增加，而抗凝血酶Ⅲ、蛋白 C 和蛋白 S 等抗凝血因子的合成却随着年龄增长逐渐减少[24,25]。因此，肝脏相关的凝血因子和抗凝血酶水平可以作为肝脏衰老的功能标志物。

❺ 肝脏血流灌注量减少。肝脏是血流量非常丰富的器官，而随着肝脏衰老常伴有血流灌注量的减少。肝总血流量可以采用脉冲多普勒超声测量，肝功能性血流量可以通过肝脏清除 D-山梨醇的速率进行测量。研究结果表明，随着年龄增长，肝总血流量和肝功能性血流量均下降，尤其是 75 岁以上老人下降更加明显[26,27]。经超声测定，与年轻人相比，老年人的血流量下降了 35%～50%。在衰老肝脏中，伴随着肝脏小动脉管壁增厚及横径减小、肝血窦内皮细胞的假毛细血管化等变化，导致了肝脏血流灌注量的减少。肝脏是高度需氧的脏器，易损于缺氧和缺血，尤其是在中心静脉周围区域，这也导致年老的组织更易受病理损害。

（2）结构改变

随着衰老，肝脏外部结构和内部结构均发生变化，主要表现为：

❶ 重量和体积下降。肝脏是人体最大的腺体脏器，也是随着人体发育增长速度最快的一种器官，并在 15 岁左右发育成熟。我国成年男性的肝脏重约 1.23～1.45 kg，女性约为 1.10～1.30 kg。研究发现，成年后肝脏重量与年龄呈负相关。60 岁男性的平均肝脏重量下降至 1040 g 左右，而且随着年龄增长呈近似直线下降，每 10 年下降 100 g 左右，90 岁时可降低到 700 g，平均重量只有 30 岁青年人肝重的一半左右；女性也有类似的变化趋势。肝脏重量随着衰老逐渐下降，这一点已在尸检研究和活体影像学研究中得到充分证实。此外，随着肝脏重量下降，肝脏体积也相应缩小。经超声测定，老年人的肝脏体积相较于年轻人减少了约 20%～40%，肝体积大小也被作为肝硬化等重大肝病预后恢复情况的重要检测指标[28]。肝脏重量和体积与肝细胞数目直接相关，因此，肝脏重量和体积的下降会对正常肝脏功能造成一定影响。

❷ 纤维化程度逐渐增加。肝纤维化是一个病理生理过程，是指由各种致病因

子所致肝内结缔组织异常增生。研究表明，衰老会增加患肝纤维化的风险，其原因之一是体内的纤维产生和分解平衡被打破，纤维的产生增多而分解减少[29]。肝脏的纤维化程度与年龄增长正相关，严重者将发展为肝硬化，因此，将肝纤维化增加列为肝脏衰老的生物标志物之一。衰老不仅使个体更容易发生肝纤维化，还会增加各种肝病预后不良风险，导致死亡率增加。

❸ 组织形态变化。尽管一些研究显示老化肝脏中的组织结构正常，但在老年大鼠研究中也观察到一些提示轻度肝损伤的特征，包括胞质空泡形成、核固缩、胞质嗜酸颗粒增多以及细胞间边界消失等。肝血窦内皮超微结构显著变化，也在小鼠、大鼠、非人类灵长类动物和人类中得到广泛验证，这种变化通常被称为“假性毛细血管化”，其特征是窗孔数量和孔隙度减少、内皮增厚、窦周基底层和胶原蛋白沉积、肝窦内皮扩增和分泌能力降低，进而导致肝血管阻力和门静脉压力增加。肝血窦内皮窗孔是摄取脂蛋白、胰岛素和糖类的重要门户，老化肝脏中窗孔减少会导致高脂血症（总胆固醇和 LDL-C 升高）和肝脏胰岛素抵抗，呈现出对代谢性心血管疾病的高度易感性。此外，肝血窦内皮细胞（LSEC）老化也是导致老年人在急性肝损伤后预后较差的重要原因，这些研究共同强调了肝血窦内皮细胞对衰老的脆弱性。

（3）细胞改变

肝脏组织内包含多种细胞类型，涵盖肝细胞、肝血窦内皮细胞、肝星状细胞（HSC）和免疫细胞等。其中，肝脏的实质细胞是肝细胞，为组成肝脏的主要细胞，占肝脏细胞总数的 65% 及肝脏体积的 80%，属高度分化的细胞。随着年龄的增长，肝细胞的总体数量逐渐减少，同时，肝细胞出现代偿性肥大、肝细胞核及染色体异常的频率增加、肝细胞溶酶体体积及数量增多，以及肝细胞核内空泡形成等情况。这些变化使老年肝脏中肝细胞应对各种损伤的能力逐渐减弱，可能会导致肝脏疾病在老年人中的发病率上升[4,30]。

❶ 肝细胞数量下降。研究表明，人在 60 岁后，肝细胞数量随年龄增长而锐减。老年人虽然肝细胞数量减少，但细胞体积却肥大。同样，肝细胞内线粒体也是数量减少、体积增大。

❷ 肝细胞核增大。研究对 35 例尸体肝脏进行显微光度计测量，60 岁以上人群的肝细胞核随年龄增长而增大，细胞体积也增大。老年人肝细胞核的增大可能与染色体的增加（多倍体）和胞浆内脂质小滴增多有关。

❸ 多倍体肝细胞增多。多倍体是指细胞内有 2 套以上的染色体，它能促进组织分化和功能形成，是生长和老化过程中机体对氧化应激的一种保护机制。通常在 1～5 岁时的肝脏发育过程中出现，50 岁以前相对稳定，但在 50 岁以后迅速增多。通常随着衰老程度增加，多倍体肝细胞能从不到 15% 增加到约 42%。多倍体肝细胞增生能力较低，代谢功能减弱，细胞死亡速度更快。

❹ 肝细胞端粒缩短。随着年龄增长，肝细胞端粒逐渐缩短，从 20 岁时的 9.7 kb 缩短到 60 岁时的 8.1 kb，平均每年缩短约 40 bp[31]。纤维化等病理性受损也可导致肝细胞端粒缩短，促使肝细胞进入衰老，衰老的肝细胞可激活周围肝星状细胞等其他细胞，进而导致肝纤维化的加剧。

❺ 肝细胞代偿性肥大。随着年龄的增长，肝脏的功能会逐渐下降，肝细胞的数量减少、活性降低。为了维持正常的肝脏功能，剩余的肝细胞会进行代偿性增生和肥大，以弥补肝细胞数量的减少和功能的下降。这种代偿性肥大可以帮助肝脏维持基本的代谢和解毒功能，保证身体的正常运转。

❻ 肝窦内皮细胞变化。随着年龄增长，由肝窦内皮细胞构成的多孔、类蜘蛛网状的肝脏微血管系统发生显著变，主要表现为：肝窦内皮细胞的窗孔变小、数量减少，内皮层增厚，基底膜形成，出现“假毛细血管化”现象。这些变化共同导致肝脏微循环障碍。

❼ 肝细胞其他变化。衰老肝细胞的内质网表面积显著缩小，这与肝微粒体蛋白合成活性下降有关。随着年龄相关的嵴和内膜结构变化，线粒体增大（出现“巨型线粒体”）但数量减少。肝细胞溶酶体体积及数量增加，衰老肝细胞的自噬活性明显受损，导致错误折叠蛋白质水平升高、蛋白质稳态丧失、蛋白质聚集体（如脂褐素）形成。衰老肝细胞也降低了 DNA 合成和修复的速度，表现出更高的基因组不稳定性。因此，衰老肝细胞随着年龄增长而增加，并有更多的脂质积累和 ROS 产生，此外，衰老肝细胞释放细胞因子（如 IL-6、TNF-α 和 IL-8），导致与年龄相关的炎症。

与肝实质细胞相比，人们对肝非实质细胞（如 LSECs、KCs、HSCs 和胆管上皮细胞）衰老相关变化的研究较少。

（4）分子改变

随着衰老，肝细胞中发生各种分子变化。这些变化包括衰老细胞常见的标志物变化，例如，SA-β-gal 表达增加，p21^{CIP1}、p16^{INK4a} 和 γ-H2AX 水平升高，并伴随着衰老相关分泌表型（SASP）的增加 [32,33]。

❶ SA-β-gal 表达增加。和衰老细胞的生物标志物一样，衰老的肝细胞同样也出现 SA-β-gal 高表达。SA-β-gal 的表达量可以用 X-gal、荧光探针或者 Western blot 方法进行检测，通常以 SA-β-gal 阳性细胞率来表示组织、脏器的衰老程度。

❷ p21^{CIP1}、p16^{INK4a} 和 γ-H2AX 表达增加。研究表明，衰老的肝细胞中 p21^{CIP1}、p16^{INK4a} 和 γ-H2AX 等标志物的表达水平升高。

❸ SASP 分泌增多。SASP 分泌增多是细胞衰老的重要生物标志物。研究表明，在衰老的肝细胞中，IL-6、IL-8、CCL2 和 PAI-1 等代表性分泌表型表达升高，并进一步促进肝细胞衰老。

❹ 白蛋白降低。白蛋白是由肝脏合成的人体血浆中最主要的蛋白质，有助于维持机体营养与渗透压，并可以反映机体的营养状态和肝脏合成功能。一项小样本

研究发现，血清白蛋白水平随年龄增加而轻度降低。血清白蛋白浓度是否可以作为评估肝脏衰老的标志物，仍需更多的临床研究。

❺ 脂质异常。如前所述，随着肝脏衰老常伴随着脂代谢失衡，导致肝脏总胆固醇（TC）、LDL-C 以及 TG 水平随年龄增长而增加。因此，特定脂质类型改变能否作为评估肝衰老水平的特异性标志物，仍需后续队列研究予以明确。

12.1.3 肝脏衰老的发生机制

研究发现肝细胞的自我更新贯穿整个生命周期，这提示肝脏是体内相对不容易衰老且能够长时期保持“年轻”活力的器官，但这并不代表肝脏不会衰老。年龄的增长，或者遭受环境或病理影响，都会促进肝脏的衰老进程。本文从基因组不稳定、蛋白质稳态失衡、线粒体功能障碍、营养感知失衡、表观遗传改变、衰老细胞增多、氧化应激等方面，阐述了引发肝脏衰老的发生机制（图 12.3）。

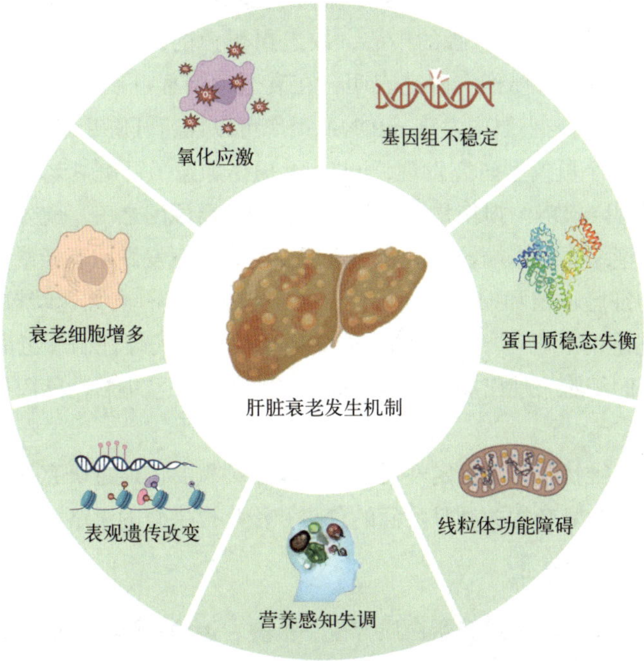

图 12.3　引起肝脏衰老的主要机制

（1）基因组不稳定

肝脏因其高度的代谢活性，易受多种内源性和外源性损伤因子的影响，这些致病因素主要包括水解反应、氧化应激、烷基化作用、离子化损伤、化学毒性物质和紫外线辐射等，进而致使 DNA 损伤不断积累。随着年龄的增长，DNA 修复机制的功能逐渐衰退，导致基因损伤累积，进而诱发基因组不稳定性。因此，基因组不稳定性是驱动肝脏衰老的一个关键因素。为了维持基因组的稳定性，细胞具有一套

DNA 损伤监测系统，可以通过激活 p53 或 BRCA1/2 等关键通路，决定细胞的命运（修复或凋亡）。然而，端粒 DNA 因受端粒蛋白复合体的保护，其损伤不易被 DNA 损伤应答系统有效识别，从而导致端粒 DNA 的持续性损伤，最终更易引发细胞衰老和凋亡。

下面从细胞核 DNA（nDNA）损伤、线粒体 DNA（mtDNA）损伤和端粒功能障碍三个方面探讨基因不稳定对肝脏衰老的影响。nDNA 的损伤极易导致细胞癌变，但在肝细胞中可通过凋亡途径避免这一过程，并促使肝细胞走向衰老。肝细胞 nDNA 受损后走向凋亡的条件，涉及 DNA 直接损伤后激活的 p38/JNK 通路，以及因 DNA 修复缺陷而激活的 p53 通路，从而诱发肝细胞大量凋亡，并最终走向衰老[34]。日内瓦大学和伯尔尼大学的研究人员发现，年轻小鼠肝脏部分切除后 DNA 损伤较小，DNA 复制仍可能进行。而在年老小鼠身上进行同样实验时，随着时间的推移，过多的 DNA 损伤累积会触发阻止 DNA 复制的警报系统。这种 DNA 复制的阻止，抑制了细胞增殖，导致细胞功能退化和肝脏组织的衰老[35]。相较于 nDNA，mtDNA 处于氧化应激的中心，缺乏组蛋白的保护以及有限的修复机制，使得 mtDNA 更易受到损伤。研究表明，在衰老恒河猴肝脏细胞中发现有更多的 mtDNA 损伤，在衰老小鼠中发现 mtDNA 损伤可以加速肝脏衰老。在利用 mtDNA 校正功能缺陷的小鼠模型研究发现，mtDNA 损伤加速了肝脏衰老，并伴随着肝功能下降[36]，表明 mtDNA 损伤是导致肝脏衰老的重要原因之一。此外，随着年龄增长，端粒会逐渐缩短，当端粒缩短到一定程度时，会触发细胞衰老或凋亡。在肝脏中，持续性的细胞增殖和损伤（如慢性肝炎、脂肪肝等）会加速端粒的缩短过程，从而促进肝细胞的衰老[37]。端粒的功能障碍还体现在病理性的衰老肝脏中，例如手术移植肝脏的细胞表现出加速的端粒缩短与衰老，并且端粒功能障碍促进了慢性肝病与肝癌的发生[38]。

综上所述，维持基因组稳定性对肝脏健康至关重要。通过研究基因组稳定性的调控机制，可以为衰老相关肝脏疾病的预防和治疗提供新的策略。

（2）蛋白质稳态失衡

蛋白质稳态是细胞内维持蛋白质合成、折叠、运输和降解平衡的状态。当这种平衡被打破，蛋白质可能会错误折叠或积累，导致细胞内环境紊乱，从而引发衰老过程。研究表明，老龄动物体内的蛋白酶体经历了一系列分子学变化，这些变化导致蛋白酶体的活性随年龄增长而降低[39]。肝脏作为重要的代谢器官，其蛋白质稳态失衡可能导致代谢效率下降，阻碍关键生化反应的正常进行，加剧肝脏功能的衰退。此外，蛋白质稳态失衡还可能引发氧化应激和炎症反应。错误折叠和受损的蛋白质可诱导活性氧（ROS）和其他氧化物质的过量生成，从而加剧肝细胞内氧化应激水平升高。这些异常蛋白还可能通过激活免疫细胞促进炎症因子的释放，进一步加重肝脏损伤。例如，组蛋白 Sirtuin 家族成员 SIRT6 在肝脏代谢中起关键作用。

研究表明，肝脏特异性敲除SIRT6的小鼠表现出显著的脂代谢紊乱，包括：脂肪酸摄入增加、甘油三酯合成增强、肝内甘油三酯和胆固醇蓄积升高、脂肪酸β-氧化抑制，这些代谢异常共同促进肝脂肪变性，最终导致非酒精性脂肪肝的形成[40]。因各种因素导致的SIRT6功能紊乱，均可能引发或加剧肝脏疾病的发生与发展。例如，非酒精性脂肪肝（NAFLD）以大量肝细胞反复脂肪变性和水肿为病理特征，并且若病情进一步进展则可能出现肝细胞坏死、星状细胞激活、炎症通路激活等情况，进而发展为非酒精性脂肪肝炎（NASH），部分患者甚至进展为肝硬化、肝癌[41-44]。同时，SIRT6也通过不同的信号通路在肝脏炎症、肝纤维化过程中发挥保护作用[44]。因此，在抗衰老和肝脏保健领域，维持蛋白质稳态的平衡就显得尤为重要。

（3）线粒体功能障碍

线粒体是细胞内的“能量工厂”，通过氧化磷酸化过程产生ATP，为肝脏的各项生命活动提供必要的动力。随着机体逐渐老化，线粒体在结构和功能上出现代偿能力丧失的情况，如氧消耗率、膜间电位和磷酸化的减少[45]。研究表明，老化后线粒体呼吸复合物出现功能障碍，减少了ATP的合成，进而影响那些依赖氧化代谢提供能量来源的脏器，如肝脏[46]。此外，线粒体呼吸复合体的副产品——ROS的增加也会导致线粒体DNA的氧化损伤，进一步诱导肝脏衰老[47]。临床研究显示，在肝脂肪超载和能量需求增加的情况下，肝线粒体能够自我调节以适应能量变化，防止发展为NAFLD[48]。而线粒体功能障碍会导致肝脏细胞的能量代谢障碍，进而影响肝脏细胞的正常功能。NAFLD患者的肝脏慢性脂质过载进一步增强了肝线粒体的氧化代谢，导致氧化应激，损害线粒体，并从良性脂肪变性进展为NASH[49,50]。在酒精性肝病（ALD）发病机制中，乙醇代谢过程中产生的活性氧自由基可攻击线粒体，妨碍其正常功能，触发炎症反应和细胞损伤。随着线粒体功能障碍的持续进展，肝脏代谢稳态进一步失衡，最终促进ALD从单纯性脂肪肝向酒精性肝炎、肝纤维化等更严重阶段的发展[51]。

综上所述，线粒体功能障碍是衰老过程中的关键因素，通过干预线粒体功能和相关通路，例如使用白藜芦醇、NMN、线粒体解偶联剂和线粒体靶向抗氧化剂，可以改善线粒体生理学状态，用于预防与衰老相关的肝脏疾病。

（4）营养感知失调

营养感知（nutrient sensing）是指细胞对不同营养物的感应及引发的相对应处理方式，这种机制的失调在生物衰老过程中较为常见。营养感知失调是导致机体衰老的主要原因之一，主要途径包括mTOR、AMPK、Sirtuins和生长激素/胰岛素样生长因子（GH/IGF-1）轴等。mTOR（哺乳动物雷帕霉素靶蛋白）作为关键的营养和能量感受器，在细胞生长、蛋白质合成和细胞代谢中发挥核心作用。在肝脏中，mTOR的过度活化促进脂肪积累和炎症反应，可能导致NAFLD的发展[52]。AMPK

是细胞能量平衡的主要调节器，在能量应激条件下被激活，促进能量产生并抑制能量消耗过程。肝脏衰老中 AMPK 活性的下降可能导致能量代谢失调，增加氧化应激，促进肝脏疾病的发生[53]。Sirtuins 是一类 NAD^+ 依赖的去乙酰化酶，在调节细胞应激反应、能量代谢和衰老过程中起重要作用。肝脏中，SIRT1 的表达和活性随年龄增长而下降，导致肝脏代谢失调和炎症反应增加，与 NAFLD 和肝细胞癌（HCC）的发生有关[54,55]。GH/IGF-1 轴的活性随年龄增长而下降，导致细胞增殖能力下降和细胞衰老。在肝脏中，IGF-1 水平的下降与肝脏再生能力下降和肝硬化的发生有关[56]。

通过调控这些营养感知途径可以有效预防和减缓肝脏疾病，从而有望改善肝脏衰老。例如，来自北京协和医学院的团队研究发现，五味子酚通过抑制 miR-802 激活 AMPK 介导的肝脏脂质代谢调节改善 NAFLD，有效地减少了游离脂肪酸（FFA）处理的 HepG2 细胞和高脂肪饮食（HFD）诱导的 NAFLD 小鼠的脂质积聚，改善了肝脂肪变性[57]。

（5）表观遗传改变

表观遗传修饰在调控基因表达、维持细胞身份和组织功能中发挥着关键作用。在肝脏衰老过程中，这些修饰的异常变化会显著影响细胞功能和组织适应性。以下是从 DNA 甲基化、去乙酰化酶表达失衡、染色质重塑改变等方面探讨肝脏衰老的发病机制。DNA 甲基化通常与基因沉默相关。在细胞核 DNA 的 CpG 岛上的甲基化可以阻止转录因子的结合，抑制基因表达。在衰老相关的肝脏疾病中，关键调控基因的异常甲基化可能导致肝脏代谢途径的失调，如影响脂肪酸的氧化和合成，促进肝脏疾病的发生。有研究团队揭示 DNA 甲基化在调控肝脏脂质代谢中的作用，发现高脂饮食可以增强 DNA 甲基化酶（如 DNMT1 和 DNMT3A）的表达，导致特定基因如 Klb 启动子区的高甲基化，进而抑制其表达，影响脂质代谢的信号转导[58]。去乙酰化酶（如 Sirtuins）通过去除组蛋白尾部的乙酰基来调节基因表达。在肝脏衰老过程中，去乙酰化酶的表达水平可能下降，引起组蛋白过度乙酰化，进而影响基因表达和细胞功能。例如，SIRT1 的表达下降与肝脏代谢失调和炎症反应增加有关，这可能促进 NAFLD 发展。此外，体外和动物研究证明，组蛋白去乙酰化酶（HDAC）与 NAFLD 的发病机制密切相关，并有可能成为潜在的治疗靶点[59]。染色质重塑是指通过改变染色质的结构来调节基因表达的过程。随着肝脏衰老，染色质重塑复合体的活性可能发生改变，导致基因表达出现长期变化。这些变化可能影响细胞对应激的响应能力以及细胞身份的维持，从而促进肝硬化等肝脏疾病的发生[60]。

综上所述，表观遗传修饰在肝脏衰老中起着至关重要的作用。通过研究这些修饰的变化，可以更好地理解肝脏衰老的发病机制，并为开发新的治疗策略提供潜在靶点。

（6）衰老细胞增多

衰老细胞通过分泌衰老相关分泌表型（SASP）中的多种分子介质，包括促炎细胞因子、趋化因子和生长因子，激活肝星状细胞（HSCs），导致细胞外基质（ECM）的过度沉积，促进肝纤维化的发展。这一持续的纤维化过程最终可能导致肝硬化，严重影响肝脏的功能和结构[61]。衰老细胞的增加还影响了肝脏的再生能力。这些细胞占据了正常肝细胞的空间，却无法参与肝脏的再生过程，导致肝脏对损伤的修复能力下降，影响肝脏的整体功能[62]。在某些情况下，衰老细胞通过促进血管生成和邻近细胞的增殖，为肿瘤发展提供便利条件[63]。此外，随着年龄的增长，造血干细胞的数量减少，导致免疫细胞数量减少和免疫反应能力下降，这使得清除衰老细胞的能力下降，形成恶性循环，导致衰老细胞在肝脏中的积累，进一步推动肝病的发展[64]。

衰老细胞在代谢组织中的积累还可能加剧代谢紊乱，例如在肥胖状态下，衰老的脂肪细胞可分泌大量促炎因子，加剧全身性炎症状态，进而影响肝脏的代谢功能，促进疾病从单纯脂肪变性向 NASH 的转变[65,66]。衰老细胞在 NAFLD 向 NASH 的进展中也扮演着关键角色。哥德堡大学的一项研究发现 BMP4 和 Gremlin1 在非酒精性脂肪性肝病临床进展过程中调节肝细胞衰老，可作为脂肪肝的关键靶点，为 NAFLD/NASH 的转化治疗提供了思路[67]。

（7）氧化应激

氧化应激是指机体内活性氧（ROS）的生成与清除的平衡状态被打破，导致过量 ROS 的蓄积。肝脏作为人体最大的代谢器官，是氧化还原反应的中心，因此 ROS 在肝脏中的积聚相比其他脏器更为严重。过量的 ROS 能够激活凋亡通路，促进肝细胞衰老和死亡。在肝脏衰老过程中，氧化应激导致的细胞凋亡机制涉及多个方面，包括胱天蛋白酶活性升高、抗氧化能力减弱、线粒体功能障碍等。胱天蛋白酶是一类半胱氨酸蛋白酶，在细胞凋亡过程中起到关键作用。在氧化应激条件下，线粒体释放细胞色素 c，激活胱天蛋白酶 9，进而激活胱天蛋白酶 3，引发细胞凋亡。肝脏具有强大的抗氧化系统，包括谷胱甘肽（GSH）、超氧化物歧化酶（SOD）、过氧化氢酶（CAT）等。随着年龄的增长，这些抗氧化酶的活性可能会下降，导致肝脏对氧化应激的防御能力减弱。例如，老年大鼠肝脏中的 SOD 和 CAT 活性降低，导致氧化损伤累积，这与肝脏功能的下降有关[68]。线粒体是细胞的能量工厂，也是氧化应激的主要来源。随着年龄的增长，线粒体功能可能会受损，导致能量产生减少和氧化应激增加。线粒体 DNA 的损伤和氧化修饰的累积可能导致线粒体功能障碍，进而影响肝脏细胞的功能和存活。

因此，减少氧化应激可能是治疗 NASH/NAFLD 的一种治疗策略。抗氧化剂如 *N*-乙酰半胱氨酸，通过提供巯基（—SH）和提升谷胱甘肽水平中和活性氧自由基，来保护肝脏细胞。近期的动物实验研究已经证明了抗氧化剂（例如维生素 E、1-氨基苯并三唑、姜黄素）在 NASH 实验模型中的保护作用[69-71]。此外，一些临床试验也揭示了维生素 E 在治疗 NASH 方面的潜在用途。这些抗氧化剂的应用为预防和治疗与衰老相关的肝脏疾病提供了新的策略。

12.2 肝脏疾病与衰老

12.2.1 肝脏疾病的分型

我国是肝病大国，肝脏疾病发病率高，分布地区广，肝脏疾病的防治任务繁重而艰巨。根据相关数据显示，全球肝病患者超过13亿，其中中国患者超过3.93亿，约占全世界肝病患者的30%。根据国家卫生健康委员会疾病预防控制局在世界肝炎日公布的一项数据显示：据估算，我国每年约33万人死于乙肝或丙肝感染导致的肝硬化和原发性肝癌，我国是全球肝硬化发病率、死亡率最高的国家。

肝脏疾病种类众多，病因复杂，通常可根据致病因素分为以下几类：病毒性肝炎及其他感染性肝病、酒精性肝病、非酒精性肝病、药物或毒物引起的肝病、自身免疫性肝病、遗传代谢性肝病、肉芽肿性肝病等。肝脏不是独立的系统，肝脏疾病也容易累积诱发其他脏器系统的病变，比如肝肾综合征、肝肺综合征、肝性脑病、肝脏血管疾病、肝胆疾病等。不同原因引发的肝病都会对肝脏造成一定的损伤，如果没有及时得到有效救治，肝损伤的程度会进一步加深。通过肝脏病理学诊断，通常根据肝损伤的程度从轻症到重症可划分为脂肪肝（fatty liver）、肝炎（hepatitis）、肝纤维化（hepatic fibrosis）、肝硬化（cirrhosis）、肝衰竭（liver failure，LF）、肝细胞癌（hepatocellular carcinoma，HCC），这也是最常见的肝脏疾病分型方法（表12.2）。

表12.2 肝脏疾病的分型

分型	描述
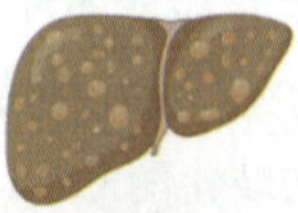 脂肪肝	由于各种原因引起的肝细胞内脂肪堆积过多的病变，是一种常见的肝脏病理改变，通常有肝脏脂肪变性但无肝细胞受损（肝细胞气球样变）。根据发病原因通常分为酒精性和非酒精性脂肪肝
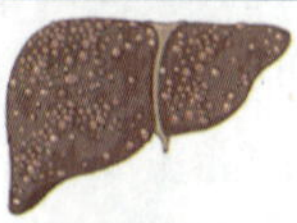 肝炎	各种原因导致的肝脏炎症的统称，可伴有肝脏脂肪变性和肝细胞炎症损害（气球样变），伴有或不伴有纤维化。引发肝炎的原因通常包括病毒、细菌、寄生虫、化学毒物、药物、乙醇、自身免疫因素等，它们使肝脏细胞受到破坏，肝脏的功能受到损害，引起身体一系列不适症状，以及肝功能指标的异常
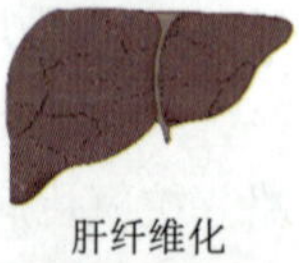 肝纤维化	肝纤维化不是一个独立的疾病，而是许多慢性肝病的共同病理过程，是指肝脏内弥漫性、过量的细胞外基质（特别是胶原）沉积，各种致病因子导致肝内结缔组织异常增生。任何肝脏损伤在肝脏修复愈合的过程中也都有肝纤维化的过程，如果损伤因素长期不能去除，纤维化的过程长期持续就会发展成肝硬化，并且该过程不可逆
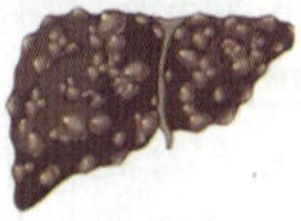 肝硬化	由一种或多种病因长期或反复作用形成的弥漫性肝损害。肝硬化的病理组织学上有弥漫性肝细胞坏死、残存肝细胞结节性再生、结缔组织增生与纤维隔形成，导致肝小叶结构破坏和假小叶特征性改变，肝脏逐渐变形、变硬而发展为肝硬化。肝硬化病因多样，几乎所有的慢性肝脏疾病均可引起肝纤维化和肝硬化

续表

分型	描述
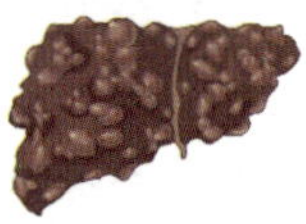 肝衰竭	也称肝功能衰竭，是多种因素引起的严重肝损伤，肝脏的损伤程度已经使残存的肝细胞难以维持正常的肝脏功能，无法再满足人体正常的新陈代谢需要，出现以黄疸、凝血功能障碍、肝性脑病、腹水、肝肾综合征等为主要表现的一组临床综合征。肝衰竭患者的肝脏合成、解毒、排泄和生物转化等功能发生严重障碍或失代偿，是肝脏疾病中的重症。在我国，引起肝衰竭的主要病因是肝炎病毒、药物及其他肝毒性物质（如酒精、化学品等）
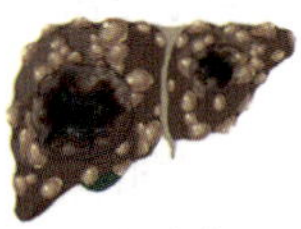 肝细胞癌	肝细胞癌（俗称肝癌，HCC）属肝细胞发生的癌变，是肝脏最主要的原发性恶性肿瘤，占所有原发性肝癌的80%～90%。HCC是一种高死亡率的原发性肝癌，是全世界癌症相关死亡率的第三大死亡原因。由慢性乙型肝炎、慢性丙型肝炎、酒精性肝硬化及非酒精性脂肪性肝病所致的肝硬化是导致HCC的主要原因

肝脏疾病是生活中常见的疾病，临床上，肝脏疾病的诊断和分型有详细的检测方法，主要包括肝功能检测、影像学诊断、肝脏病理学检查、病原学诊断、免疫学诊断、基因诊断、肿瘤标志物诊断等。

12.2.2　衰老相关肝脏疾病

衰老是多种肝脏疾病发生与发展的重要危险因素。与年轻人群相比，老年人不仅肝脏疾病的发病率显著升高，对相关疾病的易感性也明显增强。研究表明，中老年人非酒精性脂肪性肝病的患病风险高于年轻人；原发性胆汁性胆管炎（PBC）的平均诊断年龄为 50 岁左右；而在丙型肝炎患者中，约 30% 为 60 岁以上老年人。这些流行病学数据提示，随着年龄增长，肝脏在结构与功能上发生了一系列退行性改变，使其对各种类损伤因素的抵抗能力下降，疾病易感性相应上升。与其他主要脏器相比，肝脏的衰老进程启动较晚、变化相对缓慢，因此单纯肝脏衰老很少直接导致死亡。然而衰老肝脏在组织结构、细胞功能及分子调控等多个层面均发生显著改变，具体表现为解毒能力、代谢调节及组织再生等功能逐渐减退，这些变化共同促使老年人群肝脏疾病患病率升高。此外，老年人常患有多种基础疾病且用药复杂，而肝脏衰老所致药物代谢能力下降，进一步增加了药物性肝损伤及相关疾病的风险。综上，虽然衰老本身并非肝脏疾病的直接病因，但衰老引起的肝功能减退与防御机制削弱，显著提升了肝脏疾病的发病风险。同时，已发生的肝脏疾病又可反作用于肝组织，加速其衰老进程，形成恶性循环。

近年来研究发现，在慢性肝病进程中，肝实质细胞、胆管细胞、星状细胞及免疫细胞均可呈现细胞衰老特征，提示细胞衰老与慢性肝病之间存在紧密的病理关联。目前研究已明确，多种肝脏疾病属于衰老相关性疾病，其发生与发展伴随着典型的衰老相关生物标志物变化，主要包括病毒性肝炎、酒精性肝病、非酒精性脂肪性肝病、肝纤维化、肝硬化、药物性肝损伤、肝衰竭及肝癌等。这些疾病与衰老之间的双向作用机制，正成为肝脏病学与衰老医学交叉领域的研究热点。

（1）病毒性肝炎

病毒性肝炎（viral hepatics）是指由肝炎病毒引起的以肝脏病变为主的一类传染病，属于我国法定的乙类传染病。按照所感染的病毒病原学种类，病毒性肝炎可分为甲、乙、丙、丁、戊五种，分别简称HAV、HBV、HCV、HDV和HEV，主要通过血液和体液等胃肠外途径传播。各类病毒性肝炎的临床表现类似，多为食欲减退、疲乏、肝功能异常等，少数可发展为肝硬化和肝细胞癌。病毒性肝炎是老年人最常见的传染病。临床数据显示，60岁以上肝病住院患者中病毒性肝炎占60%以上。我国老年慢性肝炎多为慢性乙型肝炎，其次是慢性丙型肝炎。急性肝炎以戊型肝炎多见，多种肝炎病毒引起的重叠感染通常病情更重。老年人病毒性肝炎更容易发展为急性、慢加急性或慢性肝衰竭，并发肝性脑病、消化道出血、腹水、肝肾综合征及自发性腹膜炎等，病死率超过70%。

研究表明，病毒性肝炎促进肝细胞衰老。例如，在乙型肝炎中，乙型肝炎病毒X蛋白（HBx）是一种17 kD的转录激活因子，与癌变和衰老密切相关。HBx也被证明在逃避受损细胞转化为衰老细胞中发挥了关键作用，HBx还通过触发MMP和IL-6的表达来促进SASP表型因子的分泌，并且HBx还与端粒缩短有关，可能会促进端粒缩短，从而引发复制性衰老和肝硬化。HBx基因是慢性HBV感染过程中最常见的突变基因之一，不同的HBx亚型在慢性HBV感染的不同阶段对增强HCC的发生和诱导肝细胞衰老方面具有重要作用[72]。在慢性HBV感染者中检测到细胞周期停滞，肝细胞中$p21^{CIP1}$表达上升，并与肝纤维化有关[73]。慢性丙型肝炎和相关的肝脏炎症加速了端粒缩短过程，从而构成了一种复制性衰老状态，易发生肝细胞癌。而在HCV感染中，发现衰老T细胞的数量增多，SA-β-gal表达增加，端粒长度缩短，并且T细胞活性的降低可能会导致HCC的发生[74]。综上所述，病毒性肝炎与衰老密切相关，衰老在病毒性肝炎发生发展过程中扮演重要角色。因此，病毒性肝炎属于衰老相关肝脏疾病。

（2）酒精性肝病

酒精性肝病（ALD）是长期大量饮酒导致的肝脏疾病，其初期通常表现为脂肪肝，进而可发展成酒精性肝炎、肝纤维化、肝硬化。酒精性肝病与非酒精性肝病的主要区别在于病人是否有长期饮酒史。影响酒精性肝损伤进展的危险因素包括：饮酒量、饮酒年限、酒精种类、饮酒方式、性别、种族等。研究表明，酒精（乙醇）所造成的肝损伤是有阈值效应的，即达到一定饮酒量或饮酒年限，就会大大增加肝损伤风险。酒精性肝病是我国常见的肝脏疾病之一，严重危害人民健康。我国尚缺乏酒精性肝病的全国性大规模流行病学调查，但地区性流行病学调查显示我国饮酒人群和酒精性肝病的患病率近年来有上升趋势。在我国，酒精所致的肝脏损害问题已不容忽视。

随着年龄的增长，多种因素会影响乙醇在体内的代谢和分布，包括微粒体、线粒体功能下降，乙醇代谢相关酶活性降低，老年人肌肉组织减少、全身含水量降低，乙醇在体内的分布容量减少等。这些衰老相关的变化影响了乙醇在体内的代谢，使老年人更容易患 ALD[75]。老年人 ALD 所表现出的临床症状和体征与其他患者类似，但由于肝细胞再生能力差，容易发生酒精性肝硬化。部分老年人特别是女性对乙醇所致肝损伤较为敏感，较小饮酒量及较短年限便可导致严重 ALD。在老年酒精性肝炎患者中，女性发生肝硬化的概率较男性高。总体而言，老年酒精性肝炎和酒精性肝硬化发病率高于年轻人。

在英国剑桥大学的一项临床研究中[76]，探索了肝细胞周期分布模式和肝细胞 $p21^{CIP1}$ 表达与 ALD 预后的关系。他们研究了两个队列的肝脏切片，第一组包括 42 例 ALD 患者，第二组包括 77 例 ALD 肝硬化患者。结果显示，第一个队列中，很少有细胞周期超过 G1/S 期，且肝细胞 $p21^{CIP1}$ 表达增加（$p < 0.0001$），这与纤维化分期（$p = 0.005$）和肝脏相关不良结局（$p = 0.03$）相关。第二个队列中，肝细胞 $p21^{CIP1}$ 表达和 MELD 评分均与肝脏相关不良结局独立相关，同时肝细胞 $p21^{CIP1}$ 表达（AUROC 0.74; $p = 0.0002$）的相关性强于 MELD 评分（AUROC 0.59; $p = 0.13$）。另外，肝细胞 $p21^{CIP1}$ 表达与肝星状细胞激活增加存在共同局限化。在 ALD 中，这些发现与超越 G1/S 期的细胞周期受损相一致。两个队列中肝细胞 $p21^{CIP1}$ 表达增加与纤维化分期和肝脏相关不良结局之间存在显著的独立相关性，这就表明肝细胞衰老在 ALD 中起着重要作用。肝细胞 $p21^{CIP1}$ 表达的检测简单、廉价，是评估 ALD 长期预后的一种有用方法。

大量研究表明衰老会增加 ALD 的发病率，使预后变差，并且衰老本身是促进慢性肝病不同阶段（脂肪肝、炎症、纤维化、肝硬化和肝细胞癌）发生发展的主要风险因素。

（3）非酒精性脂肪性肝病

非酒精性脂肪性肝病（NAFLD）[77]是指无过量饮酒史，主要由营养过剩、代谢紊乱引起的以肝实质脂肪变性和不同程度炎症坏死及纤维化为特征的临床病理综合征。NAFLD 疾病谱包括单纯性的非酒精性脂肪肝（NAFL）、非酒精性脂肪肝炎（NASH）以及相关的肝硬化。鉴于本病的发病原因与营养代谢异常有关，近年来全球相关专家一致同意将 NAFLD 更名为代谢相关脂肪性肝病（MAFLD），由于早年很多研究中采用的是 NAFLD/NASH，因此在本章节中保留描述。

NAFLD 的特点是肝细胞脂肪沉积，占肝重量的 5% 以上，普通成人 NAFLD 患病率介于 6.3%～45%，其中 10%～30% 为 NASH，后者 10 年内肝硬化发生率高达 25%[78]。随着社会经济的发展，人们生活方式和饮食结构随之改变，NAFLD 已成为全球最常见的肝病，发病率呈逐年上升趋势，尤其在肥胖者和中老年人群中发病率较高。与 NAFLD 的非老年患者相比，老年患者的 NASH 和晚期纤维化患病率更高。有临床分析显示，在老年肥胖者中 NAFLD 发病率为 61%～94%，并且增加高血压、高脂血症、糖尿病和心脑血管病的患病率。老年人 NAFLD 危险性远高于年轻人，衰老在 NAFLD 的发生、发展过程中扮演了重要角色[79,80]。

多项临床研究进一步支持了细胞衰老与 NAFLD 相关的假设。研究表明，衰老导致的肝细胞代谢失调、炎症等与 NAFLD 发生和恶化呈现正相关性。细胞衰老是器官、机体衰老的重要标志，研究发现 NAFLD 患者肝细胞出现明显的衰老状态，包括 DNA 损伤和细胞周期阻滞，细胞核增大、$p21^{CIP1}$ 上调和早期端粒缩短，γ-H2AX 表达随脂肪变性而增加等[80,81]，这些变化与 NAFLD 严重程度和纤维化进展密切相关。有研究表明，肝脏衰老细胞的积累可促进肝细胞脂质积累和脂肪变性[83]，并且参与了 NAFLD 的发生发展。衰老细胞在机体内的耗竭可减轻脂肪变性程度，而诱导肝细胞衰老可促使肝脏脂质沉积。因此，衰老不仅可继发于脂代谢紊乱，也可以诱发脂代谢紊乱，从而引发 NAFLD。

在高脂饮食大鼠中，脂肪变性程度的加重伴随着肝组织中 $p16^{INK4a}$ 和 $p21^{CIP1}$ 表达水平升高，以及 p53 和 Rb 磷酸化水平降低。利用基因编辑技术清除 $p16^{INK4a}$ 高表达的衰老细胞，或者注射抗衰老药物（达沙替尼 + 槲皮素）清除 db/db 小鼠体内衰老细胞，均可以使肝脏脂质沉积状况得到改善。上述研究表明，细胞衰老还影响 NAFLD 的进展，并且衰老细胞的数量与肝脏脂质沉积呈负相关。DNA 甲基化作为衰老标志物之一，不仅与 NAFLD 有关，还可影响 NAFLD 向 NASH 的进展过程。有研究表明，DNA 甲基化的特征可有效反映人体组织和细胞的衰老程度。肝活组织检查结果显示，轻度与重度 NAFLD 患者具有不同的甲基化模式，后者的组织修复基因呈现低甲基化和过表达，而代谢相关基因出现高甲基化和低表达。有学者分析了 DNA 甲基化与 γ-谷氨酰转移酶、丙氨酸氨基转移酶和天冬氨酸氨基转移酶表达水平的相关性，发现 *SLC7A11* 基因的甲基化与脂代谢相关基因的表达及肝脏脂肪变性的风险降低有关。此外，NAFLD 相关基因的胞嘧啶 DNA 和组蛋白 H3K4 甲基化特征也与 NAFLD 的严重程度相关。上述研究提示，肝细胞表观遗传学特征的改变与 NAFLD 的严重程度存在一定的关联。另外，肝细胞衰老和脂肪蓄积均与肝脏再生能力受损有关，衰老可能通过干扰肝脏再生过程而影响 NAFLD 向 NASH 的进展。

综上所述，衰老的复杂机制参与了 NAFLD 的进展，与炎性反应、脂肪变性、纤维化等表型密切相关。因此，NAFLD 是一种衰老相关的肝脏疾病。由于 NAFLD 的发生、发展机制尚未明确，所以目前的治疗手段相对局限。近年来，越来越多的研究开始探讨 NAFLD 治疗的潜在靶点及其可行性，其中包括衰老干预疗法，并且一些动物实验已经证实抗衰老疗法对于 NAFLD 具有一定的疗效，可见抗衰老疗法有望成为解决 NAFLD 治疗难题的突破口。

（4）药物性肝损伤

药物性肝损伤（drug-induced liver injury，DILI）是指因药物本身或其代谢产物引起的肝损伤。DILI 中少数情况是因为剂量依赖性药物毒性所引起的可预测性肝损伤，而大多数情况是由于特异质反应所致的不可预测性肝损伤。其机制尚未完全明确，可能与环境、遗传易感因素相关。老年人由于肝细胞数量减少，肝脏解毒功能下降，且常伴有高血压、糖尿病、肝脏疾病或代谢紊乱等慢性基础疾病，用药种类相对较多，因此更易发生 DILI。其中，衰老以及同时服用多种药物，均是导致 DILI 发生的主要风险因素。老年患者由于心、肝、肺、肾等重要脏器功能减退以及体重变化等因素，药物在体内的药代动力学和药效学特性可能发生显著改变，药物的吸收、分布、代谢和清除等过程均会受到不同程度的影响。因此，不仅老年人更易发生 DILI，而且当老年 DILI 患者合并 HBV/HCV 感染时，病情更易进展为肝衰竭。鉴于此，老年 DILI 的预防工作显得尤为重要。此外，老年患者肝脏细胞色素 P450 酶的活性降低，导致药物清除速率下降约 30% ～ 40%。因此，在为老年患者制定用药方案时，需相应减少药物剂量，以确保用药安全。

（5）肝纤维化

研究表明，衰老是肝纤维化发生的重要风险因素。随着年龄增长，肝脏自我修复能力逐渐减退，而长期累积的损伤（如慢性炎症、病毒感染、药物或酒精暴露、自身免疫反应等）进一步增加了纤维化发生的可能性。修复机制减弱与损伤负荷增加共同作用，使衰老肝脏更易走向纤维化。例如，衰老过程中细胞外基质（ECM）成分的改变会促进纤维生成；同时，多种衰老相关基因及信号通路也在肝纤维化发生中起到关键调控作用。

肝纤维化一旦形成，会严重影响肝脏的代谢与解毒功能，导致有害物质清除能力下降，加重肝脏负担。此外，纤维化的肝脏组织中的血流也受到影响，引起肝细胞缺氧与营养供应不足，进一步加剧肝细胞的损伤和衰老进程。在此过程中，持续的炎症反应与氧化应激也起到推动作用，它们可造成 DNA 损伤、蛋白质氧化及脂质过氧化，从而促使肝细胞衰老与凋亡。此外，肝纤维化还会扰乱肝脏免疫微环境。正常情况下，免疫细胞在清除病原体和维持肝脏稳态方面具有重要作用，但在纤维化进程中，免疫细胞可能出现功能失调，表现为过度激活或功能抑制，进而加剧免疫紊乱与肝损伤，并推动肝脏衰老。同时，纤维化破坏肝脏正常结构，影响肝细胞再生能力，而这一能力本身随年龄增长逐渐下降，二者叠加进一步加速了肝脏衰老。

综上所述，肝纤维化可视为一种与衰老密切相关的肝脏病理改变。衰老通过削弱修复能力、增加损伤累积促进肝纤维化发生；而肝纤维化又通过代谢功能障碍、缺血缺氧、炎症氧化应激、免疫失调及再生障碍等多重机制，反馈性地加速肝脏衰老进程。这一双向关系不仅揭示了肝纤维化对肝脏健康的深远影响，也为防治提供了重要切入点，提示应重视肝纤维化的早期识别与干预，以延缓肝脏衰老、维护长期功能。需要指出的是，衰老虽为肝纤维化的重要风险因素，但并非所有老年人都会发生肝纤维化。个体遗传背景、生活方式、环境暴露等因素均参与调控该过程。因此，在关注衰老与肝纤维化关联的同时，还应结合多维度风险因素采取针对性预防策略，以实现更全面的肝脏健康维护。

（6）肝硬化

随着年龄增长，肝脏所受的损伤与刺激持续累积，使得肝硬化的发生风险显著增加。例如，长期饮酒、慢性肝炎病毒感染等致病因素在衰老过程中对肝脏造成持续损害，逐渐进展为肝硬化。从分子机制层面看，肝硬化与衰老之间存在许多共同的信号通路和调控因子，如氧化应激、慢性炎症反应、端粒缩短等机制在二者发生与发展中均起到重要作用。这些机制共同导致肝细胞损伤、凋亡及再生障碍，从而推动肝硬化进程。

此外，肝硬化本身也会通过多种途径加剧肝脏衰老。首先，肝硬化引起广泛肝细胞坏死与组织纤维化，大量纤维组织沉积形成瘢痕与结节，严重破坏肝脏正常结构，使肝细胞难以执行正常的代谢与解毒功能，其再生能力也显著下降。其次，肝硬化过程中的慢性炎症与氧化应激反应进一步加速肝脏衰老。炎症反应促使免疫细胞过度活化并释放大量炎症介质，持续损伤肝细胞；而氧化应激则导致肝细胞内活性氧水平升高，引发氧化损伤，促进肝细胞衰老与凋亡。此外，肝硬化还会引发肝脏血液循环障碍。纤维化与结节形成压迫并破坏肝内血管，导致血流受阻，肝细胞因缺氧与营养供应不足而进一步受损与衰老。肝硬化亦严重干扰肝脏代谢功能，影响糖、脂、蛋白质等多种物质的代谢过程，不仅加重肝脏负担，还可能加剧全身其他器官的功能衰退。最后，肝硬化可损害肝脏的免疫调节功能。肝脏作为重要免疫器官，在肝硬化状态下常出现免疫细胞功能异常，导致免疫平衡失调，这不仅加重局部炎症与损伤，也使肝脏更易受到外界病原体与损伤因素的侵袭。

综上所述，肝硬化通过破坏肝脏结构、诱发炎症与氧化应激、干扰血液循环与代谢、损害免疫调节等多重机制，显著促进肝脏衰老进程。因此，在肝硬化防治中，需重视其对衰老的推动作用，并采取针对性策略以延缓肝脏功能衰退，维护整体肝脏健康。

（7）肝细胞癌

随着年龄的增长，肝脏的生理功能和代谢能力逐渐下降。这种功能下降可能导致肝脏对有害物质的清除能力减弱，从而增加了肝细胞受损和癌变的风险。此外，老年人的免疫系统功能也相对较弱，对肿瘤细胞的监控和清除能力降低，进一步增加了肝细胞癌的发生风险。肝细胞癌的发生与多种遗传因素和基因突变有关。在衰老过程中，细胞的基因稳定性会受到挑战，包括 DNA 损伤修复能力的下降和染色体不稳定性的增加。这些变化可能导致原癌基因的激活和抑癌基因的失活，进而引发肝细胞癌的发生。此外，环境因素也在肝细胞癌与衰老的关系中扮演重要角色。随着年龄的增长，人们暴露于各种致癌物质（如化学物质、病毒等）的时间也会增加。这些致癌物质可能通过损伤肝细胞 DNA 或影响细胞信号通路等方式，增加肝细胞癌的风险。从流行病学角度来看，肝细胞癌的发病率随着年龄的增长而上升，这一趋势进一步支持了肝细胞癌与衰老之间的关联。虽然年龄并不是肝细胞癌的唯一风险因素，但它在肝细胞癌的发病中起到了重要的促进作用。

综上所述，肝细胞癌与衰老之间存在密切的关联。衰老所引发的肝脏功能衰退、基因稳定性下降以及环境因素的影响等因素共同促进了肝细胞癌的发生、发展。因此，我们可以将肝细胞癌视为一种衰老相关的肝脏疾病。在预防和治疗肝细胞癌时，应充分考虑衰老这一重要因素，可以尝试采取相应的措施来延缓肝脏衰老进程和降低肝细胞癌的风险。

12.3 衰老相关肝脏疾病的干预策略

12.3.1 肝脏疾病的常规治疗策略

（1）病毒性肝炎

病毒性肝炎通常是由相应病毒引起的疾病，因此，服用抗病毒药物可以起到有效治疗。例如，可以采用索磷布韦、雷迪帕韦、艾尔巴韦和格拉瑞韦等抗病毒药物治疗 HCV，选用恩替卡韦、替诺福韦酯、丙酚替诺福韦核苷酸类抗病毒药物等治疗 HBV。

（2）酒精性肝病

对于酒精性肝病，戒酒是最有效的治疗手段。对于许多轻中度的 ALD 患者，在戒酒之后病情都可以得到显著改善甚至完全恢复。而对于中重型的酒精性肝炎患者，可以服用糖皮质激素如泼尼松，或者一些抗炎抗氧化类的肝保护剂如谷胱甘肽、*N*-乙酰半胱氨酸、*S*-腺苷蛋氨酸等。

（3）非酒精性脂肪性肝病

目前临床上缺乏非酒精性肝病的特效药物，控制饮食和适当锻炼依然是最有效的方法。在临床上，通常采用二甲双胍改善胰岛素抵抗、降低血糖和辅助减重，可用于 NAFLD 患者伴有 2 型糖尿病的预防和治疗。亦可采用抗炎抗氧化类药物用于改善肝脂肪变性和炎症损伤，作为肝脏疾病的辅助治疗。2024 年，FDA 批准了全球头款针对非酒精性脂肪肝炎的新药——瑞司美替罗（Rezdiffra）。该药是一款模仿人体肝脏自然分泌的肽激素药物，可以改善非乙醇性脂肪肝炎患者的炎症和肝损伤，还能改善肝脏纤维化。

（4）药物性肝损伤

药物性肝损伤的首要治疗手段是及时停止服用引起肝损伤的药物，并辅以抗炎、抗氧化类肝保护药物。

（5）肝纤维化和肝硬化

目前尚无肝纤维化和肝硬化的针对性有效治疗药物，临床上大多根据引起纤维化或肝硬化的病因进行辅助治疗。例如，针对病毒性肝炎引起的纤维化和肝硬化，则可以通过服用抗病毒药物进行治疗。此外，一些常用的保肝类药物如甘草酸二铵、异甘草酸镁等，也具有一定的抗纤维化作用。

（6）肝癌

肝癌作为一种常见的癌症，临床上有化疗、放疗、靶向药物、免疫治疗、手术切除和肝移植等多种治疗策略。例如，小分子靶向药物罗拉非尼、仑伐替尼等被用于治疗晚期肝细胞癌，并取得了不错的临床效果。肝脏作为一种拥有强大再生能力的器官，在肝癌的早、中期，实施肝切除手术通常能够较好地控制肝癌的发展，并经过一段时间的修复后可恢复肝脏功能。而对于晚期肝癌或者肝功能衰竭患者，则可以采用健康肝移植的治疗方式。

12.3.2 基于衰老干预的肝脏疾病治疗策略

大量研究表明，衰老显著增加慢性肝病的发生风险，并与不良预后密切相关，已成为推动肝病各阶段进展的重要风险因素。与此同时，肝损伤过程中常伴随衰老相关标志物（如 $p16^{INK4a}$、SA-β-gal）表达上调，反过来又加速机体衰老进程，形成恶性循环。除部分急性肝病外，许多慢性肝病在发生与进展过程中表现出明显的生物学衰老特征。近年来，抗衰老相关研究日益增多且成效显著。在衰老相关肝病治疗领域，也有一些学者作了相关探索研究。截至目前，尽管基于衰老干预策略的肝脏治疗尚无上市药物，但该策略为肝脏疾病治疗药物的研发提供了研究思路，下文列举常见的衰老干预策略。

（1）化学药物

1）Senolytics

随着年龄的增长，人体代谢功能会出现障碍，这与器官和组织中衰老细胞的积累密切相关，尤其是在脂肪组织和肝脏中，这些变化容易诱发肝脏疾病。近年来，靶向衰老细胞以缓解与年龄相关疾病的 Senolytics 疗法（选择性清除衰老细胞）已成为一个流行且快速增长的领域。通过清除衰老细胞，可以有效地缓解肝脏疾病。

❶ D+Q。达沙替尼和槲皮素（D+Q）是研究最多的用来清除衰老细胞的组合药物，在人类和小鼠体内展现出改善衰老相关功能障碍的潜力。D+Q 被证明可通过诱导多种组织中的衰老细胞凋亡而有效清除衰老细胞，目前有多个临床试验正在研究使用 D+Q 治疗人类疾病的可能性。研究表明通过 D+Q 联合治疗来清除衰老细胞，可减少肝脏脂肪变性。此外，D+Q 可以减少与年龄相关的肝纤维化和炎症，

从而改善肝功能[83]。犹他大学的一项研究表明，D+Q 可改善小鼠中由肥胖引起的葡萄糖耐受性和胰岛素抵抗性，并能显著降低老年小鼠的白色脂肪组织（pgWAT）质量，衰老标志物 SA-β-gal、SASP 相关炎症因子与冠状结构（CLS）的量也显著减少，表明 D+Q 能延缓脂肪细胞衰老和慢性炎症[84]。因此，D+Q 联合治疗可以减轻小鼠组织炎症并改善代谢功能，具有治疗脂肪性肝病的潜在应用前景。

❷ 非瑟酮。非瑟酮作为一种存在于许多水果和蔬菜中的天然黄酮类化合物，其 senolytic 抗衰老作用已得到广泛研究。在衰老相关模型的研究中，非瑟酮表现出促进衰老细胞凋亡、抗氧化、抑制炎症反应与胶原沉积等活性[85]。尽管目前关于非瑟酮治疗衰老相关肝脏疾病的临床研究相对较少，其临床应用大多还处于实验室研究阶段。不过，非瑟酮在细胞和动物模型中的研究已经显示出其对肝脏保护作用的潜力。在细胞层面，研究人员从整体角度探讨了非瑟酮治疗肝脏胰岛素抵抗（IR）的药理作用和潜在分子机制，证实非瑟酮通过参与 PI3K/Akt 信号通路调节胰岛素信号转导。在酒精性肝病中，非瑟酮有可能通过抑制 HSC 活化、SIRT1 介导的自噬和 Sphk1 介导的内质网应激来改善乙醇引起的肝损伤[86]。非瑟酮还被发现能够抑制肝癌细胞的增殖和迁移，诱导其凋亡，显示出潜在的抗肿瘤作用[87]。在一项体内研究中，研究人员利用 HFD 诱导的非 NAFLD 小鼠模型，通过肝脏组织学检查、血清生化指标和肝脏功能评估来评价非瑟酮的治疗效果，发现非瑟酮能够改善肝脏的代谢紊乱，减少脂肪在肝脏的积累[88]。因此，非瑟酮作为一种潜在的 Senolytics，其在人类衰老相关肝病的干预和治疗中的应用前景值得进一步深入探讨。

2）Senomorphics

衰老细胞功能调控类药物是通过抑制 SASP 分泌来缓解增龄性疾病的另一种方法。

❶ 雷帕霉素。雷帕霉素是一种 mTOR 特异性抑制剂，能够激活细胞自噬，提高细胞内垃圾清除效率，从而延缓细胞衰老进程。在抗衰老相关肝脏疾病中，雷帕霉素显示出一定的应用潜力。研究已证实雷帕霉素在减少脂肪变性和改善胰岛素敏感性方面具有保护作用，特别是在高脂肪饮食诱导的非酒精性脂肪肝病[89]。雷帕霉素还能通过阻断 mTOR，启动 Fas/FasL 途径促进星状细胞的凋亡，抑制肝星状细胞的增殖及 I 型胶原合成，达到缓解肝纤维化的作用[90]。有研究指出，通过选择性抑制 mTORC1 信号转导通路，可以有效保护小鼠免受 NAFLD 和 NASH 的影响。具体而言，可通过缺失 RagC/D 鸟苷三磷酸酶激活蛋白 - 毛囊蛋白（Folliculin，FLCN），促进肝脏中转录因子 E3（TFE3）的激活，而不影响其他 mTORC1 靶点[52]。另一项研究也表明，雷帕霉素的使用与小鼠肝脂质沉积症（脂肪肝）的发生有关。虽然单独使用雷帕霉素效果不大，但与二甲双胍联合使用时可以完全预防肝脂质沉积，并且显著降低炎症水平。在使用雷帕霉素时，应密切监测其可能带来的不良反应，并根据医生的建议进行调整。

❷ 二甲双胍。二甲双胍是一种广泛用于治疗 2 型糖尿病的药物，近年来的研究显示它还具有抗衰老的潜力 [91]。二甲双胍的主要作用机制是通过激活 AMPK 信号通路，这一通路在细胞能量平衡和代谢调控中起着核心作用。在肝脏疾病中，二甲双胍通过激活 AMPK，可以抑制肝脏中的糖异生，减少肝脏脂肪积累，从而阻碍 NAFLD 和 NASH 的发展。二甲双胍通过改善胰岛素抵抗和减少肝脏中的脂肪含量，对 NAFLD 患者展现出潜在的治疗效果。临床研究进一步表明，二甲双胍可显著改善肝脏功能指标（ALT、AST、TC、TG、LDL 和 HDL），降低血清脂联素水平 [92]。此外，二甲双胍还被发现可以减少肝脏中的氧化应激和炎症反应，这可能是通过影响 NF-κB 信号通路实现的 [93]。一项临床观察显示，二甲双胍可降低 NAFLD 患者 HCC 的发生风险 [94]。尽管二甲双胍存在腹胀、腹泻等胃肠道不适，但截至目前使用二甲双胍均未报告任何重大不良反应 [95]。综上所述，二甲双胍在抗衰老和减轻衰老相关肝病治疗中显示出前景。

❸ 阿司匹林。阿司匹林是一种历史悠久的非甾体抗炎药物，通常用于缓解疼痛、降低发热和抗炎。在抗衰老领域，阿司匹林也被研究用于其潜在的抗血小板聚集和抗炎作用。在衰老相关的肝脏疾病中，有研究表明阿司匹林通过调节血脂异常情况下的 PPARδ-AMPK-PGC-1α 途径改善非酒精性脂肪肝和动脉粥样硬化 [96]。该研究发现在胆固醇饮食的兔子模型中，阿司匹林能够使肝脏和主动脉组织的 ATP 水平升高、TNF-α 水平下降、甘露糖受体上调和 CCR2 下调，并减少巨噬细胞标志物、血管紧张素受体（ATIR）的表达，抑制脂质积累，从而改善 NAFLD 和动脉粥样硬化。此外，另有研究在 TAA（硫代乙酰胺）诱导的大鼠肝纤维化模型中，阿司匹林处理减少了活化的 HSCs 和 Kupffer 细胞对 TGF-β1 的分泌，从而导致 TGF-β1/Smad 信号通路下调 p-Smad2、p-Smad3、α-SMA 和胶原蛋白 Ⅰ，减轻肝纤维化 [97]。还有报道称阿司匹林给药可以减少肝脏纤维化，是通过抑制肝星状细胞的活化和增殖来实现的 [98]。此外，最新的研究显示，每天服用一次阿司匹林，每次 81 mg，坚持 6 个月的时间，就能显著降低肝脏中的脂肪含量（约减少 10.2%）[99]。

❹ 白藜芦醇。白藜芦醇是一种多酚类化合物，主要存在于葡萄皮、红酒和其他植物中，因其潜在的抗衰老和抗炎特性而受到研究者的关注。在肝脏疾病治疗中，白藜芦醇通过调节自噬和细胞凋亡途径来发挥作用。研究表明，白藜芦醇可以激活 AMPK 信号通路，显著改善 HFD 喂养诱导的糖代谢异常，并增加肝细胞中的葡萄糖摄取和糖原合成 [100]。此外，白藜芦醇还能通过抑制 NF-κB 信号通路，减少炎症因子的表达，降低肝脏炎症反应 [101]。白藜芦醇还可以缓解乙醇引起的肝损伤，并防止 AFLD 的进展 [102]。肝脏中 HIF-1α 蛋白表达和线粒体 ROS 产生的下调可能是潜在机制的一部分。另一项研究表明，白藜芦醇通过抑制 TGF-β1、p-Smad1/2 和 p-ERK1/2 的过度表达，激活 HSCs 和肝组织中胶原蛋白的积累，达到预防肝纤维化的作用 [103]。这表明白藜芦醇可能通过影响 HSCs 的活化和 EMT 过程来发挥作用。

❺ 熊果苷。熊果苷是一种著名的酪氨酸酶抑制剂，已被广泛用作美容美白剂。有研究发现熊果苷对秀丽隐杆线虫寿命和健康具有显著改善作用，并表明熊果苷是维持整体健康的抗氧化剂[104]。研究人员通过给予肝细胞熊果苷处理，发现熊果苷对氧化应激引起的细胞损伤具有保护作用[105]。熊果苷的抗氧化和抗炎作用可能与其激活抗氧化途径如 Nrf2 信号通路有关。例如，一项研究结果揭示了熊果苷对乙醇引起的大鼠肝损伤的保肝功效[106]。熊果苷治疗明显降低乙醇诱发动物血清中肝脏标志物酶、超氧化物歧化酶、谷胱甘肽过氧化物酶、总抗氧化能力和羟基清除能力，降低 TNF-α 和 IL-6 水平，并改善乙醇攻击型 HepG2 细胞中抗氧化剂的水平。熊果苷能触发 Nrf-2/HO-1 信号级联乙醇激发动物的级联肝组织。此外，熊果苷通过抑制 FTO/SLC7A11 通路，调节铁死亡，减少脂质积累，改善能量代谢，并降低氧化应激从而缓解脂肪肝[107]。

❻ 姜黄素。姜黄素是一种具有多种生物活性的天然多酚化合物，主要来源于姜黄，近年来在抗衰老及相关肝脏疾病的研究中受到了广泛关注。研究表明，姜黄素能够抑制 NF-κB 信号通路，减少炎症因子的表达，从而减轻肝脏炎症，改善肝脂肪变性[108]。姜黄素的抗炎作用可能与其削弱环氧化酶 -2（COX-2）、脂氧合酶与诱导型一氧化氮合酶（iNOS）的活性有关。此外，姜黄素还通过提高抗氧化酶的活性，减少氧化应激，保护肝细胞免受损伤[109]。在酒精性脂肪肝中，姜黄素通过阻断 LC3B-lamin B1 相互作用来抑制 CCF 介导的肝细胞衰老，补充姜黄素可以有效缓解乙醇诱导的细胞衰老，具体表现为 SA-β-gal 活性降低，衰老相关标志物 $p16^{INK4a}$ 和 $p21^{CIP1}$ 的表达下调，以及端粒和端粒酶系统功能的异常[110]。姜黄素还被证明能够调控过氧化物酶体增殖物激活受体 γ（PPARγ）、抑制 NF-κB 和 TGF-β 等信号通路，抑制肝星状细胞的活化，减少细胞外基质的沉积，从而发挥抗肝纤维化的作用[111]。综上所述，姜黄素在治疗衰老相关的肝脏疾病中具有广泛的应用前景，但仍需进一步的研究来克服其生物利用度低的问题，并验证其在人类肝脏疾病治疗中的有效性和安全性。

❼ 茶多酚。茶多酚是茶叶中一类具有广泛生物活性的化合物，包括儿茶素、黄酮类、酚酸类等，被认为具有抗氧化、抗炎、抗肿瘤、降低心血管疾病风险等多种生理作用。中国医科大学的研究团队通过多维度实验（临床随机对照试验、动物实验和体外细胞试验）证实：绿茶主要活性成分表没食子儿茶素没食子酸酯（EGCG）对非酒精性脂肪肝具有显著改善作用。其核心机制包括：抑制二肽基肽酶 4（DPP4）的表达和酶活性，抑制脂质的积累，抑制炎症，调节脂质代谢，防止肝损伤[112]。此外，茶多酚通过调控 Nrf2 信号通路减轻氧化应激，通过调节脂联素（adiponectin）及其受体 AdipoR2 的表达减少肝脏脂肪积累[113]。在酒精性脂肪性肝病方面，茶叶提取物通过抑制 NF-κB 信号通路减轻炎症反应，通过调节 Bcl-2 家族蛋白减少肝细胞凋亡，并通过抑制 TG 合成和促进脂肪酸 β-氧化改善高脂肪 / 乙醇饮食诱导的肝脏毒性[114]。这些研究结果表明，茶多酚及其衍生物在治疗衰老

相关的肝脏疾病中具有广泛的应用前景。

❽ 亚精胺。亚精胺是一种天然多胺，既可以从外源性膳食中口服获得，也可以由肠道共生细菌和细胞生物合成产生。在肝脏疾病治疗中，亚精胺通过调节自噬和细胞凋亡途径来发挥作用。亚精胺能够刺激细胞自噬，帮助清除受损的细胞组分，从而保护肝脏免受损伤。此外，亚精胺还能够调节与细胞凋亡相关的信号通路，减少肝细胞的死亡[115]。在 NAFLD 的研究中，亚精胺通过调节脂质代谢，显著减少了高脂饮食诱导的肥胖小鼠的体重和内脏脂肪含量，逆转了明显的肝脂肪变性，并降低了肝细胞内和血清中的甘油三酯和总胆固醇浓度[116]。此外，亚精胺通过激活 AMPK 途径，抑制体内外的脂肪生成基因表达，从而发挥保护作用。亚精胺还被发现能够通过激活微管相关蛋白 1S（MAP1S）介导的自噬来预防肝纤维化和肝癌的发生，并通过增强 NRF2 信号转导来提供肝脏保护[117]。在另一项研究中，亚精胺通过调节 ATF4/SLC7A11/GCLM/GPx4 信号通路，抑制细胞铁死亡（ferroptosis），改善 NAFLD 的发展[118]。这些研究结果表明，亚精胺通过多种机制对肝脏疾病具有保护作用。

3）NAD^+ 及其补充剂

NAD^+ 是一种关键的代谢中间物，作为酶辅因子参与氧化还原反应，同时被多种酶（如去乙酰化酶、腺苷酸脱酸酶和合成酶）用作共同底物。*Science* 上有报道表明，补充 NAD^+（前体）可改善线粒体和干细胞功能，延长小鼠的寿命[119]。大量研究发现，NAFLD 患者肝脏 NAD^+ 水平大幅度下降，及时补充 NAD^+ 及其前体对于维持 NAD^+ 正常水平以及脂肪性肝病的治疗有着重要意义。研究表明补充 NAD^+ 能够减缓小鼠的脂肪性肝病病理进程，减轻胰岛素抵抗等代谢异常状态[120]。丹麦哥本哈根大学科研团队验证了 NAD^+ 对于 NAFLD 的重要逆转作用[121]。研究人员借助基因工程技术，特异性敲除了小鼠肝脏内 NAMPT 酶的表达基因，从而破坏了小鼠肝脏内的 NAD^+ 稳态。随之而来的是小鼠出现肝脏纤维化和局部坏死现象，并且组织炎症水平飙升，抗氧化能力下降，线粒体功能受到损害。可见，NAD^+ 水平的不足，让小鼠肝脏发生了重大损伤。通过补充 NAD^+ 前体（NR 或 NA），随着肝脏 NAD^+ 水平恢复正常，小鼠肝脏损伤也得到了显著改善，包括纤维化程度被减轻，炎症水平大幅下调，坏死现象也消失。结果表明，通过补充 NAD^+ 前体恢复 NAD^+ 水平可以有效治疗 NAFLD。

2019 年，国际联合科研团队就 NAD^+ 前体 NMN 在酒精性脂肪肝领域的应用开展了深入的探索研究，解锁了 NMN“解酒护肝”之效用[122]。由于 NAD^+ 是乙醇代谢过程中必不可少的物质，人体里参与解酒的乙醇脱氢酶（ADH）和乙醛脱氢酶（ALDH）都需要结合 NAD^+ 来发挥作用。更为重要的是，这项研究发现：NMN 不仅能提高实验小鼠的肝脏 NAD^+ 水平，而且对乙醇诱导的肝损伤具有保护作用。研究人员给酒精肝小鼠喂服 NMN，发现 NMN 通过提升小鼠 NAD^+ 水平，调节三羧酸循环关键代谢产物，下调乙醇诱导的过表达基因，并恢复细胞外信号调节激酶转导，从而抑制 ALT 和 AST 两种肝损伤指标升高。表明 NMN 能减少乙醇诱导的肝脏损伤，保护肝脏健康。

上述多项研究成果表明，无论是 NAFLD 还是 ALD，NAD^+ 都呈现出良好的效果，这为 NAD^+ 进入临床奠定了坚实的理论基础。

（2）生物疗法

健康肝脏的自身修复能力强大，然而在损伤超过极限时，其再生能力不能代偿生理需求，造成严重的肝损伤和肝老化，并可能发展为终末期肝病以及随之而来的肝功能衰竭。迄今为止，终末期肝脏疾病尚无好的治愈措施，肝移植仍然是金标准方案，但由于器官短缺的严峻现状使其无法全面普及。因此，探索新的根治策略显得极为重要。

干细胞是细胞发育过程中处于较早期的原始细胞，具有强大的自我更新、高效增殖和多向分化潜力，在体内能够分化产生某种特定组织类型的细胞，包括肝细胞。因此，使用干细胞疗法修复受损的肝组织成为当前最有潜力的终末期肝病治疗策略之一。目前，已有大量的研究表明干细胞在肝脏细胞再生和修复中发挥重要作用，针对衰老引起的肝脏再生障碍与细胞功能退化，干细胞疗法可能为恢复老年肝脏功能、延缓肝脏衰老过程提供新思路与干预策略，干细胞有望成为肝病尤其是终末期肝病的有效治疗手段之一[123,124]。

2000 年 Alison 团队首次证实，成人功能性肝细胞可来源于骨髓或在肝外循环的干细胞。这一发现奠定了干细胞向肝细胞转分化的理论基础，为临床利用肝细胞再生技术修复受损肝组织提供了科学依据，由此开创了干细胞治疗各类肝脏疾病的新领域[125]。研究表明，有多种类型的干细胞可以改善肝损伤并用于肝脏疾病的治疗，包括间充质干细胞（MSC）、肝脏干细胞（HpSC）、胚胎干细胞（ESC）、诱导性多能干细胞（iPSC）和造血干细胞（HSC）等。其中，MSC 有多种获得途径，可从骨髓、脐带血、胎盘、外周血、脂肪组织中分离出来。研究发现，MSC 可通过旁分泌途径分化为肝细胞并产生抗炎反应和调节免疫反应，参与肝脏的组织修复和免疫调节；MSC 亦可通过外泌体、基质金属蛋白酶、抗炎症反应等修复肝脏。基于这些优势，MSC 有望成为肝病干细胞研究的理想细胞来源，特别是对于治疗免疫性肝炎、肝硬化及肝细胞癌等肝脏疾病效果最为理想。鉴于 MSC 相对容易获取，不涉及伦理问题，并且具有可分化为各种成体细胞、免疫原性低、增殖分化能力强等优势，被认为是肝脏疾病治疗中最有前景的干细胞疗法，已有多项研究正在实现由临床前研究到临床研究转化。

截至目前，在 Clinicaltails.gov 网站注册的关于 MSC 治疗肝脏疾病的临床试验已有上百项，主要适应证包括肝硬化、肝衰竭、肝纤维化等。王福生院士团队长期致力于脐带间充质干细胞（UC-MSC）治疗终末期肝病的研究，在失代偿期肝硬化和慢加急性肝衰竭（ACLF）患者中开展了系列临床试验。研究证实 UC-MSC 细胞疗法具有良好的安全性，能显著提高ACLF患者的生存率；降低肝硬化患者的胆红素水平，减少腹水发生率，提高白蛋白合成能力[126,127]。在一项多中心、随机对照试验中，酒精性肝硬化患者在接受了骨髓MSC输注治疗后，肝纤维程度和肝功能得到了显著改善，证明MSC疗法是安全有效的[128]。在另一项由乙肝诱导的ACLF患者的临床研究中，MSC移植组比对症支持治疗更有效、更安全，可以在1个月的持续时间内改善功能参数并减轻乙肝诱导的ACLF患者的肝损伤[129]。目前已有多项临床研究表明，MSC治疗肝脏疾病安全性良好，可以改善肝功能并提高患者的生活质量，恢复健康活力。值得关注的是，随着年龄增长，肝脏的再生能力和干细胞动员功能逐渐减弱，MSC疗法不仅可用于终末期肝病治疗，也可能为延缓或逆转衰老相关肝功能衰退提供新的干预策略。

总体而言，干细胞疗法在重症肝病治疗领域取得了令人鼓舞的进展，但干细胞疗法本身存在的一些问题仍有待改善解决。相信随着研究的不断深入和发展，可用于治疗重症肝病的干细胞疗法指日可待。

（3）生活方式

NAFLD与肥胖症密切相关，减重不仅能减少肝脏脂肪，还能改善NAFLD患者的血糖控制水平和胰岛素敏感性。美国胃肠病协会指南指出，体重减轻≥5%可以减少肝脏脂肪变性；体重减轻≥10%与肝纤维化的逆转相关。此外，体重减轻≥7%可带来非酒精性脂肪肝炎（NASH）的消退。对于未伴有超重/肥胖症的成人NAFLD患者而言，目前鼓励这部分人群体重减轻3%～5%。由于目前临床上尚未有针对性治疗NAFLD的药物，通过运动、饮食控制、膳食补充的生活方式干预是改善慢性肝病的有效手段。值得注意的是，NAFLD的发病率随年龄增长显著上升，肝脏脂肪变性、胰岛素抵抗与炎症反应共同构成衰老相关代谢障碍的重要特征。因此，生活方式干预不仅有助于控制NAFLD，也可能延缓肝脏老化过程。而对于ALD患者，亦可通过生活方式的干预得到有效治疗。

❶ 运动。NAFLD是以肝脏脂肪过度积累为特征的代谢综合征。斯坦福大学的一项临床研究表明，每周运动150 min，患脂肪肝的风险就会下降44%；相反，日常久坐时长超过8h，患脂肪肝的风险会上升44%[130]。此外，增加运动量与NAFLD相关的疾病发病风险下降有关，包括心脏病、2型糖尿病、代谢综合征和血脂异常。且这些风险的下降是独立于体重减轻，即使在运动之后体重没下降，也会使相关患病风险下降[131]。并且研究还发现，运动时长与NAFLD患病率成反比。因此，增加休闲运动的时长可以作为一种生活方式干预，以预防NAFLD以及相关的肝纤维化和肝硬化。规律运动不仅有助于逆转NAFLD的进程，也为延缓肝脏衰老、维护老年期肝功能提供了可靠的生活方式干预路径。

❷ 饮食限制与膳食补充。饮食限制通过减少高热量、高脂肪、高盐和高糖食物的摄入，可以降低肝脏处理这些物质的负担，从而有助于肝脏功能的恢复。此

外，减少盐分摄入还可以降低体内血压，减少血管类疾病的风险，有利于肝脏的健康。研究表明，饮食限制还可以改善衰老引起的炎症基因网络的染色质可及性和RNA 转录的改变，这有助于减轻肝脏的炎症反应，从而缓解肝脏疾病的症状。饮食限制还可以帮助调节体内营养物质的平衡，避免营养过剩或营养不良对肝脏造成的损害。同时，限制钠离子的摄入可以促进人体对钙质的吸收，有助于维持身体功能的平衡。

合理膳食补充通过摄入富含抗氧化剂、维生素和矿物质的食物，如深色蔬菜、水果、全谷物等，可以为肝脏提供充足的营养支持，促进肝脏细胞的修复和再生。一些特定的膳食成分，如 ω-3 脂肪酸，可以改善肝脏的脂质代谢，减轻肝脏的脂肪积累，从而有助于改善肝脏功能。此外，通过合理膳食补充，可以降低肝脏疾病引起的并发症的风险，如肝腹水等。

总的来说，合理的运动与营养干预可通过改善线粒体功能、减缓慢性炎症等机制，干预与年龄相关的肝功能退化过程。因此，生活方式干预不仅是防治肝脏代谢性疾病的重要手段，也被认为是延缓肝脏衰老、维护其功能稳态的核心策略之一。然而，具体的饮食方案需要根据患者的具体情况制定，如年龄、性别、疾病类型、病情严重程度等。在采取饮食治疗时，应咨询专业医生或营养师的建议，以确保治疗的有效性和安全性。同时，对于有肝脏疾病或不适的人群，应及时就医诊断治疗，遵循医生的建议进行治疗和康复。

12.4 总结与展望

肝脏作为人体最大的代谢器官，在机体代谢稳态的维持中发挥着核心作用。随着年龄的不断增长，肝脏不可避免地出现结构性改变和功能性衰退，包括再生能力下降、线粒体功能减弱、脂质代谢紊乱及慢性炎症激活等。这些变化不仅破坏了代谢稳态，还显著提高了个体对肝纤维化、脂肪性肝病、药物性肝损伤和肝癌等疾病的易感性。由于肝脏缺乏痛觉神经，难以直接向神经中枢传达信号。对于一般的损伤，肝脏凭借其强大的代偿和再生能力自行应对，避免给机体产生额外负担，但一旦超过生理负荷，其老化进程将难以逆转。因此，精准评估肝脏衰老程度，并研发有效的衰老干预措施，对于预防和治疗衰老相关的肝脏疾病、提升老年人群的健康寿命具有重要的科学意义和医学价值，同时也是对“健康老龄化”理念的积极响应。

参考文献

[1] 丁文龙, 刘学政. 系统解剖学 [M]. 北京：人民卫生出版社, 2018.

[2] Schiff E R, Maddrey W C, Reddy K R. 肝脏病学 [M]. 12 版. 任红，译. 合肥：中国科学技术

出版社, 2021.

[3] Friedman L S, Martin P. 肝病手册 [M]. 4 版. 牟劲松 , 译. 北京 : 科学出版社, 2020.

[4] Consortium A B, Jiang M, Zheng Z, et al. A biomarker framework for liver aging: the Aging Biomarker Consortium consensus statement[J]. Life Med., 2024: 3.

[5] Schmucker D L. Liver function and phase I drug metabolism in the elderly-A paradox. Drugs Aging, 2001, 18: 837-851.

[6] Kinirons M T, O'Mahony M S. Drug metabolism and ageing[J]. Br. J. Clin. Pharmacol., 2004, 57: 540-544.

[7] Parkinson A, Mudra D R, Johnson C, et al. The effects of gender, age, ethnicity, and liver cirrhosis on cytochrome P450 enzyme activity in human liver microsomes and inducibility in cultured human hepatocytes[J]. Toxicol. Appl. Pharmacol., 2004, 199: 193-209.

[8] Sotaniemi E A, Arranto A J, Pelkonen O, et al. Age and cytochrome P450-linked drug metabolism in humans: An analysis of 226 subject with equal histopathologic conditions[J]. Clin. Pharmacol. Ther., 1997, 61: 331-339.

[9] Klotz U. Pharmacokinetics and drug metabolism in the elderly[J]. Drug Metab. Rev., 2009, 41: 67-76.

[10] Zhu C, Ikemoto T, Utsunomiya T, et al. Senescence-related genes possibly responsible for poor liver regeneration after hepatectomy in elderly patients[J]. J Gastroenterol Hepatol., 2014, 29: 1102-1108.

[11] Inoue Y, Tanaka R, Fujii K, et al. Surgical outcome and hepatic regeneration after hepatic resection for hepatocellular carcinoma in elderly patients[J]. Dig Surg., 2019, *36*: 289-301.

[12] Shirabe K, Motomura T, Takeishi K, et al. Human early liver regeneration after hepatectomy in patients with hepatocellular carcinoma: special reference to age[J]. Scand J. Surg., 2013, 102: 101-105.

[13] Tsukamoto I, Nakata R, Kojo S, et al. Effect of ageing on rat liver regeneration after partial hepatectomy[J]. Biochem. Mol. Biol. Int., 1993, 30: 773-778.

[14] Sanz N, Díez-Fernández C, Alvarez A M, et al. Age-related changes on parameters of experimentally-induced liver injury and regeneration[J]. Toxicol. Appl. Pharmacol., 1999, 154: 40-49.

[15] Feng S, Goodrich N P, Bragg-Gresham J L, et al. Characteristics associated with liver graft failure: The concept of a donor risk index[J]. Am. J. Transplant., 2006, 6: 783-790.

[16] Braat A E, Blok J J, Putter H, et al. The Eurotransplant donor risk index in liver transplantation: ET-DRI[J]. Am. J. Transplant., 2012, 12: 2789-2796.

[17] Kagansky N, Levy S, Keter D, et al. Non-alcoholic fatty liver disease—a common and benign finding in octogenarian patients[J]. Liver Int., 2004, 24: 588-594.

[18] Frith J, Day C P, Henderson E, et al. Non-alcoholic fatty liver disease in older people[J]. Gerontology., 2009, 55: 607-613.

[19] Chen T P, Lai M, Lin W Y, et al. Metabolic profiles and fibrosis of nonalcoholic fatty liver disease in the elderly: a community-based study[J]. J Gastroenterol Hepatol., 2020, 35: 1636-

1643.

[20] Chung K W. Advances in Understanding of the Role of Lipid Metabolism in Aging[J]. Cells, 2021, 10: 880.

[21] Ogrodnik M, Miwa S, Tchkonia T, et al. Cellular senescence drives age-dependent hepatic steatosis[J]. Nat. Commun., 2017, 8: 15691.

[22] Bertolotti M, Mussi C, Pellegrini E, et al. Age-associated alterations in cholesterol homeostasis: evidence from a cross-sectional study in a northern Italy population[J]. Clin. Interv. Aging, 2014, 9: 425-432.

[23] Millar J S, Lichtenstein A H, Cuchel M, et al. Impact of age on the metabolism of VLDL, IDL, and LDL apolipoprotein B-100 in men[J]. J. Lipid Res., 1995, 36: 1155-1167.

[24] Franchini M. Hemostasis and aging[J]. Crit. Rev. Oncol. Hematol., 2006, 60: 144-151.

[25] Lowe G D, Rumley A, Woodward M, et al. Epidemiology of coagulation factors, inhibitors and activation markers: The third glasgow MONICA survey: I. Illustrative reference ranges by age, sex and hormone use[J]. Br. J. Haematol., 1997, 97: 775-784.

[26] Zoli M, Magalotti D, Bianchi G, et al. Total and functional hepatic blood flow decrease in parallel with ageing[J]. Age Ageing, 1999, 28: 29-33.

[27] Wynne H A, Cope L H, Mutch E, et al. The effect of age upon liver volume and apparent liver blood flow in healthy man[J]. Hepatology, 1989, 9: 297-301.

[28] Marchesini G, Bua V, Brunori A, et al. Galactose elimination capacity and liver volume in aging man[J]. Hepatology, 1988, 8: 1079-1083.

[29] Delire B, Lebrun V, Selvais C, et al. Aging enhances liver fibrotic response in mice through hampering extracellular matrix remodeling[J]. Aging (Albany NY)., 2016, 9: 98-111.

[30] Aging Biomarker C, Bao H, Cao J, et al. Biomarkers of aging[J]. Sci. China-Life Sci., 2023, 66: 893-1066.

[31] Wiemann S U, Satyanarayana A, Tsahuridu M, et al. Hepatocyte telomere shortening and senescence are general markers of human liver cirrhosis[J]. FASEB J., 2002, 16: 935-942.

[32] Irvine K M, Skoien R, Bokil N J, et al. Senescent human hepatocytes express a unique secretory phenotype and promote macrophage migration[J]. World J. Gastroenterol., 2014, 20: 17851-17862.

[33] Wang M J, Chen F, Li J X, et al. Reversal of hepatocyte senescence after continuousin vivocell proliferation[J]. Hepatology, 2014, 60: 349-361.

[34] Shi T, van Soest D M, Polderman P E, et al. DNA damage and oxidant stress activate p53 through differential upstream signaling pathways[J]. Free Radic. Biol. Med., 2021, 172: 298-311.

[35] Rossetti G G, Dommann N, Karamichali A, et al. In vivo DNA replication dynamics unveil aging-dependent replication stress[J]. Cell, 2024,187: 6220-6234.

[36] Kujoth G C, Hiona A, Pugh T D, et al. Mitochondrial DNA mutations, oxidative stress, and apoptosis in mammalian aging[J]. Science, 2005, 309: 481-484.

[37] Gorgoulis V, Adams P D, Alimonti A, et al. Cellular senescence: Defining a path forward[J].

Cell, 2019, 179: 813-827.
[38] Verma S, Tachtatzis P, Penrhyn-Lowe S, et al. Sustained telomere length in hepatocytes and cholangiocytes with increasing age in normal liver[J]. Hepatology, 2012, 56: 1510-1520.
[39] Gohlke S, Mishto M, Textoris-Taube K, et al. Molecular alterations in proteasomes of rat liver during aging result in altered proteolytic activities[J]. Age (Dordr), 2014, 36: 57-72.
[40] Kuang J, Chen L, Tang Q, et al. The role of Sirt6 in obesity and diabetes[J]. Front. Physiol., 2018, 9: 135.
[41] Fan Y, Yang Q, Yang Y, et al. Sirt6 suppresses high glucose-induced mitochondrial dysfunction and apoptosis in podocytes through AMPK activation[J]. Int. J. Biol. Sci., 2019, 15: 701-713.
[42] Kuang J, Zhang Y, Liu Q, et al. Fat-specific Sirt6 ablation sensitizes mice to high-fat diet-induced obesity and insulin resistance by inhibiting lipolysis[J]. Diabetes, 2017, 66: 1159-1171.
[43] Naiman S, Huynh F K, Gil R, et al. SIRT6 promotes hepatic beta-oxidation via activation of PPARα[J]. Cell Rep., 2019, 29: 4127-4143.
[44] Dong X C. Sirtuin 6: A key regulator of hepatic lipid metabolism and liver health[J]. Cells, 2023, 12: 663.
[45] Kolosova N G, Aidagulova S V, Nepomnyashchikh G I, et al. Dynamics of structural and functional changes in hepatocyte mitochondria of senescence-accelerated OXYS rats[J]. Bull Exp. Biol. Med., 2001, 132: 814-819.
[46] Guo Y, Guan T, Shafiq K, et al. Mitochondrial dysfunction in aging[J]. Ageing Res. Rev., 2023, 88: 101955.
[47] De Gaetano A, Gibellini L, Zanini G, et al. Mitophagy and oxidative stress: The role of aging. Antioxidants (Basel), 2021, 10: 794.
[48] Yang B, Yin J, Wang Q. The mechanism of action of mitochondrial dysfunction in the development of non-alcoholic fatty liver disease[J]. J. Clin. Hepa., 2024, 40: 147.
[49] Petersen K F, Befroy D E, Dufour S, et al. Assessment of hepatic mitochondrial oxidation and pyruvate cycling in NAFLD by (13)C magnetic resonance spectroscopy[J]. Cell Metab., 2016, 24: 167-171.
[50] Pedersen J S, Rygg M O, Chrøis K, et al. Influence of NAFLD and bariatric surgery on hepatic and adipose tissue mitochondrial biogenesis and respiration[J]. Nat. Commun., 2022, 13: 2931.
[51] Chen P, Yao L, Yuan M, et al. Mitochondrial dysfunction: A promising therapeutic target for liver diseases[J]. Genes Dis., 2024, 11: 101115.
[52] Gosis B S, Wada S, Thorsheim C, et al. Inhibition of nonalcoholic fatty liver disease in mice by selective inhibition of mTORC1[J]. Science, 2022, 376: eabf8271.
[53] Park J M, Lee D H, Kim D H, et al. Redefining the role of AMPK in autophagy and the energy stress response[J]. Nat. Commun., 2023, 14: 2994.
[54] Peyman M, Babin-Ebell A, Rodríguez-Rodríguez R, et al. SIRT1 regulates hepatic vldlr levels[J]. Cell Commun. Signal., 2024, 22: 297.

[55] Jin J, Iakova P, Jiang Y, et al. The reduction of SIRT1 in livers of old mice leads to impaired body homeostasis and to inhibition of liver proliferation[J]. Hepatology, 2011, 54: 989-998.

[56] Carotti S, Guarino M, Valentini F, et al. Impairment of GH/IGF-1 axis in the liver of patients with HCV-related chronic hepatitis[J]. Horm. Metab. Res., 2017, 50: 145-151.

[57] Li B, Xiao Q, Zhao H, et al. Schisanhenol ameliorates non-alcoholic fatty liver disease via inhibiting miR-802 activation of AMPK-mediated modulation of hepatic lipid metabolism[J]. Acta Pharm. Sin. B, 2024, 14: 3949-3963.

[58] Wang S, Zha L, Cui X, et al. Epigenetic regulation of hepatic lipid metabolism by DNA methylation[J]. Adv. Sci., 2023, 10: e2206068.

[59] Fu S, Yu M, Tan Y, et al. Role of histone deacetylase on nonalcoholic fatty liver disease[J]. Expert Rev. Gastroenterol Hepatol., 2021, 15: 353-361.

[60] Liu B, Yip R, Zhou Z, et al. Chromatin remodeling, DNA damage repair and aging[J]. Curr. Genomics, 2012, 13: 533-547.

[61] Krizhanovsky V, Yon M, Dickins R A, et al. Senescence of activated stellate cells limits liver fibrosis[J]. Cell, 2008, 134: 657-667.

[62] Nie Y Z, Zheng Y W, Taniguchi H. Improving the repopulation capacity of elderly human hepatocytes by decoding aging-associated hepatocyte plasticity[J]. Hepatology, 2022, 76:1030-1045.

[63] Xue W, Zender L, Miething C, et al. Senescence and tumour clearance is triggered by p53 restoration in murine liver carcinomas[J]. Nature, 2007, 445: 656-660.

[64] Rossi D J, Bryder D, Seita J, et al. Deficiencies in DNA damage repair limit the function of haematopoietic stem cells with age[J]. Nature, 2007, 447: 725-729.

[65] Aravinthan A, Scarpini C, Tachtatzis P, et al. Hepatocyte senescence predicts progression in non-alcohol-related fatty liver disease[J]. J. Hepatol., 2013, 58: 549-556.

[66] Schmucker D L. Age-related changes in liver structure and function: Implications for disease ?[J]. Exp. Gerontol. 2005, 40: 650-659.

[67] Baboota R K, Rawshani A, Bonnet L, et al. BMP4 and Gremlin 1 regulate hepatic cell senescence during clinical progression of NAFLD/NASH[J]. Nat. Metab., 2022, 4: 1007-1021.

[68] Hagen T M, Yowe D L, Bartholomew J C, et al. Mitochondrial decay in hepatocytes from old rats: membrane potential declines, heterogeneity and oxidants increase[J]. Proc. Natl. Acad. Sci. U S A, 1997, 94: 3064-3069.

[69] Nan Y M, Wu W J, Fu N, et al. Antioxidants vitamin E and 1-aminobenzotriazole prevent experimental non-alcoholic steatohepatitis in mice[J]. Scand J. Gastroenterol, 2009, 44: 1121-1131.

[70] Ramirez-Tortosa M C, Ramirez-Tortosa C L, Mesa M D, et al. Curcumin ameliorates rabbits's steatohepatitis via respiratory chain, oxidative stress, and TNF-α[J]. Free Radic. Biol. Med., 2009, 47: 924-931.

[71] Baumgardner J N, Shankar K, Hennings L, et al. *N*-acetylcysteine attenuates progression of liver pathology in a rat model of nonalcoholic steatohepatitis[J]. J. Nutr., 2008, 138: 1872-

1879.

[72] Giannakoulis V G, Dubovan P, Papoutsi E, et al. Senescence in HBV-, HCV- and NAFLD-mediated hepatocellular carcinoma and senotherapeutics: Current evidence and future perspective[J]. Cancers (Basel), 2021, 13: 4732.

[73] Tachtatzis P M, Marshall A, Aravinthan A, et al. Chronic hepatitis B virus infection: the relation between hepatitis B antigen expression, telomere length, senescence, inflammation and fibrosis[J]. PLoS One, 2015, 10: e0127511.

[74] Zhou Y, Li G Y, Ren J P, et al. Protection of $CD4^+$ T cells from hepatitis C virus infection-associated senescence via ΔNp63-miR-181a-Sirt1 pathway[J]. J. Leukoc. Biol. 2016, 100: 1201-1211.

[75] Seitz H K, Stickel F. Alcoholic liver disease in the elderly[J]. Clin. Geriatr. Med., 2007, 23: 905-921.

[76] Alisi A, Aravinthan A, Pietrosi G, et al. Hepatocyte expression of the senescence marker p21 is linked to fibrosis and an adverse liver-related outcome in alcohol-related liver disease[J]. PLoS ONE, 2013, 8: e72904.

[77] 中华医学会肝病学分会脂肪肝和酒精性肝病学组，中国医师协会脂肪性肝病专家委员会．非酒精性脂肪性肝病防治指南 (2018 年更新版)[J]. 临床肝胆病杂志，2018, 34: 947-957.

[78] Diehl A M, Day C. Cause, pathogenesis, and treatment of nonalcoholic steatohepatitis[J]. N. Engl. J. Med., 2017, 377: 2063-2072.

[79] Bertolotti M. Nonalcoholic fatty liver disease and aging: Epidemiology to management[J]. World J. Gastroenterol., 2014, 20: 14185-14204.

[80] Riazi K, Azhari H, Charette J H, et al. The prevalence and incidence of NAFLD worldwide: a systematic review and meta-analysis[J]. Lancet Gastroenterol. Hepatol., 2022, 7: 851-861.

[81] Papatheodoridi A M, Chrysavgis L, Koutsilieris M, et al. The Role of Senescence in the Development of Nonalcoholic Fatty Liver Disease and Progression to Nonalcoholic Steatohepatitis[J]. Hepatology, 2020, 71: 363-374.

[82] Engelmann C, Tacke F. The Potential Role of Cellular Senescence in Non-Alcoholic Fatty Liver Disease[J]. Int. J. Mol. Sci., 2022, 7, 23: 652.

[83] Xu M, Pirtskhalava T, Farr J N, et al. Senolytics improve physical function and increase lifespan in old age[J]. Nat. Med., 2018, 24: 1246-1256.

[84] Islam MT, Tuday E, Allen S, et al. Senolytic drugs, dasatinib and quercetin, attenuate adipose tissue inflammation, and ameliorate metabolic function in old age[J]. Aging Cell, 2023, 22.

[85] Yousefzadeh M J, Zhu Y, McGowan S J, et al. Fisetin is a senotherapeutic that extends health and lifespan[J]. EBioMedicine, 2018, 36: 18-28.

[86] Zhou Z S, Kong C F, Sun J R, et al. Fisetin ameliorates alcohol-induced liver injury through regulating SIRT1 and SphK1 pathway[J]. Am. J. Chin. Med., 2022, 50: 2171-2184.

[87] Liu X F, Long H J, Miao X Y, et al. Fisetin inhibits liver cancer growth in a mouse model: Relation to dopamine receptor[J]. Oncol. Rep., 2017, 38: 53-62.

[88] Liou C J, Wei C H, Chen Y L, et al. Fisetin protects against hepatic steatosis through regulation of the Sirt1/AMPK and fatty acid β-oxidation signaling pathway in high-fat diet-induced obese mice[J]. Cell. Physiol. Biochem., 2018, 49: 1870-1884.
[89] Lin C W, Zhang H, Li M, et al. Pharmacological promotion of autophagy alleviates steatosis and injury in alcoholic and non-alcoholic fatty liver conditions in mice[J]. J. Hepatol., 2013, 58: 993-999.
[90] Zhu J, Wu J, Frizell E, et al. Rapamycin inhibits hepatic stellate cell proliferation in vitro and limits fibrogenesis in an in vivo model of liver fibrosis[J]. Gastroenterology, 1999, 117: 1198-204.
[91] Martin-Montalvo A, Mercken E M, Mitchell S J, et al. Metformin improves healthspan and lifespan in mice[J]. Nat. Commun., 2013, 4: 2192.
[92] Garcêz L S, Avelar C R, Fonseca N S, et al. Effect of dietary carbohydrate and lipid modification on clinical and anthropometric parameters in nonalcoholic fatty liver disease: a systematic review and meta-analysis[J]. Nutr. Rev., 2021, 79: 1321-1337.
[93] Foretz M, Hébrard S, Leclerc J, et al. Metformin inhibits hepatic gluconeogenesis in mice independently of the LKB1/AMPK pathway via a decrease in hepatic energy state[J]. J. Clin. Invest., 2010, 120: 2355-2369.
[94] Lange N F, Radu P, Dufour J F. Prevention of NAFLD-associated HCC: Role of lifestyle and chemoprevention[J]. J. Hepatol., 2021, 75: 1217-1227.
[95] Zhang B, Feng Y, Lu J. Progress in the treatment of metabolic-related fatty liver disease[J]. Altern. Ther. Health Med., 2023, 29.
[96] Han Y M, Lee Y J, Jang Y N, et al. Aspirin improves nonalcoholic fatty liver disease and atherosclerosis through regulation of the PPARδ-AMPK-PGC-1α pathway in dyslipidemic conditions[J]. Biomed. Res. Int., 2020, 2020: 7806860.
[97] Sun Y, Liu B, Xie J, et al. Aspirin attenuates liver fibrosis by suppressing TGF-β1/Smad signaling[J]. Mol. Med. Rep., 2022, 25.
[98] Liu Y, Nong L, Jia Y, et al. Aspirin alleviates hepatic fibrosis by suppressing hepatic stellate cells activation via the TLR4/NF-κB pathway[J]. Aging (Albany NY). 2020, 12: 6058-6066.
[99] Simon T G, Wilechansky R M, Stoyanova S, et al. Aspirin for metabolic dysfunction-associated steatotic liver disease without cirrhosis: a randomized clinical trial[J]. JAMA, 2024, 331: 920-929.
[100] Lu C, Xing H, Yang L, et al. Resveratrol ameliorates high-fat-diet-induced abnormalities in hepatic glucose metabolism in mice via the AMP-activated protein kinase pathway[J]. Evid. Based Complement Alternat. Med., 2021, 2021: 6616906.
[101] Kessoku T, Imajo K, Honda Y, et al. Resveratrol ameliorates fibrosis and inflammation in a mouse model of nonalcoholic steatohepatitis[J]. Sci. Rep., 2016, 6: 22251.
[102] Ma Z, Zhang Y, Li Q, et al. Resveratrol improves alcoholic fatty liver disease by downregulating HIF-1α expression and mitochondrial ROS production[J]. PLoS One, 2017, 12: e0183426.

[103] Yang G, Zhan J, Yang Y, et al. Inhibitory effects of oxyresveratrol on ERK and Smad1/2 phosphorylation and HSC activation in preventing carbon tetrachloride-induced rat liver fibrosis[J]. Food Sci. Human Wellness, 2021, 10: 6-12.

[104] Zhou L, Fu X, Jiang L, et al. Arbutin increases Caenorhabditis elegans longevity and stress resistance[J]. PeerJ, 2017, 5: e4170.

[105] Bi Y, Li X, Wei H, et al. Resveratrol improves emamectin benzoate-induced pyroptosis and inflammation of Ctenopharyngodon idellus hepatic cells by alleviating oxidative stress/ endoplasmic reticulum stress[J]. Fish Shellfish Immunol., 2023, 142: 109148.

[106] Wang R, Mu J. Arbutin attenuates ethanol-induced acute hepatic injury by the modulation of oxidative stress and Nrf-2/HO-1 signaling pathway[J]. J. Biochem. Mol. Toxicol, 2021, 35: e22872.

[107] Jiang T, Xiao Y, Zhou J, et al. Corrigendum to Arbutin alleviates fatty liver by inhibiting ferroptosis via FTO/SLC7A11 pathway[J]. Redox Biol., 2024, 69: 102974.

[108] Lee D E, Lee S J, Kim S J, et al. Curcumin ameliorates nonalcoholic fatty liver disease through inhibition of *O*-Glc-*N*-acylation[J]. Nutrients., 2019, 11: 2702.

[109] Rezzani R, Franco C, Rodella L F. Curcumin as a therapeutic strategy in liver diseases[J]. Nutrients., 2019, 11: 2498.

[110] Qi X, Zheng S, Ma M, et al. Curcumol suppresses CCF-mediated hepatocyte senescence through blocking LC3B-lamin B1 interaction in alcoholic fatty liver disease[J]. Front. Pharmacol., 2022, 13: 912825.

[111] Sun Y, Peng M L. Recent advances in curcumin and its derivatives for treatment of liver diseases[J]. Yao Xue Xue Bao, 2014, 49: 1483-1490.

[112] Yang M, Yan R, Sha R, et al. Epigallocatechin gallate alleviates non-alcoholic fatty liver disease through the inhibition of the expression and activity of Dipeptide kinase 4[J]. Clin. Nutr., 2024, 43: 1769-1780.

[113] Zhang J K, Zhou X L, Wang X Q, et al. Que Zui tea ameliorates hepatic lipid accumulation and oxidative stress in high fat diet induced nonalcoholic fatty liver disease[J]. Food Res. Int. 2022, 156: 111196.

[114] Wang Y, Fan Z, Yang M, et al. Protective effects of E Se tea extracts against alcoholic fatty liver disease induced by high fat/alcohol diet: In vivo biological evaluation and molecular docking study[J]. Phytomedicine. 2022, 101: 154113.

[115] Hofer S J, Daskalaki I, Bergmann M, et al. Spermidine is essential for fasting-mediated autophagy and longevity[J]. Nat. Cell Biol., 2024, 26: 1571-1584.

[116] Ma L, Ni Y, Hu L, et al. Spermidine ameliorates high-fat diet-induced hepatic steatosis and adipose tissue inflammation in preexisting obese mice[J]. Life Sci., 2021, 265: 118739.

[117] Shi B, Wang W, Ye M, et al. Spermidine suppresses the activation of hepatic stellate cells to cure liver fibrosis through autophagy activator MAP1S[J]. Liver Int., 2023, 43: 1307-1319.

[118] Zhang J, Zhang T, Chen Y, et al. Spermidine mitigates ferroptosis in free fatty acid-induced AML-12 cells through the ATF4/SLC7A11/GCLM/GPx4 pathway[J]. Biochim Biophys Acta

Mol. Cell Biol. Lipids, 2024, 1869: 159560.

[119] Zhang H, Ryu D, Wu Y, et al. NAD^+ repletion improves mitochondrial and stem cell function and enhances life span in micep[J]. Science, 2016, 352: 1436-1443.

[120] Li D J, Sun S J, Fu J T, et al. NAD^+-boosting therapy alleviates nonalcoholic fatty liver disease via stimulating a novel exerkine Fndc5/irisin[J]. Theranostics, 2021, 11: 4381-4402.

[121] Dall M, Hassing A S, Niu L, et al. Hepatocyte-specific perturbation of NAD^+ biosynthetic pathways in mice induces reversible nonalcoholic steatohepatitis-like phenotypes[J]. J. Biol. Chem., 2021, 297: 101388.

[122] Assiri M A, Ali H R, Marentette J O, et al. Investigating RNA expression profiles altered by nicotinamide mononucleotide therapy in a chronic model of alcoholic liver disease[J]. Hum. Genomics, 2019, 13: 65.

[123] Liu P, Mao Y, Xie Y, et al. Stem cells for treatment of liver fibrosis/cirrhosis: clinical progress and therapeutic potential[J]. Stem Cell Res. Ther., 2022, 13: 356.

[124] Zhang X, Song W, Zhang M, et al. Identification of differentially expressed miRNAs and key genes involved in the progression of alcoholic fatty liver disease using rat models[J]. Clin. Res. Hepatol. Gastroenterol., 2022, 46: 102012.

[125] Alison M R, Poulsom R, Jeffery R, et al. Hepatocytes from non-hepatic adult stem cells[J]. Nature, 2000, 406: 257.

[126] Zhang Z, Lin H, Shi M, et al. Human umbilical cord mesenchymal stem cells improve liver function and ascites in decompensated liver cirrhosis patients[J]. J Gastroenterol Hepatol., 2012, 2: 112-120.

[127] Shi M, Zhang Z, Xu R, et al. Human mesenchymal stem cell transfusion is safe and improves liver function in acute-on-chronic liver failure patients[J]. Stem Cells Transl. Med., 2012, 1: 725-731.

[128] Dalakas E, Newsome P N, Boyle S, et al. Bone marrow stem cells contribute to alcohol liver fibrosis in humans[J]. Stem Cells Dev., 2010, 19: 1417-1425.

[129] Chen B, Wang Y H, Qian J Q, et al. Human mesenchymal stem cells for hepatitis B virus-related acute-on-chronic liver failure: a systematic review with meta-analysis[J]. Eur. J. Gastroenterol. Hepatol., 2018, 30: 1224-1229.

[130] Kim D, Konyn P, Cholankeril G, et al. Physical activity is associated with nonalcoholic fatty liver disease and significant fibrosis measured by fibroscan[J]. Clin. Gastroenterol. Hepatol., 2022, 20: e1438-e1455.

[131] Golbidi S, Mesdaghinia A, Laher I. Exercise in the metabolic syndrome[J]. Oxidative Med. Cell. Longev., 2012, 2012: 349710.

第 13 章

衰老相关卵巢疾病的干预

卵巢作为女性独有的重要器官，兼具生殖和内分泌两大功能。作为生殖器官，它负责产生卵子；作为内分泌器官，它分泌性激素（主要是雌激素和孕激素），从而保障女性的正常生长发育，维持身体健康及生育功能。延缓卵巢衰老，是干预女性个体衰老的重要环节之一，这是因为卵巢衰老不仅会引起激素、组织和细胞层面的改变，还会对其他器官产生系统性影响，进而导致一系列的负面健康问题。女性在成年早期便会经历与卵巢衰老相关的功能变化，这些变化通常从 30 岁左右（生育能力开始下降的平均年龄）起始。随着年龄的增长，发生妊娠并发症的概率也会相应增大。当母亲年龄在 35 岁及以上时，妊娠可能会被认为是高危情况。在 45～55 岁之间，女性会步入更年期，此时会出现明显的生殖功能衰退和激素水平下降，直至闭经[1]。本章将着重阐述卵巢衰老的特征和机制、衰老相关的卵巢疾病，以及基于衰老干预的卵巢疾病治疗策略。

13.1 卵巢的结构、组成和功能

13.1.1 卵巢的结构和组成

卵巢作为女性的生殖腺，左右各一，分别位于盆腔内两侧输卵管的后下方。外观成灰红色，质地较韧硬，呈扁平的椭圆形。其结构从外至内可分为四层（图 13.1）：①生殖上皮，覆盖在卵巢表面的单层立方或扁平上皮；②白膜，位于生殖上皮下方，由一层致密结缔组织构成；③皮质，位于白膜下方，主要由卵泡和结缔组织组成，是卵巢的主要部分；④髓质，位于卵巢的中央，不含卵泡，由疏松结缔

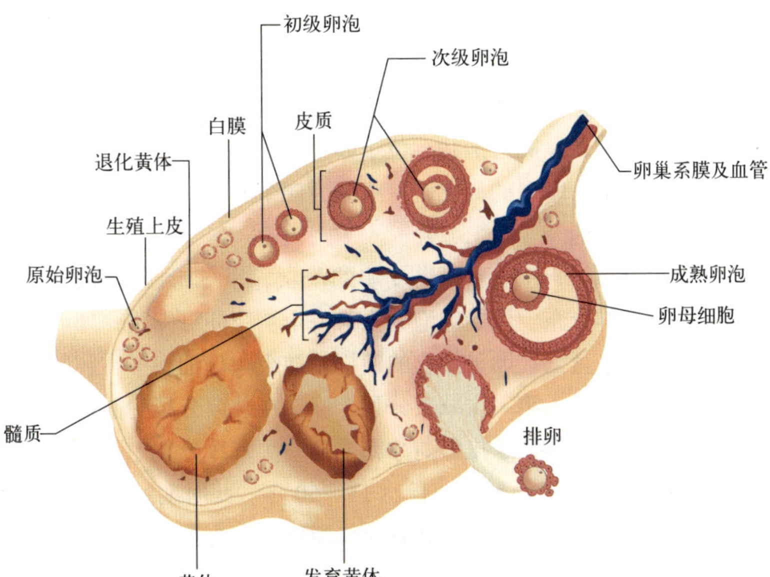

图 13.1　卵巢的结构

组织构成，内含丰富的血管、淋巴管和神经。

卵巢基质作为卵巢的重要组成部分，可分为皮质基质和髓质基质两部分，它主要由结缔组织构成，对卵巢的结构和功能起支持作用。皮质基质较致密，内含较多的梭形细胞和大量的网状纤维和少量的弹性纤维，纤维和细胞呈条索状排列。髓质基质属于疏松结缔组织，其中弹性纤维、血管、淋巴管和神经的含量较高，梭形细胞较少，此外还有少量的平滑肌细胞。基质中的梭形细胞（又称基质细胞），多排列成丛状或旋涡状，其结构与平滑肌细胞或成纤维细胞相似。在卵巢门部靠近系膜的位置，卵巢基质中还存在一种上皮样细胞，这种细胞的结构与睾丸间质细胞类似，胞质内富含胆固醇和脂色素等物质，具有分泌雄激素的功能，被称为门细胞。

13.1.2 卵巢的生殖功能

卵巢在人类后代的繁衍过程中发挥着至关重要的作用。它通过卵细胞的发生、卵泡的发育、排卵、黄体的形成和退化等一系列过程，来实现其生殖功能。

（1）卵细胞的发生

原始生殖细胞（PGC）起源于靠近尿囊的卵黄囊壁内胚层。从胚胎发育第 25 天开始，PGC 以变形运动的方式沿着后肠的背侧系膜向生殖嵴迁移。到胚胎第 6 周时，约有 1000 个 PGC 进入生殖嵴[2]。在女性群体中，原始生殖细胞进入性腺后即称为卵原细胞，并携带一些中胚叶细胞，这些细胞日后将分化为颗粒细胞（GCs）。在胚胎发育的第 6～8 周，卵原细胞通过有丝分裂不断增殖；到了胚胎发育的第 8～11 周，部分卵原细胞开始进行第一次减数分裂，这标志着它们向初级卵母细胞的转变。

（2）卵泡的发育

卵泡由一个卵母细胞和围绕在其周围的多个颗粒细胞构成，它是卵母细胞发生与发育的基本功能单位，呈圆形泡状，位于卵巢皮质。卵泡的发育是一个持续的生长过程，其结构会发生一系列的变化，一般分为四个发育阶段：原始卵泡、初级卵泡、次级卵泡和成熟卵泡[3]（图 13.2）。

❶ **原始卵泡**。原始卵泡位于卵巢皮质的浅层，呈球形，直径约 50～80 μm，数量众多，常可见成群分布。原始卵泡中央为一个初级卵母细胞，外周的原始颗粒细胞是单层扁平形状，紧贴在卵母细胞的四周。初级卵母细胞早在胚胎发育时期由卵原细胞形成，并随即进入第一次减数分裂，停滞在减数分裂的前期，直至该细胞所处的卵泡开始生长、成熟，于排卵前才完成第一次减数分裂。因此，原始卵泡内的初级卵母细胞可能停滞于分裂前期长达 15～50 年。此时期的原始颗粒细胞主要具有支持和营养作用，能合成蛋白质和其他代谢物质，为形成透明带和卵泡液等作准备，但不合成和分泌类固醇激素。原始卵泡是处于静息状态的卵泡，一般不随年龄的增长而变化。

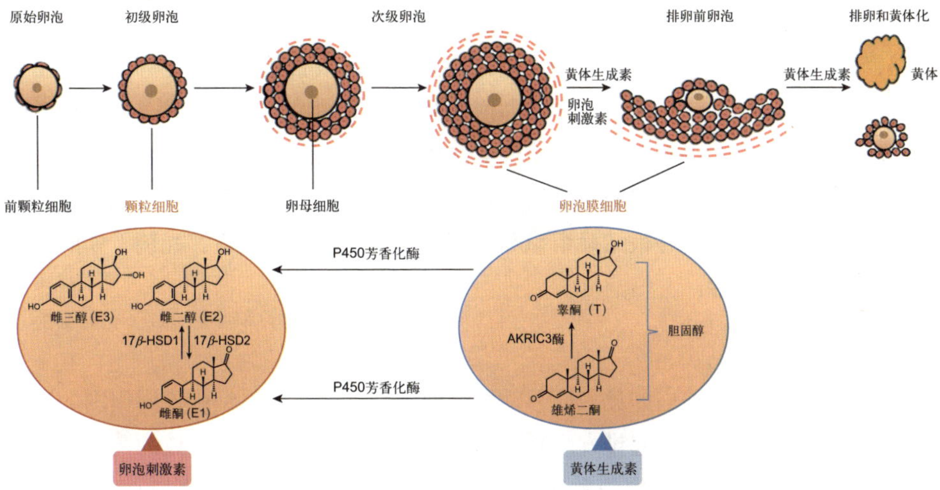

图 13.2　不同阶段的卵泡和卵巢激素的生成

❷ 初级卵泡。初级卵泡是部分原始卵泡在卵泡刺激素（FSH）和黄体生成素（LH）的作用下开始生长发育而成的。此时期卵泡内的初级卵母细胞体积逐渐增大，颗粒细胞由单层扁平变成单层立方，并继续增生为复层。随着整个卵泡体积变大，卵泡多移向卵巢皮质的深层。初级卵泡生长至约 1～2 层立方形颗粒细胞时，卵母细胞和颗粒细胞间出现一层嗜酸性均质状的环形膜，称为透明带（ZP），其厚度可达 10～12 μm，内含糖蛋白和透明质酸，这些物质富含多糖，因此能够与 PAS 染色剂（高碘酸 - 席夫试剂）发生特异性反应而显色，即 PAS 反应阳性。

❸ 次级卵泡。次级卵泡是初级卵泡进一步生长所形成的，卵泡体积更大，颗粒细胞层数更多，其最大的特点是在颗粒细胞间出现腔隙，称为卵泡腔。此时的卵泡也称为窦状卵泡（AF），直径可达 0.1～0.2 mm。当颗粒细胞生长至 2～6 层时，起初在颗粒细胞间出现一些散在的细胞腔隙，内含液体成分，以后这些腔隙逐渐合并成一个半月形的卵泡腔，其内的液体称为卵泡液。随着卵泡的增大，卵泡腔的体积也增大，腔内的卵泡液增多。随着卵泡腔的形成，颗粒细胞逐步分化成两种不同类型的细胞——卵巢颗粒细胞（MGCs）和卵丘颗粒细胞（CCs）。卵巢颗粒细胞（MGCs）分布在卵泡腔周边，排列成数层，称为颗粒层，颗粒层构成卵泡壁；卵丘颗粒细胞简称为卵丘细胞，呈柱状，直接围绕在卵子周围，居于卵泡腔的一侧，并向腔内形成一个丘状的隆起，称为卵丘。卵丘形成后，卵母细胞周围的放射冠细胞呈柱状，其放射状排列更加明显。

❹ 成熟卵泡。成熟卵泡是卵泡发育至排卵前的最后阶段，一般在每一个月经周期中，卵巢中有一个次级卵泡迅速生长并形成成熟卵泡。成熟卵泡体积很大，直径可达 20 mm 以上。卵泡腔扩大，卵泡液增多，壁颗粒层细胞层数变少，剩 2～3 层。内外两层分界明显，内膜增厚。

❺ 闭锁卵泡。闭锁卵泡是处于退化的卵泡，卵巢内的绝大多数卵泡不能发育成熟，因而在其生长的各个阶段趋于退化。卵泡闭锁从胎儿时期就已开始，出生后一直持续到生殖期。成人卵巢中原始卵泡和初级卵泡的退化最为多见，其闭锁时的形态结构与卵泡的大小有关。发育晚期的次级卵泡闭锁时结构变化较复杂，卵泡膜细胞存留时间长，其细胞体积一度增大，形成多边形的上皮样细胞，胞质内充满脂滴，类似于黄体细胞，并被结缔组织和毛细血管分隔成细胞团索，光镜下如同退变的黄体，称为间质腺。

（3）排卵

排卵是指成熟卵泡向卵巢表面移动，卵泡破裂，次级卵母细胞连同周围的透明带、放射冠、卵泡液等一起排入腹膜腔的过程。排卵前，在垂体释放的黄体生成素高峰作用下，成熟卵泡发生一系列形态与功能变化。卵泡液迅速增加，内压升高，卵泡壁、卵泡膜、白膜和卵巢表面上皮均变薄，放射冠和卵丘之间也逐渐脱离。卵泡增大，突向卵巢表面，形成一富含卵泡的、薄壁的囊状隆起，称为卵泡小斑。最后由于小斑处局部缺血，胶原蛋白酶和透明质酸酶溶解结缔组织，黄体生成素刺激颗粒细胞合成前列腺素，使卵泡膜外层的平滑肌收缩等多种因素共同作用，导致小斑破裂。于是，次级卵母细胞及其周围的透明带、放射冠细胞随卵泡液一起从卵巢内排入腹膜腔，进入输卵管。排卵后，卵巢破口由卵泡液、血液、颗粒层和结缔组织细胞凝聚、填补和修复。

（4）黄体的形成和退化

成熟卵泡排卵后，由卵泡壁颗粒细胞和卵泡膜细胞分化形成的一群内分泌细胞团，新鲜时呈黄色，故称黄体（CL）。排卵后，卵泡壁塌陷，向卵泡腔内形成皱褶，卵泡壁颗粒细胞和卵泡膜细胞开始向卵泡腔内侵入，并有丰富的毛细血管和少量结缔组织侵入生长。同时在黄体生成素的作用下，细胞体积增大，胞质内类脂和脂色素含量增多，使胞质呈现黄色。此时卵泡颗粒细胞称为人颗粒黄体（hGL）细胞。黄体的主要功能是分泌孕激素（P）及少量的雌激素。孕激素由颗粒黄体细胞产生，雌激素则由颗粒黄体和卵泡膜细胞（TCS）两种细胞协同合成。黄体的发育、结构变化及其功能状态取决于排卵后是否受精。如未受精，黄体生成素浓度下降，黄体维持约 10～14 天后即开始迅速缩小和退化，这种黄体称为月经黄体。若受精，黄体在胎儿分泌的人绒毛膜促性腺激素的作用下，可继续发育增大，直径能达 4～5 cm，并能保持约 6 个月，这种黄体称为妊娠黄体，可以分泌松弛素。

13.1.3 卵巢的内分泌功能

卵巢是分泌性激素的器官，主要的内分泌组织包括卵泡和黄体，主要的内分泌细胞有卵泡膜细胞、颗粒细胞及黄体细胞。其主要功能是合成并分泌甾体类激素，如雌激素、孕激素等，同时还产生各种肽类激素，以实现对卵子发育和排出的局部调节。这些激素会释放至血循环中，进而对诸多靶器官——如生殖器官、下丘脑、垂体、脂肪、骨骼、肾脏和肝脏等发挥作用。

（1）甾体类激素

❶ 雌激素。雌激素在女性体内主要由发育中的卵泡、黄体、胎盘产生，其他组织如肝、肾上腺、乳腺、脂肪组织也能产生部分雌激素。天然雌激素包括雌酮（E1）、雌二醇（E2）和雌三醇（E3），其中雌二醇的生物活性最强，雌酮次之，雌三醇最弱，其活性比例为 100∶10∶3。一般认为，雌二醇是卵巢分泌的主要激素，雌三醇是前两者的代谢产物，而不是卵巢的分泌产物。颗粒细胞不能合成雄激素，但却具有将雄激素转化为雌激素的芳香化酶活性。因此，卵巢颗粒细胞内生成的雌酮和雌二醇分别由卵泡膜细胞生成的雄烯二酮转化而来（图 13.2）。雌激素的大部分生物学作用是通过雌激素与其受体的结合而产生的。雌激素受体分布广泛，除生殖道及乳腺外，肝、皮肤黏膜、脂肪、骨骼、肾、脑、心血管等均有雌激素受体存在。因而，雌激素除了具备促生殖、乳腺增生发育和第二性征形成的功能外，还具有广泛的全身效应，具体表现为：维持骨吸收与骨形成的平衡；增强胰岛素敏感性，以改善胰岛素抵抗和糖耐量异常状况；促进体内脂肪呈女性化分布及蛋白质合成；调节血脂和血液黏稠度；保护心血管和神经系统；同时在抗皮肤老化、加速皮肤伤口愈合、促进毛发生长以及抑制皮脂腺分泌等方面均发挥着重要作用[4]。

❷ 孕激素。孕激素是一种主要由卵巢黄体细胞分泌的类固醇激素，包括孕酮、17*α*-羟孕酮（17*α*-OHP）和 20*α*-羟孕酮，其中孕酮的生物活性最强。在卵泡早期，机体并不合成孕酮，这是因为卵泡内缺乏血管供应，导致 GCs 缺乏合成孕酮所必需的原料——低密度脂蛋白胆固醇。当 LH 排卵峰出现时，排卵前卵泡的 GCs 发生黄素化，激活胆固醇侧链裂解酶、17*α*-羟化酶等，使胆固醇转化为孕酮。此时，卵巢颗粒细胞和卵泡膜 - 间质细胞开始分泌少量孕酮。进入黄体期后，孕激素由卵巢黄体细胞合成。排卵后，血管侵入颗粒细胞层，使黄体颗粒细胞内合成孕酮所需的胆固醇增加，因此孕酮的合成和分泌量逐渐增加，至排卵后 7～8 天黄体峰期，孕酮的分泌量达到高峰，之后则逐渐下降，到月经来潮时降至卵泡期水平。孕激素与靶细胞膜上的孕激素受体结合，随后进入核内，通过影响相应基因的转录过程而发挥生物效应。孕激素对子宫内膜上皮细胞增殖的负调控作用可阻止雌激素对子宫内膜的增生刺激，进而引发子宫内膜呈现的分泌样变化，有利于受精卵在子宫内膜上着床；在妊娠期及分娩期，孕激素通过抑制免疫排斥反应等机制有利于维持妊娠，因此在妊娠末期，孕激素浓度迅速下降被认为是分娩发动的关键因素[5]。

❸ 雄激素。雄激素属于含 19 个碳原子的类固醇激素，主要包括睾酮（T）、脱氢表雄酮（DHEA）、雄烯二酮和雄酮这 4 种活性形式。其生物活性比为 100:16:12:10，合成前体均为胆固醇。卵巢间质细胞和门细胞主要负责合成与分

泌睾酮，卵泡膜细胞主要合成和分泌雄烯二酮（图 13.2）。睾酮在 5α-还原酶的作用下可转化为双氢睾酮（DHT）。女性体内雄激素通过两种受体起作用，一是睾酮受体，存在于中肾管系、肌肉、脑、骨髓等部位；二是双氢睾酮受体，位于皮肤毛囊、皮脂腺、阴蒂等部位。卵巢分泌的少量雄激素，一方面作为合成雌激素的前体物质，另一方面可促进阴毛、腋毛生长，保持正常性欲，促进少女青春期的生长发育 [6]。

（2）肽类激素

卵巢除分泌甾体激素外，还分泌多肽激素和生长因子，主要包括松弛素、卵泡抑素、细胞因子等。

❶ 松弛素。松弛素（RLX）是一种主要由卵巢黄体和胎盘组织分泌的小分子多肽激素。它能够与细胞内糖皮质激素受体结合，并通过调控相关基因的表达发挥作用。此外，松弛素对有些刺激因子的信号通路有间接的作用，如内皮素 -1 和血管紧张素Ⅱ。松弛素广泛作用于生殖系统、心血管、肾、肺、肝等器官，发挥着广泛的生物学作用，包括抗纤维化、血管扩张、心肌保护、促进伤口愈合等。其基本功能是调节子宫及产道细胞外基质的组成，尤其是降低细胞外间质的胶原纤维的含量，从而引起子宫和产道的舒张，这对维持胎儿在宫内的生长和顺利分娩有着重要意义。

❷ 卵泡抑素。卵泡抑素（FS）是一种多功能糖蛋白，主要由卵巢、睾丸、垂体、肝脏、骨骼肌和脂肪等多种组织分泌，在生殖调控、肌肉生长、代谢平衡等方面发挥重要作用。在卵巢中，卵泡抑素主要由颗粒细胞分泌，通过抑制激活素（activin）降低垂体基础卵泡刺激素合成，并可减弱垂体对促性腺激素释放激素（GnRH）的敏感性。

❸ 细胞因子。细胞因子是指由免疫细胞（如 T 细胞、B 细胞、单核 - 巨噬细胞等）和某些非免疫细胞（如表皮细胞、血管内皮细胞、成纤维细胞等）经刺激后合成、分泌的一类具有生物活性的小分子蛋白或多肽的总称。卵巢内细胞因子包括胰岛素样生长因子、表皮生长因子、白细胞介素-1 和血管内皮生长因子等，它们以自分泌和旁分泌方式对卵巢排卵和性激素生成发挥重要的调节作用。

13.2 卵巢衰老的特征与机制

13.2.1 卵巢衰老的特征

卵巢衰老是指女性卵巢储备和功能逐渐衰退直至衰竭的过程，受遗传、环境、社会心理、生活方式等多种因素影响，其核心特征是卵泡数量和卵子质量的下降，最终表现为不育乃至绝经，并影响全身多个系统和器官。接下来，我们将从卵巢功能、组织结构、细胞和分子四个层次的变化来详细描述卵巢衰老的特征（图 13.3）。

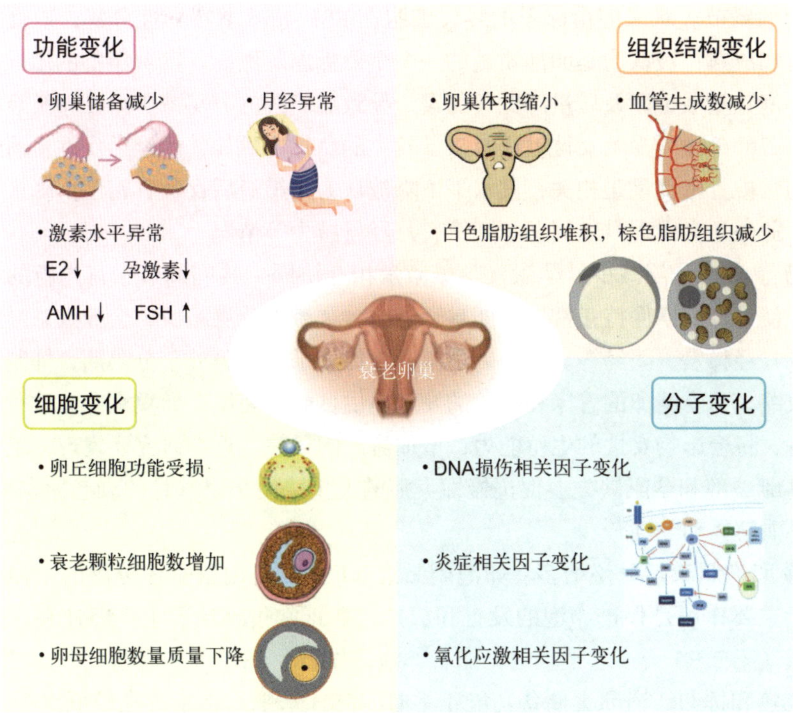

图 13.3　卵巢衰老的特征

（1）功能变化

❶ 卵巢储备功能减退。卵巢储备指卵巢内卵泡的数量和质量，是评估女性生殖潜力的一个重要指标。卵巢衰老的一个显著特征是卵巢内卵泡数量减少。在出生时卵泡数量就已经固定，原始卵泡无法继续增殖，此时卵巢中大约存在 200 万个处于静息状态的原始卵泡。在幼童期，原始卵泡会以“非促性腺激素依赖”的方式不断凋亡。青春期时，卵巢中只剩下 30 万～50 万个卵泡。到 37 岁时，卵泡闭锁现象增加，大约仅存 2.5 万个卵泡。而更年期以后，卵泡数量持续加速下降，最终只剩下约 1000 个卵泡 [7]。

此外，卵泡质量也随年龄增长而呈现出下降趋势。卵泡的质量定义为卵母细胞重新启动减数分裂过程、受精和植入前发育的能力。在临床上，可通过超声检查直接观察卵泡的生长、大小、形态以及具体的排出情况，从而判断卵泡的质量。通常来说，直径达 18～25 mm、外形饱满、呈圆形或椭圆形且内壁薄而清晰的成熟卵泡，质量相对较好。若卵泡较小，则说明其为质量比较差。但需注意，卵泡并非直径越大越好。若卵泡成熟后未能破裂排卵，则会持续增大至 30～40 mm，并最终丧失排卵能力。

❷ 雌二醇分泌减少。雌二醇是雌激素中最主要且生物活性最强的一种甾体类激素，它分为 α、β 两种亚型，在人体组织中呈现出差异表达 [8]，参与体内多种生

理过程的调节。雌二醇由卵巢的颗粒细胞在 FSH 刺激下特异性分泌，以促进卵泡的发育和成熟，被认为是卵泡质量的一个重要标志。然而，随着年龄的增长，因女性的卵泡数量减少以及质量降低等因素，导致雌二醇的分泌减少。在卵巢衰老过程中，雌二醇分泌减少给女性健康带来了较大的负担。例如，绝经后女性血清雌二醇水平与腰椎骨密度呈正相关，其水平下降被认为是绝经后女性骨密度下降最关键的激素，此外还会出现月经周期不规律、月经量减少等情况。

❸ 孕激素分泌减少。孕激素与雌激素相互协同，共同调节子宫内膜的增生和分泌，使月经周期保持正常。当卵巢衰老时，孕激素分泌减少，会导致月经周期紊乱，如月经稀发、闭经等。此外，孕激素能促使子宫内膜处于分泌期，抑制子宫平滑肌收缩，为受精卵的着床和胚胎的发育提供良好的环境。卵巢衰老导致孕激素分泌减少，将会影响女性的生殖能力，增加流产的风险。近期研究还发现，绝经诱导的 17β-雌二醇和孕酮缺失会促进慢性炎症的发生，使小鼠软骨的衰老标志物增多，加剧基质解体和变性 [9]。

❹ 卵泡刺激素分泌增多。卵泡刺激素（FSH）是由脑垂体分泌的一种糖蛋白激素，主要作用是促进卵泡的发育和成熟。在正常生理情况下，FSH 在月经周期的早期（第 2～5 天）水平较低，随着卵泡的发育，FSH 水平逐渐上升，以支持卵泡的成熟和排卵。当卵巢储备功能正常时，FSH 水平通常维持在较低水平（≤ 10 IU/L），这表明卵巢对垂体分泌的 FSH 反应良好。随着卵巢衰老，卵巢对 FSH 的敏感性降低，垂体需要分泌更多的 FSH 来刺激卵泡的发育，因此 FSH 水平会升高。当 FSH 水平持续升高（如连续两个月大于 25 IU/L），提示卵巢功能减退。如果FSH水平大于40 IU/L，通常意味着卵巢功能衰竭，进入了绝经期 [10]。综上所述，高水平的 FSH 表明卵巢储备功能下降，卵子数量减少、质量降低，进而导致排卵障碍、受精卵着床率降低，从而影响生育能力。FSH 水平升高会直接影响卵巢功能，导致卵泡发育异常和性激素分泌合成减少，临床表现为月经周期紊乱（如月经稀发、闭经）。同时，伴随雌激素水平下降，可能诱发血管舒缩症状（如潮热、盗汗）、神经精神症状（如烦躁、失眠）等，呈现更年期特征性衰老 [11]。

❺ 抗米勒管激素水平降低。抗米勒管激素（AMH）是由窦前卵泡和小窦卵泡的颗粒细胞分泌的一种二聚体糖蛋白，其水平与卵巢内卵泡的数量直接相关。窦前卵泡是卵泡发育的早期阶段，处于原始卵泡和窦卵泡之间。具有卵泡腔的次级卵泡或成熟卵泡则被称为窦卵泡；小窦卵泡是窦卵泡中直径较小的卵泡。AMH 分泌基本不受月经周期的影响，因此，相较于 E2、FSH 和 LH 等指标，它能直接、有效地预测卵巢储备和功能，被视为预测更年期和卵巢储备的一个重要生物标志物 [12]。AMH 水平与年龄呈负相关趋势，在绝经女性体内无法被检测到 [13]。有研究表明，AMH 水平相较于实际年龄，能够更加准确地反映女性的生殖健康状况，并对更年期进行预测 [14]。此外，AMH 的缺失会诱发卵巢募集更多的原始卵泡，加快其耗竭进程，从而导致卵巢过早衰老 [15]。

❻ 月经异常。月经异常是卵巢衰老过程中常见的现象。女性的月经周期约为28天，由月经期、卵泡期、排卵期、黄体期四个阶段组成。在卵巢分泌多种激素的刺激下，子宫内膜发生周期性脱落，导致阴道出血，形成月经。已知月经周期的激素变化颇为复杂，如FSH、LH、E2和P等这些激素各自发挥着不同的作用，相互协调，促使月经正常发生[16-18]。卵巢衰老会引发卵巢功能的下降，导致雌激素和孕激素分泌发生变化，从而影响子宫内膜的生长，进而出现月经推迟、月经周期不规律、月经量减少等异常现象。另有研究表明，月经周期长度缩短与卵巢储备减少显著相关，这可能是卵巢衰老的一个早期标志[19]。

（2）组织结构变化

❶ 卵巢重量降低和体积缩小。随着年龄的增长，卵泡的数量和直径会逐渐减少，相应地，卵巢也逐步萎缩并呈现出褶皱样、无光泽的外观。卵巢重量降低和体积缩小是卵巢衰老最直观的标志。卵巢重量在育龄期达到峰值而后便逐渐降低，在围绝经期，这种降低表现得最为显著。据研究表明，女性在月经初潮前卵巢质量约为（3.04 ± 0.31）g，育龄期可达到（4.92 ± 1.72）g，围绝经期降至（0.94 ± 0.15）g。卵巢体积与卵巢重量变化相似，从出生到青春期呈指数增长，达峰后随年龄增长而缩小[20]。一项基于13960名25～91岁女性的卵巢超声检查结果显示，20～30岁女性卵巢平均体积为（6.60 ± 0.19）cm^3，50～59岁为（2.60 ± 0.01）cm^3，60岁以上为（1.80 ± 0.08）cm^3。绝经前女性的平均卵巢体积［约（4.90 ± 0.03）cm^3］明显大于绝经后女性的平均卵巢体积［约（2.20 ± 0.01）cm^3］[21]。

卵巢体积的缩小能够直接扰乱内分泌激素水平并导致卵巢功能丧失。研究表明，与卵巢生殖功能相关的AMH、T、LH和FSH的含量和卵巢体积在一定范围内呈正相关[22]。此外，卵巢体积被发现能够反映卵泡池中剩余未成熟卵泡的数量，已被证明是评估育龄女性卵巢储备的一个有效的间接指标，现已被用作预测体外辅助生殖技术能否成功的评价指标。

❷ 卵巢白膜厚度和密度增加。卵巢白膜位于生殖上皮下方，是一层致密结缔组织鞘，作为卵巢的保护层。卵巢白膜富含胶原蛋白，在排卵前会发生重塑。排卵可被视为一种炎症过程，每次排卵时，胶原蛋白水解酶需要水解白膜中的胶原蛋白，使卵巢表面破裂释放卵母细胞，从而可能损害卵巢。当同一组织反复受损会导致其发生慢性炎症、瘢痕和纤维化。因此，随着年龄的增长，卵巢外层损伤和修复的反复循环可能是卵巢白膜增厚和密度增加的主要原因[23]。对女性卵巢组织学研究发现，卵巢白膜的厚度和密度随年龄的增长而增加[24]。在辐射诱导衰老的恒河猴卵巢样本以及自然衰老的山羊卵巢样本中都发现白膜随衰老而增厚的现象[25,26]。目前，关于卵巢白膜的研究还很有限，开展进一步的研究将有助于阐明其生理和病理作用及其相应的调节机制。

❸ 卵巢基质纤维化增加。卵巢皮质由执行器官功能的实质和起到支撑作用

的基质组成。卵巢纤维化可以被理解为过量的基质组织替代了实质组织[27]。卵巢基质由胶原蛋白、弹性蛋白、糖蛋白和糖胺聚糖组成，其中胶原蛋白是基质的主要结构蛋白家族，参与信号转导并为组织结构提供完整性。哺乳动物的卵巢随年龄增长，呈现出器官纤维化特征，表现为更高的胶原排列各向同性[28]。这与基质胶原蛋白结构组织的增加和透明质酸减少有关。针对小鼠的研究发现，相较于年轻小鼠的卵巢，老年小鼠的卵巢更加坚硬，这同样表明存在与年龄相关的纤维化[29]。

与白膜损伤重塑类似，炎症在一定程度上促进纤维化的进程。当正常的组织重塑和伤口愈合反应没有得到适当的调节时，纤维化便会发生。除了重塑性损伤导致的慢性炎症外，近期研究发现，在衰老女性卵巢微环境中的卵泡液中，存在独特的纤维炎性细胞因子，且这些因子会随年龄的增加而增加，其中包括 IL-3、IL-7、IL-15、TGF-β1、TGF-β3 和 MIP-1[30]。这为开发缓解卵巢纤维化药物明确了纤维炎性分子靶标，具有潜在的临床应用价值。

❹ 卵巢血管生成数量减少。卵巢的血管系统对卵巢功能的维持具有重要作用，其贯穿卵巢间质形成丰富的毛细血管网，为卵巢发育和黄体形成提供氧合支持，运输激素，输送营养物质参与卵泡代谢，清除代谢废物以维持卵巢微环境的稳定[31]。基于对 5～85 岁女性卵巢血管数量以及部分哺乳动物（如小鼠和恒河猴）卵巢血管数量的研究，已证实卵巢髓质中的毛细血管生成数量在到达育龄期峰值后，会随年龄增加而减少[23]。通过构建小鼠卵巢 3D 成像模型，可全方位地揭示卵巢血管的发育模式和时空变化规律：小鼠从幼崽期（出生 23 天）到成年期（4 月龄）发育过程中，卵巢血管明显积聚，血管密度显著增加；而进入老年期（14 月龄）后，卵巢间质血管密度明显降低[32]。尽管目前有关卵巢年龄相关性的血管数量减少的原因及机制研究尚少，但现有研究肯定了血管因素在卵巢衰老过程中的关键作用。

❺ 白色脂肪组织堆积和棕色脂肪组织减少。随着女性年龄的增长，机体脂肪组织会重新分布。研究表明更年期会使女性的体脂比增加 5%，在绝经前脂肪组织优先定位于皮下和股骨区域，而在绝经后，脂肪分布转移到内脏导致腹部脂肪普遍增加，大幅提高代谢紊乱的风险[33]。卵巢周围通常被脂肪组织包裹，这些脂肪组织又可以分为白色脂肪和棕色脂肪。白色脂肪细胞内含一个大的脂滴和少量小线粒体，其主要功能是储存能量并参与代谢调控与炎症发生。与之相反，棕色脂肪细胞内含大量小脂滴和丰富的大线粒体；这些线粒体是进行“非寒战产热”的关键，通过消耗能量产热，从而调节机体的能量代谢平衡[34]。已证实这两种脂肪组织对卵巢均具有保护作用，其能够分泌多种脂肪因子，如瘦素、脂联素、趋化素和抵抗素等，而后通过旁分泌作用影响卵巢中不同的细胞，包括卵母细胞、颗粒细胞和卵泡细胞，从而调节卵泡发育、卵母细胞成熟、排卵和类固醇激素的生成[35]。但是，随着年龄的增长，棕色脂肪的产热功能和白色脂肪的褐变功能明显下降，且棕色脂

肪因其脂肪细胞线粒体功能下降，改变了棕色脂肪的脂质代谢性质，最终导致其转变成具有高代谢炎性性质的白色脂肪。白色脂肪在卵巢周围的堆积能够干扰卵巢卵泡发育和类固醇激素生成，引发排卵功能障碍和月经周期异常[36]。

（3）细胞变化

❶ 卵母细胞。卵泡由一个卵母细胞和围绕其周围的多个颗粒细胞构成，因此卵巢储备功能减退主要表现为卵母细胞数量减少和质量下降。出生后卵母细胞的数量就不再增加，并随着年龄的增长而不断减少，绝经前 10～15 年女性卵母细胞退化的速度最快，所有卵母细胞在绝经前几乎全部消失。

卵母细胞质量下降主要表现在亚细胞水平，包括线粒体损伤、纺锤体或染色体异常。年老个体往往较年轻个体的线粒体显示出形态和功能异常，如肿胀、空泡化和嵴改变等[37]。一项针对年轻与年老女性卵母细胞减数分裂时纺锤体组装开展的研究表明，在第二次减数分裂过程中，老年女性卵母细胞纺锤体微管蛋白的异常组装和定位是导致染色体非整倍体发生率显著升高的关键因素之一[38]。另外，研究发现，20～32 岁年轻女性约有 20% 的卵子染色体呈非整倍体状态。然而，低龄组（＜ 20 岁）和高龄组（＞ 35 岁）的女性产生非整倍体卵子的风险比 20～32 岁的女性高得多。高龄组女性卵子中有超过 50% 的染色体会出现非整倍体的情况[39]，其中，染色体内聚亚单位减少，导致卵母细胞易发生姐妹染色单体过早分离或不分离[40]；染色体组装检查点（SAC）功能障碍，引起染色体错位频率增加[41]。端粒磨损也会导致基因组不稳定，已有研究发现老年雌性小鼠卵母细胞中的端粒缩短。因此，端粒长度也被建议用于预测卵母细胞质量[42]。

卵母细胞的细胞质同样影响了卵母细胞质量的年龄依赖性下降。年轻卵母细胞的卵质中密集分布着健康且富含 mtDNA 的线粒体[43]，其呈簇状均匀分布，维持着生理上的 ROS 水平，并为细胞器和微管的分布和稳定提供足够水平的 ATP，从而确保正常的纺锤体组装，以及控制细胞内钙水平[44]。老化卵母细胞呈现显著的氧化应激特征（ROS 的水平升高），这是由于线粒体缺陷（与更高的 mtDNA 突变、更低的 mtDNA 含量和更低的 ATP 生成有关），导致微管不稳定和纺锤体组装异常，以及细胞内钙信号紊乱[45]。深入了解与卵母细胞质量下降有关的机制，将有助于建立新兴的生物标志物和潜在的抗衰老治疗策略。

❷ 颗粒细胞（GCs）。GCs 是具有许多功能的体细胞，可与卵母细胞一起形成卵泡。GCs 可通过旁分泌作用影响卵母细胞发育，因此，GCs 的数量和质量也在维持卵母细胞质量方面发挥重要作用。已发现老年女性的卵泡 GCs 凋亡发生率较高，而年轻女性的卵泡具有较低的颗粒细胞凋亡水平[46]。也有研究报道，在老年女性中，FSH 受体、LH 受体和 BMP 受体在颗粒细胞中表达减少和失调[47]。

随着年龄的增长，卵巢中衰老 GCs 的数量也会增加。衰老 GCs 表现出参与各种细胞过程的信号通路失调。例如，GCs 中大量活性氧的积累抑制了 Wnt16 信号转导，导致β-连环蛋白活性增加，进一步促进GCs衰老[48]。PI3K/Akt途径活性降低可抑制GCs增殖并加速GCs细胞凋亡[49]。另外，随着女性年龄的增长，GCs中线粒体的结构和功能发生变化，包括线粒体数量的减少，线粒体DNA损伤的积累以及线粒体呼吸链活性的下降，这些变化可能导致卵泡发育受损和卵母细胞质量下降[50]。

❸ 卵丘颗粒细胞（CCs）。CCs是颗粒细胞在卵泡腔形成时分化成的一种特殊类型细胞，直接围绕在卵母细胞周围居于卵泡腔的一侧，与卵母细胞通过旁分泌因子和缝隙连接进行持续的双向交流，这对于卵母细胞核和细胞质成熟，以及获得受精和胚胎发育早期阶段的能力起着至关重要的作用[51]。研究发现检测卵丘细胞的相关基因表达、分子变化等可以间接反映卵母细胞质量和胚胎发育潜能[52]。比如高龄不育女性的CCs中参与氨基酸、糖和脂肪酸代谢的酶的表达显著增加[53]。一项针对不同年龄女性的CCs基因表达谱的研究表明，老年女性CCs中抗氧化防御和DNA修复相关基因的表达下调[54]。编码伴侣蛋白和抗氧化剂的基因在老年奶牛的CCs中也被发现存在表达下调的情况[55,56]。

❹ 卵巢间充质细胞（oMCs）。间充质细胞作为众多成人器官中基质细胞的主要组成部分，具有高度异质性，包括成纤维细胞、周细胞和其他功能细胞群。它们在调节体内平衡和重塑不同器官方面发挥着不同的作用[57]。卵巢间充质细胞构成了一个独特的微环境，在生理条件下支持卵泡发生。有研究绘制了年轻和年老小鼠卵巢的单细胞转录组图谱，结果发现卵巢衰老与oMCs数量减少和分化的oMCs的老化有关。功能研究表明，向老年女性卵巢补充年轻oMCs，可显著改善卵泡发育，使生殖寿命延长超过20%[58]。此外，为功能失调的卵巢提供外源间充质干细胞，可以促进卵泡发生和提升生育能力[59]。

❺ 免疫细胞。免疫细胞，包括巨噬细胞、肥大细胞和嗜酸性粒细胞，存在于未成熟或静息卵巢中，在整个基质中处于低水平。卵巢免疫细胞通过多重机制调控卵巢生理功能：一方面，通过吞噬作用清除凋亡细胞碎片，并经由抗原呈递激活特异性免疫应答；另一方面，分泌蛋白水解酶参与卵泡破裂和黄体退化组织重塑；同时通过分泌细胞因子、趋化因子和生长因子建立免疫-内分泌网络。这种多功能协作在支持卵巢生理过程中起着关键作用[60,61]。随着小鼠卵巢的衰老，M2巨噬细胞、单核巨噬细胞和多核巨噬细胞的比例明显增加[62]。小鼠卵巢免疫环境及其随母体年龄变化的研究结果表明，衰老小鼠卵巢中最显著的变化是从先天免疫向适应性免疫的转变，这一转变与$CD3^+$淋巴细胞的急剧增加有关。除了免疫环境成分发生改变外，大多数细胞呈现出炎症特性增加的态势[63]。因此炎症刺激也是应对卵巢老化所面临的主要挑战。

（4）分子变化

❶ DNA损伤相关因子变化。女性卵巢从出生开始，在整个女性生长发育过

程中不断受到激素、代谢、免疫等因素的影响，从而导致卵巢内卵母细胞和体细胞发生 DNA 损伤。既往研究发现，随着年龄的增长，卵母细胞核内 DNA 双链断裂（DSBs）数量显著增加，卵巢内 DNA 修复基因的表达减少，导致 DNA 双链断裂不断积累[64]。BRCA1、BRCA2、CDC2、CHK1 和 CHK2 均参与同源 DNA 重组过程，在蛋白激酶（ATM）介导的 DNA 双链断裂损伤修复中起重要作用，卵巢的衰老均会降低以上调节因子的表达水平[65]。纺锤体组装检查点（SAC）主要在感知微管-着丝点附着中起作用，因此该复合体参与提供卵母细胞中正确的染色体分离。SAC 成分（MAD2、BUB1 和 BUB3）被破坏后，会引发染色体不匹配，使细胞过早进入分裂晚期，最终导致卵母细胞非整倍体现象[66]。在老年女性卵母细胞中，SAC 成分的相关蛋白质 BUB1、MAD2 和 BUBR1 的 mRNA 表达均降低[39]。

❷ 端粒相关因子变化。端粒缩短是人类细胞衰老的重要标志，可以通过端粒酶（一种依赖 RNA 的 DNA 聚合酶）的表达来逆转，从而维持端粒长度和完整性。端粒酶在卵巢组织的窦前卵泡中活性最高，并随卵泡成熟而降低，在囊胚中被重新激活，从而决定子代的端粒长度[67]。随着年龄的增长，人类卵巢细胞端粒酶活性呈逐渐降低的趋势。研究证实，端粒酶组分（TERT 和 TERC）和端粒相关蛋白（TRF1、TRF2 和 POT1a）在卵巢（包括卵母细胞和颗粒细胞）中的含量，从年轻组到老年组呈现出逐渐减少的态势[68]。端粒的缩短可能引发 p53 依赖性细胞周期阻滞并导致 DNA 损伤，进而激活细胞衰老途径[69]。

❸ 炎症相关因子变化。热激蛋白家族（如 HSPD1、HSPAlA、HSP90AA1、HSPAlB）在维持卵巢储备、保障卵母细胞活力方面起着重要作用。同时，热激蛋白也被作为危险信号的标志物，在应激状态下会分泌到细胞外，促进炎症和抗炎反应。此外，炎症反应也与 IL-6、IL-18、TNF-α 等促炎因子相关。随着卵巢衰老程度加剧，这些促炎因子的表达量也会增加。同时，受 IL-1β 和 TNF-α 促炎因子诱导，PIK3CD 抗炎因子的表达会相应增加[70]。

❹ 氧化应激相关因子变化。随着女性年龄的增长，其卵巢内的 ROS 水平增加，LPO 产物（如 MDA 和 ROS）的生成量有所增加。与此同时，抗 ROS 相关基因的表达下降，如 SOD、GPx、CAT、GST 等抗氧化酶的活性均降低。已有研究结果表明，在卵巢衰老过程中，细胞内巯基氧化还原稳态的维持能力减弱，还原性物质如 GSH 含量减少，导致卵巢氧化损伤加剧。与年龄相关的氧化损伤在卵巢功能衰退中扮演着核心角色，其作用机制复杂且涉及多层次的病理生理变化[71-73]。

❺ SASP 上升。SASP 是衰老细胞分泌的一系列炎症细胞因子、趋化因子、生长因子和蛋白酶。SASP 因子水平上升是卵巢衰老的表现特征，会对卵巢微环境产生影响。有研究发现，SASP 相关趋化因子 CCL5 与卵泡发育存在关联。卵泡微环境中 CCL5 水平的增加，抑制了腔前卵泡的生长、卵母细胞成熟和 E2 分泌。研究已证实，CCL5 蛋白在衰老卵巢组织中呈高度表达状态，且老年人比年轻人能够合

成、分泌更多的 CCL5 因子[74]。

❻ 细胞凋亡因子变化。卵巢细胞凋亡可引起广泛的卵泡闭锁，这被认为是导致卵巢衰老最重要的机制之一。已证实 ROS 可诱导卵巢细胞主要通过 3 种途径发生凋亡，包括：外源性死亡受体途径、内源性线粒体途径和内质网应激途径[71]。在衰老的卵巢中，胱天蛋白酶 8（CASP8）与 Fas/FasL 形成死亡诱导信号复合物（DISC）的水平增高，被激活的 CASP8 随后激活 CASP3、CASP6、CASP7，对细胞存活所需的各种下游细胞内底物进行切割，进而诱导细胞凋亡[75]。细胞色素 c 与凋亡蛋白酶激活因子（Apaf-1）形成多聚复合物，持续激活 CASP3 和 CASP9，上调 Bax/Bcl-2 比值，从而诱导细胞凋亡[76]。此外，ROS 还可以激活肌醇要求酶 1（IRE1）和蛋白激酶 R 样内质网激酶（PERK），诱导未折叠蛋白反应（UPR）因子，最终通过内质网应激途径促进颗粒细胞凋亡[77]。

❼ 抗增殖相关蛋白上升。抗增殖蛋白（如 $p21^{CIP1}$ 和 $p16^{INK4a}$ 等）能够抑制细胞周期蛋白依赖性激酶的活性，阻止细胞进入 S 期，从而抑制卵巢细胞的增殖。在卵巢衰老过程中，这些蛋白的表达量增加，导致卵巢细胞增殖能力下降，卵巢储备减少[60]。抗增殖蛋白可以通过多种途径诱导卵巢细胞凋亡，进而加速卵巢衰老。例如，EGR1 可以通过增强 p53 的磷酸化作用，抑制颗粒细胞的增殖，同时通过活化 NF-κB 信号通路促进颗粒细胞凋亡，从而推动卵泡闭锁的发生[78]。抗增殖蛋白还可通过调节凋亡相关基因的表达，如 Bcl-2 家族基因、胱天蛋白酶家族基因等，促进卵巢细胞的凋亡[79]。

❽ 激素生成相关蛋白表达量或活性下降。激素生成相关蛋白主要包括芳香化酶（CYP19A1）、类固醇生成急性调节蛋白（StAR）和 17*β*-羟基类固醇脱氢酶（17*β*-HSD）。CYP19A1 是将雄烯二酮转化为雌二醇的关键酶；StAR 能够调控胆固醇进入线粒体，是类固醇激素合成的限速酶。随着卵巢衰老，芳香化酶的表达逐渐下降，导致雌激素合成减少，进而影响女性生殖系统的整体功能[80]。研究发现脂酰乙醇胺结合蛋白 4（PEBP4）的表达降低，会影响 CYP19A1 蛋白的表达量和活性，进而影响雌激素的分泌[81,82]。17*β*-HSD 参与雌激素和雄激素的转化，其表达异常可能影响激素平衡，加速卵巢衰老[35]。

13.2.2 卵巢衰老的机制

（1）氧化应激

研究人员利用高精度单细胞转录组测序技术，揭示了灵长类动物食蟹猴卵巢的单细胞衰老图谱，同时，利用人类卵巢颗粒细胞研究体系，发现衰老伴随的抗氧化基因表达水平下降是灵长类动物卵巢衰老的主要特征[83]。机体的抗氧化能力通常与线粒体功能有关。体内产生的活性氧在低水平时，能够广泛参与细胞信号转导，促进细胞存活、增殖和分化，它也是卵巢发挥正常功能的生理调节器，在卵泡发育和存活中发挥关键作用[84]。而当活性氧水平超过细胞抗氧化和修复能力时，会引发细胞中的氧化应激反应，直接导致细胞环境中生物分子，如蛋白质、脂质和DNA遭受氧化损伤，从而促进衰老进程并推动相关疾病的发展[85]。在卵巢中，这一机制可诱发卵巢颗粒细胞和卵母细胞凋亡[84]，通过以下途径加速卵巢功能衰退：促进卵泡闭锁过程；干扰减数分裂；抑制受精和排卵功能。该病理过程直接导致卵巢储备下降及卵母细胞数量减少、质量降低，被认为是触发卵巢衰老的关键始动因素。

（2）端粒磨损

端粒由形成“帽结构”的重复核苷酸序列组成，其作用是维持染色体的完整性，端粒长度与预期寿命和生殖寿命直接相关。对正常生育组（以前有生育能力，目前月经规律、未使用避孕药具，但在41岁后尽管尝试受孕，但仍未能受孕并生下健康孩子）和延长生育组（43～48岁自然受孕后产下健康婴儿）的女性白细胞端粒长度进行比较后发现，延长生育组的平均端粒长度显著长于正常生育组[86]。绝经后女性的白细胞端粒比年龄相仿但仍有月经的女性短。此外，端粒较长的女性比端粒较短的女性进入绝经期要晚3年，这些结果表明，绝经可能发生在端粒缩短达到特定长度后。端粒酶是一种特异性修复染色质端粒重复序列的DNA聚合酶，其活性的丧失也会导致卵巢中端粒缩短[69]。Kinugawa等人证实，端粒酶在卵巢中是活跃的，并且其活性随着年龄的增长而降低，且在早发性卵巢功能不全患者中，端粒酶活性显著降低[67]。Xu等人利用荧光定量聚合酶链反应技术，对外周血白细胞和颗粒细胞的端粒长度进行测量，并采用改良的端粒重复序列定量扩增法，检测颗粒细胞的相对端粒酶活性。研究同样发现，早发性卵巢功能不全患者细胞中的端粒长度缩短，且端粒酶活性降低[87]。因此，端粒长度和端粒酶活性对卵巢衰老有重要影响。

（3）DNA损伤反应相关基因突变

2018年，针对大约20万名女性开展的全基因组关联研究明确了290种与卵巢衰老相关的遗传决定因素，凸显了DNA损伤反应（DDR）在卵巢衰老调控中的重要地位。完整的DNA修复机制对于维持代谢平衡和延缓衰老表型至关重要。随着年龄的增长，卵母细胞内修复DNA损伤的细胞机制效能降低，导致卵母细胞质量降低，甚至发生凋亡，最终导致绝经、不孕和流产等情况[43]。在小鼠中，减数分裂期间DDR的激活可以通过p53和p63途径使卵母细胞（具有高于阈值水平的未修复DSB）被清除，以此对抗DNA损伤。这会耗尽卵母细胞储备，进而诱导卵巢衰老[88]。

具有同源重组修复功能的BRCA1和BRCA2与卵母细胞储备耗竭相关。BRCA1和BRCA2均参与ATM和ATR蛋白激酶介导的卵母细胞DNA双链断裂修复过程。ATM在卵巢和卵母细胞中的表达，在35岁中期后显著降低，这与35岁及以上女性生育力较低的情况相契合。BRCA基因突变的女性似乎会在更早的年龄进入更年期。携带BRCA1和BRCA2功能缺失变体的女性，发生绝经的年龄分别提前 2.63 年和 1.54 年。在 BRCA1 缺陷小鼠中，其生殖能力受损，原始卵泡计数较少，与野生型小鼠相比，剩余卵泡中的 DSB 增多[65]。

（4）炎症增加

越来越多的证据表明，慢性免疫炎症介导的过程会在多个层面上影响女性的生殖系统，致使女性生殖功能发生病理变化。例如，克罗恩病引起的慢性炎症会造成女性卵巢储备减少，进而引起早发性卵巢功能不全（POI）[89]。生殖内分泌系统和免疫系统之间的相互作用，能够通过基因表达、细胞因子或淋巴因子以及激素释放，对生殖发育过程进行调节。研究表明，卵巢中促炎细胞因子 IL-6 和 TNF-α 的 mRNA 表达水平会随年龄增长而升高，且在卵巢储备功能下降的生殖衰老小鼠的卵巢中显著升高。由此推测，IL-6 和 TNF-α 可能在卵巢衰老中发挥作用[90]。Bertone 等人采用酶联免疫吸附法，检测了 POI 患者和正常女性血清中的炎症因子水平，发现 POI 患者的炎症因子 TNF-α 值高于正常女性[91]。

（5）卵巢微环境失衡

卵巢微环境是一个复杂的动态调控系统，主要由以下组分构成：①细胞成分（卵泡单位、卵巢基质细胞、免疫细胞、卵巢干细胞等）；②细胞外基质（ECM）；③血管 - 淋巴系统（由毛细血管网和淋巴管组成）；④信号分子系统（包括性激素、细胞因子、趋化因子、神经营养因子和炎性细胞因子）；⑤代谢产物（如氨基酸代谢物、葡萄糖代谢物等）[92]。卵巢微环境为卵泡的生长发育、排卵和黄体的形成，提供营养支持和信号运输。卵泡与卵巢微环境的密切互动决定了卵泡的命运，进而决定了卵巢的寿命。因此，卵巢微环境的失衡会影响卵母细胞的质量，加速卵母细胞老化，进而导致不孕等疾病[93]。卵母细胞和其相关体细胞之间的双向通信在生育和胚胎发展中起着关键作用。例如，卵丘细胞通过不同的旁分泌信号通路为卵母细胞成熟提供必需的营养，也参与卵母细胞老化的调节[94]。另外，ECM 组分的合成和降解的稳态平衡影响卵巢的结构和功能，并且 ECM 的过度积累促进了卵巢的纤维化[28]。小鼠卵巢基质内的纤维化程度会随着生育年龄的增加而加重，因此纤维化可作为卵巢基质老化的早期标志物[27]。

（6）自噬减少

自噬一方面在卵泡发育中起着至关重要的作用，例如：*Atg7* 基因敲除的小鼠通常产仔少，而且随着时间的推移会变得不育[95]。另一方面，在调控卵泡闭锁的过程中也发挥着重要的作用。因此通过调节自噬来维持卵泡发育和闭锁之间的平衡至关重要[96]。已报道与卵巢功能相关的主要自噬信号通路有 PI3K/Akt/mTOR、PTEN/FOXO 通路。Choi 等人利用检测自噬相关蛋白微管蛋白 LC3 的表达水平来评估自噬，验证了 Akt 通路通过 mTOR 信号参与大鼠卵泡发育和闭锁过程中颗粒细胞自噬的调节[97]。Lin 等人研究发现，环境内分泌干扰物双酚 A 可通过 AMPK/

mTOR 通路激活卵巢颗粒细胞中的自噬，进而致使卵泡发育异常，最终引发小鼠早发性卵巢功能不全[98]。因此，基于对自噬生理功能在卵巢发育中的理解，制定调节自噬水平的策略，对于预防哺乳动物早发性卵巢功能不全、保障生殖健康具有重要意义。

（7）线粒体功能失调

哺乳动物卵母细胞的线粒体呈球形，在电子致密基质的周围分布着少量的嵴，其功能的实现需要线粒体 DNA 和核基因组 DNA 之间相互协调[99]。通常情况下，卵母细胞中的线粒体在卵子发生过程中产生，随后在成熟卵母细胞阶段停止生成，并在卵泡闭锁中起核心作用，这可能是决定卵母细胞质量的主要因素[100]。衰老对卵母细胞线粒体的影响已经通过形态和功能异常被观察到。衰老小鼠和仓鼠卵母细胞线粒体肿胀和空泡化与 ATP 和 mtDNA 含量减少有关[101]。相较于卵巢储备功能正常人群，卵巢储备功能衰退的患者，其卵丘细胞和卵母细胞 mtDNA 含量有所降低。而 mtDNA 突变会通过损害烟酰胺腺嘌呤二核苷酸（NADH/NAD^+）的氧化还原作用，加剧女性卵巢衰老[102]。另外，线粒体融合和分裂缺陷在卵巢老化中也具有重要意义。当细胞经历代谢或环境压力时，线粒体通过融合和裂变改变其形状，以维持线粒体的功能。线粒体融合蛋白 1（Mfn1）和线粒体融合蛋白 2（Mfn2）是嵌入线粒体外膜的 GTP 酶，对线粒体融合至关重要。在小鼠卵母细胞中，Mfn1 或者 Mfn2 的特异性缺失都会造成线粒体功能障碍，进而导致卵母细胞质量受损和卵泡加速耗竭[103,104]。线粒体分裂调节 GTP 酶 Drp1 是哺乳动物中线粒体分裂的主要执行者，卵母细胞特异性 Drp1 缺失会使卵母细胞质量下降[105]。

（8）表观遗传改变

成熟的卵母细胞 DNA 具有较高的甲基化水平。然而，随着年龄的增长，卵母细胞中 DNA 甲基化的关键酶 DNA 甲基转移酶（DNMT）的表达水平降低，DNA 去甲基化酶（TET）的表达水平增加，因此总体 DNA 甲基化水平降低[106]。对年轻和年老小鼠的单个卵母细胞转录组与 DNA 甲基化组进行联合分析显示，衰老卵母细胞的细胞转录变化是由差异基因甲基化引起的[107]。*Tet1* 基因缺陷小鼠表现出原始卵泡数量显著减少，卵泡发育异常和生育能力下降[64]；而 *Tet2* 基因缺失会进一步加剧 DNA 损伤积累，并通过损害纺锤体检查点功能和破坏肌动蛋白细胞骨架等关键途径，导致卵母细胞质量下降和生育能力降低[108]。

在卵母细胞发育成熟过程中，组蛋白修饰呈现出动态变化。小鼠卵母细胞在胚胎发育期（约胚胎 13.5 天）启动减数分裂 I 并进入前期，随后停滞在双线期，此时卵母细胞呈现典型的生发囊泡（GV）形态特征，因此 GV 期是减数分裂 I 前期停滞的标志性阶段。这种发育阻滞状态将一直持续到生殖期（性成熟期）。在发情周期，优势卵泡的卵母细胞在 LH 峰作用下恢复减数分裂，在 M Ⅰ期短暂停留（小鼠约数小时），随后快速进入后期Ⅰ（同源染色体分离）并完成第一次减数分裂排出第一极体。之后发育停滞在减数分裂Ⅱ中期（MⅡ期），等待受精。在GV期，H4K12和H4K16被乙酰化，而脱乙酰酶的脱乙酰作用发生在卵母细胞的MⅠ和MⅡ期间[109]。随着年龄的增长，H4K12和H4K16在老化GV期卵母细胞乙酰化水平下降，但在MⅡ期卵母细胞的H4K12的去乙酰化受损。MⅡ卵母细胞中的过度组蛋白乙酰化可导致受精后胚胎的非整倍性增加和死亡[110]。组蛋白甲基化修饰在卵母细胞成熟期间相对稳定。不过，有研究表明，在年轻哺乳动物完全发育成熟的卵母细胞中，H3K4me3的水平处于较高状态；而在老化过程中，由于负责H3K4me3积累的表观遗传因子表达降低，H3K4me3的水平也随之降低[110]。

13.3 衰老相关的卵巢疾病及常规干预策略

更年期和早发性卵巢功能不全分别体现了生理性和病理性的卵巢衰老，在卵巢中均检测到了不同类型细胞的衰老现象。此外，多见于年轻女性的多囊卵巢综合征，也有较多报道显示在卵巢中检测到了不同类型的细胞衰老。高泌乳素血症和低促性腺功能性卵巢功能不良虽然尚未有关于细胞衰老的研究报道，但也出现了卵泡数量减少、性腺功能下降等类似卵巢衰老的症状。因此，这三种疾病也被归类为衰老相关的卵巢疾病（图13.4）。

更年期

- 妇女从性成熟期逐渐进入老年期的过渡时期
- 性激素减少，卵巢储备减少，月经稀发或闭经
- SASP、SA-β-gal、$p16^{INK4a}$、$p21^{CIP1}$和脂褐素水平增加

早发性卵巢功能不全

- 女性在40岁之前卵巢功能过早衰退的病理性衰老结果
- 性激素减少，卵巢储备减少，月经稀发或闭经
- SASP、SA-β-gal、$p16^{INK4a}$、$p21^{CIP1}$和γ-H2AX水平增加
- 衰老相关表观遗传改变

多囊卵巢综合征

- 一种常见的妇科内分泌异质性疾病
- 雄激素增加，胰岛素抵抗，多囊卵泡、排卵障碍，月经稀发或闭经
- SASP、SA-β-gal、$p16^{INK4a}$、$p21^{CIP1}$、P53和γ-H2AX水平增加

高泌乳素血症

- 各种原因引起的血清催乳素水平异常升高的状态
- 月经紊乱或闭经，排卵障碍，性腺功能下降、骨密度降低
- 可能诱导细胞衰老（待研究）

低促性腺功能性卵巢功能不良

- 由女性中枢性性腺功能低下所致
- 性激素减少，卵泡数量减少，无法产生功能性卵泡，月经稀发或闭经
- 可能诱导细胞衰老（待研究）

图13.4 衰老相关的卵巢疾病

13.3.1 更年期

更年期是指女性从性成熟期逐渐迈入老年期的过渡时期（40～60岁），包括绝经前期、绝经期（月经完全停止1年以上）及绝经后期。我国城市女性的平均绝经年龄为49.5岁，农村女性为45岁，国外报道平均绝经年龄为51岁，从古代至今

该数据并无明显的变化。更年期女性会经历一系列内分泌、身体和心理上的变化，这些变化与卵巢衰老和雌激素缺乏有关。主要症状包括潮热汗出、月经紊乱、认知能力下降、失眠忧郁、骨质疏松、泌尿生殖道萎缩等，这些情况被称为更年期综合征（CMS），又称围绝经期综合征（PMPS）。约有 85% 的更年期女性会出现此类症状，但大多数能自行缓解。其中，约有 25% 的女性症状比较严重，对生活和工作会造成影响，需要接受治疗。

更年期最早出现的变化是卵巢功能衰退，随后才表现为下丘脑和垂体功能退化。在绝经前的几年，虽然仍有排卵，但雌二醇和孕酮水平已开始下降。由于其对下丘脑和垂体的负反馈作用减弱，导致 FSH 水平逐渐上升。此时，卵巢中剩余的卵泡对 FSH 的反应降低，当剩余卵泡无法再对 FSH 产生反应时，便会引发绝经。对更年期女性血液进行研究发现，其全身性炎症增加。与绝经前相比，绝经后女性往往有更高的白细胞计数，具体表现为总淋巴细胞和单核细胞数量增加，并且血浆中的 TNF-α 和 IL-6 水平也较高 [111]。研究人员对 76 名年龄在 46～82 岁的健康绝经后女性的血浆样本进行了 32 种 SASP 因子的蛋白质组学分析。在单蛋白模型中，发现绝经年龄和绝经后的年数与 IL-8 呈正相关；绝经年龄与单核细胞趋化蛋白 -1（MCP-1）呈负相关。在简约的多蛋白模型中，干扰素诱导蛋白 10（IP-10）与个体的实际年龄和绝经状态有关 [112]。然而，循环 SASP 水平的升高究竟是卵巢衰老的原因还是结果，仍有待进一步研究。

越来越多的研究表明，随着年龄的增长，卵巢中衰老细胞的积累逐渐增加。对绝经后卵巢单细胞表达和染色质可及性分析显示，SASP 相关基因在基质细胞（如 *SERPINE1*、*TIMP1*、*TIMP2*、*IGFBP2*、*IGFBP3* 和 *IGFBP4*）、内皮细胞（如 *IGFBP7*）和血管周围内皮细胞（如 $p21^{CIP1}$）中表达 [58]。相比于年轻对照组（<33 岁），中年女性（>37 岁）的卵巢中 $p21^{CIP1}$ 的表达有所增加 [113]。在 3～12 个月大的小鼠卵巢中，与衰老相关的标志物（$p16^{INK4a}$、$p21^{CIP1}$、Pai-1 和 Hmgb1）显著增多，同时脂褐素聚集也有所增加 [114]。成年小鼠卵巢原始卵泡中的部分静止初级卵母细胞（一种处于发育停滞状态的生殖细胞）呈现出细胞衰老的特征（SASP 相关基因表达升高），并且在卵巢衰老过程中，衰老初级卵母细胞的比例有所增加 [115]。此外，研究人员在 8～10 个月大的小鼠卵巢基质中，也检测到 SA-β-gal 和 $p21^{CIP1}$ 水平的增加 [116]。

13.3.2 早发性卵巢功能不全

早发性卵巢功能不全（POI）是指女性在 40 岁之前出现卵巢功能过早衰退的情况，这是卵巢病理性衰老的结果。流行病学分析显示，在 40 岁以下的女性中，POI 的发病率约为 1%，且近年来这一数据不断升高，发病群体趋于年轻化。POI 的特征表现为卵巢性激素分泌受阻和卵泡数量减少。性激素分泌减少会引起各种更年期症状，如潮热、盗汗和失眠等。此外，与在正常年龄自然绝经的女性相比，

POI 患者患骨质疏松、代谢性疾病、心血管疾病、免疫系统疾病、癌症等其他疾病的风险大大增加 [117]。POI 的致病因素复杂，可以划分为遗传因素和非遗传因素，包括染色体异常、基因突变、自身免疫因素、代谢因素、医源性因素（如化疗和放疗）、环境因素以及精神心理压力等 [118]。

POI 尽管通常在年轻女性（40 岁之前）中发生，但其病理过程与自然衰老的卵巢功能衰退相似。在 POI 患者或者动物模型的卵巢中，均检测到了不同类型细胞的衰老。与健康女性相比，POI 患者颗粒细胞中 SA-*β*-gal 的活性增加，衰老相关标志物 γ-H2AX、p16^{INK4a} 和 p21^{CIP1} 的蛋白水平升高 [119]。环磷酰胺与丁硫丹联合诱导的 POI 小鼠卵巢中，p16^{INK4a} 表达增加；而过表达自噬调节基因 TRIM28 可以阻止卵巢中 p16^{INK4a} 表达的增加 [119]。在阿霉素诱导的 POI 小鼠卵巢基质中，SA-*β*-gal 染色以及 p16^{INK4a} 和 p21^{CIP1} 的免疫组织化学染色与对照组相比均增强。并且在阿霉素处理的卵巢中，SASP 基因（包括 *Il6*、*Mcp1* 和 *Tgfβ1* 等）的 mRNA 水平也显著升高 [120]。辐射诱导的 POI 小鼠卵巢中 SASP 基因（包括 *IL-6* 和 *IL-8* 等）的 mRNA 水平增加 [121]。此外，POI 患者的卵母细胞被检测到许多衰老相关的表观遗传变化（包括 DNA 甲基化、组蛋白修饰和非编码 RNA），例如，*AMH*、*DNMT1*、*DNMT3A*、*DNMT3B* 和 *DNMT3L* 等基因的甲基化水平增高 [122]。这些结果均表明，POI 的卵巢中确实存在衰老细胞的积累，这些衰老细胞不仅包含卵母细胞，还涵盖颗粒细胞或基质细胞。

13.3.3 多囊卵巢综合征

多囊卵巢综合征（PCOS）是一种临床上常见的妇科内分泌异质性疾病，发病率约 6%～20%。在没有其他具体诊断时，PCOS 定义为雄激素过多和卵巢功能障碍的体征和症状的结合；如果有其他具体诊断，则需排除高催乳素血症和非典型的先天性肾上腺增生等疾病。PCOS 的特征包括多囊卵巢、月经稀发或闭经、雄激素过多、胰岛素抵抗、肥胖和不孕等。PCOS 会增加代谢性疾病（如 2 型糖尿病、胰岛素抵抗等）、心血管疾病、子宫内膜癌和妊娠并发症的发病风险。由于 PCOS 异质性较高，其病因目前仍不明确。不过，越来越多的证据显示，多囊卵巢综合征可能是一种复杂的多基因疾病，且受表观遗传和环境因素（包括饮食和生活方式等）的显著影响。

一直以来，关于细胞衰老是否参与 PCOS 的病理过程的研究极为少见。直到近期，Yutaka Osuga 实验室报道称，在 PCOS 患者及 PCOS 小鼠卵巢中，衰老标志物 SA-*β*-gal 的活性和 p16^{INK4a}、p21^{CIP1}、p53、γ-H2AX 以及 SASP 相关因子（如 IL-6）的表达均显著高于对照组 [123]。在体外实验中，睾酮增加了衰老标志物和 SASP 相关因子的表达，而达沙替尼和槲皮素（D+Q）可抑制这种增加。在小鼠体内的实验中，D+Q 也可降低 PCOS 小鼠卵巢中衰老标志物和 SASP 相关因子的表达，并改善卵巢形态 [123]。这些结果表明，多囊卵巢综合征发生细胞衰老现象。推测高雄激素血症会导致 PCOS 的颗粒细胞衰老，而抗衰老治疗能够减少衰老颗粒细胞的积累，进而改善高雄激素血症影响的卵巢形态。

13.3.4 高泌乳素血症

泌乳素，又称催乳素，主要由下丘脑抑制介导，由垂体前叶中的泌乳素细胞合成并分泌，进而对下丘脑 - 垂体 - 性腺轴进行调控 [124]。此外，部分淋巴细胞也能够分泌泌乳素，起到免疫调节的作用 [125]。高泌乳素血症是指外周血泌乳素水平持续大于 1000 mU/L（女性血清中泌乳素正常值为 20～850 mU/L）。该疾病在女性中较常见，发病率占女性人口的 1%，发病年龄多为 60 岁左右，且能够较早地发生在儿童期和青春期 [126,127]。女性患者常表现出溢乳、月经紊乱或闭经、性腺功能下降、骨密度降低等症状。

尽管尚无研究直接证实卵巢衰老与高泌乳素血症有关，但基于现有研究可以推测，高泌乳素血症是促进卵巢衰老的原因之一。研究发现，高泌乳素血症引发的泌乳素水平升高，能够借助负反馈机制直接促进下丘脑多巴胺的分泌，从而直接影响下丘脑 - 垂体 - 性腺轴。当多巴胺分泌过多时，会抑制促性腺激素释放激素，从而影响卵泡刺激素和黄体生成素的生成，最终对卵巢中雌激素、孕激素的合成和分泌造成影响，导致排卵障碍。对临床样本的分析表明，大约 1%～40% 的女性高泌乳素血症患者伴随月经稀发和继发性闭经 [125]，这与卵巢衰老的临床表现相似，表明高水平的泌乳素能够间接推动卵巢生殖衰老。然而，目前尚未有关于高泌乳素血症卵巢中衰老细胞的相关报道。

13.3.5 低促性腺功能性卵巢功能不良

低促性腺功能性卵巢功能不全主要由女性中枢性性腺功能低下所致，其特征为促性腺激素分泌作用和功能受损导致的性激素水平下降。这种情况通常发生在原发性和继发性闭经的女性群体中，也是年轻女性发生低雌激素症的原因之一。当女性雌激素保护性作用被削弱后，可能会加速更年期症状的出现，并引发与卵巢衰老相关的疾病，如潮热、闭经、体重增加、血脂代谢异常、骨密度降低和心血管疾病等 [128]。

低促性腺功能性卵巢功能不全与卵巢衰老密切相关，它既可以作为卵巢衰老的原因，又可以作为卵巢衰老的结果。在卵巢衰老过程中，随着卵泡数量的不断减少，调节女性生殖内分泌功能的下丘脑 - 垂体 - 卵巢轴会进入失代偿状态。持续的失代偿状态会使促性腺激素释放激素分泌减少、卵泡刺激素或黄体生成素分泌异常，进而导致卵巢无法产生功能性卵泡 [129]。反之，原发性促性腺功能减退症患者的性激素水平降低，会直接影响卵巢生殖功能，加速卵巢衰老，进而加快机体整体衰老 [130]。

13.4 衰老相关的卵巢疾病治疗策略

13.4.1 卵巢疾病的常规治疗策略

(1) 更年期综合征

更年期综合征主要的治疗方法是雌激素替代疗法。由于女性期望寿命的延长，其生命的 1/3 将在绝经后度过。绝经后雌激素缺乏引起的一系列疾病影响了老年女性的生活质量，而激素替代疗法可以达到预防相关疾病、提高生活质量和延长寿命的目的。目前激素替代疗法主要包括雌激素治疗和雌激素、孕激素贯穿疗法，这种雌激素联合孕激素的疗法可以降低单一雌激素过度刺激产生的不良反应。另外，更年期综合征的一般疗法还包括心理治疗，必要时可选用适量的镇静药以助睡眠。谷维素有助于调节植物神经功能。为预防骨质疏松，老年女性应坚持体育锻炼，增加日晒时间，摄入富含钙的食物，并补充钙剂。

(2) 早发性卵巢功能不全

早发性卵巢功能不全的雌激素替代疗法和一般治疗，与更年期综合征基本类似。此外，由于早发性卵巢功能不全的发病机制复杂，且没有明确的治疗靶标，而中药具有整体调节的功效，有望从多角度、多环节、多靶标对卵巢功能失调进行调节。中医认为，肾虚是早发性卵巢功能不全发病的根本原因，心、肝、脾、肾相互影响而致病，进而引发气郁、瘀血、痰饮等症状。因此，采用整体调理和辨证施治的中药疗法，在这种发病机制复杂、缺乏明确靶标的卵巢相关衰老疾病治疗中具有应用潜力。

(3) 多囊卵巢综合征

多囊卵巢综合征的药物治疗通常针对雄激素过多、排卵稀少和胰岛素抵抗等症状。例如，复方口服避孕药是 PCOS 患者常用药，主要用于保护子宫内膜、调整月经周期，通过降低卵巢产生的雄激素来改善多毛或痤疮症状。但在用药期间，为了预防或治疗肥胖，应同时做生活方式方面的咨询和调整。最早在 1935 年，Stein 和 Leventhal 首次提出将卵巢楔形切除术作为一种治疗方法，开启了手术治疗 PCOS 患者不孕的时代。目前，常选的手术治疗方法是采用热穿透或激光进行腹腔镜卵巢打孔术。术后，大部分患者可恢复自发排卵和月经，部分患者有可能自然受孕。总的来说，多囊卵巢综合征没有通用的治疗方法，治疗必须始终遵循个体化原则，以症状为导向，并契合个体患者的实际需要。在治疗过程中，需要对患者进行充分的随访，PCOS 的治疗应是长期且动态的，以适应患者不断变化的症状和个人期望。

(4) 高泌乳素血症

多巴胺是体内主要的泌乳素抑制因子，几乎所有抗精神病药物都会通过阻断垂

体前叶的多巴胺 D_2 受体，抑制多巴胺的产生，进而减弱多巴胺对催乳素分泌的抑制作用[131]。因此，导致高泌乳素水平的原因，主要以抗精神病类药物副作用，以及下丘脑 - 垂体泌乳素瘤过度分泌泌乳素最为常见。对于微小型下丘脑 - 垂体泌乳素瘤而言，手术治疗是较为合适的选择。但针对耐药性或侵袭性泌乳素瘤，则需以化疗、放疗或施用药物治疗。在临床上，治疗高泌乳素血症的常规首选药物依然是多巴胺激动剂，通常使用的是卡麦角林[132]，它能够成功控制催乳素水平和泌乳素瘤大小。对于因服用精神病类药物而引发的高泌乳素血症，可换用具有部分激动剂特性的抗精神病药，通常选用阿立哌唑[133]。还可以在精神病治疗药物的基础上添加辅助药物，如添加多巴胺激动剂或选择性雌激素受体调节剂。此外，多种生理因素，如妊娠、哺乳、运动和精神压力等，也能够通过改变下丘脑多巴胺的释放来影响泌乳素水平[126]。目前，针对高泌乳素血症的治疗，旨在恢复和维持正常的性腺功能，鉴于该病病因的多样性，临床治疗需要根据患者的病因来制定相应的治疗方案。

（5）低促性腺功能性卵巢功能不良

治疗低促性腺功能性卵巢功能不全是多方面的，原发性促性腺功能减退症通常在青春期晚期或成年早期能够被诊断出来。在此阶段，治疗的目的在于诱导女性出现雌性化特征并恢复正常性功能，同时解决未来生育能力以及心理健康方面的问题。类固醇激素（女性主要使用雌二醇 + 黄体酮）治疗可诱导并维持女性第二性征（乳房发育、体态变化），建立规律的月经周期，促进骨骼健康和提高生活质量[134]。对于成年后期生理性、病理性因素引起的继发性促性腺功能减退症，激素替代疗法最为常用。如患者有生育需求，则可以根据医嘱，适当采用促性腺激素释放激素或促性腺激素治疗，以维持生育能力。通常促性腺功能减退的患者同时会伴有骨密度降低的风险，因此除了激素治疗外，临床上通常还会补充钙和维生素 D 来维持骨骼健康[135]。

13.4.2 基于衰老干预的卵巢疾病治疗策略

（1）化学药物

1）Senolytics

D+Q 组合作为目前最受关注的 Senolytics，能够降低 PCOS 小鼠卵巢中衰老标志物和 SASP 相关因子的表达，减少衰老颗粒细胞的积累，进而改善高雄激素血症下的卵巢形态。因此，D+Q 有望成为多囊卵巢综合征的新疗法[123]。采用 D+Q 或非瑟酮短期干预，可显著降低阿霉素诱导的 POI 小鼠卵巢衰老细胞的负荷。然而，无论是 D+Q 还是非瑟酮，都不能缓解阿霉素引发的卵巢功能障碍。进一步的实验表明，D+Q 和非瑟酮均不能改善阿霉素暴露后卵巢的凋亡和纤维化情况[120]。以上结果表明，Senolytics 疗法可以消除积累的衰老细胞，但似乎不能逆转阿霉素引起的大量卵泡丢失和卵巢间质纤维化问题。向 3 个月大的小鼠施用 senolytic 药物

ABT263 后，卵巢中衰老的初级卵母细胞的百分比降低，并且 SASP mRNA 转录水平降低，同时原始卵泡和总卵泡数量增加，雌性小鼠的生育能力也得到了提高 [115]。

2）抗氧化剂

氧化应激是驱动卵巢衰老的关键分子机制之一，抗氧化干预可通过清除卵巢微环境中的自由基积累、改善线粒体功能、激活抗衰老通路等机制发挥作用，可能成为延缓卵巢衰老的重要策略。

❶ 姜黄素和一些植物多酚。姜黄素是从膳食香料姜黄中提取的一种活性成分，多项研究已证实其具有抗氧化和自由基清除活性。近年来的研究显示，姜黄素具有改善卵巢组织病理损伤、调节激素水平和减少氧化损伤的作用。Melekoglu 等人连续 14 天，给环磷酰胺诱导的 POI 大鼠进行腹腔注射姜黄素（100 mg/kg），与对照组相比，其降低了卵巢间质血管充血、黄体周围出血和闭锁卵泡，增加健康卵泡数量，同时提高大鼠卵巢组织中 MDA、GSH、SOD、GPx 和 CAT 的水平 [136]。此外，在卵巢缺血-再灌注大鼠模型中，姜黄素可以维持和保护卵巢功能，使其免受氧化损伤 [137]。人体研究同样表明，姜黄素在治疗女性多囊卵巢综合征（PCOS）和卵巢功能不全方面均具有潜在的健康益处 [138]。

原花青素作为一种酚类化合物，广泛存在于水果、蔬菜、坚果、种子、酒和茶中，具有保护组织免受氧化损伤的功效。近期研究表明，原花青素可以维持细胞增殖与凋亡的稳态，降低 D-半乳糖诱导和自然衰老的母鸡卵巢氧化损伤，同时缓解 D-半乳糖诱导的细胞核染色质缩聚现象，从而有效延缓母鸡卵巢的衰老过程 [139]。

茶多酚作为茶叶中多羟基酚类化合物的复合物，具有抗氧化、抗衰老、抑菌等多种生理活性。相关研究表明，给大鼠投喂茶多酚，可增加其卵巢储备，抑制从出生到早期卵巢发育阶段卵母细胞凋亡和卵泡闭锁现象，进而延缓更年期 [140]。

槲皮素作为具有潜在价值的抗氧化剂和自由基清除剂，广泛存在于水果、蔬菜和树叶中。研究表明，槲皮素可通过上调 SOD1、CAT 和 GSS 等氧化应激相关基因的表达，提高绝经大鼠卵巢和卵巢颗粒细胞体外培养的抗氧化能力 [141]。

❷ *N*-乙酰基-L-半胱氨酸。*N*-乙酰基-L-半胱氨酸（NAC）是一种有效的抗氧化剂，是氨基酸 L-半胱氨酸的乙酰化形式。越来越多的证据表明，使用抗氧化剂 NAC 在预防 ROS 诱导的损伤和病理方面颇具益处。有研究表明，给 6 周龄的昆明雌性小鼠投喂 2 个月的 NAC，可改善受精卵细胞的质量并促进早期胚胎发育。投喂一年 NAC 可提高小鼠卵母细胞的质量，增加同窝产仔数。此外，经 NAC 治疗的小鼠，卵巢中 Sirtuins 的表达增加，端粒酶活性更高，端粒长度也更长 [142]。

❸ 辅酶 Q10。辅酶 Q10 是一种近乎存在于所有细胞膜的油溶性成分，它能够抑制脂质过氧化、蛋白质和 DNA 氧化，在细胞代谢过程中发挥抗氧化剂的作用。有研究发现，小鼠服用辅酶 Q10 可以逆转年龄相关的卵母细胞质量和数量下降 [143]。此外，辅酶Q10可降低氧化应激引起的DNA损伤，改善线粒体功能，提高卵巢储备 [144]。

❹ 维生素 C 和维生素 E。维生素 C 和维生素 E 是常用的天然抗氧化剂。维生

素 E 作为主要的疏水抗氧化剂，通过与脂质过氧化链式反应中产生的脂质自由基发生反应，保护细胞膜免受氧化损伤。维生素 C 则是主要的水溶性抗氧化剂，可清除体内自由基，同时还能使生育酚自由基重新还原成生育酚，从而抑制自由基的生成。研究表明，口服维生素 C 和维生素 E 可以抑制自然衰老对小鼠卵巢储备产生的负面影响 [145]。

3）Sirtuin 激活剂

Sirtuins 家族共有 7 个成员（SIRT1～SIRT7），它们通过去乙酰化、去琥珀酰化等修饰作用，对基因表达、代谢过程和细胞应激反应进行调节。特别是 SIRT1、SIRT6 等在 DNA 修复、基因组稳定性、线粒体功能和代谢调节中发挥着重要作用，而这些功能对于维持卵巢细胞的健康状态至关重要 [146]。在卵巢衰老过程中，细胞内的氧化应激增加、线粒体功能出现障碍，且基因组不稳定性加剧，而 Sirtuins 的活性下降可能会加剧这些衰老特征 [147]。

白藜芦醇作为一种非黄酮类多酚有机化合物，是许多植物在受到刺激时所产生的一种抗毒素。体外实验及动物实验表明，白藜芦醇有抗氧化、抗炎、抗癌及心血管保护等作用。目前研究表明，白藜芦醇可以通过激活 SIRT1 基因表达，提高卵母细胞的数量和质量，从而延缓小鼠卵巢衰老。白藜芦醇还可以通过增强卵巢端粒酶活性、增加端粒长度，来延长小鼠生殖寿命 [148]。此外，另有研究表明，白藜芦醇能提高大鼠卵巢储备能力，延长生殖寿命，其作用机制可能与抑制原始卵泡池激活和卵泡闭锁有关。

SRT1720 是一种选择性的 SIRT1 激活剂。目前研究表明，SRT1720 可能通过激活 SIRT1 信号通路和抑制 mTOR 信号通路，来改善高脂饮食所诱导的肥胖雌性小鼠的卵巢储备状况，从而延长其生殖寿命 [149]。

4）mTOR 通路抑制剂

mTOR 是一种丝氨酸 - 苏氨酸蛋白激酶，可调节细胞生长、增殖、分化和细胞周期。近期研究表明，mTOR 相关信号通路在肥胖、2 型糖尿病、肿瘤等与衰老相关的代谢性疾病中发挥重要作用。mTOR 的调控已被证实可以有效模拟 CR 的效应 [150]。有研究表明，mTOR 抑制剂雷帕霉素通过调节 mTOR 和 Sirtuin 信号通路，抑制初始卵泡的激活，从而保护卵巢储备，延长卵巢的生殖寿命 [151]。

5）褪黑素

褪黑素是一种天然的胺类激素，主要由松果体分泌，具有强大的直接清除自由基和间接抗氧化功效。有研究表明，褪黑素可以通过增强抗氧化能力，维持端粒酶活性，刺激 SIRT1 表达并提升核糖体功能，扩大小鼠原始卵泡池的规模，并延缓卵巢衰老 [152]。此外，在一项临床研究中，42～62 岁的围绝经期和绝经后女性接受了 6 个月的褪黑素治疗。治疗后，43～49 岁的女性（围绝经期为主）血清黄体生成素水平明显升高，但垂体和甲状腺功能未受影响；而 50 岁以上女性（绝经后）未出现类似黄体生成素变化 [153]。

6）二甲双胍

二甲双胍（MET）是治疗2型糖尿病的一线药物。研究表明，其具有一定的延寿抗衰功效，其中包括延缓卵巢衰老的作用。将27周龄雌性C57BL/6小鼠用100 mg/kg MET喂养半年后，与对照组相比，MET组小鼠血清雌二醇激素水平升高，正常发情周期百分比也有所升高；MET小鼠的原始卵泡数量及SIRT1的表达均显著增加，这表明二甲双胍或许是通过诱导SIRT1的表达来延缓卵巢自然衰老进程[154]。另外，借助单细胞测序技术发现，MET治疗可通过调节成纤维细胞、肌成纤维细胞和免疫细胞的比例，来预防与年龄相关的卵巢纤维化。产生SASP的成纤维细胞在老年卵巢中有所增加，并且在接受MET治疗的老年小鼠中，出现了一种独特的对MET反应的巨噬细胞亚群[155]。结果显示，MET可以调节免疫细胞和成纤维细胞的特异性亚群，从而预防年龄相关的卵巢纤维化，为预防卵巢纤维化提供了策略。另外，MET能够改善D-半乳糖引起的小鼠激素紊乱和晚期糖基化终末产物的积累，纠正发情周期的不规则性现象，改善卵巢功能障碍[156]。

（2）生物疗法

近来研究发现，脑源性神经营养因子（BDNF）受体TrkB的激活型抗体药物能够促进卵泡发育，还能恢复自然衰老雌鼠以及化疗药物环磷酰胺诱导的POI雌鼠的生育能力[157]。抗衰老蛋白Klotho与下丘脑-垂体-卵巢轴密切相关，Klotho在下丘脑-垂体-卵巢轴中的表达水平异常会影响Wnt-β-连环蛋白和IGF-1信号通路，进而诱发女性生殖疾病，如低促性腺激素性功能减退症、PCOS和POI，这为临床治疗低促性腺功能性卵巢功能不全提供了新的思路和潜在的治疗靶标[158]。此外，卵巢间充质干细胞也在临床上用于老年女性和卵巢疾病（如卵巢功能早衰）患者的生育力保存或恢复[159]。

（3）生活方式

❶ 热量限制。热量限制（CR），也被称为饮食限制。它是指在为生物体提供充分的营养成分（如必需氨基酸、维生素等），确保生物体不发生营养不良的情况下，将每日饮食限制在正常饮食的25%～50%。多项研究表明，热量限制不仅可以延长雌鼠的平均寿命，还可以通过抑制原始卵泡的激活、提高卵巢储备功能和延缓卵巢衰老进程，来提高生育能力、延长生殖寿命。虽然热量限制有效，但在现实生活中实施起来并不容易。因此，探寻能够模拟热量限制效应的模拟物成为研究热点。目前所研究的热量限制模拟物主要有雷帕霉素[150]、二甲双胍[160]等。

❷ 适度锻炼。针对因年龄因素和行为学因素引发的卵巢衰老问题，改变生活方式是最理想的防治策略。研究显示，生活习惯决定了自然绝经的年龄。绝经前，规律且适度的锻炼可以推迟自然绝经的来临，还可改善绝经期相关症状；绝经后，适度锻炼仍能维持女性心血管健康，预防骨质疏松和心血管疾病的发生。然而，过量的运动也会造成排卵频率减低、子宫内膜发育不良、闭经和不孕等问题[161]。因

此，需要注意恰当合理的运动，才会对卵巢储备和功能产生积极作用。

❸ 健康饮食。良好的饮食习惯有助于维持能量和代谢的平衡，对卵巢功能具有调节、保护作用。建议食用富含抗氧化剂、膳食纤维、ω-3 脂肪酸和植物激素的食物，限制加工食品，减少反式脂肪和精制糖的摄入。通过长期坚持科学饮食模式，可延缓卵巢功能衰退、改善卵子质量，并缓解更年期症状。建议结合定期卵巢功能检测（如 AMH、窦卵泡计数）动态调整膳食方案[162]。

❹ 避免接触有害物质。针对环境因素导致的卵巢衰老问题，应当避免长期暴露于受污染的空气中，降低被动吸烟的频次，尽可能减少与富含环境内分泌干扰物的化学物质接触，同时，戒烟限酒也是预防卵巢衰老的必要措施[163]。

❺ 保持心理健康。社会心理因素在卵巢衰老的发生发展过程中扮演着重要作用。随着生活节奏的加快，现代女性工作和生活中承受着较大的压力，易产生紧张、焦虑、忧伤、恐惧等负面情绪。大量流行病学研究证实，压力大的人群卵巢功能下降的发生率会有所增加[164]。因此，对于广大女性来说，正确认识卵巢衰老，保持健康乐观的心态，对于预防卵巢衰老具有重要意义。

13.5 总结

在过去的 150 年里，医学研究显著提升了人类的预期寿命，然而，大多数女性的自然绝经年龄却无太大的改变。如果按照目前的趋势持续发展，未来，受卵巢衰老影响的人群在绝经后度过的时光将比绝经前更多。虽然有激素和非激素干预措施可以帮助缓解更年期的症状，但尚无治疗干预措施可以减缓或逆转卵巢衰老。在动物模型中开展的实验研究已证实，通过干预卵巢衰老来延长生殖寿命是可行的。并且，有一些令人鼓舞的证据表明，延长生殖寿命将对人类健康产生广泛的益处，因为它可以延缓因卵巢衰老而产生的一系列负面健康影响。然而，目前依然面临诸多挑战：驱动卵巢衰老的机制尚未完全明晰；卵巢纤维化等治疗靶点虽已崭露头角并展现出前景，但仍需要更多候选干预途径，以探寻最佳的可能治疗方案。此外，细胞衰老表型如何影响卵巢衰老，以及如何找到预测和测量卵巢衰老的方法等一系列重要问题，都有待进一步的研究。

参考文献

[1] Dong L, Teh D B L, Kennedy B K, et al. Unraveling female reproductive senescence to enhance healthy longevity [J]. Cell. Res., 2023, 33: 11-29.

[2] Nikolic A, Volarevic V, Armstrong L, et al. Primordial germ cells: current knowledge and perspectives [J]. Stem. Cells. Int., 2016, 2016: 1741072.

[3] Lew R. Natural history of ovarian function including assessment of ovarian reserve and

premature ovarian failure [J]. Best Pract. Res. Clin. Obstet. Gynaecol., 2019, 55: 12-13.

[4] Xu X L, Huang Z Y, Yu K, et al. Estrogen biosynthesis and signal transduction in ovarian disease [J]. Front. Endocrinol. (Lausanne), 2022, 13: 827032.

[5] Taraborrelli S. Physiology, production and action of progesterone [J]. Acta. Obstet. Gynecol. Scand., 2015, 94 (Suppl 161): 8-16.

[6] Franks S, Hardy K. Androgen action in the ovary [J]. Front. Endocrinol (Lausanne)., 2018, 9: 452.

[7] Crawford N M, Steiner A Z. Age-related infertility [J]. Obstet. Gynecol. Clin. North Am., 2015, 42: 15-25.

[8] Scobie G A, Macpherson S, Millar M R, et al. Human oestrogen receptors: differential expression of ERalpha and beta and the identification of ERbeta variants [J]. Steroids, 2002, 67: 985-992.

[9] Gilmer G, Iijima H, Hettinger Z R, et al. Menopause-induced 17beta-estradiol and progesterone loss increases senescence markers, matrix disassembly and degeneration in mouse cartilage [J]. Nat. Aging, 2025, 5: 65-86.

[10] Boime I, Jablonka-Shariff A, Pearl C A. Rerouting of a follicle-stimulating hormone analog to the regulated secretory pathway [J]. Endocrinology, 2010, 151: 388-393.

[11] Grisendi V, Spada E, Argento C, et al. Age-specific reference values for serum FSH and estradiol levels throughout the reproductive period [J]. Gynecol. Endocrinol., 2014, 30: 451-455.

[12] Kim C, Slaughter J C, Wang E T, et al. Anti-Müllerian hormone, follicle stimulating hormone, antral follicle count, and risk of menopause within 5 years [J]. Maturitas, 2017, 102: 18-25.

[13] van Disseldorp J, Faddy M J, Themmen A P, et al. Relationship of serum antimullerian hormone concentration to age at menopause [J]. J. Clin. Endocrinol. Metab., 2008, 93: 2129-2134.

[14] La Marca A, De Leo V, Giulini S, et al. Anti-mullerian hormone in premenopausal women and after spontaneous or surgically induced menopause [J]. J. Soc. Gynecol. Investig., 2005, 12: 545-548.

[15] Durlinger A L L, Kramer P, Karels B, et al. Control of primordial follicle recruitment by anti-Müllerian hormone in the mouse ovary1 [J]. Endocrinology, 1999, 140: 5789-5796.

[16] Barbieri R L. The endocrinology of the menstrual cycle [J]. Methods Mol. Biol., 2014, 1154: 145-169.

[17] Messinis I E, Messini C I, Dafopoulos K. Novel aspects of the endocrinology of the menstrual cycle [J]. Reprod. Biomed. Online, 2014, 28: 714-722.

[18] Hall J E. Endocrinology of the menopause [J]. Endocrinol. Metab. Clin. North Am., 2015, 44: 485-496.

[19] Younis J S, Iskander R, Fauser B C J M, et al. Does an association exist between menstrual cycle length within the normal range and ovarian reserve biomarkers during the reproductive years? A systematic review and meta-analysis [J]. Hum. Reprod. Update, 2020, 26: 904-928.

[20] Kelsey T W, Wallace W H B. Ovarian volume correlates strongly with the number of nongrowing follicles in the human ovary [J]. Obstet. Gynecol. Int., 2012, 2012: 305025.

[21] Pavlik E J, DePriest P D, Gallion H H, et al. Ovarian volume related to age [J]. Gynecol. Oncol., 2000, 77: 410-412.

[22] Wakimoto Y, Pors S E, Cadenas J, et al. The precise ovarian volume is significantly associated with serum concentrations of antimullerian hormone, the luteinizing hormone/follicle-stimulating hormone ratio, and total testosterone [J]. Fertil. Steril., 2020, 113: 453-459.

[23] Kinnear H M, Tomaszewski C E, Chang F L, et al. The ovarian stroma as a new frontier [J]. Reproduction, 2020, 160: R25-R39.

[24] Ferré-Pujol P, Otsuki J, Funahashi H, et al. The thickness and density of the ovarian tunica albuginea increases with age in transgender patients [J]. Reprod. Sci. (Thousand Oaks, Calif.), 2021, 28: 1339-1346.

[25] Amargant F, Manuel S L, Larmore M J, et al. Sphingosine-1-phosphate and its mimetic FTY720 do not protect against radiation-induced ovarian fibrosis in the nonhuman primatedagger [J]. Biol. Reprod., 2021, 104: 1058-1070.

[26] Joshi C L, Nanda B S, Saigal R P. Histomorphological and histochemical studies on the female genitalia of ageing goat. IV. Histomorphology of ovarian cortex [J]. Anat. Anz., 1977, 141: 19-36.

[27] Briley S M, Jasti S, McCracken J M, et al. Reproductive age-associated fibrosis in the stroma of the mammalian ovary [J]. Reproduction, 2016, 152: 245-260.

[28] Landry D A, Vaishnav H T, Vanderhyden B C. The significance of ovarian fibrosis [J]. Oncotarget, 2020, 11: 4366-4370.

[29] Hirshfeld-Cytron J E, Duncan F E, Xu M, et al. Animal age, weight and estrus cycle stage impact the quality of in vitro grown follicles [J]. Hum. Reprod. (Oxford, England), 2011, 26: 2473-2485.

[30] Machlin J H, Barishansky S J, Kelsh J, et al. Fibroinflammatory signatures increase with age in the human ovary and follicular fluid [J]. Int. J. Mol. Sci., 2021, 22: 4902.

[31] Navarini H, Reeves G. Specific stroma in the cortex and medulla of the ovary: 3. Changes induced by ionizing radiation [J]. Obstet. Gynecol., 1972, 39: 556-561.

[32] Xu X, Mu L, Li L, et al. Imaging and tracing the pattern of adult ovarian angiogenesis implies a strategy against female reproductive aging [J]. Sci. Adv., 2022, 8: eabi8683.

[33] Leeners B, Geary N, Tobler PN, et al. Ovarian hormones and obesity [J]. Hum. Reprod. Update, 2017, 23: 300-321.

[34] Saxton S N, Clark B J, Withers S B, et al. Mechanistic links between obesity, diabetes, and blood pressure: role of perivascular adipose tissue [J]. Physiol. Rev., 2019, 99: 1701-1763.

[35] Wu M, Huang Y, Zhu Q, et al. Adipose tissue and ovarian aging: potential mechanism and protective strategies [J]. Ageing. Res. Rev., 2022, 80: 101683.

[36] Dupont J, Pollet-Villard X, Reverchon M, et al. Adipokines in human reproduction [J]. Horm. Mol. Biol. Clin. Investig., 2015, 24: 11-24.

[37] Moghadam A R E, Moghadam M T, Hemadi M, et al. Oocyte quality and aging [J]. JBRA. Assist. Reprod., 2022, 26: 105-122.

[38] Battaglia D E, Goodwin P, Klein N A, et al. Influence of maternal age on meiotic spindle assembly in oocytes from naturally cycling women [J]. Hum. Reprod., 1996, 11: 2217-2222.

[39] Ma J-Y, Li S, Chen L-N, et al. Why is oocyte aneuploidy increased with maternal aging? [J]. J. Genet. Genomics., 2020, 47: 659-671.

[40] Tsutsumi M, Fujiwara R, Nishizawa H, et al. Age-related decrease of meiotic cohesins in human oocytes [J]. PLoS One, 2014, 9: e96710.

[41] Lamb N E, Yu K, Shaffer J, et al. Association between maternal age and meiotic recombination for trisomy 21 [J]. Am. J. Hum. Genet., 2005, 76: 91-99.

[42] Park S U, Walsh L, Berkowitz K M. Mechanisms of ovarian aging [J]. Reproduction (Cambridge, England), 2021, 162: R19-R33.

[43] Lamas-Toranzo I, Pericuesta E, Bermejo-Álvarez P. Mitochondrial and metabolic adjustments during the final phase of follicular development prior to IVM of bovine oocytes [J]. Theriogenology, 2018, 119: 156-162.

[44] Nikiforaki D, Vanden Meerschaut F, Qian C, et al. Oocyte cryopreservation and in vitro culture affect calcium signalling during human fertilization [J]. Hum. Reprod. (Oxford, England), 2014, 29: 29-40.

[45] Li C J, Lin L T, Tsai H W, et al. The molecular regulation in the pathophysiology in ovarian aging [J]. Aging Dis., 2021, 12: 934-949.

[46] Nakahara K, Saito H, Saito T, et al. Incidence of apoptotic bodies in membrana granulosa of the patients participating in an *in vitro* fertilization program [J]. Fertil. Steril., 1997, 67: 302-308.

[47] Regan S L P, Knight P G, Yovich J L, et al. The effect of ovarian reserve and receptor signalling on granulosa cell apoptosis during human follicle development [J]. Mol. Cell. Endocrinol., 2018, 470: 219-227.

[48] He Q, Gu L, Lin Q, et al. The Immp2l mutation causes ovarian aging through ROS-Wnt/β-catenin-estrogen pathway: preventive effect of melatonin [J]. Endocrinology, 2020, 161: bqaa119.

[49] Liu M, Qiu Y, Xue Z, et al. Small extracellular vesicles derived from embryonic stem cells restore ovarian function of premature ovarian failure through PI3K/Akt signaling pathway [J]. Stem. Cell. Res. Ther., 2020, 11: 3.

[50] Alberico H C, Woods D C. Role of granulosa cells in the aging ovarian landscape: a focus on mitochondrial and metabolic function [J]. Front. Physiol., 2021, 12: 800739.

[51] Fragouli E, Lalioti M D, Wells D. The transcriptome of follicular cells: biological insights and clinical implications for the treatment of infertility [J]. Hum. Reprod. Update, 2014, 20: 1-11.

[52] Adriaenssens T, Wathlet S, Segers I, et al. Cumulus cell gene expression is associated with oocyte developmental quality and influenced by patient and treatment characteristics [J]. Hum. Reprod., 2010, 25: 1259-1270.

[53] McReynolds S, Dzieciatkowska M, McCallie B R, et al. Impact of maternal aging on the molecular signature of human cumulus cells [J]. Fertil. Steril., 2012, 98: 1574.

[54] Al-Edani T, Assou S, Ferrieres A, et al. Female aging alters expression of human cumulus cells genes that are essential for oocyte quality [J]. Biomed. Res. Int., 2014, 2014: 964614.

[55] Iwata H. Age-associated changes in granulosa cells and follicular fluid in cows [J]. J. Reprod. Dev., 2017, 63: 339-345.

[56] Itami N, Kawahara-Miki R, Kawana H, et al. Age-associated changes in bovine oocytes and granulosa cell complexes collected from early antral follicles [J]. J. Assist. Reprod. Genet., 2014, 31: 1079-1088.

[57] Koliaraki V, Prados A, Armaka M, et al. The mesenchymal context in inflammation, immunity and cancer [J]. Nat. Immunol., 2020, 21: 974-982.

[58] Lengyel E, Li Y, Weigert M, et al. A molecular atlas of the human postmenopausal fallopian tube and ovary from single-cell RNA and ATAC sequencing [J]. Cell. Rep., 2022, 41: 111838.

[59] Esfandyari S, Chugh R M, Park H S, et al. Mesenchymal stem cells as a bio organ for treatment of female infertility [J]. Cells, 2020, 9: 2253.

[60] Isola J V V, Hense J D, Osorio C A P, et al. Reproductive ageing: inflammation, immune cells, and cellular senescence in the aging ovary [J]. Reproduction, 2024, 168: e230499.

[61] Wu R, Van der Hoek K H, Ryan N K, et al. Macrophage contributions to ovarian function [J]. Hum. Reprod. Update, 2004, 10: 119-133.

[62] Zhang Z, Schlamp F, Huang L, et al. Inflammaging is associated with shifted macrophage ontogeny and polarization in the aging mouse ovary [J]. Reproduction (Cambridge, England), 2020, 159: 325-337.

[63] Ben Yaakov T, Wasserman T, Aknin E, et al. Single-cell analysis of aged mouse ovarian immune system reveals a shift towards adaptive immunity and attenuated cell function [J]. Elife, 2023: 12: e74915.

[64] Liu L, Wang H, Xu G L, et al. Tet1 deficiency leads to premature ovarian failure [J]. Front. Cell. Dev. Biol., 2021, 9: 644135.

[65] Turan V, Oktay K. BRCA-related ATM-mediated DNA double-strand break repair and ovarian aging [J]. Hum. Reprod. Update, 2020, 26: 43-57.

[66] Lara-Gonzalez P, Westhorpe F G, Taylor S S. The spindle assembly checkpoint [J]. Current. Biology., 2012, 22: R966-R980.

[67] Kinugawa C, Murakami T, Okamura K, et al. Telomerase activity in normal ovaries and premature ovarian failure [J]. Tohoku. J. Exp. Med., 2000, 190: 231-238.

[68] Kosebent E G, Uysal F, Ozturk S. The altered expression of telomerase components and telomere-linked proteins may associate with ovarian aging in mouse [J]. Exp. Gerontol., 2020, 138: 110975.

[69] Rossiello F, Jurk D, Passos J F, et al. Telomere dysfunction in ageing and age-related diseases [J]. Nat. Cell Biol., 2022, 24: 135-147.

[70] Lliberos C, Liew S H, Zareie P, et al. Evaluation of inflammation and follicle depletion during

ovarian ageing in mice [J]. Sci. Rep., 2021, 11: 278.

[71] Yan F, Zhao Q, Li Y, et al. The role of oxidative stress in ovarian aging: a review [J]. J. Ovarian. Res., 2022, 15: 100.

[72] Lim J, Luderer U. Oxidative damage increases and antioxidant gene expression decreases with aging in the mouse ovary [J]. Biol. Reprod., 2011, 84: 775-782.

[73] Yang Z, Wei M L, Dong X Y. Effects of Yu Linzhu on ovarian function and oocyte mitochondria in natural aging mice [J]. Aging (Albany NY), 2021, 13: 23328.

[74] Shen L, Chen Y, Cheng J, et al. CCL5 secreted by senescent theca-interstitial cells inhibits preantral follicular development via granulosa cellular apoptosis [J]. J. Cell. Physiol., 2019, 234: 22554-22564.

[75] Wu J, Li J, Liu Y, et al. Tannic acid repair of zearalenone-induced damage by regulating the death receptor and mitochondrial apoptosis signaling pathway in mice [J]. Environ. Pollut., 2021, 287: 117557.

[76] Kong L, Gao X, Zhu J, et al. Mechanisms involved in reproductive toxicity caused by nickel nanoparticle in female rats [J]. Environ. Toxicol., 2016, 31: 1674-1683.

[77] Xue R, Li S, Zou H, et al. Melatonin alleviates deoxynivalenol-induced apoptosis of human granulosa cells by reducing mutually accentuated FOXO1 and ER stress double dagger [J]. Biol. Reprod., 2021, 105: 554-566.

[78] Yuan S, Wen J, Cheng J, et al. Age-associated up-regulation of EGR1 promotes granulosa cell apoptosis during follicle atresia in mice through the NF-kappaB pathway [J]. Cell Cycle, 2016, 15: 2895-2905.

[79] Hussein M R, Bedaiwy M A, Falcone T. Analysis of apoptotic cell death, Bcl-2, and p53 protein expression in freshly fixed and cryopreserved ovarian tissue after exposure to warm ischemia [J]. Fertil. Steril., 2006, 85 (Suppl 1): 1082-1092.

[80] Wu M, Tang W, Chen Y, et al. Spatiotemporal transcriptomic changes of human ovarian aging and the regulatory role of FOXP1 [J]. Nat. Aging, 2024, 4: 527-545.

[81] Stocco C. Aromatase expression in the ovary: hormonal and molecular regulation [J]. Steroids, 2008, 73: 473-487.

[82] 刘婷 . PEBP4 调控芳香化酶的表达和雌激素合成的实验研究 [D]. 南昌 : 南昌大学医学部 , 2021.

[83] Wang S, Zheng Y, Li J, et al. Single-cell transcriptomic atlas of primate ovarian aging [J]. Cell, 2020, 180: 585-600. e519.

[84] Agarwal A, Gupta S, Sharma R K. Role of oxidative stress in female reproduction [J]. Reprod. Biol. Endocrinol., 2005, 3: 1-21.

[85] Morgan M J, Liu Z G. Crosstalk of reactive oxygen species and NF-κB signaling [J]. Cell Res., 2011, 21: 103-115.

[86] Michaeli J, Smoom R, Serruya N, et al. Leukocyte telomere length correlates with extended female fertility [J]. Cells, 2022, 11: 513-524.

[87] Xu X, Chen X, Zhang X, et al. Impaired telomere length and telomerase activity in

peripheral blood leukocytes and granulosa cells in patients with biochemical primary ovarian insufficiency [J]. Hum. Reprod., 2017, 32: 201-207.

[88] Luan Y, Yu S Y, Abazarikia A, et al. TAp63 determines the fate of oocytes against DNA damage [J]. Sci. Adv., 2022, 8: eade1846.

[89] Foulon A, Richard N, Guichard C, et al. Factors associated with decreased ovarian reserve in Crohn's disease: a systematic review and meta-analysis [J]. Acta. Obstet. Gynecol. Scand,, 2024, 103: 1714-1721.

[90] Reyes V S V, Velasco S T, Cruz J C H, et al. Concentraciones séricas de IL-1β, IL-6 y TNF-α en pacientes infértiles con disfunción ovárica [J]. Ginecol. Obstet. Mex., 2005, 73: 604-610.

[91] Bertone-Johnson E R, Manson J E, Purdue-Smithe A C, et al. A prospective study of inflammatory biomarker levels and risk of early menopause [J]. Menopause- J. North. Am. Menopause Soc., 2019, 26: 32-38.

[92] Guo Y, Xue L, Tang W, et al. Ovarian microenvironment: challenges and opportunities in protecting against chemotherapy-associated ovarian damage [J]. Hum. Reprod. Update., 2024, 30: 614-647.

[93] Shen L, Liu J, Luo A, et al. The stromal microenvironment and ovarian aging: mechanisms and therapeutic opportunities [J]. J. Ovarian. Res., 2023, 16: 237.

[94] Babayev E, Duncan F E. Age-associated changes in cumulus cells and follicular fluid: the local oocyte microenvironment as a determinant of gamete quality [J]. Biol. Reprod., 2022, 106: 351-365.

[95] Song Z H, Yu H Y, Wang P, et al. Germ cell-specific Atg7 knockout results in primary ovarian insufficiency in female mice [J]. Cell Death Dis., 2015, 6: e1589.

[96] Zhou J, Peng X, Mei S. Autophagy in ovarian follicular development and atresia [J]. Int. J. Biol. Sci., 2019, 15: 726-737.

[97] Choi J, Jo M, Lee E, et al. Akt is involved in granulosa cell autophagy regulation via mTOR signaling during rat follicular development and atresia [J]. Reproduction, 2014, 147: 73-80.

[98] Lin M L, Hua R, Ma J, et al. Bisphenol A promotes autophagy in ovarian granulosa cells by inducing AMPK/mTOR/ULK1 signalling pathway [J]. Environ. Int., 2021, 147: 106298.

[99] Dumollard R, Duchen M, Carroll J. The role of mitochondrial function in the oocyte and embryo [J]. Curr. Top. Dev. Biol., 2007, 77: 21-49.

[100] May-Panloup P, Boucret L, Chao de la Barca J M, et al. Ovarian ageing: The role of mitochondria in oocytes and follicles [J]. Hum. Reprod. Update., 2016, 22: 725-743.

[101] Simsek-Duran F, Li F, Ford W, et al. Age-associated metabolic and morphologic changes in mitochondria of individual mouse and hamster oocytes [J]. PLoS One, 2013, 8: e64955.

[102] Yang L, Lin X, Tang H, et al. Mitochondrial DNA mutation exacerbates female reproductive aging via impairment of the NADH/NAD(+) redox [J]. Aging Cell, 2020, 19: e13206.

[103] Zhang M, Bener M B, Jiang Z, et al. Mitofusin 1 is required for female fertility and to maintain ovarian follicular reserve [J]. Cell Death Dis., 2019, 10: 560.

[104] Zhang M, Bener M B, Jiang Z, et al. Mitofusin 2 plays a role in oocyte and follicle

development, and is required to maintain ovarian follicular reserve during reproductive aging [J]. Aging (Albany NY), 2019, 11: 3919-3938.

[105] Udagawa O, Ishihara T, Maeda M, et al. Mitochondrial fission factor Drp1 maintains oocyte quality via dynamic rearrangement of multiple organelles [J]. Curr. Biol., 2014, 24: 2451-2458.

[106] Yue M X, Fu X W, Zhou G B, et al. Abnormal DNA methylation in oocytes could be associated with a decrease in reproductive potential in old mice [J]. J. Assist. Reprod. Genet., 2012, 29: 643-650.

[107] Castillo-Fernandez J, Herrera-Puerta E, Demond H, et al. Increased transcriptome variation and localised DNA methylation changes in oocytes from aged mice revealed by parallel single-cell analysis [J]. Aging Cell, 2020, 19: e13278.

[108] Wang H, Liu L, Gou M, et al. Roles of Tet2 in meiosis, fertility and reproductive aging [J]. Protein Cell, 2020, 12: 578-585.

[109] van den Berg I M, Eleveld C, van der Hoeven M, et al. Defective deacetylation of histone 4 K12 in human oocytes is associated with advanced maternal age and chromosome misalignment [J]. Hum. Reprod., 2011, 26: 1181-1190.

[110] Wu Y W, Li S, Zheng W, et al. Dynamic mRNA degradome analyses indicate a role of histone H3K4 trimethylation in association with meiosis-coupled mRNA decay in oocyte aging [J]. Nat. Commun., 2022, 13: 3191.

[111] Abildgaard J, Tingstedt J, Zhao Y, et al. Increased systemic inflammation and altered distribution of T-cell subsets in postmenopausal women [J]. PLoS One, 2020, 15: e0235174.

[112] Shin J W, Lee E, Han S, et al. Plasma proteomic signature of cellular senescence and markers of biological aging among postmenopausal women [J]. Rejuvenation. Res., 2022, 25: 141-148.

[113] Zhou C, Guo Q, Lin J, et al. Single-cell atlas of human ovaries reveals the role of the pyroptotic macrophage in ovarian aging [J]. Adv. Sci. (Weinh), 2024, 11: e2305175.

[114] Ansere V A, Ali-Mondal S, Sathiaseelan R, et al. Cellular hallmarks of aging emerge in the ovary prior to primordial follicle depletion [J]. Mech. Ageing. Dev., 2021, 194: 111425.

[115] Yan H, Miranda E A D, Jin S, et al. Primary oocytes with cellular senescence features are involved in ovarian aging in mice [J]. Sci. Rep., 2024, 14: 13606.

[116] Maruyama N, Fukunaga I, Kogo T, et al. Accumulation of senescent cells in the stroma of aged mouse ovary [J]. J. Reprod. Dev., 2023, 69: 328-336.

[117] Chon S J, Umair Z, Yoon M-S. Premature ovarian insufficiency: past, present, and future [J]. Front. Cell Dev. Biol., 2021, 9: 672890.

[118] Touraine P, Chabbert-Buffet N, Plu-Bureau G, et al. Premature ovarian insufficiency [J]. Nat. Rev. Dis. Primers., 2024, 10: 63.

[119] Zhou C, Li D, He J, et al. TRIM28-mediated excessive oxidative stress induces cellular senescence in granulosa cells and contributes to premature ovarian insufficiency *in vitro* and *in vivo* [J]. Antioxidants (Basel), 2024: 13: 308-327.

[120] Gao Y, Wu T, Tang X, et al. Increased cellular senescence in doxorubicin-induced murine

ovarian injury: effect of senolytics [J]. Geroscience, 2023, 45: 1775-1790.

[121] Said R S, El-Demerdash E, Nada A S, et al. Resveratrol inhibits inflammatory signaling implicated in ionizing radiation-induced premature ovarian failure through antagonistic crosstalk between silencing information regulator 1 (SIRT1) and poly(ADP-ribose) polymerase 1 (PARP-1) [J]. Biochem. Pharmacol., 2016, 103: 140-150.

[122] Wang J, Sun X, Yang Z, et al. Epigenetic regulation in premature ovarian failure: A literature review [J]. Front. Physiol., 2022, 13: 998424.

[123] Tanaka T, Urata Y, Harada M, et al. Cellular senescence of granulosa cells in the pathogenesis of polycystic ovary syndrome [J]. Mol. Hum. Reprod., 2024, 30: 1-13.

[124] Chahal J, Schlechte J. Hyperprolactinemia [J]. Pituitary, 2008, 11: 141-146.

[125] Orbach H, Shoenfeld Y. Hyperprolactinemia and autoimmune diseases [J]. Autoimmun. Rev., 2007, 6: 537-542.

[126] Samperi I, Lithgow K, Karavitaki N. Hyperprolactinaemia [J]. J. Clin. Med., 2019, 8: 2203-2227.

[127] Patel S, Bamigboye V. Hyperprolactinaemia [J]. J. Obstet. Gynaecol., 2007, 27: 455-459.

[128] Jaspers L, Daan N M, Van Dijk G M, et al. Health in middle-aged and elderly women: a conceptual framework for healthy menopause [J]. Maturitas, 2015, 81: 93-98.

[129] Butler L, Santoro N. The reproductive endocrinology of the menopausal transition [J]. Steroids, 2011, 76: 627-635.

[130] Seminara S B, Hayes F J, Crowley W F. Gonadotropin-releasing hormone deficiency in the human (idiopathic hypogonadotropic hypogonadism and Kallmann's syndrome): pathophysiological and genetic considerations [J]. Endocr. Rev., 1998, 19: 521-539.

[131] Montgomery J, Winterbottom E, Jessani M, et al. Prevalence of hyperprolactinemia in schizophrenia: association with typical and atypical antipsychotic treatment [J]. J. Clin. Psychiatry., 2004, 65: 1491-1498.

[132] Biller B M, Molitch M E, Vance M L, et al. Treatment of prolactin-secreting macroadenomas with the once-weekly dopamine agonist cabergoline [J]. J. Clin. Endocrinol. Metab., 1996, 81: 2338-2343.

[133] Besag F M C, Vasey M J, Salim I. Is adjunct aripiprazole effective in treating hyperprolactinemia induced by psychotropic medication? A narrative review [J]. CNS Drugs, 2021, 35: 507-526.

[134] Boehm U, Bouloux P M, Dattani M T, et al. Expert consensus document: European Consensus Statement on congenital hypogonadotropic hypogonadism—pathogenesis, diagnosis and treatment [J]. Nat. Rev. Endocrinol., 2015, 11: 547-564.

[135] Richard-Eaglin A. Male and Female Hypogonadism [J]. Nurs. Clin. North. Am., 2018, 53: 395-405.

[136] Melekoglu R, Ciftci O, Eraslan S, et al. Beneficial effects of curcumin and capsaicin on cyclophosphamide-induced premature ovarian failure in a rat model [J]. J. Ovarian. Res., 2018, 11: 33-41.

[137] Eser A, Hizli D, Namuslu M, et al. Protective effect of curcumin on ovarian reserve in a rat ischemia model: an experimental study [J]. Clin. Exp. Obstet. Gynecol., 2017, 44: 453-457.

[138] Kamal D A M, Salamt N, Yusuf A N M, et al. Potential health benefits of curcumin on female reproductive disorders: A review [J]. Nutrients, 2021, 13: 3126-3146.

[139] Liu X, Lin X, Mi Y, et al. Grape seed proanthocyanidin extract prevents ovarian aging by inhibiting oxidative stress in the hens [J]. Oxid. Med. Cell. Longev., 2018, 2018: 9390810.

[140] Luo L L, Huang J, Fu Y C, et al. Effects of tea polyphenols on ovarian development in rats [J]. J Endocrinol. Invest., 2008, 31: 1110-1118.

[141] Wang J, Qian X, Gao Q, et al. Quercetin increases the antioxidant capacity of the ovary in menopausal rats and in ovarian granulosa cell culture in vitro [J]. J. Ovarian. Res., 2018, 11: 51-62.

[142] Liu J, Liu M, Ye X, et al. Delay in oocyte aging in mice by the antioxidant *N*-acetyl-L-cysteine (NAC) [J]. Hum. Reprod., 2012, 27: 1411-1420.

[143] Ben-Meir A, Burstein E, Borrego-Alvarez A, et al. Coenzyme Q10 restores oocyte mitochondrial function and fertility during reproductive aging [J]. Aging Cell, 2015, 14: 887-895.

[144] Ozcan P, Ficicioglu C, Kizilkale O, et al. Can coenzyme Q10 supplementation protect the ovarian reserve against oxidative damage? [J]. J. Assist. Reprod. Genet., 2016, 33: 1223-1230.

[145] Tarín JJ, Pérez-Albalá S, Cano A. Oral antioxidants counteract the negative effects of female aging on oocyte quantity and quality in the mouse [J]. Mol. Reprod. Dev., 2002, 61: 385-397.

[146] Zhao L, Cao J, Hu K, et al. Sirtuins and their biological relevance in aging and age-related diseases [J]. Aging Dis., 2020, 11: 927-945.

[147] Zhang J, Fang L, Lu Z, et al. Are sirtuins markers of ovarian aging? [J]. Gene, 2016, 575: 680-686.

[148] Liu M, Yin Y, Ye X, et al. Resveratrol protects against age-associated infertility in mice [J]. Hum. Reprod., 2013, 28: 707-717.

[149] Zhou X L, Xu J J, Ni Y H, et al. SIRT1 activator (SRT1720) improves the follicle reserve and prolongs the ovarian lifespan of diet-induced obesity in female mice via activating SIRT1 and suppressing mTOR signaling [J]. J. Ovarian. Res., 2014, 7: 97.

[150] Ehninger D, Neff F, Xie K. Longevity, aging and rapamycin [J]. Cell. Mol. Life. Sci., 2014, 71: 4325-4346.

[151] Zhang X M, Li L, Xu J J, et al. Rapamycin preserves the follicle pool reserve and prolongs the ovarian lifespan of female rats via modulating mTOR activation and sirtuin expression [J]. Gene, 2013, 523: 82-87.

[152] Tamura H, Kawamoto M, Sato S, et al. Long-term melatonin treatment delays ovarian aging [J]. J. Pineal. Res., 2017, 62: 1-14.

[153] Bellipanni G, Bianchi P, Pierpaoli W, et al. Effects of melatonin in perimenopausal and menopausal women: a randomized and placebo controlled study [J]. Exp. Gerontol., 2001,

36: 297-310.

[154] Qin X, Du D, Chen Q, et al. Metformin prevents murine ovarian aging [J]. Aging (Albany NY), 2019, 11: 3785-3794.

[155] Landry D A, Yakubovich E, Cook D P, et al. Metformin prevents age-associated ovarian fibrosis by modulating the immune landscape in female mice [J]. Sci. Adv., 2022, 8: eabq1475.

[156] Ellibishy F, Tarek M, Abd-Elsalam M M, et al. Metformin improves d-galactose induced premature ovarian insufficiency through PI3K-Akt-FOXO3a pathway [J]. Adv. Med. Sci., 2024, 69: 70-80.

[157] Qin X, Zhao Y, Zhang T, et al. TrkB agonist antibody ameliorates fertility deficits in aged and cyclophosphamide-induced premature ovarian failure model mice [J]. Nat. Commun., 2022, 13: 914-931.

[158] Xie T, Ye W, Liu J, et al. The emerging key role of Klotho in the hypothalamus-pituitary-ovarian axis [J]. Reprod. Sci., 2021, 28: 322-331.

[159] Mashayekhi M, Mirzadeh E, Chekini Z, et al. Evaluation of safety, feasibility and efficacy of intra-ovarian transplantation of autologous adipose derived mesenchymal stromal cells in idiopathic premature ovarian failure patients: Non-randomized clinical trial, phase Ⅰ, first in human [J]. J. Ovarian. Res., 2021, 14: 5-15.

[160] Viollet B, Guigas B, Sanz Garcia N, et al. Cellular and molecular mechanisms of metformin: an overview [J]. Clin. Sci. (Lond), 2012, 122: 253-270.

[161] Hart R J. Physiological aspects of female fertility: role of the environment, modern lifestyle, and genetics [J]. Physiol. Rev., 2016, 96: 873-909.

[162] Rizzoli R, Bischoff-Ferrari H, Dawson-Hughes B, et al. Nutrition and bone health in women after the menopause [J]. Womens Health (Lond), 2014, 10: 599-608.

[163] Zhu Z, Xu W, Liu L. Ovarian aging: mechanisms and intervention strategies [J]. Med. Rev. (2021), 2022, 2: 590-610.

[164] Bleil M E, Adler N E, Pasch L A, et al. Psychological stress and reproductive aging among pre-menopausal women [J]. Hum. Reprod., 2012, 27: 2720-2728.

第 14 章

衰老相关睾丸疾病的干预

睾丸作为男性生殖系统的重要组成部分，在维持生育能力和激素平衡方面发挥着关键作用。随着年龄的增长，睾丸功能会逐渐退化，这不仅对内分泌平衡和生育能力产生不利影响，而且也是老年男性易患睾丸衰竭、勃起功能障碍等睾丸衰老相关疾病的原因。为此，本章将详细介绍睾丸衰老的特征和机制，深入阐述睾丸在衰老过程中的变化，并介绍如何通过合理运用小分子化合物和生物干预手段来保护睾丸功能，以帮助延缓睾丸衰老速度和维护男性生殖系统的健康。

14.1　睾丸及睾丸衰老的特征与机制

14.1.1　睾丸结构及功能概述

睾丸（testis）（图 14.1）位于阴囊内，阴囊是一种位于阴茎后方、肛门前方的袋状皮肤结构，其内部温度较腹腔低约 2～3 ℃（维持在 34～35 ℃），这种温度梯度对精子发生至关重要。从功能角度来看，睾丸具有双重核心功能：一是通过生精小管完成精子发生过程；二是由间质中的间质细胞（Leydig cells）合成和分泌睾酮。从解剖结构来看，睾丸呈椭圆形，长约 4～5 cm，体积约 15～25 mL。其内部主要由生精小管（约占总体积的 70%）和间质组织构成。生精小管壁由多层细胞组成：基膜外侧为管周肌样细胞，基底部为精原细胞（spermatogonia，精子发生的干细胞），管腔内则是不同发育阶段的生精细胞（germ cells，包括精原细胞、精母细胞、精细胞、精子）和支持细胞（Sertoli cells）。支持细胞不仅为生精细胞提供营养支持，其紧密连接还形成了重要的血睾屏障（BTB）。

睾丸表面覆盖着坚韧的白膜（tunica albuginea），为睾丸提供结构支持和保护，内部被结缔组织分隔成 200～300 个小叶。每个小叶内含 1～4 条高度盘曲的生精小

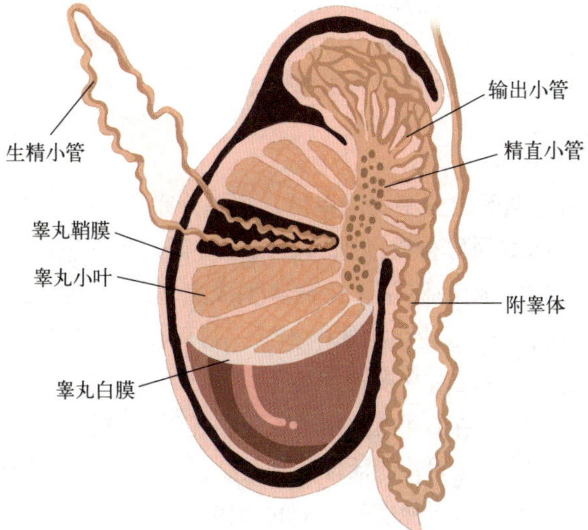

图 14.1　睾丸的组成结构

管，弯曲的生精小管在其末端变为短而直的分支，即精直小管，最终汇入纵隔内的睾丸网，通过输出小管与附睾相连。附睾位于睾丸后侧，是一个细长且弯曲的管道系统，贯穿睾丸的整个后缘，可分为头、体、尾三部分。精子在附睾中完成成熟，最终储存于附睾尾部，待射精时通过输精管排出。

在睾丸中，精原细胞、支持细胞和间质细胞这三种细胞最为重要（图 14.2），共同构成了男性生殖系统的核心功能单元，下面将一一介绍它们的基本功能。

（1）精原细胞

精原细胞是男性生殖系统中的干细胞群体，担负着精子发生过程的基础功能。作为生精上皮中的原始生殖细胞，精原细胞通过精确调控的有丝分裂维持自身干细胞库的稳定，同时持续产生定向分化的子代细胞。这些细胞随后经历复杂的减数分裂和形态学变化，最终分化为成熟的精子。在分化过程中，精原细胞首先发育为精母细胞，继而通过两次减数分裂形成单倍体的精细胞，随后经历包括核浓缩、顶体形成和鞭毛发育等关键形态学改变，完成生精过程。这一系列分化事件受到严格的激素调控，特别是卵泡刺激素（FSH）和睾酮的双重调节，确保精子发生的数量和质量。

（2）支持细胞

支持细胞为精子生成提供必需的微环境支持，确保精子的正常发育和成熟。这些体积较大的柱状细胞通过其复杂的胞质突起网络包裹各级生精细胞，形成独特的血睾屏障结构。该屏障不仅将生精上皮分隔为基底室和近腔室两个功能区域，还通过选择性物质交换维持管内微环境的稳定。支持细胞通过分泌雄激素结合蛋白（ABP）维持生精小管内高浓度的睾酮水平，同时产生抑制素 B 等调节因子参与下丘脑 - 垂体 - 性腺轴的反馈调控。此外，支持细胞还承担着吞噬退化生精细胞、转运营养物质以及协调生精细胞释放等重要功能。支持细胞的功能不仅是生物学上的，它们在维持生殖健康和生育能力方面的作用也是无可替代的，因此，对其功能的研究对理解生育障碍及其治疗具有重要意义。

（3）间质细胞

间质细胞作为睾丸的内分泌功能单位，主要分布于生精小管间的结缔组织中。这类细胞具有典型的类固醇合成细胞超微结构特征，包括发达的光面内质网、管状嵴线粒体以及丰富的脂滴储存。在黄体生成素（LH）的刺激下，间质细胞通过一系列酶促反应将胆固醇转化为睾酮，这一过程涉及类固醇合成急性调节蛋白（StAR）介导的胆固醇转运以及多种细胞色素 P450 酶的催化作用。合成的睾酮不仅通过旁分泌作用调节生精小管内的精子发生，还通过血液循环影响全身的男性化特征和代谢功能。间质细胞的功能活性受到复杂的局部调节网络影响，包括生长因子、细胞因子和神经递质等多种信号分子的调控。

这三种细胞类型在结构和功能上密切关联，形成完整的睾丸功能单元。精原细胞提供持续的生殖细胞来源，支持细胞创造并维持适宜的生精微环境，间质细胞则确保必需的激素支持。这种精密的细胞协作关系是男性生殖功能正常运作的基础，任何环节的功能障碍都可能导致生精异常或内分泌紊乱，进而影响男性生育能力和整体健康状态。

14.1.2 睾丸衰老的特征

睾丸衰老是一个多维度、渐进性的生物学过程，表现为组织结构、生理功能、细胞水平和分子水平的系统性改变（图 14.2），这些改变不仅影响男性生殖功能，还与全身性衰老进程密切相关。

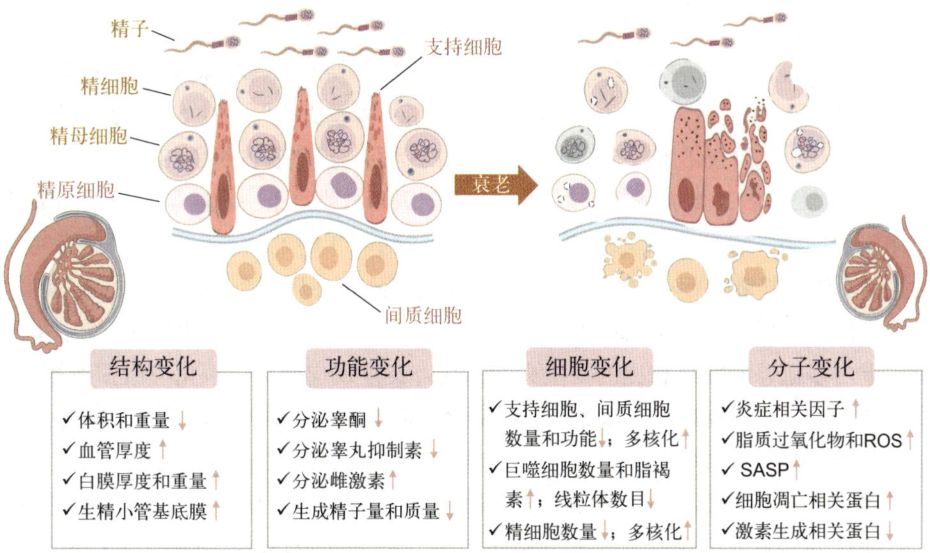

图 14.2　睾丸衰老的特征

（1）结构变化

❶ 睾丸体积和重量减少。对 1056 名男性展开的关于衰老、营养、疾病等多项因素对睾丸体积和重量影响的研究发现，年龄的增长是导致睾丸体积减小的重要因素 [1]。另外一项研究也表明，睾丸实质体积随年龄增长而显著减小 [2]。具体而言，30～40 岁期间睾丸体积仍保持增长，40 岁后趋于稳定但略有下降，60 岁后则出现显著萎缩 [3]。

睾丸体积和重量增龄性减少的主要原因包括：生精小管的结构改变导致生精上皮变薄和管腔缩小 [4]；间质细胞活力下降，进而导致睾酮分泌减少，而睾酮作为维持睾丸发育和功能的重要激素，其不足将加速睾丸萎缩；另外，激素失调、慢性疾病、遗传因素、生活方式选择（如吸烟或过度饮酒）以及暴露于环境毒素等都会加速睾丸体积在衰老过程中的减少。值得注意的是，这种增龄性变化存在显著的个体差异，遗传背景和整体健康状况是重要的调节因素。

❷ 血管增厚。血管造影研究显示，老年睾丸呈现明显的血管重塑——血管壁增厚、管腔狭窄甚至闭塞[5]。这种变化主要归因于三方面因素：血管壁弹性蛋白降解导致的机械性能改变；慢性炎症和氧化应激引起的内皮功能障碍；以及全身血液循环减缓造成的局部血流动力学改变。这些血管病变直接影响睾丸的血供和营养供应，进而加剧组织退化。

❸ 白膜增厚和重量增加。研究表明，白膜厚度随年龄增长而增加，这种变化与结缔组织代谢改变密切相关[6]。主要原因包括：细胞外基质更新减缓导致陈旧胶原堆积；胶原交联增加和弹性纤维减少使组织刚性增强；微循环障碍引发的局部水肿进一步加重白膜负担。这些改变不仅影响睾丸的机械保护功能，还可能通过改变组织张力而影响生精过程。

❹ 生精小管基底膜增厚、固有层强烈胶原化和增厚。一项采用尸检获得的 16 岁至 87 岁不同年龄睾丸样本的研究发现，生精小管基底膜厚度在 60 岁之前随年龄增长而上升，此后仅出现轻微增加，最年长的组别与最年轻的组别相比，基底膜厚度增加了约 50%[7]。睾丸的固有层是一层位于睾丸白膜之下、覆盖睾丸组织表面的结缔组织薄膜，也称为睾丸本膜。研究表明，随着年龄的增长，柔软、功能完整的生精小管会伴随着固有层胶原化和增厚而变得硬化，从而造成睾丸功能减退[8,9]。导致生精小管基底膜和固有层增厚增龄性变化的主要原因包括：细胞外基质中蛋白质、蛋白多糖等的数量和比例发生失调；局部炎症反应激活；氧化应激损伤累积；以及激素（如睾酮等）水平降低。这些变化影响了睾丸的结构和功能，可能导致睾丸衰老及相关疾病的发生。

❺ 脂肪组织积累。随着年龄增长，睾丸内脂肪组织含量会上升，导致此类增龄性变化的主要原因包括：睾丸内脂肪组织的积累可能与巨噬细胞功能的改变有关。巨噬细胞的衰老可能影响脂质代谢和组织清除，导致脂肪细胞的增殖和肥大；睾酮产生量下降（在“功能变化”中详述）；血管和结缔组织变化会影响营养物质和氧气流向睾丸，也可能削弱睾丸有效代谢脂肪的能力。脂肪组织的异常积累不仅压迫正常组织，还可能通过分泌脂肪因子而加剧局部炎症反应。

❻ 纤维组织积累。上文中所描述的血管、白膜、生精小管基底膜和固有层的增厚均与睾丸内纤维组织增加有关[10]。研究表明，睾丸衰老还会导致睾丸纤维中 StAR 和胆固醇侧链裂解酶（P450scc）表达水平的下降[11]。StAR 和 P450scc 是参与睾丸内源性雄激素合成的重要蛋白，衰老引起这些蛋白表达水平的下降，进而导致睾丸纤维结构的改变。纤维组织逐渐增加，会影响睾丸的血流，妨碍激素和营养物质的输送，进而影响精子的正常发育。

（2）功能变化

❶ 睾酮水平降低。随着年龄增长，男性体内睾酮含量下降，也被称为“男性

更年期”，并伴随多种相关症状的出现，包括性欲下降、勃起功能障碍、骨密度下降、肌肉质量减少、易疲劳和精力下降、易焦虑和抑郁，以及体脂分布变化（尤其是在腹部积累）等。而导致睾酮分泌能力下降的主要原因是：睾丸内主要负责合成和分泌睾酮的间质细胞发生变化（在“细胞变化”中详述），睾酮合成能力下降，导致机体睾酮水平下降[12]；在睾酮水平较低时，垂体应当分泌更多的 LH 和 FSH 以刺激睾酮的合成，但在老年男性中，这一反馈调节机制可能失调。睾酮水平的下降对男性健康和生活质量都具有重要影响，因此对睾酮水平的调节和管理至关重要。

❷ 睾丸抑制素水平降低。抑制素（inhibin）是一种糖蛋白激素，由男性睾丸支持细胞及女性卵巢颗粒细胞分泌的异二聚体蛋白质激素，其主要功能是负反馈调节 FSH 的分泌。当睾丸中的精子生成增加时，支持细胞会释放更多的抑制素，这将抑制脑垂体前叶中 FSH 的分泌，从而调节睾酮的合成和释放。随着年龄增加，睾丸内支持细胞发生变化（在“细胞变化”中详述），直接导致分泌抑制素能力下降。

❸ 雌激素水平上升。雌激素通常在男性中以较小的量存在，主要由肾上腺皮质产生前体激素（如雄烯二酮），然后转化为雌二醇等雌激素，同时睾丸的间质细胞也能产生雌二醇。随着年龄的增长，男性体内雌激素水平逐渐上升，这会引起骨质疏松、脂肪分布和性腺功能等多种症状发生变化。雌激素水平升高的主要原因是雄激素（如睾酮）在脂肪组织中可以通过芳香化酶转化为雌激素，而随着年龄增长，脂肪组织的增加会加速这种转化。此外，睾酮水平下降会导致雄激素与雌激素的平衡被打破，雌激素相对水平上升。

❹ 精子生成量和质量下降。精原细胞是产生精子的起始细胞，随着年龄的增长，生精小管里的精原细胞数量会发生减少（在“细胞变化”中详述），直接导致精子生成的数量下降；睾丸衰老可能导致精子形态和结构的变化，即精子形态异常（包括精子头部、尾部和其他结构的异常），影响精子的运动和受精能力；DNA 损伤 / 修复障碍是机体衰老的重要标志物之一，而精子中同样会随衰老进程出现 DNA 损伤增加，这可能影响精子的遗传质量和胚胎发育的健康性。

（3）细胞变化

❶ 支持细胞变化。随着衰老进程，支持细胞的数量减少，这会影响它们对精原细胞的支持和调节能力，从而影响精子的生产和质量[12]。除了细胞数量减少外，支持细胞功能也会下降，从而降低对精原细胞的支持能力，影响营养物质的供应、信号分子的产生和维持血睾屏障的能力。此外，支持细胞的形态也会发生改变，包括细胞变大（与细胞内部的代谢活动、蛋白质合成和细胞器数量的变化有关）、形状变得不规则或扁平化、排列方式变得松散或不规则。从细胞内部具体来看，支持细胞中的线粒体数目下降[13]、脂滴数目上升和多核化上升[14,15]，并且一些黏附连接蛋白（JAM2，OCLN，CDH2，CTNNA，CLDN11 等）表达量下降[15,16]，这些

变化相应地对细胞状态和功能都会产生影响。这些改变直接影响其对生精细胞的营养支持和信号调节功能，成为精子发生效率下降的关键因素。

❷ 间质细胞变化。首先，间质细胞的体积和数量减少 [12]，并且会出现多核化上升 [14,15]。从细胞器变化来说，间质细胞的线粒体数量会减少 [13]。从功能或分子水平来看，增龄性上升的有：脂褐素积累，炎症标志物 COX2，SASP（p53、p21$^{CIP/Waf-1}$、p16^{INK4a} 和 TGF-β），活性氧（ROS）和细胞凋亡 [17,18]；下降的有：胆固醇摄取 [13]，睾酮产生量 [19,20]，激素合成相关酶［StAR、转位蛋白（TSPO）、CYP11a1、3β-HSD、CYP17a1、17β-HSD 等］表达量或活性 [17,21-27]，抗氧化物（SOD、过氧化氢酶、Gpx1 等）表达量或活性 [28]。总之，间质细胞从细胞整体、细胞器和分子水平多方面的增龄性变化，导致睾酮产量和释放下降，从而引起更多睾丸衰老相关症状。

❸ 巨噬细胞变化。巨噬细胞（macrophage）是一种免疫系统的重要组成部分，它们能够识别、摄取和消化异常或感染性的细胞、细菌、病毒等，从而维护机体的免疫防御和炎症调节。睾丸内的巨噬细胞在维护生殖系统健康方面发挥着重要作用。随着年龄增加，睾丸内的巨噬细胞会发生的变化包括：细胞数量上升、脂褐素积累上升和线粒体数目减少 [29,30]。这些变化可能导致巨噬细胞功能的紊乱，影响免疫调节，进而可引起炎症反应异常，并增加睾丸发生炎症性疾病的风险。

❹ 小管周细胞变化。小管周细胞（peritubular）紧密包围睾丸小管，负责提供支持和营养，有助于维持睾丸小管内精子的正常生长和成熟。随着年龄增长，小管周细胞收缩抑制蛋白表达增加、抗增殖蛋白（p21$^{CIP/Waf-1}$、PRELP、Ogn）表达增加，抗氧化蛋白（SOD、Prx4）表达下降 [31]。这些变化会导致小管周细胞的代谢能力减弱，影响对精子的营养供应，从而影响精子的健康和发育。

❺ 精原细胞和精细胞变化。精原细胞是精子发生的干细胞基础，能够通过有丝分裂进行自我更新并分化成精母细胞。精母细胞经过减数分裂产生单倍体的精细胞，后者再经过形态演变（精子形成）最终成熟为精子。随着年龄增长，精原细胞的增殖能力下降、凋亡增加、DNA 损伤修复能力减弱 [32,33]，导致其向后续细胞阶段分化的效能降低。同时在后续发育阶段（特别是精母细胞和精细胞阶段），精细胞普遍出现数量下降、异常多核巨细胞形成及凋亡率上升的现象 [14,34]。这些变化共同导致睾丸产生的精子数量（产量）减少，并且精子本身的功能和遗传完整性（质量）下降。因此，从精原细胞到精子的整个生精细胞谱系所发生的增龄性变化，会对精子发生过程产生严重的负面影响，是导致男性生殖能力随年龄下降的根本细胞学原因。

（4）分子变化

❶ 炎症相关因子上升。老年睾丸组织中环氧合酶 -2（COX-2）和前列腺素 D2（PGD2）的表达水平较青年时期升高 2～3 倍 [29]。核苷酸结合寡聚结构域样受

体蛋白 3（NLRP3）是一种免疫相关蛋白，参与炎症体系的激活。在睾丸衰老中，NLRP3 的水平升高 [35]，促进炎症反应，进而影响睾丸的健康状态。IL-1β、IL-6、TNF-α 都是炎症相关的细胞因子，参与免疫和炎症反应，在睾丸衰老中，它们的表达水平同样会升高，激活 NF-κB 等信号通路，形成慢性低度炎症状态，加速睾丸组织的退行性变 [36]。这种炎症微环境不仅直接影响生精过程，还可能通过旁分泌作用损害间质细胞功能。

❷ 氧化还原相关因子变化。首先，老年睾丸表现出明显的氧化应激特征：脂质过氧化物（lipid peroxidation）含量增加 2～3 倍，ROS 水平升高 40%～50%[29,35]。脂质过氧化反应是正常氧化代谢的一部分，但当自由基产生过多或抗氧化防御系统失衡时，脂质过氧化会增加，导致细胞和组织的氧化应激，这可能会对细胞膜、脂蛋白、DNA、蛋白质等生物分子造成损伤，从而影响细胞功能和健康。其次，抗氧化防御系统功能衰退，包括 SOD 活性下降 30%～40%，过氧化氢酶（CAT）和谷胱甘肽过氧化物酶 4（GPx4）的表达量减少 50% 以上，内源性抗氧化物质如褪黑素和维生素 D 的水平也随年龄增长而降低 [37-44]。这些变化共同削弱了睾丸组织应对氧化损伤的能力。值得注意的是，氧化应激与炎症反应相互促进，形成恶性循环，加速睾丸功能衰退。

❸ SASP 上升。在睾丸衰老中，SASP 的上升与多种因素相关，其中包括细胞内的 DNA 损伤、染色质不稳定和细胞周期的改变。随着年龄增长，睾丸组织中的细胞开始进入衰老状态，这些衰老细胞会积累 DNA 损伤并激活 p53 信号通路，进而诱导 SASP 的产生。

❹ 细胞凋亡和抗增殖相关蛋白上升。随着年龄增长，体内细胞凋亡水平显著增加，尤其是在睾丸的间质细胞和精细胞中，导致精子生成能力的下降。与细胞周期和衰老相关的蛋白如 $p21^{CIP/Waf-1}$ 和 p19 也是老化过程中关键的分子调控因子。它们通过抑制细胞周期的进程，使细胞停滞在 G1/S 或 G2/M 期，从而参与细胞老化的调控。随着年龄的增长，$p21^{CIP/Waf-1}$ 和 p19 的表达量上升，这不仅促进了 SASP 的生成，还对睾丸组织的健康和功能产生了负面影响。与此同时，细胞外基质蛋白如富含脯氨酸 / 精氨酸末端富含亮氨酸重复蛋白（PRELP）和骨甘氨酸（Ogn），在衰老或纤维化等病理状态下会异常积累。它们通过改变细胞外基质的结构和组成，形成僵化的微环境从而能够抑制细胞增殖并促进衰老。随着睾丸衰老，$p21^{CIP/Waf-1}$、p19、PRELP 和 Ogn 等抗增殖蛋白的表达均增加，进而影响生殖细胞及其他功能细胞的正常功能。

❺ 激素生成相关蛋白表达量或活性下降。StAR 参与类固醇激素合成，可以促使胆固醇从细胞质转移到线粒体，为后续类固醇合成提供底物，对于多种类固醇激素的合成非常重要。TSPO 也称为外周型苯并咪唑受体，主要位于线粒体外膜上。它被认为参与胆固醇转运至线粒体内部的过程，从而显著影响以胆固醇为底物的类固醇激素合成。细胞色素 P450（CYP）家族成员 11A1 和 17A1 的协同作用和调节

对于睾丸中激素合成的正常进行非常重要。前者主要存在于线粒体内膜上，催化胆固醇的侧链裂解将胆固醇转化为孕酮前体；后者存在于内质网和线粒体膜上，通过 17*α*-羟基化和 17,20-裂环以及对孕酮进行进一步改造，生成雄激素的前体。3*β*-3*β*-HSD 通过催化胆固醇的 3*β*-羟基化反应，生成孕酮和睾酮等激素的前体；17*β*-HSD 将 17*β*-羟基激素转化为 17-酮激素，从而影响类固醇激素的生物活性和稳态。在睾丸衰老中，上述 StAR、TSPO、CYP11a1、3*β*-HSD、CYP17a1 和 17*β*-HSD 表达量或活性均有所降低 [12,42]，对睾酮的产生和睾丸组织均起到消极作用。

14.1.3 睾丸衰老的机制

上文分析了睾丸衰老的特征，下面进一步阐述睾丸衰老的具体机制（图 14.3）。

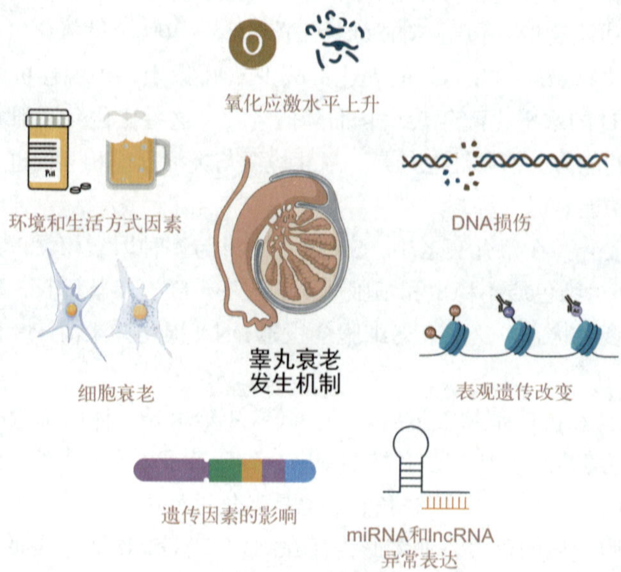

图 14.3　睾丸衰老的机制

（1）氧化应激水平上升

氧化应激（oxidative stress）水平上升构成了睾丸衰老的核心病理基础。在生理状态下，机体通过精密的氧化还原调控系统维持 ROS 产生与清除的动态平衡。然而，随着年龄增长，这一平衡被逐渐打破。线粒体电子传递链效率下降导致 ROS 泄漏增加，同时抗氧化防御系统功能减退，包括 SOD、CAT 等关键抗氧化酶活性降低，以及谷胱甘肽等非酶抗氧化物质含量下降。这种氧化应激状态对睾丸组织产生多方面的损害：首先，ROS 可直接攻击生物大分子，引起蛋白质羰基化、脂质过氧化和 DNA 氧化损伤；其次，氧化应激会干扰类固醇激素合成通路中关键酶（如 StAR、CYP450 家族酶等）的结构和功能；再者，持续的氧化损伤会破坏细胞膜完整性，影响睾丸细胞的正常生理功能。临床研究显示，老年男性睾丸组织中脂质过氧化产物丙二醛（MDA）含量较青年时期显著增加，而总抗氧化能力（T-AOC）明显下降，这种氧化还原失衡状态与睾丸功能衰退程度呈显著正相关。

（2）DNA 损伤

DNA 损伤是推动睾丸衰老的另一重要机制。在衰老过程中，睾丸细胞面临着内源性（如 ROS）和外源性（如环境毒素）因素造成的 DNA 损伤持续增加。无法及时修复的 DNA 损伤将加剧基因组不稳定，影响类固醇合成相关基因（如 CYP17A1、HSD17B3）的表达，降低睾酮合成效率，同时损害生殖细胞遗传稳定性。更严重的是，DNA 损伤修复能力本身也随年龄增长而下降，包括碱基切除修复（BER）、核苷酸切除修复（NER）等主要修复通路效率降低，形成 DNA 损伤累积的恶性循环。近年研究发现，老年男性精子的 DNA 碎片指数（DFI）显著升高，且与精液参数异常和生育力下降密切相关，这为 DNA 损伤在睾丸衰老中的作用提供了直接证据[45]。

（3）表观遗传改变

表观遗传改变是指影响基因表达的遗传变化，而不涉及 DNA 序列本身的变化，但可以影响基因的活性，使得某些基因被激活或抑制，从而影响细胞功能和生物体的表现。随着年龄增长，睾丸细胞表现出特征性的表观遗传改变：在 DNA 甲基化层面，全基因组甲基化水平整体下降，而特定基因启动子区（如某些抑癌基因）呈现异常高甲基化；在组蛋白修饰方面，组蛋白乙酰化、甲基化等修饰模式发生显著改变。上述表观遗传改变通过调控染色质构象和转录谱，诱发以下改变：精子发生相关基因表达紊乱；类固醇生成异常；细胞周期调节失衡。特别值得注意的是，在精子发生过程中，组蛋白 - 鱼精蛋白转换的异常与男性不育密切相关。研究表明，老年男性精子中组蛋白残留增加，鱼精蛋白表达下降，这种染色质包装缺陷可能导致基因组不稳定性和表观遗传异常向子代传递的风险增加[46]。

（4）miRNA 和 lncRNA 的异常表达

miRNA 和 lncRNA 的异常表达构成了睾丸衰老的精细调控维度。miRNA 的长度约 20～25 个核苷酸，可通过与靶 mRNA 结合来调控基因表达，进而影响细胞周期、发育和分化等过程；lncRNA 的长度超过 200 个核苷酸，作为调控因子，对基因表达、细胞信号转导和基因组稳定性产生影响。随着年龄增长，miRNA 和 lncRNA 在睾丸中表现出特征性的表达改变，主要表现在以下方面：

❶ **miRNA 通过调控与睾丸相关基因的表达，促使睾丸细胞中与睾酮生产或精子生成相关的基因的降解或抑制，从而影响睾丸功能。** miR-122 在睾丸中广泛表达，已被发现与睾丸中的一些基因有关，如 CYP11A1 和 CYP17A1，参与胆固醇代谢和睾酮合成。miR-122 的上调会导致这些基因的抑制，从而影响睾酮生产[47]。

miR-34a 通过抑制 KIT、SOX9、StAR 等与精子发生及睾酮合成相关的基因，来对睾丸功能产生影响[48]。miR-17～92 簇包括多个 miRNA 成员，现已发现其在精子发生和睾丸功能方面发挥着重要作用，主要通过对调控精子形成和睾酮合成的基因产生影响。上述 miRNA 的异常表达会引发睾酮水平降低，精子产量和质量下降等问题。

❷ lncRNA 影响基因的转录、调控细胞周期等，也参与睾丸内的细胞信号转导通路，从而影响睾丸功能。其异常表达会扰乱睾酮合成与精子发生等关键过程。例如，lncRNA H19 已被证明与睾酮生成和睾丸功能密切相关，其通过调控编码芳香化酶（CYP19A1）等的表达，进一步影响类固醇激素的代谢与分泌。

（5）遗传因素的影响

遗传因素的个体差异为睾丸衰老的异质性提供了基础解释。全基因组关联研究（GWAS）已鉴定出多个与睾丸衰老速率相关的遗传位点，这些位点主要涉及：抗氧化防御系统（如 SOD2、CAT 等基因多态性）；DNA 损伤修复能力（如 XRCC1、OGG1 等）；激素代谢通路（如 HSD17B3、CYP19A1 等）。此外，线粒体 DNA 突变累积导致的能量代谢障碍，以及某些单基因遗传病（如 Klinefelter 综合征导致的早发性睾丸功能衰退），都提示遗传因素在睾丸衰老中的重要作用。这些遗传因素与环境因素的复杂交互，最终决定了个体的睾丸衰老轨迹和临床表现。

（6）细胞衰老

如 14.1.2 节所述，随着年龄的增长，细胞衰老过程在睾丸组织中表现得尤为明显。睾丸中的支持细胞、间质细胞、小管周细胞、精细胞等都会经历一系列形态和功能上的变化。这些变化包括细胞的结构退化、代谢功能减弱、细胞分裂能力下降等，进而导致睾丸微环境的不稳定。这种不稳定会影响生精小管的正常结构，使其完整性和功能逐渐削弱，直接导致精子生成能力的下降。支持细胞的衰老不仅会影响它们对精子生成的支持作用，还可能破坏血睾屏障的功能，增加有害物质对生殖细胞的影响。间质细胞则会因老化导致睾酮分泌减少，从而引发一系列与低睾酮水平相关的生殖和全身性症状。此外，小管周细胞的功能衰退会影响生精小管的结构稳定性，进一步加剧精子生成效率的降低。精细胞本身的老化则直接损害精子的生成效率和遗传完整性，导致精子的质量和数量下降，进而造成生育能力减退。

（7）环境和生活方式因素

除上述机制外，机体接触的某些环境因素和生活方式因素同样会加速睾丸衰老。这些外部因素会通过多种途径影响睾丸功能，比如上文提到的诱导氧化应激、造成 DNA 损伤以及引发内分泌紊乱等。尽管最终机制存在一定的重复性，但以下这些外部因素仍值得强调和注意。

❶ 环境污染。环境中的污染物如重金属（铅、镉、汞等）、农药（有机磷、有

机氯等）和工业化学品（邻苯二甲酸酯等）可以通过食物、水和空气进入人体。这些物质在体内积累后，对睾丸细胞产生毒性作用，诱导氧化应激和DNA损伤，导致精子生成障碍和激素分泌异常。此外，空气污染物，如颗粒物、二氧化硫和氮氧化物也会引发全身性炎症反应，间接危害睾丸健康。

❷ 药物影响。某些药物，如化疗药物（氮芥类、铂类和紫杉醇等），会引发DNA损伤。这些损伤不仅会影响肿瘤细胞，还会对健康睾丸细胞造成影响，进而导致精子生成和激素产生功能下降。抗生素（喹诺酮类、β-内酰胺类等）和非甾体抗炎药（布洛芬、对乙酰氨基酚等），可能会引发氧化应激反应，进而损伤睾丸细胞和组织。激素类药物（糖皮质激素、合成类固醇等）和抗雄激素药物（如阿比特龙等）会影响体内激素水平，导致性功能问题和睾丸功能减退。

❸ 过量乙醇摄入。过量乙醇会导致内分泌系统紊乱，包括睾酮水平下降，抑制下丘脑-垂体-睾丸轴的正常功能。乙醇对肝脏的毒性作用会导致肝功能受损，影响激素代谢，进而影响睾酮的正常水平和功能。乙醇代谢产生的自由基会导致氧化应激，对睾丸细胞产生损伤。此外，乙醇还可能引发DNA损伤，增加睾丸细胞的基因突变风险，影响睾丸的正常生理功能[49]。

14.2 衰老相关的睾丸疾病及常规干预策略

临床中常见一系列睾丸相关疾病，如睾丸衰竭、睾丸淋巴瘤、勃起功能障碍（ED）、精索静脉曲张等。其中，部分疾病与睾丸衰老直接相关，而另一些虽与衰老无直接关系，但可能会加速睾丸衰老（图14.4）。了解这些疾病与睾丸衰老之间的关联以及对睾丸健康进行综合管理至关重要。

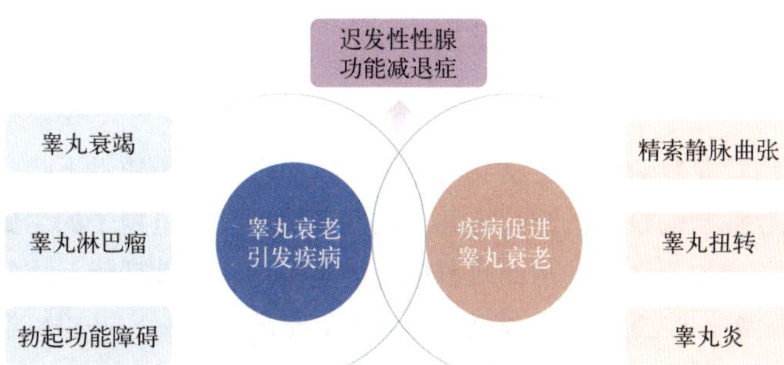

图14.4 睾丸衰老相关疾病

14.2.1 睾丸衰竭

睾丸衰竭（testicular failure）是一种男性睾丸体积缩小和功能减退的病理状态，会导致生育能力下降以及多种与男性生殖系统相关的问题，如性激素水平降低、骨质疏松、精神情绪变化、肥胖和代谢问题等。睾丸衰竭通常与睾丸的形态学和生精功能的严重病理改变有关，最严重的病理表现为曲细精管玻璃样变性，即其管腔内细胞结构完全消失。其他病理改变还包括精原细胞完全萎缩、无精子症综合征等。

睾丸衰竭是与睾丸衰老相关的疾病，且是睾丸衰老的结果。如上文所述，睾丸衰老过程中伴随着细胞水平和分子水平的变化：衰老导致间质细胞数量和功能的下降、睾酮合成能力下降、支持细胞数量减少和功能改变，进而影响精子的产生；衰老还引起氧化应激水平上升、DNA 损伤和基因表达的改变，损害睾丸细胞的正常功能。DNA 损伤积累影响精子的遗传完整性，基因表达的改变也可能影响调节睾丸功能的关键基因，这些变化破坏了睾丸功能的平衡，最终导致睾丸衰竭。尽管与衰老相关，但睾丸衰竭并非仅限于年龄较大的男性，它可能影响各个年龄段的个体，因此衰老只是部分原因，遗传、内分泌紊乱、感染、肿瘤、自身免疫疾病等均可导致睾丸衰竭。

睾丸衰竭常规治疗方法包括以下几种：补充睾酮、生精药物治疗和选择性雄激素受体调节剂。

（1）补充睾酮

睾丸衰竭若表现为睾酮水平下降，可通过睾酮替代疗法（TRT）进行治疗。该疗法能够有效改善性功能、增加肌肉质量、提高骨密度，并提升整体活力。然而必须注意的是，TRT 通过负反馈机制抑制垂体促性腺素（LH 和 FSH）的分泌，从而降低睾酮合成，进而抑制生精功能，可能导致不育。因此，有生育需求的男性应谨慎使用。治疗应在专业医生指导下进行，且需要根据个体的具体情况选择合适的治疗方式，包括注射、凝胶或贴片等不同剂型，并进行长期监测。注射是较为常见的补充途径，可以定期在医生的指导下进行。口服睾酮虽为一种可选方式，但由于其吸收率较低且可能增加肝脏负担，因此不常推荐。相比之下，贴片或凝胶形式能够提供稳定的睾酮血浓度，有助于维持治疗效果。

（2）生精药物治疗

生精药物治疗是针对睾丸生精功能衰竭患者出现的精子质量下降、活动能力减弱和性欲减退等症状而设计的治疗方案。这些药物旨在促进精子的生成、提高精子质量和活力，以及增强性欲，从而改善患者的生殖健康和性功能，主要包括：

❶ 促性腺激素类药物。人绒毛膜促性腺激素（HCG）、FSH 等，可以模拟体内的性腺激素，刺激睾丸内精原细胞的生长和发育，从而增加精子的生成量。HCG 主要作用于睾丸的间质细胞，刺激睾酮的产生，并间接促进精子的生成；而 FSH 则直接作用于睾丸内精原细胞，促进精子的成熟和发育。

❷ 抗氧化剂。如维生素 C、维生素 E、硒等，可以帮助抵抗氧化应激，保护睾丸细胞免受自由基的损害，从而在一定程度上维护精子的健康和活力。

❸ 生精辅助药物。包括辅酶 Q10、L-精氨酸和谷胱甘肽等，可以提供营养支持，促进精子的生成和发育，增强精子的活力和运动能力。

（3）选择性雄激素受体调节剂

选择性雄激素受体调节剂（SARMs）是一类可以替代睾酮补充治疗的化合物，其作用类似于睾酮，但在有效剂量下具有降低高密度脂蛋白（HDL）的风险，这使得其成为经皮递送时的优选治疗药物。SARMs 具有组织特异性，因此可以用于口服睾酮替代疗法，其特点是部分激动雄激素受体，并对特定组织具有选择性调节作用。

14.2.2 迟发性性腺功能减退症

迟发性性腺功能减退症（LOH），又被称为老年男性性腺功能减退症或男性更年期综合征，通常随着年龄的增长而发生。LOH 是指男性在步入中年或老年阶段时，睾酮等雄激素水平逐渐下降，并伴有一系列与性激素水平下降相关的症状，导致生殖功能、性欲、性功能、骨密度和心血管健康等方面的改变。在某种程度上，可以认为 LOH 是睾丸衰老的结果，但也可能是一种独立于正常睾丸衰老的病理状态，并且进一步加速睾丸衰老进程。

（1）睾丸衰老引发 LOH

❶ 间质细胞功能减退和雄激素水平下降导致 LOH。如上文所述，间质细胞是产生睾酮的主要细胞类型，随着年龄的增长，它们的功能下降，导致雄激素水平的下降。而 LOH 核心特征之一是睾酮等雄激素水平的逐渐下降。

❷ 炎症导致 LOH。COX2、PGD2、NLRP3 炎症小体以及促炎因子（如 IL-1β、IL-6、TNF-α 等）的水平在睾丸衰老过程中明显上升，导致炎症反应的持续和加剧，进而对睾丸组织造成损伤，导致睾丸组织的纤维化和结构改变，从而引发 LOH。

（2）LOH 促进睾丸衰老

在一些情况下，LOH 还可能由于其他因素导致，如慢性疾病、药物滥用、基因变异等。这些因素会对下丘脑 - 垂体 - 睾丸轴的正常调节产生影响，致使睾酮等雄激素水平降低，进而引发 LOH，并促使睾丸提前衰老。

治疗 LOH 的常规方法与上述治疗睾丸衰竭的方法相似，可采用睾酮替代疗法，也可使用促性腺激素类药物（HCG、FSH 等）来提高睾酮水平或缓解相关症状。

14.2.3 睾丸淋巴瘤

睾丸淋巴瘤（testicular lymphoma）是一种罕见的肿瘤，起源于睾丸中的淋巴组织，通常发生在老年男性群体中[50]，其发病年龄中位数为 67 岁。睾丸淋巴瘤有别于睾丸癌（testicular cancer），后者为生殖细胞瘤，而睾丸淋巴瘤则源自非生殖细胞的淋巴组织。有研究表明，睾丸淋巴瘤的发病与老化过程中的肿瘤监测能力下降有关[50]。睾丸淋巴瘤与睾丸衰老有一定关联，且是睾丸衰老所促进的结果。尽管具体发病机制尚不清楚，但已有大量证据表明，炎症因子和活性氧物质在其中发挥了一定作用[51]。

治疗睾丸淋巴瘤的常规治疗方法包括化疗、放疗和手术切除。化疗可用于原发性或继发性病例，而对于局部限制的淋巴瘤，放疗是一种有效的治疗选择。然而，由于睾丸对生育能力和性功能的重要性，手术治疗可能会影响到患者的生活质量，因此在考虑手术时需要进行慎重评估和决策。

14.2.4 精索静脉曲张

精索静脉曲张是指精索内的静脉扩张和曲张，通常发生在精索（附睾的支持结构）中的静脉系统，其主要原因是睾丸周围静脉瓣膜功能不全，导致静脉回流受阻。精索静脉曲张常表现为睾丸不适或疼痛、睾丸肿胀、睾丸质地改变（如变得更柔软或增大）、不孕（影响精子生成和运输）等症状。尽管精索静脉曲张较为常见，但并非所有患者都会出现明显症状。

精索静脉曲张的发病能够促进睾丸衰老。据研究，精索静脉曲张可导致睾丸中ROS水平显著升高，从而诱发氧化应激，进而促进睾丸衰老[52,53]。另一项研究表明，精索静脉曲张患者的睾丸中睾酮和抑制素B的水平显著降低，而这些激素对于维持正常睾丸功能至关重要，缺少维持正常功能的激素（如睾酮）将加速睾丸衰老[54]。

精索静脉曲张的常规治疗方法包括：（a）支撑性治疗适用于轻度患者，如通过穿戴适合的内裤和避免过度疲劳以减轻症状；（b）药物治疗，如非甾体抗炎药（NSAIDs）来减轻疼痛和炎症，虽然这种治疗方法无法根治疾病，但能有效缓解不适症状；（c）手术治疗，对于严重的精索静脉曲张，尤其是影响生育能力或引起严重不适的情况，手术治疗（如精索静脉结扎术）可有效修复扭曲和扩张的静脉，恢复正常的血液循环，进而改善睾丸功能。

14.2.5 勃起功能障碍

勃起功能障碍（ED），又称阳痿，指在性行为过程中无法获得或维持足够坚硬的阴茎勃起以完成性交，进而对个人和伴侣的心理和情感健康产生负面影响。ED与睾丸衰老有一定关联，并被视为睾丸衰老的结果。睾丸是雄激素睾酮的主要合成器官，而睾酮在维持正常的性功能（尤其是阴茎勃起）中起着重要作用。如上文所示，随着年龄的增长，人体在细胞水平、分子水平等多个层面会发生变化，这使得睾丸所产生睾酮水平下降，从而诱发ED的发生。然而，睾丸衰老仅是引发ED的重要因素之一，该病症还可能与心血管健康、神经系统、激素水平、心理因素等多方面因素有关。

治疗ED的常规方法有：（a）药物治疗，其中，磷酸二酯酶-5抑制剂（如伟哥、伐地那非）作为常用的口服药物，可以增强血流到阴茎，帮助维持勃起；（b）如果与低睾酮水平相关，可以考虑补充睾酮进行治疗；（c）心理治疗，如认知行为疗法、情绪调节等，可以帮助改善勃起功能；（d）外部辅助装置，吸引式器械、勃起辅助装置等也可以在一些情况下使用。

14.2.6 睾丸扭转

睾丸扭转（testicular torsion）通常由于睾丸的异常位置或周围组织不稳定引起，从而压迫精索中的血管，阻碍血液供应，进而引发睾丸组织缺氧和缺血，迅速导致细胞损伤和坏死。睾丸扭转能够促进睾丸衰老，主要体现在对睾丸组织结构和功能的严重损害上。发生睾丸扭转时，睾丸组织无法获得足够的氧气和营养，导致细胞开始坏死。随着时间的推移，受损的细胞不仅失去功能，还会进入凋亡阶段，最终导致睾丸组织的不可逆退化。除了直接导致细胞死亡外，睾丸扭转还可能引发局部炎症反应及其他代谢异常，进一步增加睾丸组织的损伤风险。并且，在老化过程中，睾丸血液供应的稳定性变差，精索的柔韧性降低，这使得睾丸在异常扭转时更容易受到损伤并且不易恢复。因此，睾丸扭转不仅加速了睾丸衰老过程，还可能导致永久性睾丸功能丧失，严重影响生育能力和性功能。

对于出现睾丸扭转症状（如睾丸剧烈疼痛、明显肿胀等）的患者，应尽早就医。治疗方法通常包括手术复位和药物治疗，及时手术复位能够有效恢复睾丸的血液供应，减轻损伤，并降低永久性功能丧失的风险。

14.2.7 睾丸炎

睾丸炎（orchitis）是指睾丸组织发生的炎症或感染，通常由细菌、病毒或其他病原体引起。睾丸炎既可以单独发生，也可与其他疾病（如前列腺炎、尿道炎等）并发。常见症状包括睾丸肿胀、疼痛、发热、红肿等。长期持续的炎症状态会对睾丸组织的正常结构和功能产生影响，并加速睾丸衰老。在炎症的影响下，细胞会受损并逐渐死亡，致使组织功能受损。慢性炎症刺激促进纤维化并破坏睾丸结构，最终损害其生理功能。此外，炎症还会使血管受损，影响血液供应，导致营养和氧气供应不足，从而加速组织老化。睾丸炎的持续性和反复发作会增加睾丸衰老的风险，因其对睾丸内细胞和组织的慢性损伤，最终可能导致不可逆的功能丧失。

14.3 基于衰老干预的睾丸疾病治疗策略

14.3.1 化学药物

（1）Senolytics

❶ 槲皮素（quercetin）。一种天然的黄酮类化合物，广泛存在于许多水果、蔬菜和植物中。近年来，槲皮素因其选择性清除衰老细胞的潜力而受到研究者关注，这使其成为对抗衰老并促进健康老龄化的潜在候选药物。Hamza 等人通过连续 30

天对 D-半乳糖诱导的早衰老鼠进行槲皮素腹腔注射，发现槲皮素能够显著降低睾丸脂质过氧化，并提高抗氧化酶活性（如 CAT、谷胱甘肽还原酶等）[55]。此外，多项研究尽管未使用衰老模型，但槲皮素所降低的参数指标与衰老标志物相关：例如，有研究探讨了槲皮素在减轻塔塔津（食品添加剂）对大鼠幼仔睾丸的毒性作用方面的潜力，表明槲皮素通过其抗氧化和抗炎作用，能够保护睾丸免受毒性损害 [56]；此外，槲皮素通过减轻氧化应激和凋亡，对缺血 / 再灌注损伤引起的睾丸损害产生保护作用 [57]；在链脲佐菌素诱导的糖尿病大鼠模型中，槲皮素通过调节氧化应激和炎症反应，保护糖尿病大鼠的睾丸精子生成能力 [58]。

D+Q（达沙替尼和槲皮素联用）已经成为 senolytic 药物研究领域的明星组合，有关其抗衰老的研究报道众多。相关研究表明，D+Q 治疗能够提高雄性小鼠血清中的睾酮水平和精子浓度，同时减少异常精子形态；然而，对精子活力、生精小管形态、睾丸基因表达和生育能力等方面没有显著影响，且对 β-半乳糖苷酶活性和睾丸中的脂褐素染色也未见明显影响 [59]。

❷ FOXO4-DRI。FOXO4-DRI 是一种基于 FOXO4 蛋白片段设计的合成多肽，是研究中的一种抗衰老生物分子。FOXO4 作为一种关键的转录因子，其功能涉及细胞周期调控、DNA 修复、应对细胞应激、启动细胞凋亡等多个生物学途径。FOXO4-DRI 通过干预 FOXO4 与 p53 蛋白的相互作用，将 p53 蛋白导向细胞外，触发衰老细胞的凋亡。FOXO4 在睾丸间质细胞中的表达与睾酮合成减少密切相关。在自然衰老的小鼠中，FOXO4-DRI 能够下调与老化相关的蛋白（p53、$p21^{CIP/Waf-1}$、$p16^{INK4a}$ 和 TGF-β）以及炎症标志物（IL-1β 和 IL-6）的表达，改善睾丸微环境，并减轻与年龄相关的睾酮分泌不足 [60]。

❸ 漆黄素（fisetin）。漆黄素又称非瑟素、非瑟酮，是一种源自植物的黄酮醇，属于常见的植物色素，存在于草莓、苹果、柿子、洋葱和黄瓜等多种常见的蔬果之中。漆黄素能够增强衰老细胞内的应激反应，激活 p53 等凋亡相关蛋白的表达，同时降低抗凋亡蛋白的表达，进而促进衰老细胞的凋亡。有研究以 48 只雄性大鼠为实验对象，发现漆黄素能显著改善由砷中毒引起的大鼠生殖系统损伤，具体表现为提升抗氧化酶活性、减少氧化应激、提高睾酮水平和改善精子参数 [61]。另一项研究中，漆黄素可通过作用于下丘脑 - 垂体 - 性腺轴中心，激活睾丸 SIRT1 和 pAMPK 信号通路，上调下丘脑促性腺激素释放激素（GnRH）及垂体促性腺激素（FSH、LH）的分泌，进而刺激睾丸增加睾酮的合成，显著降低 H_2O_2、NO 和 NOX4 等促氧化因子的表达，并提升还原型 GSH 等关键抗氧化剂水平，以拮抗由谷氨酸引发的氧化损伤。此外，漆黄素还能改善生精小管的结构，减少异常精子的数量，并增加精子的数量 [62]。

（2）Senomorphics

❶ 白藜芦醇（resveratrol）。一种天然的多酚化合物，广泛存在于红葡萄酒、葡

萄皮、坚果、蓝莓等中。作为一种有益的生物活性化合物，白藜芦醇具有抗氧化、抗炎、抗衰老等多种健康益处，近年来被广泛研究。多项研究借助化学诱导方法验证了白藜芦醇对睾丸的保护作用：在使用D-半乳糖诱导的老化小鼠模型中，连续30天为小鼠腹腔注射白藜芦醇，结果显示睾丸的脂质过氧化水平显著降低，且抗氧化酶（CAT、GSH还原酶）的活性得以提高[39]；针对使用阿霉素（doxorubicin，DOX）诱导构建的衰老小鼠模型的研究发现，白藜芦醇组血浆睾酮水平、精子浓度及活力均显著提升，异常精子比率和TUNEL（+）细胞（存在DNA断裂，正处于凋亡过程）显著降低，且生殖上皮严重退行性改变的情况得到显著改善[63]；在使用顺铂诱导的衰老大鼠模型中，研究人员发现白藜芦醇能够改善睾丸和附睾的氧化损伤，抑制类固醇生成和精子生成的变化，并恢复睾丸结构[63]。还有研究以自然衰老大鼠为模型，通过连续口服白藜芦醇3个月，可显著降低氧化标志物丙二醛，改善睾酮、FSH、LH水平，并显著改善睾丸的组织学变化[64]。此外，2型糖尿病会通过多种途径导致睾丸功能障碍以及勃起功能障碍，这些途径包括增加炎症反应（促炎细胞因子IL-1β水平增加，而抗炎细胞因子IL-10水平减少）、引发系统性的线粒体功能障碍以及内质网应激等。另外，有研究借助链脲佐菌素诱导的糖尿病大鼠模型，结果发现白藜芦醇能够恢复抗氧化机制并促进抗炎反应[65]，从而间接证实了其在延缓睾丸衰老方面的作用。

❷ 芹菜素（apigenin）。一种天然植物来源的黄酮类化合物，广泛存在于芹菜、香芹、洋葱、茶叶、苹果等多种植物性食物中。芹菜素具有多种生物活性，如抗氧化、抗炎、抗癌、抗菌等功效，在草药医学和食品领域备受关注。研究发现，芹菜素能在转录水平上增强StAR基因的表达，阻断血栓素A2受体，通过环氧合酶-2-血栓素A合成酶-血栓素A2受体途径的信号转导，降低DAX-1蛋白水平，从而提高间质细胞的功能[66]。另一项研究评估了芹菜素对丙烯腈（ACN）诱导的睾丸损伤的保护作用。结果发现，芹菜素能够改善睾丸的能量代谢状态，表现为乳酸脱氢酶同工酶和山梨醇脱氢酶的浓度的增加。同时芹菜素表现出强大的抗炎效应：降低促炎细胞因子IL-1β、TNF-α和IL-6的浓度，通过抑制κBα的磷酸化来阻断NF-κB信号通路的激活。此外，芹菜素还能有效抑制细胞凋亡，具体表现为降低裂解的胱天蛋白酶3表达水平，从而改善睾丸的成熟状况和能量代谢，从而有效拮抗由ACN引起的生殖细胞凋亡和炎症[67]。同样，在使用ACN引起大鼠精子和睾丸损伤的研究中发现，芹菜素通过下调ASK1-JNK/p38信号通路，最终抑制由此引发的睾丸细胞凋亡[68]。另有研究发现，芹菜素可通过下调Prmt7/Akt3通路，对小鼠精原细胞的增殖产生影响，导致细胞增殖减少、S期和G2/M期延长，以及精原细胞凋亡增加。并且，运用特异性siRNA敲低*Prmt7*也呈现出与芹菜素处理相似的效应[69]。此外，在铅（Pb）诱导毒性大鼠模型中，芹菜素能够显著缓解由铅引起的精子数量和活力下降，改善睾丸病理变化及精子参数[70]。

❸ 橙皮苷（hesperidin）。一种天然的类黄酮糖苷类化合物，广泛存在于木犀科

植物（如木犀草、木犀树等）中。橙皮苷对睾丸的保护作用体现在：作为强有力的抗氧化剂，能够清除体内过量的 ROS，保护间质细胞和支持细胞免受氧化损伤，从而维持正常的睾丸功能；抑制促炎细胞因子如 TNF-α、IL-6 和 IL-1β 的表达，减轻炎症反应，保护睾丸组织结构的完整性；调节凋亡相关基因的表达，上调抗凋亡蛋白 Bcl-2 的水平，下调促凋亡蛋白 Bax 的表达，从而降低生殖细胞的凋亡率；可能影响多种细胞信号通路，如 MAPK、PI3K/Akt 等，这些通路与细胞增殖、分化和存活密切相关。通过调节这些通路，橙皮苷有助于促进睾丸细胞的健康功能。另外，近年有研究表明橙皮苷通过 COX-2 相关途径增加 StAR 的表达，从而提升睾酮水平，显示出对抗睾丸衰老的潜力[71,72]。

❹ 姜黄素（curcumin）。从姜黄根部提取的一种天然化合物，它能够通过清除自由基来发挥抗氧化作用。在传统草药应用领域，姜黄素凭借其抗炎、抗氧化和增强免疫力等多重健康益处，得到了广泛应用。

烟草中的尼古丁对精子发生具有明确的毒性作用，会导致睾丸生精功能障碍。研究表明，姜黄素能够有效拮抗尼古丁的生殖毒性，显著改善精子参数（如活力、数量、形态和 DNA 完整性），从而减轻尼古丁对睾丸组织的损伤[73]。此外，姜黄素及其纳米乳剂形式（增强溶解性和亲脂性）对大鼠生殖状况产生积极影响，改善睾丸能量代谢、DNA 修复和精液质量，从而促进精子生成[74]。在老年大鼠模型中，姜黄素的腹腔注射能改善睾丸的组织学结构，生精小管均匀、间质组织正常、生发上皮增生，TUNEL（+）细胞数量减少，尽管这种治疗未能显著增加血浆睾酮含量，但其抗氧化防御能力得到提升，且有助于改善睾丸的功能[75]。

14.3.2 生物疗法

（1）干细胞疗法

干细胞疗法是一种利用干细胞的再生和修复潜力来治疗各种疾病和组织损伤的医疗技术。干细胞是具有自我更新和分化为多种细胞类型能力的未分化细胞，能够分化成特定的细胞类型，并可以用来修复和重建受损的组织或器官。按照疗法可分类为：成体干细胞疗法，使用来自成人组织（如骨髓或脂肪组织）的干细胞；胚胎干细胞疗法，使用来自早期胚胎的干细胞，这些细胞具有分化成几乎所有类型细胞的潜力；诱导多能干细胞疗法，通过重新编程成年细胞（如皮肤细胞）来生成干细胞。

在干预睾丸衰老方面，干细胞疗法具有以下应用和潜力：

❶ 多能干细胞分化成精原细胞。从人类多能干细胞中获得的原始生殖细胞和单倍体精细胞，可通过分步诱导方法生成精原细胞。这种方法模拟了精原细胞的自然发育过程，利用各种生长因子和化合物进行细胞培养，最终促进精子生成。

❷ 睾丸组织的修复和再生。通过提取患者自身的精原干细胞，并利用低温技

术保存，待适当时机将其移植回睾丸，可以有效修复和再生受损的睾丸组织。此技术对肿瘤治疗后、放疗和化疗后的生育能力恢复尤为关键。

❸ 间充质干细胞增加精原细胞数量。使用源自脐带、脂肪组织和骨髓的间充质干细胞治疗无精子症，已展现出较良好的效果。这些干细胞通过改善睾丸组织的结构，增加精原细胞的数量，从而恢复正常的精子生成功能。

尽管干细胞治疗在干预睾丸衰老有较好的应用前景，但其潜在风险不可忽视。首先，鉴于干细胞源于外部供体或个体自身，可能会被患者的免疫系统识别为异物，从而引发排斥反应，进而对治疗效果产生影响。其次，治疗过程中可能引入外部病原体，增加感染的风险。此外，干细胞治疗还可能存在肿瘤形成的风险，原因在于不受控制的细胞生长会引发异常细胞增殖。因此，在考虑接受干细胞治疗时，要遵循专业医生建议，权衡潜在的风险和益处。

（2）基因治疗

基因治疗是一种通过引入、修改或替换基因来治疗疾病的医疗技术，通常涉及使用载体（如病毒）将治疗性基因传递到患者的细胞中。在治疗睾丸衰老及其相关疾病方面，基因治疗具有以下几方面的应用和潜力：

❶ 修复损伤基因。基因治疗可以用来修复与精子生产和睾酮合成相关的受损基因。例如，通过纠正与睾酮生物合成相关的基因突变，能够帮助恢复正常的激素水平，从而改善性功能和整体生殖健康。

❷ 替换缺失或异常基因。对于因遗传缺陷引起的生殖功能障碍，基因治疗可以提供一种替换或补充功能缺失基因的方法。这可以通过向睾丸细胞中引入正常版本的基因来实现，以恢复其正常功能。

❸ 调节基因表达。通过使用基因编辑技术，如 CRISPR-Cas9，研究人员可以精确地调节影响睾丸功能的基因的活性。这种方法可以用来增加或减少特定基因的表达，并根据需要调节精子产生或睾酮合成。

尽管基因治疗为治疗睾丸衰老相关疾病提供了前所未有的新途径，但仍面临多项挑战，包括安全性、精准性以及伦理和法律问题。在安全性方面，必须确保基因治疗不会引发意外的免疫反应或引入新的健康问题。在精准性方面，必须保证基因编辑工具的目标特异性，以避免非特异性修改可能带来的不良反应。此外，基因治疗的伦理问题，如基因隐私、操纵基因的合理性和潜在的长远影响，也是必须考虑的重要方面。

14.3.3 生活方式

（1）积极进行体育运动

积极的体育运动通过提高身体的整体健康水平和激素平衡，发挥着重要作用。例如，运动有助于控制体重，防止脂肪组织的芳香酶将睾酮转化为雌激素；促进良好的血液循环，包括向睾丸提供足够的血液供应，为睾丸输送更多营养和氧气；提高身体代谢率和肌肉质量，进而增加睾酮产量等。然而，需要注意的是，过度运动可能导致高应激状态，进而增加皮质醇（一种压力激素）的产生，从而抑制睾酮的生产。此外，过度运动还会导致能量不足，影响睾丸健康和精子的质量与数量，反而加速睾丸的衰老过程。因此，适度的运动对于延缓睾丸衰老至关重要。

（2）避免或减少暴露于加速睾丸衰老的因素

如 14.1.3 节所述，乙醇能降低睾酮水平和精子质量、增加氧化应激，导致睾丸细胞损伤，并干扰正常的激素调节机制，长期大量饮酒会引起生殖功能障碍，影响生育能力。吸烟同样会降低睾酮水平，减少精子数量和活力，增加 DNA 碎片率。此外，日常生活中长期接触超标的重金属（如铅、汞）、某些农药、塑化剂（如邻苯二甲酸盐）、多氯联苯、多环芳烃等，均可能通过干扰激素系统、引起氧化应激、损伤 DNA 或直接损害生殖细胞，进而损害睾丸功能和精子质量。因此，减少乙醇摄入、戒烟，并尽可能减少接触环境毒素，不仅有利于改善整体健康，而且有助于保护睾丸功能和延缓睾丸衰老。

（3）健康饮食

健康饮食对于延缓睾丸衰老和维持性健康非常重要。多摄入优质蛋白质和多不饱和脂肪酸（如 ω-3 脂肪酸），限制食用加工食品和摄入糖，对于维持心血管健康和激素平衡非常重要。此外，长时间的饥饿和极端的低热量饮食可能导致激素不平衡，因此，需要避免过度节食。

（4）定期检查

定期检查睾丸健康状况，包括睾丸的大小、形态或有无异常肿块，这些都是评估生殖健康的重要指标。早期发现问题如激素失衡或生殖系统疾病，可及时进行干预治疗，避免恶化，从而帮助维持正常的睾酮水平和生殖功能，有效延缓睾丸的衰老进程。

14.4 总结

睾丸作为男性的关键生殖器官，不仅关乎个体的健康和生殖功能，更对家族后代的延续以及国家人口质量和社会长治久安产生深远影响。因此，加强对睾丸衰老及其相关疾病的研究，不仅是男性健康领域的迫切需求，更是公共卫生和社会发展的重要议题。深入探索睾丸衰老的生物学基础和发病机制，可以帮助研究人员发掘新的干预靶点，进而研发出具有针对性的治疗和预防策略，如生活方式的优化、药物治疗和干预，以及可能的干细胞、基因治疗等。此外，公共卫生政策制定者应将男性生殖健康纳入国家健康促进项目的考量范围，提高社会对男性衰老问题的关注和认知，以此提升国民健康水平并减少因睾丸衰老带来的社会医疗负担。相信通过全社会的共同努力，我们有望为老年男性提供一个更健康、更有尊严的生活环境，推动社会更加和谐、充满活力的发展。总之，加强对睾丸衰老的科学研究，是落实健康中国战略的关键举措，关系到国家的长远发展和民族的未来。

参考文献

[1] Handelsman D J, Staraj S. Testicular size: the effects of aging, malnutrition, and illness[J]. J. Androl., 1985, 6: 144-151.

[2] Paniagua R, Martín A, Nistal M, et al. Testicular involution in elderly men: comparison of histologic quantitative studies with hormone patterns[J]. Fertil. Steril., 1987, 47: 671-679.

[3] Yang H, Chryssikos T, Houseni M, et al. The effects of aging on testicular volume and glucose metabolism: an investigation with ultrasonography and FDG-PET[J]. Mol. Imaging Biol., 2011, 13: 391-398.

[4] Johnson L, Petty C S, Neaves W B. Age-related variation in seminiferous tubules in men A stereologic evaluation[J]. J. Androl., 1986, 7: 316-322.

[5] Regadera J, Nistal M, Paniagua R. Testis, epididymis, and spermatic cord in elderly men. Correlation of angiographic and histologic studies with systemic arteriosclerosis[J]. Arch. Pathol. Lab. Med., 1985, 109: 663-667.

[6] Arenas M I, Bethencourt F R, Fraile B, et al. Immunocytochemical and quantitative study of the tunica albuginea testis in young and ageing men. Histochem[J]. Cell Biol., 1997, 107: 469-477.

[7] Xi Y P, Nette E G, King D W, et al. Age-related changes in normal human basement membrane[J]. Mech. Ageing Dev., 1982, 19: 315-324.

[8] Paniagua R, Nistal M, Sáez F J, et al. Ultrastructure of the aging human testis[J]. J. Electron. Microsc. Tech., 1991, 19: 241-260.

[9] Pop O T, Cotoi C G, Pleşea I E, et al. Histological and ultrastructural analysis of the seminiferous tubule wall in ageing testis[J]. Rom. J. Morphol. Embryol., 2011, 52: 241-248.

[10] Huang D, Zuo Y, Zhang C, et al. A single-nucleus transcriptomic atlas of primate testicular aging reveals exhaustion of the spermatogonial stem cell reservoir and loss of Sertoli cell homeostasis[J]. Protein Cell, 2023, 14: 888-907.

[11] 李维仁. 老年人睾丸间质细胞结构及StAR和P450scc蛋白表达的变化[J]. 北京大学学报：医学版, 2011, 43: 505-508.

[12] Harman S M, Tsitouras P D. Reproductive hormones in aging men. I. Measurement of sex steroids, basal luteinizing hormone, and Leydig cell response to human chorionic gonadotropin[J]. J. Clin. Endocrinol. Metab., 1980, 51: 35-40.

[13] Gao F, Li G, Liu C, et al. Autophagy regulates testosterone synthesis by facilitating cholesterol uptake in Leydig cells[J]. J. Cell Biol., 2018, 217: 2103-2119.

[14] Paniagua R, Nistal M, Amat P, et al. Seminiferous tubule involution in elderly men[J]. Biol.

Reprod., 1987, 36: 939-947.

[15] Paniagua R, Amat P, Nistal M, et al. Ultrastructural changes in Sertoli cells in ageing humans[J]. Int. J. Androl., 1985, 8: 295-312.

[16] Paul C, Robaire B. Impaired function of the blood-testis barrier during aging is preceded by a decline in cell adhesion proteins and GTPases[J]. PLoS One, 2013, 8: e84354.

[17] Wang F F, Wang Q, Chen Y, et al. Chronic stress induces ageing-associated degeneration in rat Leydig cells[J]. Asian J. Androl., 2012, 14: 643-648.

[18] Li D, Meng L, Xu T, et al. RIPK1-RIPK3-MLKL-dependent necrosis promotes the aging of mouse male reproductive system[J]. elife, 2017, 6: e27692.

[19] Chen H, Hardy M P, Huhtaniemi I, et al. Age-related decreased Leydig cell testosterone production in the Brown Norway rat[J]. J. Androl., 1994, 15: 551-557.

[20] Li W R, Chen L, Chang Z J, et al. Autophagic deficiency is related to steroidogenic decline in aged rat Leydig cells[J]. Asian J. Androl., 2011: 13, 881-888.

[21] Luo L, Chen H, Zirkin B R. Are Leydig cell steroidogenic enzymes differentially regulated with aging?[J]. J. Androl., 1996, 17: 509-515.

[22] Syntin P, Chen H, Zirkin B R, et al. Gene expression in Brown Norway rat Leydig cells: effects of age and of age-related germ cell loss[J]. Endocrinology, 2001, 142: 5277-5285.

[23] Luo L, Chen H, Zirkin B R. Leydig cell aging: steroidogenic acute regulatory protein (StAR) and cholesterol side-chain cleavage enzyme[J]. J. Androl., 2001, 22: 149-156.

[24] Luo L, Chen H, Zirkin B R. Temporal relationships among testosterone production, steroidogenic acute regulatory protein (StAR), and P450 side-chain cleavage enzyme (P450scc) during Leydig cell aging[J]. J. Androl., 2005, 26: 25-31.

[25] Culty M, Luo L, Yao Z X, et al. Cholesterol transport, peripheral benzodiazepine receptor, and steroidogenesis in aging Leydig cells[J]. J. Androl., 2002, 23: 439-447.

[26] Chen H, Guo J, Ge R, et al. Steroidogenic fate of the Leydig cells that repopulate the testes of young and aged Brown Norway rats after elimination of the preexisting Leydig cells[J]. Exp. Gerontol., 2015, 72: 8-15.

[27] Wang Y, Chen F, Ye L, et al. Steroidogenesis in Leydig cells: effects of aging and environmental factors[J]. Reproduction, 2017, 154: R111-R122.

[28] Cao L, Leers-Sucheta S, Azhar S. Aging alters the functional expression of enzymatic and non-enzymatic anti-oxidant defense systems in testicular rat Leydig cells[J]. J. Steroid Biochem. Mol. Biol., 2004, 88: 61-67.

[29] Matzkin M E, Miquet J G, Fang Y, et al. Alterations in oxidative, inflammatory and apoptotic events in short-lived and long-lived mice testes[J]. Aging (Albany NY), 2016, 8: 95-110.

[30] Giannessi F, Giambelluca M A, Scavuzzo M C, et al. Ultrastructure of testicular macrophages in aging mice[J]. J. Morphol., 2005, 263: 39-46.

[31] Stöckl J B, Schmid N, Flenkenthaler F, et al. Proteomic insights into senescence of testicular peritubular cells from a nonhuman primate model[J]. Cells, 2020, 9: 2498.

[32] Kimura M, Itoh N, Takagi S, et al. Balance of apoptosis and proliferation of germ cells related

to spermatogenesis in aged men[J]. J. Androl., 2003, 24: 185-191.

[33] Jiang H, Zhu W J, Li J, et al. Quantitative histological analysis and ultrastructure of the aging human testis[J]. Int. Urol. Nephrol., 2014, 46: 879-885.

[34] Zhao H, Ma N, Liu Z, et al. Protective effect of Wuzi Yanzong recipe on testicular dysfunction through inhibition of germ cell apoptosis in ageing rats via endoplasmic reticulum stress[J]. Andrologia, 2019, 51: e13181.

[35] Matzkin M E, Valchi P, Riviere E, et al. Aging in the Syrian hamster testis: Inflammatory-oxidative status and the impact of photoperiod[J]. Exp. Gerontol., 2019, 124: 110649.

[36] Wang Z L, Chen L B, Qiu Z, et al. Ginsenoside Rg1 ameliorates testicular senescence changes in D-gal-induced aging mice via anti-inflammatory and antioxidative mechanisms[J]. Mol. Med. Rep., 2018, 17: 6269-6276.

[37] Li L, Chen B, An T, et al. BaZiBuShen alleviates altered testicular morphology and spermatogenesis and modulates Sirt6/P53 and Sirt6/NF-κB pathways in aging mice induced by D-galactose and $NaNO_2$[J]. J. Ethnopharmacol., 2021, 271: 113810.

[38] Wang Z, Yang T, Liu S, et al. Effects of bone marrow mesenchymal stem cells on ovarian and testicular function in aging Sprague-Dawley rats induced by D-galactose[J]. Cell Cycle, 2020, 19: 2340-2350.

[39] Hamza R Z, Al-Harbi M S, Al-Hazaa M A. Neurological alterations and testicular damages in aging induced by D-galactose and neuro and testicular protective effects of combinations of chitosan nanoparticles, resveratrol and quercetin in male mice[J]. Coatings, 2021, 11: 435.

[40] Jeremy M, Gurusubramanian G, Roy V K. Vitamin D_3 mediated regulation of steroidogenesis mitigates testicular activity in an aged rat model[J]. J. Steroid Biochem. Mol. Biol., 2019, 190: 64-75.

[41] Luo L, Chen H, Trush M A, et al. Aging and the brown Norway rat Leydig cell antioxidant defense system[J]. J. Androl., 2006, 27: 240-247.

[42] Kopalli S R, Cha K M, Lee S H, et al. Cordycepin, an active constituent of nutrient powerhouse and potential medicinal mushroom Cordyceps militaris Linn., ameliorates age-related testicular dysfunction in rats[J]. Nutrients, 2019, 11: 906.

[43] Huang D, Wei W, Xie F, et al. Steroidogenesis decline accompanied with reduced antioxidation and endoplasmic reticulum stress in mice testes during ageing[J]. Andrologia, 2018, 50: e12816.

[44] Mukherjee A, Haldar C. Melatonin membrane receptor (MT_1R) expression and nitro-oxidative stress in testis of golden hamster, Mesocricetus auratus: an age-dependent study[J]. Exp. Gerontol., 2015, 69: 211-220.

[45] Gunes S, Al-Sadaan M, Agarwal A. Spermatogenesis, DNA damage and DNA repair mechanisms in male infertility[J]. Reprod. Biomed. Online, 2015, 31: 309-319.

[46] Rotondo J C, Lanzillotti C, Mazziotta C, et al. Epigenetics of male infertility: the role of DNA methylation[J]. Front. Cell Dev. Biol., 2021, 9: 689624.

[47] Salamin O, Jaggi L, Baume N, et al. Circulating microRNA-122 as potential biomarker for

detection of testosterone abuse[J]. PloS one, 2016, 11: e0155248.

[48] Wang X, Liu P, Zhu H, et al. miR-34a, a microRNA up-regulated in a double transgenic mouse model of Alzheimer's disease, inhibits Bcl-2 translation[J]. Brain Res. Bull., 2009, 80: 268-273.

[49] Emanuele M A, Emanuele N. Alcohol and the male reproductive system[J]. Alcohol Res. Health, 2001, 25: 282-287.

[50] Wallace D J, Altemare C R, Shen D F, et al. Primary testicular and intraocular lymphomas: Two case reports and a review of the literature[J]. Surv. Ophthalmol., 2006, 51: 41-50.

[51] Matzkin M E, Calandra R S, Rossi S P, et al. Hallmarks of testicular aging: the challenge of anti-inflammatory and antioxidant therapies using natural and/or pharmacological compounds to improve the physiopathological status of the aged male gonad[J]. Cells, 2021, 10: 3114.

[52] 呼明闯, 章宏祥, 周发友, 等 . 精索静脉曲张的不育病人精子线粒体 DNA 片段缺失的调查 [J]. 蚌埠医学院学报, 2020, 45: 809-811.

[53] Dutta S, Sengupta P, Slama P, et al. Oxidative stress, testicular inflammatory pathways, and male reproduction[J]. Int. J. Mol. Sci., 2021, 22: 10043.

[54] 马若男. 精索静脉曲张, 尿道下裂男童血清抑制素 B 水平变化的研究 [D]. 浙江 : 浙江大学 , 2015.

[55] Qahl S, Hamza R Z. Quercetin ameliorates hepatic structure and function, alleviate testicular damage and mitigate oxidative stress induced by monosodium glutamate in male rats[J]. Egyp. J. Vet. Sci., 2024, 55: 585-597.

[56] Mahmoud A A, Elfiky A M, Elreedy H A, et al. Quercetin attenuates testicular dysfunction induced by aluminum chloride in male Wistar rats[J]. Egypt. J. Chem., 2022, 65: 665-676.

[57] Javadinia S S, Abbaszadeh-Goudarzi K, Mahdian D, et al. A review of the protective effects of quercetin-rich natural compounds for treating ischemia-reperfusion injury[J]. Biotech. Histochem., 2022, 97: 237-246.

[58] Suzen A, Tekin L, Erdemli M E, et al. Protective effects of hypericum perforatum and quercetin in a rat model of ischemia/reperfusion injury of testes[J]. Eur. J. Pediatr. Surg., 2018, 28: 096-100.

[59] Garcia D N, Hense J D, Zanini B M, et al. Dasatinib and quercetin increase testosterone and sperm concentration in mice[J]. Physiol. Int., 2023, 110: 121-134.

[60] Zhang C, Xie Y, Chen H, et al. FOXO4-DRI alleviates age-related testosterone secretion insufficiency by targeting senescent Leydig cells in aged mice[J]. Aging (Albany NY), 2020, 12: 1272-1284.

[61] Ijaz M U, Haider S, Tahir A, et al. Mechanistic insight into the protective effects of fisetin against arsenic-induced reproductive toxicity in male rats[J]. Sci. Rep., 2023, 13: 3080.

[62] Rizk F H, Soliman N A, Abo-Elnasr S E, et al. Fisetin ameliorates oxidative glutamate testicular toxicity in rats via central and peripheral mechanisms involving SIRT1 activation[J]. Redox Rep., 2022, 27: 177-185.

[63] Türedi S, Yuluğ E, Alver A, et al. Effects of resveratrol on doxorubicin induced testicular damage in rats[J]. Exp. Toxicol. Pathol., 2015, 67: 229-235.

[64] Hassawi W W. Consequence of aging on male albino rats' testes and possible protective role of resveratrol[J]. Ann. Coll. Med. Mosul, 2023, 45: 7-21.

[65] Elsawy H, Famurewa A C, Sedky A. Resveratrol mitigates diabetic testicular dysfunction, endocrine deficits, and insulin resistance via suppression of sperm-endocrine aberrations and oxidative inflammation in rats[J]. Andrologia, 2023, 2023: 6385767.

[66] Li W, Pandey A K, Yin X, et al. Effects of apigenin on steroidogenesis and steroidogenic acute regulatory gene expression in mouse Leydig cells[J]. J. Nutr. Biochem., 2011, 22: 212-218.

[67] Dang Y, Li Z, Wei Q, et al. Protective effect of apigenin on acrylonitrile-induced inflammation and apoptosis in testicular cells via the NF-κB pathway in rats[J]. Inflammation, 2018, 41: 1448-1459.

[68] Shi Y, Bai J, Dang Y, et al. Protection of apigenin against acrylonitrile-induced sperm and testis injury in rats: involvement of activation of ASK1-JNK/p38 signaling pathway[J]. Toxicol. Res. (Camb)., 2021, 10: 159-168.

[69] Wang B, Zhang M, Guo J, et al. The effects of flavonoid apigenin on male reproductive health: Inhibition of spermatogonial proliferation through downregulation of Prmt7/Akt3 pathway[J]. Int. J. Mol. Sci., 2021, 22: 12209.

[70] Algefare A, Sedky A M, Alfwuaires M. Apigenin ameliorates lead acetate induced hyperlipidemia, hypothyroidism and hypogonadism in Male Rats[J]. Research Square, 2021, doi.org/10.21203/rs.3.rs-600247/v1.

[71] Martin L J, Touaibia M. Improvement of testicular steroidogenesis using flavonoids and isoflavonoids for prevention of late-onset male hypogonadism[J]. Antioxidants, 2020, 9: 237.

[72] Novotná R, Škařupová D, Hanyk J, et al. Hesperidin, hesperetin, rutinose, and rhamnose act as skin anti-aging agents[J]. Molecules, 2023, 28: 1728.

[73] Bustani G S, Jabbar M K, AL-Baghdady H F, et al. Protective effects of curcumin on testicular and sperm parameters abnormalities induced by nicotine in male rats[C]. Najaf: AIP Conference Proceedings, 2022.

[74] Ahmed-Farid O A H, Nasr M, Ahmed R F, et al. Beneficial effects of curcumin nano-emulsion on spermatogenesis and reproductive performance in male rats under protein deficient diet model: enhancement of sperm motility, conservancy of testicular tissue integrity, cell energy and seminal plasma amino acids content[J]. J. Biomed. Sci., 2017, 24: 1-14.

[75] Sharma P, Aslam Khan I, Singh R. Curcumin and quercetin ameliorated cypermethrin and deltamethrin-induced reproductive system impairment in male wistar rats by upregulating the activity of pituitary-gonadal hormones and steroidogenic enzymes[J]. Int. J. Fertil. Steril., 2018, 12: 72-80.

第15章

衰老相关前列腺疾病的干预

随着人口老龄化趋势的显著增加，前列腺问题已成为老年男性健康管理的重要组成部分。本章中，我们将深入探讨在机体衰老过程中，前列腺疾病的发生、发展及其预防和治疗方法，并重点分析衰老对前列腺结构和功能的影响，探讨老年患者常见的前列腺疾病类型，以及针对这些疾病的干预策略和最新的治疗进展。本章旨在提供衰老相关的前列腺疾病的相关知识，以应对日益增多的老年前列腺健康挑战，帮助患者维持良好的生活质量和健康状态。

15.1 前列腺及组织结构

前列腺是男性生殖系统中的重要性腺器官，外形态呈栗子状或桃形，位于耻骨后方，紧邻膀胱并包绕尿道起始段。早在 1826 年，前列腺被称为“摄护腺”，意为摄护、保护膀胱之意。后改用“膀胱蒂”一词来描述该器官。据医学史学者张大庆考证，中文“前列腺”一词最早见于 1918 年公布的《医学名词审查会第三次开会记录》中。前列腺在男性生长发育、生殖功能及激素调节中发挥了重要的作用，因此也被称为男人的“生命腺”。

前列腺是不成对的实质性器官，主要由腺组织和肌组织构成。受雄激素的控制，前列腺在男性幼年和少年时期较小。到发育期受性激素的影响而迅速增长，前列腺底部逐渐宽大，另一端逐渐发展成为尖细的前列腺尖部，具有倒置的栗子外形。男性成年以后前列腺腺体大小趋于稳定，前列腺底部宽约 4 cm，厚约为 2 cm，重量 20 g[1]。45 岁以后，腺体如果不出现增生，前列腺的体积将随着组织的萎缩而逐渐缩小。在结构上，成熟的前列腺主要由腺管系统构成，其内层为上皮组织，外部由基质（或称间质）组织包绕。在解剖学上，人前列腺被分为四个区域：中央区、移行区和外周区、纤维肌肉基质区（图 15.1）。其中，移行区包绕尿道近段（邻近射精管口），中心区环绕射精管并向膀胱底方向延伸。外周区构成前列腺尖端、后部和侧面的主体。此外，尿道周围腺区因其位置靠近尿道，且在前列腺的生理和病

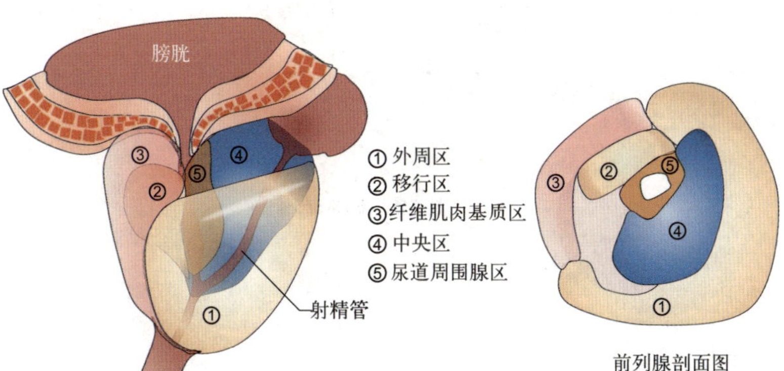

图 15.1　前列腺结构示意图（左）及横切图（右）

理过程中具有特定的作用而被单独提及，该区域在解剖学上可被视为移行区或外周区的一部分[2]。尿道周围腺区指围绕尿道前列腺部的腺体组织，负责分泌前列腺液——精液的重要组成部分。

前列腺基质部分的主要功能是确保上皮部分处于适宜的微环境。基质部分提供许多支持性信号，用以保持或恢复健康条件下或再生过程中腺体的稳态。此外，活化的基质也可能在前列腺炎症过程中发挥关键作用。前列腺上皮部分负责分泌前列腺液，约占全部精液体积的 1/5～1/3。前列腺液和男性附属腺（尿道球腺、精囊腺等）的其他分泌物一样，是男性生育能力的重要因素。前列腺液含有许多控制射精过程和调节激活精子成熟的蛋白质，这些因子对精液液化、凝血周期和精子活力发挥重要的作用[2]。

15.2 前列腺功能

前列腺与男性的泌尿生殖系统密切相关，参与机体一系列的生理过程。前列腺在男性婴幼儿期处于发育阶段，此时尚未发育完全，所以基本不发挥功能。随着年龄的增长（达到青少年时期），睾丸发育成熟后分泌的雄性激素，不断地刺激前列腺，使其迅速发育，成熟后逐渐发挥功能。前列腺的生理功能主要可以分为外分泌、内分泌、排尿和运输四大功能[3]。

前列腺作为人体的体外分泌腺之一，能够分泌前列腺液（图 15.2）。前列腺液是一种无色或乳白色的液体，它占据精液的大部分体积。前列腺液体中含有多种物质，包括酶、离子、蛋白质和矿物质等，为精子提供营养和保护，促进精子的存活和运动能力。其主要的功能包括：

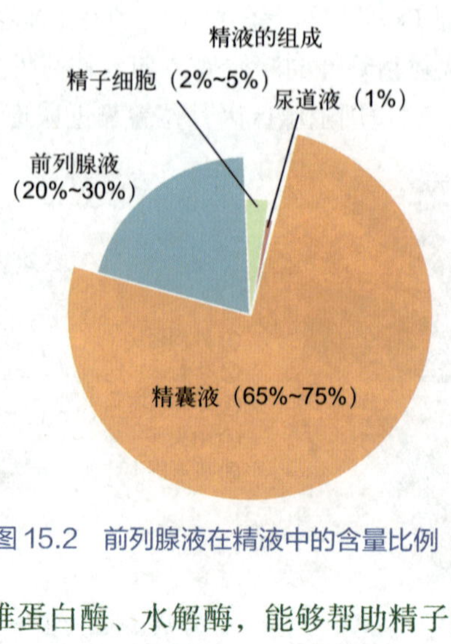

图 15.2　前列腺液在精液中的含量比例

❶ 前列腺液中的纤维蛋白酶、水解酶，能够帮助精子闯过子宫颈内的黏液屏障和卵母细胞的透明带，从而利于精子和卵母细胞的结合，促进受精卵的形成；

❷ 前列腺液中的物质可以激活静止状态的精子，使其具备活动能力，从而帮助精子在生殖道中前进，增加受孕的机会；

❸ 前列腺液的分泌有助于维持精液的液体状态，防止精液凝结或凝固，从而确保精子的正常运动和流动；

❹ 前列腺液的碱性特性有助于中和尿道内的酸性环境，从而为精子提供一个适宜的环境，增加其在尿道中的存活时间；

❺ 前列腺分泌物中的成分，如锌离子，具有抗菌作用，可以帮助清除尿道中的细菌，减少尿路感染的风险。

此外，前列腺液的分泌与性欲和勃起过程密切相关。它的存在可以增强性刺激的感受性，并参与勃起的调节[1]。

前列腺还可以分泌少量的前列腺素和酸性磷酸酶等激素类物质，这些物质进入血液后，通过体循环到达全身的器官和组织，对人体的生理活动进行调节。其中，前列腺素对血管平滑肌和雄性生殖器官具有重要的调节作用。此外，前列腺内还含有丰富的 5α-还原酶，可将睾酮转化为生理活性更高的二氢睾酮（DHT），DHT 在良性前列腺增生症的发病过程中起重要作用。此外，前列腺包绕尿道，与膀胱颈贴近，构成了近端尿道壁。其环状平滑肌纤维围绕尿道前列腺部，参与构成尿道内括约肌。当膀胱充满尿液时，前列腺会对尿道产生一定的压迫作用，从而控制尿液的流动，防止尿液在膀胱内逆流。在排尿过程中，随着逼尿肌的收缩，内括约肌则松弛，使尿液能够顺利排出体外。因此，前列腺在男性排尿过程中起着重要的调控作用。前列腺实质内有尿道和两条射精管通过。在射精过程中，前列腺和精囊腺的肌肉发生收缩和挤压，将输精管和精囊腺中的内容物经射精管压入后尿道，进而排出体外。这一过程中，前列腺的运输功能得以实现，确保了精液的顺利排出和男性生殖功能的正常进行。同时，在排尿过程中，前列腺也协助将尿液从膀胱输送至尿道排出体外。

15.3 前列腺的衰老特征

机体衰老是许多组织相关疾病的重要引发因素，其中包括前列腺组织。与多数器官随着衰老趋向萎缩不同，前列腺在衰老过程中常发生组织增生，诱发前列腺肥大或良性前列腺增生等一系列衰老相关疾病。前列腺作为高度异质性器官，由多种上皮细胞和非上皮细胞构成（详见 15.3.3 节），各种细胞在衰老中都可能表现出不同的衰老表型。研究表明，上皮祖细胞作为前列腺癌的起源细胞，其数量或含量在衰老过程中发生显著变化[4]。同时，衰老前列腺的微环境变化显著，表现为细胞外基质完整性的丧失，炎症细胞向前列腺实质的浸润增加，前列腺基质和上皮细胞的炎症细胞因子分泌增加。另外，前列腺随衰老而逐渐增生后，由于缺乏足够的血管系统而出现缺氧区。缺氧刺激会促进前列腺上皮细胞增殖，增加抵抗凋亡[5]，还可以改变组织祖细胞的分化能力，促进局部组织再生[6]。重要的是，缺氧可以促进抗氧化代谢，而抗氧化能力的上调足以促进肿瘤的发生。此外，组织衰老后，与年龄相关的循环因子也会发生改变，包括激素、代谢物和炎症因子在内的各种循环因子的含量均会发生变化[7]。男性衰老后睾丸分泌的睾酮水平下降[8]，会进一步改变雌激素与睾酮的比例，从而调节前列腺组织细胞外基质以及前列腺祖细胞池发生年龄相关变化。Gomes 等人发现在老年前列腺癌患者血清中，一种已知的肿瘤进展介质甲基丙二酸水平较高[9]。

除了以上提到的前列腺衰老特征外，衰老前列腺组织中会累积大量衰老的前列腺细胞。在小鼠模型中，睾酮水平降低与细胞衰老和血管重塑增加有关，这表明衰老前列腺分泌睾酮水平低可能间接影响衰老相关疾病的发展[10]。尽管衰老细胞不增殖，但它们仍保持代谢活性并分泌炎症介质，这使得机体衰老后都处于与年龄相关的低度炎症状态。几项研究报道显示，几乎所有良性前列腺增生（BPH）样本均存在衰老前列腺上皮细胞的积累[11,12]。衰老相关分泌表型（SASP）所释放的因子和促进 BPH 发生发展的生物活性介质之间存在重叠，表明上皮细胞衰老这一与年龄相关的特征可能是 BPH 病变发生的重要驱动因素[13]。该发现一方面部分解释了 BPH 发病率随衰老而升高的原因，另一方面进一步证实衰老细胞在 BPH 发生发展中的重要作用。

15.3.1 功能改变

（1）分泌功能改变引起前列腺液组成改变

在前列腺组织中，腺泡和管道是主要的结构组成部分，两者共同发挥着重要的生理功能。腺泡是前列腺的基本结构单位，主要由腺上皮细胞组成，负责分泌前列腺液，这种液体含有酶、酸性磷酸酶、柠檬酸和锌等成分，能够中和生殖道内的酸性环境，促进精子的运动能力。管道系统则负责将腺泡分泌的前列腺液输送到尿道，同时通过平滑肌细胞的收缩和松弛控制液体的排出，从而确保前列腺液与精子同步排出，形成精液。此外，前列腺液还具有抗菌特性，保护生殖道免受感染。这些生理功能共同维持男性的生殖健康和生育能力。腺体的大小和形态会发生变化，包括增大、增生或萎缩。前列腺腺体由许多小的腺泡组成，用于产生和储存前列腺液。

前列腺组织衰老后，其分泌功能的改变主要表现为前列腺液分泌量的减少、成分的变化和酶活性的降低。这些变化与多种因素相关：一方面，随着年龄的增长，前列腺细胞的功能逐渐退化，导致分泌能力下降，同时循环中的激素水平（如睾酮和 DHT）也可能发生变化，影响前列腺液的产生[8]。另一方面，衰老的前列腺细胞可能无法正常合成和分泌前列腺液中的各种成分，如酶、蛋白质和矿物质，导致前列腺液成分发生变化。此外，酶活性的降低可能影响精液的液化过程，从而影响精子的运动和受精能力。除了激素水平的改变，代谢活性的下降和组织结构的改变（如纤维化和组织增生）也可能影响前列腺的分泌功能。这些变化可能对男性的生育能力和整体生殖健康产生不利影响。这些激素变化可能会影响前列腺的细胞活性和功能，从而影响分泌液体的成分。在前列腺衰老进展中，前列腺细胞结构的损伤和细胞外基质的合成和分解紊乱导致前列腺组织结构随着衰老发生变化。这些结构改变影响前列腺的分泌能力和所分泌液体的成分。酸性磷酸酶是前列腺液体中的主要成分之一，它的含量会随着年龄的增长而有所变化，尤其是在前列腺炎症或前列腺增生等情况下，酸性磷酸酶水平可能增加。随着男性年龄的增长，前列腺分泌液体的成分变化、细胞功能下降、前列腺组织结构改变和酸性磷酸酶水平发生变化。这些变化可能会影响精液的质量和生殖功能，但对于大多数男性而言，这些变化通常不会导致生育能力的显著降低[1,14]。

（2）前列腺肌肉功能减退

前列腺衰老还可能导致前列腺周围的肌肉组织功能减退，从而影响尿液的正常排出。随着男性年龄的增长，前列腺肌肉功能会逐渐减退。前列腺肌肉，也称为前列腺平滑肌，是位于前列腺周围的一种肌肉组织。它在男性排尿和射精过程中发挥着重要的作用。随着衰老，前列腺肌肉可能会经历以下变化：

❶ 肌肉力量减退。随着年龄的增长肌肉组织会呈现质量减少和力量逐渐下降的趋势。这是由于肌肉纤维的减少以及蛋白质合成和修复过程的减缓所致。前列腺肌肉的力量减退会导致排尿和射精过程中的肌肉功能不如年轻时灵活和强健。

❷ 肌肉张力降低。前列腺肌肉在维持膀胱封闭和尿道开放等过程中扮演重要角色。随着衰老，前列腺肌肉的张力会降低，会导致尿液不易完全被排空，增加尿潴留和尿频的风险。

❸ 肌肉协调性下降。前列腺肌肉在排尿和射精过程中需要与其他肌肉和神经进行协调性的运动。肌肉协调性随着衰老下降，导致排尿和射精过程出现问题，例如排尿困难、射精障碍等。

前列腺在衰老过程中会出现一些病变，例如 BPH、前列腺炎等。这些病变会对前列腺肌肉功能产生影响，导致肌肉功能的进一步减退。但在大多数情况下，这种减退并不会导致严重的问题。对于大多数老年男性而言，前列腺肌肉的减退并不会影响正常的排尿和射精功能。保持良好的生活习惯和定期的前列腺健康检查对于维护前列腺健康，预防排尿困难、尿频、尿急、射精障碍等症状的出现非常重要[15]。

（3）雄激素失衡

随着年龄增长，男性体内睾酮等雄激素的水平会逐渐下降。这是因为睾丸功能逐渐减退，睾丸的睾固酮合成能力减弱，导致雄激素的产生减少。这会导致前列腺组织内的雄激素水平下降，从而影响前列腺的正常功能[13]。睾酮在体内通常被转化为 DHT——前列腺组织中最重要的活性雄激素。随着年龄的增长，睾酮代谢的酶活性发生变化，导致 DHT 的生成量减少[4]。这会进一步影响前列腺组织对雄激素的响应和功能。在前列腺组织中，雄激素通过与雄激素受体结合来发挥作用。随着年龄的增长，前列腺雄激素受体的表达和功能会发生变化。睾酮受体或其他相关信号通路的变化，导致前列腺组织对雄激素的反应减弱。此外，前列腺组织中的炎症反应在男性衰老过程中变得更加常见和严重。炎症反应会导致前列腺组织内炎症介质的释放，这些介质可以影响雄激素的合成和代谢，进而导致雄激素失衡。

可见，男性机体衰老后前列腺器官发生雄激素失衡，主要是由于雄激素水平下降、睾酮代谢改变、雄激素受体变化以及炎症因子的作用引起的。这些因素的变化会导致前列腺组织内雄激素水平下降和对雄激素的响应减弱，进而影响前列腺的生理功能。在衰老过程中发生的激素变化可能在前列腺疾病的发病机制中起作用。这些变化包括性激素、胰岛素样生长因子 1（IGF1）、甲状腺激素、皮质醇和胰岛素的变化[16,21]。重要的是，高胰岛素血症似乎会影响前列腺组织，并与前列腺炎症和增生有关。然而，这种关联的机制还没有得到充分的认识。

15.3.2 结构变化

（1）组织纤维化

随着年龄增长，前列腺逐渐发生衰老性改变并呈现出明显的组织纤维化。该过程主要表现为胶原纤维和结缔组织异常增多，引起前列腺结构重塑和质地变硬。在衰老过程中，慢性炎症持续刺激引起前列腺组织反复的损伤和修复机制，使得胶原及纤维结缔组织过度沉积。同时，衰老细胞功能衰退，导致蛋白质代谢和修复机制紊乱，进一步加剧胶原纤维的异常积聚，形成纤维化病变。前列腺组织纤维化可引发腺体体积增大和组织结构发生改变。进而影响其正常功能，临床表现为尿频、尿急、尿痛等下尿路症状，以及射精功能障碍等[17]。

（2）腺体中的腺泡和管道变化

机体衰老后，腺体中的腺泡往往发生扩张，在组织切片中可观察到腺泡腔增大。同时，衰老还伴随多种病理变化（例如细胞凋亡、组织纤维化和腺泡萎缩等），这些变化会导致腺泡和腺管结构数量减少。此外，前列腺常见疾病——如前列腺炎、前列腺增生和前列腺癌等也会进一步引起腺泡和腺管数量减少。炎症反应和肿瘤生长会破坏正常的前列腺组织结构，导致腺泡和腺管丧失功能，并逐渐减少。由于腺泡和腺管是前列腺液的主要产生和传输结构，腺泡和腺管数量减少会导致前列腺液分泌减少、质量下降，进而影响精子的运动能力和受精能力，对生殖健康产生不利影响。

15.3.3 细胞改变

前列腺组织中主要包含两大类细胞，分别是前列腺上皮细胞与前列腺基质细胞

（图 15.3）。前列腺上皮细胞有 3 种，包括分泌性上皮细胞（祖细胞）、基底细胞（基上皮细胞）和神经内分泌细胞[18]。基底细胞位于上皮细胞层的底部，起支持和营养作用。管腔祖细胞是前列腺上皮细胞中最常见的细胞类型，它们负责合成和分泌前列腺液中的大部分成分。前列腺基质细胞包含平滑肌细胞、纤维细胞、血管内皮细胞。前列腺基质细胞中的平滑肌细胞参与调节尿道的张力和控制尿液的流动，纤维细胞是基质细胞中的重要成分，负责合成和维持前列腺的结缔组织和支撑结构。基质细胞中也含有血管内皮细胞，存在于前列腺的血管壁中，起调节血管功能的作用。当机体衰老后，前列腺组织中的各类细胞会经历一系列变化，包括细胞数量减少、功能下降以及结构改变。例如前列腺上皮细胞脱落和变形，平滑肌细胞松弛、丧失弹性，结缔组织细胞纤维化和硬化，这些变化会影响前列腺的正常功能，增加前列腺相关疾病的发生风险。前列腺的管腔祖细胞，高表达前列腺干细胞抗原（PSCA）和低表达 CD38[19,20]，表现出较强的类器官形成活性，能够对致癌损伤做出反应，引发前列腺癌。在前列腺组织中，管腔祖细胞的含量随着年龄的增长而增加。有研究表明，在衰老小鼠的前列腺中，具有 Trop2$^+$（Trop2 是一种跨膜糖蛋白，在干细胞、祖细胞和多种癌细胞中高表达，参与细胞增殖、迁移和信号转导）祖细胞表型的管腔细胞比例升高了 3～4 倍[21]，证实了在衰老过程中管腔祖细胞群体的扩增现象。这些研究表明与年龄相关的上皮细胞异质性失调增加了具有肿瘤转化风险的细胞数量。在衰老的前列腺中管腔祖细胞是如何扩增的尚未确定。衰老前列腺组织中增多的管腔祖细胞可能是由于先前存在的管腔祖细胞自我更新增强，或通过衰老的基底细胞分化增加而产生的。此外，微环境改变也可能导致成熟的管腔细胞向管腔祖细胞的分化。

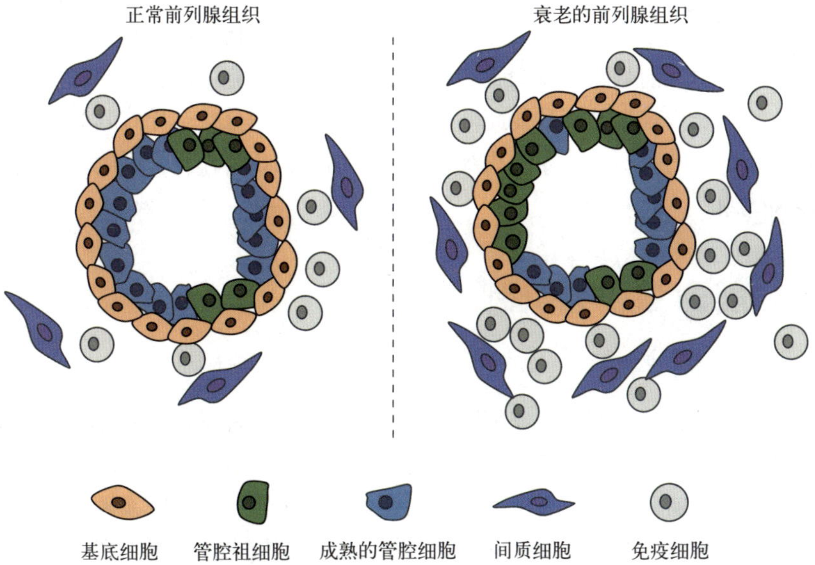

图 15.3　前列腺组织衰老前后细胞组成

（1）前列腺上皮及间质细胞衰老

前列腺上皮细胞是前列腺组织的主要细胞类型，负责分泌前列腺液。在年轻健康的人体中，前列腺上皮细胞形态规则、胞质丰富，能够有效地合成和分泌激素、酶、蛋白质等物质，维持前列腺功能的正常运作。随着年龄的增长，前列腺上皮细胞可发生脱落、变形、异常增生等退行性变化。这些变化会导致前列腺液分泌量减少或成分改变，使质量下降，进而影响精液的稀释、营养供给和润滑功能，最终损害前列腺的正常生理功能。

平滑肌细胞是前列腺组织的另一个重要细胞类型，主要位于前列腺周边和腺体中部。平滑肌细胞具有收缩和松弛的功能，可以调节前列腺周边组织的张力，维持前列腺尿道的正常通畅。机体衰老后，平滑肌细胞逐渐发生退行性变化，丧失弹性和收缩能力，导致前列腺周边组织松弛，增加尿道阻力。这种变化会引起排尿困难、尿流减慢等症状，也是前列腺增生的主要原因之一。

结缔组织细胞主要分布在前列腺间质中，起着支持和保护细胞的作用。随着年龄的增长，结缔组织细胞会发生退行性变化，导致前列腺组织的纤维化和硬化。这种纤维化和硬化会使前列腺组织变得脆弱，容易受到细菌感染等外界因素的侵害。此外，前列腺间质细胞对炎症刺激更加敏感，导致炎症反应的增加。持续的炎症会损害前列腺组织，并与前列腺增生和前列腺癌等疾病的发展密切相关。

（2）细胞代谢紊乱

前列腺上皮细胞和前列腺间质细胞的相互作用也在前列腺衰老中发挥非常重要的影响。随着机体衰老，多种前列腺细胞共同参与并诱发前列腺组织的代谢紊乱[4]。具体表现为前列腺上皮细胞功能减退和氧化应激水平升高，同时伴随间质细胞的转分化和组织结构重塑等。这些变化共同影响细胞代谢状态和前列腺的整体功能。衰老过程中，前列腺上皮细胞功能受损，其上皮细胞中线粒体功能受损尤为突出，导致细胞能量代谢的紊乱。此外，前列腺间质细胞分化会导致其失去原有功能并导致组织结构的重塑，改变间质细胞和上皮细胞的相互作用，影响上皮细胞的正常功能和代谢。

15.4 前列腺衰老机制

（1）衰老细胞累积

随着年龄增长，前列腺上皮细胞和间质细胞在生物钟调控、氧化应激、慢性炎症等多种因素作用下发生衰老。此类细胞衰老共同导致前列腺组织结构破坏和功能衰退，进而引发前列腺器官衰老。衰老前列腺上皮细胞分泌功能显著下降，进而影响前列腺液的组成改变和正常代谢；同时伴随细胞增殖失调和凋亡增加，损害组织稳态和修复能力。值得注意的是，衰老的细胞不仅凋亡抵抗能力增强，难以被有效清除，影响器官的组织稳态；还通过分泌 SASP，诱导周边正常细胞发生衰老，形成恶性循环。SASP 因子进一步募集炎症介质，加剧局部炎症反应，最终破坏前列腺组织的微环境稳态平衡（图 15.4）。前列腺间质细胞衰老会导致前列腺组织纤维化和胶原沉积的增加，影响组织的结构和弹性。同时，前列腺上皮细胞和间质细胞的衰老会相互影响并以旁分泌形式加剧彼此的衰老过程。例如，前列腺上皮细胞的衰老导致炎症反应和氧化应激的增加，进而对周围的间质细胞产生损害；而间质细胞的衰老进一步影响细胞外基质的组成，进而对上皮细胞的功能产生影响。

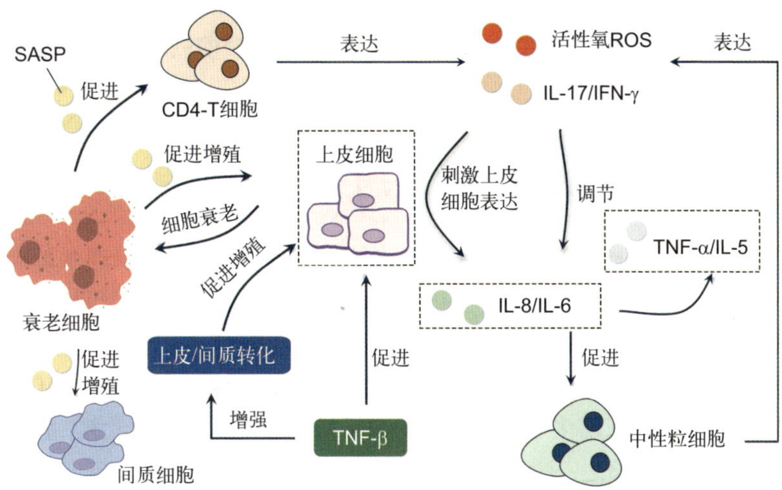

图 15.4　前列腺组织中衰老细胞累积与组织生理变化示意

（2）慢性炎症浸润

慢性炎症是一种持续存在的炎症状态，它对前列腺组织产生不利影响，诱发并加速前列腺组织衰老[22]。炎症反应中产生的炎性介质，如细胞因子、化学介质等，参与调节细胞免疫反应、炎症介质释放和细胞增殖等生物过程，在炎症过程中发挥着重要的作用。白细胞介素家族蛋白是细胞因子的一种，在慢性前列腺炎和前列腺增生等疾病中显著增加，包括 IL-1β、IL-1a、IL-6、IL-8 等。这些白细胞介素家族蛋白的过度表达会引发细胞损伤、氧化应激、炎症反应等，从而对前列腺组织产生不良影响。具体来说，IL-1β 和 IL-1α 是促炎细胞因子的典型代表，它们可以刺激前列腺细胞和免疫细胞产生更多的炎性介质和趋化因子，促进前列腺炎症反应的放大，导致组织损伤和症状的加剧。IL-6 可诱导前列腺上皮细胞的凋亡和细胞损伤，对前列腺组织的正常结构和功能产生负面影响，加速组织的老化过程，影响前列腺组织的修复和再生，但也导致细胞异常增殖和组织纤维化。IL-8 可以激活中性粒细胞，促使其释放溶酶体酶和其他炎性介质，如 ROS 和蛋白酶，从而增强炎症反应，导致组织损伤和炎症反应的进一步加剧。过度的纤维化和胶原沉积导致前列腺组织结构的紊乱和衰老加快。以上因素引起的长期细胞损伤和凋亡，会导致细胞数量减少和功能下降，加速前列腺组织衰老[23]。慢性炎症还会促使氧化应激增加，使细胞内产生的活性氧和自由基超过细胞的抗氧化能力。氧化应激会导致细胞内脂质过氧化、氧化蛋白质和DNA损伤，加速细胞衰老过程。此外，长期的炎症反应会导致前列腺组织细胞间的相互作用紊乱。炎性介质和细胞因子的过度释放，影响前列腺细胞之间的信号传递和通信，干扰正常的细胞功能和代谢。这种紊乱加速细胞和组织的老化过程。除此之外，长期的慢性炎症干扰前列腺的激素平衡。基于此，慢性炎症对前列腺组织的衰老有直接和间接的影响，包括细胞损伤和凋亡、氧化应激和自由基损伤、细胞间相互作用紊乱、纤维化和增生以及激素失衡等机制。因此，控制和减轻前列腺组织的慢性炎症反应对于防止和延缓前列腺组织衰老具有重要意义。

15.5 衰老相关的前列腺疾病

衰老是一种不可避免的生理过程，对人体各个组织和器官都会产生影响，甚至引起一系列衰老相关疾病的发生。在前列腺组织中也是如此。随着年龄的增长，前列腺疾病的发病风险也会显著增加，例如前列腺癌、BPH、前列腺结石和慢性前列腺炎等[16,24,25]。前列腺增生是男性普遍面临的一种前列腺疾病，其症状包括尿频、尿急、尿流变弱、夜尿增多等，对患者的生活质量产生不良影响[2,26]。前列腺癌是男性最常见的恶性肿瘤之一，发病率随着年龄的增长而上升[27,28]。衰老过程中，前列腺组织经历了多次细胞生命周期的变化，潜在的致癌突变事件增加。此外，雄激素水平的变化和长期慢性炎症的作用也会对前列腺癌的发生发展起到影响。前列腺癌临床表现常常无症状或表现为尿频、尿急、尿流变弱等前列腺疾病的常见症状。慢性前列腺炎是一种常见的前列腺疾病，特征为长期持续的前列腺炎症反应[29]。衰老是慢性前列腺炎发生的一个重要因素，随着年龄的增长，前列腺组织功能和免疫系统功能都会发生相应的衰退，导致前列腺免疫耐受力下降，病原菌感染易发，慢性炎症反应的持续性增加。慢性前列腺炎的症状包括会阴疼痛、尿频、排尿困难等，给患者带来不适和痛苦[30]。尽管衰老是前列腺疾病发生的重要因素，但并不代表所有老年男性都会患上前列腺疾病。保持健康的生活方式，包括定期锻炼、均衡饮食、适量饮水、避免过量饮酒和戒烟等，可以帮助降低前列腺疾病的风险。定期的体检和咨询医生也是预防和及早发现前列腺疾病的重要措施。通过早期的预防和诊断，可更好地管理和处理与衰老相关的前列腺疾病，提高患者的生活质量与健康水平。

15.5.1 前列腺癌

前列腺癌是指起源于前列腺组织的恶性肿瘤，是流行病学调查中最常见的肿瘤之一。据WHO的数据，前列腺癌是男性最常见的恶性肿瘤，占所有新诊断男性肿瘤的约 15%，前列腺癌在男性肿瘤中的发病率仅次于肺癌，排名第二[17]。前列腺癌的发病率随着年龄的增长而增加，主要发生在老年男性，尤其是 60 岁以上的患者，但年轻男性也会罹患该疾病。前列腺癌的症状在早期通常是不明显的，导致许多病例在发展到晚期时才被发现，错过最佳治疗时机。一些常见的症状包括尿频、尿急、尿流变弱、排尿困难、残尿感、血尿以及会阴区不适等[31]。

早期发现和诊断对于制定合适治疗方案至关重要，可以帮助早期发现和治疗该病。前列腺癌在早期通常没有明显的症状，而且生长缓慢。通过定期进行前列腺癌的筛查和检测，可以帮助在肿瘤发展到晚期之前尽早发现并治疗。前列腺癌的检测一般通过前列腺特异性抗原（PSA）检测、直肠指诊（DRE）和组织活检等方法，确定是否存在前列腺癌，并评估其严重程度、分级和分期，帮助医生评估疾病的严重程度和扩散程度，从而确定适当的治疗方案。影像学检查和骨扫描等可以提供更详细的信息，帮助评估是否存在局部扩展或远处转移[32]。根据患者的年龄、健康状况、疾病分期和个体化的需求，可以选择手术、放疗、化疗、激素治疗或靶向治疗等治疗方法。一旦确诊并开始治疗，定期进行前列腺癌的检测可以监测治疗的效果。PSA 水平和影像学检查可以提供关于疾病进展或缓解的信息，从而调整治疗方案或进行进一步的治疗。前列腺癌的检测对预防、早期发现和治疗该疾病至关重要。通过定期的筛查和检测，可以最大程度地提高前列腺癌的治疗成功率，并减少对患者生活质量的影响。

前列腺癌的发病机制复杂，目前主要认为与遗传因素、雄激素水平、衰老和生活方式等因素有关。遗传因素在前列腺癌的发展中起着重要作用，家族中有前列腺癌的患者具有更高的患病风险，例如，BRCA1 和 BRCA2 等遗传突变与前列腺癌有关[33]。遗传突变和细胞内分子异常导致前列腺细胞无法正常增殖和分化，从而形成恶性肿瘤。此外，前列腺癌也与雄激素有关。前列腺依赖于雄激素的正常功能，睾酮和 DHT 这两种雄激素在前列腺癌细胞中发挥了增殖和生长促进的作用，它们通过调节细胞骨架改变和基质附着相关的蛋白表达（如钙黏附蛋白、钙黏附蛋白等），使前列腺癌细胞具有更好的迁移和侵袭能力[34]。

前列腺癌并不是前列腺组织衰老的诱因，而是前列腺组织衰老后的结果之一。虽然前列腺衰老与前列腺癌的发生有关，但该组织衰老本身不会直接导致前列腺癌的形成。越来越多的实验证据表明，扩增祖细胞 / 干细胞可能是前列腺癌的潜在来源。这些细胞类型的分化受到多种因素的影响，包括内在遗传程序的突变、基质细胞 - 上皮细胞间的相互作用，以及基底膜 / 基质组成随年龄变化的影响。这些随机事件通常发生在衰老过程中，能够将正常的前列腺祖细胞 / 干细胞转化为肿瘤干细胞，这是雄激素依赖性和独立性肿瘤细胞的来源[35]。此外，年龄的增长会导致细胞 DNA 的损伤累积和维护基因组稳定性的能力下降，从而增加前列腺癌发生的风险。雄激素的水平和其他环境因素也在前列腺癌的发展中发挥作用。因此，前列腺癌可以被视为前列腺衰老的一个结果，一种由于年龄和其他因素引起的肿瘤。但前列腺癌的发生是一个复杂的过程，涉及多种因素的相互作用。虽然前列腺癌与衰老有一定的关联，但不能简单地将前列腺癌视为必然随着年龄增长而发生的结果，还必须考虑其他影响因素。而维持健康的生活方式、定期体检和早期筛查等措施可以帮助降低前列腺癌的风险。

15.5.2 良性前列腺增生

良性前列腺增生是指前列腺的内生性细胞异常增殖导致前列腺组织非恶性增生，不涉及癌症，是男性普遍面临的慢性疾病，多发于 60 岁以上的老年男性[26,36-38]。激素变化、年龄因素、遗传因素和生活方式等被认为是发生 BPH 的主要风险因素。BPH 会造成尿道变狭窄，从而影响尿液的正常排出，引发一系列下尿路症状。常见症状包括尿频、尿急、夜尿频繁、尿流弱、尿滴漏等。严重情况下，会出现尿潴留（排尿困难）的症状。医生通常会进行详细的病史询问、体格检查以及特定的检查来评估 BPH 的情况。常见的检查包括 PSA 血液检测、尿流率测定、前列腺按摩和前列腺液分析、TRUS 等[2]。BPH 的治疗方法包括药物治疗、介入治疗和手术治疗。具体选择取决于症状的严重程度、患者的整体健康状况以及个人偏好。药物治疗通常包括 α1受体阻滞剂和 5α-还原酶抑制剂等，可帮助缓解下尿路症状。介入治疗常用手段包括经尿道前列腺电切术（TURP）、激光消融术（GreenLight 激光治疗）等[2,39-41]。在严重病例中，需要进行开放性前列腺切除手术。

BPH 的发病机制涉及复杂的分子和细胞过程。5α-还原酶是一种细胞质内的功能酶，参与将睾酮转化为 DHT 的过程[42,43]。DHT 是一种特别活跃的雄激素，对前列腺细胞的生长和增殖有重要影响，过度的雄激素代谢和 DHT 的作用会导致前列腺组织的炎症反应和细胞凋亡与增殖失衡。在 BPH 组织中，5α-还原酶表达增加，导致 DHT 水平上升，DHT 通过与细胞内的雄激素受体（AR）结合，激活雄激素相关的下游信号通路，如 PI3K/Akt 信号通路、MAPK/ERK 信号通路[44,45]。雄激素受体是一种蛋白质受体，与雄激素结合后，可以进入细胞核并调节特定基因的表达。在前列腺细胞中，与雄激素结合的雄激素受体的数量增加，使得前列腺对雄激素的敏感性增加。这会导致前列腺细胞的增殖，进一步引起前列腺体积的增加。在 BPH 发展过程中，前列腺上皮生长因子如睾丸酮依赖性生长因子（TGF-α）、表皮生长因子（EGF）、基础生长因子（bFGF）等，通过激活细胞表面的受体，如上皮生长因子受体（EGFR），促进前列腺细胞的增殖。转化生长因子-β（TGF-β）在 BPH的起始和进展中发挥关键作用。TGF-β可以通过细胞因子和细胞外基质的调节，影响细胞增殖、细胞凋亡以及前列腺组织结构的改变[46]。值得注意的是，衰老细胞会通过分泌 SASP 因子发挥一系列病理生理功能，而 SASP 在成分组成上与 BPH 发病过程中的促增殖因子高度重叠，进一步说明衰老细胞在 BPH 发生发展中发挥的重要作用。综上，BPH 发病机制的揭示仍然是一个活跃的研究领域，新的认识和理解不断涌现，可以预期在未来会有更深入的认识和解释。

15.5.3 前列腺功能减退

前列腺功能减退，也称为前列腺功能障碍，是指前列腺出现功能上的损害或退化，通常由罹患不同前列腺相关疾病引起，例如 BPH[16,47]。前列腺功能减退会引起一系列的下尿路症状及性功能异常，具体表现包括：尿流变弱、排尿中断或排尿不畅，患者需要用力才能排尿，且出现尿频、排尿不尽；尿液无法完全排空，导致尿滴漏或残余尿量增加。尿频、夜尿和尿急，影响患者的夜间休息，造成睡眠问题和睡眠质量下降；性功能影响，如勃起困难、性欲减退或射精问题。

随着年龄的增长，前列腺组织会发生生理性的退化和结构变化。这包括前列腺细胞数量减少、前列腺液分泌功能减弱等，这些变化导致前列腺功能的衰退。此外，激素在前列腺的生理功能中起着关键作用[16]。随着年龄增长，男性体内的激素水平发生变化，特别是睾酮水平的下降，导致前列腺功能衰退。前列腺炎症是一种常见的前列腺疾病，它会导致前列腺组织发生炎症反应和损伤。长期存在的前列腺炎症对前列腺功能产生不良影响，导致前列腺功能衰退。前列腺的正常功能依赖于神经系统的调控。神经因素的失调，包括自主神经系统的紊乱和神经源性疼痛等，导致前列腺功能的减退。不良的生活习惯和环境因素与前列腺功能减退相关。例如，长期的不良饮食、缺乏运动、长时间的久坐等因素对前列腺功能产生负面影响。

15.6 衰老相关的前列腺疾病的治疗策略

15.6.1 药物治疗

当前针对前列腺衰老相关病变的临床干预仍以传统药物治疗为主。值得注意的是，基于衰老核心机制（如细胞衰老、干细胞耗竭等）的靶向疗法仍处于探索阶段，相关药物开发极为有限——目前仅有雷帕霉素（mTOR 抑制剂）和二甲双胍（AMPK 激活剂）在临床前研究中被报道可能延缓前列腺组织衰老进程。这一现状表明：衰老干预策略向临床转化的路径尚未成熟。正因如此，现阶段仍需系统阐述以症状控制和病理缓解为目标的经典药物治疗方案，其合理性与必要性正是植根于上述领域发展不均衡的背景之中。下文将对此类主流药物及其作用机制展开全面分析。

（1）Senomorphics

❶ 雷帕霉素。雷帕霉素是一种抑制 mTOR 的药物，可以促进细胞自噬。在前列腺炎的研究中，雷帕霉素已经显示出一定的潜力和效果。研究表明雷帕霉素通过抑制 mTOR1 和 mTOR2 蛋白亚型，增强前列腺细胞的自噬活性，从而在前列腺组织中构建三层防护——清除代谢废物、阻断衰老信号和维持干细胞稳态，为延缓衰

老相关前列腺病变提供机制明确的干预策略。在临床前研究中，雷帕霉素已被证明能够改善由激素失衡引起的大鼠前列腺炎症，包括减轻间质性前列腺水肿和组织变性的程度。此外，雷帕霉素还通过抑制前列腺中 mTOR/ULK1/ATG13 经典信号通路，降低炎症细胞的浸润，并减少促炎因子如 IL-1β 在前列腺中的水平[48]。这些作用可能有助于减轻前列腺炎的症状和炎症反应。总体而言，雷帕霉素对于激活前列腺自噬过程、抑制炎性反应以及改善前列腺炎症状态显示出了潜在的治疗效果。然而，需要进一步的临床研究来确认其在治疗人类前列腺炎中的确切效果和安全性。

Liu 等人的研究使用了雄激素诱导的 BPH 模型，评估了雷帕霉素对前列腺的影响。他们发现，将雷帕霉素与雄激素同时给药大鼠能有效预防雄激素诱导的 BPH 发展[49]。雷帕霉素通过激活细胞自噬，抑制 PI3K/Akt 通路，以避免雄激素诱导的 mTOR 活化，从而阻止前列腺的增生过程。不过，有趣的是，研究显示尽管 PI3K 抑制剂（3- 甲基腺嘌呤）在 BPH 组中能够减少凋亡细胞的数量，但雷帕霉素治疗并未逆转这种效应。这表明雷帕霉素可能主要通过抑制前列腺组织增生而非促进凋亡来发挥治疗作用。这些研究结果表明雷帕霉素作为一种潜在的治疗方法，在治疗与 mTOR 通路信号异常相关的前列腺疾病（如 BPH）时的可能性。然而，需要进一步的研究来确认其确切的作用机制及其在临床治疗中的应用前景。

❷ 二甲双胍。二甲双胍作为双胍类口服降糖药物，广泛应用于 2 型糖尿病的治疗，并被认为是首选药物[50]。近期研究显示，二甲双胍不仅对糖尿病有治疗作用，还对前列腺癌细胞具有抑制增殖的作用，这一发现为二甲双胍在肿瘤治疗领域的应用开辟了新的研究方向[51]。二甲双胍通过靶向 AMPK 信号通路，在前列腺癌细胞中发挥激活自噬的作用。具体表现为增加微管相关蛋白 1 轻链 3（LC3）的表达，同时降低 p62 蛋白的表达，这些都是自噬激活的标志物。小鼠体内实验也进一步证实了二甲双胍通过激活自噬机制来抑制肿瘤进展的功效。在临床前研究中，二甲双胍与雄激素受体抑制剂联合使用，通过 AMPK 诱导的 mTOR（哺乳动物雷帕霉素靶蛋白）抑制作用，降低了移植了前列腺癌细胞的小鼠的肿瘤生长。这些研究结果表明，二甲双胍可能成为一种新的前列腺癌辅助治疗手段[52]。

有趣的是，二甲双胍根据前列腺癌细胞系的不同表现出不同的效果[53]，通过体外实验分析，二甲双胍能够降低人前列腺癌细胞 LNCaP 的增殖，但不能降低人前列腺正常上皮细胞 RWPE-1 的增殖，其机制涉及自噬激活。此外，在 LNCaP 细胞中观察到二甲双胍联合辛伐他汀通过进一步增加自噬过程来抑制肿瘤生长的协同作用，而在 RWPE-1 细胞中则没有发现[54]。这些结果表明，二甲双胍和辛伐他汀具有特定的细胞系类型相关作用，可能有助于解释临床试验中获得的差异结果。值得注意的是，二甲双胍可改善前列腺癌患者雄激素治疗诱导的代谢综合征，可能对心血管高危患者产生重要意义[55]。

尽管所有的临床前和临床数据都显示二甲双胍在改善 BPH 方面的有益作用，

无论与前列腺炎症有关与否[56]，但尚未有研究涉及自噬在二甲双胍治疗过程中的作用。考虑到二甲双胍能够通过自噬调节减少全身和组织炎症，可能自噬通路也发生在前列腺中，导致前列腺炎症和 BPH 的改善。

（2）α1 受体阻滞剂

α1 受体在人体中广泛分布，其调节血管收缩和平滑肌收缩的功能十分重要。α1 受体阻滞剂通常用于治疗一系列疾病，包括高血压、BPH、尿道梗阻和慢性前列腺炎，其作用机制涉及对 α1 肾上腺素能受体的阻断作用。α1 肾上腺素能受体包括 α1A、α1B 和 α1D 亚型。在尿道平滑肌、前列腺平滑肌以及血管壁等组织中，这些受体的激活可以引起平滑肌收缩，并增加血管张力。α1 受体阻滞剂通过与 α1 受体结合并阻断其生理作用，发挥的主要作用包括阻断尿道平滑肌、放松前列腺平滑肌和血管平滑肌松弛。α1 受体阻滞剂作用于尿道平滑肌的 α1 受体，阻断了肾上腺素对 α1 受体的作用，进而导致尿道平滑肌松弛，减少尿道受压，进而改善尿道狭窄和顺畅排尿的问题。因此，在 BPH 患者中，α1 受体阻滞剂可以缓解由前列腺增生引起的下尿路症状，如尿频、尿急、尿流弱等。此外，还可以作用于血管壁的 α1 受体，导致血管平滑肌舒张，降低血管的阻力，从而降低血压。然而，不同的 α1 受体阻滞剂对不同亚型的 α1 受体有不同的选择性，如塔姆索辛主要作用于 α1A 受体，而阿利索辛则作用于 α1A、α1B 和 α1D 受体[2,42,57]。

前列腺组织中含有大量的平滑肌，通过增加前列腺尿道阻力来响应 α1 肾上腺素能刺激，通过阻断这种刺激，可以诱导平滑肌放松以减少膀胱出口阻力。虽然目前使用的大多数 α1 受体阻滞剂都是耐受性良好的，但它们的不良反应源于全 α1 受体分布广泛。多沙唑嗪（Doxazosin）和索他洛尔（Terazosin）是选择性 α1 肾上腺素能受体阻滞剂，通常每天给予一定剂量，一般需要调节剂量的阶段以达到完全的治疗剂量，因此它们通常不是临床上首选药物。坦洛唑辛（Tamsulosin）无疑是最知名的 α1 肾上腺素能受体阻滞剂之一。它能够靶向尿道中的 α1 受体（主要是 α1A 受体），而不同组织中的 α1 受体亚型分布存在差异。尿道内部的平滑肌中主要表达 α1A 受体，而其他组织中如血管壁和前列腺等，主要表达的是其他亚型的 α1 受体（如 α1B 和 α1D）。坦洛唑辛对 α1A 受体有较高的选择性和亲和力，因此能够更为特异地作用于尿道平滑肌的 α1 受体，从而产生松弛作用，这使得它在保持良好的症状控制的同时不良反应最小化。患者在开始治疗后的几天到一周内，症状便可以得到了缓解。坦洛唑辛因其极低的不良反应，受到了广泛的关注和研究，数据显示它可以使 IPSS（国际前列腺症状评分表）下降约 9.5 分。奥氟唑林（Alfuzosin）和硅酸氯硅（Silodosin）同样是尿道选择性 α1 肾上腺素能受体抑制剂，然而硅酸氯硅有一定的不良反应。此外，此类药物还包括特拉唑嗪（Tamsulosin）、盖唑洛尔（Terazosin）、多索洛辛（Doxazosin）等[39,41]。

α1 受体阻滞剂对于轻度、中度或重度下尿路症状（LUTS）患者具有类似的疗效，以 IPSS 的百分比改善程度来衡量。控制性研究显示，在安慰剂试验期后，α1 受体阻滞剂通常可以将 IPSS 降低约 30%～40%，将最大尿流率（Q_{max}）提高约 20%～25%。在无试验期的开放标签研究中，IPSS 改善达到 50%，Q_{max} 增加达 40%。α1 受体阻滞剂能够减少储存和排尿方面的 LUTS。在为期 1 年的随访研究中，前列腺大小对于 α1 受体阻滞剂的疗效没有影响，但前列腺较小的患者可能会获得更好的效果。α1 受体阻滞剂因起效快、疗效好，以及不良事件发生率低、严重程度低，常被认为是男性 LUTS 的一线药物治疗。

（3）5α-还原酶抑制剂

5α-还原酶主要有Ⅰ型、Ⅱ型和Ⅲ型三种亚型。5α-还原酶Ⅰ型主要表达在外周组织，如皮肤、毛囊，在这些组织中将睾酮转化为二氢睾酮（DHT），其在毛发生长中起到重要作用。5α-还原酶Ⅱ型（SRD5A2）主要表达在前列腺、尿道和外生殖器等组织中。它在前列腺中起着重要作用，将睾酮转化为 DHT，导致前列腺细胞的增殖和体积增加。DHT 与前列腺细胞中的 AR 结合，形成 DHT-AR 复合物，进而调节多个基因的表达，包括前列腺特异性抗原（PSA）及与细胞增殖、分化和炎症相关的基因（图 15.5）。这些基因的激活与前列腺细胞增殖及腺体体积增大密切相关。因此，5α-还原酶抑制剂通过抑制 DHT 的生成已广泛应用于相关疾病的治疗，如 BPH、雄激素依赖性脱发（男性型脱发，AGA）及前列腺癌[26,43,58-60]。

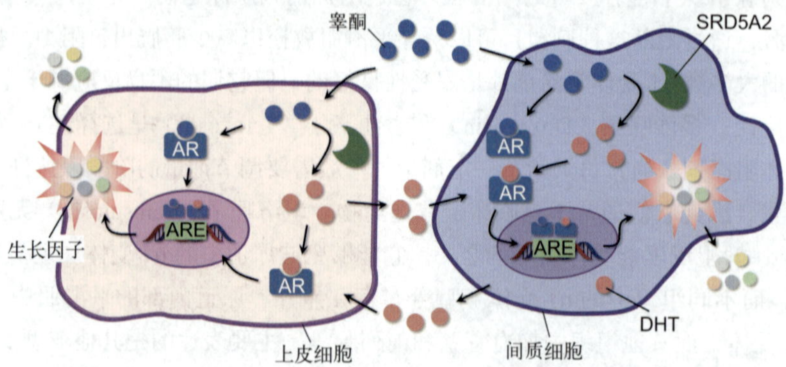

图 15.5　睾酮在前列腺发育和稳态过程中扩散到前列腺细胞的作用机制

非那雄胺是一种临床上常用于治疗 BPH 和男性型脱发的药物，它能够选择性地抑制 5α-还原酶Ⅱ型活性，从而阻断睾酮在前列腺组织中的转化，减少 DHT 的含量，从而抑制 BPH 疾病的发展。非那雄胺能够显著减少前列腺的体积，降低尿道受压，从而缓解尿流受限、尿频、尿急等前列腺增生引起的症状。然而，非那雄胺主要通过调节前列腺组中激素水平变化起到治疗作用，其疗效呈现显著的滞后性。患者通常需预计服用此类药物 6 个月后，症状才能得到缓解，因此需要患者坚持长期使用。长期服用会引起一些患者出现性功能障碍，如勃起功能障碍、性欲减退和乳房增大等不良反应，但这些不良反应多数情况下是可逆的。此外，前列腺增生较为严重的患者，用非那雄胺治疗后效果显著。根据美国泌尿外科学会的指南，将前列腺体积 30 cc（30 cm^3）作为 5α-还原酶抑制剂起始治疗的下限。除此之外，试验证明 5α-还原酶抑制剂和 α1 受体拮抗剂联合治疗在安全性和疗效上优于单一药物治疗。与单一药物治疗相比，使用非那雄胺单独或联合治疗的男性在急性尿潴留和需要手术干预的比例上表现出明显降低。达特列利（Dutasteride）是一种用于治疗 BPH 的 5α-还原酶抑制剂，它能够抑制 5α-还原酶Ⅰ型和Ⅱ型的活性。相比其他 5α-还原酶抑制剂，达特列利具有双重抑制作用，能够更加有效地降低 DHT 的水平。埃普列特（Epristeride）是一种非竞争性 5α-还原酶抑制剂，它通过与 5α-还原酶和 NADPH（辅酶）形成一个三元复合物，从而阻止 5α-还原酶循环使用，使 5α-还原酶不能对底物进行还原，进而减少了 DHT 的产生。

研究发现，经过 2～4 年的治疗，5α-还原酶抑制剂可以使 LUTS（IPSS）减少 15%～30%，前列腺体积减小 18%～28%，Q_{max} 增加 1.5～2.0 mL/s，适用于由前列腺增生引起的 LUTS 患者。根据个别研究和一项直接比较试验的间接比较表明，度他雄胺和非那雄胺在治疗 LUTS 方面具有相同的有效性。症状减轻取决于初始前列腺大小，并且可能对于前列腺体积为 30 mL 且疾病进展风险增加的患者而言，其疗效并不比安慰剂更高。研究显示，度他雄胺显著减轻了这些患者的 LUTS 症状，与 α1受体阻滞剂坦索罗辛相比，其治疗效果更为显著。度他雄胺对于基线前列腺体积（或血清 PSA 浓度）越大，症状改善的速度和程度越快。5α-还原酶抑制剂（而不是 α1受体阻滞剂）降低了长期（>1 年）急性尿潴留或手术的风险。在普罗斯卡长期疗效和安全性研究中，经过 4 年的非那雄胺治疗相较于安慰剂，急性尿潴留（AUR）的相对风险降低了 57%，手术减少了 55%。在前列腺症状医学治疗（MTOPS）研究中，与安慰剂相比，非那雄胺组报告了显著降低的 AUR 和手术风险（分别为 68% 和 64%）。对具有中度症状的前列腺增生症患者的 2 年随访数据进行的随机试验汇总分析报告称，与安慰剂相比，非那雄胺治疗明显降低了 AUR 的发生率 57% 和手术干预率 34%。

（4）磷酸二酯酶-5 抑制剂

磷酸二酯酶 -5（PDE5）主要在性功能方面发挥作用，尤其是勃起功能。它主要在阴茎海绵体（勃起组织）内的平滑肌细胞中表达。PDE5 的作用是降解环状鸟苷酸单磷酸酯（cGMP），这是一种在勃起过程中起关键作用的信号分子。正常情况下，NO 会在勃起时释放，激活酸性环磷酸酶并产生 cGMP，进而导致平滑肌松弛，血管扩张，增加阴茎海绵体的充血和勃起。但 PDE5 的存在会使 cGMP 迅速降解，从而减少勃起的持续时间和质量。因此，PDE5 抑制剂（如西地那非、他达拉非）被广泛用于勃起功能障碍（ED）的治疗。这些药物抑制 PDE5 酶的活性，阻止 cGMP 的降解，从而增加 cGMP 的浓度，促进勃起。在 BPH 中，PDE5 参与调节尿道平滑肌的收缩和舒张。通过抑制 PDE5 酶的作用，药物可以增加局部 NO 的浓度，进而降低尿道平滑肌的紧张度，改善尿道通畅性。这可以减轻尿频、尿急、尿道梗阻等与 BPH 相关的症状。PDE5 抑制剂可以增加细胞内 cGMP 的浓度，延长其活性，从而降低膀胱壁、前列腺和尿道的平滑肌张力。NO 和 PDE 可能还参与了排尿过程，通过抑制脊髓反射通路和尿道、前列腺或膀胱的神经传导。有学者提出 PDE 抑制剂可以增加下尿路的血液灌注和氧合，但 PDE 抑制剂的具体作用机制还有待确定。

目前三种选择性口服 PDE5 抑制剂（西地那非、他达拉非和伐地那非）已经进行了男性下尿路症状的临床试验，但只有他达拉非（每日一次，每次 5 mg）已经在欧洲获得批准用于治疗男性下尿路症状。已经发表的关于三种口服 PDE5 抑制剂功效的随机对照试验研究中，单独使用他达拉非显著改善了 IIEF 得分（+5.5 分）和 IPSS（−2.8 分），但与安慰剂相比，Q_{max} 没有显著改善。研究发现他达拉非可以在预先试验期后显著降低 IPSS（降低幅度为 22%～37%，即 4.7～6.6 分；相对于安慰剂的 IPSS 分数为 2.1～4.4 分）。在治疗的第一周，他达拉非显著减轻了 LUTS（IPSS）症状。在另一项随机对照试验中，首次报道了他达拉非组较安慰剂组的最大尿流率（Q_{max}）得到显著增加（+2.4 mL/s）。他达拉非对前列腺体积没有显著影响。对使用 α受体阻滞剂与 PDE5 抑制剂联合治疗（两项研究使用 20 mg 的他达拉非，两项研究使用 25 mg 的西地那非，一项研究使用 20 mg 的硝苯地平）进行的五项 RCT 的荟萃分析显示，相较于仅使用 α受体阻滞剂，联合治疗显著改善了最大尿流率（+1.5 mL/s）、IPSS（−1.8 分）和 IIEF 得分（+3.6 分）。然而，由于只有 5 mg 的他达拉非获得了许可，关于 PDE5 抑制剂与其他 LUTS 药物联合应用的数据被认为还不足够[39,43]。

（5）β3-受体激动剂

β3-肾上腺素受体主要存在于膀胱，其激活可导致膀胱平滑肌松弛，通过激活这些受体，可以诱导膀胱松弛，抑制膀胱的微收缩，从而增加储存能力和缓解储存性下尿路症状。动物实验表明，β3-激动剂还可使尿道放松，为缓解排尿性下尿路症状提供可能的生理学机制。由于 β3-激动剂使用完全不同的途径（与其抗胆碱药物相反），它可以用以不同的不良反应概况来治疗储存性下尿路症状。

米拉贝隆（Mirabegron）是目前主要的 β3-受体激动剂，尽管最初在患有膀胱过度活动症（OAB）的男性和女性中进行了研究，但也有数据专门研究了该药物在患有 BPH 和储存症状的男性患者中的应用。研究发现，与索利那新相比，米拉贝隆能够提供类似的缓解尿急、频尿和尿失禁的效果。在研究中，每日 50 mg 和 100 mg 的米拉贝隆剂量与安慰剂相比，未观察到下尿路阻塞性症状的恶化，患者的膀胱收缩压力和最大尿流率也未受到影响。患者在使用米拉贝隆后表现出尿频和尿急的减少。米拉贝隆的起始剂量为每日 25 mg，经过 4～8 周后逐渐增至 50 mg，虽然一些研究测试了最高达 100 mg 的剂量，但大多数患者只逐渐增至 50 mg[46]。

最初的临床前研究表明，米拉贝隆的改善效果是通过激活膀胱平滑肌细胞上的β3-肾上腺素能受体并导致松弛，但这一观点现已受到质疑。在获得 OAB 治疗批准后，有人提出其对 BPH 的排尿症状也具有作用。抑制前列腺平滑肌过度收缩可显著缓解膀胱出口梗阻（BOO）症状，该机制已成为治疗良性前列腺增生的重要策略。在离体人前列腺组织中，米拉贝隆通过逆激动作用，而非竞争性拮抗机制，显著抑制 α1-肾上腺素能受体激动剂诱导的收缩反应。类似的观察结果也出现在小鼠尿道、输精管和主动脉的组织中。这些研究发现，抗 α1-肾上腺素能受体的明显拮抗作用需要微摩尔浓度，远远超过人体的最大血浆水平（137 nmol/L）或结合到β3-肾上腺素能受体的结合常数（2.5 nmol/L）。事实上，米拉贝隆与 α1A-、α1D-和α1B-肾上腺素能受体的结合常数（K_i 值）分别为 0.437 μmol/L、1.8 μmol/L 和 26 μmol/L，而关于 β3-肾上腺素能受体介导的对前列腺平滑肌收缩的影响的确凿证据尚不可得 [61]。

尽管米拉贝隆耐受性良好，但先前的研究显示其可导致收缩压升高，因此在难以控制的高血压患者中应避免使用。此外，在开始使用和逐渐增加剂量时应监测患者的血压。有据可查，如果没有证明抗胆碱药物治疗失败或无耐受性，很难获得保险批准使用米拉贝隆。因此，建议不要在计划治疗期间开始使用米拉贝隆，直到出院后再考虑使用。

维贝隆（Vibegron）在 2020 年获得 FDA 批准用于治疗 OAB，并显示出较优的疗效和安全性 [62]。EMPOWUR 临床试验研究了维贝隆与托尔嗪 ER 的比较，显示出对尿急性失禁的减少效果更好，对尿急的减少程度相当。该研究在 40 周时进行了延长，并继续显示出安全性和疗效。目前正在研究维贝隆在治疗储存性下尿路症状的前列腺增生患者中的应用。

15.6.2 手术治疗

对于中度至重度 LUTS、AUR 或 BPH 相关的并发症，外科干预是合适的。外科手术在 BPH 和前列腺癌治疗中具有较强的侵入性，通常在经过药物治疗无效后才进行手术。进行手术的决定可能基于患者的风险 / 益处评估。2003 年的指南将 TURP 认定为基准治疗方法。其他替代技术被报道为具有较低的并发症，但通常仍需要在手术室中进行，并配合使用麻醉 [39]。

对于前列腺疾病的手术治疗方法，主要包括以下几种：针对 BPH，常用的手术包括 TURP、激光前列腺切除术、超声刀蒸汽化术和动力式水刀剥除术等，这些手术均通过尿道进行操作，其中 TURP 采用电切环切割，而激光手术则使用特定激光进行切割和汽化，适用于中重度症状患者。前列腺癌的治疗方法主要是根治性前列腺切除术，包括通过腹部切口或腹腔镜、机器人辅助技术切除整个前列腺和周围组织，适用于早期局限性癌且无远处转移的患者。此外，对于前列腺癌合并前列腺增生的患者，可选用经尿道前列腺激光切除术（HoLEP），使用激光通过尿道剥离和粉碎前列腺组织并经尿道取出，创伤小、恢复快。具体选择手术方法需基于患者的具体病情、年龄和健康状况，并结合医生的专业评估。这些手术目的在于缓解症状、控制疾病进展及提高生活质量，而非延缓衰老。尽管延缓衰老的目的并不直接通过手术实现，但健康状况的改善和生活质量的提高对整体健康有积极影响。

15.6.3 生活方式

适当的运动对于保护前列腺具有重要意义。体育锻炼不仅能有效提高人体的抗病能力，改善血液循环，还能促进前列腺液的旺盛分泌，有助于前列腺炎症的消退。同时，运动对于缓解慢性前列腺炎的临床症状，如腰部酸胀、会阴和下腹部疼痛，以及神经功能紊乱和神经衰弱等症状都有显著益处。此外，运动还能加速药物在前列腺体内的输送，从而提升药物的治疗效果。然而，需要注意的是，剧烈运动并不被推荐。因为剧烈运动可能导致前列腺充血和水肿，从而加重不适症状。因此，对于中老年男性来说，控制运动量和运动强度至关重要。建议每天进行约半小时的适度运动，可以根据个人习惯和年龄来调整运动强度，避免过于剧烈的活动，尤其是竞技类体育运动，如快跑等。在选择运动项目时，除了考虑个人兴趣和爱好，还需要注意是否存在可能加重疾病的因素。温和的运动项目，如散步、慢跑和做体操等，都是不错的选择。这些运动可以促进腹部、会阴和臀部肌肉的活动，进而促进前列腺局部的血液和淋巴循环，有助于炎症的消退和吸收。另一方面，长时间的骑跨运动，如骑自行车、摩托车、骑马、赛车等，可能会直接压迫会阴、尿道和前列腺，导致前列腺局部充血，并阻碍前列腺液的排出，从而可能加重病情。因此，在选择运动方式时，应尽量避免这类运动。

15.7 展望

随着老年个体衰老，前列腺组织发生一系列变化，这些变化往往伴随着一系列与年龄相关的前列腺疾病。针对这一趋势，我们可以从以下几个方面进行展望。

❶ 在疾病认知与预防方面。提高公众对老年前列腺疾病的认知。通过媒体宣传、健康讲座等方式，提高公众对前列腺增生、前列腺癌等疾病的了解，增强自我保健意识。以推广健康生活的方式，鼓励老年人保持健康的生活习惯，如均衡饮食、适量运动、戒烟限酒等，以降低前列腺疾病的风险。鼓励老年人定期体检与筛查。建议老年人定期进行前列腺相关体检，如前列腺直肠指检、血清 PSA 检测等，以便及时发现潜在问题。

❷ 在诊断与治疗技术方面。开发精准诊断技术。随着医疗技术的不断进步，前列腺疾病的诊断将更加精准。例如，多参数磁共振成像结合直肠超声前列腺图像

融合技术的前列腺靶向穿刺活检，可以大幅提高前列腺癌的检测阳性率。提倡个性化治疗方案，根据患者的具体情况，制定个性化的治疗方案。对于前列腺增生患者，可以采用药物治疗、微创手术等多种手段；对于前列腺癌患者，可以采用手术、放疗、化疗等多种治疗方法。结合全新的科学技术，实现远程医疗与智慧医疗。利用互联网、大数据等技术，实现远程医疗与智慧医疗，为患者提供更加便捷、高效的医疗服务。

❸ 在社会支持与保障体系方面。完善医疗保障体系，减轻患者就医负担，确保患者能够及时接受治疗。提高社会关爱与支持，加强社会对老年人的关爱与支持，提高老年人的生活质量，降低前列腺疾病的发生率。

总之，随着医疗技术的不断进步和社会关注度的提高，老年前列腺疾病的预防、诊断和治疗将变得更加精准、高效和便捷。我们有理由相信，在不久的将来，老年前列腺疾病将得到更好的控制和治疗。

参考文献

[1] Verze P, Cai T, Lorenzetti S. The role of the prostate in male fertility, health and disease[J]. Nat. Rev. Urol., 2016, 13: 379-386.

[2] Chughtai B, Forde J C, Thomas D D, et al. Benign prostatic hyperplasia[J]. Nat. Rev. Dis. Primers, 2016, 2: 16031.

[3] Hua L, Gao X, Zhan J, et al. Prostatitis and male infertility. Aging Male, 2025, 28: 2494550.

[4] Freeland J, Crowell P D, Giafaglione J M, et al. Aging of the progenitor cells that initiate prostate cancer[J]. Cancer Lett., 2021, 515: 28-35.

[5] Walsh S, Gill C, O'Neill A, et al. Hypoxia increases normal prostate epithelial cell resistance to receptor-mediated apoptosis via Akt activation[J]. Int. J. Cancer, 2009, 124: 1871-1878.

[6] Xi Y, Kim T, Brumwell A N, Driver I H, et al. Local lung hypoxia determines epithelial fate decisions during alveolar regeneration[J]. Nat. Cell. Biol., 2017, 19: 904-914.

[7] Ershler W B, Keller E T. Age-associated increased interleukin-6 gene expression, late-life diseases, and frailty[J]. Annu. Rev. Med., 2000, 51: 245-270.

[8] Barone B, Napolitano L, Abate M, et al. The role of testosterone in the elderly: What do we know?[J] Int. J. Mol. Sci., 2022, 23: 3535.

[9] Gomes A P, Ilter D, Low V, et al. Age-induced accumulation of methylmalonic acid promotes tumour progression[J]. Nature, 2020, 585: 283-287.

[10] Chen Y Q, Zhou H M, Chen F F, et al. Testosterone ameliorates vascular aging via the Gas6/Axl signaling pathway[J]. Aging, 2020, 12: 16111-16125.

[11] Castro P, Giri D, Lamb D, et al. Cellular senescence in the pathogenesis of benign prostatic hyperplasia[J]. Prostate, 2003, 55: 30-38.

[12] Choi J, Shendrik I, Peacocke M, et al. Expression of senescence-associated beta-galactosidase in enlarged prostates from men with benign prostatic hyperplasia[J]. Urology, 2000, 56: 160-166.

[13] Welen K, Damber J E. Androgens, aging, and prostate health[J]. Rev. Endocr. Metab. Disord., 2022, 23: 1221-1231.

[14] Sciarra A, Mariotti G, Salciccia S, et al. Prostate growth and inflammation[J]. J. Steroid Biochem. Mol. Biol., 2008, 108: 254-260.

[15] Basaria S. Male hypogonadism[J]. Lancet, 2014, 383: 1250-1263.

[16] Cannarella R, Condorelli R A, Barbagallo F, et al. Endocrinology of the aging prostate: current concepts[J]. Front. Endocrinol. (Lausanne), 2021, 12: 554078.

[17] Chan J M, Zaidi S, Love J R, et al. Lineage plasticity in prostate cancer depends on JAK/STAT inflammatory signaling[J]. Science, 2022, 377: 1180-1191.

[18] Pamarthy S, Sabaawy H E. Patient derived organoids in prostate cancer: improving therapeutic efficacy in precision medicine[J]. Mol. Cancer, 2021, 20: 125.

[19] Liu X, Grogan T R, Hieronymus H, et al. Low CD38 identifies progenitor-like inflammation-associated luminal cells that can initiate human prostate cancer and predict poor outcome[J]. Cell Rep., 2016, 17: 2596-2606.

[20] Henry G H, Malewska A, Joseph D B, et al. A cellular anatomy of the normal adult human prostate and prostatic urethra[J]. Cell Rep., 2018, 25: 3530-3542.e5.

[21] Crowell P D, Fox J J, Hashimoto T, et al. Expansion of luminal progenitor cells in the aging mouse and human prostate[J]. Cell Rep., 2019, 28: 1499-1510.e6.

[22] Briganti A, Capitanio U, Suardi N, et al. Benign prostatic hyperplasia and its aetiologies[J]. Eur. Urol. Suppl., 2009, 8: 865-871.

[23] Castro P, Xia C, Gomez L, et al. Interleukin-8 expression is increased in senescent prostatic epithelial cells and promotes the development of benign prostatic hyperplasia[J]. Prostate, 2004, 60: 153-159.

[24] Trost L, Saitz T R, Hellstrom W J. Side effects of 5-alpha reductase inhibitors: a comprehensive review[J]. Sex. Med. Rev., 2013, 1: 24-41.

[25] Nacusi L P, Tindall D J. Targeting 5alpha-reductase for prostate cancer prevention and treatment[J]. Nat. Rev. Urol., 2011, 8: 378-384.

[26] Kim E H, Brockman J A, Andriole G L. The use of 5-alpha reductase inhibitors in the treatment of benign prostatic hyperplasia[J]. Asian J. Urol., 2018, 5: 28-32.

[27] Sekhoacha M, Riet K, Motloung P, et al. Prostate cancer review: genetics, diagnosis, treatment options, and alternative approaches[J]. Molecules, 2022, 27: 5730.

[28] Pinsky P F, Parnes H. Screening for prostate cancer[J]. N. Engl. J. Med., 2023, 388: 1405-1414.

[29] Olivas A, Price R S. Obesity, inflammation, and advanced prostate cancer[J]. Nutr. Cancer, 2021, 73: 2232-2248.

[30] Oseni S O, Naar C, Pavlović M, et al. The molecular basis and clinical consequences of chronic inflammation in prostatic diseases: prostatitis, benign prostatic hyperplasia, and prostate cancer[J] Cancers, 2023, 15: 3110.

[31] Wasim S, Lee S-Y, Kim J. Complexities of prostate cancer[J]. Int. J. Mol. Sci., 2022, 22:

14257.

[32] Carlsson S V, Vickers A J. Screening for prostate cancer[J]. Med. Clin. North. Am., 2020, 104: 1051-1062.

[33] Vietri M T, D'Elia G, Caliendo G, et al. Hereditary prostate cancer: genes related, target therapy and prevention[J]. Int. J. Mol. Sci., 2021, 22: 3753.

[34] Aurilio G, Cimadamore A, Mazzucchelli R, et al. Androgen receptor signaling pathway in prostate cancer: from genetics to clinical applications[J]. Cells, 2020, 9: 2653.

[35] Zenzmaier C, Untergasser G, Berger P. Aging of the prostate epithelial stem/progenitor cell[J]. Exp. Gerontol., 2008, 43: 981-985.

[36] Kim E H, Larson J A, Andriole G L. Management of benign prostatic hyperplasia[J]. Annu. Rev. Med., 2016, 67: 137-151.

[37] Park W Y, Song G, Park J Y, et al. Ellagic acid improves benign prostate hyperplasia by regulating androgen signaling and STAT3[J]. Cell. Death. Dis., 2022, 13: 554.

[38] Oelke M, Bachmann A, Descazeaud A, et al. European Association of U. EAU guidelines on the treatment and follow-up of non-neurogenic male lower urinary tract symptoms including benign prostatic obstruction[J]. Eur. Urol., 2013, 64: 118-140.

[39] Pinheiro L C, Martins Pisco J. Treatment of benign prostatic hyperplasia[J]. Tech. Vasc. Interv. Radiol., 2012, 15: 256-260.

[40] De La Rosette, J J M C H, Floratos D L, Severens J L, et al. Transurethral resection vs microwave thermotherapy of the prostate: a cost-consequences analysis[J]. BJU. Int., 2003, 92: 713-718.

[41] McVary K T, Roehrborn C G, Avins A L, et al. Update on AUA guideline on the management of benign prostatic hyperplasia[J]. J. Urol., 2011, 185: 1793-1803.

[42] Busetto G M, Del Giudice F, D'Agostino D, et al. Efficacy and safety of Finasteride (5 alpha-reductase inhibitor) monotherapy in patients with benign prostatic hyperplasia: a critical review of the literature[J]. Arch. Ital. Urol. Androl., 2020, 91: 205-210.

[43] Brooks J R, Berman D, Glitzer M S, et al. Effect of a new 5α-reductase inhibitor on size, histologic characteristics, and androgen concentrations of the canine prostate[J]. Prostate, 1982, 3: 35-44.

[44] Cao D, Sun R, Peng L, et al. Immune cell proinflammatory microenvironment and androgen-related metabolic regulation during benign prostatic hyperplasia in aging[J]. Front. Immunol., 2022, 13: 842008.

[45] Xiao Q, Wang L, Supekar S, et al. Structure of human steroid 5alpha-reductase 2 with the anti-androgen drug finasteride[J]. Nat. Commun., 2020, 11: 5430.

[46] Csikos E, Horvath A, Acs K, et al. Treatment of benign prostatic hyperplasia by natural drugs[J]. Molecules, 2021, 26: 7141.

[47] Green T P, Saavedra-Belaunde J, Wang R. Ejaculatory and orgasmic dysfunction following prostate cancer therapy: clinical management[J]. Med. Sci., 2019, 7: 109.

[48] Su Y, Lu J, Chen X, Liang C, et al. Rapamycin alleviates hormone imbalance-induced chronic

nonbacterial inflammation in rat prostate through activating autophagy via the mTOR/ULK1/ATG13 signaling pathway[J]. Inflammation, 2018, 41: 1384-1395.

[49] Liu R F, Fu G, Li J, et al. Roles of autophagy in androgen-induced benign prostatic hyperplasia in castrated rats[J]. Exp. Ther. Med., 2018, 15: 2703-2710.

[50] American Diabetes Association. Pharmacologic approaches to glycemic treatment: Standards of medical care in diabetes-2021[J]. Diabetes Care., 2021, 44: S111-S124.

[51] Zaidi S, Gandhi J, Joshi G, et al. The anticancer potential of metformin on prostate cancer[J]. Prostate Cancer Prostatic Dis., 2019, 22: 351-361.

[52] Chen C, Wang H, Geng X, et al. Metformin exerts anti-AR-negative prostate cancer activity via AMPK/autophagy signaling pathway[J]. Cancer Cell Int., 2021, 21: 404.

[53] Joshua A M, Zannella V E, Downes M R, et al. A pilot 'window of opportunity' neoadjuvant study of metformin in localised prostate cancer[J]. Prostate Cancer Prostatic Dis., 2014, 17: 252-258.

[54] Pennanen P, Syvälä H, Bläuer M, et al. The effects of metformin and simvastatin on the growth of LNCaP and RWPE-1 prostate epithelial cell lines[J]. Eur. J. Pharmacol., 2016, 788: 160-167.

[55] Zhu W, Xu H, Ma J, et al. An open-label pilot study of metformin as a concomitant therapy on patients with prostate cancer undergoing androgen deprivation treatment[J]. Urol. Int., 2016, 98: 79-84.

[56] Ahmed A, Hong Y, Lee S, et al. The preventive effect of metformin on progression of benign prostate hyperplasia: a nationwide population-based cohort study in Korea[J]. PLoS ONE, 2019, 14: e0219394.

[57] Andersson K E. Alpha-adrenoceptors and benign prostatic hyperplasia: basic principles for treatment with alpha-adrenoceptor antagonists[J]. World J. Urol., 2002, 19: 390-396.

[58] Saengmearnuparp T, Lojanapiwat B, Chattipakorn N, et al. The connection of 5-alpha reductase inhibitors to the development of depression[J]. Biomed. Pharmacother., 2021, 143: 112100.

[59] Joseph D B, Henry G H, Malewska A, et al. 5-Alpha reductase inhibitors induce a prostate luminal to club cell transition in human benign prostatic hyperplasia[J]. J. Pathol., 2022, 256: 427-441.

[60] Aggarwal S, Thareja S, Verma A, et al. An overview on 5alpha-reductase inhibitors[J]. Steroids, 2010, 75: 109-153.

[61] Mullen G R, Kaplan S A. Efficacy and safety of mirabegron in men with overactive bladder symptoms and benign prostatic hyperplasia[J]. Curr. Urol. Rep., 2021, 22: 5.

[62] He W, Zhang Y, Huang G, Tian Y, et al. Efficacy and safety of vibegron compared with mirabegron for overactive bladder: a systematic review and network meta-analysis[J]. World J. of Urol., 2023, 15: 80-88.

第 16 章

衰老相关皮肤疾病的干预

皮肤是人体最大的器官，是人体最外层的屏障，能够有效阻挡外界的物理性、化学性和生物性等有害因素侵入体内，保护机体内部组织和器官免受伤害。与其他器官类似，皮肤会受到内在和外在老化诱因的影响，出现皮肤结构、细胞和分子层面的变化，导致皮肤功能衰退，引发衰老相关皮肤疾病。当前，随着皮肤衰老机制与标志物研究的不断深入，一系列抗皮肤衰老策略应运而生。在本章中，我们将重点阐述皮肤衰老的特征、机制和相关疾病干预策略。

16.1 皮肤衰老的特征与发生机制

16.1.1 皮肤结构及功能概述

（1）皮肤的结构组成

皮肤结构主要分为三层：表皮、真皮和皮下组织（图 16.1）。

❶ 表皮。表皮是一种不断自我更新的上皮，根据细胞的不同发展阶段和形态特点，由外向内可分为角质层、透明层、颗粒层、棘层和基底层。表皮由多种类型的细胞组成，其中 90%～95% 为角质形成细胞，它属于外胚层来源的细胞，经历特定的分化过程，形成扁平的无核细胞（角质层细胞）最终从皮肤表面脱落。另有 5%～10% 的表皮细胞为非角质形成细胞，主要包括朗格汉斯细胞、黑素细胞和梅克尔细胞[1]。

❷ 真皮。真皮是一种支撑性的、可压缩的、有弹性的结缔组织，可保护表皮、

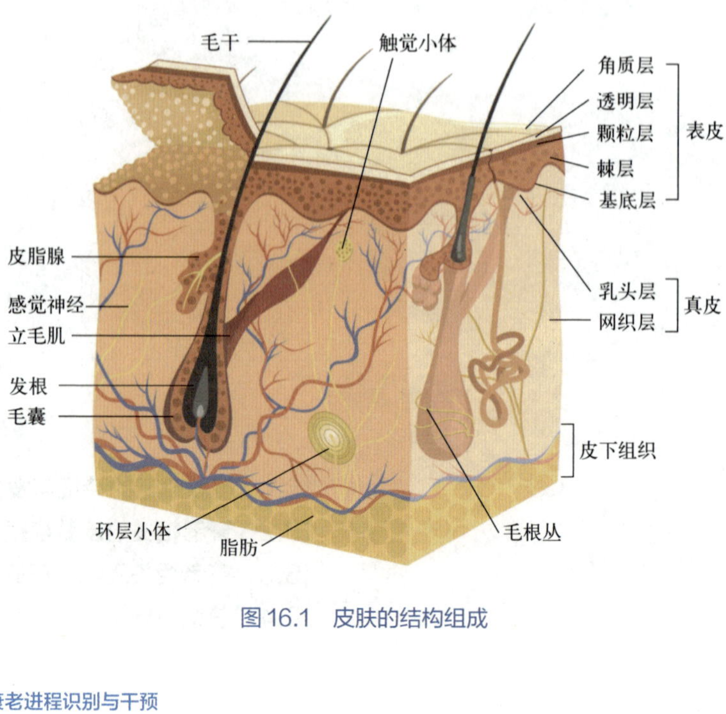

图 16.1 皮肤的结构组成

表皮的附属物以及贯穿表皮的血管和神经丛。真皮由浅层的乳头层和深层的网状层构成，乳头层较薄，含疏松结缔组织、丰富的毛细血管和触觉小体，而网状层较厚，主要由致密结缔组织组成，含粗大的胶原纤维束和弹性纤维，提供机械支撑。真皮的主要功能细胞是成纤维细胞，负责合成和分泌胶原蛋白、弹性蛋白、糖胺聚糖及蛋白多糖，共同构成细胞外基质（ECM），赋予皮肤抗张强度、弹性和水合作用。此外，真皮内分布有血管网、神经末梢以及皮肤附属器，共同维持皮肤的感知、代谢和屏障功能[2]。

❸ 皮下组织。皮下组织是指位于肌肉筋膜以上真皮以下的皮肤层次，是维持皮肤弹性和表情的重要结构，主要成分为脂肪组织，是由脂肪细胞构成的小叶及小叶间隔，中间含有丰富的血管、淋巴管、神经和表情肌。皮下组织在温度调节、提供能量（营养储存）和防止机械损伤方面起着重要作用[2]。

（2）皮肤的生理功能

皮肤能够保护机体内各种器官和组织免受外界环境中机械性、物理性、化学性以及生物性有害因素的侵袭，并防止组织内的各种营养物质、水分、电解质和其他物质的流失[3]。皮肤可以通过角质层、毛囊、皮脂腺和汗腺管四个途径吸收外界物质，其中角质层是最重要的途径，物质从表皮进入皮肤可以分为经皮渗透、皮肤吸收、在作用部位聚集三个阶段。除了某些厚度超过 1 mm 的特殊部位外，表皮可以通过局部细胞呼吸为皮肤提供氧气来源，通过表皮甚至真皮浅层在 0.25～0.40 mm 的深度扩散[4,5]。除此之外，皮肤远非一个惰性屏障，还是一个活跃的感觉和排泄器官，帮助机体调节体温变化[6,7]。

16.1.2 皮肤衰老特征

皮肤衰老是由内在因素和外在因素共同作用导致的复杂生物学过程，诱发多种改变（图 16.2）[8]，其特征可系统归纳为四个层面：在功能层面表现为屏障功能受损、伤口愈合变缓、炎症增加和对皮肤癌的易感性增加等现象[9,10]；在结构层面表现为表皮层变薄（光老化时可能增厚）、真皮和表皮连接处变平、表皮和真皮之间的接触减少、毛细血管减少及异常弹性纤维沉积等[11,12]；在细胞层面表现为黑素细胞 / 朗格汉斯细胞数量减少、成纤维细胞功能衰退及角质形成细胞增殖障碍[13,14]；在分子层面则体现为胶原蛋白 / 弹性纤维降解、糖胺聚糖减少及 p16^{INK4a}、p21^{CIP1} 和 p53 等衰老标志物水平的上调。这些改变既源于内在的生理性衰老（如细胞再生能力下降），也受紫外线辐射、环境污染等外在因素的加速作用，最终导致皮肤组织结构破坏和生理功能渐进性衰退。下面将从功能变化、结构变化、细胞变化和分子变化四个方面详细介绍皮肤衰老的特征。

（1）功能变化

皮肤具有屏障保护、感觉感知、体温调节、免疫防御、分泌排泄、代谢合成及

内在因素

- 激素
- 压力
- 疾病
- 遗传易感性

⇩

皮肤衰老特点

- 表皮变薄
- 干燥
- 细纹
- 真皮和表皮连接处变平
- 弹性纤维、胶原蛋白、蛋白聚糖流失
- 细胞流失
- 细胞衰老标志物高表达

外在因素

- 紫外线辐射
- 污染
- 吸烟
- 饮食

⇩

皮肤衰老特点

- 角质层增生
- 深纹
- 色素沉着异常
- 真皮和表皮连接处变平
- 弹性纤维、胶原蛋白、蛋白聚糖的重塑/降解
- 细胞流失
- 毛细血管扩张
- 细胞衰老标志物高表达

图 16.2　内外因素诱导皮肤衰老产生变化

自我修复等功能。这些功能共同维持机体内环境稳定，并抵御外界有害因素的侵袭。然而，随着年龄增长及环境暴露（如紫外线、污染），皮肤的结构和功能逐渐衰退，导致其生理能力显著下降，进而影响整体健康。

❶ 屏障功能。健康的皮肤通过角质层的致密结构和皮脂膜形成物理、化学及微生物屏障，防止水分流失和外界病原体、过敏原及化学物质的侵入。皮肤衰老所致的表皮变薄、角质形成细胞更新减慢、细胞间脂质减少，导致屏障功能受损，表现为皮肤干燥、脱屑、炎症，皮肤易感性增加[14]。

❷ 感觉功能。皮肤富含神经末梢，可感知触觉、压力、温度、疼痛等外界刺激，并通过神经反射调节机体反应。随着衰老，真皮内感觉神经密度降低，导致触觉、痛觉及温度感知能力下降，老年人对轻微损伤（如烫伤、压疮）反应迟钝，增加意外伤害风险。

❸ 体温调节功能。皮肤通过血管舒缩和汗腺排汗维持体温恒定。衰老皮肤中汗腺数量减少、血管反应性降低，使老年人更易出现体温调节障碍，表现为怕冷、耐热能力下降，夏季易中暑，冬季易面临失温风险。

❹ 免疫防御功能。皮肤含有朗格汉斯细胞、T 细胞、肥大细胞等免疫细胞，可识别并清除病原体，同时参与过敏和自身免疫反应的调控。衰老皮肤中朗格汉斯细胞数量减少 40% ～ 50%，抗菌肽分泌降低，导致免疫监视能力下降，皮肤感染（如带状疱疹、真菌感染）风险增加，且疫苗应答效率降低。

❺ 分泌与排泄功能。衰老皮肤中的皮脂腺分泌皮脂及汗腺排泄水分对的能力减弱，导致干燥、瘙痒等症状，也会影响体温调节和毒素排泄。

❻ 代谢与合成功能。正常皮肤能够参与维生素 D 合成、激素代谢及抗氧化物

质的生成。随着皮肤衰老的发生，维生素 D 合成效率降低，抗氧化酶活性下降，导致皮肤老化加速，骨质疏松风险增加。

❼ 自我修复功能。衰老皮肤受伤后，其炎症期延长、细胞迁移减慢、胶原合成减少，导致伤口愈合延迟，慢性溃疡风险显著增加。

皮肤的正常功能涵盖保护、感知、调节、防御及代谢等多个方面，是维持机体健康的第一道防线。然而，衰老导致皮肤结构破坏和功能衰退，表现为屏障脆弱、感觉迟钝、免疫低下、修复延缓等，不仅影响皮肤健康，还可能诱发或加剧系统性疾病。因此，针对衰老皮肤的功能维护至关重要，可有效延缓衰老进程并提升生活质量。

（2）结构变化

皮肤衰老涉及表皮、真皮、皮下组织及皮肤附属器官的多层次结构改变，这些变化既包括自然衰老（内源性老化），也包含光老化（外源性老化），共同导致皮肤结构和功能的渐进性衰退。正在衰老皮肤中，表皮层厚度不均匀，整体呈变薄趋势，但光老化所致皮肤衰老部位可能出现局部增厚；表皮 - 真皮连接处（DEJ）出现扁平化，连接面积减小，导致营养交换效率降低；且表皮的更替周期有所延长，黑色素细胞分布不均，导致老年色斑的产生[2]。真皮结构的退化是皮肤衰老最显著的特征，具体包括成纤维细胞衰老、胶原蛋白流失、弹性纤维变性、透明质酸含量下降及血管网格退化等[8]。随着皮肤结构的退化，皮下脂肪发生萎缩，厚度变薄，导致面部轮廓改变和下垂。除此之外，皮肤衰老还伴随皮脂腺体积缩小、汗腺数量减少、毛囊密度降低等结构变化。结构改变的累积效应导致皮肤出现皱纹、松弛、干燥、脆弱等典型衰老表现，同时伴随着屏障功能、免疫防御、感觉传导等多种生理功能的衰退，深入理解这些结构变化对于开发针对性的抗衰老策略具有重要意义。

（3）细胞变化

皮肤由多种关键细胞协同维持其结构和功能，包括角质形成细胞、黑素细胞、朗格汉斯细胞、成纤维细胞、血管内皮细胞、脂肪细胞和干细胞。这些细胞在衰老过程中发生显著变化，共同导致皮肤老化，年轻皮肤与衰老皮肤主要细胞的差异变化如图 16.3 所示[15]。

❶ 角质形成细胞。角质形成细胞是表皮中最丰富的细胞类型，尽管角质形成细胞不断受到各种损伤因素的影响，但随着年龄的增长，角质形成细胞中衰老细胞积累含量较少[16]。与皮肤成纤维细胞不同，发生脱屑的终末分化角质形成细胞不易发生损伤累积，它们通常会发生细胞凋亡作为损伤反应的结果。然而，表皮更新速率在老年人中减慢，也会导致衰老角质形成细胞的累积[16]。通过检测衰老相关标志物的水平，发现在表皮的基底层、棘层和颗粒层中细胞衰老标志物的表达水平升高[17-19]。

❷ 黑素细胞。黑素细胞能够产生黑色素，黑色素对相邻的角质形成细胞具有光保护作用。黑素细胞在皮肤老化和光损伤相关病变中表达 $p16^{INK4a}$，是表皮衰老

的主要“贡献者”。此外，衰老的黑素细胞可以通过旁分泌活性诱导周围细胞衰老，导致增殖能力下降。衰老黑素细胞的旁分泌效应损害了基底角质细胞的增殖，并导致表皮萎缩，这是皮肤衰老的组织学标志[19]。

❸ 成纤维细胞。成纤维细胞是真皮衰老的主要“贡献者”，它是产生组织细胞外基质的最大群体。体内成纤维细胞的增殖速度慢，抗氧化能力低，在 DNA 损伤修复中效率较低。衰老的成纤维细胞通过其增殖阻滞和衰老相关分泌表型（SASP）诱导皮肤老化，从而引发炎症状态，降解 ECM，破坏组织微环境[16,18]。

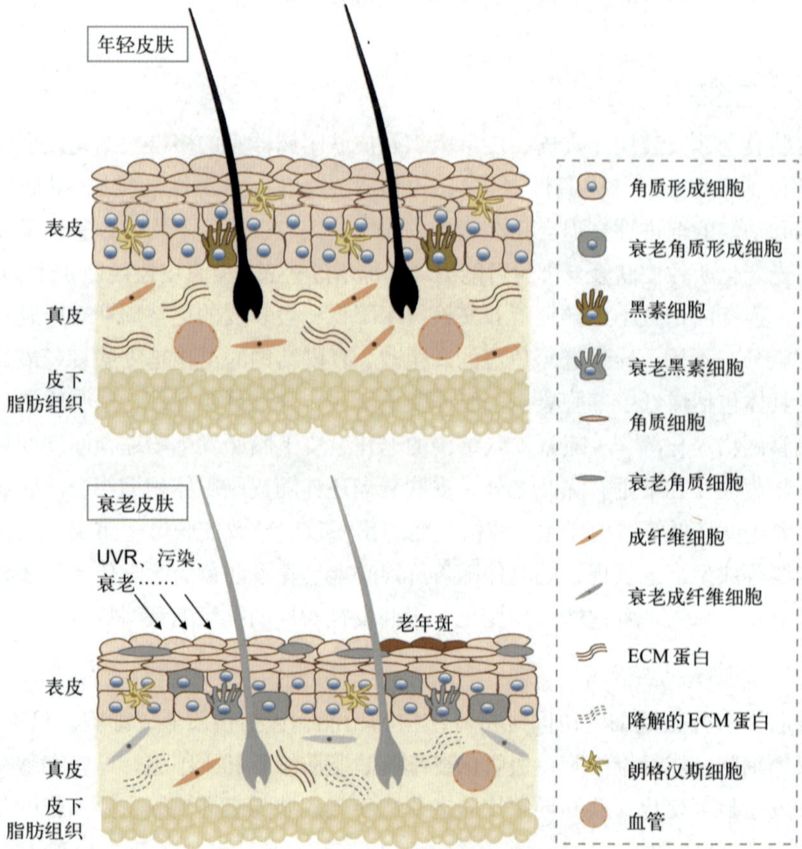

图 16.3　年轻皮肤与衰老皮肤细胞变化图解

（4）分子变化

随着年龄的增长，角质细胞萎缩，使表皮层变薄，这导致老年人表皮水分流失增加，炎症因子水平升高，皮肤细胞外基质成分胶原蛋白和弹性蛋白水平下降。此外，胶原蛋白的总量随着年龄的增长而减少，胶原断裂也会增加，这主要是由于老年皮肤中基质金属蛋白酶（MMP）表达增加所致。MMP，尤其是 MMP-1、MMP-3 和 MMP-9，会促使胶原蛋白、弹性蛋白断裂，导致皮肤弹性降低，老化起皱。IGF-1 是调控角质形成细胞增殖的一个关键生长因子，由真皮成纤维细胞分泌。它通过结合并激活角质形成细胞表面的 IGF-1 受体，促进其增殖和存活。随着衰老和长期紫外线（UVB）暴露，成纤维细胞功能发生障碍，其产生 IGF-1 的水平下降，加大罹患非黑色素瘤皮肤癌的概率 [20]。除此之外，衰老的皮肤细胞中，衰老相关 β-半乳糖苷酶（SA-β-gal）、p21^{CIP1}、lamin B1、p16^{INK4a}、H2A 的表达水平升高 [17-19]。总的来说，这些分子变化加剧皮肤细胞衰老进程，使其更容易受到机械损伤，对皮肤屏障免疫产生不利影响。

16.1.3 皮肤衰老的发生机制

皮肤衰老的机制是一个复杂而多因素作用的过程，目前关于皮肤衰老机制的研究已经取得了一定的进展（图 16.4），主要包括 DNA 损伤、线粒体功能障碍、慢性炎症、细胞衰老、自噬功能受损等，这些机制对预防或干预皮肤衰老具有重要的意义。

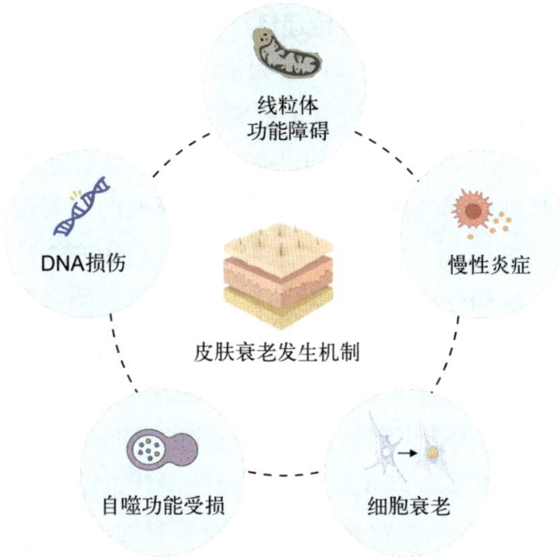

图 16.4 皮肤衰老发生机制

（1）DNA 损伤

紫外线（UV）根据波段的不同，可分为 UVA（320～400 nm）、UVB（280～320 nm）和 UVC（10～280 nm）。UVA 可以穿透皮肤表层，到达真皮层；UVB 主要被表皮阻挡，是引发皮肤晒伤、晒红的主要波段；UVC 在通过大气层时被臭氧层吸收，几乎不能到达地面。长期暴露于紫外线照射下，皮肤会产生过早老化的现象，导致 DNA 损伤，并引发 DNA 结构变化和光化学反应。DNA 损伤是指 DNA 分子结构发生变化或破坏，包括链断裂、碱基损伤和 DNA-蛋白质交联等。DNA 损伤的修复能力主要依赖于细胞的修复机制。细胞内存在一种称为核苷酸切割酶（NER）的修复机制，可以修复嘧啶二聚体和嘧啶二聚产物引起的 DNA 损伤。这种修复机制能够识别并删除受损的 DNA 碱基，然后合成正常的碱基，最终恢复 DNA 的完整性。然而，随着年龄的增长，细胞的修复机制会逐渐衰退，导致光老化引起的 DNA 损伤无法被有效修复。研究表明，皮肤成纤维细胞和角质形成细胞暴露于 UVB 中导致 DNA 损伤、细胞周期阻滞和细胞衰老加剧，出现 SA-β-gal 活性增加、$p16^{INK4a}$、$p21^{CIP1}$、p53 激活和 lamin B1 下调等衰老相关标志物。另有研究表明，皮肤和口腔成纤维细胞暴露于烟草提取物中会导致细胞衰老，表现为细胞周期过早停滞、DNA 氧化损伤、炎症细胞因子和 MMPs 的分泌。由于 DNA 复制、修复或信号转导受损，持续的 DNA 损伤导致细胞过早衰老和皮肤加速老化，这反过来也会增大罹患皮肤癌的风险。

（2）线粒体功能障碍

皮肤是一个新陈代谢速率较快的器官，它的不断更新依赖于其祖细胞的快速增殖。这些代谢活跃细胞的能量需求由线粒体呼吸提供。线粒体呼吸是 ATP 生成的过程，由位于线粒体内膜上称为电子传递链（ETC）的一系列蛋白质复合物所驱动的。然而，在呼吸过程中不可避免地产生大量活性氧（ROS），如超氧化物、单线态氧、过氧化物，如果不能及时被抗氧化系统猝灭，它们会破坏大分子功能和细胞结构[21]。线粒体 ROS 引起的氧化损伤已被确定为包括衰老和肿瘤在内的多种病理生理条件的分子基础。紫外线诱导的皮肤衰老影响的主要细胞器是线粒体，其特征表现为线粒体功能障碍。此外，线粒体 DNA（mtDNA）的缺失和其他畸变在光老化皮肤和皮肤癌病变中也十分常见。另有研究表明线粒体在维持皮肤稳态和色素沉着方面具有基础性重要作用，当线粒体基本功能受损时，这些生理作用将受到影响[22]。一些常见和罕见的皮肤病与线粒体有关，包括原发性线粒体肌病的皮肤表现以及由线粒体损伤引起的先天性皮肤病。随着支持线粒体与皮肤健康密切关联的研究证据日益增多，以线粒体为靶标的治疗策略，如促进 ATP 的产生或清除自由基，已成为皮肤疾病治疗领域中一种有前景的治疗策略。

（3）慢性炎症

紫外线伤害是导致皮肤炎症变化的重要因素，重复暴露于 UVB，使皮肤老化，导致巨噬细胞的积累，ROS 和 MMPs 的增加，以及随后对细胞外基质的损伤。皮肤炎症增加的原因是衰老细胞的积累，伴随着不可逆转的生长停滞，分泌大量炎症介质，如 IL-8、IL-6、肿瘤坏死因子和 CCL-2，改变了皮肤的微环境。一项研究发现，年老皮肤中的免疫细胞明显表现出衰老相关的转录组变化，且释放的 IL-17 等炎症因子水平升高，加剧衰老皮肤的炎症状态和相关的组织功能改变[22]。

（4）自噬功能受损

在皮肤细胞中，自噬对减缓皮肤细胞衰老和恢复皮肤健康起着重要的调节作用。具体地，自噬可以清除受损蛋白、细胞器和 DNA 等老化标志物，减少氧化应激和 DNA 损伤对细胞的影响，从而减缓皮肤细胞的衰老进程；同时，还可以通过清除受损分子和细胞器，促进细胞的修复和再生。在皮肤细胞中，自噬可以清除老化的线粒体和损伤的蛋白质，从而促进皮肤细胞代谢功能的恢复[23]。自噬有助于清除皮肤细胞内的毒性物质和代谢产物，维持细胞内正常的代谢环境，从而有助于减少炎症反应和细胞因子的产生，保持皮肤健康状态。因此，调节自噬过程有助于延缓皮肤衰老，并作为有潜力的抗衰老治疗靶标之一。

（5）细胞衰老

越来越多的证据表明，细胞衰老是皮肤老化的基本机制，而真皮成纤维细胞是参与该过程的关键细胞。细胞衰老主要由端粒缩短和基因组不稳定性驱动；同时衰老细胞积聚所导致的慢性炎症和代谢功能紊乱，又会进一步加剧衰老过程。随着皮肤衰老的过程，衰老细胞在皮肤中积聚，尽管它们无法分裂，但仍然具有代谢活性，产生了变化的分泌组，称为衰老相关分泌表型，即 SASP。除了增殖耗竭和端粒缩短可诱导细胞衰老外，压力和癌基因的激活也可以引发细胞衰老。皮肤不断暴露于外部因素中，如紫外线辐射和污染，会加速衰老表型的出现。皮肤成纤维细胞通过其分泌和重塑细胞外基质的能力，在维持健康的皮肤功能和伤口愈合中发挥关键作用。然而，在老年皮肤中，衰老成纤维细胞数量增多，产生促炎细胞因子、趋化因子和蛋白酶等衰老相关分泌表型，对邻近的细胞和局部的组织环境产生不利影响。

16.2 衰老相关的皮肤疾病

常见的皮肤疾病包括皮炎、银屑病、糠疹、手足癣、黄褐斑、白癜风、荨麻疹、皮肤癌、溃疡、硬皮症等。其中慢性不愈合溃疡、银屑病、皮肤光老化、硬皮症等疾病的发生通常伴随皮肤细胞的衰老。

16.2.1 慢性不愈合溃疡

慢性不愈合溃疡是指伤口或溃疡在适当时间内无法愈合或出现反复溃疡的情况。这种情况常见于下肢溃疡，特别是在糖尿病、血液循环不良、长期压力和感染等因素存在的情况下。正常情况下，当我们受伤时，机体会通过一系列的生理过程来修复伤口。在这个过程中，细胞被激活并开始增殖，以修复伤口。然而，随着细胞的衰老，它们的增殖和修复能力会减弱。这意味着伤口需要更长的时间来愈合，或者无法完全愈合，进而导致慢性伤口[24]。越来越多的研究表明慢性伤口与细胞衰老之间存在密切关系，并开拓了针对衰老细胞病理和生理过程的疗法。衰老细胞阻碍慢性伤口愈合的主要因素有 SASP、ROS、免疫系统功能障碍和干细胞功能障碍等。一般来说，SASP 会导致细胞外基质蛋白水解和细胞内炎症因子的增加，这是衰老和糖尿病的主要特征。衰老细胞产生的 SASP，通过调节邻近的微环境，以直接或间接的方式影响伤口修复的不同方面，包括基质重塑、血管生成和细胞生长。此外，SASP 还通过靶向 NF-κB 信号通路来影响伤口愈合 [25]。在正常情况下，炎症信号会引发免疫反应，从而清除一些缺陷细胞。然而，老化的组织细胞在清除过程中受损，会导致强烈的免疫反应、无菌炎症，从而延长多种病理过程。巨噬细胞在炎症后清除依赖免疫监视的衰老细胞，而在慢性伤口中的衰老细胞则不能被免疫系统清除，并继续增加促炎因子的分泌和细胞增殖能力的减弱，使溃疡和伤口更容易受到感染，进一步延缓愈合过程。除了细胞衰老，其他因素也导致慢性不愈合溃疡，如感染、血液循环不良、营养不良、病理因素等。这些因素相互作用，影响伤口愈合的速度和质量。

16.2.2 银屑病

银屑病是一种传统的免疫相关性疾病，其发病机制涉及遗传、免疫系统异常和环境因素等多方面。在银屑病中，免疫系统功能紊乱，特别是 T 细胞功能异常，导致免疫系统对自体组织产生异常反应，从而引发疾病。研究发现，银屑病患者的皮肤细胞中端粒长度明显缩短，而且与疾病的严重程度相关，这表明银屑病患者的皮肤细胞经历了过早的细胞衰老。此外，银屑病患者的皮肤组织中存在过多的氧化应激物质，如自由基，这些物质可导致细胞氧化损伤和氧化应激的积累，进而加速细胞的衰老 [26]。另一项研究表明，在银屑病模型中，RAS/PI3K/Akt 通路被激活，出现 $p53/p21^{CIP1}$ 和相关炎症因子（TNF-α、IL-17 等）等衰老标志物的上调 [26]。银屑病虽然不是传统意义上的衰老相关疾病，但越来越多的研究表明，衰老细胞在其发展进程中扮演着重要角色。银屑病角质形成细胞具有衰老样表型，表现出 $p21^{CIP1}$ 和 $p16^{INK4a}$ 衰老标志物的高表达，以及对凋亡的抵抗。进一步研究细胞衰老与银屑病之间的关系，有助于深入了解该疾病的发病机制，并开发更有效的治疗方法。

16.2.3 硬皮症

硬皮症是一种慢性自身免疫性疾病，其特征是皮肤和其他组织中胶原蛋白过度增生和纤维化，导致皮肤变硬和僵硬，影响肺、肾和消化系统等内脏器官。初发症状是非特异性的，包括雷诺现象、乏力、肌肉骨骼痛，这些症状持续几周或几个月后才出现其他指征。具有特异性的硬皮病早期临床表现是皮肤肿胀增厚，开始于手指和手。随后出现多种多样的表现，主要在皮肤、肺、心脏、消化道或肾脏。硬皮症患者的平均诊断年龄在 45～64 岁，传统上不认为是一种衰老疾病。然而，随着研究的深入，越来越多的证据表明，衰老的两个关键标志——线粒体功能障碍和细胞衰老，与硬皮症的发病机制密切相关。衰老细胞产生的 SASP、线粒体功能障碍导致的氧化应激以及 ROS 和 ROS 生成酶的上调，都被认为是促进硬皮症纤维化发展的重要因素。这些新机制的发现为硬皮症等全身性复杂疾病的治疗打开了新的思路，并提供更多的治疗选择。

16.2.4 皮肤光老化

皮肤老化在严格意义上并未被列为一种疾病，但其带来的皮肤健康管理方面的困扰需引起重视。皮肤光老化是指长期暴露在太阳紫外线辐射下所导致的皮肤老化过程。UVB 辐射主要引起皮肤晒伤和红斑，UVA 辐射主要因为穿透力更强，直接进入皮肤深层。紫外线照射产生自由基，导致氧化应激，破坏细胞内的蛋白质、DNA 和脂质等结构并引起 DNA 损伤，进而导致皮肤细胞衰老。其中，皮肤细胞真皮层进行性萎缩导致的皱纹和皮肤弹性丧失尤为显著，这一现象主要归因于细胞外基质中胶原蛋白含量的减少。随着年龄的增长，皮肤中的成纤维细胞逐渐衰老，SASP 分泌水平升高，导致胶原蛋白的变性、弹性蛋白的破坏、炎症细胞的浸润、纤维化以及脂肪组织的萎缩，引发一系列组织重塑和 ECM 功能障碍。

16.3 衰老相关皮肤疾病的干预策略

16.3.1 皮肤疾病的常规治疗策略

（1）抗真菌药物

抗真菌药物是指用于治疗真菌感染性皮肤病，如白癜风、癣菌感染、白色念珠菌病、黑色念珠菌病等的药物。它们通过不同的机制来抑制真菌的生长和繁殖，从而减轻或消除皮肤疾病引起的症状。如锑制剂（如格氏溶液、硼酸溶液）可以直接入侵真菌细胞，干扰真菌的代谢过程。它们与真菌内的酵素和其他细胞成分结合，从而抑制真菌的生长和复制。唑类药物（如克霉唑、伊曲康唑）通过抑制真菌细胞内的酶活性，干扰真菌细胞壁的合成和细胞膜的功能。这些药物还可以干扰真菌细胞内的细胞色素 P450 酶系统，阻止真菌合成必要的细胞成分。

（2）激素类药物

激素类药物通过减少炎症反应、缓解瘙痒和皮肤红肿等症状，常被用于治疗湿疹、银屑病、自身免疫性皮肤病、过敏性皮炎等炎症性皮肤病。它们通过调节免疫和炎症反应来减轻症状。激素类药物能够抑制炎症反应，减少炎症介质的释放和细胞因子的产生。它们可以干扰免疫系统中的炎症信号转导通路，从而减少组织的炎症程度和炎症相关症状。激素类药物还能够抑制免疫系统的活性，减少免疫反应和细胞介导的免疫细胞的活动[27]。除此之外，激素类药物可以减轻过敏反应，并抑制过敏相关的细胞和介质的释放。它们干扰过敏反应的信号通路，从而减少过敏性皮肤症状如瘙痒、红肿等。

（3）抗生素药物

抗生素药物用于治疗细菌感染性皮肤病，特别是由细菌感染引起的疾病，如细菌性皮炎、蜂窝织炎和痤疮等。抗生素能够抑制细菌的生长和繁殖。它们通过抑制细菌所需的关键生物过程，如细胞壁合成、核酸合成、蛋白质合成等，来干扰细菌的正常生命周期。抗生素也能够直接杀死细菌，通过干扰细菌的细胞膜完整性、干扰细菌的代谢过程或干扰其内部的关键生物分子来实现杀菌作用[28]。除此之外，抗生素还可以抑制细菌产生的毒力因子，这些因子导致皮肤炎症、损伤和病变。通过减少细菌产生的毒力因子，抗生素可以缓解炎症反应并促进伤口的愈合。

(4) 免疫调节剂

免疫调节剂是一类药物，用于治疗免疫相关的皮肤疾病，如银屑病、天疱疮和顽固性湿疹等。它们通过调节人体免疫系统的活性和功能，从而治疗皮肤疾病。免疫调节剂可以抑制免疫系统的活性，减少异常的免疫反应。它们通过抑制 T 细胞的活动、调节细胞因子的产生和降低细胞介导的免疫反应来实现免疫抑制作用。这有助于减轻自身免疫性皮肤疾病中过度激活的免疫反应。免疫调节剂还具有抗炎作用，可以减轻炎症反应，并控制皮肤炎症病变。它们通过调节炎症介质的释放和细胞因子的产生，减少炎症细胞的浸润和炎症反应的程度。除此之外，免疫调节剂可以影响细胞的增殖和分化过程，从而调节皮肤细胞的正常生长和修复。它们通过影响细胞周期的调控、改变细胞分化的命运和促进皮肤组织的再生来发挥作用。

(5) 光疗

光疗是一种利用特定波长的光来治疗皮肤问题的疗法。在抗皮肤衰老方面，光疗可以通过刺激皮肤细胞的活力、促进胶原蛋白和弹力纤维的生成，以及减少皮肤色素沉积等方式来改善肌肤的外观。常见的光疗技术有激光治疗、LED 光疗和 IPL（脉冲光）疗法。

❶ 激光治疗。激光治疗使用高能量的激光光束来刺激皮肤组织的再生和修复。它可以去除表皮层的老化斑点、促进胶原蛋白的生产，并改善皮肤的弹性和紧致度。激光治疗还可以刺激脸部和颈部的微循环，促进新陈代谢和细胞修复。

❷ LED 光疗。LED 光疗使用不同波长的 LED 灯光照射皮肤，其作用机制与特定波长的光对皮肤细胞产生的刺激有关。红光可以刺激胶原蛋白的合成，增加皮肤的弹性和光泽度。蓝光可以杀死表皮层的细菌，减少痤疮和皮肤炎症。黄光可以减少色素沉积和色斑。

❸ IPL（脉冲光）疗法。IPL 疗法使用多波长和脉冲的强脉冲光来治疗皮肤问题。它可以去除皮肤上的色斑和衰老斑点，并改善皮肤的色素均匀性。

16.3.2 基于衰老干预的皮肤疾病治疗策略

(1) 化学药物

1）Senolytics

❶ ABT-263。硬皮症是一种罕见的自身免疫性结缔组织疾病，其特征是皮肤

和内脏器官的异常纤维化和过渡免疫激活。纤维化一般由肌成纤维细胞引起。在哺乳动物中，纤维化被视为一种导致器官受损，甚至导致死亡的瘢痕。硬皮症的传统治疗主要是通过抗炎药物、免疫调节剂、皮肤护理和对症治疗来缓解症状和控制疾病的进展。研究发现肌成纤维细胞中大量地存在一种特定的被称作 Bcl-xL 的蛋白阻止细胞凋亡，Bcl-xL 是一个蛋白家族成员，主要负责调节内源性凋亡途径，其抗凋亡活性可以帮助细胞避免程序性死亡。近年来，药物 Navitoclax（ABT-263）在硬皮症方面表现出治疗潜力。作为 Bcl-2 抑制剂，ABT-263 能够导致小鼠的肌成纤维细胞凋亡，进而降低硬皮病中的纤维化扩散。这一作用是通过清除衰老的肌成纤维细胞来实现的，从而有助于减少瘢痕的形成。在博来霉素诱导的硬皮症小鼠模型中，ABT-263 对 Bcl-2 的治疗性阻断可诱导肌成纤维细胞凋亡，并有效治疗硬皮病模型中的小鼠真皮纤维化，这为硬皮症的治疗提供了新的思路和策略 [29]。

❷漆黄素。也称为非瑟素或非瑟酮，是一种常见的植物色素，广泛存在于草莓、苹果、柿子、洋葱和黄瓜等多种蔬菜和水果中。日本庆应义塾大学医学院整形外科的 Kento Takaya 教授团队发现漆黄素可以通过选择性清除衰老的真皮成纤维细胞和抑制 SASP 分泌来改善皮肤衰老 [30]。研究团队首先通过特定方法对细胞进行诱导衰老，观察到细胞在形态和功能上发生了一系列衰老相关变化，如 SA-β-gal 阳性染色的增加、BrdU 摄取的减少以及细胞质中 $p16^{INK4a}$ 阳性细胞的百分比增加。随后，他们使用漆黄素处理衰老细胞，漆黄素处理显著减少了衰老标志物 SA-β-gal 阳性细胞率，降低了衰老相关蛋白 $p16^{INK4a}$ 和 p53 的表达，并降低 SASP 相关因子的水平。研究表明内源性衰老与 SASP 水平升高紧密相关，漆黄素通过选择性清除衰老细胞并抑制 SASP 分泌，为改善皮肤衰老提供了有效的策略。综上所述，漆黄素作为一种源自植物的天然化合物，在皮肤抗衰老领域展现出巨大的潜力。通过选择性清除衰老细胞并抑制 SASP 分泌，漆黄素能够显著改善皮肤衰老相关的变化。未来，漆黄素或类似物可能成为改善皮肤衰老的治疗策略，为人们的美丽与健康带来新的希望。

❸ D+Q（达沙替尼 + 槲皮素）。皮肤随年龄增长会经历内源性和外源性衰老，表现为皱纹、下垂等现象，出现衰老成纤维细胞的积累、慢性炎症和胶原蛋白重塑等特征。在长期传代、电离辐射和阿霉素处理等方法诱导的人真皮成纤维细胞（HDFs）衰老模型中，D+Q 处理的衰老细胞有 80% 发生凋亡，显著高于 D+Q 处理的年轻细胞，表明 D+Q 处理可选择性地诱导衰老细胞发生凋亡。将老年个体的皮肤移植物皮下移植到裸鼠身上构建在人鼠嵌合模型，经 D+Q 处理后，皮肤组织样本中 SA-β-gal 阳性细胞较对照组明显减少，并且这种效果持续了两个月。进一步通过 $p21^{CIP1}$ 染色明确真皮中衰老细胞的清除效率，结果表明经 D+Q 处理后 $p21^{CIP1}$ 阳性真皮细胞的数量显著减少了。上述研究结果表明，在人鼠嵌合模型中，用 D+Q 治疗可以特异地清除真皮中的衰老细胞 [31]。综上，这项研究通过细胞实验和动物模型，评价了 D+Q 在改善皮肤衰老方面的潜在作用，为进一步了解皮肤衰老的机制以及开发新的抗衰老策略提供重要参考。

2）Senomorphics

❶ 山柰酚四糖。一项对正常人真皮成纤维细胞进行磷酸化蛋白阵列实验结果表明，3-磷酸肌醇依赖性蛋白激酶 1（PDK1）是将衰老细胞阻滞状态转化为静止状态的潜在关键蛋白。在衰老的人类真皮成纤维细胞中，抑制 PDK1 可阻断 NF-κB 和 mTOR 信号转导，降低衰老标志物，使细胞重新进入细胞周期，从而恢复皮肤再生能力 [32]。该蛋白的发现为治疗与衰老细胞积累相关的年龄相关疾病提供了潜在的药物靶标。另一项研究发现天然植物来源的山茶花黄酮及其黄酮醇成分山柰酚四糖是 PDK1 的有效抑制剂，它们可以恢复衰老皮肤细胞的增殖能力，降低衰老标志物（如 $p16^{INK4a}$ 和 SA-β-gal）的表达水平。进一步研究发现山柰酚四糖的抗衰老作用是通过抑制 NF-κB 和 mTOR 信号转导实现的，并能够恢复老化皮肤细胞和组织的胶原生成及增殖能力 [33]。上述结果表明山柰酚四糖是一种潜在有效的抗衰老干预分子，在衰老相关皮肤疾病中具有积极的治疗作用。

❷ 白藜芦醇。白藜芦醇是一种天然存在于植物中的多酚化合物，具有多种健康益处并被广泛研究。白藜芦醇具有强大的抗氧化作用。一方面，它可以直接中和自由基，减轻它们对细胞的损害。另一方面，白藜芦醇可以提升抗氧化酶系统的活性，如超氧化物歧化酶（SOD）和谷胱甘肽过氧化物酶（GPx），从而增加细胞的抗氧化能力。此外，白藜芦醇还能够抑制氧化应激诱导的炎症反应和凋亡过程 [34]。皮肤衰老是一个复杂的过程，涉及胶原蛋白和弹性纤维的流失、氧化应激的增加、肌肤水分及保湿能力的下降等。白藜芦醇具有的抗炎和抗氧化作用使其成为防治皮肤衰老的潜在候选药物。一些体外和动物实验研究表明，白藜芦醇能够抑制自由基的产生和氧化损伤，促进胶原蛋白合成，减轻皮肤纹理和皱纹的形成，并提高皮肤的弹性 [35,36]。作为一种强效的抗氧化剂，能够对抗自由基和氧化应激的物质，抑制 NF-κB，降低 IL-6，有助于减少细胞和组织的氧化损伤。由于其抗氧化能力突出，白藜芦醇被认为对于预防和治疗与氧化应激相关的多种疾病有益，包括心血管疾病、癌症、糖尿病和神经退行性疾病等。此外，白藜芦醇因其具有保护皮肤免受紫外线和其他环境刺激的损伤的作用，也被广泛应用于美容和护肤产品中。

❸ 水飞蓟素。水飞蓟素（silymarin）是一种天然的黄酮木脂素类化合物，是从菊科植物水飞蓟的干燥果实中提取而得到的天然活性物质。作为一种具有悠久历史的药用植物，水飞蓟素在治疗肝脏疾病方面的效果已被广泛认可。近年来，随着对水飞蓟素及其多酚成分研究的深入，这些物质在皮肤保护和抗衰老领域也展现出巨大的潜力。研究人员通过评估水飞蓟素及其黄酮木脂素成分对胶原酶、弹性酶和透明质酸酶的抑制潜力。发现这些成分具有抗胶原酶和抗弹性酶活性，其中水飞蓟宾（DHSB）的效价最高。研究人员还利用 DPPH 法和分光光度法评价了这些成分的抗氧化性能和紫外筛选性能。DHSB 表现出最强的 DPPH 自由基清除能力，并且对 UVA 的保护系数也最高。这一发现进一步证实了水飞蓟素及其黄酮木脂素在皮肤保护方面的有效性 [37,38]。综上所述，水飞蓟素及其黄酮木脂素不仅具有治疗肝脏

疾病的功效，还在皮肤保护和抗衰老领域展现出广阔的应用前景。它们能够抑制导致皮肤老化的关键酶类，同时具有较强的抗氧化和紫外筛选性能。因此，这些成分有望成为新型的皮肤保护剂，延缓皮肤老化的进程。

❹ 冬虫夏草提取物。冬虫夏草作为中国传统药材，具有丰富的药用价值，其在抗衰老方面的潜力尚未得到充分挖掘。一项研究采用 UHPLC-DAD 法对冬虫夏草菌丝体氢乙醇提取物（CsEx）中的虫草素和腺苷进行标准化处理，并通过体外皮肤细胞实验和双盲安慰剂对照临床试验，深入探讨了 CsEx 在抗衰老领域的分子机制。研究共招募了 40 名患有皮肤衰老相关疾病的受试者，如皮肤松弛、皱纹、疲劳和暗沉，进行了为期 28 天的 CsEx 局部配方治疗，并通过封闭贴片试验验证了其皮肤耐受性。与安慰剂组相比，CsEx 组受试者的皮肤紧致度、弹性、光滑度和光泽度均得到显著改善，皱纹和暗沉现象也得到一定程度的缓解。该提取物通过激活 Sirtuin 蛋白、增加 NAD^+ 合成、促进 ATP 产生、清除 ROS 和促进胶原蛋白合成，展现出显著的抗皮肤衰老作用。本研究首次揭示了 CsEx 通过调节线粒体 ATP 产生和皮肤能量代谢来发挥抗衰老作用，为皮肤衰老机制提供了新的见解[39]。

❺ 低聚木糖（XOS）。肠道和皮肤微生物群作为人体的两道重要微生物屏障，对抵抗有害微生物和维持内部稳态至关重要，调节肠道和皮肤微生物群可能成为延缓衰老和改善皮肤健康的有效途径。一项研究采用双盲安慰剂对照试验设计，招募了符合入选标准的女性受试者。受试者被随机分为四组：口服 XOS 组（O 组）、局部使用 XOS 组（T 组）、口服和局部联合使用 XOS 组（OT 组）以及安慰剂组（C 组）。试验周期为 8 周，其间对受试者的面部皮肤状况进行定期评估，并收集肠道和皮肤微生物群样本进行分析。经过 8 周的干预，与 C 组相比，OT 组显示出更高的皮肤年轻化参与者比例。特别是在毛孔方面，OT 干预后，面部毛孔数量显著减少。OT 干预对皮肤表皮细菌的减少比 O 和 T 组更大。肠道双歧杆菌在口服和外用 XOS 的双重治疗下富集。这表明，口服和局部联合使用 XOS 能够更有效地调节肠道和皮肤微生物群结构。综上，该研究结果表明，口服和局部联合使用 XOS 是一种有效的干预措施，能够显著改善女性面部皮肤老化，并调节肠道和皮肤微生物群结构。这一发现为抗衰老和皮肤健康提供了新的思路和方法[40]。

3）辅酶 / 辅因子补充

❶ 辅酶 Q10。辅酶 Q10（又称 CoQ10）是一种存在于机体细胞中的抗氧化剂，能够帮助抵御自由基的损害。它在皮肤中可以中和自由基，有助于减少自由基对皮肤细胞的损伤，保护皮肤免受氧化应激带来的伤害。辅酶 Q10 在细胞线粒体中起着关键的作用，参与细胞内能量的产生过程。皮肤细胞需要足够的能量来维持正常的功能和代谢。辅酶 Q10 的存在可以提供更多的能量，促进细胞的正常代谢。辅酶 Q10 还具有抗炎作用，可以减轻炎症反应对皮肤的损伤。除此之外，辅酶 Q10 被认为可以促进胶原蛋白的合成，胶原蛋白是皮肤中重要的结构蛋白。胶原蛋白的合成能力直接影响皮肤的弹性和紧致度。辅酶 Q10 可以刺激胶原蛋白的生成，有

助于减缓胶原蛋白的分解和组织老化[40]。

❷ 维生素C。维生素C是一种重要的抗氧化剂，可以帮助对抗自由基的产生，并促进胶原蛋白的合成。它能够改善皮肤的弹性、亮度和均匀度，减少皱纹和色素沉着。维生素C在皮肤健康和抗衰老中起着重要的作用，其作用机制体现在以下几个方面：（a）抗氧化作用。维生素C是一种强效的抗氧化剂，可以中和细胞中的ROS等自由基，减轻氧化应激对皮肤造成的损伤，保护皮肤免受紫外线和环境污染物的伤害，保持细胞的完整性，减少氧化损伤，从而延缓皮肤衰老。（b）促进胶原蛋白合成。维生素C是胶原蛋白的合成必需品，参与了编码胶原蛋白的基因转录和转录后修饰过程，即新生肽链中脯氨酸、赖氨酸经羟化酶作用生成羟脯氨酸。在胶原蛋白合成过程中，胶原前体（即原胶原）需要进行后修饰，包括羟基化反应。维生素C参与了羟基化酶的活化，确保胶原前体的后修饰顺利进行。（c）抑制黑色素沉着。维生素C还可以抑制黑色素的生成，减少其在皮肤中的沉着，减轻色斑和黑斑的出现。它能够抑制酪氨酸酶的活性，减少黑色素的合成，使皮肤色素分布更均匀，减少色斑的形成。（d）修复受损细胞。维生素C具有修复受损细胞的能力，可以帮助修复受损DNA和细胞结构，促进皮肤细胞的再生和修复。这有助于改善皮肤的健康状况，减轻皮肤老化的迹象。

❸ 维生素E。维生素E是一种脂溶性抗氧化剂，能够保护皮肤免受自由基的损害。它能够滋养、保湿和舒缓皮肤，减少皮肤干燥和老化。维生素E可以与自由基发生化学反应，减少自由基对皮肤细胞的损伤，从而保护皮肤免受氧化应激的侵害。维生素E还具有抗炎的特性，可以减轻皮肤炎症反应。维生素E可以减少炎性介质的产生，抑制炎症反应。皮肤屏障是皮肤表面的保护层，当受损时会导致水分流失和外部刺激物进入，从而加速皮肤衰老。维生素E可以促进皮肤屏障的修复和增强，减少水分流失，保持皮肤的水润和弹性。胶原蛋白是皮肤中主要的结构蛋白之一，它赋予皮肤弹性和紧致感。维生素E的抗氧化作用可以减少胶原蛋白的氧化破坏，保持其稳定性，延缓皮肤老化的过程。

❹ 辅酶A。辅酶A（也称为辅酶A酯化酶或辅酶A盐酸盐）是一种与维生素A相关的化合物，可以改善皮肤的细胞再生和修复能力。辅酶A与能量代谢和细胞功能密切相关，而能量代谢紊乱和细胞功能下降是皮肤衰老的重要因素之一。辅酶A参与脂肪酸、胆固醇等的代谢过程，通过调节细胞能量代谢和细胞功能的健康，对抗皮肤衰老起作用。

❺ NAD^+。NAD^+是多种细胞能量代谢过程（如线粒体呼吸链）中的重要辅酶，也被认为在皮肤抗衰老中发挥重要作用。随着年龄的增长，NAD^+水平会下降，从而影响细胞能量的生成和利用。通过增加NAD^+水平，可以提供更多的能量给皮肤细胞，促进皮肤细胞的健康和抵御衰老。NAD^+参与细胞内的抗氧化防御系统，对抗自由基的产生和氧化应激。通过增加NAD^+水平，可以激活SIRT1-6家族蛋白活性，增强细胞的抗氧化能力，减轻自由基对皮肤细胞的损伤，延缓皮肤衰老进程。

NAD^+ 还与细胞的 DNA 修复和细胞再生过程密切相关。适当的 NAD^+ 水平可以促进 DNA 修复和细胞再生，有助于保持皮肤的年轻和健康状态。

（2）生物疗法

❶ 生物药（如 IL-17 抑制剂）。随着对银屑病发病机制的深入研究以及医学技术的迅猛发展，用于银屑病治疗的生物制剂相继问世，这些生物制剂通过精准靶向人体内某种特定细胞因子（如 TNF-α、IL-12、IL-23、IL-17A 等）而发挥治疗作用。研究发现，银屑病患者皮肤中多种细胞（如角质形成细胞、内皮细胞、成纤维细胞等）表面高度表达 IL-17A 受体，这些受体与 IL-17A 结合后，会刺激上述细胞产生多种促炎细胞因子，并促使更多炎性细胞向银屑病皮损处聚集，形成恶性循环。因此，IL-17A 抑制剂应运而生，它能选择性地与 IL-17A 高亲和力结合，抑制 IL-17A 与相应受体结合，抑制下游促炎细胞因子和趋化因子的释放，从而阻断银屑病的发生和发展[41]。Bimzelx 是一款 IL-17A/IL-17F 抑制剂，是第一个同时选择性抑制两种关键细胞因子（IL-17A 和 IL-17F）所驱动炎症过程的治疗药物，用于治疗对现有疗法应答不足的斑块性银屑病、泛发性脓疱型银屑病和红皮病银屑病患者。Bimzelx 的活性药物成分 bimekizumab 是一种新型人源化单克隆 IgG1 抗体，能强效、选择性地中和 IL-17A 和 IL-17F 两种关键细胞促炎因子，减少皮肤和关节炎症以及病理性骨形成。

❷ 干细胞疗法。干细胞疗法是一种治疗皮肤衰老的新兴技术，它利用多能干细胞或成体干细胞来促进皮肤再生和修复。随着年龄的增长，皮肤会失去弹性、出现皱纹和色斑，同时还会减少胶原蛋白和弹力纤维的产生，导致皮肤松弛和干燥等问题。在一项临床前实验研究中，对暴露于紫外线的小鼠进行皮下注射脂肪间充质干细胞，检测其对皱纹的影响。与对照组相比，脂肪间充质干细胞治疗可减少皱纹，而且注射脂肪间充质干细胞的真皮厚度和胶原束显著增加。此外，脂肪间充质干细胞具有激活皮肤成纤维细胞增殖的能力，从而减少紫外线诱导的细胞凋亡，并刺激胶原合成[42]。外在环境与内在生理因素协同加速皮肤老化，导致皮肤屏障破坏，影响皮肤外观及生理学状态。不同种类干细胞通过分化替代、分泌细胞因子，重建细胞间连接，修复受损皮肤细胞，促进皮肤结构重建，具有广阔的发展前景。

（3）生活方式

预防皮肤衰老的有效手段之一是防晒。物理防晒和化学防晒是两种常见的防晒方式，它们通过不同的机制来保护皮肤免受紫外线辐射的伤害。补水对于皮肤衰老起着重要的补救作用。皮肤衰老通常伴随着水分丧失和皮肤屏障的受损，补水可以帮助恢复皮肤的水分平衡，改善皮肤质地，减轻干燥和细纹的出现。另外，皮肤屏障是皮肤表面的保护层，对于保持水分和防止外界刺激的侵入起着重要作用。此外，有氧训练可以通过促进血液循环和淋巴循环、促进胶原蛋白合成，以及缓解压力和焦虑来改善皮肤的整体健康状态。一项为期 16 周的研究比较了有氧训练和抗阻训练对 61 名久坐中年女性皮肤老化的影响。结果显示，有氧训练和抗阻训练均能显著改善皮肤弹性和上层真皮结构，抗阻训练还能增加真皮厚度并提升大磷蛋白水平。此外，抗阻训练影响真皮细胞外基质相关基因表达，且两种训练对循环因子影响不同。研究表明，有氧训练和抗阻训练对皮肤老化有不同作用，抗阻训练尤其具有皮肤年轻化效果[43]。

16.4 总结与展望

皮肤衰老机制的研究已经取得了一定的进展，但仍存在许多挑战。目前的研究表明，皮肤衰老涉及多个因素，包括胶原蛋白和弹力纤维的降解、自由基损伤、DNA 损伤、脂质代谢紊乱等。抗皮肤衰老治疗药物的研发是当前一个活跃的研究领域。目前，已经部分可以改善皮肤衰老临床表现的抗衰老药物和护肤产品问世，包括抗氧化剂、促进胶原蛋白合成的物质、补充皮肤保湿成分、光学修饰剂等。然而，个体之间的差异使得药物疗效的评估和治疗效果的一致性具有挑战性。未来研究需要进一步阐明皮肤衰老的分子网络调控机制，开发针对多靶点的联合干预策略，并建立个体化疗效预测模型。同时，基于人工智能的皮肤衰老评估系统、新型生物材料递送技术以及干细胞治疗等前沿方向也展现出广阔的应用前景。值得注意的是，随着表观遗传学和基因编辑技术的发展，针对衰老相关基因的精准调控可能为抗皮肤衰老治疗带来革命性突破。

参考文献

[1] Anatomy J K. histology and immunohistochemistry of normal human skin [J]. Eur. J. Dermatol., 2002, 12: 11.

[2] Khavkin J, Ellis D A. Aging skin: histology, physiology, and pathology [J]. Facial Plast. Surg. Clin. North Am., 2011, 19: 229-234.

[3] Elias P M. The epidermal permeability barrier: from the early days at Harvard to emerging concepts [J]. J. Invest. Dermatol., 2004, 122: xxxvi-xxxix.

[4] Waller J M, Maibach H I. Age and skin structure and function, a quantitative approach (Ⅰ): blood flow, pH, thickness, and ultrasound echogenicity [J]. Skin Res. Technol., 2005, 11: 221-235.

[5] Wang W. Oxygen partial pressure in outer layers of skin: simulation using three-dimensional multilayered models [J]. Microcirculation, 2005, 12: 195-207.

[6] Harding C R. The stratum corneum: structure and function in health and disease [J]. Dermatol. Ther., 2004, 17: 6-15.

[7] Hwa C, Bauer E A, Cohen D E. Skin biology [J]. Dermatol. Ther., 2011, 24: 464-470.

[8] Danczak-Pazdrowska A, Gornowicz-Porowska J, Polanska A, et al. Cellular senescence in skin-related research: targeted signaling pathways and naturally occurring therapeutic agents [J]. Aging Cell, 2023, 22: e13845.

[9] Farage M A, Miller K W, Elsner P, et al. Functional and physiological characteristics of the aging skin [J]. Aging Clin. Exp. Res., 2008, 20: 195-200.

[10] Krutmann J, Liu W, Li L, et al. Pollution and skin: from epidemiological and mechanistic studies to clinical implications [J]. J. Dermatol. Sci., 2014, 76: 163-168.

[11] Langton A K, Halai P, Griffiths C E, et al. The impact of intrinsic ageing on the protein composition of the dermal-epidermal junction [J]. Mech. Ageing Dev., 2016, 156: 14-16.

[12] Zorina A, Zorin V, Kudlay D, et al. Molecular mechanisms of changes in homeostasis of the dermal extracellular matrix: both involutional and mediated by ultraviolet radiation [J]. Int. J. Mol. Sci., 2022: 23.

[13] Trojahn C, Dobos G, Lichterfeld A, et al. Characterizing facial skin ageing in humans: disentangling extrinsic from intrinsic biological phenomena [J]. Biomed. Res. Int., 2015: 318586.

[14] Zargaran D, Zoller F, Zargaran A, et al. Facial skin ageing: key concepts and overview of processes [J]. Int. J. Cosmet. Sci., 2022, 44: 414-420.

[15] Franco A C, Aveleira C, Cavadas C. Skin senescence: mechanisms and impact on whole-body aging [J]. Trends Mol. Med., 2022, 28: 97-109.

[16] Ho C Y, Dreesen O. Faces of cellular senescence in skin aging [J]. Mech. Ageing Dev., 2021, 198: 111525.

[17] Dreesen O, Ong P F, Chojnowski A, et al. The contrasting roles of lamin B1 in cellular aging and human disease [J]. Nucleus, 2013, 4: 283-290.

[18] Low E, Alimohammadiha G, Smith L A, et al. How good is the evidence that cellular senescence causes skin ageing? [J]. Ageing Res. Rev., 2021, 71: 101456.

[19] Victorelli S, Lagnado A, Halim J, et al. Senescent human melanocytes drive skin ageing via paracrine telomere dysfunction [J]. EMBO J., 2019, 38: e101982.

[20] Lewis D A, Travers J B, Somani A K, et al. The IGF-1/IGF-1R signaling axis in the skin: a new role for the dermis in aging-associated skin cancer [J]. Oncogene, 2010, 29: 1475-1485.

[21] Rinnerthaler M, Bischof J, Streubel M K, et al. Oxidative stress in aging human skin [J]. Biomolecules, 2015, 5: 545-589.

[22] Sreedhar A, Aguilera-Aguirre L, Singh K K. Mitochondria in skin health, aging, and disease [J]. Cell Death Dis., 2020, 11: 444.

[23] Gu Y, Han J, Jiang C, et al. Biomarkers, oxidative stress and autophagy in skin aging [J]. Ageing Res. Rev., 2020, 59: 101036.

[24] Childs D R, Murthy A S. Overview of Wound Healing and Management [J]. Surg. Clin. North Am., 2017, 97: 189-207.

[25] Salminen A, Kaarniranta K, Kauppinen A. Photoaging: UV radiation-induced inflammation and immunosuppression accelerate the aging process in the skin [J]. Inflamm. Res., 2022, 71: 817-831.

[26] Xiao T, Sun M, Zhao C, et al. TRPV1: A promising therapeutic target for skin aging and inflammatory skin diseases [J]. Front Pharmacol., 2023, 14: 1037925.

[27] Lopes Almeida Gomes L, Werth A J, Thomas P, et al. The impact of hormones in autoimmune

cutaneous diseases [J]. J. Dermatolog. Treat., 2024, 35: 2312241.

[28] Russo A, Vena A, Bassetti M. Antibiotic treatment of acute bacterial skin and skin structure infections [J]. Curr. Opin. Infect. Dis., 2022, 35: 120-127.

[29] Lagares D, Santos A, Grasberger P E, et al. Targeted apoptosis of myofibroblasts with the BH_3 mimetic ABT-263 reverses established fibrosis [J]. Sci. Transl. Med., 2017, 9: eaal3765.

[30] Takaya K, Asou T, Kishi K. Fisetin, a potential skin rejuvenation drug that eliminates senescent cells in the dermis [J]. Biogerontology, 2024, 25: 161-175.

[31] Takaya K, Kishi K. Combined dasatinib and quercetin treatment contributes to skin rejuvenation through selective elimination of senescent cells in vitro and in vivo [J]. Biogerontology, 2024, 25: 691-704.

[32] An S, Cho S-Y, Kang J, et al. Inhibition of 3-phosphoinositide-dependent protein kinase 1 (PDK1) can revert cellular senescence in human dermal fibroblasts [J]. Proc. Natl. Acad. Sci. U S A., 2020, 117: 31535-31546.

[33] Kim J, Kim H-S, Choi D-H, et al. Kaempferol tetrasaccharides restore skin atrophy via PDK1 inhibition in human skin cells and tissues: bench and clinical studies [J]. Biomed. Pharmacother., 2022, 156.

[34] Peng Y-S, Han K, Zhao J-X, et al. A New Dy(Ⅲ) Complex: Fluorescence performances, loading with resveratrol-hydrogels against skin aging and molecular docking [J]. J. Fluoresc., 2025, 35: 2433-2439..

[35] Xia Y, Zhang H, Wu X, et al. Resveratrol activates autophagy and protects from UVA-induced photoaging in human skin fibroblasts and the skin of male mice by regulating the AMPK pathway [J]. Biogerontology, 2024, 25: 649-664.

[36] Gluzezak A J P, Dos Santos J L, Maria-Engler S S, et al. Evaluation of the photoprotective and antioxidant potential of an avobenzone derivative [J]. Front Physiol., 2024, 15: 1347414.

[37] Vostalova J, Tinkova E, Biedermann D, et al. Skin protective activity of silymarin and its flavonolignans [J]. Molecules, 2019, 24: 1022.

[38] Jablonowska M, Ciganovic P, Jablan J, et al. Silybum marianum glycerol extraction for the preparation of high-value anti-ageing extracts [J]. Ind. Crops Prod., 2021, 168: 113613.

[39] Di Lorenzo R, Falanga D, Ricci L, et al. NAD-driven Sirtuin activation by cordyceps sinensis extract: exploring the adaptogenic potential to promote skin longevity [J]. Int. J. Mol. Sci., 2024, 25: 4282.

[40] Zhang L, Yu S, Guan Y, et al. Dual intervention on the gut and skin microbiota attenuates facial cutaneous aging [J]. Food Funct., 2024, 15: 4246-4261.

[41] Sola P, Mereu E, Bonjoch J, et al. Targeting lymphoid-derived IL-17 signaling to delay skin aging [J]. Nat. Aging, 2023, 3: 688-704.

[42] Kim W S, Park B S, Park S H, et al. Antiwrinkle effect of adipose-derived stem cell: activation of dermal fibroblast by secretory factors[J]. J Dermatol Sci., 2009, 53: 96-102.

[43] Nishikori S, Yasuda J, Murata K, et al. Resistance training rejuvenates aging skin by reducing circulating inflammatory factors and enhancing dermal extracellular matrices[J]. Sci Rep., 2023, 13: 10214.

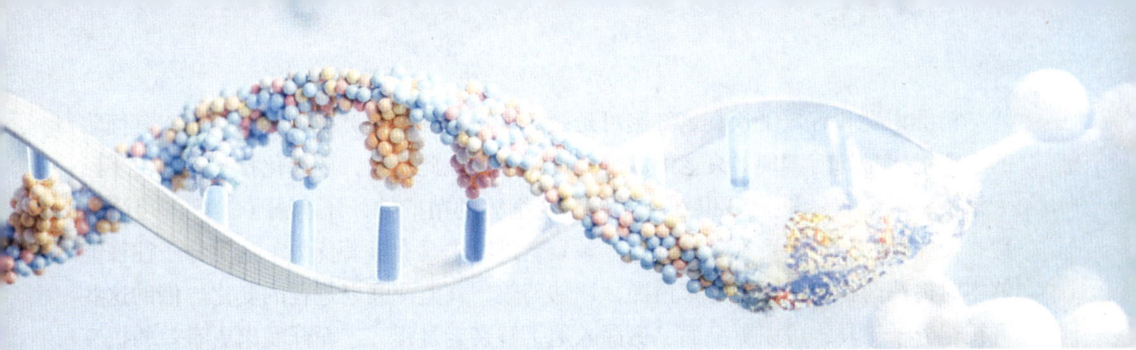

第17章 衰老进程可视化识别与干预

17.1 衰老进程可视化识别策略

17.2 衰老进程可视化干预策略

17.3 展望

精准识别和有效干预衰老细胞可延缓衰老进程并改善健康状态。然而，其面临的主要挑战是如何实现对衰老细胞的精准靶向。在此方面，可视化技术展现出了巨大潜力，其不仅能够提升识别和干预衰老细胞的精准性，还增强了治疗的可操作性。荧光药物分子在可视化诊断和干预衰老进程中具有显著优势。这类分子往往能够实时追踪药物在体内的分布情况，评估药效，并监测衰老进程的变化。借助这些可视化分子工具，可以更全面、更深入地了解衰老过程，进而开发出更有效的抗衰老策略。本章将系统介绍这类用于衰老可视化识别和干预的荧光活性分子及其相应的应用场景。

17.1 衰老进程可视化识别策略

近年来，多学科的深度融合为衰老进程识别研究提供了丰富的思路和技术手段，从而涌现出了一个新的热点研究方向，即通过荧光技术对生物学衰老程度进行可视化识别，以揭示衰老进程中的动态变化和生物机制，并助力衰老的精准干预。其中，荧光探针分子的设计和恰当应用尤为关键。用于检测衰老的荧光探针分子应能够与衰老相关的生物分子特异性结合（或作用）后，在特定激发光的照射下发出荧光。通过荧光检测技术，研究人员可以在显微镜下直观地观察细胞、组织衰老情况并监测衰老发生、发展进程。相较于传统的免疫组化、DNA 甲基化和 RNA 测序等方法，荧光探针法在衰老进程识别中具有显著优势，包括高灵敏度、高特异性、实时动态监测、多参数分析、直观可视化、高通量筛选、低成本和简便性、非侵入性和体内应用潜力等，这极大提升了检测结果的实时性与准确性。

荧光探针通常根据激发模式、与待测物作用方式及作用前后的荧光变化方式等进行分类。按照荧光激发模式，可分为单光子激发、双光子激发、上转化激发、化学发光和生物发光等；按照与待测物作用方式可分为配位络合、氧化还原、质子-脱质子化和互变异构等；依据荧光变化方式可分为开启 / 关闭（开关型）、荧光增强 / 减弱、比率型荧光变化等（图 17.1）。根据检测的标志物类型、应用场景和使用需求，设定特定的荧光探针，例如，在活体内非侵入性检测衰老细胞时，双光子激发及上转换的激发方式波长较长，组织穿透效果好。在设计分子时，首要步骤是明确应用目标，确保探针设计与应用需求紧密契合。接下来，选择合适的荧光团至关重要，通常须具备较高量子产率、出色的光稳定性以及适宜的激发与发射波长。同时，要设计能够特异性识别目标分析物的识别基团，并通过构建合适的连接臂将其与荧光团相连，以保持有效的相互作用。此外，探针的响应性、生物相容性及其在不同环境下的稳定性，都是设计过程中不可忽视的要点。通过综合运用策略，开发高性能的衰老相关标志物光学探针，可为衰老进程精准识别提供有效的工具和强有力的技术支撑。

衰老是一个复杂和渐进的生物学过程，会伴随蛋白稳态失衡、线粒体功能障

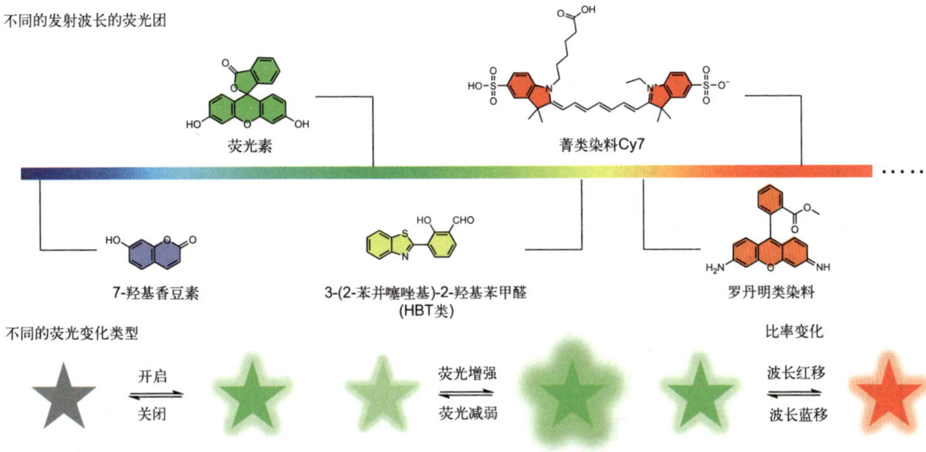

图 17.1 不同发射波长的经典荧光团分子及探针分子检测时的不同荧光变化类型

碍、炎症反应等多种衰老特征。基于不同的衰老相关标志物，多种用于衰老诊断的小分子荧光探针被相继开发出来。目前已报道的衰老诊断探针可分为两类：一类是基于不同酶体、活性小分子和微环境参数等标志物构建的衰老诊断探针，包括 *β*-半乳糖苷酶（*β*-gal）、*α*-岩藻糖苷酶（*α*-Fuc）、唾液酸酶（Sia）、谷胱甘肽过氧化物酶（GPx）和单胺氧化酶 B（MAO-B）、过氧化氢、pH 和极性等；另一类衰老诊断探针不同于单一的衰老相关标志物检测，它是基于从“时间维度”（个体在应激状态下的指标的评估）和“空间维度”拓展而来的新颖识别策略构建的（上述所有探针分子的性质及结构见表 17.1）。

17.1.1 靶向检测单一衰老标志物的衰老进程识别探针

（1）唾液酸（Sia）

作为一种阴离子单糖，其通常位于哺乳动物细胞表面糖链结构的末端，这些末端的唾液酸残基可被唾液酸酶水解。在衰老过程中，唾液酸酶的活性会有所增加。这种变化可能与衰老相关的细胞功能退化、炎症反应以及细胞信号转导功能失调有关。研究人员开发了一种用于检测唾液酸酶的荧光探针（Sia-RQ），该探针分子由罗丹明类荧光骨架结构、可被唾液酶识别的唾液酸残基、BHQ 类荧光猝灭基团以及以 4-羟基扁桃酸为核心结构的连接臂（Sia 触发后自解离）组成。Sia-RQ 本身不发射荧光，在唾液酸作用下，识别基团离去，分子发生自解离反应，分子中的荧光猝灭基团离去，生成带有醌式结构的 ROX 荧光团中间体，随后与唾液酸酶或具有亲核官能团的蛋白发生反应，锚定在目标细胞内，从而使 ROX 的荧光信号恢复，实现对衰老细胞的检测。研究人员使用帕博西尼（Palbociclib）构建了衰老的 Huh7 模型细胞，并利用 Sia-RQ 对细胞中唾液酸酶的含量变化进行了检测，最终实现了对衰老细胞的可视化示踪评价 [1]。

表17.1 衰老诊断探针的结构及光学性质、生物应用

探针编号	（激发波长/发射波长）/nm	荧光变化	应用水平	衰老标志物	分子结构
Sia-RQ	580/610	开关型	细胞	Sia	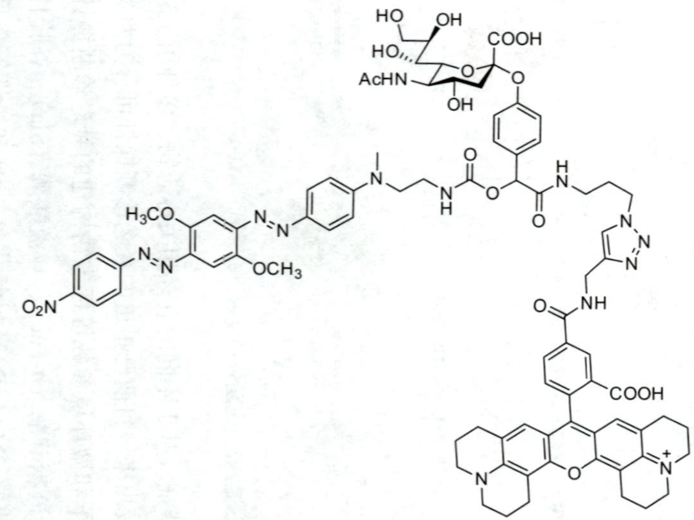
TP-SS	435/570 550/675	比率型	细胞，小鼠	GPx	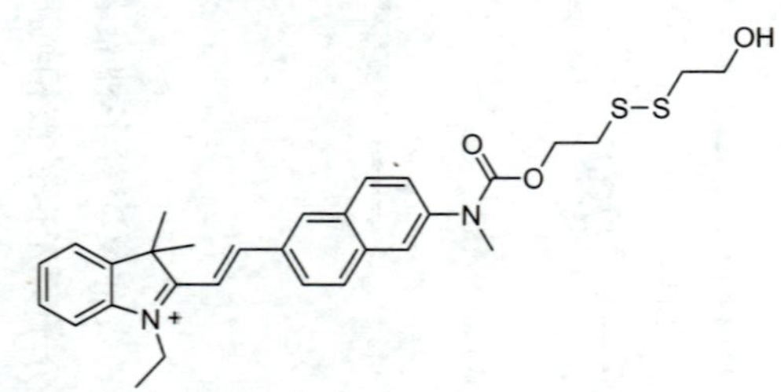

续表

探针编号	（激发波长 / 发射波长）/nm	荧光变化	应用水平	衰老标志物	分子结构
MitoCy-NH_2	730/770-810 (650/700-740)	比率型	细胞，小鼠	MAO-B	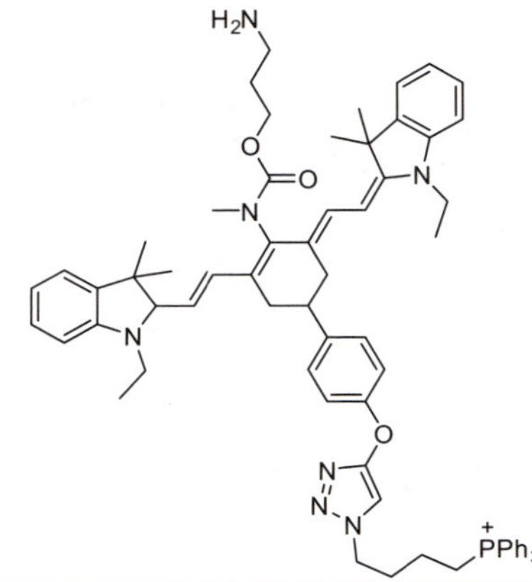
QM-NH*α*fuc	543/586	开关型	细胞，小鼠	*α*-Fuc	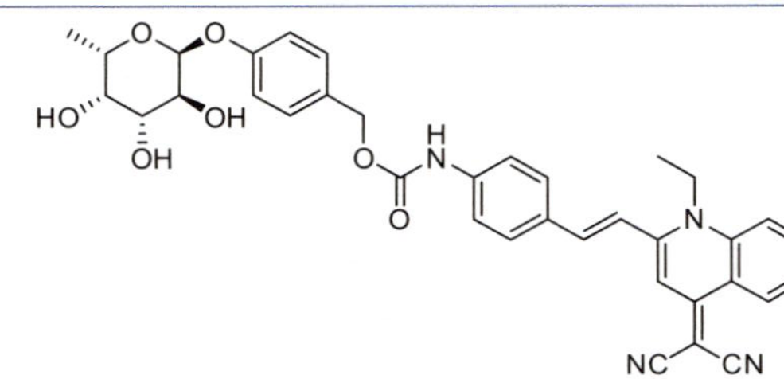
NIR-BG2	675/709	开关型	细胞，小鼠	*β*-gal	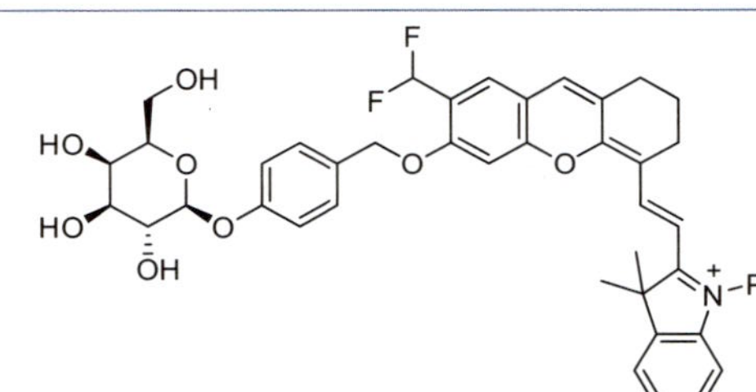

续表

探针编号	（激发波长 / 发射波长）/nm	荧光变化	应用水平	衰老标志物	分子结构
BOD-L-β-gal	488/574(533/727)	比率型	细胞，小鼠	β-gal	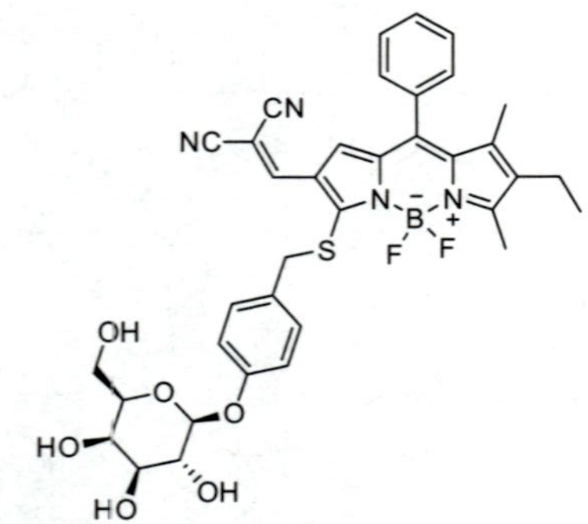
YDGAL	500/585	开关型	细胞组织和小鼠的器官	β-gal	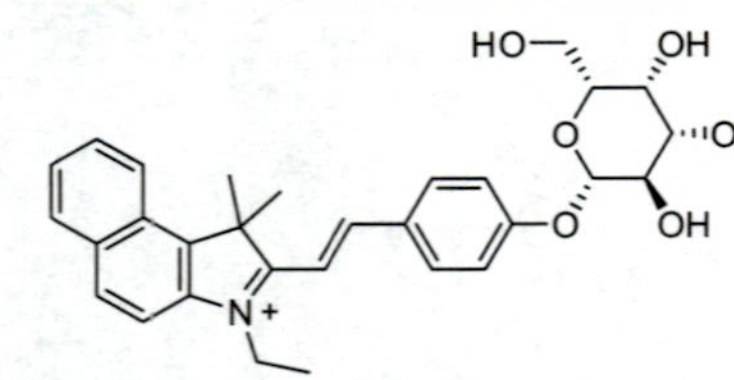
HeckGal	488/550	开关型	细胞，肿瘤和小鼠的肾	β-gal	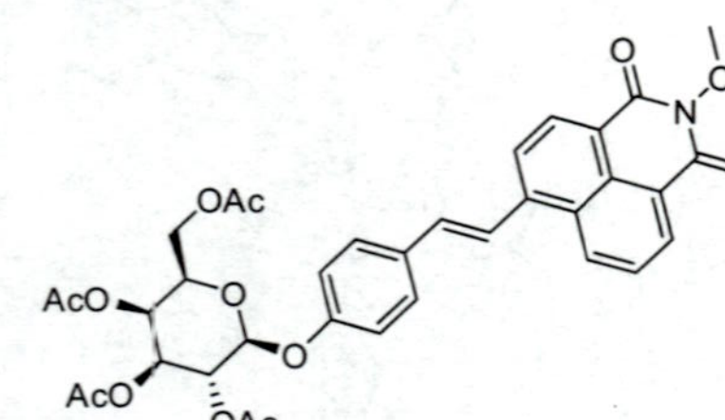

续表

探针编号	（激发波长 / 发射波长）/nm	荧光变化	应用水平	衰老标志物	分子结构
KSL11	425/662	开关型	细胞	β-gal	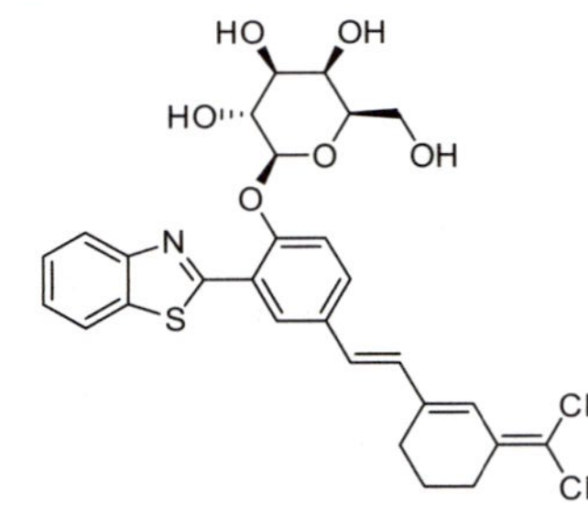
KSL0401	435/706	开关型	细胞	β-gal	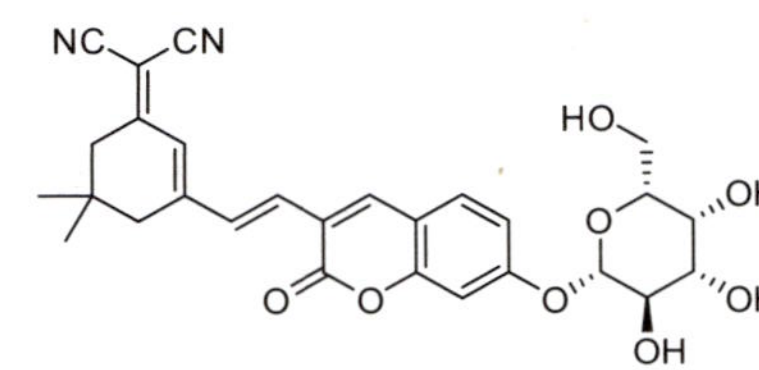
TR-G	550/590 (638)	比率型	细胞，小鼠	β-gal	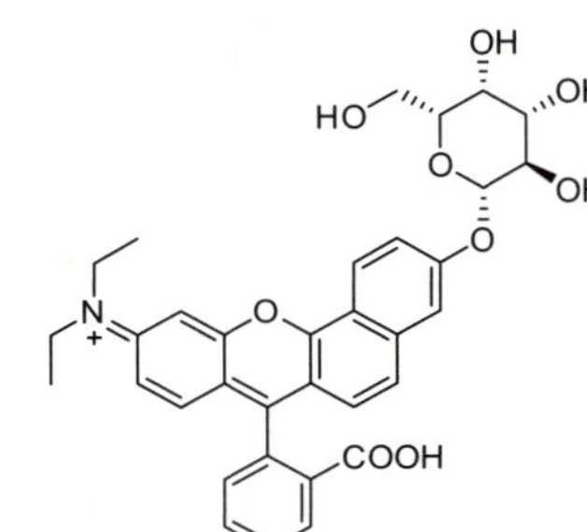

续表

探针编号	（激发波长/发射波长）/nm	荧光变化	应用水平	衰老标志物	分子结构
Comp. 1	488/624	开关型	细胞	β-gal	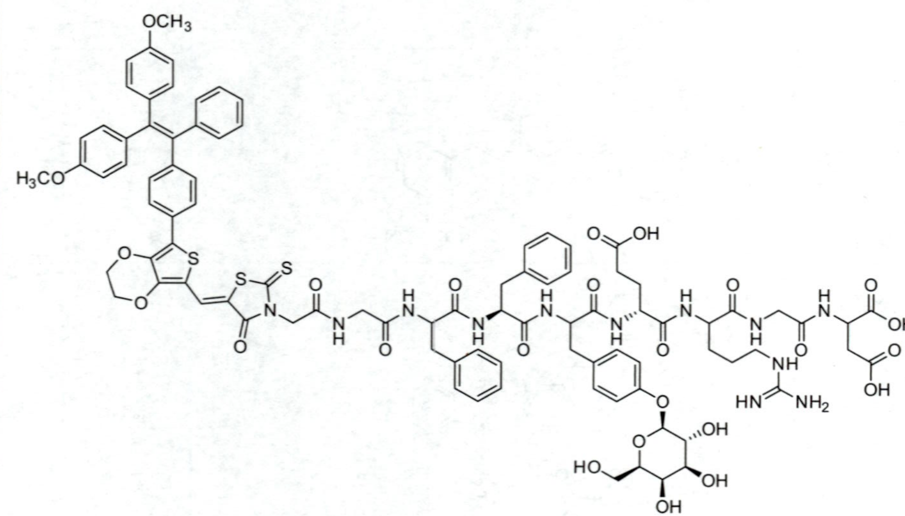

续表

探针编号	（激发波长/发射波长）/nm	荧光变化	应用水平	衰老标志物	分子结构
SRP	495/545	开关型	细胞	*β*-gal	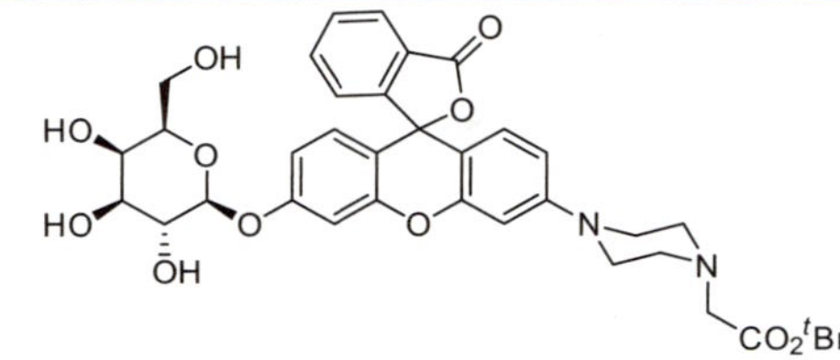
1a	365/510	比率型	细胞	H_2O_2	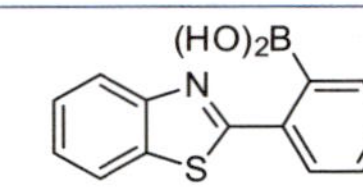
KSLP1	560/700	荧光增强	细胞，*C. elegans*	极性	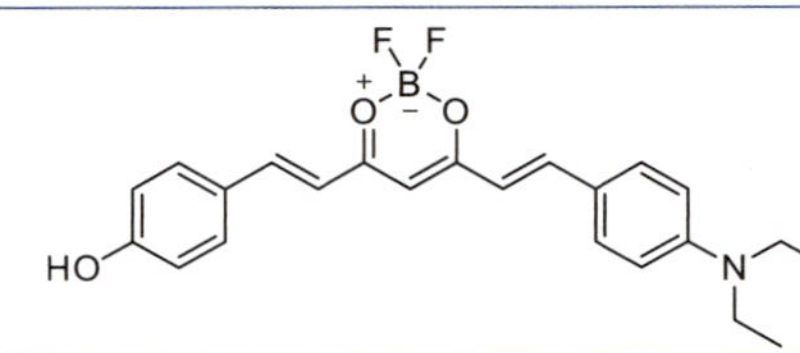
SGJ	380/480	荧光增强	细胞	pH	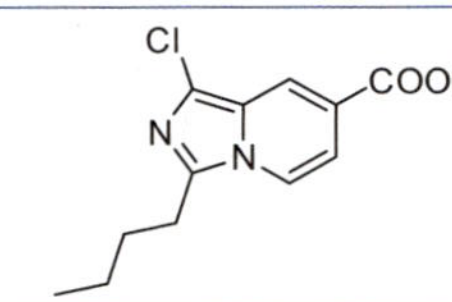
CyBC9	649/670	荧光增强	细胞	膜电位	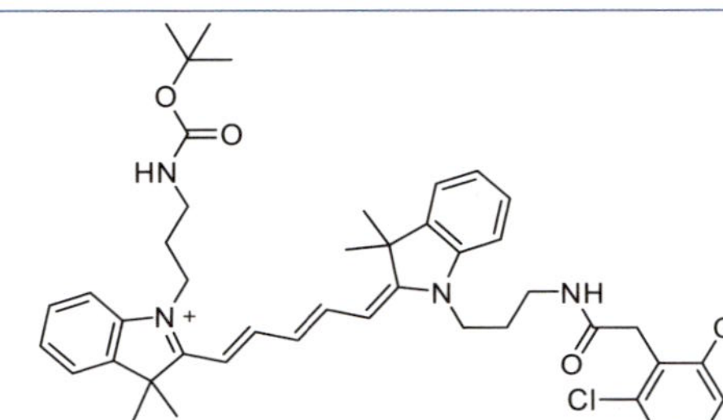

续表

探针编号	（激发波长/发射波长）/nm	荧光变化	应用水平	衰老标志物	分子结构
KSA01	460/536	比率型	细胞，小鼠组织	二维：pH，*β*-gal	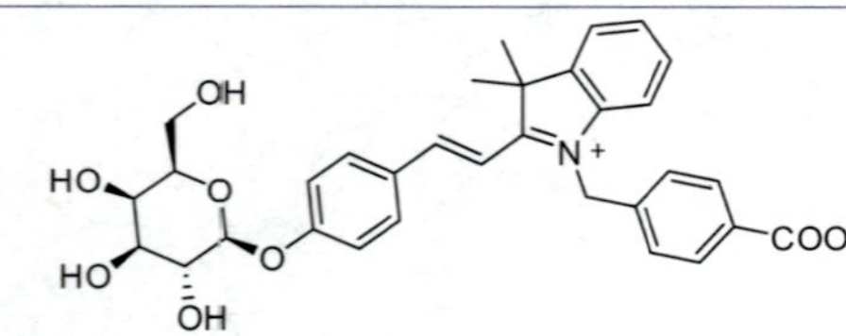
KSA02	460/534	比率型	细胞，小鼠组织	二维：pH，*β*-gal	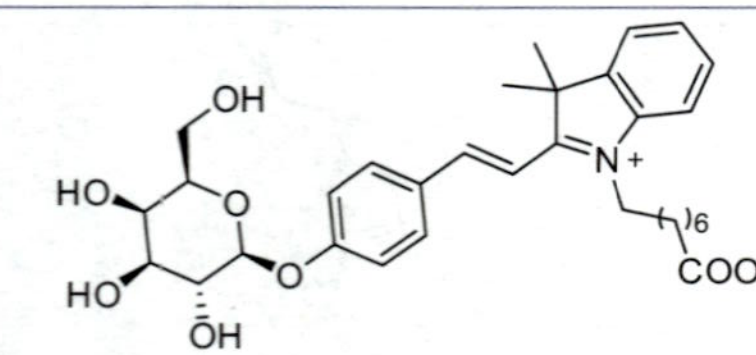
ROKS	350/534；350/534(602)	开关型；比率型	细胞，*C. elegans*	压力响应	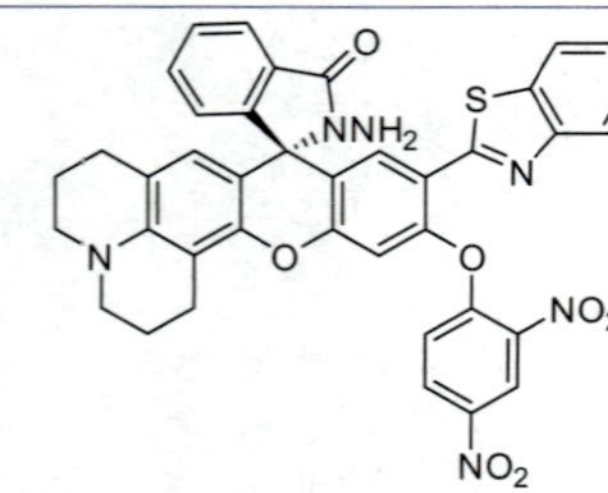
KSL0608-O	535/665	开关型	细胞，组织和小鼠	*β*-gal	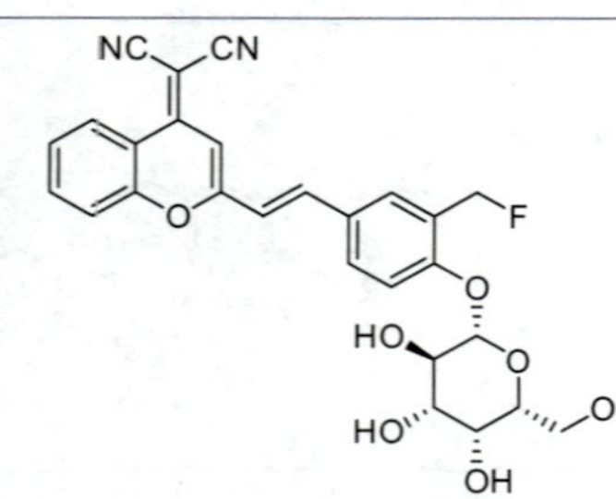

续表

探针编号	（激发波长 / 发射波长）/nm	荧光变化	应用水平	衰老标志物	分子结构
$P_{\beta\text{-gal-MAO-A}}$	560/595	开关型	细胞	β-gal/ MAO-A	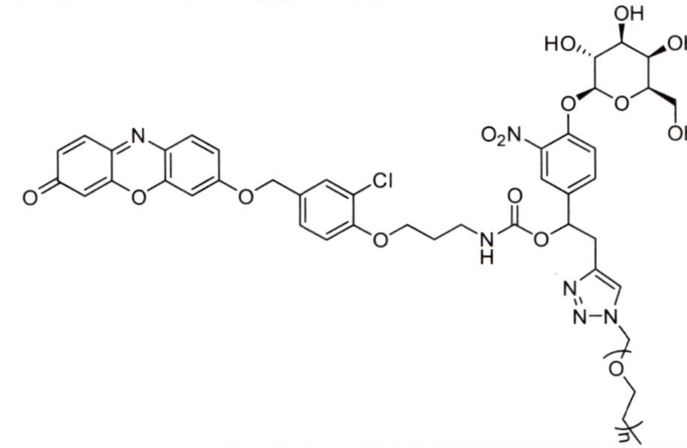
7a	408/523,611	开关型	细胞	β-gal	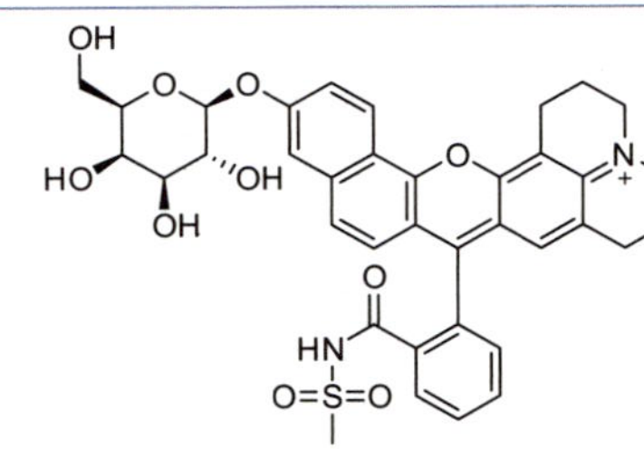
7b	408/521, 605	开关型	细胞	β-gal	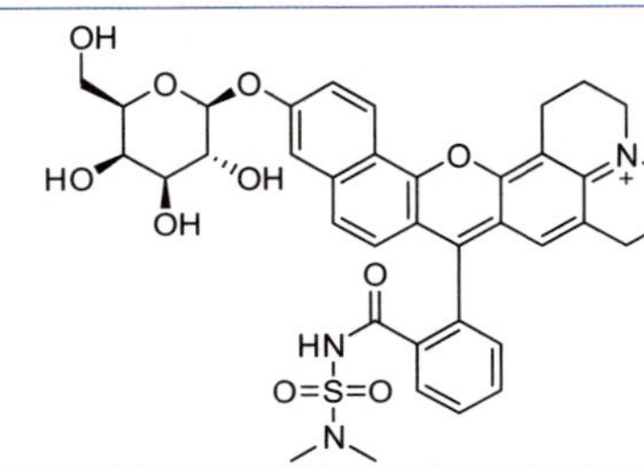

（2）谷胱甘肽过氧化物酶

谷胱甘肽过氧化物酶（GPx）是一种含硒代半胱氨酸（Sec）的蛋白质，是前线抗氧化防御系统中至关重要的蛋白酶，参与调节氧化还原平衡和戊糖磷酸途径。在衰老过程中，氧化应激更加严重，GPx 活性呈现下降趋势。GPx 作为 GPx/GSH 氧化还原池的核心因子，在这一过程中发挥重要作用。研究人员报道了一种用于检测 GPx 的双光子荧光探针 TP-SS。通过将半花菁类双光子荧光团 TP-NH 的氨基与 2-羟乙基二硫醚的一端羟基偶联（氨基碳酸酯连接）合成探针分子 TP-SS。探针经光激活后，能够发射橙色荧光，当探针与 GPx 反应后，识别基团的二硫键断裂引起分子内一系列的自降解过程，最终释放出荧光团 TP-NH（光激活后释放红色荧光）。该探针具有快速响应、高选择性和稳定性等性能，可用于监测 GPx/GSH 氧化还原池的催化循环，并评估活细胞中的氧化应激水平。利用 TP-SS，研究人员可视化评价了不同年龄小鼠中 GPx 的含量变化[2]。

（3）单胺氧化酶

单胺氧化酶（MAOs）是一种黄素酶，定位于线粒体外膜，主要负责催化神经递质的氧化脱胺反应，进而生成醛和过氧化氢。MAOs 包含两个亚型，即 MAO-A 和 MAO-B，其中 MAO-B 具有独特的生化功能，能够催化生物胺的氧化过程并产生活性氧自由基（ROS）。多项研究表明，MAO-B 与衰老过程之间存在密切的关联性。为了深入探究 MAO-B 在衰老过程中的作用及其对氧化应激的影响，研究人员设计了两种探针：MitoCy-NH_2 和 MitoHCy-NH_2。其中，MitoCy-NH_2 对 MAO-B 展现出显著的比率荧光响应特性，与待测物反应后，体系荧光信号蓝移，从 791 nm 变至 610 nm；而 MitoHCy-NH_2 不仅能够对 MAO-B 进行检测，还能逻辑性地识别 MAO-B 催化生物胺氧化过程中产生的副产物 $O_2^{\cdot-}$。研究人员利用 MitoHCy-NH_2 对复制性衰老 HepG2 细胞中的 MAO-B 和 $O_2^{\cdot-}$ 的活性进行了检测。结果发现，MAO-B 的水平随细胞衰老而增加，且产生的 ROS 可能进一步加剧细胞凋亡过程。此外，研究人员利用 MitoCy-NH_2 成功实现了 H_2O_2 诱导的衰老细胞和老年小鼠中 MAO-B 的选择性识别[3]。

（4）α-岩藻糖苷酶

α-岩藻糖苷酶（*α*-Fuc）是一种由 FUCA1 基因编码的溶酶体糖苷酶，在蛋白质糖基化物、寡糖和糖脂的分解过程中扮演着重要角色。多项研究表明，在多种经典的细胞衰老模型（包括复制衰老、致癌基因诱导衰老和 DNA 损伤诱导衰老）中，*α*-Fuc 的 mRNA 表达水平和酶活性均呈现上调趋势，这揭示了 *α*-Fuc 作为衰老过程的新型生物标志物的潜在价值。研究人员最近报道了一种新型的 AIE 探针 QM-NH*α*fuc，用以实现对 *α*-Fuc 的高效检测。QM-NH*α*fuc 以喹啉酮 - 马隆腈骨架作为 AIEgen 核心，并引入亲水性 *α*-葡萄糖苷基团作为与 *α*-Fuc 特异性反应的识别

基团。QM-NHαfuc 分子本身不具备荧光，当与 α-Fuc 反应后，糖苷键断裂，释放出荧光团分子，通过聚集诱导发光效应，光激活后在体系产生绿色荧光信号，从而实现对 α-Fuc 的检测。QM-NHαfuc 能够准确、灵敏地识别并定量衰老细胞中的 α-Fuc，显示出其作为衰老生物标志物检测工具的巨大潜力。此外，QM-NHαfuc 能够有效标记并追踪小鼠体内衰老细胞的分布和变化，显示出其在复杂生物体中的应用前景 [4]。

（5）衰老相关的 β-半乳糖苷酶

衰老相关的 β-半乳糖苷酶（SA-β-gal）是由 *GLB1* 基因编码的溶酶体酶，其活性与细胞衰老过程紧密相关。由于在大多衰老细胞和组织中能够稳定地高表达，SA-β-gal 已成为细胞衰老检测的“金标准”。最近，研究人员报道了一种“蛋白锚定”的近红外荧光探针 NIR-BG2，该探针在 SA-β-gal 激活后能够释放醌亚甲基衍生物中间产物，该中间产物随后与周围含亲核基团的蛋白发生亲核加成反应，进而形成一个被锚定到蛋白上的近红外荧光信号发射基团。体内外荧光成像实验结果表明，NIR-BG2 检测过程中的信号保留时间较长，非常适合用于 SA-β-gal 活性的长期追踪，为衰老过程的研究以及辅助抗衰老药物的研发提供了有力工具 [5]。研究人员开发了一种用于检测 β-gal 的纳米探针 BOD-L-β-gal-NPs。作者首先开发了一种近红外比色探针 BOD-L-β-gal，以用于衰老细胞中 β-gal 的实时检测。然而，考虑到 BOD-L-β-gal 在细胞内吸收能力不佳的问题，研究人员将该探针嵌入由聚乳酸-共-聚乙二醇酸（PLGA）组成的聚合物纳米颗粒中，构建了纳米探针 BOD-L-β-gal-NPs。利用 BOD-L-β-gal-NPs，研究人员成功将衰老细胞和衰老相关的动脉粥样硬化小鼠的血管系统可视化 [6]。研究人员还开发了一种双光子荧光探针 YDGAL，用于监测 β-gal 的活性。该探针显示出良好的亲和性（$K_m = 12.35\ \mu mol/L$）、快速响应能力（在 10 min 内保持稳定）、高选择性和极低的检测限（2.185×10^{-6} U/mL）。并进一步利用 YDGAL 可视化示踪衰老进程的能力，成功对达沙替尼与槲皮素联合用药在体内的药效进行了评价。综上 YDGAL 可用于示踪细胞及小鼠水平的衰老过程，并用以评估抗衰老药物的疗效 [7]。

此外，研究人员开发了一种新的双光子萘酰亚胺-苯乙烯探针 HeckGal，其由一个荧光团（萘酰亚胺-苯乙烯）和一个乙酰化的 β-半乳糖基团通过 β 构型的半乳糖苷键共价结合形成。HeckGal 与 β-gal 发生水解反应后，所释放的荧光团的荧光量子产率较探针本身提高了 11.8 倍（检测前后信号强度对比现明显）。研究人员利用 HeckGal 实现了对正常人成纤维细胞和衰老的肿瘤细胞（包括 SK-Mel-103、4T1、A549 和 BJ 细胞）中对 β-gal 进行可视化检测。同时，成功实现了小鼠模型（BALB/cByJ 小鼠）和叶酸诱导的肾纤维化小鼠模型（C57BL/6J 小鼠）上 SA-β-gal 的可视化检测 [8]。

大肠杆菌 β-gal 由细菌中的 *lacZ* 编码，通常在体外作为 SA-β-gal 模型蛋白。与人源β-gal不同，细菌来源的β-gal与衰老无关，但两种来源的β-gal具备相同的催化功能，长期以来难以区分识别。基于这两种酶的催化域结构不同，研究人员提出了一种可以区分识别大肠杆菌β-gal和衰老相关人源β-gal的分子探针设计策略，即通过不同种属β-gal的催化口袋空间结构不同来构建荧光探针，以实现β-gal的种属选择性识别。研究人员设计并合成了一系列具有不同结构的荧光探针分子（KSL01～KSL12），这些分子与β-gal反应后，体系由无荧光分别变为蓝色、绿色、黄色和红色等不同发射波长的荧光，为β-gal的监测提供了广泛的荧光选择。在这些探针中，KSL08～KSL12只对米曲霉中表达的β-gal（真菌源；与人源β-gal催化域结构高度相似）显示了理想的响应，而对细菌源β-gal几乎不响应，实现了对不同物种来源的β-gal的选择性识别。KSL11被选为优选的种属选择性探针，在衰老细胞（MRC-5细胞）、lacZ转染细胞（293T和HepG2细胞）和受大肠杆菌β-半乳糖污染的组织切片中进行了检测验证[9]。此外，研究人员还开发了一种用于监测SA-β-gal活性的近红外荧光探针KSL0401。研究人员将荧光分子KSL0401-OH（香豆素-二氰基异香酮共价连接）的羟基与β-D-半乳糖基团（β-gal识别基团）通过碳糖苷键偶联的方式合成探针KSL0401。KSL0401被SA-β-gal水解后释放出可发射近红外荧光（706 nm）的KSL0401-OH，这一过程的响应速度极快（< 80 s）。KSL0401能够检测不同类型的衰老细胞，包括H_2O_2诱导的老化MRC-5细胞、MLN4924诱导的老化HepG2细胞和A549细胞[10]。此外，基于集成策略设计的衰老细胞锚定型荧光探针KSL0608-O被开发，该探针与SA-β-gal响应后，可与衰老环境中的邻近蛋白共价结合，从而锚定在衰老细胞内，实现单细胞分辨地标记识别，并在共孵育细胞体系内进行了验证，也实现了自然衰老小鼠体内衰老细胞的可视化示踪[11]。

研究人员在荧光团Rho中引入了一个β-D-半乳糖基团构建了SA-β-gal荧光探针TR-G。该探针本身具备红色荧光，与SA-β-gal反应后，体系产生明显的红色荧光信号。此外，探针具有双光子特性，适用于深层组织中的SA-β-gal监测，可以有效地检测活体细胞、器官和组织中的β-gal活性。研究人员利用TR-G成功检测到深层组织（长达120 μm）中的β-gal[12]。此外，研究人员开发了一种β-gal探针Comp. 1，在聚集态下，它能够发射强烈的红色荧光并产生ROS。经β-gal水解后，其转化为TPE-ETh-R-GFFYERGD，具有显著荧光发射和ROS生成的超分子组装体，该探针能够特异性地示踪顺铂诱导的衰老HeLa细胞[13]。此外，研究人员开发了一种SRP荧光探针，以检测衰老细胞。SRP在螺环形式下显示出微弱的荧光，与β-gal响应后，荧光强度显著增加（约27倍）。该探针能有效区分衰老的人脐静脉内皮细胞（HUVECs）与年轻的HUVECs，证实了SRP评估细胞衰老的可行性[14]。

（6）活性氧

活性氧（ROS）是氧自由基和易形成自由基的过氧化物的总称，包括过氧化氢

(H_2O_2)、羟基自由基（$OH^{\cdot}$）、超氧根（$O_2^{\cdot-}$）和次氯酸（HOCl），其被视为细胞内的信号分子和促生长因子。然而，过量的ROS可能导致DNA的氧化损伤，并进一步促进细胞中的SASP。研究发现，在不同类型的衰老细胞中ROS水平会显著增加。研究人员开发了两种荧光探针来检测衰老细胞中的氧化应激过程和β-gal活性。作者合成了6种候选的ROS荧光探针，并筛选出最佳的探针1a成功检测出衰老细胞内活性氧含量变化[15]。

（7）细胞内微环境

细胞衰老过程中，细胞内微环境也会发生显著变化。极性作为微环境因素之一，在细胞增殖、细胞分化和免疫系统调节等多种细胞过程中发挥重要作用。研究人员开发了6种基于姜黄素的荧光探针用以检测极性。通过对所有探针的极性检测能力分析评价，筛选出最优探针KSLP1，用于评估不同细胞中的极性，探针的荧光信号会随着体系极性的增加，荧光逐渐增强。此外，KSLP1被成功用于监测LY3177833诱导的衰老的Hep3B细胞和复制型衰老MRC-5细胞中的溶酶体极性。作者发现，随着衰老，溶酶体中的极性增加。研究人员使用KSLP1探针可视化发现不同天龄的秀丽隐杆线虫（从2天到10天）的整体极性随年龄不断增加[16]。

溶酶体是普遍存在的动态亚细胞器，以多种途径接收和降解大分子，包括分泌自噬、内吞和吞噬膜运输途径。在正常细胞状态下，溶酶体的pH值在4.5～5.5之间，这是由质子泵递送的液泡v-ATP酶维持的。研究表明，细胞衰老过程中v-ATP酶活性改变导致溶酶体pH失调。研究人员已经报道了小分子荧光探针SGJ，随着pH升高，体系荧光会从蓝色变成绿色。该探针能够选择性和灵敏地监测pH，并具有快速响应[17]。SGJ基于咪唑并[1,5-*a*]吡啶骨架设计合成。其不仅表现出快速反应、良好的可逆性、高选择性和对pH的敏感性，而且能够靶向溶酶体。此外，SGJ能够抑制溶酶体中H^+浓度的降低，增加溶酶体相关膜蛋白LAMP1和LAMP2的表达，并恢复衰老细胞中的溶酶体活性，从而在一定程度上抑制溶酶体衰老进程。研究人员基于多样性的定向荧光库的高通量筛选，对6417个化合物（荧光探针）进行评价后，找到了一种荧光探针CyBC，其可以特异性地标记衰老的人类间充质干细胞（MSCs）。CyBC9表现出高细胞摄取率，在早期和晚期都具有高适用性和专一性，可以示踪衰老的MSCs并在基于微载体的培养中标志衰老的MSCs[18]。

17.1.2 多维度的新型衰老进程识别探针

目前报道的大部分用于监测SA-β-gal以追踪细胞衰老的荧光探针仅涵盖了一个维度，即SA-β-gal的表达水平。然而，内源性β-gal不仅与衰老密切相关，还与其他一些生物过程相关，因此依据单一标志物的水平变化无法避免假阳性问题。

溶酶体逐渐去酸化被认为是细胞衰老过程的特征之一。基于此，研究人员设计了一种“二维”检测策略，开发兼具 SA-β-gal 识别和该酶所处溶酶体微环境 pH 检测功能的二维荧光探针 KSA01 和 KSA02。利用此“二维”识别探针，作者首次将衰老的健康细胞中衰老相关的 β-gal 与同样是内源的但与肿瘤相关的 β-gal 进行了区分检测。此外，还实现了对不同衰老程度肾脏组织中的 SA-β-gal 的可视化检测 [19]。研究人员进一步从“时间”维度拓展，通过发展基于逻辑的应激源和应激产物双通道荧光检测体系，准确检测个体应激响应能力，以实现衰老精准“动态”评价。研究人员开发了第一个应激响应能力评价探针 ROKS，该探针与应激源反应后，显示出显著的绿色荧光，进一步与应激产物作用后，显示出显著的比率荧光变化，从而实现了对应激源、应激产物的逻辑响应和双通道快速检测，并在细胞水平证实了 ROKS 中双识别基团在成像应用中对目标待测物响应的有效性。此外，利用 ROKS，研究人员成功实现了年轻和衰老细胞（或线虫）的应激响应能力可视化评价，在化学应激源刺激下，与衰老细胞和线虫相比，年轻细胞和线虫的活性氧累积水平反而更高、具有更强的应激反应能力，这一结果与在静息状态下恰恰相反，也证实了探针 ROKS 能够在另一时间维度（应激状态）下可视化评价衰老 [20]。此外，由于目前尚无衰老特异性标志物，研究人员设计合成了双标志物激活逻辑探针 $P_{\beta\text{-gal-MAO-A}}$，该探针本身无明显荧光，只有依次与 β-gal 和单胺氧化酶 A 反应后，才能释放荧光团发射荧光信号。利用该探针，研究人员实现了对多种细胞衰老模型的可视化追踪验证 [21]。此外，研究人员还设计合成了新颖的自校准荧光探针 7a 和 7b，与传统的比率荧光探针不同，探针 7a 和 7b 具有不受 β-gal 影响的固有绿色荧光信号，能够实时显示探针的分布信息，起到“自校准”的作用。与 β-gal 响应后，探针发射红色荧光。因此，根据红色与绿色荧光的比率信号，可以精准示踪衰老细胞进程 [22]。

17.2　衰老进程可视化干预策略

诊疗一体化小分子是一种结合诊断和治疗功能的小分子化合物，具有在诊断和治疗过程中发挥双重作用的特点。这种医疗技术在抗衰老领域近些年也得到了一些应用。机体衰老是一个极为复杂的生理过程，涉及多种类型、多个器官的不同程度的生理功能变化。因此，在相应的干预及治疗过程中，对机体衰老程度的准确评估以及采取相应的治疗手段变得尤为困难。诊疗一体化小分子的出现为应对这一挑战提供了独特的解决方案。通过识别特定的衰老生物标志物或靶点，能够在早期阶段准确地检测出机体衰老的迹象，从而实现对衰老进程的早期诊断。这种精准的诊断为治疗提供了关键信息，有助于更准确地评估药效和制定治疗方案。其次，诊疗一体化小分子具有精准干预的能力。一旦诊断出机体衰老的迹象，这些小分子便可及时治疗，针对衰老过程中的关键靶点或生物过程进行干预。由于其具有诊断和治疗双重功能，所以其能够实现对衰老过程的精准干预，进而实现较高的治疗效率[23]。诊疗一体化分子的优点包括：提高疾病检测的灵敏度和特异性、减少治疗不良反应、简化治疗方案，以及增强对疾病的个体化管理。这种一体化设计有助于在医疗过程中提高效率，改善患者的整体治疗效果。

诊疗一体化小分子的设计策略通过将诊断与治疗功能结合在一起，旨在提高治疗效果和减少不良反应。这种策略通过一个单一的分子或纳米颗粒同时实现疾病的诊断和治疗，从而提高治疗效率和患者的舒适度。具体的设计策略包括：纳米平台包载递送策略——通过纳米平台将抗肿瘤药物和诊断试剂包载在一起；前药设计策略——将无活性或活性较低的药物在体内转化为活性代谢产物；靶向配体递送策略——利用靶向配体将药物靶向递送至特定肿瘤细胞（图 17.2）；以及多功能材料策略——利用多功能材料结合诊断和治疗功能。这些设计策略通过提高治疗效果、减少不良反应、提高生物相容性和实现实时监控和治疗，展现出广阔的应用前景。通过结合诊断和治疗功能，诊疗一体化小分子不仅提高了治疗效果和生物相容性，还通过精准靶向递送和影像诊断技术，实现了疾病的实时监控和治疗，为提高治疗的整体针对性和效果提供了可能。

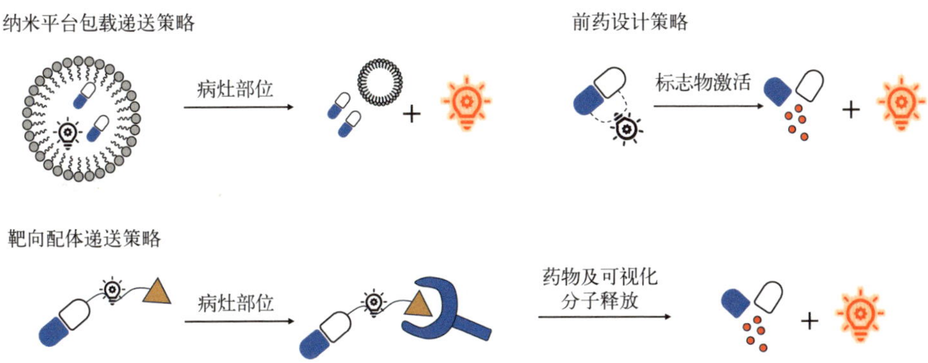

图 17.2　诊疗一体化小分子的不同设计策略

选择性清除衰老细胞的治疗策略（Senolytics）是抗衰老研究领域的前沿方向，在前面的章节中已进行了详述[24]。近年来，越来越多的 Senolytic 药物被发现。然而，目前的 senolytic 药物仍存在一些有待突破的瓶颈，诸如脱靶问题、选择性问题、不良反应问题、治疗的个体差异性、长期服用的安全性和耐药问题。Senolytic 药物的单一应用可能会限制其疗效，因此研究人员开始探索将 senolytic 药物与其他治疗策略（如抗炎药物、抗氧化剂等）进行组合的可能性，为该领域提供了新的方向。然而，如何确定最佳的组合方案，以及如何调节不同药物之间的相互作用，仍然需要进一步研究。与之类似的是，一些研究人员基于前药策略、诊疗一体化策略，结合一系列科学技术（包括生物正交技术、光动力治疗技术、纳米材料包装等）开发了不同的诊疗一体化 senolytic 治疗分子，这些疗法均表现出了不同优势，本章总结了近几年该领域的前沿研究。

17.2.1 基于 SA-β-gal 激活型 senolytic 光动力策略的抗衰老疗法

随着年龄增长，人们时常受到多种衰老相关疾病的困扰，其重要的致病机制在于，老年个体中异常累积的衰老细胞无法被免疫系统有效清除。衰老细胞在器官组织中过度积累，不断释放 SASP 等有害因子，诱发过度炎症，导致机体衰败。基于此，研究人员报道了一种靶向清除衰老细胞的光激活 senolytic 小分子 **A**，它可以选择性地在衰老细胞内被 SA-β-gal 激活，随后通过光动力效应清除衰老细胞[25]。该分子以碘取代的二吡咯亚甲基硼（BODIPY 类衍生物）为分子母核，β-D-半乳糖基团为 SA-β-gal 的识别基团。化合物 **A** 不具备荧光及光动力活性，当该分子在衰老细胞内与 SA-β-gal 相互作用时，识别基团的糖苷键被切断，连接子自消除，释放具有光敏活性的 BODIPY 类光敏分子，在光激发下产生单线态氧，进而诱导衰老细胞凋亡（图 17.3）。在该工作中，研究人员在体外和细胞水平（衰老的 SK-Mel-103 细胞和 HeLa 细胞）证明了化合物 **A** 识别和清除衰老细胞的能力。在帕博西尼诱导的衰老 SK-Mel-103 细胞荷瘤小鼠上，研究人员利用化合物 **A** 介导的光动力治疗策略，有效清除小鼠体内的衰老 SK-Mel-103 细胞，进一步确证了化合物 **A** 的光激活 senolytic 药效。

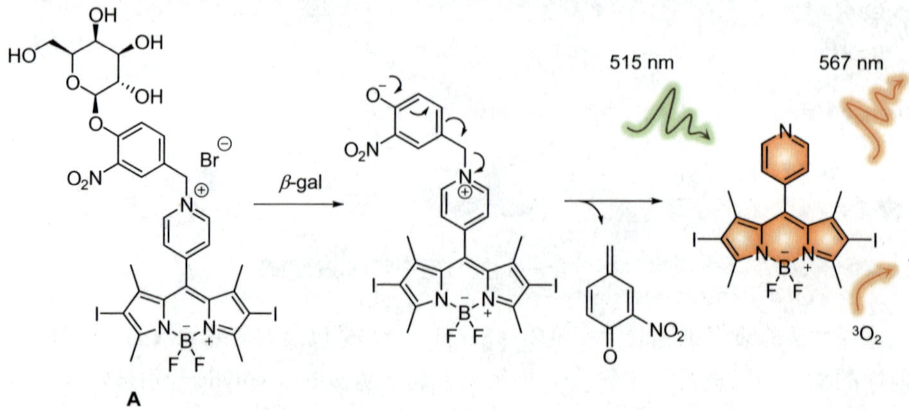

图 17.3 光敏剂 A 的分子结构及工作示意图

尽管已有证据表明清除老化细胞可改善衰老进程，但 Senolytics 的开发仍面临挑战，例如“脱靶作用于非衰老细胞”和“长期治疗后的耐药性”。2023 年，研究人员集成近红外荧光标签化的酶底物导航、生物正交靶向锚定、光动力治疗等先进技术手段，开发了一种可在精准锚定衰老细胞后通过光诱导发挥药效的全新 senolytic 治疗前药 KSL0608-Se，成功实现衰老细胞单细胞分辨识别和清除[11]，在自然衰老和药物诱导衰老小鼠模型中均成功实现了衰老相关基因和分泌表型因子的逆转以及行为功能的恢复，有效解决了“脱靶”作用于非衰老细胞的难题（图 17.4）。KSL0608-Se 能够选择性地在衰老细胞中被衰老相关的 β-半乳糖苷酶激活，继而与衰老微环境中邻近的蛋白发生生物正交反应并以共价方式结合（锚定），随后释放光敏活性，为实现单细胞分辨衰老细胞识别与干预奠定了理论基础。研究团队发现，无论是自然衰老的小鼠，还是使用药物诱导衰老的小鼠，利用该策略治疗后，小鼠肝、肾等脏器内积累的衰老细胞均被有效清除，衰老相关标志物 γ-H2AX、p21、IL-1β 等以及肝损伤指标 AST、ALT 等均被恢复，一系列衰老相关基因（自然衰老小鼠：34 个；药物诱导衰老小鼠：31 个）被成功恢复，小鼠运动耐力和协调平衡等行为功能得到有效改善。这项成果集成了 NIR 荧光标签化的酶底物导航、生物正交靶向锚定、光动力治疗等先进技术手段，实现单细胞层面的识别并清除衰老细胞的技术突破。

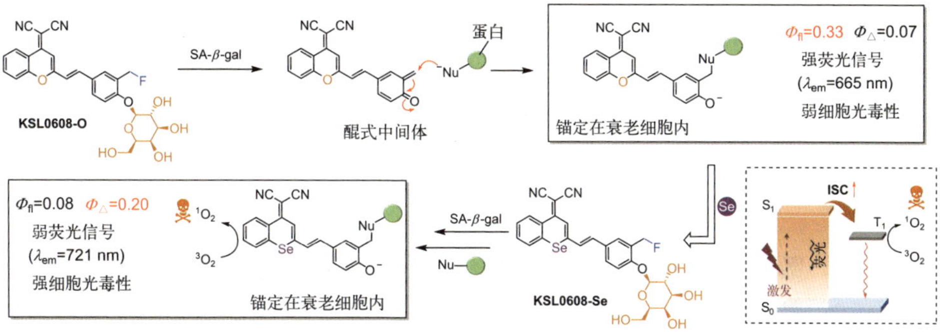

图 17.4　诊疗一体化小分子 **KSL0608-Se** 的设计及工作示意图

肝纤维化是肝脏应对多种损伤刺激（如病毒性肝炎、酗酒、非酒精性脂肪性肝病等）而发生的修复反应，其持续性进展最终可导致肝硬化，目前缺乏有效治疗手段。近年来，靶向清除衰老细胞（即 Senolysis 策略）被证明有助于恢复肝功能并提升个体存活率。基于此，研究人员开发了一种新型肝脏靶向的“三锁”光激活衰老细胞清除诱导剂 PDSI 分子。该分子通过其结构中的 *N*-乙酰半乳糖胺官能团通过与肝细胞特异性受体去唾液酸糖蛋白受体（ASGPR）结合实现对肝脏器官的靶向，进一步由 SA-β-gal、酸性、高黏度环境协同（逻辑性激活）控制激活发挥功能（图 17.5）。研究结果证实，此“三锁”的 PDSI 不仅能在衰老细胞的溶酶体中高效产生超氧阴离子（$O_2^{\cdot-}$），诱导衰老细胞凋亡实现精准的光动力清除（光激活 Senolysis），同时还具有检测衰老细胞的能力（利用近红外荧光 / 光声信号改变）。相关机制研究表明，PDSI 主要通过触发免疫原性坏死性凋亡（immunogenic necroptosis）途径清除衰老细胞。在肝纤维化模型小鼠的实验结果显示，肝脏靶向型 PDSI 能显著介导肝脏中衰老细胞的免疫原性消融，有效促进树突状细胞的成熟及细胞毒性 T 细胞的募集改善肝脏纤维化。这一结果表明 PDSI 治疗过程中，通过增强肝脏组织内的免疫应答能力，高效治疗肝纤维化 [26]。

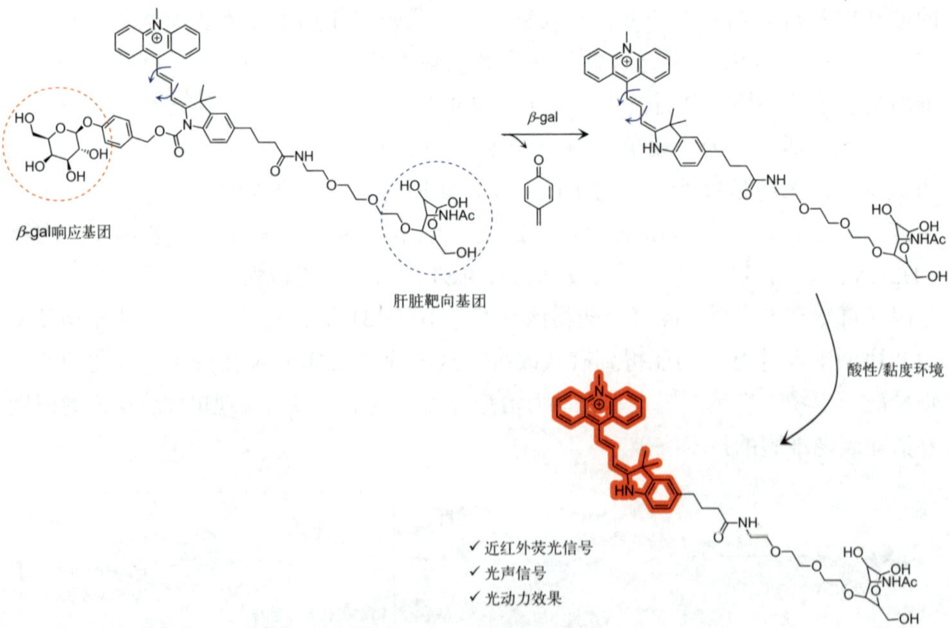

图 17.5　激活型 **PDSI** 分子的结构及工作示意图

17.2.2　基于 SA-β-gal 激活型诊疗一体化前药策略的抗衰老疗法

慢性肾衰竭（CRF）患者的肾脏会出现过早衰老现象，这使得 CRF 病变肾脏中衰老细胞过度累积并分泌大量衰老相关有害因子，进一步加速病情恶化。Senolytic 药物近年来被发现对 CRF 治疗效果显著，但针对 CRF 的 Senolytics 分子设计策略却鲜有报道。鉴于 CRF 患者的肾脏高表达 SA-*β*-gal，研究人员以 SA-*β*-gal 作为 CRF 治疗前药的激活靶酶，合理整合母体药物吉西他滨结构和荧光团骨架，开发了 SA-*β*-gal 可激活的 CRF 诊疗（探针）前药分子 TSPD（图 17.6）[27]。利用该前药分子，研究人员在细胞水平上实现了对衰老细胞可视化示踪的同时（释放的荧光分子锚定在衰老细胞内），还实现了对患 CRF 肾脏衰老细胞的靶向清除，成功对 CRF 模型小鼠进行了精准放药和治疗，小鼠肾功能损伤得到有效改善且衰老相关血液标志物得到恢复。

TSPD 由以下三个功能部分组成：作为荧光载体且具有良好生物相容性的香豆素骨架；可被 SA-*β*-gal 选择性地激活，以实现靶向作用的 *β*-半乳糖苷键（该键还可通过阻断羟基发生的分子内电荷转移（ICT）过程来将荧光猝灭，以待识别后被激活）；具有潜在释放细胞毒性药物（吉西他滨）能力的前药结构。相比于原型药物吉西他滨，受益于精准靶向 CRF 病变肾脏中衰老细胞，senolytic 药物分子 TSPD 具有更优的体内药效和更低的毒性和不良反应，为肾衰竭的治疗提供了一种有前途的分子策略，为 Senolytics 治疗 CRF 提供有力证据。

近年来，点击化学介导的生物正交反应已在多种生物体系中获得广泛应用。

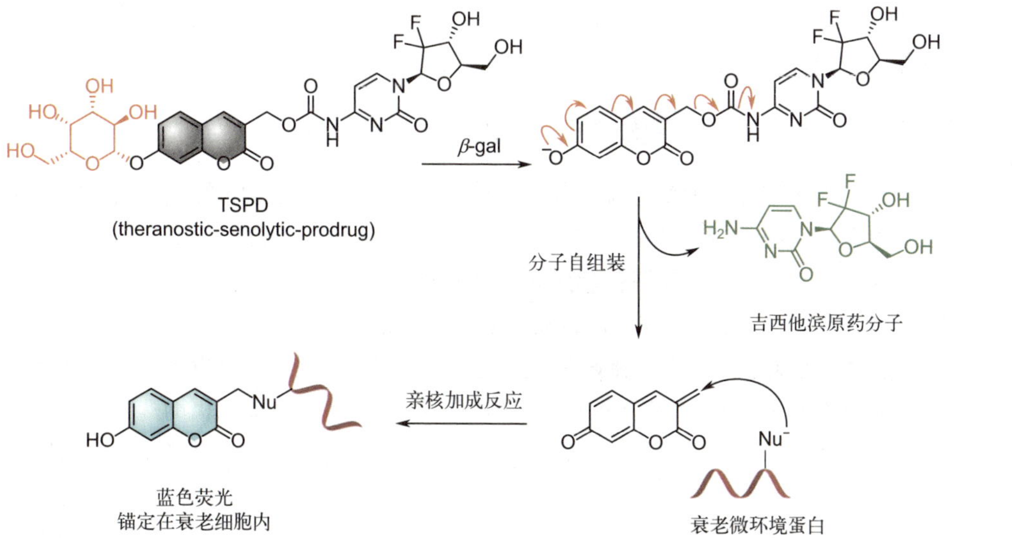

图 17.6　诊疗一体化小分子 **TSPD** 的设计及工作示意图

2023 年，研究人员提出了一种基于四嗪 / 反式环辛烯点击化学体系的 senolytic 策略[28]。研究人员首先将二氢四嗪与 SA-*β*-gal 特异性识别的 *β*-D-半乳糖基团连接合成 Gal-Tz，通过识别基团与 SA-*β*-gal 反应能力控制四嗪与反式环辛烯的反应活性（图 17.7）。进一步，研究人员将反式环辛烯 2 位羟基分别与阿霉素及 ARV-771（一种 PROTAC 类的 BET 降解剂）分子中的羟基连接合成前药分子 TCO-Dox 和 TCO-ARV-771。该 senolytic 策略分两步实现，Gal-Tz 首先在衰老细胞内与 SA-*β*-gal 反应释放四嗪衍生物 Tz。随后，生成的 Tz 会与前药 TCO-Dox（或 TCO-ARV-771）发生点击化学反应，进而在衰老细胞内释放阿霉素（或 ARV-771），靶向诱导衰老细胞凋亡。通过实验对比发现，该策略分子对非衰老细胞的 IC_{50} 是其衰老细胞 IC_{50}

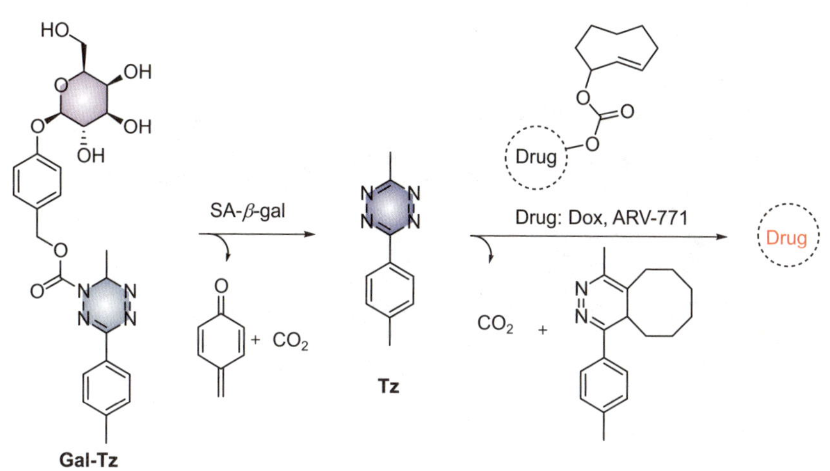

图 17.7　诊疗一体化 senolytic 策略示意图

的 16.44 倍，表现出极强的衰老细胞靶向性。该研究验证了点击化学介导的生物正交策略在设计开发 Senolytic 小分子领域的应用潜力。

17.2.3 基于纳米棒载体复合物的抗衰老疗法

由于衰老细胞是免疫清除的高度免疫原性靶点，所以它们会受到负责调节衰老细胞数量的免疫系统的监测。树突状细胞（DC）通过向 T 淋巴细胞呈递抗原，在启动和调节免疫反应中发挥着至关重要的作用。然而，在某些生理条件下（例如衰老过程），免疫清除会受到阻碍，衰老细胞发生免疫逃逸，进而成为“僵尸细胞”。免疫缺陷会引起大量的衰老细胞累积，进一步促进局部慢性炎症发生，而慢性炎症反过来又会严重影响衰老进程和衰老相关疾病的发病率。因此，借助药物治疗或人为干预的方式清除衰老细胞，有望有效改善机体衰老进程，降低衰老相关疾病的发生率。

2022 年，研究人员设计合成了能够有效清除体内衰老细胞的纳米材料 aB2MG-TPP@CSNRs。该材料由三部分组成，包括离子体核壳尖纳米棒（CSNRs）、β2 微球蛋白（aB2MG）抗体和三苯基膦（TPP）（图 17.8）[29]。衰老细胞膜表面高表达 B2MG 蛋白 [30]，在纳米材料表面修饰 B2MG 抗体，能够显著提高纳米材料对衰老细胞的靶向性、特异性和亲和力，进而通过内吞将纳米材料精准递送至衰老细胞。此外，TPP 的引入能够在纳米材料进入细胞后，精准引导至线粒体处，实现功能分子在线粒体部位的累积，最大限度发挥治疗效果。CSNRs 在 NIR 激活下能够产生活性氧，发挥光敏剂活性，破坏线粒体功能，氧化损伤诱导衰老细胞凋亡。此外，该纳米材料在衰老细胞内能够激活并放大免疫响应能力，清除衰老细胞。研究人员在细胞水平验证了该诊疗一体化功能纳米材料的光敏活性、senolytic 活性，并在辐射诱导早衰小鼠上验证了其通过清除衰老细胞延缓小鼠衰老进程及改善其衰老表型的能力。

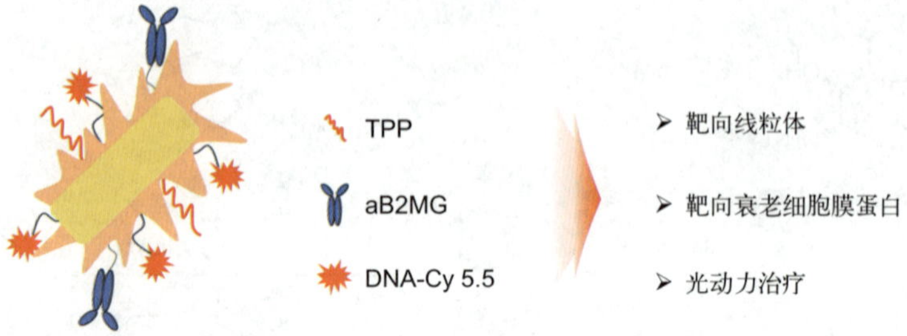

图 17.8 诊疗一体化纳米材料 aB2MG-TPP@CSNRs 的构成

17.3 展望

衰老是一个复杂而多层次特征的生理过程，它涵盖了细胞功能的逐步退化和机体的全方位变化。在这一过程中，衰老细胞所具有的异质性、多样性和功能多面性，使得对其开展准确示踪和有效干预成为一项颇具挑战的任务。近年来，随着对衰老机制研究的不断深入，基于荧光方法的探针和光学疗法集成策略在该领域逐渐展现出显著优势，已成为一种具有潜力的新兴手段，有望在“点亮抗衰老”领域发挥重要作用。展望未来，荧光探针和光学集成疗法在抗衰老领域应具备广阔的发展前景。

参考文献

[1] Zhu R, Wang S, Xue Z, et al. Senescence-associated sialidase revealed by an activatable fluorescence-on labeling probe[J]. Chem. Commun., 2018, 54: 11566-11569.

[2] Wang Y, Zhang L, Chen L. Glutathione peroxidase-activatable two-photon ratiometric fluorescent probe for redox mechanism research in aging and mercury exposure mice models[J]. Anal. Chem., 2020, 92: 1997-2004.

[3] Wang R, Han X, You J, et al. Ratiometric near-infrared fluorescent probe for synergistic detection of monoamine oxidase B and its contribution to oxidative stress in cell and mice aging models[J]. Anal. Chem., 2018, 90: 4054-4061.

[4] Koo S, Won M, Li H, et al. Harnessing alpha-l-fucosidase for in vivo cellular senescence imaging[J]. Chem. Sci., 2021, 12: 10054-10062.

[5] Liu J, Ma X, Cui C, et al. Noninvasive NIR imaging of senescence via In Situ labeling[J]. J Med. Chem., 2021, 24: 17969-17978.

[6] Chen J A, Guo W, Wang Z, et al. In Vivo imaging of senescent vascular cells in atherosclerotic mice using a beta-galactosidase-activatable nanoprobe[J]. Anal. Chem., 2020, 92: 12613-12621.

[7] Li Z, Cheng J, Huang L, et al. Aging diagnostic probe for research on aging and evaluation of anti-aging drug efficacy[J]. Anal. Chem., 2021, 93: 13800-13806.

[8] Lozano-Torres B, Blandez J F, Galiana I, et al. A two-photon probe based on naphthalimide-styrene fluorophore for the in vivo tracking of cellular senescence[J]. Anal. Chem., 2021, 93: 3052-3060.

[9] Li X, Qiu W, Li J, et al. First-generation species-selective chemical probes for fluorescence imaging of human senescence-associated beta-galactosidase[J]. Chem. Sci., 2020, 11: 7292-7301.

[10] Qiu W, Li X, Shi D, et al. A rapid-response near-infrared fluorescent probe with a large Stokes shift for senescence-associated β-galactosidase activity detection and imaging of senescent cells[J]. Dyes Pigm., 2020, 182: 108657.

[11] Shi D, Liu W, Gao Y, et al. Photoactivatable Senolysis with single-cell resolution delays aging[J]. Nat. Aging, 2023, 3: 297-312.

[12] Li Z, Ren M, Wang L, et al. Development of a red-emissive two-photon fluorescent probe for sensitive detection of beta-galactosidase in vitro and in vivo[J]. Sensor. Actuat. B-Chem., 2020, 307: 127643.

[13] Gao Z, Gao H, Zheng D, et al. β-galactosidase responsive AIE fluorogene for identification and removal of senescent cancer cells[J]. Sci. China. Chem., 2020, 63: 398-403.

[14] Kim E-J, Podder A, Maiti M, et al. Selective monitoring of vascular cell senescence via beta-galactosidase detection with a fluorescent chemosensor[J]. Sensor. Actuat. B-Chem., 2018, 274: 194-200.

[15] Makau J N, Kitagawa A, Kitamura K, et al. Design and development of an HBT-based ratiometric fluorescent probe to monitor stress-induced premature senescence[J]. Acs Omega, 2020, 5: 11299-11307.

[16] Shi D, Hu L, Li X, et al. Lysosomal polarity increases with aging as revealed by a lysosome-targetable near-infrared fluorescent probe[J]. Sensor. Actuat. B-Chem., 2020, 319: 128302.

[17] Wang L, Han X, Qu G, et al. A pH probe inhibits senescence in mesenchymal stem cells[J]. Stem Cell Res. Ther., 2018, 9: 343.

[18] Ang J, Lee Y A, Raghothaman D, et al. Rapid detection of senescent mesenchymal stromal cells by a fluorescent probe[J]. Biotechnol. J., 2019, 14: e1800691.

[19] Guo Y, Gao Y, Hu Y, et al. Two-dimensional design strategy to construct smart fluorescent probes for the precise tracking of senescence[J]. Angew. Chem. Int. Ed. Engl., 2021, 60: 10756-10765.

[20] Tian J, Shi D, Zhang Y, et al. Stress response decay with aging visualized using a dual-channel logic-based fluorescent probe[J]. Chem. Sci., 2021, 12: 13483-13491.

[21] Li J, Wang L, Luo X, et al. Dual-parameter recognition-directed design of the activatable fluorescence probe for precise imaging of cellular senescence[J]. Anal. Chem., 2023, 95: 3996-4004.

[22] Qu X, Wu P, Duan K, et al. Self-calibrating probes constructed on a unique dual-emissive fluorescence platform for the precise tracking of cellular senescence[J]. Chin. Chem. Lett., 2024, 12: 109681.

[23] Wei P, Wang Q, Yi T. From fluorescent probes to the theranostics platform[J]. Chin. J. Chem., 2022, 40: 1964-1974.

[24] Baker D J, Wijshake T, Tchkonia T, et al. Clearance of $p16^{INK4a}$-positive senescent cells delays ageing-associated disorders[J]. Nature, 2011, 479: 232-236.

[25] Chu J C H, Escriche-Navarro B, Xiong J, et al. β-Galactosidase-triggered photodynamic elimination of senescent cells with a boron dipyrromethene-based photosensitizer. Adv. Sci., 2024, 11: 2401012.

[26] Lu P, Zhou H, Xu X, et al. Trilocked photodynamic senolytic inducer potentiating immunogenic senescent cell removal for liver fibrosis resolution[J]. J. Am. Chem. Soc., 2025, 147: 16494-16505.

[27] Song Y, Li X, Shi D, et al. A senolysis-based theragnostic prodrug strategy towards chronic renal failure[J]. Chem. Sci., 2022, 13: 11738-11745.

[28] Lu M, Qu A, Li S, et al. Mitochondria-targeting plasmonic spiky nanorods increase the elimination of aging cells in vivo[J]. Angew. Chem. Int. Ed., 2020, 59: 8698-8705.

[29] Chang M, Dong Y, Xu H, et al. Senolysis enabled by senescent cell-sensitive bioorthogonal tetrazine ligation[J]. Angew. Chem. Int. Ed., 2024, 63: e202315425.

[30] Althubiti M, Lezina L, Carrera S, et al. Characterization of novel markers of senescence and their prognostic potential in cancer[J]. Cell Death. Dis., 2014, 5: e1528.

附录

附表 1 Senolytics 小分子化合物 / 药物汇总

名称（中文名/常用名/编号）	结构式	药效模型	抗衰老效果	参考文献
FOXO4-DRI	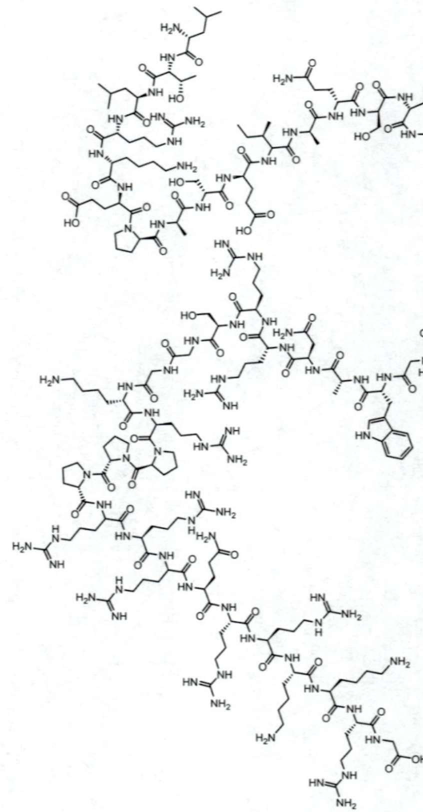	自然衰老小鼠/XpdTTD/TTD诱导衰老小鼠	清除衰老细胞，恢复小鼠整体体能和毛发密度，血浆尿素浓度降低超过50%，肌酐水平降低约25%	[1]

续表

名称（中文名/常用名/编号）	结构式	药效模型	抗衰老效果	参考文献
大黄酸赖氨酸	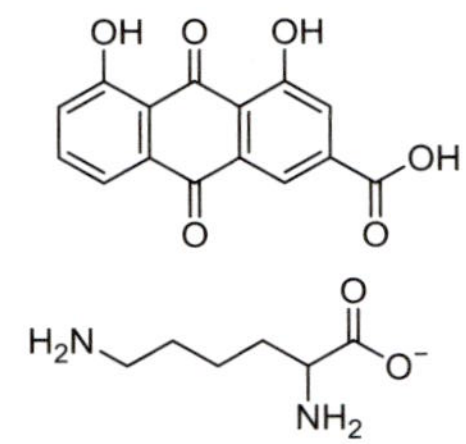	D-半乳糖诱导衰老小鼠	抑制肾脏中$p16^{INK4a}$和$p21^{CIP1}$的表达，增强SIRT1表达水平	[2]
非瑟酮/漆黄素	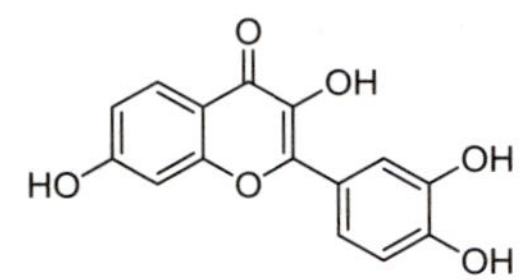	Ercc1$^{-/\Delta}$早衰小鼠/MRL/lpr狼疮性肾炎小鼠	降低肾脏中$p16^{INK4a}$和$p21^{CIP1}$ mRNA及SASP标记，减少衰老肾小管上皮细胞和成纤维细胞的数量，减轻纤维化，增强细胞增殖	[3]
		砷中毒引起生殖系统损伤雄性大鼠	提升抗氧化酶活性，减少氧化应激，提高睾酮水平和改善精子参数	[4]
		人脐静脉内皮细胞	诱导衰老人脐静脉内皮细胞（HuVECs）凋亡，清除衰老细胞	[5]
阿螺旋霉素/17-DMAG	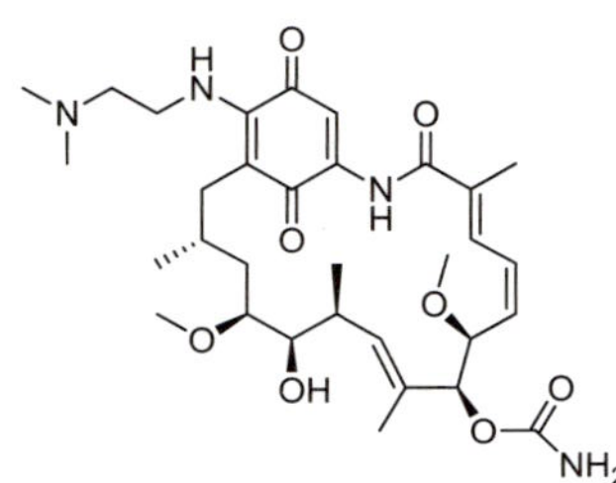	Ercc1$^{-/\Delta}$早衰小鼠，MRL/lpr狼疮性肾炎小鼠	靶向抑制HSP90，调节抗凋亡PI3K/Akt信号通路，促使衰老细胞发生凋亡	[3]

续表

名称（中文名/常用名/编号）	结构式	药效模型	抗衰老效果	参考文献
槲皮素 + 达沙替尼	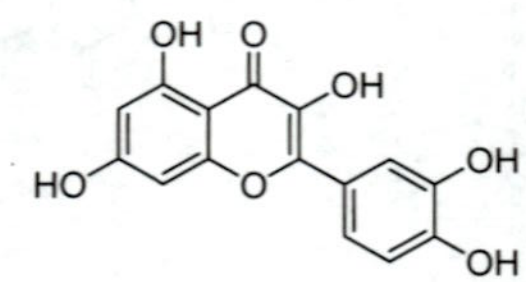 + 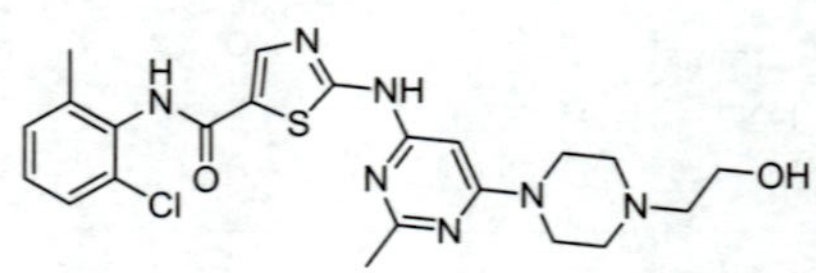	老年雌性小鼠心肌梗死	清除心肌衰老非肌细胞、肌细胞及干/祖细胞，改善心脏重构与功能	[6]
		自然衰老小鼠	改善衰老小鼠的射血分数	[7]
		2型糖尿病小鼠	有效消除衰老细胞，恢复心脏干细胞功能，实现心肌功能修复/再生，改善2型糖尿病小鼠心功能	[8]
		自然衰老小鼠	延长寿命，降低死亡率，改善身体功能障碍	[9]
天然黄酮醇	—	自然衰老小鼠	抑制PI3K，以细胞类型特异性的方式降低了衰老细胞的活力，对衰老的HUVEC活性较大，但对前脂肪细胞的效果较弱	[7]

续表

名称（中文名/常用名/编号）	结构式	药效模型	抗衰老效果	参考文献
Navitoclax /ABT-263/ UBX0101	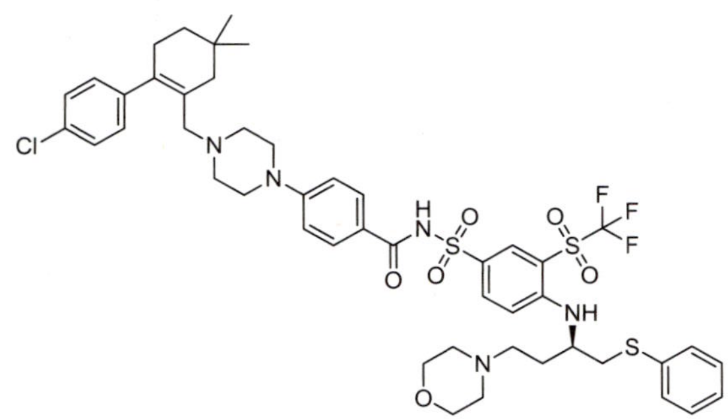	顺铂诱导衰老小鼠	抑制肾小管细胞衰老，减轻肾纤维化，改善了肾小管修复功能	[10]
		自然衰老小鼠心肌梗死模型	消除衰老的心肌细胞并减弱衰老小鼠中促纤维化蛋白的表达，改善心肌重构和舒张功能，以及心肌梗死后的总生存期	[11]
		AngII诱导心衰小鼠	诱导细胞凋亡清除衰老细胞，减少心脏纤维化、肥厚和炎症来改善心功能和电生理特性	[12]
		缺血再灌注损伤小鼠	清除衰老细胞，降低促炎、促纤维化和抗血管生成细胞因子的表达，改善左心室功能、增加心肌血管化、减少疤痕大小	[13]
		辐射诱导的小鼠肺纤维化	特异性诱导衰老细胞凋亡，并缓解辐射诱导的肺纤维化	[14]
		猪胰弹性蛋白酶诱导小鼠肺气肿	清除肺脏中衰老细胞，预防与缓解肺气肿的作用	[15]
		病毒感染小鼠	缓解病毒感染引起的肺脏炎症与肺部疾病表现	[16, 17]
		创伤后骨关节炎小鼠	通过拮抗MDM2来激活p53通路，使衰老细胞对外部刺激敏感以诱导细胞死亡	[18]

续表

名称（中文名/常用名/编号）	结构式	药效模型	抗衰老效果	参考文献
PZ15227 （ABT-263的PROTAC）	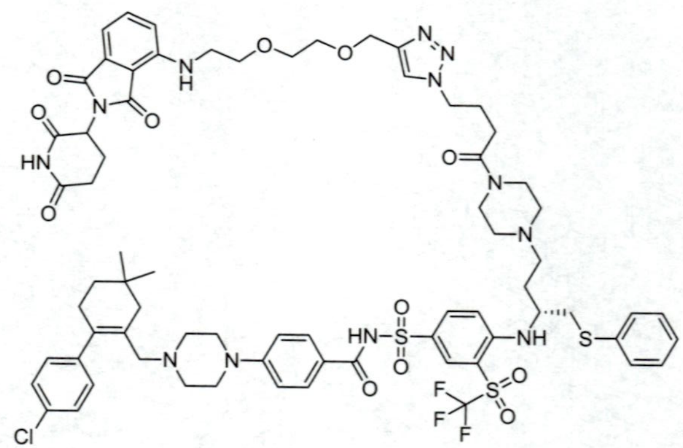	自然衰老小鼠	通过PROTAC技术，降低ABT-263引起的血小板减少症，同时恢复组织干细胞与祖细胞的功能	[19]
ABT-737	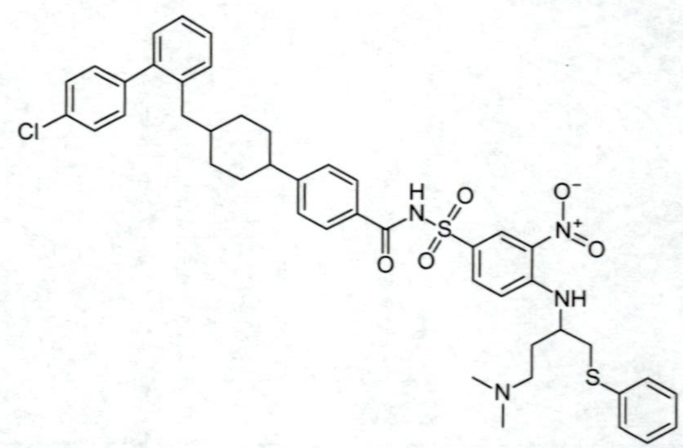	KRAS驱动的肺癌小鼠	消除肺部DNA损伤诱导的衰老细胞，抑制肺癌发展	[20]

续表

名称（中文名/常用名/编号）	结构式	药效模型	抗衰老效果	参考文献
BTSA1	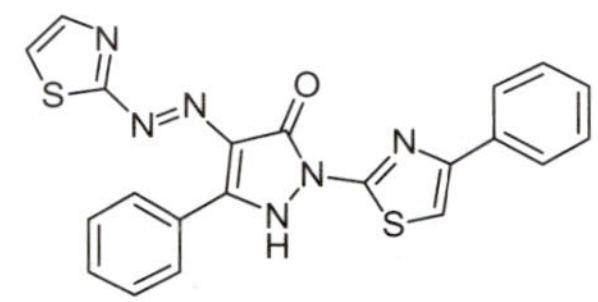	博来霉素诱导肺纤维化小鼠	通过激活BAX诱导MOMP形成，缓解肺纤维化进展	[21]
乌本苷/G毒毛旋花苷/Ouabain	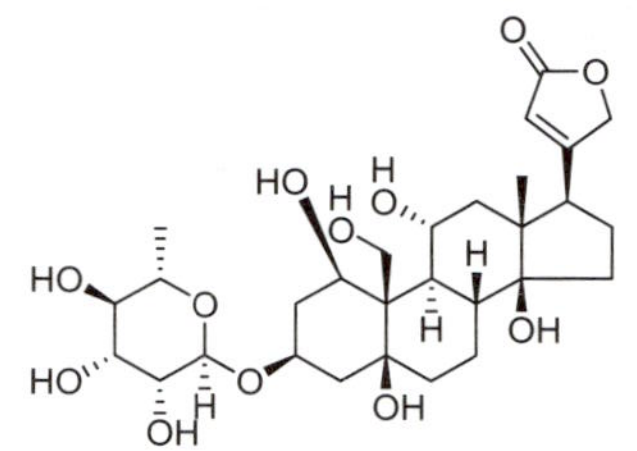	复制性衰老细胞，自然衰老小鼠	诱导Bcl-2家族蛋白NOXA促凋亡效应，诱导衰老细胞凋亡	[22]
地高辛/Digoxin	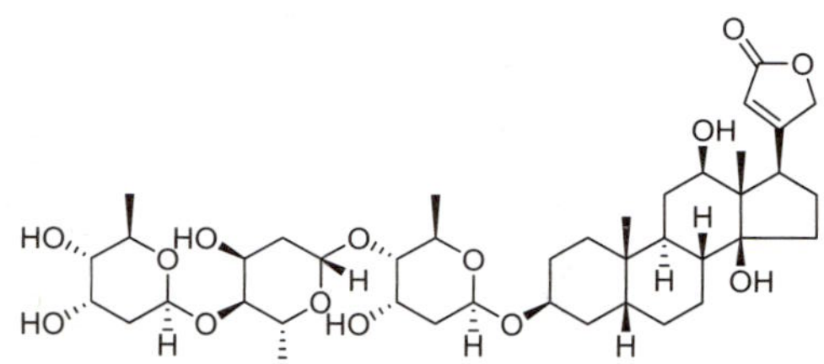	复制性衰老细胞，自然衰老小鼠	抑制质膜上的Na^+/K^+ ATP酶，引起Na^+、K^+和H^+的细胞内浓度的紊乱来杀死来自不同物种和组织来源的各种SnC	[22]
		气管滴注辐射诱导衰老细胞的肺纤维化小鼠	治疗肺纤维化	[23]
Panobinostat	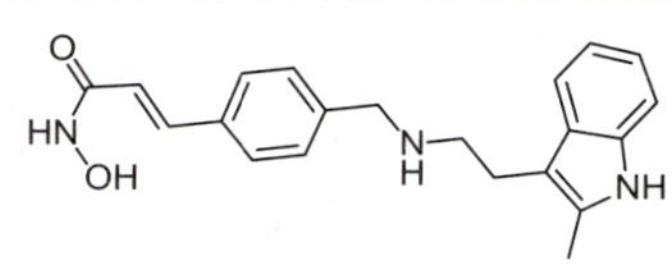	化疗诱导衰老的癌细胞	杀死化疗期间积累的持续衰老细胞	[24]

续表

名称（中文名/常用名/编号）	结构式	药效模型	抗衰老效果	参考文献
Nintedanib	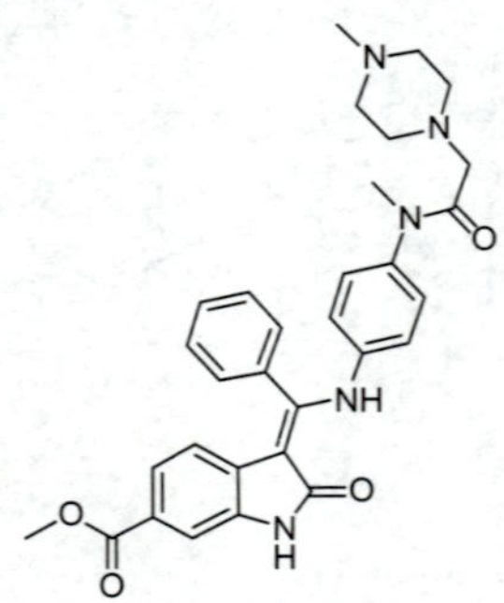	衰老原代人真皮成纤维细胞	通过抑制STAT3，诱导衰老细胞死亡	[25]
胡萝卜硫素	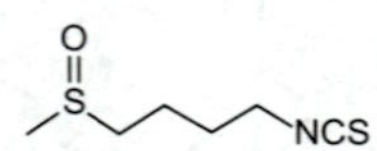	线虫模型	延长线虫寿命	[26]
普伐他汀+唑来膦酸盐	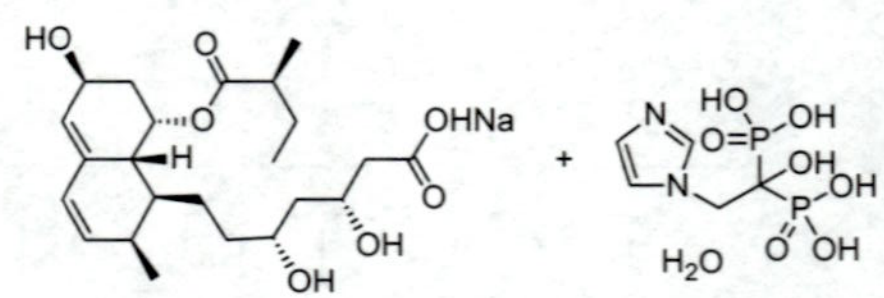	哈钦森-吉尔福德早衰综合征小鼠	延长早衰小鼠寿命	[27]
TL02-59	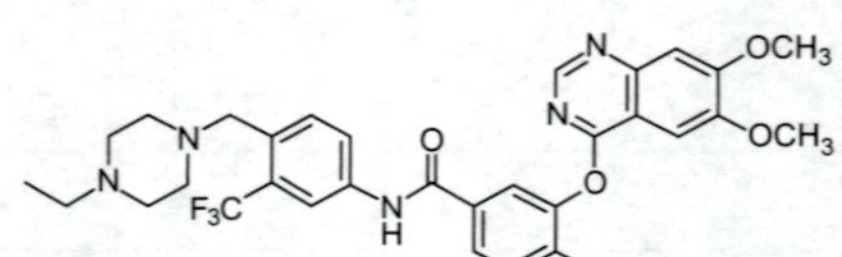	衰老细胞与辐射诱导的肺纤维化小鼠	减少肺部促纤维化因子释放，缓解肺纤维化	[28]

续表

名称（中文名/常用名/编号）	结构式	药效模型	抗衰老效果	参考文献
AP20187	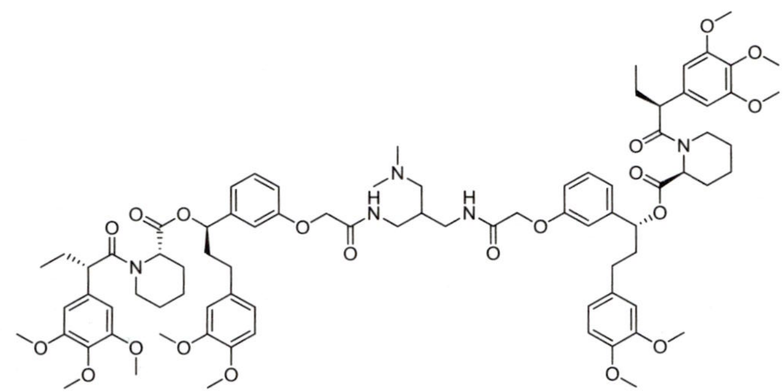	INK-ATTAC老年小鼠	选择性清除高表达p16[INK4a]的细胞，改善肾功能	[29]
右美托咪定/Dexmedetomidine	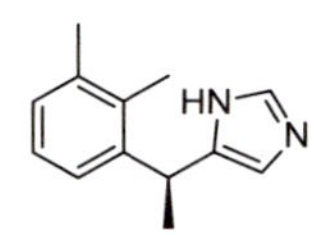	急性肾损伤大鼠	减少衰老肾小管细胞的数量，并削弱衰老相关标志物（p53、p16[INK4a]和p21[CIP1]）的蛋白表达	[30]
更昔洛韦/Ganciclovir	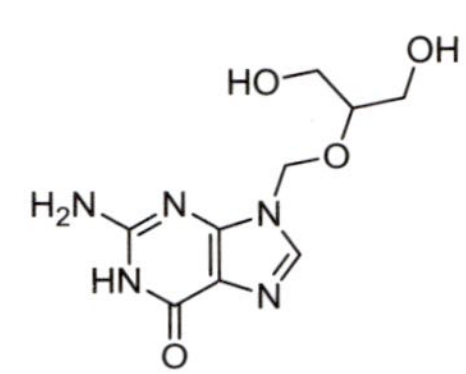	转基因（p16-3MR）小鼠	HSV-TK将GCV转化为有毒DNA链终止子，引发衰老细胞死亡	[31]

续表

名称（中文名/常用名/编号）	结构式	药效模型	抗衰老效果	参考文献
A1331852	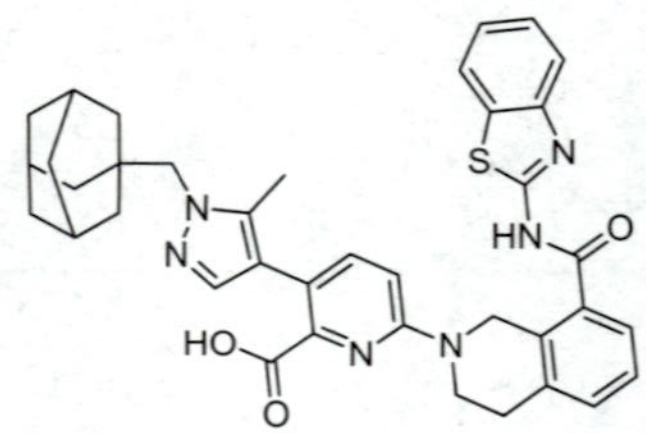	自然衰老小鼠	靶向抑制Bcl-xL或Bcl-w，显著引起衰老细胞凋亡	[32]
醋酸艾塞那肽/A1155463	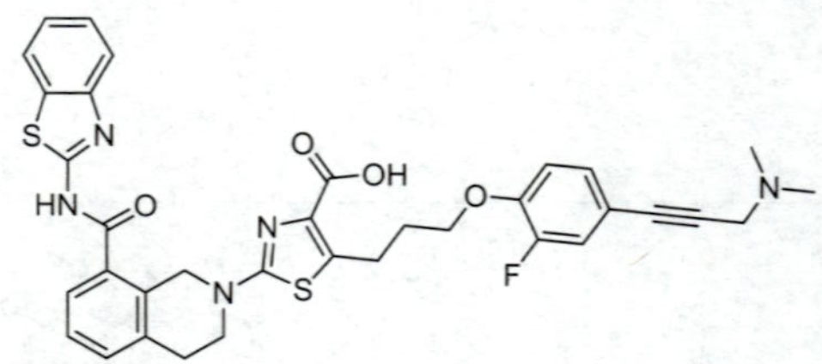	自然衰老小鼠	靶向抑制Bcl-xL或Bcl-w，显著引起衰老细胞的凋亡	[32]
P5091	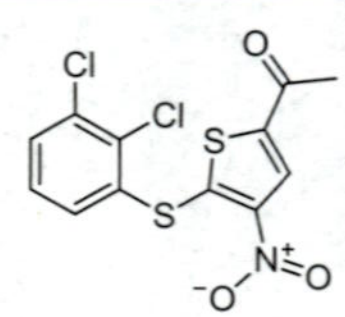	阿霉素诱导衰老小鼠	抑制USP 7进行基因耗竭，恢复p53活性，选择性诱导衰老细胞凋亡	[33]
荜茇酰胺/Piperlongumine	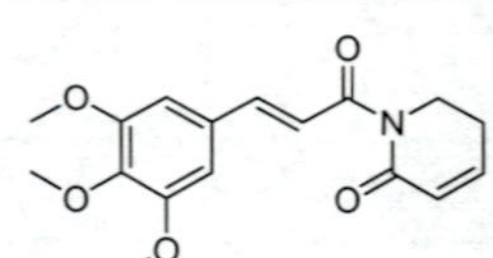	复制性衰老WI38成纤维细胞	结合OXR1，通过泛素-蛋白酶体系统（UPS）特异性降解衰老细胞	[34]

续表

名称（中文名/常用名/编号）	结构式	药效模型	抗衰老效果	参考文献
JQ1	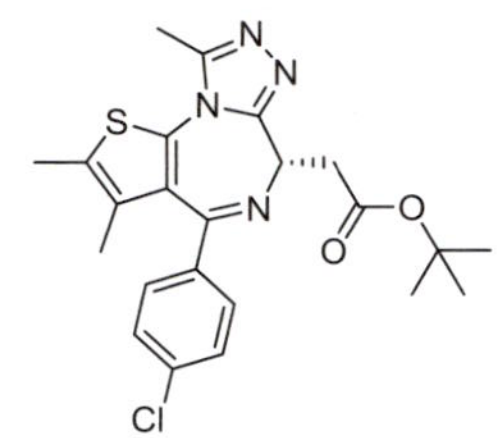	TAC诱导心衰细胞	通过成纤维细胞中转录因子MEOX1调节心肌纤维化，改善心功能	[35]
ARV825	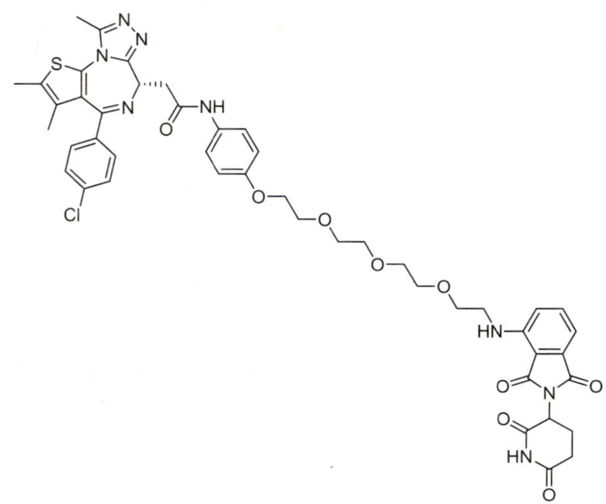	肥胖小鼠和免疫缺陷植瘤小鼠	识别乙酰化染色质并调节基因表达，选择性的诱导细胞死亡	[36]

续表

名称（中文名/常用名/编号）	结构式	药效模型	抗衰老效果	参考文献
BPTES	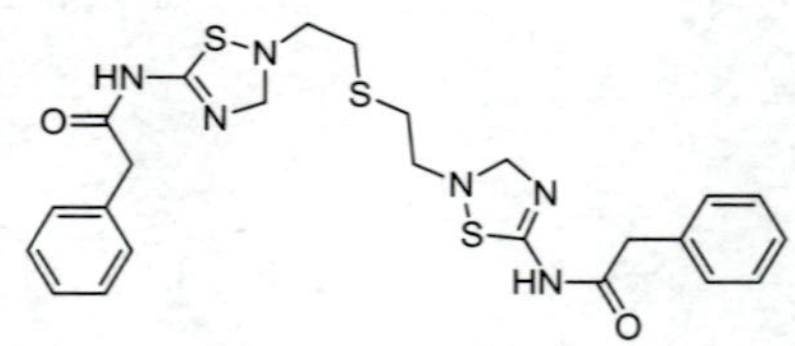	自然衰老小鼠/肥胖、ApoE敲除和非酒精性脂肪性肝炎小鼠	抑制GLS1，降低衰老细胞活力	[37]
R406	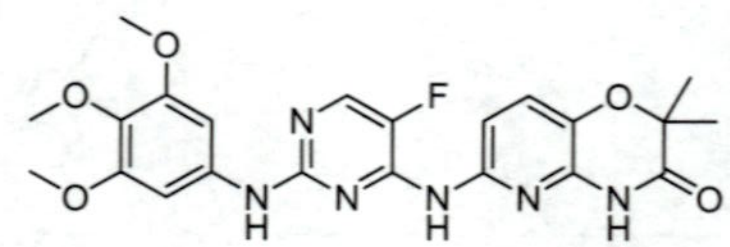	复制性衰老人成纤维细胞	通过抑制FAK和MAPK的磷酸化，选择性降低衰老细胞活力	[38]
Tocilizumab（TSPD）	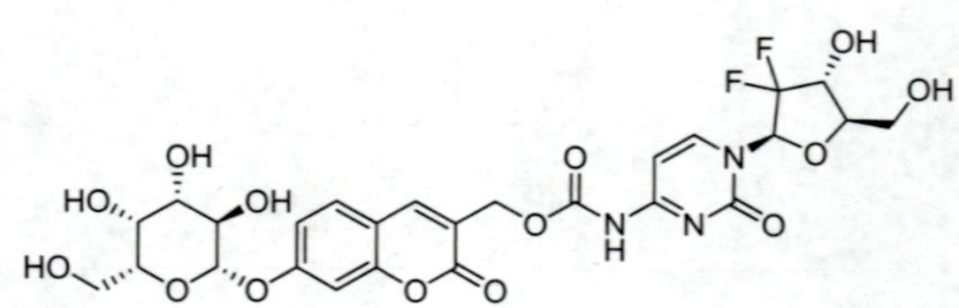	肾单侧缺血再灌注损伤衰老小鼠	相比对照组，降低血清中BUN和SCr水平，显著改善肾脏大小、颜色及纤维化程度	[39]

参考文献

[1] Baar M. DNA damage induced cell fates during aging[M]. London: Springer, 2019.

[2] Zhen Y Z, Lin Y J, Li K J, et al. Effects of rhein lysinate on D-galactose-induced aging mice[J]. Exp. Ther. Med., 2016, 11: 303-308.

[3] Fuhrmann-Stroissnigg H, Ling Y Y, Zhao J, et al. Identification of HSP90 inhibitors as a novel class of senolytics[J]. Nat. Commun., 2017, 8: 422.

[4] Ijaz M U, Haider S, Tahir A, et al. Mechanistic insight into the protective effects of fisetin against arsenic-induced reproductive toxicity in male rats[J]. Sci. Rep., 2023, 13: 3080.

[5] Zhu Y, Doornebal E J, Pirtskhalava T, et al. New agents that target senescent cells: the flavone, fisetin, and the Bcl-xL inhibitors, A1331852 and A1155463[J]. Aging (Albany NY), 2017, 9: 955-965.

[6] Salerno N, Marino F, Scalise M, et al. Pharmacological clearance of senescent cells improves cardiac remodeling and function after myocardial infarction in female aged mice[J]. Mech. Ageing Dev., 2022, 208: 111740.

[7] Zhu Y, Tchkonia T, Pirtskhalava T, et al. The Achilles' heel of senescent cells: from transcriptome to senolytic drugs[J]. Aging Cell, 2015, 14: 644-658.

[8] Marino F, Scalise M, Salerno N, et al. Diabetes-induced cellular senescence and senescence-associated secretory phenotype impair cardiac regeneration and function independently of age[J]. Diabetes, 2022, 71: 1081-1098.

[9] Xu M, Pirtskhalava T, Farr J N, et al. Senolytics improve physical function and increase lifespan in old age[J]. Nat. Med., 2018, 24: 1246-1256.

[10] Li S, Livingston M J, Ma Z, et al. Tubular cell senescence promotes maladaptive kidney repair and chronic kidney disease after cisplatin nephrotoxicity[J]. JCI Insight, 2023, 8: e166643.

[11] Walaszczyk A, Dookun E, Redgrave R, et al. Pharmacological clearance of senescent cells improves survival and recovery in aged mice following acute myocardial infarction[J]. Aging Cell, 2019, 18: e12945.

[12] Jia K, Dai Y, Liu A, et al. Senolytic agent navitoclax inhibits angiotensin II-induced heart failure in mice[J]. J. Cardiovasc. Pharmacol., 2020, 76: 452-460.

[13] Dookun E, Walaszczyk A, Redgrave R, et al. Clearance of senescent cells during cardiac ischemia–reperfusion injury improves recovery[J]. Aging Cell, 2020, 19: e13249.

[14] Pan J, Li D, Xu Y, et al. Inhibition of Bcl-2/Bcl-xL with ABT-263 selectively kills senescent type II pneumocytes and reverses persistent pulmonary fibrosis induced by ionizing radiation in mice[J]. Int. J. Radiat. Oncol. Biol. Phys., 2017, 99: 353-361.

[15] Mikawa R, Suzuki Y, Baskoro H, et al. Elimination of p19ARF-expressing cells protects against pulmonary emphysema in mice[J]. Aging Cell, 2018, 17: e12723.

[16] Lee S, Yu Y, Trimpert J, et al. Virus-induced senescence is a driver and therapeutic target in COVID-19[J]. Nature, 2021, 599: 283-289.

[17] Kaur G, Sohanur Rahman M, Shaikh S, et al. Emerging roles of senolytics/senomorphics in

HIV-related co-morbidities[J]. Biochem. Pharmacol., 2024, 21: 435.

[18] Jeon O H, Kim C, Laberge R-M, et al. Local clearance of senescent cells attenuates the development of post-traumatic osteoarthritis and creates a pro-regenerative environment[J]. Nat. Med., 2017, 23: 775-781.

[19] He Y, Zhang X, Chang J, et al. Using proteolysis-targeting chimera technology to reduce navitoclax platelet toxicity and improve its senolytic activity[J]. Nat. Commun., 2020, 11: 1996.

[20] Haston S, Gonzalez-Gualda E, Morsli S, et al. Clearance of senescent macrophages ameliorates tumorigenesis in KRAS-driven lung cancer[J]. Cancer Cell, 2023, 41: 1242-1260.

[21] Shen M, Fu J, Zhang Y, et al. A novel senolytic drug for pulmonary fibrosis: BTSA1 targets apoptosis of senescent myofibroblasts by activating BAX[J]. Aging Cell, 2024, 17: e12780.

[22] Guerrero A, Herranz N, Sun B, et al. Cardiac glycosides are broad-spectrum senolytics[J]. Nat. Metab., 2019, 1: 1074-1088.

[23] Triana-Martínez F, Picallos-Rabina P, Da Silva-Alvarez S, et al. Identification and characterization of cardiac glycosides as senolytic compounds[J]. Nat. Commun., 2019, 10: 3457.

[24] Samaraweera L, Adomako A, Rodriguez-Gabin A, et al. A novel indication for panobinostat as a senolytic drug in NSCLC and HNSCC[J]. Sci. Rep., 2017, 7: 1354.

[25] Cho H J, Hwang J A, Yang E J, et al. Nintedanib induces senolytic effect via STAT3 inhibition[J]. Cell Death Dis., 2022, 13: 8125.

[26] Qi Z, Ji H, Le M, et al. Sulforaphane promotes C. elegans longevity and healthspan via DAF16/DAF-2 insulin/IGF-1 signaling[J]. Aging (Albany NY), 2021, 13: 1649-1670.

[27] Varela I, Pereira S, Ugalde A P, et al. Combined treatment with statins and amino-bisphosphonates extends longevity in a mouse model of human premature aging[J]. Nat. Med., 2008, 14: 767-772.

[28] Mukherjee A, Epperly M W, Fisher R, et al. Inhibition of tyrosine kinase Fgr prevents radiation-induced pulmonary fibrosis (RIPF)[J]. Cell Death Dis., 2023, 9: 252.

[29] Baker D J, Wijshake T, Tchkonia T, et al. Clearance of p16^{INK4a}-positive senescent cells delays ageing-associated disorders[J]. Nature, 2011, 479: 232-236.

[30] McNamara R K, Asch R H, Lindquist D M, et al. Role of polyunsaturated fatty acids in human brain structure and function across the lifespan: an update on neuroimaging findings[J]. Prostaglandins Leukot. Essent. Fatty Acids, 2018, 136: 23-34.

[31] Laberge R, Adler D, DeMaria M, et al. Mitochondrial DNA damage induces apoptosis in senescent cells[J]. Cell Death Dis., 2013, 4: e727.

[32] Bussian T J, Aziz A, Meyer C F, et al. Clearance of senescent glial cells prevents tau-dependent pathology and cognitive decline[J]. Nature, 2018, 562: 578-582.

[33] He Y, Li W, Lv D, et al. Inhibition of USP7 activity selectively eliminates senescent cells in part via restoration of p53 activity[J]. Aging Cell, 2020, 19: e13117.

[34] Zhang X, Zhang S, Liu X, et al. Oxidation resistance 1 is a novel senolytic target[J]. Aging

Cell, 2018, 17: e12780.
[35] Alexanian M, Przytycki P F, Micheletti R, et al. A transcriptional switch governs fibroblast activation in heart disease[J]. Nature, 2021, 595: 438-443.
[36] Wakita M, Takahashi A, Sano O, et al. A BET family protein degrader provokes senolysis by targeting NHEJ and autophagy in senescent cells[J]. Nat. Commun., 2020, 11: 1935.
[37] Johmura Y, Yamanaka T, Omori S, et al. Senolysis by glutaminolysis inhibition ameliorates various age-associated disorders[J]. Science, 2021, 371: 265-270.
[38] Cho H J, Yang E J, Park J T, et al. Identification of SYK inhibitor, R406 as a novel senolytic agent[J]. Aging (Albany NY), 2020, 12: 8221.
[39] Song Y, Li X, Shi D, et al. A senolysis-based theragnostic prodrug strategy towards chronic renal failure[J]. Chem. Sci., 2022, 13: 11738-11745.

附表 2 Senomorphics 小分子化合物 / 药物汇总

名称（中文名 / 常用名 / 编号）	结构式	药效模型	抗衰老效果	参考文献
白藜芦醇 / Resveratrol	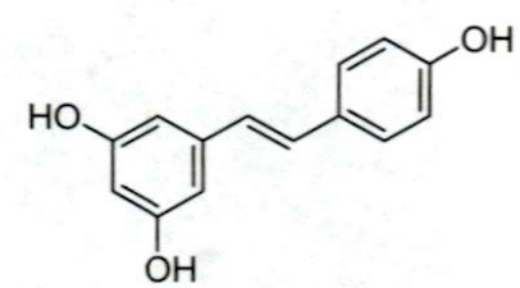	高脂饮食诱导衰老小鼠	防止高脂饮食引起的氧化应激、细胞衰老和肾损伤	[1]
		伤口、自然衰老小鼠皮肤细胞	提升抗氧化酶系统的活性，如超氧化物歧化酶（SOD）和谷胱甘肽过氧化物酶（GPx），增加抗氧化能力	[2]
		D- 半乳糖诱导衰老小鼠	降低睾丸脂质过氧化水平，增加抗氧化酶活性（CAT、谷胱甘肽还原酶）	[3]
		DOX 诱导衰老小鼠	血浆睾酮水平、精子浓度及活力显著增加	[4]
		SAMP8 衰老小鼠阿霉素诱导心脏毒性	提高心脏 SIRT1 活性，提高心脏收缩能力	[5]
芹菜素 /Apigenin	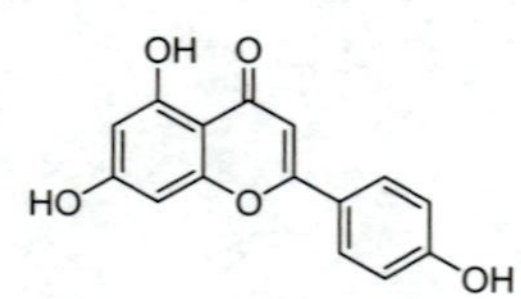	丙烯腈诱导的炎症生殖细胞	降低 IL-1β、TNF-α 和 IL-6 的浓度，下调 NF-κB，增加裂解的胱天蛋白酶 3 表达，改善睾丸的成熟和能量代谢	[6]
		丙烯腈诱导的精子和睾丸损伤的大鼠	下调 ASK1-JNK/p38 信号通路，抑制睾丸细胞凋亡	[7]
		衰老大鼠	降低衰老大鼠肾脏中 SASP 水平，缓解慢性炎症相关疾病	[8]
橙皮苷 / Hesperidin	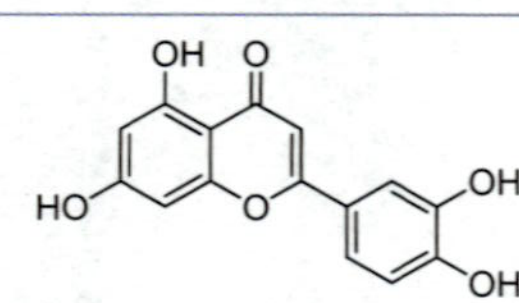	复制性衰老间质细胞	通过 COX-2 相关途径增加 StAR 的表达，从而提升睾酮水平	[9]

续表

名称（中文名/常用名/编号）	结构式	药效模型	抗衰老效果	参考文献
姜黄素/Curcumin	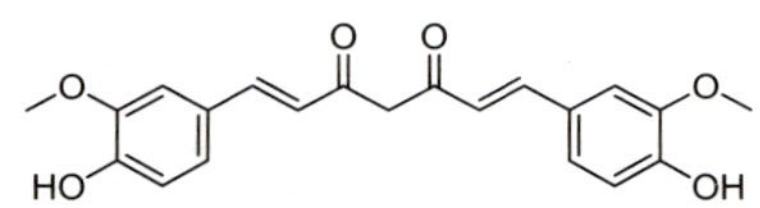	尼古丁诱导大鼠	改善精子数量、活力、形态和浓度	[10]
		D-半乳糖诱导衰老心肌细胞	增加Sirt1和AMPK磷酸化的表达以及降低mTOR磷酸化诱导自噬，减轻细胞衰老表型	[11]
姜黄醇/Curcumol	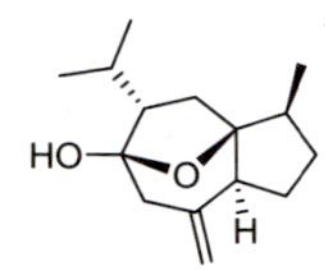	乙醇饮食小鼠，乙醇处理的LO2人体干细胞	阻断LC3B-lamin B1相互作用，抑制CCF介导的肝细胞衰老，降低SA-β-gal活性、p16^{INK4a}和p21^{CIP1}表达，减少SASP相关炎症因子的分泌	[12]
叶酸/Folic acid	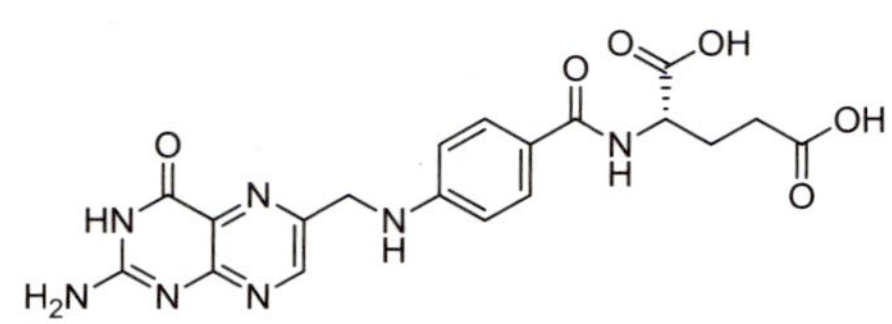	线虫；乙醇饮食小鼠	增强抗氧化能力，调节饮食摄入，通过增加肝Treg细胞频率限制乙醇诱导的炎症损伤	[13, 14]
亚精胺/Spermidine	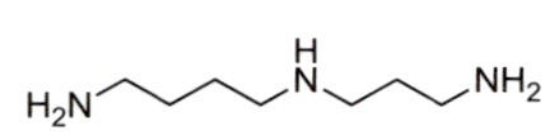	自然衰老大鼠	激活SIRT1/PGC-1α信号通路改善线粒体功能，减少ROS积累，改善心脏衰老	[15]
		肝星状细胞，四氯化碳诱导肝纤维化野生型及MAP1S敲除小鼠	保留线粒体功能，表现出抗炎特性，防止干细胞衰老；减轻体重并改善饮食诱导的肥胖（DIO）小鼠的胰岛素抵抗；改变肥胖小鼠肠道微生物群的组成和功能，增加SCFA细菌的数量；通过MAP1S预防肝纤维化	[16, 17]

续表

名称（中文名/常用名/编号）	结构式	药效模型	抗衰老效果	参考文献
褪黑素/Melatonine	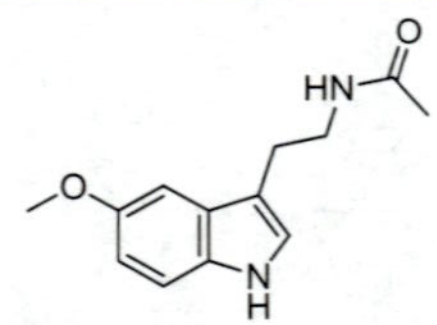	加速衰老小鼠（SAMP8），抗衰老小鼠（SAMR1）；酒精结合高脂饮食诱导脂肪肝大鼠，脂肪酸超载HepG2细胞	降低衰老相关的炎症过程；降低酒精诱导的肝脂肪变性，降低血清丙氨酸氨基转移酶、天冬氨酸氨基转移酶活性以及血清和肝脏甘油三酯水平	[18, 19]
阿卡波糖/Acarbose	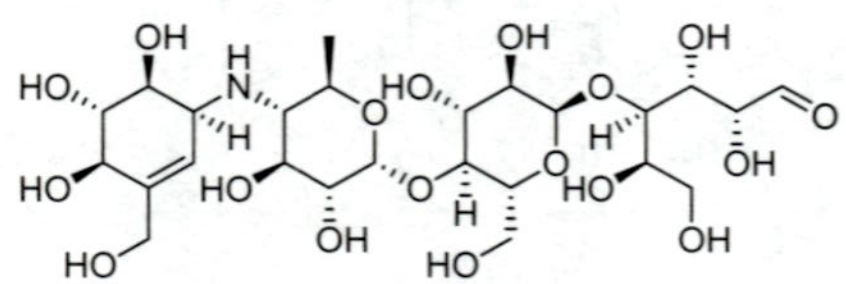	2型糖尿病患者；高淀粉饮食小鼠	改善糖尿病前期患者的血糖控制和延迟或防止2型糖尿病；重复性地调节微生物群的组成，增加小鼠体内SCFAs的浓度，特别是丙酸或丁酸	[20, 21]
		自然衰老小鼠	雄性小鼠寿命中位数提高了22%，雌性小鼠寿命中位数提高了5%	[22]
雷帕霉素/Rapamycin	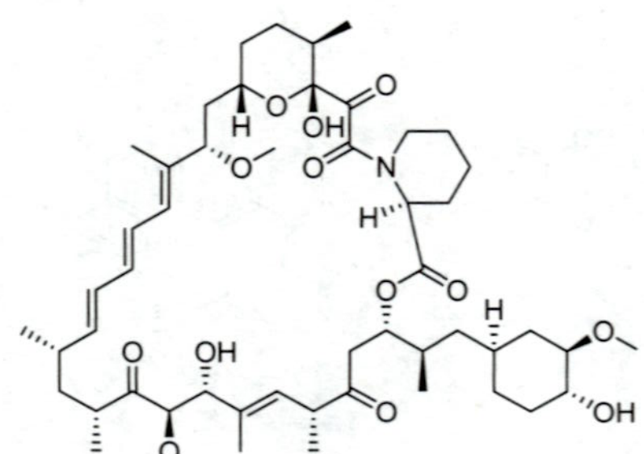	自然衰老小鼠	增加线粒体中电子传递链复合物的丰度，使线粒体呼吸链活性持续改变；改善老年小鼠的舒张功能和心肌硬度，且疗效可在停药后继续维持	[23]
		自然衰老小鼠	抑制氧化应激、激活动脉AMPK和增加PTEN表达来改善老年小鼠的动脉功能障碍	[24]
		自然衰老小鼠	延长雄性和雌性小鼠的中位寿命和最大寿命	[25]
		$Lmna^{-/-}$转基因小鼠	抑制mTORC1信号通路改善心脏和骨骼肌功能，提高小鼠的生存率	[26]
		雄激素诱导BPH模型大鼠	通过抑制PI3K/Akt途径，激活细胞自噬，避免雄激素诱导的mTOR活化，从而阻止前列腺的增生过程	[27]

续表

名称（中文名/常用名/编号）	结构式	药效模型	抗衰老效果	参考文献
二甲双胍/Metformin	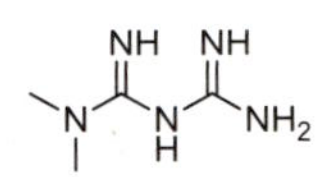	自然衰老小鼠	增强衰老脉管系统的自噬通量，降低衰老血管平滑肌细胞的SASP，改善与年龄相关的动脉结构和功能变化	[28]
		自然衰老小鼠	提高衰老心脏的自噬通量，破坏p62与坏死小体的相互作用，提高老年小鼠生存率	[29]
		自然衰老小鼠	从中年时期开始服用二甲双胍，延长雄性小鼠寿命与健康寿命	[30]
		离体心脏缺血-再灌注损伤自然衰老小鼠	激活心脏AMPK、降低mTOR活性，减轻内质网应激，改善线粒体功能，减轻心脏缺血再灌注损伤	[31]
		异种移植肿瘤小鼠	与雄激素受体抑制剂联合使用，通过AMPK诱导的mTOR（哺乳动物雷帕霉素靶蛋白）抑制作用，降低了移植了前列腺癌细胞的小鼠的肿瘤生长	[32]
降钙素基因相关肽	—	自发性高血压大鼠	上调Klotho的表达，抑制心脏成纤维细胞的衰老，降低SASP，从而抑制心肌纤维化	[33]
维生素K2	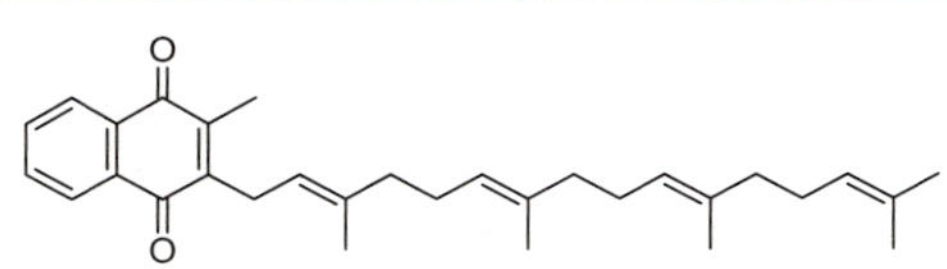	自然衰老大鼠	维生素K_2通过阻断Keap-1/Nrf-2/HO-1通路，来抑制自然衰老大鼠的炎症/凋亡信号通路和肝脏衰老	[34]

续表

名称（中文名/常用名/编号）	结构式	药效模型	抗衰老效果	参考文献
虎杖苷	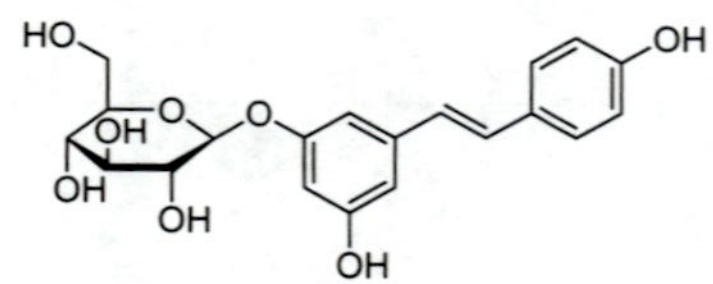	斑马鱼模型	明显减轻肝脏脂肪变性，降低与酒精和脂质代谢相关基因的表达水平，包括CYP2Y3，CYP3A65，HMGCRa，HMGCRb和FASN	[35]
KU60019	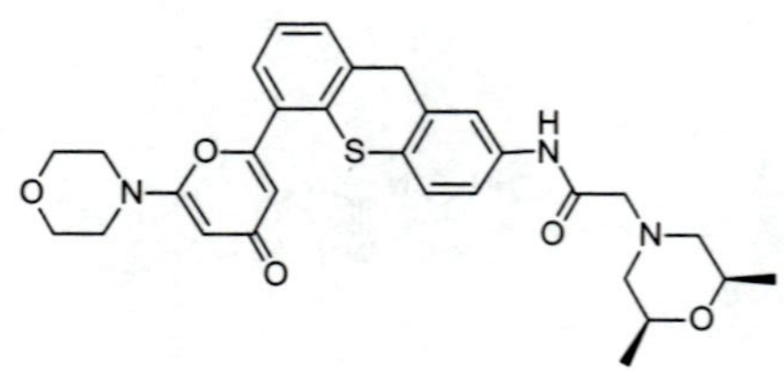	皮肤损伤老年小鼠	抑制ATM蛋白活性，降低V-ATPase磷酸化水平，提高溶酶体自噬能力，改善线粒体功能，减轻衰老表型，促进老年小鼠伤口愈合	[36]
牛磺酸	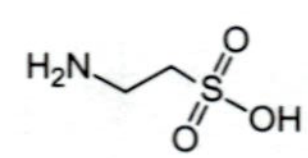	自然衰老小鼠	雌性小鼠的平均寿命增加了12%，雄性小鼠的平均寿命增加了10%	[37]
MYMD-1	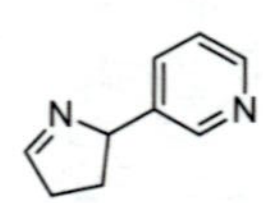	自然衰老小鼠	延长寿命，改善衰老相关肌肉减少、脆弱性，效果优于雷帕霉素	[38]

参考文献

[1] Zhang N, Li Z, Xu K, et al. Resveratrol protects against high-fat diet induced renal pathological damage and cell senescence by activating SIRT1[J]. Biol. Pharm. Bull., 2016, 39: 1448-1454.

[2] Hecker A, Schellnegger M, Hofmann E, et al. The impact of resveratrol on skin wound healing, scarring, and aging[J]. Int. Wound J., 2022, 19: 9-28.

[3] Hamza R Z, Al-Harbi M S, Al-Hazaa M A, et al. Neurological alterations and testicular damages in aging induced by D-Galactose and neuro and testicular protective effects of combinations of chitosan nanoparticles, resveratrol and quercetin in male mice[J]. Coatings, 2021, 11: 435.

[4] Türedi S, Yuluğ E, Alver A, et al. Effects of resveratrol on doxorubicin induced testicular damage in rats[J]. Exp. Toxicol. Pathol., 2015, 67: 229-235.

[5] Sin T K, Tam B T, Yung B Y, et al. Resveratrol protects against doxorubicin-induced cardiotoxicity in aged hearts through the SIRT1-USP7 axis[J]. J. Physiol., 2015, 593: 1887-1899.

[6] Dang Y, Li Z, Wei Q, et al. Protective effect of apigenin on acrylonitrile-induced inflammation and apoptosis in testicular cells via the NF-κB pathway in rats[J]. Inflammation, 2018, 41: 1448-1459.

[7] Wang B, Zhang M, Guo J, et al. The effects of flavonoid apigenin on male reproductive health: inhibition of spermatogonial proliferation through downregulation of Prmt7/Akt3 pathway[J]. Int. J. Mol. Sci., 2021, 22: 12209.

[8] Lim H, Park H, Kim H P. Effects of flavonoids on senescence-associated secretory phenotype formation from bleomycin-induced senescence in BJ fibroblasts[J]. Biochem. Pharmacol., 2015, 96: 337-348.

[9] Martin L J, Touaibia M. Improvement of testicular steroidogenesis using flavonoids and isoflavonoids for prevention of late-onset male hypogonadism[J]. Antioxidants, 2020, 9: 237.

[10] Bustani G S, Jabbar M K., Al-Baghdady H A F, et al. Protective effects of curcumin on testicular and sperm parameters abnormalities induced by nicotine in male rats[C]. AIP Conf. Proc., AIP Publishing, 2022.

[11] Yang L, Shi J, Wang X, et al. Curcumin alleviates D-galactose-induced cardiomyocyte senescence by promoting autophagy via the SIRT1/AMPK/mTOR pathway[J]. Evid. Based Complement. Altern. Med., 2022, 2022: 2990843.

[12] Qi X, Zheng S, Ma M, et al. Curcumol suppresses CCF-mediated hepatocyte senescence through blocking LC3B-lamin B1 interaction in alcoholic fatty liver disease[J]. Front. Pharmacol., 2022, 13: 912825.

[13] Rathor L, Akhoon B A, Pandey S, et al. Folic acid supplementation at lower doses increases oxidative stress resistance and longevity in Caenorhabditis elegans[J]. Age, 2015, 37: 1-15.

[14] Zhao H, Guo P, Zuo Y, et al. Folic acid intervention changes liver Foxp3 methylation and ameliorates the damage caused by Th17/Treg imbalance after long-term alcohol exposure[J]. Food Funct., 2022, 13: 5262-5274.

[15] Wang J, Li S, Wang J, et al. Spermidine alleviates cardiac aging by improving mitochondrial biogenesis and function[J]. Aging (Albany NY), 2020, 12: 650-660.

[16] Shi B, Wang W, Ye M, et al. Spermidine suppresses the activation of hepatic stellate cells to cure liver fibrosis through autophagy activator MAP1S[J]. Liver Int., 2023, 43: 1307-1319.

[17] Madeo F, Eisenberg T, Pietrocola F, et al. Spermidine in health and disease[J]. Science, 2018, 359: eaan2788.

[18] Rodríguez M I, Escames G, López L C, et al. Chronic melatonin treatment reduces the age-dependent inflammatory process in senescence-accelerated mice[J]. J. Pineal Res., 2007, 42: 272-279.

[19] Rui B-B, Chen H, Jang L, et al. Melatonin upregulates the activity of AMPK and attenuates lipid accumulation in alcohol-induced rats[J]. Alcohol Alcohol., 2016, 51: 11-19.

[20] Chiasson J-L, Josse R G, Gomis R, et al. Acarbose for prevention of type 2 diabetes mellitus: the STOP-NIDDM randomised trial[J]. Lancet, 2002, 359: 2072-2077.

[21] Baxter N T, Lesniak N A, Sinani H, et al. The glucoamylase inhibitor acarbose has a diet-dependent and reversible effect on the murine gut microbiome[J]. Msphere, 2019, 4: e00528-18.

[22] Harrison D E, Strong R, Allison D B, et al. Acarbose, 17-α-estradiol, and nordihydroguaiaretic acid extend mouse lifespan preferentially in males[J]. Aging Cell, 2013, 13: 273-282.

[23] Quarles E, Basisty N, Chiao Y A, et al. Rapamycin persistently improves cardiac function in aged, male and female mice, even following cessation of treatment[J]. Aging Cell, 2020, 19: e13086.

[24] Lesniewski L A, Seals D R, Walker A E, et al. Dietary rapamycin supplementation reverses age-related vascular dysfunction and oxidative stress, while modulating nutrient-sensing, cell cycle, and senescence pathways[J]. Aging Cell, 2017, 16: 17-26.

[25] Harrison D E, Strong R, Sharp Z D, et al. Rapamycin fed late in life extends lifespan in genetically heterogeneous mice[J]. Nature, 2009, 460: 392-395.

[26] Ramos F J, Chen S C, Garelick M G, et al. Rapamycin reverses elevated mTORC1 signaling in lamin A/C–deficient mice, rescues cardiac and skeletal muscle function, and extends survival[J]. Sci. Transl. Med., 2012, 4: 144ra103.

[27] Lemos G, Fernandes C M A d S, Silva F H, et al. The role of autophagy in prostate cancer and prostatic diseases: a new therapeutic strategy[J]. Prostate Cancer Prostatic Dis., 2024, 27: 230-238.

[28] Tai S, Sun J, Zhou Y, et al. Metformin suppresses vascular smooth muscle cell senescence by promoting autophagic flux[J]. J. Adv. Res., 2022, 41: 205-218.

[29] Li C, Mu N, Gu C, et al. Metformin mediates cardioprotection against aging-induced ischemic necroptosis[J]. Aging Cell, 2020, 19: e13096.

[30] Martin-Montalvo A, Mercken E M, Mitchell S J, et al. Metformin improves healthspan and lifespan in mice[J]. Nat. Commun., 2013, 4: 2196.

[31] Chen Q, Thompson J, Hu Y, et al. Chronic metformin treatment decreases cardiac injury

during ischemia-reperfusion by attenuating endoplasmic reticulum stress with improved mitochondrial function[J]. Aging (Albany NY), 2021, 13: 7828.

[32] Chen C, Wang H, Geng X, et al. Metformin exerts anti-AR-negative prostate cancer activity via AMPK/autophagy signaling pathway[J]. Cancer Cell Int., 2021, 21: 404.

[33] Li W-Q, Tan S-L, Li X-H, et al. Calcitonin gene-related peptide inhibits the cardiac fibroblasts senescence in cardiac fibrosis via up-regulating Klotho expression[J]. Eur. J. Pharmacol., 2019, 843: 96-103.

[34] El-Sherbiny M, Atef H, Helal G M, et al. Vitamin K2 (MK-7) intercepts Keap-1/Nrf-2/HO-1 pathway and hinders inflammatory/apoptotic signaling and liver aging in naturally aging rat[J]. Antioxidants, 2022, 11: 2150.

[35] Lai Y, Zhou C, Huang P, et al. Polydatin alleviated alcoholic liver injury in zebrafish larvae through ameliorating lipid metabolism and oxidative stress[J]. J. Pharmacol. Sci., 2018, 138: 46-53.

[36] Kang H T, Park J T, Choi K, et al. Chemical screening identifies ATM as a target for alleviating senescence[J]. Nat. Chem. Biol., 2017, 13: 616-623.

[37] Singh P, Gollapalli K, Mangiola S, et al. Taurine deficiency as a driver of aging[J]. Science, 2023, 380: 268-280.

[38] Sabini E, O'Mahony A, Caturegli P. MyMD-1 improves health span and prolongs life span in old mice: a noninferiority study to rapamycin[J]. J. Gerontol. A Biol. Sci. Med. Sci., 2023, 78: 227-235.

附表 3 衰老干预靶汇总

衰老干预靶标	英文全称	抗衰小分子	药效模型	参考文献
ALDOA, B, C	Aldolase A, B, C	Aldometanib	线虫，自然衰老小鼠	[1]
AMPK	Adenosine monophosphate-activated protein kinase	二甲双胍	自然衰老小鼠	[2]
ATM	Ataxia telangiectasia mutated	KU-60019	来自早衰综合征病人的成纤维细胞	[3]
BAX	Bcl-2-associated X protein	BTSA1	诱导衰老的鼠肺成纤维细胞	[4]
Bcl-2, -xL, -w	B-cell lymphoma-2, -xL, -w	ABT-263 (Navitoclax)	衰老细胞 自然衰老小鼠	[5]
Bcl-xL	B-cell lymphoma-extra large	A1331852 A1155463	衰老细胞（HUVECs/IMR90）	[6]
		PZ15227	自然衰老小鼠	[7]
		UBX1325	人视网膜微血管内皮细胞	[8]
BRD4	Bromodomain-containing protein 4	ARV825	化疗诱导衰老小鼠	[9]
GLP1-R	Glucagon-Like peptide-1 receptor	LY3502970	自然衰老小鼠	[10]
GLS1	Glutaminase 1	BPTES	自然衰老小鼠	[11]
HSP90	Heat shock protein90	去甲二氢愈创木酸 (NDGA)	自然衰老小鼠	[12]
		17-DMAG	早衰综合征小鼠	[13]
MDH2	Malate dehydrogenase 2	Glibenclamide	小鼠胚胎成纤维细胞 自然衰老小鼠	[14]
mTOR	mechanistic Target of Rapamycin	雷帕霉素	自然衰老小鼠	[15]
NF-kB	Nuclear factor kappa-light-chain-enhancer of activated B cells	Apigenin	化学诱导的衰老细胞	[16]
SIRT-1	Sirtuin 1	白藜芦醇	自然衰老小鼠	[17]
OXR1	Oxidation resistance 1	Piperlongumine	复制性衰老成纤维细胞	[18]
PEN2	Presenilin enhancer 2	二甲双胍	线虫、哺乳动物细胞 小鼠	[19]
USP 7	Ubiquitin-specific peptidase 7	P5091	阿霉素诱导衰老小鼠	[20]

参考文献

[1] Zhang C S, Li M, Wang Y, et al. The aldolase inhibitor aldometanib mimics glucose starvation to activate lysosomal AMPK [J]. Nat Metab, 2022, 4: 1369-1401.

[2] Martin-Montalvo A, Mercken E M, Mitchell S J, et al. Metformin improves healthspan and lifespan in mice [J]. Nat. Commun., 2013, 4: 2192.

[3] Kuk M U, Kim J W, Lee Y-S, et al. Alleviation of senescence via ATM inhibition in accelerated aging models [J]. Mol. Cells, 2019, 42: 210-217.

[4] Shen M, Fu J, Zhang Y, et al. A novel senolytic drug for pulmonary fibrosis: BTSA1 targets apoptosis of senescent myofibroblasts by activating BAX [J]. Aging Cell, 2024, 23: e14229.

[5] Chang J, Wang Y, Shao L, et al. Clearance of senescent cells by ABT263 rejuvenates aged hematopoietic stem cells in mice [J]. Nat. Med., 2016, 22: 78-83.

[6] Zhu Y, Doornebal E J, Pirtskhalava T, et al. New agents that target senescent cells: The flavone, fisetin, and the Bcl-xL inhibitors, A1331852 and A1155463 [J]. Aging, 2017, 9: 955-963.

[7] He Y, Zhang X, Chang J, et al. Using proteolysis-targeting chimera technology to reduce navitoclax platelet toxicity and improve its senolytic activity [J]. Nat. Commun., 2020, 11: 1996.

[8] Crespo-Garcia S, Fournier F, Diaz-Marin R, et al. Therapeutic targeting of cellular senescence in diabetic macular edema: preclinical and phase 1 trial results [J]. Nat. Med., 2024, 30: 443-454.

[9] Wakita M, Takahashi A, Sano O, et al. A BET family protein degrader provokes senolysis by targeting NHEJ and autophagy in senescent cells [J]. Nat. Commun., 2020, 11: 1935.

[10] Li Z, chen X, Vong J S L, et al. Systemic GLP-1R agonist treatment reverses mouse glial and neurovascular cell transcriptomic aging Signatures in a genome-wide manner[J]. Commun. Biol., 2021, 4: 656.

[11] Johmura Y, Yamanaka T, Omori S, et al. Senolysis by glutaminolysis inhibition ameliorates various age-associated disorders [J]. Science, 2021, 371: 265-270.

[12] Spindler S R, Mote P L, Lublin A L, et al. Nordihydroguaiaretic acid extends the lifespan of drosophila and mice, increases mortality-related tumors and hemorrhagic diathesis, and alters energy homeostasis in mice [J]. J. Gerontol. Series A, Biol. Sci. Medi. Sci., 2015, 70: 1479-1489.

[13] Fuhrmann-Stroissnigg H, Ling Y Y, Zhao J, et al. Identification of HSP90 inhibitors as a novel class of senolytics [J]. Nat. Commun., 2017, 8: 422.

[14] Mao Z, Liu W, Zou R, et al. Glibenclamide targets MDH2 to relieve aging phenotypes through metabolism-regulated epigenetic modification [J]. Signal. Transduct. Target. Ther., 2025, 10: 67.

[15] Harrison D E, Strong R, Sharp Z D, et al. Rapamycin fed late in life extends lifespan in genetically heterogeneous mice [J]. Nature, 2009, 460: 392-395.

[16] Lim H, Park H, Kim H P. Effects of flavonoids on senescence-associated secretory phenotype formation from bleomycin-induced senescence in BJ fibroblasts [J]. Biochem. Pharmacol., 2015, 96: 337-348.

[17] Baur J A, Pearson K J, Price N L, et al. Resveratrol improves health and survival of mice on a high-calorie diet [J]. Nature, 2006, 444: 337-342.

[18] Zhang X, Zhang S, Liu X, et al. Oxidation resistance 1 is a novel senolytic target [J]. Aging Cell, 2018, 17: e12780.

[19] Ma T, Tian X, Zhang B, et al. Low-dose metformin targets the lysosomal AMPK pathway through PEN2 [J]. Nature, 2022, 603: 159-165.

[20] He Y, Li W, Lv D, et al. Inhibition of USP7 activity selectively eliminates senescent cells in part via restoration of p53 activity [J]. Aging Cell, 2020, 19: e13117.

附表 4　衰老进程识别标志物汇总

序号	标志物	变化趋势	特征	参考文献
1	SA-β-gal	上调	代谢变化	[1-5]
2	脂褐素	上调	代谢变化	[1, 6, 7]
3	$p16^{INKa}$	上调	细胞周期阻滞	[1, 8-12]
4	$p21^{CIP1}$	上调	细胞周期阻滞	[1, 11, 13]
5	EdU	下调	细胞周期阻滞	[1, 13-15]
6	Ki67	下调	细胞周期阻滞	[1, 16-19]
7	α-fucosidase	上调	代谢变化	[20]
8	Bcl-2	上调	凋亡抵抗	[21]
9	γ-H2AX	上调	DNA 损伤	[2]
10	ROS	上调	氧化应激	[22]
11	IL-6/7/8/1/1β/13/15/1α	上调	SASP	[12, 23-26]
12	GM-CSE/G-CSE	上调	炎症因子	[27]
13	IFN-γ	上调	炎症因子	[28, 29]
14	CXCL1/2/3	上调	SASP	[10]
15	膜电位	下调	代谢变化	[30]
16	Gpx	上调	氧化应激	[31]
17	Sia	上调	代谢变化	[32, 33]
18	53BP	上调	DNA 损伤	[18, 25]
19	ATM	上调	DNA 损伤	[34]
20	ATR	上调	DNA 损伤	[34]
21	细胞核形态	变大	形态变化	[35]
22	Bcl-xL/Bcl-2	上调	凋亡抵抗	[21, 36]
23	p53	上调	细胞周期阻滞	[21]
24	MMP-1/3/10/12/13/14	上调	SASP	[37]
25	溶酶体数量 / 体积	增多 / 变大	形态变化	[38, 39]
26	溶酶体 pH	升高	微环境变化	[34, 40-42]
27	溶酶体极性	升高	微环境变化	[43]
28	MAO-A	上调	细胞氧化应激	[44, 45]
29	GLS1	上调	溶酶体去酸化	[46]
30	Cr	上调	肾损伤标志	[47]
31	ALT	上调	肝损伤标志物	[10]
32	AST	上调	肝损伤标志物	[10, 11]

续表

序号	标志物	变化趋势	特征	参考文献
33	TNF-α	上调	炎症因子	[10, 48]
34	胱天蛋白酶	上调	凋亡抵抗	[49]
35	被切割的PARP	上调	凋亡抵抗	[49]
36	HGF	上调	生长因子	[27, 49, 50]
37	AREG	上调	生长因子	[49]
38	EREG	上调	生长因子	[49]
39	VEGF	上调	血管生成因子	[51, 52]
40	ANGPTL4	上调	血管生成因子	[53]
41	NSD2	下调	甲基转移酶	[54]
42	BUN	上调	肾损伤标志	[26, 47]
43	ROS	上调	线粒体功能下降	[21]
44	PPARGC1A	上调	能量代谢	[55]
45	端粒	缩短	细胞增殖分裂	[56]
46	DEP1	上调	质膜构成	[57, 58]
47	DPP4	上调	质膜构成	[59]
48	线粒体累积	增加	能量代谢	[60]
49	SAHF	上调	衰老相关异染色质焦点	[61]
50	核纤层蛋白 B1	上调	核膜蛋白	[62]
51	NFKB1	上调	核因子B（SASP）	[12]
52	纤连蛋白	上调	调节细胞的附着和移动	[63]
53	胶原蛋白	上调	细胞的外形和稳定性	[63]
54	Laminin 层粘连蛋白	上调	细胞的黏附和转导	[64]
55	NO	上调	炎性调节	[27]
56	PGE2	上调	炎症调节	[27]
57	ICAM-1/3	上调	趋化因子	[21]
58	OPG	上调	趋化因子	[65]
59	sTNFRⅠ/Ⅱ	上调	炎症调节	[27]
60	TRAIL-R3	上调	调节凋亡信号	[28]
61	Fas	上调	诱导凋亡	[27]
62	uPAR	上调	SASP	[28]
63	SGP130	上调	信号转导	[28]
64	EGF-R	上调	生长因子	[27]
65	双调蛋白	上调	生长因子	[27]

续表

序号	标志物	变化趋势	特征	参考文献
66	表皮调节素（外调蛋白）	上调	生长因子	[27]
67	HRG（神经调节蛋白-1）	上调	生长因子	[27]
68	β-FGF	上调	生长因子	[27]
69	ICAM3	上调	细胞间黏附因子	[12]
70	FGF7	上调	生长因子	[66]
71	VEGF	上调	生长因子	[67, 68]
72	SCF	上调	生长因子	[27]
73	血管生成素	上调	生长因子	[27]
74	IGFBP-2/3/4/6/7	上调	生长因子	[69]
75	NGF	上调	生长因子	[27]
76	PIGF	上调	生长因子	[27]
77	HGMB1	胞内降低/胞外升高	细胞自噬	[19, 70]
78	MCP-2/4	上调	趋化因子	[28]
79	MIP-1a/3a	上调	趋化因子	[28]
80	Eotaxin-3	上调	趋化因子	[28]
81	TECK	上调	趋化因子	[28]
82	ENA-78	上调	趋化因子	[28]
83	I-TAC	上调	趋化因子	[28]
84	I-309	上调	趋化因子	[28]
85	NTAL	上调	细胞膜蛋白	[58]
86	EBP50	上调	细胞膜蛋白	[58]
87	STX4	上调	细胞膜蛋白	[58]
88	VAMP3	上调	细胞膜蛋白	[58]
89	ARMX3	上调	细胞膜蛋白	[58]
90	B2MG	上调	细胞膜蛋白	[58]
91	LANCL1	上调	细胞膜蛋白	[58]
92	VPS26A	上调	细胞膜蛋白	[58]
93	PLD3	上调	细胞膜蛋白	[58]
94	FOXP1	下调	转录因子蛋白	[71]
95	BMP	上调	脂质[双(单酰基甘油)磷酸酯]	[72]
96	HEXA	上调	脂质代谢酶	[72]
97	PPT1	上调	脂质代谢酶	[72]

续表

序号	标志物	变化趋势	特征	参考文献
98	SCHAD	上调	脂肪酸代谢	[72]
99	SERPINE (PAI-1)	上调	Serpin家族E成员1	[12]
100	HMGB1	下调	高迁移率族蛋白B1（细胞核改变相关）	[12]
101	GDF15	上调	生长分化因子15（SASP）	[12]
102	IGFBP2/3/5	上调	胰岛素样生长因子结合蛋白（SASP）	[12]
103	CSF1/2/3	上调	集落刺激因子1/2（SASP）	[12]
104	IGFBP7	上调	胰岛素样生长因子结合蛋白7	[12]
105	$p15^{INK4b}$	上调	细胞周期阻滞	[12]
106	CSF1	上调	集落刺激因子1（SASP）	[12]
107	ICAM1	上调	细胞间黏附分子1（SASP）	[12]
108	VEGFA	上调	血管内皮生长因子1（SASP）	[12]
109	IGFBP4	上调	胰岛素样生长因子结合蛋白3（SASP）	[12]
110	MAPK14	上调	促分裂原活化蛋白激酶14（SASP）	[12]
111	TIMP2	上调	金属蛋白酶抑制因子2（SASP）	[12]
112	INHBA	上调	抑制素-βA	[12]
113	MKI67	下调	增殖标志物Ki-67	[12]
114	PLAUR	上调	纤维蛋白溶酶原激活物	[12]
115	SPP1	上调	分泌型磷蛋白1	[12]
116	TAF	上调	DNA损伤反应焦点	[12]
117	TNFRSF1A	上调	TNF受体超家族成员1A	[12]
118	TP53BP1	上调	肿瘤蛋白p53结合蛋白1	[12]

参考文献

[1] Kohli J, Wang B, Brandenburg S M, et al. Algorithmic assessment of cellular senescence in experimental and clinical specimens[J]. Nat. Protoc., 2021, 16: 2471-2498.

[2] Lozano-Torres B, Estepa-Fernández A, Rovira M, et al. The chemistry of senescence[J]. Nat. Rev. Chem., 2019, 3: 426-441.

[3] Fuhrmann-Stroissnigg H, Santiago F E, Grassi D, et al. SA-β-Galactosidase-based screening assay for the identification of senotherapeutic drugs[J]. J. Vis. Exp., 2019 28: 148.

[4] Lee B Y, Han J A, Im J S, et al. Senescence-associated beta-galactosidase is lysosomal beta-galactosidase[J]. Aging Cell, 2006, 5: 187-195.

[5] Gao Y, Hu Y, Liu Q, et al. Two-dimensional design strategy to construct smart fluorescent probes for the precise tracking of senescence[J]. Angew. Chem. Int. Ed. Engl., 2021, 60: 10756-10765.

[6] Dodig S, Cepelak I, Pavic I. Hallmarks of senescence and aging[J]. Biochem. Med., 2019, 29: 030501.

[7] Sun T, Zhang L, Feng J, et al. Characterization of cellular senescence in doxorubicin-induced aging mice[J]. Exp. Gerontol., 2022, 163: 111800.

[8] Suda M, Shimizu I, Katsuumi G, et al. Senolytic vaccination improves normal and pathological age-related phenotypes and increases lifespan in progeroid mice[J]. Nat. Aging, 2021, 1: 1117-1126.

[9] Baker D J, Wijshake T, Tchkonia T, et al. Clearance of p16Ink4a-positive senescent cells delays ageing-associated disorders[J]. Nature, 2011, 479: 232-236.

[10] Cai Y, Zhou H, Zhu Y, et al. Elimination of senescent cells by beta-galactosidase-targeted prodrug attenuates inflammation and restores physical function in aged mice[J]. Cell Res., 2020, 30: 574-589.

[11] Baar M P, Brandt R M C, Putavet D A, et al. Targeted apoptosis of senescent cells restores tissue homeostasis in response to chemotoxicity and aging[J]. Cell, 2017, 169: 132-147 e116.

[12] Suryadevara V, Hudgins A D, Rajesh A, et al. SenNet recommendations for detecting senescent cells in different tissues[J]. Nat. Rev. Mol. Cell Biol., 2024, 25: 1001-1023.

[13] Wang L, Wang B, Gasek N S, et al. Targeting p21(Cip1) highly expressing cells in adipose tissue alleviates insulin resistance in obesity[J]. Cell Metab., 2022, 34: 75-89 e78.

[14] Lee J S, Mo Y, Gan H, et al. Pak2 kinase promotes cellular senescence and organismal aging[J]. Proc. Natl. Acad. Sci. U. S. A., 2019, 116: 13311-13319.

[15] Chen Y, Pu Q, Ma Y, et al. Aging reprograms the hematopoietic-vascular niche to impede regeneration and promote fibrosis[J]. Cell Metab., 2021, 33: 395-410 e394.

[16] Fang J, Yang J, Wu X, et al. Metformin alleviates human cellular aging by upregulating the endoplasmic reticulum glutathione peroxidase 7[J]. Aging Cell, 2018, 17: e12765.

[17] Munoz-Espin D, Canamero M, Maraver A, et al. Programmed cell senescence during mammalian embryonic development[J]. Cell, 2013, 155: 1104-1118.

[18] Lyu G, Guan Y, Zhang C, et al. TGF-beta signaling alters H4K20me3 status via miR-29 and contributes to cellular senescence and cardiac aging[J]. Nat. Commun., 2018, 9: 2560.

[19] Biran A, Zada L, Abou Karam P, et al. Quantitative identification of senescent cells in aging and disease[J]. Aging Cell, 2017, 16: 661-671.

[20] Hildebrand D G, Lehle S, Borst A, et al. alpha-Fucosidase as a novel convenient biomarker for cellular senescence[J]. Cell Cycle, 2013, 12: 1922-1927.

[21] Cai Y, Song W, Li J, et al. The landscape of aging[J]. Sci. China Life Sci., 2022, 65: 2354-2454.

[22] Ray P D, Huang B W, Tsuji Y. Reactive oxygen species (ROS) homeostasis and redox regulation in cellular signaling[J]. Cell. Signal., 2012, 24: 981-990.

[23] Campisi J. Aging, cellular senescence, and cancer[J]. Annu. Rev. Physiol., 2013, 75: 685-705.

[24] Hajdarovic K H, Yu D, Hassell L A, et al. Single-cell analysis of the aging female mouse hypothalamus[J]. Nat. Aging, 2022, 2: 662-678.

[25] Ovadya Y, Landsberger T, Leins H, et al. Impaired immune surveillance accelerates accumulation of senescent cells and aging[J]. Nat. Commun., 2018, 9: 5435.

[26] Shi D, Liu W, Gao Y, et al. Photoactivatable senolysis with single-cell resolution delays aging[J]. Nat. Aging, 2023, 3: 297-312.

[27] Coppe J P, Desprez P Y, Krtolica A, et al. The senescence-associated secretory phenotype: the dark side of tumor suppression[J]. Annu. Rev. Pathol., 2010, 5: 99-118.

[28] Gorgoulis V, Adams P D, Alimonti A, et al. Cellular senescence: defining a path forward[J]. Cell, 2019, 179: 813-827.

[29] Gasek N S, Kuchel G A, Kirkland J L, et al. Strategies for targeting senescent cells in human disease[J]. Nat. Aging, 2021, 1: 870-879.

[30] Tian X, Li J, Zhang Y, et al. A spiropyran with low pK_a for tracking DNA G-quadruplexes and revealing the dissipation of $\Delta\Psi_m$ with senescence using an in-situ switching strategy[J]. Sens. Actuators B Chem., 2022, 359: 131618.

[31] Huang Y, Yu F, Wang J, et al. Near-infrared fluorescence probe for in situ detection of superoxide anion and hydrogen polysulfides in mitochondrial oxidative Stress[J]. Anal. Chem., 2016, 88: 4122-4129.

[32] Zhu R, Wang S, Xue Z, et al. Senescence-associated sialidase revealed by an activatable fluorescence-on labeling probe[J]. Chem. Commun., 2018, 54: 11566-11569.

[33] Shelef O, Gutkin S, Feder D, et al. Ultrasensitive chemiluminescent neuraminidase probe for rapid screening and identification of small-molecules with antiviral activity against influenza A virus in mammalian cells[J]. Chem. Sci., 2022, 13: 12348-12357.

[34] Kang H T, Park J T, Choi K, et al. Chemical screening identifies ATM as a target for alleviating senescence[J]. Nat. Chem. Biol., 2017, 13: 616-623.

[35] Heckenbach I, Mkrtchyan GV, Ezra MB, et al. Nuclear morphology is a deep learning biomarker of cellular senescence[J]. Nat. Aging, 2022, 2: 742-755.

[36] Chang J, Wang Y, Shao L, et al. Clearance of senescent cells by ABT263 rejuvenates aged hematopoietic stem cells in mice[J]. Nat. Med., 2016, 22: 78-83.

[37] Lambert V, Lecomte J, Hansen S, et al. Laser-induced choroidal neovascularization model to study age-related macular degeneration in mice[J]. Nat. Protoc., 2013, 8: 2197-2211.

[38] Brunk U T, Ponten J, Westermark B. Residual bodies and "aging" in cultured human glia cells. Effect of entrance into phase 3 and prolonged periods of confluence[J]. Exp. Cell Res., 1973, 79: 1-14.

[39] Robbins E, Levine E M, Eagle H. Morphologic changes accompanying senescence of cultured human diploid cells[J]. J. Exp. Med., 1970, 131: 1211-1222.

[40] Dimri G P, Lee X, Basile G, et al. A biomarker that identifies senescent human cells in culture and in aging skin in vivo[J]. Proc. Natl. Acad. Sci. U. S. A., 1995, 92: 9363-9367.

[41] Kurz D J, Decary S, Hong Y, et al. Senescence-associated (beta)-galactosidase reflects an increase in lysosomal mass during replicative ageing of human endothelial cells[J]. J. Cell Sci., 2000, 113 (Pt 20): 3613-3622.

[42] Wang L, Han X, Qu G, et al. A pH probe inhibits senescence in mesenchymal stem cells[J]. Stem Cell Res. Ther., 2018, 9: 343.

[43] Shi D, Hu L, Li X, et al. Lysosomal polarity increases with aging as revealed by a lysosome-targetable near-infrared fluorescent probe[J]. Sens. Actuators B Chem., 2020, 319: 128302.

[44] Wang R, Han X, You J, et al. Ratiometric Near-infrared fluorescent probe for synergistic detection of monoamine oxidase B and its contribution to oxidative stress in cell and mice aging models[J]. Anal. Chem., 2018, 90: 4054-4061.

[45] Li J, Wang L, Luo X, et al. Dual-parameter recognition-directed design of the activatable fluorescence probe for precise imaging of cellular senescence[J]. Anal. Chem., 2023, 95: 3996-4004.

[46] Johmura Y, Yamanaka T, Omori S, et al. Senolysis by glutaminolysis inhibition ameliorates various age-associated disorders[J]. Science, 2021, 371: 265-270.

[47] Song Y, Li X, Shi D, et al. A senolysis-based theragnostic prodrug strategy towards chronic renal failure[J]. Chem. Sci., 2022, 13: 11738-11745.

[48] Camell C D, Yousefzadeh M J, Zhu Y, et al. Senolytics reduce coronavirus-related mortality in old mice[J]. Science, 2021, 373: 6552.

[49] Sun Y, Coppe JP,Lam EW. Cellular senescence: The sought or the unwanted?[J]. Trends Mol. Med., 2018, 24: 871-885.

[50] Bird T G, Müller M, Boulter L, et al. TGF-β inhibition restores a regenerative response in acute liver injury by suppressing paracrine senescence[J]. Sci. Transl. Med., 2018, 10: eaan1230.

[51] Hernández Segura A, Nehme J, Demaria M. Hallmarks of cellular senescence[J]. Trends Cell Biol., 2018, 28: 436-453.

[52] Chaib S, Tchkonia T, Kirkland J L. Cellular senescence and senolytics: the path to the clinic[J]. Nat. Med., 2022, 28: 1556-1568.

[53] Yu S, Chen M, Xu L, et al. A senescence-based prognostic gene signature for colorectal cancer and identification of the role of SPP1-positive macrophages in tumor senescence[J]. Front. Immunol., 2023, 14: 1175490.

[54] Tanaka H, Igata T, Etoh K, et al. The NSD2/WHSC1/MMSET methyltransferase prevents cellular senescence-associated epigenomic remodeling[J]. Aging Cell, 2020, 19: e13173.

[55] Boström P, Wu J, Jedrychowski M P, et al. A PGC1-α-dependent myokine that drives brown-fat-like development of white fat and thermogenesis[J]. Nature, 2012, 481: 463-468.

[56] Sharpless N E,Sherr C J. Forging a signature of in vivo senescence[J]. Nat. Rev. Cancer, 2015, 15: 397-408.

[57] Frescas D, Roux C M, Aygun-Sunar S, et al. Senescent cells expose and secrete an oxidized

form of membrane-bound vimentin as revealed by a natural polyreactive antibody[J]. Proc. Natl. Acad. Sci. U. S. A., 2017, 114: 201614661.

[58] Althubiti M, Lezina L, Carrera S, et al. Characterization of novel markers of senescence and their prognostic potential in cancer[J]. Cell Death Dis., 2014, 5: e1528.

[59] Kim K M, Noh J H, Bodogai M, et al. Identification of senescent cell surface targetable protein DPP4[J]. Genes Dev., 2017, 31: 1529-1534.

[60] Ikawa M, Yoneda M. Mitochondrial dysfunction as a promoting factor of senescence[J]. Nihon Rinsho, 2009, 67: 1321-1325.

[61] Aird K M, Zhang R. Detection of senescence-associated heterochromatin foci (SAHF)[J]. Methods Mol. Biol., 2013, 965: 185-196.

[62] Takahashi A, Loo T M, Okada R, et al. Downregulation of cytoplasmic DNases is implicated in cytoplasmic DNA accumulation and SASP in senescent cells[J]. Nat. Commun., 2018, 9: 1249.

[63] Krizhanovsky V, Yon M, Dickins R A, et al. Senescence of activated stellate cells limits liver fibrosis[J]. Cell, 2008, 134: 657-667.

[64] Zhang X, Habiballa L, Aversa Z, et al. Characterization of cellular senescence in aging skeletal muscle[J]. Nat. Aging, 2022, 2: 601-615.

[65] Farr J N, Xu M, Weivoda M M, et al. Targeting cellular senescence prevents age-related bone loss in mice[J]. Nat. Med., 2017, 23: 1072-1079.

[66] Laberge R M, Sun Y, Orjalo AV, et al. MTOR regulates the pro-tumorigenic senescence-associated secretory phenotype by promoting IL1A translation[J]. Nat. Cell Biol., 2015, 17: 1049-1061.

[67] Mohamad Kamal N S, Safuan S, Shamsuddin S, et al. Aging of the cells: Insight into cellular senescence and detection Methods[J]. Eur. J. Cell Biol., 2020, 99: 151108.

[68] Demaria M, Ohtani N, Youssef SA, et al. An essential role for senescent cells in optimal wound healing through secretion of PDGF-AA[J]. Dev. Cell, 2014, 31: 722-733.

[69] Hampel B, Wagner M, Teis D, et al. Apoptosis resistance of senescent human fibroblasts is correlated with the absence of nuclear IGFBP-3[J]. Aging Cell, 2005, 4: 325-330.

[70] Davalos A R, Kawahara M, Malhotra G K, et al. p53-dependent release of Alarmin HMGB1 is a central mediator of senescent phenotypes[J]. J. Cell Biol., 2013, 201: 613-629.

[71] Wu M, Tang W, Chen Y, et al. Spatiotemporal transcriptomic changes of human ovarian aging and the regulatory role of FOXP1[J]. Nat. Aging, 2024, 4: 527-545.

[72] Janssens G E, Molenaars M, Herzog K, et al. A conserved complex lipid signature marks human muscle aging and responds to short-term exercise[J]. Nat. Aging, 2024, 4: 681-693.

附表 5 缩略语对照表

英文缩写	英文全称	中文名称
·OH	Hydroxyl radical	羟基自由基
17OHP	17*α*-Hydroxyprogesterone	17*α*-羟孕酮
17*β*-HSD	17*β*-Hydroxysteroid dehydrogenase	17*β*-羟基类固醇脱氢酶
2′,3′-cGAMP	2′,3′-Cyclic guanosine monophosphate–adenosine monophosphate	2′,3′-环鸟苷酸-腺苷酸
2-AB	2-Aminobenzamide	2-氨基苯甲酰胺
2-OGDO	2-Oxoglutarate-dependent dioxygenases	2-酮戊二酸依赖性双加氧酶
3*β*-HSD	3*β*-Hydroxysteroid dehydrogenase	3*β*-羟基类固醇脱氢酶
4E-BP	Eukaryotic translation initiation factor 4E-binding protein	真核翻译起始因子4E结合蛋白
53BP1	p53-Binding protein 1	p53结合蛋白1
5*α*-ARIs	5*α*-Reductase inhibitors	5*α*-还原酶抑制剂
5MC	5-Methylcytosine	5-甲基胞嘧啶
8-OHdG	8-Hydroxy guanosine	8-羟基鸟嘌呤
A1M	A1-Microglobulin	α-1微球蛋白
Aβ	Amyloid β-protein	β-淀粉样蛋白
AAC	Aminoglycoside acetyltransferase	氨基糖苷乙酰转移酶
ABC	Aging biomarker consortium	衰老标志物研究联合体
ABCA4	ATP-binding cassette subfamily A member 4	ATP结合盒转运蛋白A亚族成员4
ABP	Androgen binding protein	雄激素结合蛋白
ACD	Adrenocortical dysplasia homolog	肾上腺皮质发育不良蛋白同源物
ACE	Angiotensin-converting enzyme	血管紧张素转换酶
ACEI	Angiotensin-converting enzyme inhibitor	血管紧张素转换酶抑制剂
ACN	Acrylonitrile	丙烯腈
ActRⅡB	Activin receptor ⅡB	激活素受体ⅡB
AD	Alzheimer's disease	阿尔茨海默病
ADP	Adenosine diphosphate	腺苷二磷酸
AEPC	Alveolar epithelial progenitor cells	肺泡上皮祖细胞
AF	Antral follicle	窦状卵泡
AGA	American gastroscopic society	男性型脱发
AGER或RAGE	Receptor for advanced glycation end products	晚期糖基化终末产物受体
AGEs	Advanced glycation end products	晚期糖基化终末产物
AIE	Aggregation-induced emission	聚集诱导发光

续表

英文缩写	英文全称	中文名称
AKI	Acute kidney injury	急性肾损伤
Akt	Serine/threonine kinase	丝氨酸/苏氨酸激酶
ALB	Albumin	白蛋白
ALD	Alcoholic liver disease	酒精性肝病
ALP	Alkaline phosphatase	碱性磷酸酶
ALS	Amyotrophic lateral sclerosis	肌萎缩侧索硬化症
ALT	Alanine aminotransferase	丙氨酸氨基转移酶
AM	Alveolar macrophage	肺泡巨噬细胞
AMH	Anti-Müllerian hormone	抗米勒管激素
AMPK	AMP-activated protein kinase	AMP依赖的蛋白激酶
ANGPTL2	Angiopoietin like protein 2	血管生成素样蛋白2
Apo	Apolipoprotein	载脂蛋白
ApoE	Apolipoprotein E	载脂蛋白E
ApoC4	Apolipoprotein C4	载脂蛋白C4
AP-1	Activator protein 1	激活蛋白1
Apaf-1	Apoptotic protease-activating factor 1	凋亡蛋白酶激活因子1
AR	Androgen receptor	雄激素受体
ARB	Angiotensin Ⅱ receptor blocker	血管紧张素Ⅱ受体拮抗剂
ARDS	Acute respiratory distress syndrome	急性呼吸窘迫综合征
ARNI	Angiotensin receptor-neprilysin inhibitor	血管紧张素Ⅱ受体/脑啡肽酶抑制剂联合制剂
AS	Aortic stenosis	主动脉瓣狭窄
ASCO	American Society of Clinical Oncology	美国临床肿瘤学会
AST	Aspartate aminotransferase	谷草转氨酶
ATF4	Activating transcription factor 4	激活转录因子4
ATF5	Activating transcription factor 5	激活转录因子5
ATF6α	Activating transcription factor 6 alpha	激活转录因子6α
ATFS-1	Activating transcription factor associated with stress-1	应激相关激活转录因子-1
ATG5	Autophagy-related protein 5	自噬相关蛋白5
ATG14	Autophagy-related protein 14	自噬相关蛋白14
ATM	Ataxia telangiectasia mutated	共济失调毛细血管扩张突变蛋白
ATP	Adenosine triphosphate	腺苷三磷酸
ATR	Ataxia telangiectasia and Rad3-related	共济失调毛细血管扩张相关蛋白
AUR	Acute urinary retention	急性尿潴留

续表

英文缩写	英文全称	中文名称
BAK	Bcl-2 antagonist/killer	Bcl-2拮抗蛋白
BANF1	Barrier-to-autointegration factor 1	自动整合屏障因子1
BAX	Bcl-2-associated X protein	Bcl-2相关X蛋白
BAX/BAK	Bcl-2-associated X protein/Bcl-2 antagonist/killer 1	Bcl-2相关X蛋白/Bcl-2拮抗/杀伤蛋白1
Bcl-2	B-cell lymphoma 2	B细胞淋巴瘤2蛋白
BDNF	Brain-derived neurotrophic factor	脑源性神经营养因子
BECN1	Beclin 1	Beclin 1蛋白
BER	Base excision repair	碱基切除修复
BET	Bromodomain and extra-terminal domain	溴域和末端外域
bFGF	Basic fibroblast growth factor	基础生长因子
BMR	Basal metabolic rate	基础代谢率
BMSCs	Bone marrow mesenchymal stem cells	骨髓间充质干细胞
BNP	Brain natriuretic peptide	B型钠尿肽
BPH	Benign prostatic hyperplasia	良性前列腺增生
BRCA1	Breast cancer type 1 susceptibility protein	乳腺癌1号易感蛋白
BRCA2	Breast cancer type 2 susceptibility protein	乳腺癌2号易感蛋白
BRD4	Bromodomain-containing protein 4	溴结构域蛋白4（BET家族成员）
BSP	Bisulfite genomic sequencing PCR	亚硫酸氢钠基因组测序PCR
C	Cytosine	胞嘧啶
C. elegans	*Caenorhabditis elegans*	秀丽隐干线虫
C/EBPβ	CCAAT/enhancer-binding protein beta	CCAAT/增强子结合蛋白β
C9orf72	Chromosome 9 open reading frame 72	9号染色体开放阅读框72
CAGE	Cap analysis of gene expression	Cap基因表达分析
CAR	Chimeric antigen receptor	嵌合抗原受体
CASP	CKD-associated secretory phenotype	CKD相关分泌表型
CASP3	Cysteinyl aspartate specific proteinase 3	半胱天冬酶-3
CASP6	Cysteinyl aspartate specific proteinase 6	半胱天冬酶-6
CASP7	Cysteinyl aspartate specific proteinase 7	半胱天冬酶-7
CASP8	Cysteinyl aspartate specific proteinase 8	半胱天冬酶-8
CASP9	Cysteinyl aspartate specific proteinase 9	半胱天冬酶-9

英文缩写	英文全称	中文名称
CAT	Catalase	过氧化氢酶
CC16	Club cell protein 16	俱乐部细胞蛋白16
CCAR2	Cell cycle and apoptosis regulator 2	细胞周期与凋亡调节蛋白2
CCF	Cytoplasmic chromatin fragments	细胞质染色质片段
CCL2	C—C Motif chemokine ligand 2	C—C模式趋化因子配体2
CCL3	C—C Motif chemokine ligand 3	C—C模式趋化因子配体3
CCL5	C—C Motif chemokine ligand 5	C—C模式趋化因子配体5
CCN1	Cellular communication network factor 1	细胞通信网络因子1
CCND1	Cyclin D1	细胞周期蛋白D1
CCs	Cumulus cells	卵丘细胞
CD28	Cluster of differentiation 28	分化簇28
CD38	Cluster of differentiation 38	分化簇38
CDC2	Cell division cycle 2	细胞分裂周期蛋白2
CDI	Clostridioides difficile infection	艰难梭菌感染
CDK4/6	Cyclin-dependent kinase 4/6	细胞周期蛋白依赖性激酶4/6
CDKIs	Cyclin-dependent kinase inhibitors	细胞周期蛋白依赖性激酶抑制剂
CDKN1A/p21^{CIP1}	Cyclin-dependent kinase inhibitor 1A	细胞周期蛋白依赖性激酶抑制因子1A
CDKN2A/ p16^{INK4a}	Cyclin-dependent kinase inhibitor 2A	细胞周期蛋白依赖性激酶抑制因子2A
CDKs	Cyclin-dependent kinases	细胞周期蛋白依赖激酶
cDNA	Complementary DNA	互补DNA
CFR	Coronary blood flow reserve	冠状动脉血流储备
cGAMP	Cyclic GMP-AMP	环GMP-AMP
cGAS	Cyclic GMP-AMP synthase	环GMP-AMP合成酶
cGMP	Cyclic guanosine monophosphate	环磷酸鸟苷
CGRP	Calcitonin gene related peptide	降钙素基因相关肽
CH3	Methyl group	甲基
CHK1	Checkpoint kinase 1	检查点激酶1
CHK2	Checkpoint kinase 2	检查点激酶2
CHOP	C/EBP homologous protein	C/EBP同源蛋白
circRNAs	Circular RNAs	环状RNA
CKD	Chronic kidney disease	慢性肾脏疾病
CL	Corpus luteum	黄体
CLPP-1	Aseinolytic mitochondrial matrix peptidase proteolytic subunit-1	酪蛋白溶解线粒体基质肽酶蛋白水解亚基-1

续表

英文缩写	英文全称	中文名称
CLS	Crown-like structure	冠状结构
CM	Chylomicron	乳糜微粒
c-Met	Mesenchymal-epithelial transition factor	间充质上皮转换因子
CMS	Climacteric syndrome	更年期综合征
$CO_3^{-}\cdot$	Carbonate radical anion	碳酸根阴离子自由基
COL17A1	Collagen type XVII alpha 1 chain	胶原蛋白XVII α1链
COPD	Chronic obstructive pulmonary disease	慢性阻塞性肺病
COX	Cyclooxygenase	环氧合酶
COX-2	Cyclooxygenase-2	环氧合酶-2
CpG	Cytosine-phosphate-guanine dinucleotides	胞嘧啶-磷酸-鸟嘌呤二核苷酸
CPPS	Chronic pelvic pain syndrome	慢性盆腔痛综合征
CR	Caloric restriction	热量限制
CREB	cAMP response element-binding protein	cAMP反应元件结合蛋白
CRF	Chronic renal failure	慢性肾衰竭
CRP	C-reactive protein	C反应蛋白
CRTC	cAMP-regulated transcriptional coactivator	环磷腺苷效应元件结合蛋白(CREB)调节的转录共激活剂
CS	Chondroitin sulfate	硫酸软骨素
CSCs	Cardiac stem cells	心脏干细胞
CSF	Cerebro-spinal fluid	脑脊液
CT	Computed tomography	计算机断层扫描
CTLA-4	Cytotoxic T-lymphocyte-associated protein 4	细胞毒性T细胞相关蛋白4
Cx	Connexin	连接蛋白
Cx43	Connexin 43	连接蛋白43
CXCL1	Chemokine (C—X—C motif) ligand 1	趋化因子（C—X—C 基元）配体1
CXCL2	Chemokine (C—X—C motif) ligand 2	趋化因子（C—X—C 基元）配体2
CXCL8	Chemokine (C—X—C motif) ligand 8	趋化因子（C—X—C 基元）配体8
CXCL9	Chemokine (C—X—C motif) ligand 9	趋化因子（C—X—C 基元）配体9
CYP19A1	Cytochrome P450 family 19 subfamily A member 1	芳香化酶；细胞色素P450家族19亚家族A成员1
CypD	Cyclophilin D	环孢素D结合蛋白
cytoDNA	Cytosolic DNA	细胞质DNA
CyTOF	Cytometry by time-of-flight	飞行时间质谱细胞分析
D	Dasatinib	达沙替尼
Daf	Dauer formation	Dauer形成基因

续表

英文缩写	英文全称	中文名称
DAF-16	Abnormal dauer formation-16	异常滞育形成蛋白16
DAMP	Damage-associated molecular pattern	损伤相关分子模式
DC	Dendritic cell	树突状细胞
DCT-1	Dopachrome tautomerase 1	多巴色素互变异构酶1
DDR	DNA damage response	DNA损伤反应
delta-PRKD1	Protein kinase D1 truncated isoform	PRKD1缺失变体
DFI	DNA fragmentation index	DNA碎片指数
DGE	Differential gene expression	差异基因表达
DHEA	Dehydroepiandrosterone	脱氢表雄酮
DHT	Dihydrotestosterone	二氢睾酮
DILI	Drug-induced liver injury	药物性肝损伤
DIP	DNA immunoprecipitation	DNA免疫沉淀联用
DISC	Death-inducing signaling complex	死亡诱导信号复合物
DNAm	DNA methylation	DNA甲基化
DNMT	DNA methyltransferase	DNA甲基转移酶
DOX	Doxorubicin	阿霉素
DPP4	Dipeptidyl peptidase-4	二肽基肽酶-4
DR	Dietary restriction	饮食限制
DRE	Directeral rectun examination	直肠指诊检查
DRP1	Dynamin-related protein 1	动力蛋白相关蛋白1
DS	Dextran sulfate	硫酸皮肤素
DSBs	DNA double strand breaks	DNA双链断裂
DUSP10	Dual specificity phosphatase 10	双特异性磷酸酶10
DVE-1	Defective proventriculus	有缺陷的前胃
E1	Estrone	雌酮
E2	Estradiol	雌二醇
E2Fs	Early 2 factors	核转录因子E2F家族
E3	Estriol	雌三醇
ECM	Extracellular Matrix	细胞外基质
ED	Erectile dysfunction	勃起功能障碍
EDN3	Endothelin 3	内皮素3
EEF1A1	Eukaryotic translation elongation factor 1 alpha 1	真核翻译延伸因子1α1
EF	Ejection fraction	射血分数

续表

英文缩写	英文全称	中文名称
EGCG	Epigallocatechin gallate	表没食子儿茶素没食子酸酯
EGF	Epidermal growth factor	表皮生长因子
EGFR	Evaluate glomeruar filtration rate	预估的GFR
EGR1	Early growth response 1	早期生长反应蛋白1
eIF2α	Eukaryotic translation initiation factor 2 subunit alpha	真核翻译起始因子2α亚基
ELISA	Enzyme-linked immunosorbent assay	酶联免疫吸附实验
EMT	Epithelial-mesenchymal transition	上皮间质转化
eNOS	Endothelial nitric oxide synthases	内皮型一氧化氮合酶
ER	Endoplasmic reticulum	内质网
ERK	Extracellular signal-regulated kinase	细胞外信号调节激酶
ERK-1	Extracellular signal-regulated kinase 1	细胞外信号调节激酶1
ER-UPR	Endoplasmic reticulum unfolded protein response	内质网未折叠蛋白反应
ESIPT	Excited-state intramolecular proton transfer	激发态分子内质子转移
ESRD	Endstage renal disease	肾移植作为终末期肾病
EST	Expressed sequence tag	表达序列标签技术
ETC	Electron transport chain	电子传递链
EVs	Extracellular vesicles	细胞外囊泡
FA	Fatty acid	脂肪酸
Fab	Fragment antigen binding	抗原结合片段
FAK	Focal adhesion kinase	黏着斑激酶
FAS	Fas cell surface death receptor	Fas细胞表面死亡受体
Fc	Fragment crystallizable	可结晶段
FcR	Fragment crystallizable receptor	可结晶段受体
FDA	Food and drug administration	美国食品药品监督管理局
FEV_1	Forced expiratory volume in 1 second	第1秒用力呼气量
FGF-23	Fibroblast growth factor-23	成纤维细胞生长因子-23
FIS1	Mitochondrial fission 1 protein	线粒体分裂蛋白1
Flow-FISH	Flow cytometry fluorescence in situ hybridization	流式荧光原位杂交
FMT	Fecal microbiota transplantation	粪便微生物群移植
FN	Fibronectin	纤连蛋白
FOXO	Forkhead box protein O	叉头框蛋白O亚族
FOXO4-DRI	FOXO4 D-retro-inverso	FOXO4 D型逆反肽

续表

英文缩写	英文全称	中文名称
FPA	Fibrinopepide-A	纤维蛋白肽 A
FRET	Fluorescence resonance energy transfer	荧光共振能量转移
FS	Follistatin	卵泡抑素
FSH	Follicle-stimulating hormone	卵细胞刺激素
FTD	Frontotemporal dementia	额颞叶痴呆
FTO	Fat mass and obesity-associated protein	脂肪含量和肥胖相关蛋白
FVC	Forced vital capacity	用力肺活量
G	Guanine	鸟嘌呤
GA	Glycated albumin	糖化白蛋白
GAGs	Glycosaminoglycans	糖胺聚糖
GATA4	GATA binding protein 4	GATA 结合蛋白 4
GBP1	Guanylate-binding protein 1	鸟苷酸结合蛋白 1
GCLM	Glutamate-cysteine ligase modifier subunit	谷氨酰半胱氨酸连接酶修饰亚基基因
GCs	Granulosa cells	颗粒细胞
GDF15	Growth differentiation factor 15	生长分化因子 15
GFR	Glomeruar filtration rate	肾小球滤过率
GGT	Gamma-glutamyl transferase	谷氨酰转移酶
GH	Growth hormone	生长激素
GH/IGF-1	Growth hormone/insulin-like growth factor-1	生长激素/胰岛素样生长因子-1
GHR	Growth hormone receptor	生长激素受体
GJIC	Gap junction intercellular communication	间隙连接细胞间通信
GLO	Globulin	球蛋白
GLS	Global longitudinal strain	整体纵向应变
GM-CSF	Granulocyte-macrophage colony-stimulating factor	粒细胞-巨噬细胞集落刺激因子
GnRH	Gonadotropin-releasing hormone	促性腺激素释放激素
GPx	Glutathione peroxidase	谷胱甘肽过氧化物酶
Gpx4	Glutathione peroxidase 4	谷胱甘肽过氧化物酶 4
GR	Glutathione reductase	谷胱甘肽还原酶
GROα	Growth-regulated oncogene alpha	生长调节致癌基因 α
GSH	Glutathione	谷胱甘肽
GSHPx	Glutathione peroxidase	谷胱甘肽过氧化物酶
GSK3β	Glycogen synthase kinase 3 Beta	糖原合酶激酶 3β
GST	Glutathione S-transferase	谷胱甘肽硫转移酶

续表

英文缩写	英文全称	中文名称
GTP	Guanosine triphosphate	鸟苷三磷酸
GV期	Germinal vesicle stage	生发泡期
H_2O_2	Hydrogen Peroxide	过氧化氢
H3K27me3	Histone H3 lysine 27 trimethylation	组蛋白H3第27位赖氨酸三甲基化
H3K36me	Histone H3 lysine 36 methylation	组蛋白H3第36位赖氨酸甲基化
H3K36me3	Histone H3 lysine 36 trimethylation	组蛋白H3第36位赖氨酸三甲基化
H3K4me	Histone H3 lysine 4 methylation	组蛋白H3第4位赖氨酸甲基化
H3K4me3	Histone H3 lysine 4 trimethylation	蛋白H3第4位赖氨酸三甲基化
H3K56ac	Histone H3 lysine 56 acetylation	组蛋白H3第56位赖氨酸乙酰化
H3K9me3	Histone H3 lysine 9 trimethylation	组蛋白H3第9位赖氨酸三甲基化
H4K12	Histone H4 lysine 12	组蛋白H4第12位赖氨酸
H4K16	Histone H4 lysine 16	组蛋白H4第16位赖氨酸
H4K16ac	Histone H4 lysine 16 acetylation	组蛋白H4第16位赖氨酸乙酰化
HA	Hyaluronic acid	透明质酸
HAF-1	Homeostasis associated factor 1	稳态相关因子
Has2	Hyaluronan synthase 2	透明质酸合成酶2
HAT	Histone acetyltransferase	组蛋白乙酰转移酶
HbA1c	Glycated hemoglobin	糖化血红蛋白
HBV	Hepatitis B virus	乙型肝炎病毒
HBx	Hepatitis B virus X protein	乙型肝炎病毒X蛋白
HCV	Hepatitis C virus	丙型肝炎病毒
HDAC	Histone deacetylase	组蛋白脱乙酰酶
HDL	High-density lipoprotein	高密度脂蛋白
HDL-C	High-density lipoprotein cholesterol	高密度脂蛋白胆固醇
Hep	Heparin	肝素
HF	Heart failure	心力衰竭
HFD	High-fat diet	高脂饮食
HFpEF	Heart failure with preserved ejection fraction	射血分数保留型心力衰竭
hGL	human granulosa-lutein	人颗粒黄体
HGPS	Hutchinson-Gilford progeria syndrome	Hutchinson-Gilford 早衰综合征
HIF-1α	Hypoxia-inducible factor 1α	缺氧诱导因子α
HILIC-UPLC	Hydrophilic interaction ultra-high performance liquid chromatography	亲水相互作用超高效液相色谱

续表

英文缩写	英文全称	中文名称
HLH-30	Helix-loop-helix protein 30	螺旋-环-螺旋蛋白30
HMGB1	High mobility group Box 1	高迁移率族蛋白B1
HMG-CoA	3-Hydroxy-3-methyl glutaryl coenzyme A	3-羟基-3-甲基戊二酸单酰辅酶A
HOCl	Hypochlorousacid	次氯酸
HoLEP	Holmium laser enucleation of the prostate	钬激光前列腺剜除术
Hox	Homeobox	同源框
HP1	Heterochromatin protein 1	异染色质蛋白1
hPASMCs	Human pulmonary artery smooth muscle cells	人肺动脉平滑肌细胞
HPC	High performance computing	高性能计算
HpSC	Hepatic stem cell	肝脏干细胞
HS	Heparan sulfate	硫酸乙酰肝素
HSC	Hepatic stellate cell	肝星状细胞
HSC	Hematopoietic stem cell	造血干细胞
Hsds	Hydroxysteroid dehydrogenase	羟基类固醇脱氢酶
HSP27	Heat shock protein 27	热激蛋白27
HSP90	Heat shock protein 90	热激蛋白90
HSP90AA1	Heat shock protein 90 alpha family class A member 1	热激蛋白90α家族A类成员1
HSPA1A	Heat shock protein family A (Hsp70) member 1A	热激蛋白家族A（Hsp70）成员1A
HSPA1B	Heat Shock Protein Family A (Hsp70) Member 1B	热激蛋白家族A（Hsp70）成员1B
HSPA5	Heat shock protein family A (Hsp70) member 5	热激蛋白家族A（Hsp70）成员5
HSPD1	Heat shock protein family D (Hsp60) member 1	热激蛋白家族D（Hsp60）成员1
ICT	Intramolecular charge transfer	分子内电荷转移
IFI27	Interferon alpha inducible protein 27	干扰素α诱导蛋白27
IFN-Ⅰ	Type Ⅰ interferons	Ⅰ型干扰素
IFN-γ	Interferon-gamma	干扰素-γ
IGF-1	Insulin-like growth factor 1	胰岛素样生长因子1
HGF	Hepatocyte growth factor	肝细胞生长因子
IGF-1R	Insulin-like growth factor 1 receptor	胰岛素样生长因子1受体
IGF-1R	Insulin-like growth factor 1 receptor	胰岛素样生长因子1受体
IGFBP2	Insulin-like growth factor binding protein 2	胰岛素样生长因子结合蛋白2
IGFBP3	Insulin-like growth factor binding protein 3	胰岛素样生长因子结合蛋白3

续表

英文缩写	英文全称	中文名称
IGFBP4	Insulin-like growth factor binding protein 4	胰岛素样生长因子结合蛋白4
IGFBP7	Insulin-like growth factor binding protein 7	胰岛素样生长因子结合蛋白7
IGFR	Insulin-like growth factor receptor	胰岛素样生长因子受体
IgG	Immunoglobulin G	免疫球蛋白G
IIEF	International erectile function index	国际勃起功能指数
IIS	Insulin/insulin-like growth factor-1 signaling	胰岛素/胰岛素样生长因子1信号
IIS通路	Insulin/IGF-1 signaling pathway	胰岛素/胰岛素样生长因子1信号通路
IL-1	Interleukin-1	白细胞介素-1
IL-1β	Interleukin-1β	白细胞介素-1β
IL-3	Interleukin-3	白细胞介素-3
IL-6	Interleukin-6	白细胞介素-6
IL-7	Interleukin-7	白细胞介素-7
Il-8	Interleukin-8	白细胞介素-8
IL-10	Interleukin-10	白细胞介素-10
IL-15	Interleukin-15	白细胞介素-15
IL-37	Interleukin-37	白细胞介素-37
IM	Peritracheal interstitial macrophage	气管周围间质巨噬细胞
IMM	Inner mitochondrial membrane	线粒体内膜
IMR	Index of microcirculatory resistance	微循环阻力指数
INHBA	Inhibin subunit beta A	抑制素βA亚基
iNOS	Inducible nitric oxide synthase	诱导型一氧化氮合酶
IP-10	Interferon gamma-induced protein 10 kDa	干扰素诱导蛋白10
IP3Rs	Inositol 1,4,5-trisphosphate receptors	肌醇1,4,5-三磷酸受体
IPF	Idiopathic pulmonary fibrosis	特发性肺纤维化
iPSC	Induced pluripotent stem cell	诱导性多能干细胞
IPSS	International prostate symptom score	国际前列腺症状评分
IRE1	Inositol-requiring enzyme 1	肌醇需求酶1
IRF3	Interferon regulatory factor 3	干扰素调节因子3
IRF5	Interferon regulatory factor 5	干扰素调节因子5
IRS	Insulin receptor substrate	胰岛素受体底物
ISCs	Intestinal stem cells	肠道干细胞
IκBα	Nuclear factor-κB inhibitor alpha	NF-κB的抑制蛋白α
ISR	Integrated stress response	整合应激反应

英文缩写	英文全称	中文名称
JDP2	Jun dimerization protein 2	Jun二聚化蛋白2
JMJDs	Jumonji domain-containing proteins	聚源基结构域蛋白
JNK	c-Jun N-terminal kinase	c-Jun氨基末端激酶
JNK1/2	c-Jun N-terminal kinase 1/2	c-Jun氨基末端激酶1/2
KC	Kupffer cell	库普弗细胞（肝巨噬细胞）
KDM	Histone lysine demethylase	组蛋白赖氨酸脱甲基酶
KIM-1	Kidney injury molecule-1	肾损伤分子-1
KL	Klotho	克老素（“长寿基因”）
KMT	Histone lysine methyltransferase	组蛋白赖氨酸甲基转移酶
KS	Keratan sulfate	硫酸角质素
L1CAM	Recombinant L1-cell adhesion molecule	L1-细胞黏附分子
LC3B（或MAP1LC3B）	Microtubule-associated protein 1 light chain 3β	微管相关蛋白1轻链3β
LC-MS	Liquid chromatograph mass spectrometer	液相色谱-质谱联用
LDL	Low-density lipoprotein	低密度脂蛋白
LDL-C	Low-density lipoprotein cholesterol	低密度脂蛋白胆固醇
LF	Lipofuscin	脂褐素
LF	Liver Failure	肝衰竭
Lgr5	Leucine-rich repeat-containing G-protein coupled receptor 5	富含亮氨酸重复序列的G蛋白偶联受体5
LH	Luteotropichormone	黄体生成素
LINEs	Long-interspersed nuclear element	长散在元件
LKB1	Liver kinase B1	肝激酶B1
LMNA/C	Lamin A/C	核纤层蛋白A/C
LMNA	Lamin A	核纤层蛋白A
LMNB1	Lamin B1	核纤层蛋白B1
lncRNA	Long non-coding RNA	长链非编码RNA
LOH	Late-onset hypogonadism	迟发性性腺功能减退症
LONP-1	Lon protease 1	Lon蛋白酶同源物1
LOP	Lipid peroxidation	脂质过氧化
LPS	Lipopolysaccharide	脂多糖
LSEC	Liver sinusoidal endothelial cell	肝血窦内皮细胞
LTRs	Long terminal repeats	长末端重复序列
LUTS	Lower urinary tract symptoms	下尿路症状

续表

英文缩写	英文全称	中文名称
MAD2	Mitotic arrest deficient 2	有丝分裂阻滞缺陷蛋白2
MAFA	MAF BZIP transcription factor A	MAF碱性亮氨酸拉链转录因子A
MAO	Monoamine oxidase	单胺氧化酶
MAO-A	Monoamine oxidase A	单胺氧化酶A
MAO-B	Monoamine oxidase B	单胺氧化酶B
MAP1S	Microtubule-associated protein 1S	微管相关蛋白1S
MAPK	Mitogen-activation protein kinase	丝裂原激活蛋白激酶
MCP-1	Monocyte chemoattractant protein-1	单核细胞趋化蛋白-1
MDA	Malondialdehyde	丙二醛
MDM2	Mouse double minute 2	MDM2蛋白
MEK	Mitogen-activated protein kinase	丝裂原活化蛋白激酶
MEOX1	Mesenchyme homebox 1	间充质同源盒1
MET	Metformin	二甲双胍
MF	Myocardial fibrosis	心肌纤维化
MFF	Mitochondrial fission factor	线粒体裂变因子
MFN	Mitofusin	线粒体融合蛋白
MFN1	Mitofusin 1	线粒体融合蛋白1
MFN2	Mitofusin 2	线粒体融合蛋白2
MGCs	Cumulus granulosa cells	卵巢颗粒细胞
MHC	Major histocompatibility complex	主要组织相容性复合体
MⅡ	Meiosis Ⅱ	减数分裂Ⅱ中期
miMOMP	Minority mitochondrial outer membrane permeabilization	少量线粒体外膜通透化
MIP-1	Macrophage inflammatory protein-1	巨噬细胞炎症蛋白-1
MIQE	Minimum information for publication of quantitative real-time PCR experiments	实时定量PCR实验发布最低信息要求
miRNA	MicroRNA	微RNA
MⅠ	Meiosis Ⅰ	减数分裂Ⅰ期
MKI67	Marker of proliferation Ki-67	增殖标志物Ki-67
MLC	Myosin light chain kinase/myosin light chain	肌球蛋白轻链激酶（MLCK）/肌球蛋白轻链（MLC）
MMP1	Matrix metalloproteinase 1	基质金属蛋白酶1
MMP3	Matrix metalloproteinase 3	基质金属蛋白酶3
MMP12	Matrix metalloproteinase 12	基质金属蛋白酶12

续表

英文缩写	英文全称	中文名称
MMP14	Matrix metalloproteinase-14	基质金属蛋白酶14
MMPs	Matrix metalloproteinases	基质金属蛋白酶
MN	Micronuclei	微核
MOMP	Mitochondrial outer-membrane permeabilization	线粒体外膜通透性
MPSS	Massively parallel signature sequencing	大规模平行测序技术
mPTP	Mitochondrial permeability transition pore	线粒体通透性转换孔
MRA	Mineralocorticoid receptor antagonist	醛固酮抑制剂
MRE11	Meiotic recombination 11	减数分裂重组蛋白11
MRI	Magnetic resonance imaging	磁共振成像
MRN	MRE11-RAD50-NBS1	Mre11-Rad50-Nbs1 蛋白复合物
MRPS-5	Mitochondrial ribosomal protein S5	线粒体核糖体蛋白S5
MSCs	Mesenchymal stem/stromal cells	骨髓间充质干细胞
MSR	Mitochondrial stress-response	线粒体应激反应
mtDNA	Mitochondrial DNA	线粒体DNA
nuDNA	Nuclear DNA	核DNA
mt-Keima	Mitochondrially-targeted Keima	线粒体靶向Keima蛋白
MTOPS	Medical treatment of prostate symptoms	前列腺症状医学治疗
mTOR	Mechanistic target of rapamycin	哺乳动物中雷帕霉素的靶标
mTORC1	Mechanistic target of rapamycin complex 1	mTOR 复合物1
mTORC2	Mechanistic target of rapamycin complex 2	mTOR 复合物2
mtROS	Mitochondrial reactive oxygen species	线粒体活性氧
MuSC	Muscle stem cell	肌肉干细胞
Myf5	Myogenic factor 5	生肌因子5
MyoD	Myogenic differentiation protein D	肌源性分化蛋白D
NA	Nicotinic acid	烟酸
NAC	*N*-Acetyl-L-cysteine	*N*-乙酰基-L-半胱氨酸
NADH/NAD^+	Nicotinamide adenine dinucleotide	烟酰胺腺嘌呤二核苷酸
NAFL	Non-Alcoholic fatty liver	非酒精性脂肪肝
NAFLD	Non-Alcoholic fatty liver disease	非酒精性脂肪性肝病
NAMPT	Nicotinamide phosphoribosyltransferase	烟酰胺磷酸核糖转移酶
NAP2	Neutrophil activating protein 2	中性粒细胞激活蛋白2
NASH	Non-alcoholic steatohepatitis	非酒精性脂肪肝炎
ncRNA	Non-coding RNA	非编码RNA
NER	Nucleotide excision repair	核苷酸切除修复

续表

英文缩写	英文全称	中文名称
NET	Neutrophil extracellular trap	中性粒细胞细胞外陷阱
NF-κB	Nuclear factor kappa-light-chain-enhancer of activated B cells	核因子κB
NGPS	Nestor-Guillermo progeria syndrome	Nestor-Guillermo早衰综合征
NHEJ	Non-homologous end joining	非同源末端连接
NIA	National institute on aging	美国国家老龄研究所
NIR	Near infrared	近红外光
NK细胞	Natural killer cell	自然杀伤细胞
NLRP3	NOD-like receptor family pyrin domain containing 3	含Pyrin结构域的NOD样受体家族成员3
NMN	Nicotinamide mononucleotide	烟酰胺单核苷酸
NMNAT	Nicotinamide mononucleotide adenylyl transferase	烟酰胺单核苷酸腺苷酰转移酶
NO	Nitric oxide	一氧化氮
$NO_2^{\bullet}$	Nitrogen dioxide radical	二氧化氮自由基
NOS	Nitric oxide synthase	一氧化氮合酶
NOX	NADPH oxidases	NADPH氧化酶
NR	Nicotinamide riboside	烟酰胺核苷
Nrf2	Nuclear factor erythroid 2-related factor 2	核因子红细胞系2相关因子2
NRIP1	Nuclear receptor interacting protein 1	核受体相互作用蛋白1
NRTIs	Nucleotide reverse transcriptase inhibitors	核苷逆转录酶抑制剂
NSAIDs	Nonsteroidal anti-inflammatory drugs	非甾体抗炎药物
NSC	Neural stem cell	神经干细胞
NSD1	Nuclear receptor binding SET domain protein 1	核受体结合SET结构域蛋白1
nuDNA	Nuclear DNA	核DNA
NuRD	Nucleosome remodeling and deacetylase complex	组蛋白脱乙酰酶复合物
$O_2^{\bullet-}$	Superoxide anion	超氧阴离子自由基
OAB	Overactive bladder	过度活跃膀胱
Ogn	Osteoglycin	骨甘氨酸
oMCs	Ovain mesenchymal cells	卵巢间充质细胞
OMM	Outer mitochondrial membrane	线粒体外膜
$ONOO^-$/ONOOH	Peroxynitrite	过氧亚硝酸盐
OPA1	Optic atrophy 1	线粒体内膜GTP酶
OXPHOS	Oxidative phosphorylation	氧化磷酸化

续表

英文缩写	英文全称	中文名称
Phos	Phosphorate	磷酸
P	Progesterone	孕激素
p16	Cyclin-dependent kinase inhibitor 2A	细胞周期蛋白依赖性激酶抑制剂2A
p21	Cyclin-dependent kinase inhibitor 1A	细胞周期蛋白依赖性激酶抑制剂1A
$p19^{INK4d}$	Cyclin-dependent kinase inhibitor 2D	细胞周期蛋白依赖性激酶抑制因子2D
p38MAPK	p38 mitogen-activation protein kinase	p38丝裂原活化蛋白激酶
P450scc	Cholesterol side-chain cleavage enzyme	胆固醇侧链裂合酶
p53	Tumor protein 53	肿瘤蛋白53
PAF	Potent antibacterial factor	前列腺抗菌因子
PAH	Pulmonary arterial hypertension	肺动脉高压
PAI-1	Plasminogen activator inhibitor-1	纤溶酶原激活物抑制剂-1
p-Akt	Phosphorylated Akt	磷酸化Akt
PAMP	Pathogen related molecular pattern	病原相关分子模式
PARP	Poly-adenoside diphospho-ribose	聚腺苷二磷酸腺苷核糖
Pax7	Paired box protein 7	配对盒蛋白7
PBC	Primary biliary cirrhosis	原发性胆汁性胆管炎
PCOS	Polycystic ovary syndrome	多囊卵巢综合征
PCR	Polymerase chain reaction	聚合酶链式反应
PCT	Procalcitonin	降钙素原
PD	Parkinson's disease	帕金森病
PD-1	Programmed cell death protein 1	程序性死亡受体1
PDGFB	Platelet derived growth factor subunit B	血小板衍生生长因子B
PDGFR	Platelet derived growth factor receptor	血小板衍生生长因子受体
PEBP4	Phosphatidylethanolamine-binding protein 4	磷脂酰乙醇胺结合蛋白4
p-ERK1/2	Phospho-extracellular regulated protein kinases	磷酸化激活的细胞外调节蛋白激酶1/2
PERK	PKR-like endoplasmic reticulum kinase	蛋白激酶R样内质网激酶
PET	Photoinduced electron transfer	光致电子转移
pgWAT	Perigonadal white adipose tissue	性腺周围白色脂肪组织
PGC	Primordial germ cells	原始生殖细胞
PGC-1α	Peroxisome proliferator-activated receptor gamma coactivator 1-alpha	过氧化物酶体增殖物激活受体γ共激活因子1α
PGC-1α/β	Peroxisome proliferator-activated receptor-γ coactivator-1α/β	过氧化物酶体增殖物激活受体γ辅激活子1α/β
PGD2	Prostaglandin D2	前列腺素D2
PGE2	Prostaglandin E2	前列腺素E2

续表

英文缩写	英文全称	中文名称
PGs	Proteoglycans	蛋白多糖
PI3K	Phosphatidylinositol 3-kinase	磷脂酰肌醇 3- 激酶
PI3P	Phosphatidylinositol 3-phosphate	磷脂酰肌醇 3- 磷酸
PIK3CD	Phosphatidylinositol-4,5-bisphosphate 3-kinase catalytic subunit delta	磷脂酰肌醇 -4,5- 二磷酸 3- 激酶催化亚基 δ
PIKK	Phosphatidylinositol 3-Kinase-related Kinase	磷脂酰肌醇 3 激酶相关激酶
PIN1	Peptidyl-prolyl *cis-trans* isomerase NIMA-interacting 1	脯氨酰异构酶
PKCε	Protein kinase C epsilon	蛋白激酶 C ε
PMF	Primary myocardial fibrosis	原发性心肌纤维化
PML	Promyelocytic leukemia protein	早幼粒细胞白血病蛋白
PMPS	Perimenopausal syndrome	围绝经期综合征
POI	Primary ovarian insufficiency	原发性卵巢功能不全
POLG	DNA polymerase gamma	DNA 聚合酶 γ
poly-A	Polyadenylate	多聚腺苷酸
poly-GA	Polyglycine-alanine	聚甘氨酸 - 丙氨酸
POT1	Protection of telomere 1	端粒保护蛋白 1
POT1a	Protection of telomere 1a	端粒保护蛋白 1a
PPARα/γ	Peroxisome proliferator-activated receptor α/γ	过氧化物酶体增殖物激活受体 -α/-γ
PRELP	Recombinant proline arginine rich end leucine rich repeat protein	富含脯氨酸 / 精氨酸的末端富含亮氨酸的重复蛋白
PROTACs	Proteolysis-targeting chimeras	蛋白水解靶向嵌合体
PSA	Prostate-specific antigen	前列腺特异性抗原
p-Smad2	Phospho-smad2	磷酸化 Smad 同源物 2
p-Smad3	Phospho-smad3	磷酸化 Smad 同源物 3
PTEN	Phosphatase and tensin homolog deleted on chromosome 10	第 10 号染色体缺失的磷酸酶及张力蛋白同源物
PTGS1	Prostaglandin-endoperoxide synthase 1	环氧化酶 1
PTGS2	Prostaglandin-endoperoxide synthase 2	环氧化酶 2
PVP	Photoselective vaporization of the prostate	经尿道前列腺激光切割术
Q	Quercetin	槲皮素
Q-FISH	Quantitative fluorescence in situ hybridization	定量荧光原位杂交
Qmax	Maximum urinary flow rate	最大尿流率
qPCR	Quantitative polymerase chain reaction	荧光定量聚合酶链反应
QPRT	Quinolinate phosphoribosyltransferase	喹啉磷酸核糖转移酶

英文缩写	英文全称	中文名称
RAAS	Renin-angiotensin-aldosterone system	肾素-血管紧张素-醛固酮系统
RAGE	Receptor of advanced glycation endproducts	晚期糖基化终末产物受体
Rap1	RAS-related protein 1	RAS相关蛋白1
RAP1	Repressor/activator protein 1	抑制/激活蛋白
Ras	Rat sarcoma viral oncogene homolog	大鼠肉瘤病毒癌基因同源物
RAS	Renin angiotensin system	肾素-血管紧张素系统
Rb	Retinoblastomaprotein	视网膜母细胞瘤蛋白
RBR	RING-between-RING	环指间环指结构域
RCT	Randomized controlled trial	随机对照试验
RIP1-RIP3	Receptor-interacting protein 1, receptor-interacting protein 3	受体相互作用蛋白1-受体相互作用蛋白3
RLDC	Repeated low dose cisplatin	重复低剂量顺铂
RLX	Relaxin	松弛素
RNA	Ribonucleic acid	核糖核酸
RNAi	RNA interference	RNA干扰
RNA-seq	RNA sequencing	RNA测序技术
RO·	Alkoxy radical	烷氧基自由基
ROO·	Peroxyl radical	过氧基自由基
ROS	Reactive oxygen species	活性氧
RRAD	Ras-related associated with diabetes	糖尿病相关Ras蛋白
RT-qPCR	Real time quantitative PCR	实时荧光定量聚合酶链反应
RUNX2	Runt related transcription factor 2	Runt相关转录因子2
RVSP	Right ventricular systolic pressure	右心室收缩压
RyRs	Ryanodine receptors	Ryanodine 受体
S6K1	Ribosomal protein S6 kinase 1	核糖体S6蛋白激酶1
SAA	Serumamyloid A	血清淀粉样蛋白A
SAC	Spindle assembly checkpoint	染色体组装检查点
SADS	Senescence-associated satellite DNA expansion	衰老相关卫星DNA扩增
SAGE	Serial analysis of gene expression	基因表达系列分析技术
SAHFs	Senescence-associated heterochromatin foci	异染色质灶
SAM	*S*-Adenosyl methionine	*S*-腺苷甲硫氨酸
SARM1	Sterile alpha and TIR motif containing 1	含无菌α和TIR基序蛋白1
SARMs	Selective androgen receptor modulators	选择性雄激素受体调节剂
SASP	Senescence-associated secretory phenotype	衰老相关分泌表型
SA-β-gal	Senescence-associated β-galactosidase	衰老相关β-半乳糖苷酶

续表

英文缩写	英文全称	中文名称
SBB	Sudan black B	苏丹黑B
Sca1	Stem cell antigen-1	干细胞抗原1
SCD	Sudden cardiac death	心源性猝死
SCD1	Stearyl CoA desaturase 1	硬脂酰辅酶A去饱和酶1
SCFAs	Short-chain fatty acids	短链脂肪酸
scRNA-seq	Single cell RNA sequencing	单细胞RNA测序技术
SDH	Succinate dehydrogenase	琥珀酸脱氢酶
Sec	Selenocysteine	硒半胱氨酸
SERCA2a	Sarcoplasmic reticulum Ca^{2+}-ATPase 2a	心肌肌浆网钙离子ATP酶2a
SERPINE1	Serpin family E member 1	纤溶酶原激活物抑制剂-1
sFRP5	Secreted frizzled-related protein 5	分泌型卷曲相关蛋白5
SGLT2	Sodium-dependent glucose transporters 2	钠-葡萄糖协同转运蛋白2
SGZ	Subgranular zone	颗粒细胞下区
SHR	Spontaneously hypertensive rat	自发性高血压大鼠
shRNA	Short hairpin RNA	短发夹RNA
Sia	Sialidase	唾液酸酶
SIA	Sialic acid	唾液酸
SINEs	Short-interspersed nuclear element	短散在核元件
SIPS	Stress-induced premature senescence	应激诱导的细胞早衰
Sir-2.1	Silent information regulator 2.1	沉默信息调节因子2.1
siRNA	Small interfering RNA	小干扰RNA
SIRT1-7	Sirtuins 1-7	去乙酰化酶SIRT1～SIRT7
Sirtuins	Silent information regulator two proteins	去乙酰化酶Sirtuin家族；沉默信息调节因子2蛋白
SLC7A11	Solute carrier family 7 member 11	溶质载体家族7成员11
Smad	Sma- and Mad-related proteins	Sma和Mad相关蛋白
Smurf1	Smad ubiquitination regulation factor1	Smad泛素化调节因子1
SOD	Superoxide dismutase	超氧化物歧化酶
Sphk1	Sphingosine kinase 1	鞘氨醇激酶1
SRC	Sarcoma	肉瘤
SRCs	Steroid receptor coactivators	类固醇受体辅激活剂
SRD5A2	5α-Reductase	5α-还原酶
SREBF1	Sterol regulatory element-binding transcription factor 1	固醇调节元件结合转录因子1
SREBP	Steroid response element binding protein	类固醇反应元件结合蛋白

续表

英文缩写	英文全称	中文名称
SSC	Skin stem cells	皮肤干细胞
STAC	Sirtuin-activating compounds	激活Sirtuin的化合物
StAR	Steroidogenic acute regulatory protein	类固醇生成急性调节蛋白
STAT3	Signal transducer and activator of transcription 3	转录的信号换能器和激活器3
STELA	Single telomere length analysis	单端粒长度分析
STING	Stimulator of interferon genes	干扰素基因刺激因子
SV	Stroke volume	每搏输出量
SVZ	Subventricular zone	室管膜下区
T	Testosterone	睾酮
T2DM	Type 2 diabetes mellitus	2型糖尿病
TAC	Transverse aortic constriction	主动脉弓缩窄
TAF	Transcription activation factor	端粒相关病灶
Tau	Microtubule-associated protein tau	微管相关蛋白Tau
TAME	Targeting aging with metformin	使用二甲双胍靶向衰老
TB	Tuberculosis	结核病
TBK1	TANK-binding kinase	TANK结合激酶
TC	Total cholesterol	总胆固醇
TCA	Tricarboxylic acid cycle	三羧酸循环
Tcf4	Transcription factor 4	转录因子4
TCs	Theca cells	卵泡膜细胞
TECs	Tubular epithelial cells	近端小管上皮细胞
TERC	Telomerase RNA component	端粒酶RNA组分
TERF1	Telomeric repeat binding factor 1	端粒重复结合因子1
TERF2	Telomeric repeat binding factor 2	端粒重复结合因子2
TERT	Telomerase reverse transcriptase	端粒酶逆转录酶
TEs	Transposable elements	转座子
Tet	Ten-Eleven translocation	DNA去甲基化酶
Tet1	Ten-Eleven translocation 1	DNA去甲基化酶1
Tet2	Ten-Eleven translocation 2	DNA去甲基化酶2
TFE3	Transcription factor binding to IGHM enhancer 3	转录因子结合到IGHM增强子3
TG	Triglyceride	甘油三酯
TGF-α	Transforming growth factor α	转化生长因子α

续表

英文缩写	英文全称	中文名称
TGF-β	Transforming growth factor β	转化生长因子β
TGF-β1	Transforming growth Factor β1	转化生长因子β1
TGF-β2	Transforming growth factor β2	转化生长因子β2
TGF-β3	Transforming growth factor β3	转化生长因子β3
TIMP1	TIMP metallopeptidase inhibitor 1	基质金属蛋白酶组织抑制剂1
TIMP2	TIMP metallopeptidase inhibitor 2	基质金属蛋白酶组织抑制剂2
TIMPs	Tissue inhibitors of metalloproteinases	基质金属蛋白酶组织抑制剂家族
TIN2	TERF1 interacting nuclear factor 2	TERF相互作用的核因子2
TIS	Therapy-induced senescence	治疗诱导的衰老细胞（主要指化疗诱导）
TLR	Toll-like receptor	Toll样受体
TMAO	Trimethylamine *N*-oxide	氧化三甲胺
TMI	Torsional motility index	左室扭转指数
TNF	Tumor necrosis factor	肿瘤坏死因子
TNFRSF1A	Tumor necrosis factor receptor superfamily member 1A	肿瘤坏死因子受体超家族成员1A
TNF-α	Tumor necrosis factor α	肿瘤坏死因子α
TNTs	Tunneling nanotubes	隧道纳米管
TOP1	Topoisomerase 1	拓扑异构酶1
TOP1cc	Topoisomerase 1-DNA cleavage complex	拓扑异构酶1-DNA切割复合物
TOR	Target of rapamycin	雷帕霉素的靶标
TP53BP1	Tumor protein p53 binding protein 1	肿瘤蛋白p53结合蛋白1
TP	Total protein	血清总蛋白
TPP	Triphenylphosphine	三苯基膦
TPP1	Telomeric protein 1	端粒蛋白1
TR	Telomere repeat	端粒酶RNA
TRAF3IP2	TRAF3-interacting protein 2	TRAF3相互作用蛋白2
TRECs	T-cell receptor excision circles	T细胞受体切除环
Tregs	Regulatory T cells	调节性T细胞
TRF	Terminal restriction fragmentation	末端限制性片段
TRF1	Telomeric repeat-binding factor 1	端粒重复结合因子1
TRF2	Telomeric repeat-binding factor 2	端粒重复结合因子2
TrkB	Tropomyosin receptor kinase B	原肌球蛋白受体激酶B
TRP	Tryptophan	色氨酸
TRPM2	Transient receptor potential cation channel, subfamily M, member2	瞬时受体电位阳离子通道M亚家族成员2

续表

英文缩写	英文全称	中文名称
TRUS	Transrectal of ultrasound	前列腺的经直肠超声
TSPO	Translocator protein	易位蛋白
TURP	Transurethral resection of the prostate	经尿道前列腺切除术
TUR-S	Dilutional hyponatremia	稀释性低钠血症
TUVP	Transurethral vaporisation of the prostate	经尿道前列腺汽化术
Tz	Dihydrotetrazine	二氢四嗪
UA	Urolithin A	尿素A
UBL5	Ubiquitin-like 5	泛素样蛋白5
uEGF	Urinary epidermal growth factor	尿液表皮生长因子
UPR^{mt}	Mitochondrial unfolded protein response	线粒体未折叠蛋白反应
UPS	Ubiquitin protease system	泛素蛋白酶系统
UTI	Urinary tract infection	尿路感染
UVB	Ultraviolet B	中波紫外线
VEGFα	Vascular endothelial growth factor alpha	血管内皮生长因子α
VLDL	Very low density lipoprotein	极低密度脂蛋白
VSMC	Vascular smooth muscle cells	血管平滑肌细胞
WB	Western blot	免疫印迹
WHO	World health organization	世界卫生组织
WT	Wild type	野生型
X-gal	5-Bromo-4-chloro-3-indolyl *β*-D-galactopyranoside	5-溴-4-氯-3-吲哚基*β*-D-半乳糖苷
XO	Xanthine oxidase	黄嘌呤氧化酶
ZP	Luteinizing hormone	透明带
α2-AR	Alpha2-adrenoceptor	α2肾上腺素能受体
α-Fuc	*α*-Fucosidase	*α*-岩藻糖苷酶
α-KG	*α*-ketoglutarate	*α*-酮戊二酸
α-SMA	α-Smooth muscle actin	α-平滑肌肌动蛋白
β-gal	*β*-Galactosidase	*β*-半乳糖苷酶
γ-H2AX	Human phosphorylated histone	人磷酸化组蛋白
	Senolysis	选择性清除衰老细胞的作用
	Senolytics	选择性清除衰老细胞的药物或疗法
	Senomorphics	衰老细胞功能调控剂或调控策略